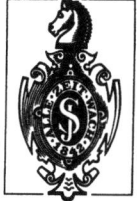

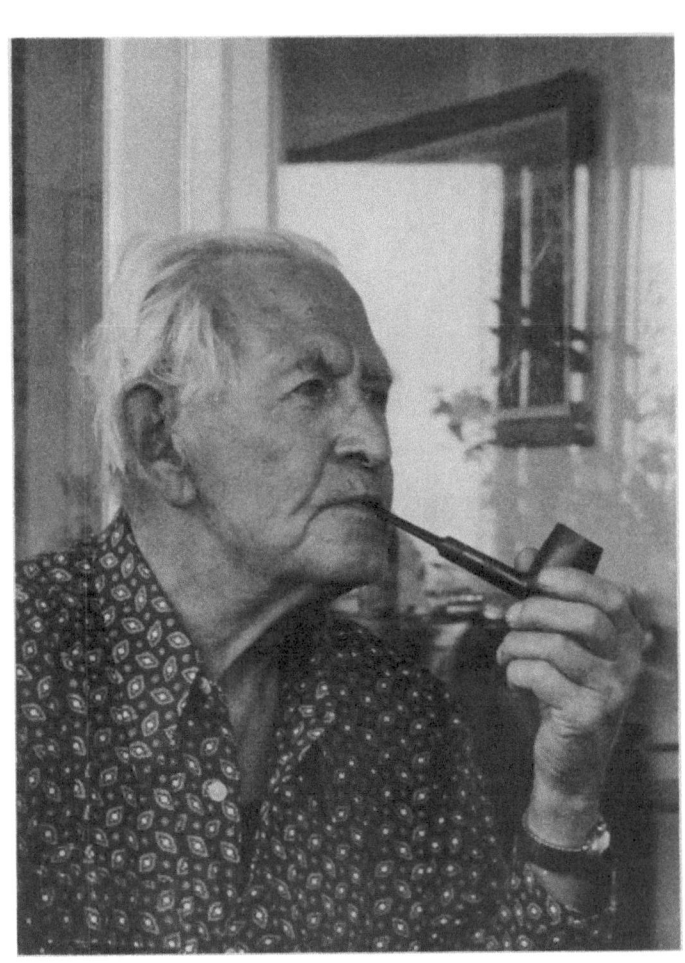

Max Müller
Erinnerungen

Erlebte Psychiatriegeschichte
1920–1960

Springer-Verlag
Berlin Heidelberg New York 1982

ISBN-13:978-3-642-68436-4   e-SBN-13:978-3-642-68435-7
DOI:10.1007/978-3-642-68435-7

CIP-Kurztitelaufnahme der Deutschen Bibliothek
Müller, Max:
Erinnerungen / Max Müller. – Berlin ; Heidelberg ; New York : Springer, 1982.

Frontispiz Max Müller, Photograph: Daniel de Quervain, CH-3028 Spiegel bei Bern
Satz, Druck und Bindearbeiten: Druckerei Appl, Wemding
2125-3130/543210

VORWORT

Im letzten Jahrzehnt seines Lebens hatte Max Müller die nach der Emeritierung begonnene Niederschrift seiner „Erinnerungen" abgeschlossen und quälte sich mit Überlegungen, ob er sie selbst noch veröffentlichen solle. Auch seine Freunde wußten keinen Rat. Was sie lasen, war etwas anderes als die gerade in diesen Jahren erschienenen Autobiographien, mit denen sich andere Vertreter des Faches einem breiteren Publikum durch literarische Gewandtheit, temperamentvolle Selbstdarstellung, interessante Lebensläufe und merkwürdige Fälle empfahlen. Es war der eher schmucklose Bericht über das halbe Jahrhundert eines von einem unverstellt-kraftvollen Temperament in natürlicher Weltoffenheit gelebten, aber zugleich selbstkritisch-eigenwillig und mit zweiflerischer Sensibilität reflektierten Lebens – ein Bericht, der über die psychiatriegeschichtliche Ausgangsperspektive hinaus ein halbes Jahrhundert Zeitgeschichte erfaßt hatte. In dem umfänglichen Manuskript waren Informationen festgehalten, die nicht verlorengehen durften. Man konnte aber auch die Stürme voraussehen, die sich gegen den Autor, dessen auf eigene Schwächen und Fehler gerichtete Offenherzigkeit und gelegentliche Unverblümtheit andere noch lebende Zeitgenossen nicht aussparte, bei einer Veröffentlichung erheben würden. Tilgen, zudecken und schönen wollte er nicht. Über dem Hin und Her der Diskussion ist das für die Kenntnis der Psychiatrie seit dem Ende des ersten Weltkrieges wichtige Manuskript liegengeblieben. Es wird jetzt herausgegeben, ohne Retuschen, doch mit manchen Streichungen, die von der Rücksicht auf Angehörige bestimmt waren, und erweitert um einen Anhang, der im Text erwähnten Namen knappe Erläuterungen beifügt.

Die „Erinnerungen" beginnen im Jahre 1920 mit dem Eintritt des jungen Arztes in die bernische Anstalt Münsingen und enden 1964 mit dem Rücktritt vom Lehramt und von der Leitung der Waldau. Sie sind zunächst Geschichte der schweizerischen Psychiatrie aus der Sicht eines leidenschaftlichen Therapeuten, der sich mit der resignativen Grundhaltung zu Anfang der zwanziger Jahre nicht abfinden will und es erreicht, daß die Anstalt Münsingen, die erst seit 1938 auch nominell von ihm geleitet wird, in den Jahren vor und nach dem zweiten Weltkrieg als Wegbereiterin des therapeutischen Fortschritts im ganzen mitteleuropäischen Raum und als ein Zentrum wissenschaftlicher Aktivität anerkannt wird. Beginnend mit der Dauerschlafbehandlung nach Klaesi, hat Max Müller alle neu eingeführten somatotherapeutischen, psychotherapeutischen und sozialtherapeutischen Verfahren kritisch erprobt und fortentwickelt, um dann, als international anerkannte Autorität auf dem Gebiete der psychiatrischen Therapie, seine Erfahrung und sein Wissen durch Vorträge, Übersichtsreferate und Monographien weiterzugeben. In das Grundthema, das auch für das letzte Jahrzehnt auf dem Berner Lehrstuhl bestimmend bleibt, sind andere Themen eingeflochten: Die soziale Situation und die Arbeitswelt des Pflegepersonals; der einjährige Studienaufenthalt bei Eugen Bleuler im Burghölzli und die Lehranalyse bei Oberholzer als Ausgangserfahrungen für die seither in ihrer schweizer Sonderform teilnehmend beobachtete und mitgestaltete Entwicklung von Psychiatrie und Psychoanalyse; die vergleichende Auseinandersetzung mit den Verhältnissen in Deutschland, in Wien und Paris; die deutsche Emigration; die Erfahrungen mit damals oder später namhaften Patienten wie dem Tänzer Nijinski oder dem Schriftsteller Friedrich Glauser; die von außen mit Schrecken verfolgte Entwicklung des Nationalsozialismus mit dem Krieg und der Zertrümmerung Deutschlands als ihren Konsequenzen. Von bestürzender Eindringlichkeit ist die Schilderung zweier Reisen in das zerstörte Nachkriegsdeutschland. Der deutschsprachige Leser außerhalb der Grenzen der Schweiz, der das deutsche Verhängnis noch selbst miterlebt hat, wird hier zum Nachdenken über die Perspektivität der Standpunkte angeregt. Eine von außen schwer begreifliche Entwicklung konnte für den, der alle ihre Voraussetzungen aus der Nähe erlebt hat, zwingende Konsequenz besitzen, und wer in einem alten Soldatenmantel mit einem Stück Brot in der Tasche, nur eben ohne Fahrkarte, auf denselben Wegen reiste, auf denen der Schweizer Autor fassungslos die Zerstörung und das Elend registrierte, konnte dieses hungrige, aber nicht mehr täglich vom Tod bedrohte Leben köstlich finden.

Die „Erinnerungen" werden mit jeweils anderem Aspekt viele Leser ansprechen. Unentbehrlich werden sie dem Psychiatriehistoriker sein, weil sie, wofür die Namen Gruhle, Klaesi, Kronfeld, Sakel, Wilmanns als Beispiele unter vielen anderen genannt seien, Lebensbilder oder doch charakteristische und sehr persönliche Lebensäußerungen von bedeutenden Psychiatern festgehalten haben, deren Werk zwar erinnert wird, deren Leben aber dem Vergessen anheimgefallen wäre. Für die Geschichte der Psychiatrie zwischen den beiden Weltkriegen hat Max Müller nicht nur die Fakten sondern auch die Farben aufbewahrt.

Heidelberg, im Dezember 1981   WERNER JANZARIK

INHALTSVERZEICHNIS

Teil I

Kapitel 1

BERUFSWAHL

Es war keineswegs, wie man vielleicht annehmen könnte, eine klare, unwidersprochene Neigung, die mich zur Psychiatrie geführt hat. Gewiß gingen viele meiner Interessen schon von meinem Vater[1] her in dieser Richtung; ich hatte auch früh, wenn ich mich richtig erinnere, schon im Gymnasium, sicher aber in der ersten Studentenzeit, Freud und Adler gelesen, deren Werke damals noch ganz neu waren und erst begannen, allgemeines Aufsehen zu erwecken. Mich faszinierten sie in mancher Beziehung; boten sie doch für viele dumpf geahnten Erlebnisse und Gefühle der Kindheit und der Entwicklungsjahre Erklärungen an, gegen die man sich vielleicht vernunftgemäß noch sträubte, die in ihrem Kern aber doch sehr viel Wahres zu enthalten schienen. Auch interessierte ich mich von jeher für die Nöte, Sorgen, Erlebnisse und Widerfahrnisse anderer, meiner Freunde und Bekannten und glaubte auch ein gewisses Geschick zu besitzen, Vertrauen zu gewinnen, zu raten, Konflikte zu entwirren, zu helfen.

In den späteren Semestern habe ich dann sehr eifrig die theoretische Vorlesung von Speyrs[2] gehört und mitgeschrieben. Der alte Herr kam jeweils im Winter mit seinem Pferdefuhrwerk in die Stadt zu einer einstündigen Vorlesung, während man im Sommer in die Waldau zur klinischen Demonstration ging. Was von Speyr theoretisch vortrug, war vorzüglich, klar, reich an Erfahrung, selbständig, und ich finde mein Kollegheft von damals noch heute lesenswert; bei all seinen Sonderbarkeiten, seinem Eigensinn, seinem Geiz und anderen Merkwürdigkeiten, von denen später noch die Rede sein wird, war er doch hoch gebildet, in früheren Jahren ein blendender Klavierspieler, Reiter, ein ausgezeichneter Beobachter mit klugem, scharfem Urteil. Mit Auguste Forel[3] und Bunge zusammen war er ein Vorkämpfer für die Abstinenz gewesen und in den 90er Jahren hatte er sich, übrigens auch im Auftrag der Schweizerischen Gesellschaft für Psychiatrie (SGP), durch die Initiative und die Vorarbeiten für ein heute noch nicht existierendes schweizerisches Irrengesetz[4] verdient gemacht. Seine

Krankenvorstellungen freilich waren äußerst langweilig, wurden meist geschwänzt und waren keineswegs dazu angetan, mich für das Fach zu begeistern.

Obwohl somit aus der väterlichen Tradition und von persönlichen Interessen her einiges für die Psychiatrie sprechen mochte, galt meine Liebe in den letzten Studiensemestern doch eindeutig der innern Medizin, sicher vor allem unter dem überragenden Einfluß meines so sehr verehrten Lehrers Hermann Sahli.[5] In dieser Disziplin, besonders als Hausarzt, sah ich den eigentlichen Beruf des Arztes verwirklicht; die Chirurgie war damals trotz Kocher[6] und später De Quervain[7] nicht geschätzt; sie wurde von unserer Studentengruppe als rein empirisch gesteuertes Handwerk abgelehnt; meine damals und noch lange Jahre vorhandene Liebe zur manuellen Tätigkeit trieb mich eher ins Labor – Laborantinnen gab es ja noch kaum, und beinahe alles mußte selbst gemacht werden, worauf besonders Sahli großes Gewicht legte. Meine poliklinische Praktikantenzeit während der großen Grippeepidemie der Kriegsjahre 1918/19 mit ihrer maximalen Beanspruchung und der Nötigung, völlig selbständig zu entscheiden und zu handeln, ließ auch die klinische Tätigkeit äußerst verlockend erscheinen, wobei ich mir immer sagte, später als Hausarzt in seelischer Beziehung meinen Kranken ebenfalls etwas sein zu können.

Wenn ich mich trotzdem kurz nach meinem Staatsexamen als vierter Arzt der Anstalt Münsingen[8] wählen ließ, so sind die Beweggründe dafür heute kaum mehr verständlich. Nach zehnjähriger Bekanntschaft und Verlobung wollten wir endlich heiraten. Wohl war inzwischen die „Welt von gestern", wie sie Stefan Zweig so unübertrefflich schildert, mindestens in den umgebenden Ländern zusammengebrochen; wohl hatten wir beide uns politisch in den letzten Jahren in schroffem Gegensatz zu unserem Herkommen, zur Meinung unserer Eltern und erwachsenen Verwandten gesetzt, waren der Sozialdemokratischen Partei beigetreten, hatten mit dem Antimilitarismus geliebäugelt, von der russischen Revolution das Heil der Zukunft erwartet; im übrigen blieben wir aber doch noch sehr der bürgerlichen Tradition verhaftet. Eine Ausbildung in innerer Medizin hätte einen Aufschub der Heirat um viele Jahre erfordert. Zunächst hatte man als Volontär zu arbeiten, und bekam man einmal eine Assistentenstelle, so war bei dem kärglichen Lohn niemals an die Gründung eines eigenen Hausstandes zu denken. Heiraten konnte man als junger Arzt nur, wenn man auf eine gründliche Ausbildung verzichtete oder sehr reich war; aber auch im letzteren Falle wurde es ungern gesehen. Die Forderung, ein Mann müsse auf eigenen Füßen stehen und seine Familie selbst erhalten können, bestand noch in voller Kraft. Auch wenn meine Eltern oder Schwiegereltern es sich hätten finanziell leisten können, so hätte ein solcher von ihnen unterhaltener Hausstand keine Lösung bedeutet. Ich hätte es meinem Selbstgefühl nicht zumuten können, länger und in vermehrtem Maße von ihnen abhängig zu sein.

Heute will es mir manchmal scheinen, es sei auch ein Stück Feigheit und neurotisches Sicherheitsbedürfnis gewesen, da das mich damals kapitulieren ließ. Jedenfalls glaubte ich mich aber verpflichtet, das Opfer zu bringen.

4

Es wurde erleichtert durch unsere enge Freundschaft mit mehreren Kindern meines zukünftigen Chefs, Direktor Brauchli. Als Gymnasiasten wie später als Studenten waren wir oft in der Münsinger Direktorswohnung zu Gast gewesen und mehr als einmal zu Fuß der Aare entlang dorthin gepilgert. Ich wußte, wie willkommen ich Direktor Brauchli war, wie viele Hoffnungen er auf mich setzte; beide fühlten wir uns freundlich erwartet und geborgen im direktorialen Milieu.

Wenig vermochte dies alles freilich den schwerwiegenden Entschluß zu erleichtern. Es war nicht nur das Empfinden, nicht das tun zu können, was man eigentlich gewollt hätte. Ebensosehr drückte und quälte die Ächtung, die in heute unvorstellbarer Weise mit dem Entschluß, Psychiater zu werden, verbunden war. In den Augen meiner Kameraden, noch mehr meiner Universitätslehrer konnte man nur selbst einen Knacks haben oder zu dumm sein für den Beruf des „eigentlichen" Arztes, wenn man diese Laufbahn einschlug. Man war entweder ein verschrobener Spinner oder ein völliger Versager. Wie sehr mindestens teilweise eine solche Einschätzung ihre guten Gründe hatte, sollte mir erst klar werden, als ich meine Kollegen in Münsingen näher kennenlernte.

Inzwischen hatte sich aber noch folgendes ereignet: Unmittelbar nach dem Staatsexamen konnte ich als Volontär im Pathologischen Institut unter Wegelin arbeiten, eine Tätigkeit, die ich mir schon während des Studiums immer gewünscht hatte, wiederum aus meiner Freude an manueller Tätigkeit und exakten Feststellungen. Ich bat Wegelin auch gleich, mir eine wissenschaftliche Arbeit zu übertragen; meine Dissertation hatte ich schon während des Studiums am Physiologischen Institut fertiggestellt. Ich erhielt als Thema die mikroskopische Untersuchung der bisher bloß makroskopisch festgestellten Eisenvorkommen im normalen und pathologischen veränderten Gehirn. Daneben interessierte mich aber auch die Routinearbeit aufs lebhafteste.

Ich vergesse nie den Gesichtsausdruck Wegelins,[9] als ich ihm eines Tages eröffnete, ich sei auf den 1. Oktober 1920 an die Anstalt Münsingen gewählt, jenes Gemisch von maßlosem Erstaunen und höchster Mißbilligung. Er versuchte denn auch, mich davon abzuhalten, bot mir für die nächste Zukunft eine Stelle an und sagte mir eine Menge freundlicher Dinge, die mich merken ließen, daß er mich wohl schätzte. Die Würfel aber waren gefallen, so schwer es mir nun auch noch fiel, die eben begonnene pathologisch-anatomische Arbeit aufzugeben.

Kapitel 2

SCHWIERIGER ANFANG

Zunächst überwog das Hochgefühl des jungen Ehestandes und der Einrichtung der unwahrscheinlich geräumigen Wohnung, die wir mit unseren Aussteuermöbeln längst nicht füllen konnten, alles übrige. Schon nach wenigen Tagen, als mir klar wurde, wie die Arbeitsverhältnisse beschaffen waren, worin meine zukünftige Tätigkeit bestehen sollte, sank jedoch die Stimmung auf den Nullpunkt bis zu tiefer Verzweiflung.

Um dies verstehen zu können, ist eine Schilderung der für die heutige Generation kaum mehr denkbaren Verhältnisse nicht zu umgehen, wie sie nicht nur in Münsingen, sondern in den meisten schweizerischen Anstalten bestanden.

Münsingen war im Jahre 1895 in allerdings sehr großzügiger Weise für ca. 500 Patienten errichtet worden. Bei meinem Eintritt im Herbst 1920 belief sich der Bestand auf über 800 Kranke mit einer Massierung der Insassen auf den unruhigen Abteilungen, die deshalb mehr als die doppelte ursprünglich vorgesehene Zahl aufwiesen. Entsprechend dürftig war die Krankenbewegung und die Möglichkeit, Patienten überhaupt aufzunehmen. Es bedurfte dazu eines ausführlichen und umständlichen Papierkrieges, indem zunächst nicht nur das Arztzeugnis, sondern auch das Aufnahmegesuch mit Kostengarantie unter Beibringung aller vorgeschriebenen Belege und die Beantwortung jeder einzelnen Frage vorliegen mußten. Auch dann noch hieß es meist wochen-, ja monatelang warten, bis eine Zusage erfolgte; es bedurfte schon eines ganz besonderen Entgegenkommens des Direktors, das entsprechend zu würdigen war, – die Gemeinden, bzw. die Angehörigen und die Kranken selbst mußten sich geehrt fühlen –, damit diese Wartezeit abgekürzt wurde. Kein Wunder, daß unter diesen Umständen bei den Ärzten im ganzen Kanton dauernd Klage geführt wurde, sie hätten keine Möglichkeit, ihre akuten Kranken unterzubringen; es kam gelegentlich zu recht saftigen telefonischen Anwürfen und Protestschreiben, wenn wieder einmal ein Patient abgewiesen worden war.

6

Da man wußte, mit welchen Schwierigkeiten eine Aufnahme verbunden war, erfolgten die Anmeldungen auch nur spärlich, d.h. nur dann, wenn es wirklich nicht mehr anders ging. Trotz dieser ohnehin schon eingetretenen Beschränkung konnte aber immer nur ein Teil der im Laufe des Jahres angemeldeten Kranken aufgenommen werden, und die Zahl der Eintritte sank ständig. Im Jahre 1920 betrug sie bei 311 Anmeldungen noch 182; 65 Anmeldungen waren abgewiesen, 19 (die meisten wohl infolge Todesfalles) zurückgezogen worden, und auf Jahresende blieben 45 Gesuche unerledigt.

Wie war es zu diesen katastrophalen Verhältnissen gekommen? Nachdem die Waldau[10] kurz nach ihrer Eröffnung 1855 bereits überfüllt war und das schon aufgegebene alte Tollhaus wieder in Gebrauch genommen werden mußte, hatte Direktor Schärer[11] während zwei Jahrzehnten mit unerhörtem Einsatz für den Bau einer weiteren Anstalt gekämpft, bis dann 1895 Münsingen eröffnet werden konnte. Glaubte man damals mit der äußerst modernen, durchaus auf der Höhe der Zeit stehenden Anstalt aller Unterbringungssorgen ledig zu sein, so zeigte sich schon nach zwei Jahren, daß weder die Waldau entlastet war, noch Münsingen den Anforderungen genügen konnte. In ganz kurzer Zeit befanden sich in beiden Anstalten wieder mehr Kranke, als Betten vorgesehen waren. Daran änderte sich auch durch die Eröffnung der Anstalt Bellelay[12] im Jahre 1898 nichts. Nach einer ganz vorübergehenden Erleichterung war der Platzmangel in allen drei Anstalten sehr bald schlimmer denn je.

Kurz vor meinem Eintritt, im Jahre 1918, war die Nervenheilanstalt Meiringen[13] eröffnet worden und hatte Münsingen immerhin gegen 200 Kranke abgenommen. Dies brachte aber, wie im Jahresbericht 1920 zu lesen ist, nur für das folgende Jahr eine kleine Vermehrung der Aufnahmen, die nachher wieder absank. Seit vielen Jahren sah man keine andere Lösung, als eine weitere Bettenvermehrung für den Kanton Bern durch Errichtung einer großen vierten Anstalt; vor dem ersten Weltkrieg waren schon beträchtliche Mittel dafür bereitgestellt worden; dieser Fonds schwand dann aber in den Kriegsjahren dahin. Sichtlich seufzend und erkennen lassend, daß er einen utopischen Wunsch ausspreche, fragt Direktor Brauchli im Jahresbericht 1920, „ob uns wohl in den bernischen Irrenanstalten auch einmal der Idealzustand beschert sein wird, wo jedem Begehren um Aufnahme eines Kranken entsprochen werden kann?" Hätte man ihm damals geweissagt, in 20 Jahren werde dieser Idealzustand erreicht sein, und zwar ohne neue Anstalt, ja unter Verminderung der bestehenden Bettenzahl, so würde er nur ungläubig den Kopf geschüttelt haben.

Eigentlich hätte ich schon damals erkennen müssen, daß die Ursache dieser katastrophalen Überfüllung und des chronischen Platzmangels nicht eine bloße Funktion des zur Verfügung stehenden Raumes und der Bettenzahl sein konnte, sondern am System liegen mußte, das die Führung der Anstalten bestimmte. Natürlich war ich dazu aber nicht in der Lage. Es waren zunächst nur die üblichen Auswirkungen dieses scheinbar hoffnungslosen Zustandes, die mich bedrängten und beelendeten. Ich bekam die unruhigen Abteilungen zugeteilt, in erster Linie die Frauenabteilungen VI und VII; meistens mußte ich aber auch die entsprechenden Männerabteilungen mitbetreuen, insgesamt also zwischen 300 und 400 Patienten. Hier nun war die Überfüllung unbeschreiblich, und das Lärmen, Toben, Gestikulieren, Schreien in den Aufenthaltsräumen und Korridoren unerträglich. Wachsäle im heutigen Sinne gab es damals ja noch keine. Wohl befand sich auf den schwierigeren Abteilungen (IV–VII) in der Nacht eine Sitzwache (auf Frauen und Männer VII sogar eine doppelte), sie saß aber im Korridor und hatte noch auf die verschiedenen angrenzenden Zimmer und Zellen aufzupassen, in gewissen Abständen einen Kontrollgang zu machen und bei größeren Schwierigkeiten Alarm zu schlagen. Kam man auf Visite, so ging der Spektakel erst recht los. Man mußte sich stets von ein bis zwei Wärterinnen (wie man damals sagte) begleiten lassen, um vor den Angreiferinnen beschützt zu werden. Bei manchen Zellen bestand die Vorschrift, daß sie nur zu dritt oder viert betreten werden durften. Einige wenige Patienten konnten sich mit Handarbeiten beschäftigen. Alle andern dagegen standen, lagen, rannten herum, irgendein Versuch zu systematischer Beschäftigung wurde nicht gemacht. Die Behandlung der Wahl für erregte Kranke war das Dauerbad oder die Unterbringung in der Zelle, die als einzige Einrichtung einen Nachtkübel aufwies und daneben noch einen Haufen Varek (eine Art Alge, die keine spitzen Stacheln aufweist, gewaschen und deshalb stets wieder gebraucht werden kann), in dem sich der nackte Patient verkriechen konnte.

Ganz besonders schlimm waren die Dauerbäder. Sie bestanden auf „Frauen VII" aus acht nebeneinander in einem großen Raum aufgestellten Kupferbadewannen und waren tagsüber ständig, nachts meistens mit ein bis zwei Wannen im Betrieb. Unbeschreiblich waren Dampf, Qualm und Gestank, die den Saal erfüllten; die Wände tropften, weder Leim- noch Ölfarbe hielten der Verwässerung stand, so daß Decke und Wände mit abgeblätterter Farbe und Bewurf einen ruinenhaften Eindruck machten. Irgendwo in der Ecke stand die Badewärterin mit einem großen Gummischurz angetan, übersprüht von der Nässe, im Dampfnebel kaum erkennbar. In den Wannen johlte und gröhlte es, die Patientinnen strampelten bis alles Wasser herausgespritzt war, onanierten schamlos, defäzierten, kurz, es war die Hölle. Regelmäßig waren mindestens ein bis zwei Deckelbäder in Gebrauch. Bei diesem mittelalterlich anmutenden Gerät handelte es sich um einen Holzladen, der lediglich eine enge Öffnung für den Hals des Patienten frei ließ, im übrigen mit Riemen auf der Badewanne befestigt war, so daß nur der Kopf herausschaute. Damit wurde vermieden, dß die Kranken immer wieder aus dem Bad stiegen oder das Wasser herausspritzten.

Gegessen wurde auf diesen unruhigen Abteilungen aus blechernen Näpfen, die, häufig als Wurfgeschosse benützt, völlig verbeult waren und einen trostlosen Anblick boten; dazu kam noch ein blecherner Löffel – Messer und Gabeln waren selbstverständlich verboten – meist wurde aber mit den Fingern gegessen.

Das Pflegepersonal war sicherlich nicht schlecht, obwohl bei der Anstellung – Rekrutierungsschwierigkeiten hatte man keine, es bestand ständig ein Überangebot – in erster Linie auf körperliche Robustheit geachtet wurde; die Anwärter und Anwärterinnen mußten kräftig genug sein, um in den unvermeidlichen Ringkämpfen nicht zu unterliegen, Brillenträger waren von vornherein ausgeschlossen. Es herrschte im ganzen ein recht guter Ton, und viel guter Wille war vorhanden. Von fachlicher Ausbildung war aber nicht die Rede, obwohl Interesse dafür vorhanden gewesen wäre. Noch Jahre später konnte Morgenthaler[14] nur gegen den erbitterten Widerstand der Mehrzahl der Anstaltsdirektoren die Ausbildung mit Kursen, Prüfungen und Diplom durchsetzen. Auf diese heroische Pionierzeit werden wir später noch zurückkommen.

Eine große Rolle beim Pflegepersonal, namentlich unter den Wärterinnen, spielte das religiöse Sektenwesen; es war aber wohl auch ein Grund, warum manches intelligente, differenzierte Mädchen es unter diesen Umständen überhaupt aushalten konnte. Freilich verstärkte die religiöse Einstellung, die namentlich auch bei den Ober- und Abteilungswärterinnen sehr ausgeprägt war, eine Haltung dem Kranken gegenüber, die von ärztlicher Seite, wenn nicht gerade geteilt, so doch auch nicht bekämpft wurde: die moralische Wertung der Patienten, ihre Einteilung in Gute und Böse. Die Neigung, nicht nur bei persönlichen Angriffen, sondern grundsätzlich zu strafen, eventuell auch zu belohnen, war allgemein. So trugen die Versetzung von einer „besseren" auf eine „schlechtere" Abteilung, aus dem Wachsaal in die Zelle und umgekehrt wie vieles andere mehr ausgesprochenen Strafcharakter. Ganz besonders traf dies für die Dauerbäder zu. Ohne jede noch so entfernte ärztliche Begründung wurde das Deckelbad nach Stunden dosiert und gelegentlich auf mehrere Tage ausgedehnt, je nachdem, wie „böse" der Patient gewesen war.

Trotz – heute würden wir sagen: wegen – dieser strengen Disziplin waren Aggression, Renitenz, Asozialität der Kranken an der Tagesordnung. Es verging kaum ein morgendlicher Rapport, wo nicht gemeldet wurde, mehrere Kranke hätten die Zelle und sich selbst von oben bis unten mit Kot eingeschmiert (Reaktion: Deckelbad), und ein nicht kleiner Teil der ärztlichen Arbeit bestand darin, Wunden zu säubern und eventuell zu nähen, die sich die Kranken durch Einschlagen von Fensterscheiben, in gegenseitigen Kämpfen, mit abgebrochenen Löffelstielen usf. beigebracht hatten. Unvergesslich sind die Szenen, die zu den Alltäglichkeiten gehörten, wo ein tobender Kranker oder eine Patientin von vier bis fünf Wärterinnen oder Wärtern überwältigt wurde; es kamen mancherlei Kniffe und Tricks zur Anwendung, die alle darin gipfelten, daß der am Boden festgehaltene Kranke schließlich von Kopf bis zu Fuß in eine Wolldecke eingewickelt und so in die Zelle oder ins Bad gebracht wurde.

Bedenkt man nun noch, was nach dem Gesagten ja wohl selbstverständlich ist, daß alle diese Kranken einer unruhigen Abteilung mit verschwindenden Ausnahmen Endzustände waren, so ist verständlich, wie niederschmetternd die in der täglichen Visite und im Schreiben von Krankengeschichten bestehenden Arbeit für den Neuling sein mußte. Da gab es nicht nur Hunderte von Namen zu behalten und sich anhand der Krankengeschichten einigermaßen zu orientieren, was mit dem Patienten los war; es galt nicht nur, täglich das Geschrei, die ekelhaften Gerüche, die ständigen Anwürfe und Angriffe über sich ergehen zu lassen, sondern es war auch ganz unmöglich, in diesem Durcheinander zu versuchen, sich über die Erkrankungen selbst und über Diagnosen, wie man sie in den Büchern gelernt hatte, klar zu werden.

Unterstützung und Hilfe fand sich keine, denn auch bei den Ärzten bestand kaum Interesse für solche Dinge; ausschlaggebend war die Soziabilität der Kranken, ihr körperliches Befinden und die Sicherung gegen Zerstörung und Entweichung. Um dies zu verstehen, ist ein Blick auf das ärztliche Kollegium notwendig:

Es gab den ersten, zweiten, dritten, vierten Arzt, alles Posten, die ursprünglich auf Lebenszeit gedacht waren mit langsamem Aufrücken in der Hierarchie, mit schönen Anstaltswohnungen, aber geringem Gehalt. Dazu kam noch ein Assistent.

Erster Arzt war Direktor Brauchli. Seine massive, eher bäurisch wirkende Gestalt, die warmen Lichter in seinen Augen, die gütige, oft schalkhafte Mundpartie und die Neigung aufzubrausen und loszupoltern, waren uns schon von früher her bekannt. Unter den damaligen schweizerischen Anstaltsdirektoren galt er als eine besonders markante, patriarchalische Persönlichkeit. Aus einer thurgauischen Handwerkerfamilie stammend, hatte er zuerst das Lehrerseminar besucht, dann aber, weil damals Lehrerüberfluß herrschte, sich noch zum Medizinstudium entschlossen. Entsprechend seiner durchaus aufs Praktische, Handfeste gerichteten Art war es für ihn eigentlich selbstverständlich gewesen, Landarzt zu werden. Wie schon bei der Wahl des Medizinstudiums, war es aber wiederum ein äußerer Anlaß, der seinem Leben eine andere Richtung gab. Es wurde ihm eine eben frei gewordene Stelle als Assistenzarzt an der Rheinau[15] angeboten. Dort wurde für ihn die Zusammenarbeit mit dem damaligen Direktor Eugen Bleuler[16] entscheidend; ohne je sich besonders wissenschaftlich zu interessieren oder sich wissenschaftlich zu betätigen, blieb er doch zeitlebens in großer Ehrfurcht seinem ersten Lehrer verbunden. Nach zwei Jahren wurde er von von Speyr als „Sekundärarzt" an die Waldau geholt. Von diesem Zeitpunkt an dauert die über ein Menschenalter sich erstreckende enge Freundschaft zwischen den beiden. Mindestens in den Jahren, in denen ich sie miterlebte, schien sie mir freilich etwas einseitig zu sein und vor allem von Brauchli aus zu gehen. Die Verschiedenheit der Charaktere – hier der Basler Aristokrat, zurückhaltend, der Form verpflichtet, kühl, oft leicht sarkastisch, dort der Volksmann, wohlwollend und Freundschaft ausstrahlend, zu den Menschen leicht Zugang findend – war doch wohl zu groß. Ich fand mit der Zeit, die bedingungslose Treue Brauchlis werde von von Speyr nicht entsprechend gewürdigt, gelegentlich mit Herablassung, ja mit einem Rückenschuß belohnt.

Nach siebenjähriger Waldautätigkeit, während welcher Brauchli auch in Vertretung die offizielle Vorlesung zu halten hatte, erfolgte seine Wahl zum ersten Direktor der neu eröffneten Anstalt Bellelay. Obwohl Brauchli während des ganzen vorangegangenen Streites um die Verwendung des alten Klosters Bellelay stets die Auffassung vertreten hatte, es komme lediglich ein Neubau für die dritte Irrenanstalt in Frage, setzte er sich in der Einsamkeit des Jura, die sich bei der heutigen Entwicklung der Verkehrsmittel kaum vorstellen läßt, mit aller Intensität für die Organisation der Krankenabteilungen, ebenso sehr auch für das Wohl des Personals ein. An Popularität hat ihn wohl keiner seiner späteren Nachfolger erreicht.

Wiederum nach sieben Jahren wurde Brauchli 1905 zum Direktor der Anstalt Münsterlingen[17] berufen und kehrte damit in seinen geliebten Heimatkanton zurück. Die nun folgenden Jahre waren wohl die glücklichsten seines Lebens. In der Landschaft seiner Kindheit, im Kreise der engeren und weiteren Anstaltsfamilie, zu der auch Hermann Rorschach[18] gehörte, überaus geschätzt von den Behörden, gelangten Beruf und Leben zu glücklicher Harmonie. Gerade von Rorschach habe ich mir schildern lassen, wie die unbedingte Natürlichkeit und Unmittelbarkeit seines Kontaktes, das Strahlende und Herzlich-Gütige, das von ihm ausgehen konnte, das absolute Fehlen der Pose eines Vorgesetzten, das Fehlen einer bloß konventionellen Anteilnahme bei allen, die mit ihm zu tun hatten, das Gefühl restlosen Vertrauens vermittelte.

Als Brauchli dann 1912, kurz vor dem Ausbruch des ersten Weltkrieges, einen sehr ehrenhaften Ruf nach Münsingen erhielt, fiel ihm die Entscheidung schwer. Im Grunde wollte er nicht und hatte der bernischen Regierung schon zweimal abgesagt. Bei einer dritten, vom damaligen Sanitätsdirektor mehr oder weniger erzwungenen Besprechung gab er nach, kehrte aber mit einer schweren Depression und dem Gefühl, falsch entschieden zu haben, nach Hause zurück. Ausschlaggebend waren verschiedene Versprechungen gewesen (die dann zum großen Teil nicht gehalten wurden), wie eine erheblich über das damalige Maximum hinausgehende Besoldungszulage, die baldige Errichtung der geplanten vierten Anstalt, die Einrichtung eines Haustelefons, der Elektrizität auf allen Abteilungen usf. Brauchli hatte sich aber auch überlegt, daß er von Münsingen aus eher die Möglichkeit haben werde, die Kinder bei sich zu haben, wenn sie in die höheren Schulen kamen, denn nach Konstanz hätte er sie lieber nicht geschickt.

Manches, mit dem er gerechnet hatte, namentlich der Bau der vierten Anstalt und die Renovation in Münsingen selbst, war dann dahingefallen, teils weil die in jener Zeit im Bau stehende Lötschbergbahn alles verschlang, teils weil bald darauf der erste Weltkrieg ausbrach. Aber auch in personeller Hinsicht waren die Verhältnisse, die Brauchli in Münsingen antraf, nicht erfreulich:

Der erste Direktor der Anstalt, Glaser, ein äußerst feingebildeter, philosophischer Kopf, hatte sich weise relativ jung auf den stilleren und leichteren Posten eines Leiters der Anstalt Münchenbuchsee[19] zurückgezogen. Warum der schon seit der Eröffnung der Anstalt als Sekundärarzt wirkende Dr. Good nicht als sein Nachfolger gewählt wurde, ist mir nie klar geworden, es sei denn, sein Charakter hätte den Ausschlag gegeben.

So blieb Good weiterhin zweiter Arzt. Seine wohl von jeher vorhandene Neigung zur Pedanterie, zu ansteckender und alles zerfressender Skepsis war durch die Verbitterung des Übergangenwerdens noch gesteigert worden. Gewiß fand er als Leiter der vordern Frauenabteilung I–V Kontakt zu einzelnen Patientinnen, denen er viel bedeutete. Im ganzen interessierten ihn aber die Krankenabteilungen nicht mehr sehr stark, und das Gebiet, auf das er sich charakteristischerweise zurückgezogen hatte und auf dem er noch eine gewisse Freude und Energie zeigte, war die forensische Psychiatrie. Als Gutachter genoß er denn auch bei den Gerichten ein erhebliches Ansehen. Im übrigen aber war er der Typus des korrekten Staatsbeamten, der strikte darauf hielt, seine Arbeitszeit abzusitzen, und zwar im Ärztebüro, gleichgültig, ob er sie mit Schreiben von Krankengeschichten, mit Plaudern oder Zeitunglesen verbrachte. Allem Neuen, jedem Anflug von fachlicher Begeisterung, jedem therapeutischen Elan brachte er Hohn und Spott und seine zersetzende Ironie entgegen. Er hielt daran fest, daß alles so weiter ging wie bisher. Als typisches Beispiel mag dafür nur stehen, daß die einige Jahre nach meinem Eintritt erfolgte, längst fällig gewesene Einrichtung des Telefons ohne sein Wissen und während seiner Ferienabwesenheit durchgeführt werden mußte, desgleichen die Erneuerung des völlig ungenügenden Mobiliars des Ärztezimmers; Good hätte sich freiwillig nie von seinem altmodischen Stehpult getrennt.

Unter diesen Umständen war es klar, daß zwischen den beiden leitenden Männern der Anstalt zwar keine offen ausgetragene Feindschaft, aber doch eine unverkennbare Spannung und kühle Reserviertheit ohne Möglichkeit einer wirklichen Zusammenarbeit bestand. Brauchli selbst hatte bei aller Herzlichkeit und Wärme im Zeitpunkt meines Eintrittes offenbar schon viel seiner früheren Energie und Durchschlagskraft verloren. Auch er hatte weitgehend resigniert, war seinerseits verbittert über die nicht innegehaltenen Versprechungen der Berner Regierung, über das unerquickliche Verhältnis zu seinem Stellvertreter Good, vor allem aber erfüllt von Sehnsucht nach seinem geliebten Kanton Thurgau. Mehr als einmal hat er mir in einem Anfall von Depression gestanden, er halte es für die größte Dummheit seines Lebens, daß er Münsterlingen verließ und sich nach Münsingen wählen ließ. Nochmals: es kam zu keinem lauten Worten oder gar Auftritten zwischen Brauchli und Good; jeder ließ aber bei mir abschätzige Äußerungen gegen den andern fallen, erzählte Geschichten über diese oder jene Unkorrektheit und sparte jedenfalls nicht mit kleinen Nadelstichen.

Der dritte Arzt, seit zwölf Jahren schon im Amt, war Dr. Feller, ein kleines, ausgemergeltes Männchen, Junggeselle, wortkarg, gänzlich mit sich selbst beschäftigt. Letzteres war nicht verwunderlich. Wenn ich mich richtig erinnere, war er nur zur Psychiatrie gekommen, weil eine schwere Lungentuberkulose ihn für eine andere medizinische Tätigkeit untauglich gemacht hatte. Es ging zudem das Gerücht, er sei Morphinist. Jedenfalls siechte er dahin, machte, soweit es ging, schlecht und recht noch seine Arbeit und schlich leise und unvermerkt dem Tode entgegen, der dann auch schon nach zwei Jahren eintrat.

Gleichzeitig mit meinem Eintritt hatte an der Assistentenstelle ebenfalls ein

Arztwechsel stattgefunden. Mit Schweizer Diplom hatte sich keiner gemeldet. Die Wahl war auf Dr. Boss gefallen, einen Rußlandschweizer, mit russischem Examen und einer russischen Frau, der vor der Revolution in die Heimat geflüchtet und hier völlig entwurzelt war. Die Stelle in Münsingen war für ihn ein bloßer Unterschlupf, Interesse an der Psychiatrie besaß er nicht das geringste. Seine Frau, die kaum ein Wort Deutsch sprach, war todunglücklich, litt später an einer schweren Zwangsneurose, und er selbst holte, was sicherlich das Vernünftigste war, nach einigen Jahren noch die Ausbildung als Zahnarzt nach, um sich in Zürich zu etablieren.

Mit Ausnahme des Chefs war ich somit mit meinem Kummer und meinen Fragen völlig allein. Brauchli hatte Verständnis, konnte mir aber im Grunde wenig geben, während er sehr viel von mir erwartete.

Schließlich war da noch der Verwalter. Viktor Michel war seinem älteren Bruder 1918, als dieser die Nervenheilanstalt Meiringen übernahm, nachgefolgt. Ein etwas rundlicher Bonvivant mit Einschlag oberländischer Schlauheit, einer jungen rosigen Frau und zwei Kindern, war er wenig auf sein besonderes Prestige bedacht, auch nicht kleinlich in seinen Anordnungen, so daß mit ihm wohl auszukommen war. Mit Direktor Brauchli, der eine besondere Zuneigung zur Familie Michel und seine Wahl durchgesetzt hatte, verband ihn eine nette Beziehung.

Es waren, abgesehen von den Krankenabteilungen, auch andere äußere Dinge, die mich bedrückten. Sehr schwer fiel mit die Einordnung in eine starre Arbeitszeit von 8–12 und 2–6 Uhr und das von Good verlangte Absitzen im Büro. Überhaupt war die Freizeit kärglich genug bemessen: Jeden zweiten Sonntag hatte man Dienst, wobei man völlig unnützerweise zusammen mit dem Chef sämtliche Abteilungen besuchen mußte. Die jährlichen Ferien betrugen 14 Tage. Der Kontakt mit meinen doch recht weit abgelegenen Krankenabteilungen war schwierig. Es bestand eine Telefonverbindung von dort zum Oberschwesternbüro und von da wieder ins Ärztebüro und in die Wohnungen der Ärzte. Wenn ich also etwas erfragen wollte, so mußte ich selbst hinlaufen oder dann, was namentlich nachts unangenehm war, mußte zuerst die Oberschwester aufgestöbert werden, die dann meine Weisungen oder die Nachrichten der Abteilung weiterleitete, indem sie selbst wieder anläutete. Eine telefonische Verbindung nach außen gab es nur beim Portier und in der Direktorwohnung. Man war also auch von der Außenwelt recht abgeschnitten.

Mit meinem Wunsch, etwas leisten zu können, zu ändern, zu helfen, zu heilen, war ich umsomehr isoliert, als Direktor Brauchli, abgesehen von seinen 14tägigen Sonntagsvisiten, kaum auf die Abteilung kam, sich meistens in seiner Wohnung aufhielt und ich somit doch wieder dem nach und nach zum Schreckpopanz werdenden Dr. Good ausgeliefert war.

Warum habe ich eigentlich in der damaligen maßlosen Enttäuschung nicht die Konsequenz gezogen und mich um jeden Preis nach einer andern Möglichkeit der weiteren Ausbildung umgesehen? Neben der nackten materiellen Sorge um die Familie – schon meldete sich der erste Nachkomme an – mag Verschiedenes beigetragen haben, mich nicht nur damals, sondern auch später bei den verschiedensten Gelegenheiten an Münsingen zu binden. Zum großen Erstaunen Brauchlis sowie der Aufsichtskommission, die damals noch über jede Ärztewahl entscheidend zu beraten hatte, hatten sich für die eingetretene Vakanz neben mir acht weitere Bewerber eingestellt. Direktor Brauchli verfehlte nicht, meine Wahl als jüngster Kandidat, der eben vom Staatsexamen kam, mit der Mahnung zu verbinden, ich sei nun verpflichtet, nicht gleich wieder wegzugehen, sondern mindestens ein paar Jahre auszuharren. Diese Mahnung war nicht grundlos. Denn nach und nach erfuhr ich, daß meine Vorgänger in Amt und Wohnung, illustre Leute übrigens wie Morgenthaler, Rorschach, Tramer, Lang (der Analytiker Hermann Hesses), jeweils nur höchstens ein bis zwei Jahre geblieben waren. Bei meiner sicherlich ambivalenten, aber doch vorwiegend verehrungsvollen Neigung zu Direktor Brauchli und seiner Frau, die mich ebenfalls bat, ihren Mann nicht gleich wieder im Stiche zu lassen, fühlte ich mich verpflichtet. Schwerer wog aber damals wie später wohl ein unbestimmtes Gefühl, mit Münsingen verbunden zu sein, eine Verpflichtung dem Orte gegenüber, wo ich meinen Hausstand gegründet hatte, vor allem aber eine Faszination, die von der Atmosphäre der unruhigen Abteilungen und vom Kontakt, den ich immerhin mit einzelnen Patientinnen oder Patienten unterhalten konnte, ausging.

Schließlich gewöhnte man sich auch an manches. Es regten sich Kräfte, die ohne schmerzlich vermißtes Vorbild, ohne Anregung schwimmen lernen wollten, sich getrieben fühlten, nur auf sich selbst gestellt, zu ändern, Neues zu schaffen. Dabei wußte ich, daß mir Direktor Brauchli, was ich ihm nie vergessen werde, völlig freie Hand lassen und alle meine Bestrebungen, soweit ihm möglich war, unterstützen werde.

Kapitel 3

KLEINER AUFSCHWUNG

Drei Dinge waren es, die mir in der ersten Zeit meines Münsinger Aufenthaltes Auftrieb gaben: die Bekanntschaft mit der überragenden Figur Rorschachs, die eben bekanntgegebene Dauernarkose Klaesis[20] und die Einrichtung eines Labors.

Zunächst allerdings galt es, noch einen weiteren Tiefpunkt und schweren Verlust zu überwinden. Wenige Monate nach unserem Einzug starb unerwartet Frau Direktor Brauchli, die Mutter unserer Freunde, der gute Geist des Hauses. Still und sorglich, von unerschöpflicher Gastfreundschaft, hatte sie nicht nur ihren Kindern und deren Freunden ein Heim zu bieten vermocht, sondern dem oft ungezügelten Temperament ihres Mannes, seinen Verstimmungen, seinen hypochondrischen Anwandlungen, seiner Verbitterung abzuhelfen gewußt. Ihr Tod traf uns nicht nur persönlich, sondern hatte unmittelbare Auswirkungen auf das Leben der Anstalt und vor allem die ärztliche Tätigkeit, indem Brauchli sich nun noch mehr zurückzog und noch mehr die alltägliche Routinearbeit seinem versteckten und doch recht hinterhältigen Widersacher Good überließ.

Rorschach erschien bald einmal zu Besuch, der Familie Brauchli in treuer Freundschaft von der Münsterlinger Zeit her verbunden. Mit ihm trat mir zum ersten Mal ein Kollege vor Augen, der nicht nur faute de mieux oder verkrampft, müde, verbraucht, ohne rechten Glauben an den Nutzen seiner Tätigkeit, Psychiater war. Hermann Rorschach bot vielmehr das erfreuliche Bild des gesunden, mit beiden Füßen auf dem Boden stehenden, natürlich bis naturburschenhaft wirkenden Menschen, voll Eifer, voll Ideen, voll Optimismus. In der trostlosen Atmosphäre des Ärztebüros wirkte er wie ein junger Gott, humorvoll, strahlend, mitteilsam, aber ohne Rhetorik; bei allen neuen Ideen und Plänen, die er entwickelte, hatte man doch immer den Eindruck nüchterner Sachlichkeit. Er erzählte viel von seinen Klecksographien, an denen er nun schon seit elf Jahren arbeitete. In der Herbstversammlung der Schweizerischen Gesellschaft für Psychiatrie (SGP) 1921, an der ich zum ersten Mal teilnahm, referierte er darüber. Obwohl im Sitzungsprotokoll nur die sehr warme Zustimmung von Eugen Bleuler und von Direktor Ris (Rheinau) verzeichnet sind, erinnere ich mich noch gut, daß mindestens in den Kulissen sehr viel Skepsis und Widerspruch laut wurden. Als dann auf Neujahr die „Psychodiagnostik"[21] herauskam, stürzte ich mich mit Eifer darauf. Da ich bei der Lektüre bald einmal merkte, daß man den Test an sich selber nur aufnehmen konnte, wenn man nichts oder wenig davon verstand, legte ich das Buch zunächst beiseite. Ich behalf mich damit, daß mein damals zu Besuch weilender Jugendfreund und späterer Schwager Arnold Weber[22] und ich jeweils beim Andern die Aufnahme einer Hälfte der Tafeln machten. Als wir Rorschach später die Antwortprotokolle gaben, lachte er über unsere Naivität, nahm bei jedem noch den Rest der fehlenden Tafeln auf und übergab beiden später ein mehrseitiges, glänzendes Psychogramm. Das meinige ist leider verloren gegangen.

Die im Grunde nicht zahlreichen Begegnungen mit Hermann Rorschach waren von entscheidendem Einfluß nicht nur dadurch, daß ich eine neue und positivere Beziehung zur erwählten Disziplin bekam, sondern auch durch den Hinweis auf die Psychoanalyse, von der ich zwar von früherer Lektüre her schon recht viel wußte, die aber im Denken der damaligen Münsinger Ärzte keine Rolle spielte. Zudem gab er mir recht handfeste Ratschläge, um von meinem Autodidaktentum loszukommen. Er wies mich an Eugen Bleuler, dessen Klinik damals das unbestrittene wissenschaftliche Zentrum der Schweiz darstellte und machte mir auch den Vorschlag, mit ihm zusammen im Frühling 1922 nach Wien zu fahren, um Freud zu besuchen und mit der dortigen Psychoanalyse Fühlung zu nehmen. Er vertraute mir auch seine eigenen Pläne an. Die Stelle als Sekundärarzt an der Anstalt Herisau unter Koller konnte ihm auf die Dauer selbstverständlich nicht genügen; er gedachte sich zu habilitieren und rechnete auch damit, eines Tages die Nachfolge des damals schon in den 70ern stehenden von Speyrs in der Waldau anzutreten. Sein innerhalb weniger Tage erfolgter Tod an einer verschleppten, perforierten Appendizitis, bei der die Operation zu spät kam, machte dem allem am 2. April 1922 ein jähes Ende. Für mich bedeutete dieser tragische Ausgang auch persönlich einen schweren Verlust.

In der Sitzung des Psychiatervereins vom November 1920 hatten Cloetta[23] und Klaesi zum ersten Mal über die Dauernarkose mit Somnifen berichtet. Die Idee dazu stammte offenbar ursprünglich von Cloetta, namentlich die theoretische Fundierung, den Circulus vitiosus zwischen psychomotorischer Erregung und Steigerung dieser Erregung durch proprioceptive Reize zu unterbrechen. Klaesi war in der Diskussion auf lebhaften Widerstand gestoßen. Eugen Bleuler wies darauf hin, daß auch destilliertes Wasser bei Schizophrenen „nützen" könne, Schiller[24] (Wil) berichtete, wie er als Assistent in Préfargier noch die Burkhardt[25]-schen Trepanationen (Vorläufer der Leukotomie) miterlebt und „sichtliche Erfolge" gesehen habe, während Repond[26] die Psychotherapie in den Vordergrund stellte und sich als keineswegs überzeugt von der heilsamen Wirkung des Somnifens erklärte. Brauchli erzählte mir von dieser Sitzung und war damit einverstanden, daß ich nach Lektüre der Klaesischen Publikation sofort mit einer Nachprüfung der Methode auf meiner unruhigen Frauenabteilung begann.

Nun hatte ich etwas, um „ärztlich" zu wirken, Spritzen zu verabreichen, Tabellen anzulegen, etwas „Spitalmäßiges" zu tun, vor allem aber die Möglichkeit, aus der lähmenden therapeutischen Resignation meinen Kranken gegenüber herauszukommen und auch aktiv etwas für sie zu tun. Mit Begeisterung machten die Schwestern der Abteilung VII, allen voran die Abteilungsschwester Anni Winzenried mit. Fast jede Nacht wurde ich auf dem geschilderten komplizierten Wege gerufen, weil irgendwelche Zwischenfälle eintraten, brachte mit den Schwestern zusammen Stunden bei den einzelnen Patienten zu, kurz, es entstand eine Atmosphäre der Schicksalsverbundenheit, der gegenseitigen Opferbereitschaft für die Kranken ohne jede Rücksicht auf Arbeitszeit und Nachtruhe, die allen Beteiligten noch jahrelang in Erinnerung blieb. Trotzdem wir uns streng an die Vorschriften Klaesis hielten, kam es zu mehreren Todesfällen an Pneumonie, möglicherweise auch an zentraler Intoxikation, die uns jeweils schwer trafen. Auch hier muß ich Brauchli dankbar sein für die Großzügigkeit, mit der er uns deckte, während unsere Anstrengungen bei Dr. Good nur hämisches Lächeln und die Todesfälle unverhohlene Schadenfreude auslösten. Ich dagegen war überzeugt, daß wir Erfolge hatten. Das Risiko allerdings erschien erheblich. Unsere eigenen Erfahrungen zusammen mit einer genauen Durchsicht der bis dahin vorhandenen Literatur führten, allerdings erst nach vier Jahren, zu meiner ersten psychiatrischen Arbeit, in der ich die therapeutische Wirksamkeit der Methode bejahte, jedoch bei der Verwendung von Somnifen auf eine Mortalität von durchschnittlich 5% hinweisen mußte. Wie ich erst viel später erfuhr, haben u. a. diese 5% mir die Feindschaft Klaesis zugezogen, der darin einen persönlichen Angriff sah und der mir diese meine erste Arbeit noch während 30 Jahren immer wieder vorhielt. Sie erhielt aber trotzdem ihre Rechtfertigung, indem das Somnifen bald durch andere, weniger gefährliche Hypnotika ersetzt wurde.

Die kurze Zeit meiner Tätigkeit am Pathologischen Institut hatte mir eine ausgesprochene Neigung zu sauberer technischer Arbeit zurückgelassen. Ich versuchte auch dafür ein Ventil zu schaffen. Zunächst übernahm ich sämtliche Autopsien, die bisher fallweise von den einzelnen Ärzten ohne große Sachkenntnis durchgeführt worden waren. Ich wollte die Organe aber auch mikroskopisch untersuchen können. Zudem war in den wenigen Monaten meine Eisenarbeit bei Wegelin natürlich noch längst nicht fertig geworden. Es galt, eine große Zahl weiterer Untersuchungen durchzuführen, wobei das besonders geeignete Material von Paralytikern und Senilen in Münsingen ja bereit lag.

Es existierte auch schon so etwas wie ein Labor, im Parterre, in dem Eckzimmer gegen den Hof hin, wo sich heute das zweite Sekretariat befindet. Gearbeitet wurde darin allerdings seit Jahren nicht mehr. Alles war mit Staub bedeckt, und ich fand auf den Tischen und Schränken eine Unzahl alter, halbvertrockneter, nur noch ungenügend mit Formalin bedeckter Gehirne sowie eine große Zahl von mit dem Katschapparat hergestellten Gehirnquerschnitten, meist mit Markscheidenfärbung. Die Schränke waren voll von Flaschen mit gut erhaltenen, z. T. recht wertvollen Färbesubstanzen. All dies sowie die dazu gehörigen Apparate, insbesondere schöne alte Schlittenmikrotome und ein noch ganz brauchbares Mikroskop stammten aus den ersten Jahren nach der Eröffnung der Anstalt. Hier hatte ein Dr. Weber, zu meiner Zeit bereits Ordinarius für Psychiatrie in Genf, sehr eifrige histopathologische Hirnstudien betrieben. Später hat dann offenbar auch Tramer dort noch mikroskopiert; jedenfalls ging die Sage, seinerzeit wären in unserer Wohnung die Böden von mindestens zwei bis drei Zimmern übersät mit mikroskopischen Präparaten gewesen.

Mit all dem konnte ich nicht viel anfangen. Was ich zunächst brauchte, waren die nötigen Einrichtungen für die üblichen Urinuntersuchungen, einen Blutstatus und die eben erst entdeckte Senkungsreaktion. Für die Histologie und die Fortsetzung meiner Arbeit wünschte ich mir dagegen ein Gefriermikrotom, wie ich es von der Pathologie her gewohnt war, während das Arbeiten mit den Schlittenmikrotomen an paraffinierten Blöcken viel zu zeitraubend war. Brauchli gab mir freie Hand. Ich konnte in der sehr gut eingerichteten Anstaltsschreinerei zweckmäßige Arbeitstische mit Glasplatten bestellen, ein Feuertonlavabo zum Waschen der Reagenzgläser etc. wurde installiert, und schließlich – ich erinnere mich daran, als wenn es heute wäre – kam das Gefriermikrotom samt zugehöriger Kohlensäure dazu. Ich war ungeheuer stolz auf mein Reich, in dem ich nun viele Stunden, namentlich abends, mit Schneiden, Färben und Mikroskopieren zubrachte. Bald wurde auch noch ein elektrischer Brutschrank angebracht. Seit vielen Jahren war der Typhus auf den hintern Abteilungen endemisch geworden und forderte alljährlich mehrere Todesopfer, gelegentlich sogar unter dem Pflegepersonal. Schon vor meiner Ankunft hatte man das Hygienische Institut mit einer Untersuchung beauftragt, die zur Entdeckung einer ganzen Anzahl von Dauerausscheidern führte, denen man dann die Gallenblase herausnahm. Diese Maßnahme hatte aber ebensowenig wie die Isolierung einen wirklichen Erfolg, so daß immer wieder neue Fälle auftraten und das Einschicken von Blut zum Agglutinationstest zum täglichen Brot gehörte. Ich fand nun, man könne dies sehr wohl im eigenen Labor besorgen. So züchtete ich Typhuskulturen und machte die Vidal-Reaktion selbst, wobei dann später Frau Dr. Boss als Hilfskraft zugezogen und, freilich kärglich genug, besoldet wurde.

Meine Eisenarbeit führte, als sie endlich fertig war, zu ganz anderen Ergebnissen, als Wegelin erwartet hatte. Als ich sie ihm mitteilte, war er deshalb erstaunt, mißtrauisch und sichtlich der Meinung, ich hätte nicht gut untersucht; ich erinnere mich noch deutlich, wie er meine Präparate unter das Mikroskop schob, immer wieder ein neues nahm, den Kopf schüttelte, schließlich dann aber sagte: „Sie haben recht, wir müssen dieses unerwartete Resultat akzeptieren."

Im Augenblick, als ich die Arbeit fertig geschrieben hatte, trat jedoch ein unerwartetes Ereignis ein: In der „Zeitschrift für die Gesamte Neurologie und Psychiatrie" erschien von Spatz[27] aus dem Spielmeyerschen Institut der Deutschen

18

Forschungsgemeinschaft eine mindestens fünfmal so umfangreiche Arbeit über das gleiche Thema, mit unvergleichlich größeren Mitteln und technischen Möglichkeiten durchgeführt. So sehr ich mich darüber freute, daß die Ergebnisse mit den meinigen übereinstimmten, so war es doch ein schwerer Schlag, und ich ging sofort zu Wegelin mit der Frage, ob es unter diesen Umständen überhaupt noch einen Sinn habe, meine Arbeit zu publizieren. Er entschied im positiven Sinne. 30 Jahre später, als Spatz längst die Rolle seines Lehrers Spielmeyer als Altmeister der deutschen Gehirnpathologie übernommen hatte und selbst hoch berühmt geworden war, erzählte ich ihm an einem gemütlichen Abend diese Geschichte. Wir kannten uns seit langem, er hatte aber nie gewußt, daß ich jener Müller war, der seinerzeit mit ihm konkurriert hatte. Bei seiner eigenen Arbeit hatte es sich um die Habilitationsschrift gehandelt, von der er mir nun nachträglich noch ein vergilbtes Exemplar mit einer vergnüglichen Widmung zuschickte.

So vergingen die ersten anderthalb Jahre weniger bedrückend als sie begonnen hatten. Wir hielten es für unsere Pflicht, uns des verwaisten Direktor Brauchlis anzunehmen und brachten oft auch die Abende bei ihm zu. Er war ein leidenschaftlicher Spieler und versäumte nie seinen täglichen Stammtisch-Jaß[28] im Bären, nachmittags 5 Uhr. Wir waren ihm natürlich keine ernst zu nehmenden Jaßpartner. So wurden andere Spiele getrieben. Vor allem liebte er das Talerschieben. Auf dem ausgezogenen Eßzimmertisch (im sogenannten „großen Zimmer" der Direktorswohnung, wo sich damals noch der unschöne bräunliche Kachelofen befand) wurden am einen Ende mit Kreide Felder abgegrenzt und mit Nummern versehen. Es galt nun, Fünffrankenstücke vom andern Tischende her zu schieben und in diese Felder zu plazieren, wobei es mancherlei Tricks gab, z. B. das Hinausschießen eines schon dort liegenden Talers. Die Summe der für jeden zusammengezählten Nummern gab dann die Rangfolge. Ebenso beliebt war das Geographiespiel. Zu einem Buchstaben des Alphabetes mußten in einer bestimmten Zeit so viele Orte, die damit anfingen, aufgeschrieben werden wie man konnte. Zum Schluß wurde verglichen und diejenigen Orte, die ein anderer ebenfalls aufgeschrieben hatte, wurden gestrichen. Gewonnen hatte, wem auf diese Weise am meisten Namen übrigblieben. Dabei erwies sich Direktor Brauchli beinahe als unschlagbar, da er mit den vertracktesten und kleinsten Thurgauer Dörfchen aufwarten konnte, die keiner von uns kannte.

Trotzdem wir nun eine schöne Wohnung hatten und einen wirklichen Lohn, mußte man doch äußerst sparsam leben, um durchzukommen. Der monatliche Gehalt betrug Fr. 450 bei freier Wohnung. Dabei ist zu bedenken, daß zu Ende des ersten Weltkrieges und unmittelbar danach eine ganz erhebliche Geldentwertung eingetreten war, der später in den 30er Jahren eine Deflation folgte, so daß der Preisindex damals höher stand als kurz vor dem zweiten Weltkrieg. Unser Lebensstandard war somit, verglichen mit dem, was sich heute ein Assistent leistet, denkbar bescheiden; man mußte sich sogar überlegen, ob es zum Billet für die Fahrt nach Bern reiche, die man aus Sparsamkeitsgründen eher vermied, sich damit allerdings auch vom Kontakt mit der Stadt abschneidend.

Schon 1921 und namentlich zu Beginn des Jahres 1922 wurde gleichzeitig mit der Einführung der bisher nicht bestehenden Pensionskasse eine neue Besoldungsordnung vorbereitet, nachdem man der Geldentwertung bis dahin mit immer wieder neuen, aber völlig ungenügenden Teuerungszulagen zu begegnen gesucht hatte. Ich ergriff die Initiative zu einem Antrag an die Regierung um Besserstellung der Anstaltsärzte, arbeitete ein Memorandum aus und konnte darin nachweisen, wie sehr in den letzten Jahrzehnten im Verhältnis zu andern Staatsbeamten eine immer tiefere Klassierung erfolgt war bei unvergleichlich viel längerer Arbeitszeit und wie viel höher die Löhne in andern Kantonen waren. Dr. Good und Dr. Feller verhielten sich meinen Bemühungen gegenüber passiv, wohl aus ihrem pessimistischen Skeptizismus heraus, daß doch alles nichts nütze. Direktor Brauchli dagegen unterstützte mich. Mit zu seiner Verbitterung hatte gerade trotz seiner Extrazulage auch die finanzielle Minderbewertung seines Postens beigetragen; er pflegte sich häufig darauf zu berufen, noch Ende des vorigen Jahrhunderts sei der Anstaltsdirektor höher besoldet worden als ein Regierungsrat. Trotzdem gelangte meine Denkschrift nie an die Regierung. Das Hindernis bildete die Waldau. Der Aristokrat von Speyr lehnte es als unwürdig ab, die Regierung um eine Gehaltserhöhung zu bitten. Er konnte sich eine solche Haltung als Junggeselle und Millionär ja auch sehr wohl leisten. Der Sekundärarzt Fankhauser dagegen fand, wenn auch selbst nicht auf Rosen gebettet, man müsse dem Staat in diesen schweren Zeiten sparen helfen. Brauchli wiederum wollte nichts gegen den Rat seines alten Freundes und Chefs unternehmen und war dagegen, daß Münsingen und Bellelay allein vorgingen.

Unterdessen hatte sich auch familiär allerhand ereignet: Christian war zur Welt gekommen, wobei ich mangels telefonischer Verbindungsmöglichkeiten mitten in der Nacht ins Dorf pilgern und die Hebamme holen mußte, meine Frau allein in den Wehen zurücklassend. Im Anschluß an die Geburt trat dann eine schwere Pyelitis auf, mit immer wieder einsetzenden Fieberattacken und einer derartigen Resistenz gegenüber jeder Therapie, daß der schwere Verdacht einer Nierentuberkulose auftauchte; dies umso mehr, als sich gleichzeitig eine Halsdrüsen-Tbc entwickelte.

Während ich beruflich nun also trotz aller weiter bestehenden Schwierigkeiten mehr Befriedigung fand und mehr und mehr meine Wunschträume einer internistischen oder allgemein praktischen Laufbahn zugunsten der Psychiatrie zu begraben begann, kamen nun Sorgen und Ängste von dieser Seite. Trotzdem hatte sich, gerade unter dem Einfluß Rorschachs, der Entschluß herauskristallisiert, mich sobald wie möglich noch klinisch auszubilden. In Münsingen konnte ich abgesehen von einer gewissen anstaltstechnischen Routine nichts lernen, und das Studium aus den Büchern allein brachte mich wenig vorwärts; ich sehnte mich nach Gleichgesinnten, die mehr wußten und mehr Erfahrung hatten als ich, um mit ihnen meine fachlichen Probleme besprechen zu können, ohne auf eine Mauer von Indolenz und Ironie zu stoßen.

Wie aber ließ sich dies durchführen? Ich mußte wenigstens einen Teil meines

Gehaltes für meine Familie reservieren können und dann erst noch sehen, wie ich mich selbst durchbrachte. Es war auch von vornherein klar, daß eine Lösung sich nur für eine sehr beschränkte Zeit finden werde; mit einem Jahr wollte ich zufrieden sein.

Als Ausbildungsstätte kam nur die Zürcher Klinik in Frage. Eine Anfrage bei Bleuler ergab, daß ich als Volontär mit freier Station dort eintreten könne. Dies war immerhin etwas. Gleichzeitig ergab sich die Möglichkeit, eine Cousine von mir, die Nervenärztin Frau Dr. Rüfenacht, als Stellvertreterin zu gewinnen, die mit ihrem Gatten zusammen in unsere Wohnung einziehen sollte und damit einverstanden war, daß als Entgelt für die Benutzung unserer Möbel ein kleiner Abzug am Gehalt gemacht wurde, der meiner Familie verblieb. Frau und Kind sollten inzwischen zu den Schwiegereltern ziehen, wobei ohnehin vorgesehen war, daß sich der Drüsen-Tbc wegen eine mehrmonatige Kur in der Höhe anschließen müsse.

Kapitel 4

BURGHÖLZLI

Eugen Bleuler hatte damals schon längst Weltruf, das Burghölzli bildete mit Abstand von den übrigen Kliniken das Zentrum der schweizerischen Psychiatrie und gleichzeitig auch das Ziel vieler internationaler Besucher. Dabei war mir klar, daß seine Glanzperiode schon seit nahezu zehn Jahren vorüber war. Sie fällt in die Jahre kurz vor dem ersten Weltkrieg, ihren Höhepunkt erreichte sie ungefähr mit dem Erscheinen des Bleuler'schen Schizophreniebuches[29] im Jahre 1911, das ungeheures Aufsehen erregte; die Tatsache, daß Bleuler in jenen Jahren sich als erster und auf Jahrzehnte hinaus als einziger offizieller Psychiater mit Psychoanalyse beschäftigte, sie ernst nahm und eine freundschaftliche Beziehung zu Freud unterhielt, kann in ihrer revolutionären Bedeutung und Wirkung heute kaum mehr richtig eingeschätzt werden. Damals wirkte auch noch C.G.Jung[30] als Oberarzt an der Klinik mit einer ganzen Reihe von Schülern, alle begeistert, voll von Anregungen, publizistisch sehr rege, so daß man sicher mit einem gewissen Recht später von der goldenen Zeit des Burghölzli sprach.

Dies alles war nun also längst vorbei. Die Wende erfolgte durch das Zerwürfnis zwischen Bleuler und Jung, dessen tiefere Ursachen mir nie klar geworden sind. Es führte zu dem Auszug Jungs aus der Klinik und dem Zerfall seiner so fruchtbaren Forschergruppe; ungefähr gleichzeitig erfolgte auch sein „Abfall" von Freud. Bleuler nahm nun ebenfalls eine zwar nicht direkt ablehnende, aber doch distanziertere Haltung der Psychoanalyse gegenüber ein.

Trotzdem war die Züricher Klinik im Jahre 1922 außerordentlich rege, getragen vom Schwung dieses noch immer von Ideen sprühenden, vitalen Mannes mit zahlreichen, der Klinik angehörigen oder zugewandten interessanten Persönlichkeiten.

Bleuler verfügte zudem über ein erstaunliches Wissen, das er fortwährend auf dem Laufenden hielt. Dazu diente ihm eine memotechnische Hilfe, die mir für sein Erscheinungsbild, besonders seine Gestik, sehr lebhaft in Erinnerung geblieben ist: Er hatte ständig in seinen Rocktaschen kleine weiße Kärtchen stecken, die er bei jeder Gelegenheit hervorzug, um hastig etwas darauf zu kritzeln und dann nach geheimnisvollem Ritus mit seinen feinen Händen das Blättchen in der einen oder andern Tasche wieder verschwinden zu lassen. Wir haben die hier waltenden Gesetzmäßigkeiten nie ergründen können. Jedenfalls hielt er aber sehr gut Ordnung, was übrigens auch seinem ganzen Wesen entsprach, und ließ wahrscheinlich die Zettel von seiner Sekretärin registrieren, hatte sie jedenfalls zur Hand, wenn er sie brauchte.

In den vorangegangenen und in den bald nachher folgenden Jahren sind so ziemlich alle späteren schweizerischen Klinikchefs und Anstaltsleiter durch die Schule des Burghölzli gegangen. Die dabei erfahrene Prägung war so stark, daß nachher noch auf Jahrzehnte hinaus die Doktrin der schweizerischen Psychiatrie eine durchaus einheitliche war; man sprach dieselbe Sprache; Richtungsfehden, wie sie in Deutschland und Österreich an der Tagesordnung waren und Forschung wie Anstaltsführung vielfach lähmten, waren undenkbar.

Noch zwei weitere, vom Burghölzli ausgehende Einflüsse haben die schweizerische Psychiatrie in der folgenden Zeit in eine günstige, vielfach beneidete Lage gebracht und ihr international ein viel größeres Ansehen verschafft, als sie heute genießt. Es war dies einmal die trotz einer gewissen Reserve Bleulers doch immer noch äußerst aufgeschlossene Haltung der Psychoanalyse gegenüber. Mit offizieller Billigung machten die allermeisten Assistenten und Volontäre eine Lernanalyse durch. Was von Bleuler gelehrt wurde, leugnete vielfach den Freudschen Ursprung nicht. Dies führte dazu, daß die Psychoanalyse und verwandte Richtungen, insbesondere auch die Jung'sche komplexe Psychologie, in der Schweiz nie auf jene äußerst heftigen Widerstände stieß wie in Deutschland oder Österreich, später auch in Frankreich. Repond erklärte zwar 1923 in seiner Präsidialrede vor der SGP zur Eröffnung der Tagung mit dem Thema: „Psychoanalyse und Psychiatrie", er hätte nie gedacht, bei der Vorbereitung auf derartige Schwierigkeiten zu stoßen: „Je n'avais pas apprécié à sa juste valeur le fait que quand on aborde l'étude de la psychoanalyse les réactions affectives sont immédiates et assez fortes pour nuire à l'objectivité du travail." Dabei ist aber nicht zu vergessen, daß damals weder in Deutschland noch in Österreich dieses Thema überhaupt auf die Tagesordnung hätte gesetzt werden können.

Die Psychoanalyse hatte jedenfalls bei uns von vornherein den Anstrich einer gewissen Legitimität; das Sektenmäßige, die Abschließung in kleine Zirkel mit enger Doktrin der Unfehlbarkeit des Begründers der Lehre, Intoleranz gegenüber Ungläubigen und Andersdenkenden fehlte durchaus. Ein gewisses Merkmal der psychoanalytischen Bewegung in der Schweiz war auch, daß sie nicht, wie anderswo, vorwiegend oder beinahe ausschließlich von jüdischen Ärzten und Nichtärzten vertreten wurde. Weil Bleuler eine Amalgamierung der offiziellen Psychiatrie mit der Psychoanalyse versucht hatte, konnten später ohne viele Kämpfe aus dem Grundboden der Tiefenpsychologie neue Triebe sprossen, wie z.B. die Daseinsanalyse oder ein friedliches Miteinanderarbeiten der Freudschen und der Jungschen Schule. Diese im ganzen vorhandene undogmatische Haltung ließ sich freilich schwer mit dem Geist der internationalen psychoanalytischen Bewegung vereinbaren. Wie seinerzeit schon mit dem „Abfall" Jungs die erste Schweizerische Psychoanalytische Gesellschaft aufgeflogen war, gab es auch nachher immer wieder Reibungen und Spannungen; darüber später.

Sehr wesentlich, gerade auch im Vergleich mit deutschen Verhältnissen, war dann aber auch, daß im Burghölzli als anerkanntem Forschungs- und Lehrzentrum keine Abwertung der bloßen Landanstalten erfolgte. Natürlich ließ sich dies zum Teil damit begründen, daß sämtliche schweizerischen Kliniken zugleich auch regionale Irrenanstalten waren. Dieser Umstand allein aber genügte nicht, um zu erklären, warum es so wenig Unterschied ausmachte, ob jemand wissenschaftlich an einer Klinik oder einer Anstalt arbeitete und warum langjährige klinische Assistenten es keineswegs unter ihrer Würde erachteten, Oberarztstellen oder Direktorenposten an Anstalten anzunehmen. Daß Bleuler auch aus einer Anstaltskarriere zu seinem Lehrstuhl gelangt war, mochte zwar mitspielen, aber doch nicht ausschlaggebend sein. Es waren vielmehr im Burghölzli das ständige Mitberücksichtigen auch der anstaltstechnischen Dinge, die Sorge um die praktische Psychiatrie in der Schweiz, der therapeutische Anstoß, der sowohl für den praktizierenden Nervenarzt als auch für die Anstalten entscheidend war, die hier wesentlich mitspielten. Es lag an der ganzen Einstellung Bleulers, dem nichts fremder war als Bonzentum, Geheimratallüren, Hochmut gegenüber seinen Kollegen in der privatärztlichen oder Anstaltstätigkeit.

Dies alles wußte ich damals natürlich nicht so genau wie es mir jetzt rückblickend und im großen Zusammenhang erscheint. Trotzdem war meine Ehrfurcht vor allem, was mit dem Burghölzli zusammenhing, groß genug, um doch recht zaghaft und mit Bedenken, wie ich wohl in diesem illustren Milieu bestehen würde, dort anzutreten. Der Empfang freilich war merkwürdig genug und bestätigte mir die Richtigkeit mancher über Bleuler umlaufender Anekdoten, an die ich nie geglaubt oder die ich zum mindesten für hochgradig übertrieben erachtet hatte. Zu meinem Erstaunen empfing mich Bleuler nicht nur höchst persönlich, nachdem ich mich beim Portier gemeldet hatte, sondern er begleitete mich auf mein Zimmer, wollte mir unbedingt mein Köfferchen tragen und bei jeder Türe den Vortritt lassen, was mich gänzlich verwirrte, da ich nicht wußte, wie ich mich nun benehmen sollte. Später erfuhr ich dann von meinen Kameraden, daß diese übertriebene Höflichkeit und Bescheidenheit nicht ganz echt sei.

Im Ärztestab hatte vor kurzem ein ziemlich umfassender Wechsel stattgefunden. Ludwig Binswanger,[31] Steck,[32] Repond, Jörger, Wyrsch[33] hatten die Klinik verlassen, ihre Namen lagen aber noch in der Luft. Stellvertretender Direktor war der Extraordinarius Prof. H. W. Maier,[34] eine etwas umstrittene Persönlichkeit, und zwar nicht etwa seiner jüdischen Abstammung wegen. Er war wissenschaftlich nicht besonders profiliert; jedenfalls traute man ihm kein Rückgrat zu, und man wußte nicht recht, wie weit man sich auf sein verbindliches Wesen verlassen konnte. Unbestritten bleibt freilich, daß er für Bleuler eine außerordentlich wertvolle Hilfe bedeutete. Er nahm ihm so gut wie alle administrative Arbeit ab und ergriff auch organisatorisch die Initiative auf Gebieten, die Bleuler weniger interessierten. Die Gründung der Psychiatrischen Poliklinik – der ersten in der Schweiz –, der Ausbau der Familienpflege zum Familieninspektorat und die ersten Ansätze zu einer kinderpsychiatrischen Beobachtungsstation – die Stephansburg im Burghölzli-Areal – sind ihm zu verdanken.

Zweiter Oberarzt war Jakob Klaesi, der damals mit seiner Habilitationsschrift über die Stereotypien und mit der Einführung der Dauernarkose bereits seine wichtigsten wissenschaftlichen Leistungen erbracht hatte und mich deshalb sehr interessierte. Im übrigen trat er aber erstaunlich wenig in Erscheinung; vielleicht deshalb, weil er in erster Linie die Familienpflege betreute und deshalb viel fort war, oder aber, wie es mir in der Erinnerung vorkommt, weil er zu Bleulers Führung der Anstalt und seiner oft in Kleinigkeiten sich verlierenden Genauigkeit in einer gewissen Opposition stand. Daß er sich öfters als enfant terrible gebärdete, glaube ich noch mit einiger Genauigkeit zu wissen; kurz vor meiner Ankunft hatte er einen kleinen Skandal provoziert, der nachher noch öfters belacht und kommentiert wurde, indem er eine stadtbekannte, nicht gerade Nackttänzerin, aber in ihrer Bekleidung doch äußerst dürftige junge Dame zu einem Tanzabend vor den Patienten einlud. Einen gewissen Eindruck machte es mir, als er mir eines Tages bei einem gemeinsamen Gang zum Tram beim Balgrist erzählte, wie er gegen seinen ursprünglichen Wunsch Psychiater geworden sei. Er habe eigentlich Chirurg werden wollen, und nur seine zunehmende Schwerhörigkeit habe ihn verzichten lassen; auf meinen entsprechenden Einwand meinte er, auch als Chirurg müsse man das Stethoskop gebrauchen können, was für ihn schon damals gänzlich unmöglich gewesen sei. Ich zog Vergleiche mit meiner eigenen Lage, sah in Klaesi so etwas wie einen Schicksalsgenossen und fand Trost darin, daß er es trotzdem zu etwas gebracht und Befriedigung gefunden hatte; augenscheinlich war meine erzwungene Berufswahl doch nicht so schlecht. Ganz besonders lebhaft ist mir aber in Erinnerung geblieben, daß Klaesi bei meinem Abschied nach anderthalbjähriger Tätigkeit der einzige der Burghölzli-Führung war, bei dem etwas wie Anteilnahme und menschliche Wärme durchschimmerte. Er sagte, es sei schade, daß ich wieder gehe und daß man während dieser Zeit sich nicht noch näher kennengelernt habe. Nie hätte ich mir damals träumen lassen, daß er für mich später ein derartiger Alpdruck werden würde, wie es dann tatsächlich der Fall war!

Auch unter den übrigen Kollegen, mit denen ich es zunächst zu tun hatte, herrschte eine gewisse Hierarchie, die namentlich beim gemeinsamen Essen in Erscheinung trat. Die Spitze hielt Frau Dr. Morgenstern, gelegentlich in Gesellschaft ihrer ausgesprochen schönen, aber auch sehr intellektuellen Tochter Lorcia. Sie war eine jener damals zahlreichen Ostjüdinnen, die in Zusammenhang mit den Pogromen und dem Numerus clausus aus dem zaristischen Rußland emigriert waren – besonders im Anschluß an die Revolution von 1905 –, um an schweizerischen Universitäten zu studieren und ihre Examen zu bestehen. Sie unterschieden sich entschieden von den schon seit Generationen in Deutschland oder in den romanischen Ländern assimilierten Westjuden. Ein starkes, ressentimentgeladenes Geltungsbedürfnis charakterisierte sie ebenso wie eine heftige, oft ungelenkte Affektivität und ein durchdringender, spitziger, gelegentlich verletzender Intellekt. Manche von ihnen hatten während des Studiums Schweizer Kollegen geheiratet (Vera Strasser, Mira Oberholzer usf.).[35] Frau Morgenstern war weniger angriffig wie andere; sie schaute aber auf Zucht und Sitte, und ihr war es wohl zu danken, wenn die ganze Assistentengesellschaft, die ausnahmslos – ein Externat kannte man damals noch nicht – ihr Essen im Burghölzli einnahm, wenigstens bei solchen Gelegenheiten sich einer kultivierten und dezenten Haltung befliß. Da war ferner Alfred Glaus,[36] ebenfalls mit einer Ostjüdin verheiratet, ein trockener, stiller, mit einem leicht pedantischen Humor begabter Basler von stupender Literaturkenntnis, immer zu jeder Auskunft bereit; er ersetzte manchem von uns die Benutzung der Bibliothek, indem seine literarischen Hinweise, prompt gegeben, jedes Nachschlagen unnötig machten. Unter den bereits erfahrenern und deshalb auch entsprechend bewunderten Kollegen ragte John Staehelin[37] hervor. Mit seiner ebenfalls aristokratischen Gattin bildete er einen entschiedenen Kontrast zu den übrigen Kollegen. Trotzdem namentlich auch seine Frau gelegentlich recht burschikos sein konnte, blieb die Distanz gewahrt; auf meine Frage nach der Gefahr der Inzucht in den alten Basler Familien meinte er einmal ganz ernsthaft ohne jede Ironie, es gehe eben bei ihnen zu wie bei den Pharaonen, die zur Erhaltung der guten Rasse die Geschwisterehe gepflegt hätten.

Dann kamen die Jüngeren: Löpfe, der sich später in St. Gallen mehr der Neurologie zuwandte, Bänziger, Sohn eines Augenarztes, äußerst kultiviert, wohlhabend, eine blendende Erscheinung, deshalb auch viel beneidet, der bis zu seinem frühen Tode eine bedeutende psychotherapeutische Praxis führte. Sigwart Frank, der Sohn des früheren Münsterlinger Direktors und Mitarbeiters Bezzolas[38] bei der Ausarbeitung der Katharsis, war ein lieber, sehr anhänglicher Pedant, dessen Steckenpferd die Eisenbahn bildete. Man zog ihn gutmütig damit auf, „bewunderte" seine genauesten Kenntnisse sämtlicher Fahrpläne und Lokomotivtypen, duldete ihn seiner Freundlichkeit und Hilfsbereitschaft wegen, nahm ihn aber nicht ganz ernst. Mit Suzanne Zingg, einer welschen, sehr klugen, aber eigenartigen, schon etwas älteren Kollegin verband uns später eine recht enge Freundschaft. Sie besuchte uns oft in Münsingen.

Dazu kamen noch einige weitere Gestalten, die erschienen und wieder gingen. Wichtig waren die Gastärzte, Henri Versteeg und Jürg Zutt,[39] mit denen mich eine besondere Freundschaft verband; während langen Jahren waren wir uns dann später allerdings nicht gerade entfremdet, wir hatten uns aber doch sehr aus den Augen verloren, bis dann, sonderbar genug, im Anschluß an den zweiten Weltkrieg mehr als 20 Jahre später die Beziehung wieder neu und umso intensiver aufgenommen wurde. Versteeg, um manche Jahre älter als wir andern, reif, gebildet, musikalisch sehr begabt, finanziell unabhängig, hatte sich auf Reisen begeben, um den Tod seiner jungen, über alles geliebten Frau zu überwinden. Er war einige Zeit in Paris gewesen, hatte geschwankt, ob er nicht die Medizin mit der Musik vertauschen solle, und war dann schließlich im Burghölzli gelandet, wo er mehr als geheimnisvoller, in Melancholie getauchter Zuschauer denn als aktiv Interessierter mitmachte. Zutt, immer etwas hochmütig, sarkastisch, zur Rebellion neigend, hatte schon einige psychiatrische Erfahrung und eine Lehranalyse bei Alexander hinter sich. Die letztere war aber augenscheinlich mißglückt, denn der Psychoanalyse gegenüber war er zum mindesten ambivalent und machte sich ein Vergnügen daraus, jene Kameraden, die gerade in Behandlung standen, aufzuwiegeln und irre zu machen. Trotzdem mochten wir ihn alle gut, ich bewunderte ihn seiner weltmännischen Überlegenheit wegen, und manchen Abend haben wir bei einem gemeinsamen Schachspiel verbracht.

Im übrigen war die Atmosphäre des Assistententischs keineswegs dazu angetan, dem Neuling Mut zu machen und Selbstvertrauen zu vermitteln. Ich habe bereits erwähnt, daß Bleuler selbst, aber auch seine Oberärzte keine unnahbaren Cheffiguren darstellten. Im Gegenteil konnte man etwa abends Bleuler auf einer Tischkante des großen Schreibtisches im Ärztebüro sitzen sehen, wie er mit einem der jüngsten Assistenten oder Volontäre zwanglos plauderte oder diskutierte. Häufig erschien er auch mittags unvermutet zu dem ebenfalls noch von Frau Morgenstern präsidierten schwarzen Kaffee, ohn daß dies eine besondere Aufregung oder Hemmung zur Folge gehabt hätte.

Trotzdem lag irgendwie eine unbehagliche Stimmung in der Luft, man sprach gelegentlich ganz offen von dem „Intelligenzkomplex" des Burghölzli, den jeder dem andern vorwarf; Minderwertigkeitsgefühle blühten allenthalben. Ich weiß noch heute nicht, woher es kam, daß ein leicht paranoischer Zug mehr oder weniger bei allen herrschte und daß man mit der Zeit ungefähr von jedem, oft zum größten Erstaunen erfuhr, er leide darunter, nicht auf der Höhe zu sein, nicht ganz voll genommen zu werden. Möglicherweise lag es daran, daß bei den Patientenvorstellungen oft überspitzt hohe Anforderungen an die Intelligenz gestellt wurden und die Diagnose einer physiologischen Dummheit oder eines Schwachsinns leicht zur Hand war, so daß mancher sich fragen mußte, wie er selbst wohl von seinen Kameraden eingereiht werde. Solche Urteile wurden nicht nur über die Patienten, sondern auch über gesunde Leute sehr leichthin ausgesprochen, gleichsam aus dem Handgelenk, so daß man sich nachträglich fragen muß, ob nicht jeder einzelne sich mit einer derartigen herablassenden Bemerkung sichern, sich ein Alibi verschaffen wollte.

Für mich selbst, der ich mir ausgesprochen als „einer vom Lande" vorkam, ohnehin schüchtern war und geneigt, Verstand und Wissen meiner Kameraden zu überschätzen – um mich dann freilich am falschen Ort zur Wehr zu setzen – war diese Atmosphäre zunächst recht quälend. Nur langsam gewann ich eine gewisse Sicherheit, sah daß die Andern auch nicht alles wußten und daß ich in manchem sehr wohl mit ihnen konkurrieren konnte.

Als Volontär hatte ich keine eigene Abteilung und überhaupt keine Kompetenzen. Ein Vergleich mit meinen Münsinger Erfahrungen war deshalb nicht ohne weiteres möglich. Immerhin herrschte natürlich viel mehr Ordnung, die Abteilungen waren kleiner, die Überfüllung weniger drückend, vor allem aber die Zahl der Eintritte und der Verschiebungen von einer Abteilung zu andern imponierend.

Noch mehr Eindruck machte mir jedoch die Mannigfaltigkeit der Krankheitsformen bei den Zugängen. Da sah man akute Schizophrenien, paranoische Entwicklungen, Depressionen, Neurosen, Asoziale, lauter Krankheitsbilder, von denen ich in Münsingen nur aus den Büchern mußte. Völlig neu war mir, daß jeder Fall aufs eingehendste anamnestisch und querschnittsmäßig untersucht wurde und daß man jeder Einzelheit Gewicht beimaß, weil man nicht wußte, ob sie nicht für die Interpretation der Symptome und für den späteren Verlauf der Krankheit von Bedeutung werden würde. Worauf man sich besonders freute und wovor man gleichzeitig Angst hatte, war die „Gemeinsame", jene Institution, die Bleuler eingeführt hatte und die jetzt in jeder schweizerischen Anstalt im Gegensatz zum Ausland selbstverständlich geworden ist. Bleuler hielt darauf, daß jeder Fall sehr gründlich vorgestellt wurde; er drängte dabei nicht, stellte im Gegenteil noch Fragen, explorierte dann selber weiter, kurz, es bestand keine Hast, die Fälle möglichst rasch zu „erledigen". Zu den „Gemeinsamen" fanden sich häufig auch ehemalige Burghölzli-Assistenten ein, etwa Ludwig Binswanger, Sigg, Alex von Muralt, aber auch ausländische Besucher, an denen es nicht fehlte. Ich lernte damals manchen flüchtig kennen, mit dem micht sehr viel später freundschaftliche Beziehungen verbinden sollten. So Ernst Kretschmer,[40] damals noch Oberarzt bei Gaupp, Rümke[41] aus Amsterdam, Storch,[42] Gruhle,[43] Prinzhorn,[44] als besonders treue Zugewandte des Burghölzli die beiden Minkowskis[45, 46] aus Paris usf. Besonders lebhaft steht mir noch in Erinnerung die Gestalt des Soziologen und Mediziners Hellpach aus Freiburg i. Br., der später badischer Ministerpräsident wurde und sogar gegen Hindenburg als Reichskanzler kandidierte, öfters im Burghölzli für mehrere Tage auftauchte und sehr eindrucksvoll über seine Studien an „Trachtgesichtern" zu berichten wußte.

Rückblickend will mir scheinen, wir jungen von damals seien in ganz anderer, viel intensiverer Weise als unsere heutigen Nachfolger von der Lebendigkeit und der Zukunftsmöglichkeit psychiatrischer Arbeit und Forschung erfüllt gewesen. Dies lag aber nicht so sehr an uns, als an der Zeit, an der Fülle von neuen Funden und Gesichtspunkten, die großartige Perspektiven eröffneten und nicht daran zweifeln ließen, daß der Psychiatrie auf den mannigfachsten Gebieten neue Erkenntnisse und neue Arbeitsmöglichkeiten beschieden seien. Es ist in der Tat erstaunlich, was alles damals, zusammengedrängt auf wenige Jahre, mehr oder weniger gleichzeitig publiziert wurde und die Gemüter mit vielversprechenden Hoffnungen erfüllte:

Da waren einmal die Arbeiten Bleulers selbst. Sein Schizophreniebuch, obwohl zehn Jahre zurückliegend, war noch in keiner Weise ausgeschöpft, enthielt im Gegenteil viele Ansätze zu weiteren Forschungen. Auch die seitherigen Arbeiten Bleulers hatten sich vorwiegend mit den Schizophrenieproblem befaßt, wobei seine Bemühungen vor allem darauf gerichtet waren, primäre, wohl somatogene Grundsymptome von sekundären, vorwiegend reaktiven Phänomenen zu unterscheiden und darauf fußend die Prognose des Verlaufes zu erwägen. Eben waren gerade die grundlegenden Werke Kretschmers „Körperbau und Charakter"[47] und „Medizinische Psychologie" erschienen, die durchaus in die Konzeption Bleulers paßten und von ihm begeistert begrüßt wurden. Es war deutlich, wie er in Kretschmer seinen geistigen Sohn erblickte, die Verbindung der Typologie mit der Physiognomik als einen gewaltigen Fortschritt bewertete und sich in dem nun anhebenden Kampf der Heidelberger Schule (siehe später) gegen Kretschmer durchaus auf dessen Seite stellte. Für uns bedeuteten diese Bücher Kretschmers den Anbruch einer neueren Ära, die aber harmonisch aus dem herauswuchs, was wir bisher gelernt und geglaubt hatten. Sie hatten aber auch enge Beziehungen zum andern Kernpunkt unserer Interessen, der Psychoanalyse, die allgegenwärtig war und ihrerseits wieder auch in ihrer Anwendung auf die Psychiatrie die größten Horizonte für das Verständnis der immer noch so rätselhaften Krankheitsäußerungen eröffnete. Gerade damals begannen sich ja auch die Schüler Freuds mit den Psychosen zu beschäftigen, es erschienen die grundlegenden Schriften Abrahams[48] zum manisch-depressiven Irresein, Nunbergs[49] zur Katatonie, vor allem aber, hinreißend in der Fülle seiner Ideen und Gesichter, Schilders[50] Psychiatrie auf psychoanalytischer Grundlage. Erst fünf Jahre waren vergangen, seitdem Wagner-Jauregg[51] mit der Malariabehandlung der progressiven Paralyse erstmals die Möglichkeit einer kausalen somatischen Behandlung einer Geisteskrankheit aufgezeigt hatte. Vor kurzem war Prinzhorns Bildnerei der Geisteskranken[52] erschienen, bald gefolgt von Morgenthalers Monographie über Wölfli und Jaspers Studie über Hölderlin, Strindberg und van Gogh. Damit war der Zugang zur pathologischen Kunst eröffnet.

Kurz, es war eine hohe Zeit, die wohl zu Begeisterung mitreißen konnte. Bedenkt man es richtig, so wurden damals innerhalb weniger Jahre so gut wie alle Grundlagen geschaffen, von denen die Psychiatrie noch während Jahrzehnten zehren konnte. Dazu kamen mehr ephemere Erscheinungen, die aber interessant genug waren und lebhafte Anregung brachten, sobald man es mit einem entsprechenden Fall zu tun bekam. Da waren einmal die zahlreichen Folgezustände der Epidemie von Encephalitis lethargica der Jahre 1918 und 1919. Ihre kindliche und jugendliche Form mit den schweren Charakterveränderungen bei erhaltener Intelligenz brachten nicht nur die größten Unterbringungsschwierigkeiten für diese a- und antisozialen kleinen Patienten, sondern führten allen Ernstes zur Diskussion, ob der auf Grund einer Gehirnläsion mit genauer Lokalisation aufgetretene „moralische Defekt" nicht zur Annahme eines cerebralen Zentrums der moralischen Hemmung, des Gewissens etc. nötige. Der postencephalitische Parkinsonismus der Erwachsenen dagegen enthielt Analogien zu katatonen Haltungen, die seltenen Fälle von schizophrenieähnlichen, chronischen Zuständen mit Halluzinationen und Wahnideen der sogenannten „metencephalitischen"

Psychosen waren Wasser auf die Mühle der Anhänger einer exogen bedingten Dementia praecox. Ein anderes zeitbedingtes Phänomen war der Kokainismus. Wie eine Seuche hatte sich diese Sucht im Anschluß an den Krieg bei uns eingenistet und war zu einer öffentlichen Gefahr geworden, die zu energischen Polizeimaßnahmen rief. Eben hatte H. W. Maier ein großes Buch darüber veröffentlicht. Im Gegensatz zum Morphinisten, der sein Gift als kostbaren Besitz ängstlich hütet und seine toxische Euphorie im Stillen genießt, war der Kokainist expansiv, von gesteigerter Kontaktfähigkeit und neigte zur Verführung anderer und zur Bildung von Clubs. So hatten die Geschichten, die man darüber hörte oder von den Patienten selbst erfuhr, etwas Anziehend-Verworfenes, ganz abgesehen von der Farbigkeit der toxischen Zustände. Diese begannen mit einer gesteigerten, renommistischen Selbstsicherheit, angeblich verbunden mit einer besonders präzisen Motorik, so daß unglaublich physische Leistungen daraus hervorgingen, wie z. B. Fassadenklettereien, die von den Betreffenden in normalem Zustand niemals gewagt worden wären. Diese Bilder gingen dann über in Formen von Beziehungs- und Verfolgungswahn.

So gingen die Tage dahin voll von Anregung. Nach und nach überwand ich meine Schüchternheit und meine Minderwertigkeitsgefühle, schwamm tapfer im Strom der andern mit, denen ich vielleicht doch etwas voraus hatte, was die Erfahrung des Allein-sich-herumschlagen-Müssens mit den Problemen einer überfüllten Landanstalt mit sich brachte.

Das einzige, an was ich mich schwer gewöhnte, war das abendliche Alleinsein auf meiner Bude. Dabei traf es sich in dieser Hinsicht sehr gut. Nur während kurzer Zeit bewohnte ich ein Zimmer im Hauptgebäude. Dann wurde die sogenannte „Villa" eröffnet, das neue Ärztehaus, in das ich als einer der ersten Bewohner übersiedeln konnte – es wurde mir sogar vorher gestattet die Tapete auszuwählen; dort wohnte ich Wand an Wand mit John Staehelin und seiner jungen Frau, die ihr erstes Kind erwartete. Es war eine nette Kameradschaft, die uns alle verband, wobei ich insofern vielleicht eine gewisse Sonderstellung einnahm, als ich neben John Staehelin und Glaus nicht nur als einziger unter den Assistenten verheiratet, sondern, was allgemein bestaunt wurde, schon Vater war.

Blieb meine Bewunderung für Bleuler bis zum Schluß und darüber hinaus bis zu seinem Tode grenzenlos, so meldeten sich doch nach und nach bei tieferem Eindringen kritische Überlegungen. Wie ich bereits sagte, wurden die Kretschmerschen Entdeckungen von Bleuler mit Enthusiasmus aufgenommen. Dabei waren aber in Deutschland die Kretschmerschen Lehren, insbesondere sein Buch über Körperbau und Charakter keineswegs unbestritten. Insbesondere trat ihnen die Heidelberger Klinik mit imponierender Geschlossenheit entgegen. Sie stand in jener Zeit wohl in ihrer großen Blüte. Im Gegensatz zum Burghölzli war es aber nicht die alles beherrschende Gestalt des Chefs, die Glanz und weltweite Ausstrahlung hervorzauberte. Wilmanns[53] als Lehrstuhlinhaber war weder als Forscher noch als Mensch besonders überragend. Er hatte aber eine Gefolgschaft um sich versammelt, die eine Reihe glänzender Namen aufwies, Namen, von denen die meisten auch später einzeln zu entscheidender Geltung in der psychiatrischen Fachwelt gelangten. Es waren dies Gruhle, Bürger-Prinz,[54] Beringer,[55] Carl Schneider, Mayer-Gross,[56] Jaspers,[57] Homburger (der Begründer der Kinderpsychiatrie) und andere mehr, die eine imponierende, geschlossene Phalanx bildeten. In streitbaren Arbeiten und Diskussionsvoten trat diese Gruppe Kretschmer entgegen, der verächtlich als Dichter und Journalist verhöhnt und seines Liebäugelns mit der Psychoanalyse wegen streng getadelt wurde. Seine dynamische, vom Unbewußten ausgehende Auffassung der Psychopathologie, sein Versuch, vom krankhaften Erleben als Extremfall in den normalpsychologischen Bereich vorzustoßen, wurde als Schriftstellerei abgetan. Ihr setzte man die angeblich streng und allein wissenschaftliche phänomenologische Betrachtungsweise entgegen, die getragen wurde vom Dogma der letzten Endes körperlichen Genese der Schizophrenie, der grundsätzlichen Unverstehbarkeit schizophrener Inhalte, der Behandlungsunfähigkeit und des schicksalsmäßigen Ausganges in Verblödung, Auffassungen, wie sie Jaspers in seiner Psychopathologie scharf herausgearbeitet hat und wie sie noch bis in unsere Tage hinein in prägnantester Weise von Kurt Schneider vertreten wurden. Ganz besonders hatten es die Heidelberger auf die Kretschmersche Typologie abgesehen, die als Phantasieprodukt bezeichnet wurde, ohne daß man sich aber die Mühe nahm, durch Nachuntersuchungen zu prüfen, ob und wie weit die von Kretschmer angegebenen psychischen und somatischen Charakteristika stimmten.

Wir alle im Burghölzli standen in diesen Diskussionen selbstverständlich auf der Seite Kretschmers und hielten die Heidelberger für verknöcherte, rückständige, nur statisch denkende Vertreter einer Schulpsychiatrie, deren Tage ohnehin gezählt seien.

Dabei waren es immer noch Götter, wenn auch feindliche. Nie hätte ich mir damals träumen lassen, daß viel später, in der Nazizeit, mit verschwindenden Ausnahmen diese glanzvolle Heidelberger Gruppe in Münsingen ein neues Zentrum und eine Zuflucht finden sollte und dort nach Jahren der Trennung sich wieder traf und daß Wilmanns und Gruhle, die beiden Erzkritiker und Verdammer, jahrelang regelmäßig über Wochen unsere persönlichen Gäste waren.

Wenn wir also diese Angriffe auf Kretschmer und damit auch auf Bleuler nicht gelten lassen wollten, so blieb doch das eine oder das andere haften und gab Anlaß zu eigenem Beobachten und Überlegen. So war es vor allem die Überdehnung des Begriffes der Schizoidie, die mir Bedenken machte. Die alles beherrschende Schizophrenie und die Liebe des Chefs zu ihr führten zu einer Art komischer Werturteile. Es war so etwas wie eine Ehre, als schizoid zu gelten, während man auf den biederen Pykniker, für dessen psychischen Aspekt Bleuler eben das passende Wort „synton" eingeführt hatte, eher mitleidig herabsah. Mich traf das Los, als synton zu gelten. Sicher ist es aber nicht nur ein persönliches Ressentiment gewesen, weshalb ich das Schizoide und damit auch das Autistische mit kritischen Augen zu betrachten begann. Wenn auch Bleuler nie die Auffassung Kretschmers von fließenden Übergängen zwischen der psychopathischen Vorstufe und der Psychose bei der Schizophrenie gelten ließ, so war schizoid doch vielfach gleichbedeutend mit latenter Schizophrenie, d.h. einer Schizophrenie, die man als irgendwie bereits vorhanden betrachtete und von der man annahm, daß sie jederzeit manifest werden könnte. Auf diese Weise wuchs sie ins Uferlose, sie wurde zum Sammeltopf, in den alles mögliche, zusammengehalten lediglich durch das fragwürdige Band des Schizoiden und Autistischen, hineingeworfen wurde. Vor kurzem hatte H. W. Maier sein „Heboid" entwickelt, womit er eine Gruppe nicht manifest Schizophrener, aber doch zum „schizophrenen Formenkreis" gehörenden jugendlichen Eigenbrötler, torpide, kontaktschwache Nachpubertierende meinte, die nicht eigentlich hebephren, auch nicht im Sinne einer Dementia simplex am Versanden waren, aber doch seiner Meinung nach einer Prozesschizophrenie sehr sahe standen. Während meines Burghölzliaufenthaltes beschäftigte sich Staehelin mit einer Arbeit, in der sogar der moralisch Defekte – eine Bezeichnung, die mir schon damals nicht gefallen wollte – ebenfalls als autistisch und schizoid gekennzeichnet wurde, um ihn damit in die Nähe der Schizophrenie zu bringen.

Bei Bleuler selbst schien es manchmal direkt eine Sucht zu sein, überall Schizoides und Schizophrenes zu sehen. Die Paranoia oder eine paranoische Entwicklung in unserem heutigen Sinne ließ er zwar theoretisch gelten, diagnostizierte sie aber nie. Es bleibt mir unvergeßlich das Schicksal eines meiner ersten Fälle, die ich in der Gemeinsamen vorstellen durfte. Es handelte sich um ein inhaltlich sehr reiches, expansives paranoisches Bild, bei dem alles, wie es im Buche steht, an Zirkelschlüssen, Erinnerungsfälschungen, überwertigen Ideen vorhanden war, zusammengefügt zu einem völlig geschlossenen Gebäude, in dem sich eines aus dem andern logisch entwickelte. Meine Kameraden, die wußten, wie ich mich in den Fall „hineingekniet" hatte, waren äußerst gespannt über das Urteil Bleulers. Kaum hatte ich ihm meine Geschichte vorgetragen, so merkte ich zu meinem Erstaunen, daß ihn das Schicksal des Mannes und sein farbiges Wahnsystem überhaupt nur insofern interessierten, als sich in meiner Darstellung nichts Schizophrenes nachweisen ließ. Sein ganzes Bestreben, wie er sich nun mit dem Patienten selbst unterhielt, ging mit massiven Suggestivfragen eindeutig dahin, nachzuweisen, daß er doch halluziniert habe, womit dann die Diagnose Schizophrenie gesichert und der Fall erledigt war.

Etwas anderes befremdete mich mit der Zeit ebenfalls, obwohl es andererseits auch wieder Zeugnis für die Vielseitigkeit und die Unvoreingenommenheit Bleulers ablegte. Er hatte ein ausgesprochenes Interesse für parapsychologische Dinge, ging allen Spuk- und Gespenstergeschichten nach und ließ deutlich erkennen, er sei keineswegs sicher, daß es sich hier nicht um Realitäten handle. Eine große Rolle spielten damals die Versuche mit Medien, wie sie namentlich Schrenck-Notzing in München durchführte. Obwohl meistens doch ein Betrug nachgewiesen werden konnte, hielt Bleuler daran fest, daß es echte Fälle von Telepathie, von Materialisationen etc. gebe. Dies alles erstaunte uns bei dem im übrigen so streng rationalistischen, durch und durch naturwissenschaftlich denkenden Manne sehr. Eine hübsche Episode gehört hierher: Aus Münsingen hatte ich erfahren, daß Tatjana Leontiew an ihrer Tuberkulose gestorben war. Dieses zarte, schon ältere Fräulein hatte als junges Mädchen und als russische Emigrantin in einem Hotel in Interlaken einen russischen Minister erschießen wollen, an seiner Stelle aber einen biederen deutschen Kaufmann tödlich getroffen, worauf sie wegen Mord zu lebenslänglichem Zuchthaus verurteilt worden war. In der Haft war bei ihr eine Schizophrenie ausgebrochen, und seit Jahren lebte sie nun in Münsingen, ihrer Tuberkulose wegen bettlägerig, und fast ununterbrochen damit beschäftigt, schmale Papierstreifen voll zu kritzeln und sie nachher zusammenzurollen; sie besaß Schachteln über Schachteln voll dieser Röllchen. Am Tage nach ihrem Tode, so berichtete man mir, hatte man dies alles zu Verbrennen in die Heizung geschafft; es bestanden damals noch auf den Abteilungen einzelne Heizstellen mit Kohlenfeuerung. Als der Heizer an diesem Abend mit seinem Windlicht – eine elektrische Beleuchtung gab es in diesem Raume nicht – die Heizung betrat und dort den Haufen herumliegender Röllchen sah, ergriff er eines davon und entfaltete es. Es stand darauf, Tatjana werde dem, der es lese, nach ihrem Tode erscheinen. In diesem Moment habe es einen Knall gegeben und das Licht sei erloschen, so daß der Heizer schreckensbleich hinausstürzte und die Pfleger alarmierte.

Diese Geschichte erzählte ich einmal, als Bleuler beim schwarzen Kaffee bei uns saß, als scherzhafte Begebenheit, vielleicht auch – genau erinnere ich mich nicht mehr –, um zu zeigen, wie katathymes Denken – den Ausdruck hatte H. W. Maier geprägt, er war damals in aller Munde – zu heftigen emotiven Täuschungen führen könne. Bleuler aber verwies mir solche frivole Gedanken und meinte ernsthaft, man könne nicht wissen, ob die gute Tatjana nicht doch tatsächlich nach ihrem Tode ihre Weissagung wahrgemacht habe.

Was Bleuler damals und übrigens auch in den folgenden Jahren bis zu seinem Rücktritt besonders beschäftigte, waren metaphysische Überlegungen. Obwohl er gegen jede Philosophie war und immer betonte, von daher für die Psychiatrie nicht das Geringste zu erwarten, hatte er doch ganz augenscheinlich in dieser Spätzeit das Bedürfnis, sich über die größeren Zusammenhänge klar zu werden und sein fachliches Wissen in eine weltanschauliche These einzubauen. Trotzdem er sonst sehr gesprächig und offen war, sprach er meines Erinnerns mit uns Jüngern nie über diese Probleme. Damals erschienen aber seine inzwischen längst wieder vergessenen Bücher über die „Naturgeschichte der Seele" und die „Psychoide". Es war übrigens interessant zu sehen, wie nicht nur der Assoziationspsychologe und Rationalist Bleuler, sondern zwei andere, ebenso mehr dem naturwissenschaftlichen Denken des 19. Jahrhunderts verhaftete bedeutende Forscher, nämlich Freud und von Monakow,[58] ähnliche Wege gingen. Von Monakow schuf seinen Begriff der Horme, und Freud beschäftigte sich in der „Zukunft einer Illusion" ebenfalls mit letzten Dingen. Mir schien, als hätte diesen Männern mit dem Näherrücken des Todes ihr bisheriges und scheinbar so festgefügtes Weltbild nicht mehr genügt; es sei ihnen mehr oder weniger deutlich bewußt geworden, daß es nicht ausreiche, um sich über die Fragen von Leben und Tod klar zu werden. Bei Bleuler und von Monakow jedenfalls fand ich, ihre Bemühungen gingen weit darüber hinaus, eine bloße Zusammenfassung und Fundierung ihres Lebenswerkes zu versuchen; bei Bleuler mochte die auffällige Beschäftigung mit Parapsychologie wenigstens zum Teil ähnlichen Quellen entstammen.

Freud freilich hatte sich nur negativ mit den Problemen befaßt, indem sich die Religion in seinem naturwissenschaftlich-materialistischen System auflöste. Aber doch war es kein Zufall, daß er sich damit in so heftiger Weise auseinandersetzen mußte. Was für Affekte für ihn mit der Kirche verbunden waren, sollte ich mehr als zehn Jahre später in drastischer Weise erfahren. Bei meiner einzigen Begegnung mit ihm, in der beginnenden Hochblüte des dritten Reiches, mitten im Hexenkessel des politisch leidenschaftlich zerrissenen Österreichs, kurz vor der Ermordung des Bundeskanzlers Dollfuß, ergab sich in unserem Gespräch ein merkwürdiges Mißverständnis. Ich sprach von den bedrohlichen, auf eine Katastrophe zusteuernden Umständen und meinte damit natürlich, besonders noch im Hinblick auf die Juden und Freud selbst, die braune Gefahr. Erst nach einiger Zeit merkte ich, daß Freud an etwas ganz anderes, nämlich die „schwarze" Bedrohung dachte, die damals durch Dollfuß selbst, den Kardinal Innitzer und die „vaterländische Front" repräsentiert wurde. Ich versuchte vergeblich darauf hinzuweisen, daß der durch die Kirche gestützte Dollfußsche Ständestaat wohl die einzige Möglichkeit bilde, Österreich vom Anschluß und damit vom Nazismus zu bewahren. Freud schien für solche Gedankengänge völlig unzugänglich zu sein.

Kapitel 5

LEHRANALYSE

Langsam, erst im Herbst 1922, reifte bei mir der Entschluß, eine Lehranalyse anzutreten. Es war reichlich spät dazu, denn es blieb mir nicht einmal mehr ein halbes Jahr bis zum gesetzten Termin der Rückkehr nach Münsingen. Mancherlei
innere und äußere Widerstände waren aber zu überwinden gewesen.

Nicht zuletzt bedeutete es einen schweren Entschluß, in meiner ohnehin prekären finanziellen Lage die bescheiden genug lebenden Eltern um Geld zu bitten
für etwas, dessen Notwendigkeit ihnen nicht recht einleuchten konnte.

Auch die innerlichen Hemmnisse waren nicht klein. Wohl wußte ich von einer
Reihe meiner Kollegen, daß sie in Analyse seien. Andere dagegen, mit denen ich
mich besprach, erhoben gewichtige Einwände, vor allem Frau Morgenstern, die
für uns alle eine mütterliche Figur bedeutete und deren Meinung viel Gewicht
besaß. Auch John Staehelin, der mir in manchem ein Vorbild war, riet ab. Erst
später habe ich gemerkt, wie sehr durch meine Frage seine persönliche Problematik betroffen war. Er war im Grunde der Psychoanalyse gegenüber außerordentlich ambivalent und hatte, wie er mir lange nachher verriet, immer wieder geschwankt, ob er sich nicht doch analysieren lassen sollte, so daß er mir wohl eine
Entscheidung nicht gönnen mochte, die er für sich selbst nicht zu treffen imstande war. Diese verpaßte Analyse hat dann bei ihm bis zum Schluß seiner Lehrtätigkeit jene eigentümlich schillernde und immer wieder zu versteckten Angriffen
geneigte Haltung der Tiefenpsychologie gegenüber bedingt.

Was wohl den Ausschlag gab, war die Erkenntnis, daß eine Analyse für mich
nicht nur aus didaktischen Gründen, sondern meiner persönlichen Konflikte
und Unsicherheiten wegen unbedingt notwendig war. Heute scheint mir, daß die
damalige erste Nachkriegszeit für den jungen Menschen ungleich größere Probleme stellte als die Periode nach dem zweiten Weltkrieg. Vor allem glaube ich
mich nicht zu täuschen, daß der Generationenkonflikt durchschnittlich viel aus-
geprägter war. Wir befanden uns in einer Welt, die gegenüber dem, was wir als

Kinder erlebt hatten und was noch unsere Eltern vertraten, von Grund auf gewandelt war. Alles war in Frage gestellt, es fehlte die klare innere Leitlinie; an ihrer Stelle herrschte Ratlosigkeit, Verwirrung und eine Auflösung der herkömmli-
chen Konvention und Sitte. Wenn es heute Mode geworden ist, jene Zeit als „die
goldenen zwanziger Jahre" zu bezeichnen, so gilt dies nicht nur für das damalige
Berlin mit dem künstlerischen Elan, der expressionistischen Welle, der schöpfe-
rischen Freiheit, deren Gegenstück freilich Enthemmung und Zügellosigkeit waren. Auch Zürich – immerhin vor kurzem noch Geburtsstätte des Dadaismus –
war davon berührt, und so trieb ich, doch aus einer immer noch geborgeneren
Welt des jungen Ehestandes kommend, recht hilflos und unsicher darin herum.

Als Lehranalytiker kam von vornherein nur Emil Oberholzer[59] in Frage. Er
hatte zusammen mit Pfarrer Pfister,[60] Kielholz[61] und einigen andern die nach
dem „Abfall" C.G.Jungs aufgelöste erste Schweizerische Psychoanalytische
Gesellschaft neu gegründet und war ihr Präsident. Neben ihm gab es in Zürich
eigentlich niemanden, an den man sich hätte wenden können. Zu C.G.Jung
„ging man nicht". Sein Zwist mit Bleuler, aber auch seine eigene Entwicklung
hatten ihn isoliert. Er erschien nie zu igendeinem Anlaß, weder an den Sitzungen
der Psychiatrisch-Neurologischen Gesellschaft Zürich, noch an solchen der
Schweizerischen Gesellschaft für Psychiatrie. Er lebte in seinem Elfenbeinturm,
und man hörte lediglich, seine „Schüler", wie man etwa mokant sagte, bestünden
aus lauter Laien, vor allem Frauen, die von ihrer dauernden Übertragung an ihn
lebten. Auch von Maeder,[62] der eine Art Zwischenstellung zwischen den Freu-
dianern und Jung innehielt, aber weder mit der einen noch mit der andern Gruppe Kontakt pflegte, hörte man wenig.[63]

Oberholzer hat noch Jahre nach Beendigung der Analyse einen absolut entscheidenden Einfluß auf mich ausgeübt, den ich rückblickend als ebenso segensreich wie gefährlich bezeichnen möchte. Ich weiß nicht, ob es mir gelingen wird,
diese eigenartige Persönlichkeit so zu schildern, daß ihre Faszination ebenso klar
hervorleuchtet wie die vielen befremdlichen, ja unglücklichen Facetten des Charakters.

Oberholzer war groß, schlank, besaß ein scharf geschnittenes Profil, das gelegentlich an einen Raubvogel erinnerte, und strahlende, blaue, oft scharf bis ste-
chend wirkende Augen. Eine hohe Intelligenz war nicht zu bezweifeln. Sie recht-
fertigte auch sein scharfes Urteil und bis zu einem gewissen Grade vielleicht auch
die affektgetragene kritische Ablehnung der meisten Fachkollegen.

Seine ganze Haltung forderte auf, Partei für oder gegen ihn zu nehmen. Das
Aggressive, das von ihm ausging, mag mit ein Grund gewesen sein, warum er im
Burghölzli wie bei den Kollegen der Stadt mehrheitlich unbeliebt war. Zwar wurde er selten offen kritisiert, nicht einmal von H. W. Maier, der von ihm besonders
abgelehnt wurde; was man aber bei allen durchspürte, war eine mit Angst ge-
paarte Hochachtung vor seiner zwingenden Logik, seinem Wissen, seinem vor
nichts zurückschreckenden, unbestechlichen Urteil und der Überzeugung, daß
man mit ihm nicht auskommen könne. Jedenfalls war klar: Wer mit ihm in Be-

rührung kam, trat in ein elektrisch geladenes Spannungsfeld, in dem es nur unbedingte Verpflichtung, ja Unterordnung oder Flucht, beziehungsweise feindschaftliche Abwehr gab. Einen besondern Nimbus verlieh Oberholzer gerade in jenem Zeitpunkt, wo Rorschach anfing, berühmt zu werden und sein tragischer Tod nur kurze Zeit zurücklag, die enge Freundschaft mit dem Verstorbenen. In der Tat war er offenbar der Einzige gewesen, der Rorschach wirklich sehr nahestand, namentlich in wissenschaftlicher Beziehung; er war es ja auch, der die letzte Arbeit Rorschachs, die mit dem Eingehen auf den Inhalt der Deutungen eine neue Richtung einleitete, posthum herausgab. Oberholzer war aber nicht nur der von Frau Rorschach eingesetzte Verwalter der wissenschaftlichen Nachlasses, sondern er betrachtete sich auch – war es übrigens in der Tat – als Gralshüter der Tradition in der Auswertung und Beurteilung des Formdeutversuches. Jedermann erblickte in ihm den legitimen Nachfolger, von dem man die Fortführung und den Ausbau der Methode erwartete. Gerade für uns Jüngere, die sahen, wie dilettantisch, zögernd, ohne rechte Begeisterung der Test im Burghölzli angewandt wurde, während wir in unserem Enthusiasmus doch sehr viel davon erwarteten, bildete Oberholzer auch in dieser Beziehung eine starke Attraktion.

Da man schon während der Analyse an den Sitzungen der Psychoanalytischen Gesellschaft teilnehmen durfte, lernte ich gleich auch Frau Oberholzer kennen. Sie gehörte jenem bereits kurz erwähnten Kreis intellektueller ostjüdischer Frauen an; ihre engsten Freundinnen waren die bekannte Analytikerin Helene Deutsch,[64] die aus dem gleichen galizischen Ort stammte, und Frau Rank. Sie bildete in jeder Beziehung einen scharfen Kontrast zu ihrem Manne, war klein, rundlich, lebhaft, mit schwarzen, funkelnden Augen. Erhebliche Ansprüche der Lebensführung und der gesellschaftlichen Anerkennung, Warmherzigkeit, mütterliche Fürsorge, Empfindlichkeit, Unversöhnlichkeit nach wirklichen oder vermeintlichen Beleidigungen, hartes, gelegentlich kleinliches Aburteilen bildeten ein Gemisch, das zur Ambivalenz förmlich herausforderte; immerhin überwogen für uns auch in allen späteren Jahren der eng gewordenen Beziehung die positiven Seiten durchaus. Ihrem Manne war Frau Oberholzer eine nahezu ideale Ergänzung, dies besonders in den späteren Jahren, als er sich noch mehr als früher zurückzog und sie dafür sorgte, daß das von ihm doch wieder gewünschte gesellige Leben im Hause nicht versiegte.

Der Beginn meiner Analyse fand noch in einer relativ kleinen Wohnung an der Rämisstraße statt. Bald übersiedelte Oberholzer jedoch in ein sehr schönes Appartement am Utoquai mit prachtvollem Blick auf den See. Die neue Einrichtungen mit herrlichen Teppichen, Prunkmöbeln und Bildern des befreundeten Malers Emil Lüthi schienen mir der Inbegriff des geschmackvollen Luxus. Auf Jahre hinaus sollte diese Wohnung für meine Frau und mich vielleicht nicht gerade ein zweites Zuhause, aber doch das Ziel unserer Wünsche und unserer Besuche sein, die wir, so oft es sich nur ermöglichen ließ, abstatteten.

Vorläufig befand ich mich aber noch in Analyse. Darüber kann man wohl kaum berichten. In meiner Erinnerung wiegt das Quälende vor, das Schweigen des Analytikers, die verzweifelten Versuche, weiter zu kommen, selbst zu deuten, ohne der Gefahr zu erliegen, dem ebenso geliebten wie gefürchteten schweigenden Manne im Lehnstuhl nach dem Munde zu reden oder seine Interpretation ohne rechte Überzeugung ihm zuliebe anzunehmen. Nur ganz selten einmal kam es zu dem, was ich später das Evidenzerlebnis in der Analyse genannt habe, nämlich der einschießenden, unerschütterlichen Überzeugung, daß es so und nicht anders sei. Die Zerstörung des Bildes, das man sich bisher von sich selbst gemacht hatte, war sicher notwendig und heilsam, in ihrer Schonungslosigkeit aber grausam. Damals entstand die in der Folge bei mir immer wieder neu auftauchende Frage, ob sich die klassische Freud'sche Analyse auf dem richtigen Wege befinde. Was ich ihr vorzuwerfen hatte, kleidete ich später einmal in einem Vortrag vor der Psychoanalytischen Gesellschaft in das vielleicht nicht ganz glückliche Zitat: „Ihr laßt den Armen schuldig werden, dann überlaßt Ihr ihn der Pein." Von nichtanalytischer Seite, aber auch von Leuten wie Maeder oder Jung wurde in jener Zeit Gewicht darauf gelegt, eine „synthetische" Psychotherapie der rein analytischen entgegenzustellen. In Übereinstimmung mit der herrschenden Lehre Freuds lehnte Oberholzer dies rundweg ab. Die Analyse habe keine andere Funktion, als den Menschen von seinen Komplexen zu befreien. Es gehe nur darum, ihm den normalen Gebrauch seines seelischen „Werkzeugs" zu ermöglichen. Was er dann damit mache, sei seine Sache; es ergebe sich dies ganz von selbst, weil die gewonnene gesunde Freiheit ohne spezielle Hilfe zu einer neuen Integration führe. Vor allem sei die Rolle des Analytikers streng von derjenigen eines Pädagogen oder Priesters zu trennen. Dabei war deutlich zu spüren, daß im Grunde die pädagogische wie die seelsorgerische Tätigkeit, mindestens in diesem Zusammenhang, als Einbruch in die Privatsphäre und in die Selbstbestimmung des Einzelnen unausgesprochen abgelehnt wurde.

Als gegen Frühling 1923 das Ende meines Zürcher Aufenthaltes näherrückte, stellte sich, wie nicht anders zu erwarten, heraus, daß in den wenigen Monaten die Analyse erst angelaufen war. Sie abzubrechen war umso weniger zu verantworten, als ich dann in einem Zustand weitgehender Verwirrung hätte nach Hause zurückkehren müssen. Der Entschluß, noch länger in Zürich zu bleiben, lag umso näher, als es mir gleichzeitig sehr schwer fiel, mich von der Klinik, den Kameraden, der Großstadt zu trennen; der Gedanke an die Rückkehr nach Münsingen erschien mir trotz der Wiedervereinigung mit der Familie so trostlos, daß eine Verschiebung höchst willkommen war.

Zunächst gab es im Burghölzli selbst noch einige Schwierigkeiten, indem mein Platz bereits vergeben war. Ich konnte dann aber bei den Verwandten Straumann an der Rotstraße unterschlüpfen, dort wohnen und essen und zunächst als reiner Volontär in der Poliklinik arbeiten, bis mein Zimmer in der „Villa" des Burghölzli wieder frei wurde und ich dorthin übersiedeln konnte.

Die Poliklinik unterstand damals H. W. Maier, der auch die allerdings recht schwach besuchte poliklinische Vorlesung hielt. Er kam aber nur ein- bis zweimal pro Woche her. In der übrigen Zeit vertrat ihn als ältester Assistent Alfred

Glaus. Hier machte ich nun meine ersten psychotherapeutischen Schritte. Zu lernen gab es freilich weder durch H.W. Maier noch durch Glaus allzu viel. Unschätzbar war aber die Gelgenheit, in der Analyse meine psychotherapeutischen Probleme mit Oberholzer zu besprechen.

Gar nichts habe ich übrigens von H.W. Maier nicht gelernt. Er war selbst ein ausgezeichneter Hypnotiseur und hat sowohl in der Vorlesung wie auch im kleinen Kreise gelegentlich seine Technik demonstriert.

Damals kam ich vorübergehend auch mit von Monakow in Berührung, der in der Neurologischen Poliklinik einen Kurs abhielt, an dem allerdings, soweit ich mich erinnere, nur wir paar Burghölzliassistenten als Auswärtige neben seinen eigenen Mitarbeitern teilnahmen. Mit seinem Löwenhaupt, seiner mächtigen Figur und tiefen Stimme imponierte von Monakow gewaltig. Er vertrat selbstverständlich auch den primären Anspruch der Neurologie an alles, was nicht gerade eine Psychose war. So dozierte er, gänzlich organizistisch, über Neurosen, ebenso über Hypnose. Unvergeßlich ist mir eine Demonstration, bei der ein skandinavischer Kollege mit einem Medium beweisen wollte, daß die Wirkung der hypnotischen „Passes" nicht suggestiv, sondern materiell begründbar sei. Die Versuchsperson, ein junges Mädchen, wurde hinter einen Vorhang gesteckt, aus dem nur ihre beiden Arme hervorragten; jedenfalls konnte sie den „Suggestor" nicht sehen. Die beiden Arme wurden nun mit verschiedenen Medien (Sand, Bleiplatten, Glas etc.) abgeschirmt, die „Passes" wortlos ausgeführt, wobei sich dann an der eintretenden oder nicht eintretenden Anaesthesie der Finger zeigen sollte, daß die einen Medien die „Wellen" oder wie man sonst das materielle Substrat bezeichnen wollte, durchließen, die andern nicht. Von Monakow war wohl von vornherein überzeugt, sicherlich mit Recht, daß die Theorie falsch sei. Es machte mir aber doch einen erheblichen Eindruck, wie wild er mit seiner Nadel auf die Finger des Opfers zustach, wenn dieses eine Anaesthesie bekundete, da, wo sie nach seiner Meinung nicht eintreten durfte.

Bis zum Herbst hatte ich mein weiteres Fernbleiben von Münsingen organisieren können. Je näher aber der Termin rückte, umso schwerer fiel er mir aufs Herz. Dabei hatte sich inzwischen zu Hause allerhand ereignet: Schon im Frühling 1922 war Dr. Feller zurückgetreten und bald darauf gestorben, worauf ich, damals schon in Zürich, an seine Stelle nachrückte, was immerhin eine finanzielle Verbesserung bedeutete. An meine Stelle als vierter Arzt war Gustav Bally[65] gewählt worden, der noch vor meiner Zeit kurz Volontär am Burghölzli gewesen war und eine Analyse bei C.G. Jung begonnen, aber nicht beendet hatte, da er von ihm zu sehr enttäuscht war. So hatte sich einiges zu meinen Gunsten geändert. Betrübt stimmte uns dagegen die Nachricht, daß Direktor Brauchli unmittelbar vor der Erreichung seines 60. Altersjahres seine 20jährige Hausangestellte, Frl. Maurer, geheiratet hatte. Diese Eheschließung mit einem Altersunterschied von 40 Jahren war gegen den ausdrücklichen Wunsch seiner Kinder – unserer Freunde – aber auch der Familie Maurer erfolgt, und wir alle konnten uns davon nichts Gutes versprechen. Zudem erfolgte die Heirat etwas überstürzt und für das Empfinden der Kinder in zu nahem zeitlichem Abstand vom Tode der ersten Frau, weil seine neue Gattin und seine eventuellen weiteren Nachkommen nach seinem 60. Geburtstag jeden Anspruch auf eine Pension verloren hätten – in jenem Jahr eben war die Versicherungskasse gegründet worden; ungleich später der AHV oder andern Versicherungskassen waren von Anfang sämtliche Staatsbeamte und Angestellte, unabhängig davon, ob und wieviel Beiträge sie bezahlt hatten, pensionsberechtigt.

Wenn ich mir in diesem Sommer 1923 meine Zukunftspläne immer wieder überlegte und auch mit Oberholzer besprach, so war nun eigentlich nicht mehr die Rede von einer andern medizinischen Disziplin – obwohl der alte Wunschtraum sich immer noch gelegentlich regte –, sondern von psychiatrischen Möglichkeiten ohne eine Rückkehr in die „Fron" Münsingen. Da ich an der poliklinischen Arbeit und an der Psychotherapie eine ganz besondere Freude gefunden hatte und mir die analytische Tätigkeit Oberholzers auch sehr imponierte, klammerte ich mich an den Gedanken, ich könnte vielleicht noch kürzere Zeit weiter am Burghölzli bleiben und dann in Zürich eine Praxis eröffnen. Ausbildungsmäßig war dieser Gedanke keineswegs so abwegig, wie er heute erscheinen mag. Ein Facharztdiplom gab es noch nicht, irgendeine Regelung der psychotherapeutischen Ausbildung bestand noch viel weniger, man traute mehr als später der Begabung und dem Flair des Einzelnen in diesen Dingen. Oberholzer riet mir jedoch dringlich ab. In Zürich seien jetzt schon zuviel Psychotherapeuten tätig (damals ein Bruchteil der zehn Jahre später niedergelassenen) und ich würde, wie soviele andere, am Hungertuch nagen müssen; zudem sei es nötig, daß Leute wie ich in der Anstaltskarriere blieben. Ich sah auch bald genug ein, daß solche Fluchtversuche vor Münsingen im Grunde Wahnsinn waren. Weder zeigte sich im Burghölzli die leiseste Möglichkeit, eine Stelle zu bekommen, von der ich mit meiner Familie leben konnte, noch war das finanzielle Risiko einer Praxiseröffnung zu verantworten. So blieb nichts anderes übrig als schweren Herzes wieder nach Hause zurückzukehren.

Kapitel 6

RÜCKKEHR NACH MÜNSINGEN

Außer in personeller Hinsicht hatte sich in Münsingen unterdessen kaum etwas geändert. Die Entlassungen hinkten den Aufnahmen weiterhin ständig nach, diese blieben immer gleich niedrig, der Bestand wuchs unaufhörlich. Im Jahre 1923 standen 166 Entlassungen 180 Eintritten gegenüber, die Überfüllung hatte wieder ein gutes Stück zugenommen. Schon 1922 hatte die Aufsichtskommission eine Subkommission ernannt mit dem Auftrag, zu prüfen, in welcher Weise der unhaltbaren Raumnot in allen drei Anstalten abgeholfen werden könnte. Man war der Meinung, solange die vierte Anstalt noch nicht gebaut werden könne, bleibe nur die Möglichkeit offen, in außerkantonalen Anstalten und Privatsanatorien Plätze zu reservieren; da es sich aber vorwiegend um unruhige Kranke handelte, die unterzubringen waren, kamen von überall her Absagen. Noch 1924 wurde auf Antrag von Dr. Hauswirth im Großen Rat durch eine Kommission untersucht, ob sich nicht das Bad Weissenburg[66] i. S. (!) für die Einrichtung einer vierten Irrenanstalt eigne: „Der Bericht lautete durchaus ablehnend, konnte aber zu den Akten gelegt werden, da Dr. Hauswirth seine Motion zurückzog." So hielt es die Aufsichtskommission für unumgänglich, in allen drei Anstalten Erweiterungsbauten zu errichten, von denen man annahm, daß sie zusammen 220 bis 250 neue Plätze schaffen würden. Man dachte auch an eine Ausdehnung der Familienpflege – sie umfaßte 1923 für Münsingen 8 Männer und 25 Frauen – war sich aber klar darüber, daß damit auch nicht viel gewonnen wäre, weil es eben in erster Linie an Plätzen für unruhige Kranke fehlte.

Die Waldau war dabei keineswegs etwa besser dran als Münsingen. Im Gegenteil: unter der patriarchalischen und konservativen Leitung von Speyrs wurden die Entlassungen soweit hinausgezögert als es irgend nur anging. Von Speyr war so sehr davon überzeugt, jedermann müsse sich in seiner Waldau glücklich fühlen, daß er allen Ernstes den Wunsch eines Kranken, nach Hause zurückzukehren, als undankbar und als ein Zeichen dafür wertete, daß er noch krank sei.

Auch personell waren die Verhältnisse nicht viel anders. Die Waldau hatte einen Arzt (fünfter Arzt) und einen Assistenten mehr. Der fünfte Arzt wechselte dauernd, und die Stelle blieb dann während langen Jahren unbesetzt; von Speyr gab sich gar keine Mühe, einen Bewerber zu suchen, weil er fand, es gehe auch so.

Mit meiner Rückkehr nach Münsingen hatte ich als Nachfolger Dr. Fellers die vordere Männerabteilung zu übernehmen. Es gab darüber große Klagen und Vorwürfe bei den Schwestern der unruhigen Frauenabteilung, insbesondere bei Anni Winzenried; sie hatten ohne weiteres angenommen, es beginne nun wieder die alte innige Zusammenarbeit und warfen mir vor, ich hätte mich dafür einsetzen müssen, daß die frühere Situation beibehalten wurde.

Dies hätte ich nun freilich selbst nicht gewollt, denn ich war inzwischen ein anderer geworden. Gerade diesen persönlichen Wandel aber konnten mir die Schwestern nicht verzeihen; sie warfen mir Hochmut und Distanziertheit vor. Das eine ist richtig: Nie habe ich mich je mehr so rückhaltlos, uneingeschränkt und intensiv für eine Krankenabteilung und für die durchschnittlichen Kranken (nicht nur für ausgewählte einzelne) Tag und Nacht eingesetzt und mich mit ihnen und den Schwestern identifiziert wie in jener Zeit vor meinem Zürcher Aufenthalt. Vielleicht war deshalb meine neue Haltung in der Tat ein Rückschritt. Seit Zürich wußte ich aber genau, daß dieses einseitige, völlige Aufgehen in den Kranken und dem Pflegepersonal nicht mein endgültiger Weg sein konnte; ich hatte zuviele Interessen, zuviele Antriebe, dies oder jenes zu unternehmen, auf die ich nicht verzichten konnte und es doch gemußt hätte, wäre ich bei meiner früheren Einseitigkeit geblieben.

So war denn auch mein Verhältnis zu der neu übernommenen Männerabteilung kühler. Gewiß gab es immer wieder Patienten, deren Schicksal und deren Krankheit mich fesselten, und sicher habe ich auch meine Arbeit als Abteilungsarzt richtig gemacht. Es waren nun aber doch mehr Probleme übergeordneter Natur, die mich beschäftigten, etwa die Ausbildungsfragen des Personals – damals fing ich von mir aus an, Kurse zu geben, selbstverständlich alle noch am Abend, außerhalb der Arbeitszeit –, aber auch organisatorische und bauliche Dinge, etwa die Renovation einzelner Abteilungen, die richtige Verteilung der Patienten, die Änderung der Einstellung des Personals zu ihnen.

Damals führte ich auch die Malariatherapie der progressiven Paralyse ein, wie ich sie in Zürich kennen gelernt hatte. Wir hatten recht viele Paralytiker auf der Abteilung, gelegentlich kamen auch neue, fast alles freilich alte Fälle. Dies spielte jedoch keine Rolle; erst später warnte die Wiener Schule vor der Behandlung bei eingetretener schwerer Demenz, weil damit doch nur das Leben menschlicher Wracks unverantwortlich und künstlich über Jahre verlängert werde. Da gab es nun allerhand zu tun und zu erleben: Man befand sich noch in der Ära der Moskitonetze und überhaupt großer Vorsichtsmaßnahmen gegen eine Übertragung durch Anopheles, weil man nicht wußte, daß nach mehreren Menschenpassagen keine Gameten mehr gebildet wurden und eine Weiterentwicklung in der Mücke unmöglich war. Da gab es nun wieder zu spritzen, Fieberkurven zu verfolgen, und besonders faszinierend war das Bild der verschiedenen Entwicklungsstadien der Plasmodien unter dem Mikroskop. An der oft sehr farbigen Symptomatologie ist mir damals auch die Schilder'sche Unterscheidung von „ichnahen" und „ichfernen" Psychosen sehr klar geworden.

Von Zürich hatte ich einigermassen den Blick dafür mitgebracht, wie eine wissenschaftliche Forschung etwa aufgebaut werden konnte. Dabei fiel mir aber neuredings zentnerschwer auf die Seele, wie kärglich und einförmig es mit dem Krankengut bestellt war. Die geschilderten Aufnahmeschwierigkeiten, die selbstverständlich weiter bestanden, bedingten nicht nur eine kleine Aufnahmeziffer, sondern auch eine negative Auslese. So gut wie ausschließlich handelte es sich um chronische Patienten, um asoziale Defekte, die nirgends mehr gehalten werden konnten, während alle Grenzfälle, Depressionen, differenziertere Paranoiker usw. weitgehend fehlten.

So schlug auch mein Versuch, so etwas wie eine „Burghölzli-Gemeinsame" einzurichten, sehr bald fehl. Zu dritt, nämlich mit dem neuen vierten Arzt Bally und dem Assistenten sollte der erste Fall, der sich nach einiger Zeit auf meiner Männerabteilung einfand, besprochen werden. Es war, ich erinnere mich noch genau, ein kümmerlicher Debiler, dem man – heute würde ich wohl anders denken – mit dem besten Willen nichts Aufregendes und Diskussionswürdiges entlocken konnte. So fiel dieser erste Versuch, im Kollegium ein Patientenschicksal zu besprechen, völlig in sich zusammen; er konnte erst sehr viel später wieder aufgenommen werden.

Nun ist es aber an der Zeit, sich dem gewandelten Bild der neuen Ärzteschaft zuzuwenden. Brauchli war der alte geblieben, in der jungen Ehe eher wieder etwas aktiver und zuversichtlicher. Goods vergrämter Mißmut dagegen schien durch den frischen Wind, der von uns andern kam, doch etwas isoliert; jedenfalls war man ihm nicht mehr so schutzlos ausgeliefert. Neu war nun also mein Nachfolger Gustav Bally, der mit seiner eleganten, schönen Frau in der prächtigen Wohnung, die er sich auf „Frauen I" einrichtete, etwas Weltläufiges in unser Provinzdasein brachte. Er war reich, seine Frau war reich, er war somit keineswegs wie wir auf die Stelle in Münsingen angewiesen. So kam er uns vor wie ein Vogel aus fremden Landen, der prächtig herbeigeflattert kommt und wieder weiterziehen wird. Jedenfalls hatte er keineswegs die Absicht, sein Leben in Münsingen zu verbringen. In manchen Dingen des Geschmacks bewunderten wir die beiden und ließen uns denn auch von ihnen beraten, als nun endlich unsere Wohnung im 2. Stock des Hauptgebäudes, neben derjenigen des Verwalters, renoviert werden sollte, nachdem seit vielen Jahren und unter den verschiedensten Vorgängern nichts daran getan worden war.

Ich erinnere mich nur noch, wie damals groß gemusterte, ornamentale, sehr farbige Rokoko-Tapeten Mode waren, und für Korridore Rupfenbespannungen. Das letztere imponierte mir besonders, und ich war sehr stolz, als der große Gang bis auf halbe Höhe von diesem Stoff in brauner Farbe ausgekleidet wurde. Er existiert noch heute, er ist nur inzwischen einige Male mit Ölfarbe überstri-

chen worden, was ihm aber gerade jenes Besondere wegnahm, das uns damals so
entzückte. Die Verteilung der Zimmer hat während unseres 16jährigen Aufenthaltes in dieser Wohnung mehrfach gewechselt. Vor Zürich hatten wir das große
Zimmer nach dem Hof hinaus Dr. Boss und seiner Frau überlassen, die sonst keine Unterkunft fanden. Als wir uns wieder neu einrichteten, wurde daraus der
„Salon" mit den großelterlichen Biedermeiermöbeln, dem runden Tisch, der zur
Aussteuer gehört hatte, dem Brienzer Seebild von Surbeck, ein Hochzeitsge-
schenk meines Schwagers Hans Adrian[67] und schließlich unserer neuesten Errungenschaft, dem Römer-Klavier mit dem wunderbaren, satten Ton. Trotzdem
wir in der Zeit vor Zürich finanziell so knapp dran waren, hatten wir erst noch –
heute erscheint dies beinahe unfaßbar – gespart, so daß wir dieses Instrument als
Occasion für Fr. 1200 erwerben konnten. In den vordern Zimmern befand sich
gleich beim Eingang mein „Büro"; es folgte dann das Eßzimmer, das Kinderzim-
mer und zuletzt das Schlafzimmer, während das Eckzimmer nach hinten uns als
Gästezimmer diente. Hinten im Gang stand der Simmenthaler Schrank. Dies
war der Rahmen, in dem sich in allen folgenden Jahren unser Leben abspielte
und viele Feste gefeiert wurden.

Zurück zu Bally. Es war schön, in ihm einen Kameraden zu besitzen, der jung
war, sich dem Fach verpflichtet hatte und der die gleiche Sprache sprach, auch
wenn unsere Interessen vielfach auseinandergingen. Schon damals, mehr vielleicht noch als später, lag ihm Philosophisch-Spekulatives näher als die handfeste Realität, in der er sich häufig ungeschickt und unpraktisch bewegte. Brauchli
schätzte ihn aus diesem Grunde wenig, und ich selber lehnte mich öfters dagegen
auf, daß er mir in den konkreten Dingen, die es zu lösen gab, so wenig half, und
immer in den Wolken schwebte und nicht verstehen wollte, wenn das dringliche
Irdische sein Recht forderte. Von dieser Münsinger Zeit hat uns aber doch eine
Freundschaft das ganze Leben verbunden, auch wenn wir uns später, während
der langen Zeit, die Bally in Berlin zubrachte, überhaupt nicht und nachher auch
nur noch sporadisch sahen.

Dr. Boss als Assistenzarzt hatte uns inzwischen verlassen, und an seine Stelle
war noch vor meiner Rückkehr eine junge Schweizerin gewählt worden, deren
Name hier vielleicht besser unerwähnt bleibt. Sie war ein kleines, lebhaftes, eher
fülliges Persönchen, eine Fabrikantentochter und für mich von einem gewissen
Nimbus umgeben, weil sie in Wien und bei keinem Geringeren als Rank, damals
einer der Götter am analytischen Himmel, ihre Analyse gemacht hatte. Ja, diese
Analyse war sogar, was das Persönchen besonders interessant machte, als Buch
erschienen („Eine Analyse in Träumen"), als erster und meines Wissens einziger
Versuch, eine Behandlung protokollmäßig nach Behandlungsstunden zu veröffentlichen. Das Buch war eben gerade herausgekommen und erregte viel Aufsehen.

Leider nahm die Zusammenarbeit mit dem Persönchen im nächsten Jahr ein
unerwartetes Ende. Nachdem schon seit einiger Zeit über sie und einen jungen
Lernpfleger ein Geraune und Geflüster herrschte, entdeckte ich eines Tages auf

44

der Visite bei der Untersuchung eben dieses Wärters, der Fieber hatte, in seinem Bett das goldene Armband des Persönchens. Ich entdeckte es nicht etwa, weil ich es suchte, sondern es fiel zum großen Schrecken und Erröten des jungen Mannes ganz von selbst zwischen seinen Kissen heraus. Da es sich, wie eine freundschaftliche Aussprache ergab, um eine ernsthafte Angelegenheit handelte, die das Persönchen keineswegs aufzugeben gedachte, und es doch wohl nicht so ohne weiteres anging, daß die sehr viel ältere Assistenzärztin und der junge Pfleger ein offenes Verhältnis pflogen, ja sogar zu heiraten gedachten, fand man, eine Demission sei wohl der beste Ausweg. Die beiden heirateten später.

Auch Bally verließ uns Ende 1924. Es zog ihn nach Berlin, wo eine sehr lebendige psychoanalytische Gruppe mit guten Köpfen (Abraham, Eitingon, Alexander,[68] Karen Horney,[69] Simmel[70] etc.) bestand und wo er noch einmal eine Analyse, diesmal eine Freud'sche, absolvieren wollte. Die Ballysche Ehe wurde bald einmal geschieden, seine Frau heiratete Schultz-Hencke,[71] während er selbst noch längere Zeit wartete, bis er sich ebenfalls wieder verehelichte.

Kapitel 7

WISSENSCHAFTLICHE KONTAKTE UND VERSUCHE

Der Antrieb zu wissenschaftlicher Arbeit hatte schon vorher bestanden, setzte nach meiner Rückkehr aus Zürich aber erst richtig ein. Mein nicht völliges Aufgehen in der Arbeit auf der Abteilung ermöglichte es mir, sehr viel zu lesen, und die ganzen folgenden Jahre sind eigentlich davon erfüllt, daß ich alles, was mir zugänglich war, verschlang und, mich ebenso über die damals aktuellen Probleme etwa der progressiven Paralyse und ihrer Behandlung wie über alle psychoanalytischen Neuerscheinungen orientierte und versuchte, aus den sich im Grunde ja widerstrebenden somatischen und psychologischen Forschungen und Theorien eine Synthese zu gewinnen.

Als dann in den 30er Jahren eine gewisse Erlahmung meines Lesedranges, zugleich Kritik am ganzen Literaturbetrieb eintrat und ich infolge des expansiven Betriebes, in den ich geraten war, auch nicht mehr systematisch lesen konnte, zehrte ich noch jahrelang an dem damals in mir aufgehäuften Stoff. Er hat z. T. bis in meine Tätigkeit in der Waldau vorgehalten.

Ich fing auch an zu publizieren. Zunächst mußte das ganze vorher gesammelte Material über die Schlafkuren verarbeitet werden. Das Übersichtsreferat, verbunden mit meinen eigenen Ergebnissen, erschien 1925. Dann fing ich an, angeregt durch eine Arbeit, die Glaus und Zutt im Burghölzli auf Weisung Bleulers fertiggestellt hatten, chronische Schizophrene mit der vor kurzem entdeckten und von Hadorn[72] durch die Mikromethode für unsere Zwecke methodisch brauchbar gestalteten Blutsenkung zu untersuchen. Es handelte sich dabei um die für Bleuler so sehr wichtige Frage des „Physiogenen" und „Psychogenen" in der Schizophrenie. Obwohl ich heute meinen damaligen Befunden aufs äußerste mißtraue, war es im Augenblick doch eigentümlich, daß trotz dem Ausschluß anderweitiger Faktoren, wie Infekte, Menstruation, Tumoren etc. diese Endzustände durchwegs eine gegenüber der Norm deutlich erhöhte Senkungsgeschwindigkeit aufwiesen, während Glaus und Zutt angenommen hatten, eine solche Erhöhung lasse sich nur im akuten Stadium feststellen, werde aber bei Stabilisierung des schizophrenen Prozesses wieder verschwinden.

Im Anschluß an einen Vortrag im Bernischen Juristenverein – auch diese Arbeit erschien im Jahre 1925 – versuchte ich in einer kasuistischen Studie „Zur Psychologie eines Mordversuches"[73] die in einem solchen Falle wichtigen unbewußten Vorgänge in die Betrachtung einzuführen und damit einen neuen Ansatzpunkt für die Frage der Zurechnungsfähigkeit zu gewinnen; es war sicherlich im damaligen Moment etwas Neues und fand übriges auch viel Interesse, wenn ich vorschlug, eine Unzurechnungsfähigkeit dann anzunehmen, wenn die unbewußten Tendenzen und Kräfte so intensiv werden, daß sie, ohne daß wir uns bewußt mit ihnen auseinanderzusetzen vermögen, die durch das Gewissen und die Kulturideale gesetzten Schranken durchbrechen und uns gegen die uns innewohnenden ethischen Normen handeln lassen.

Gleichzeitig stellte ich mit dem Dauerschlaf neue Versuche an, indem ich das Somnifen durch Dial ersetzte und vor allem die Wirkung beim manisch-depressiven Irresein untersuchte; diese Arbeit wurde 1926 publiziert und enthielt neben der neuen, anscheinend weniger gefährlichen Technik die These, daß bei reinen und schizophrenen Manien nicht bloß eine sedative Wirkung, wahrscheinlich im Sinne einer zentralen Anaesthesie nach Klaesi anzunehmen sei, sondern auch eine davon scharf zu trennende eigentliche somatische Umstimmung. Ihre Sonderstellung sollte sich darin dokumentieren, daß nicht schon nach dem Erwachen aus der Narkose, sondern mit einer gewissen Gesetzmässigkeit erst am dritten Tag danach eine Beruhigung bzw. ein Abklingen des Schubes eintrat.

Diese Arbeit löste 1927 einen Vorschlag der Ciba aus, mir einen größeren Betrag für eine Reise nach Wien zur Verfügung zu stellen, um dort an der gemeinsamen Tagung der deutschen und österreichischen Psychiatergesellschaften über die Dauerschlafversuche mit Dial zu referieren. Ich zögerte lange, ob ich dieses Angebot annehmen dürfe. Damals war jede Beihilfe oder Entschädigung bei wissenschaftlichen Arbeiten durch die Industrie, sicher mit viel mehr guten Gründen als heute, verpönt, und man verstieß damit leicht gegen die ärztliche Ethik. Nach vielen Überlegungen und Besprechungen mit Kollegen glaubte ich es schließlich verantworten zu dürfen, die Reiseentschädigung anzunehmen. Wir rechneten aus, daß sie bei großer Sparsamkeit sogar für uns beide reichen werde. Die Versuchung für diese Reise war umso größer, als sie sich mit dem Besuch des Internationalen Psychoanalytikerkongresses in Innsbruck verbinden ließ.

Unter allen meinen Bekannten und Freunden war damals Behn-Eschenburg[74] der einzige, der ein Auto besaß, für den gewöhnlichen Sterblichen jener Zeit etwas ganz Unerhörtes. Natürlich waren wir schon vorher hie und da einmal in einem Auto gesessen. Daß uns aber Behns mit nach Innsbruck nahmen – wobei man dies von Zürich aus nicht in einem Tage bewältigen konnte, sondern in Bludenz übernachten mußte –, war die erste größere Fahrt, gar noch ins Ausland, und für uns beide deshalb ein großes Ereignis.

Vom Analytikerkongreß ist mir wenig haften geblieben, übrigens auch nicht viel von der Wiener Tagung; wir beide fühlten uns eher verloren; während ich in den heimatlichen Gefilden, in Münsingen und auch im Zürcher Kreis, doch schon ein gewisses Ansehen genoss und etwas galt, war ich hier nun wieder der „Geringsten einer" und fühlte mich recht hilflos. Immerhin kam ich doch in Kontakt mit der jüngern Berliner und Wiener Analytikergeneration; in Innsbruck lernte ich auch Schultz-Hencke kennen; er machte mir einen sehr eitlen, wenig sympathischen Eindruck; spätere Begegnungen – er kam z. B. anläßlich des großen Kongresses 1937 auch nach Münsingen – vermochten meine Meinung nicht zu ändern.

Sehr deutlich sehe ich in Wien noch die Gestalt Wagner-Jaureggs vor mir, der, wenn es mir recht ist, zusammen mit Bonhöffer[75] die Psychiatertagung präsidierte; auch Berze[76] tätschelte mir am Vorstandstisch freundschaftlich den Arm, als ich beklommen zum Rednerpult emporstieg, wobei sich freilich herausstellte, daß er Münsingen mit Münsterlingen verwechselt hatte und sich bei mir nach jemandem erkundigen wollte, den ich gar nicht kannte. Mein kleiner Vortrag, der fast an den Schluß einer langen Schlange von „Beiträgen" gesetzt worden war, brachte mir einen unerwarteten Applaus; schon damals, wie später noch oft, wohl vor allem deshalb, weil ich im Gegensatz zu meinen Vorrednern die gewährte Redezeit von zehn Minuten nicht nur innehielt, sondern sogar noch unterbot. Die Reise hatte sich gelohnt. Sie bildete meinen ersten Ausflug in die Welt der Koryphäen wie der kleineren Geister. Dazu kamen die vielen privaten Genüsse unterwegs und in Wien, von denen aber hier nicht die Rede sein soll.

Bei meiner intensiven Lektüre und den wissenschaftlichen Bestrebungen fühlte ich mich in Münsingen allerdings wieder sehr allein und ohne Unterstützung. Auf Bally war Dr. Wild gefolgt, das Persönchen wurde durch Tory (Viktoria) Vogt ersetzt, beide immerhin Schweizer. Dr. Wild war aber eher wieder einer von denen, die aus finanziellen Gründen diesen festen Posten gesucht hatten, als daß er sich für die Psychiatrie zu erwärmen vermochte. Mehr lag ihm das Anstaltstechnische; er war ein glänzender Organisator, namentlich auch für die Festlichkeiten mit den Kranken, wanderte aber bald einmal weiter und wurde sehr geschätzter Schularzt in Basel. Von ihm jedenfalls konnte ich keine Unterstützung erhoffen. Tory Vogt war eine stattliche, schöne Dame mit großem Einsatz, doch vielen inneren Problemen, bei denen ich ihr helfen mußte und die auf ihre Arbeit doch etwas abfärbten.

Jedenfalls kam ich mir durchaus als Selfmademan vor und beneidete meine Burghölzli-Kollegen, die von allen Seiten Anregungen empfingen, getragen waren durch eine gemeinsame Atmosphäre, behütet und in Schwung gesetzt durch einen Chef, der ihnen die Problemstellungen gab und ihnen die wissenschaftliche Arbeit nach allen Seiten erleichterte. Ich beneidete insbesondere auch John Staehelin, der in diesen Jahren mit seiner Habilitationsarbeit nicht vom Flecke kam und dem Bleuler deshalb einen Urlaub einräumte, ein Geschenk, das mir märchenhaft vorkam.

Damals reifte in mir die Erkenntnis, die mich mein ganzes Leben begleiten sollte, daß ich ganz auf mich selbst gestellt sei, aus eigener Kraft, gegen innere und äußere Widerstände mich emporarbeiten müsse und nirgends einfach „hineinsitzen" könne, im Gegenteil mich meiner Haut zu wehren habe und in diesem Sinne stets etwas abseits bleiben werde. Es mag sein, daß ich dies, als sich später mehr und mehr die Erfolge einstellten und mich das Gefühl eines siegreich bestandenen Kampfes mit Kraft und Stolz erfüllte, gelegentlich etwas überbewertete. In den Grundzügen wird es aber als eine wesentliche Linie meines Werdeganges und meines beruflichen Lebens überhaupt doch richtig sein.

Trotzdem suchte ich soviel wie nur möglich den Kontakt mit den Kollegen zu pflegen, insbesondere alle Beziehungen, die sich aus meinem Zürcher Aufenthalt ergeben hatten. Mit dem Burghölzli selbst blieb die Bindung allerdings nur lose. Einige wenige, wie Adolf Loepfe und Henri Versteeg waren, so lange sie noch in Zürich weilten, treue Gäste in Münsingen und brachten oft längere Zeit bei uns zu. Dazu gesellte sich Margrit Doepfner, die ich ebenfalls im Burghölzli kennen gelernt hatte, wo sie damals noch als Psychologin an der Stefansburg, der vor kurzem eröffneten Kinderbeobachtungsstation, tätig war. Sie begann bald darauf ihr Medizinstudium.

Das unbedingte Zentrum stellte für mich aber doch Oberholzer dar und der Kreis, den er um sich versammelt hatte. Vom Augenblick an, als die Analyse abgeschlossen war, entwickelte sich eine rege Meister-Schüler-Beziehung zwischen ihm und mir. Sobald es nur irgendwie anging, fuhren wir beide, oder nur ich allein, über das Wochenende nach Zürich, wo wir Gäste des Oberholzer'schen Hauses waren, wo ich meine Probleme und Projekte besprechen konnte und wo sich in der Regel am Sonntagmittag zum schwarzen Kaffee eine Gesellschaft versammelte, deren Zusammensetzung in all den Jahren wenig variierte: höchstens daß der eine oder andere Kollege nach beendeter Analyse neu dazustieß. Den Grundstock bildete der Neurologe Brun mit seiner Frau, dann Meyer-Müller (der spätere Fliegerchefarzt), Behn-Eschenburg und Frau, Bänziger, Grossmann (der auch noch mit mir zusammen Assistent gewesen war), Loepfe, Margrit Doepfner, gelegentlich auch Katzenstein, damals Assistent bei von Monakow, und der Internist Kartagener. Öfters fielen diese Besuche mit einer Sitzung der Psychoanalytischen Gesellschaft zusammen. In solchen Fällen gesellten sich auch noch Pfarrer Pfister, Blum,[77] Zulliger[78] u.a. dazu.

Es braucht nicht betont zu werden, daß diese Zusammenkünfte durchaus vom Ehepaar Oberholzer dominiert wurden. Dies bedeutete auch die Bildung eines recht ausgeprägten Clans mit deutlicher Spitze nach verschiedensten Seiten, nicht zuletzt gegen das Burghölzli. Dort war es allerdings nicht Bleuler, gegen den sich die Kritik richtete, sondern H.W. Maier. Auch wenn gegen Bleuler da und dort etwas abfiel, so schwebte er doch über allem in unerrreichter Höhe, während H.W. Maier eine Zielscheibe immer neuer Angriffe bildete. Wenn man Oberholzer glauben durfte, so war er nicht nur ein Kompromissler, sondern unehrlich in wissenschaftlichen wie in menschlichen Dingen. Auch mir war, wie ich schon sagte, H. W. Maier bereits vor meiner Bekanntschaft mit Oberholzer nicht sympathisch gewesen. Woher aber dieser eigentliche „Hass" des Clans Oberholzer kam, ist mir nie klar geworden. Ich erwähne ihn auch nur deshalb, weil ich mich dieser so durchwegs negativen Einstellung nicht entziehen konnte und wegen meiner Zugehörigkeit zur Oberholzer-Gruppe ohnehin als H. W. Maier-Feind abgestempelt wurde, was, wie man sehen wird, für mein weiteres Fortkommen nicht ohne Bedeutung war.

So sehr dieser Zürcher Kreis uns Zentrum und Stütze wurde, so sehr sonderte man sich aber als Mitglied des „Innersten Kreises" von andern Psychoanalytikern und noch mehr von den nicht analytischen Kollegen ab. Die Münsinger Isolierung wurde dadurch jedenfalls nicht entscheidend durchbrochen, sondern zum Teil gemildert, zum andern Teil aber eher noch verstärkt.

In der Psychoanalytischen Gesellschaft Zürich, an deren Sitzungen ich teilnahm, wenn es nur immer ging, und wo ich sogar ein- oder zweimal ein Referat hielt, fühlte ich von Anfang an gewisse Spannungen, die sich rasch verstärkten. Da waren einerseits die „Linientreuen", wie Sarasin,[79] Blum, Zulliger, Pfarrer Pfister, gegen die die Oberholzersche Gruppe zu frondieren begann, während die beiden prominenten Genfer Psychoanalytiker de Saussure[80] und Flournoy[81] (Charles Odier war damals noch in Paris) eine neutrale Stellung bezogen. Nun ging freilich „unsere Abweichung" nicht etwa in der Richtung einer Kritik an den Fundamenten der Freud'schen Lehre, obwohl Oberholzer die neueste Entwicklung, wie sie etwa in Freuds Schriften zum Über-Ich und „Hemmung, Symptom und Angst" zum Ausdruck kam, nicht billigte. Der Streit drehte sich vielmehr um die Laienanalyse. Freud hatte eben in einer sehr heftigen, für die Ärzte zum Teil recht verletzenden Form für sie Stellung genommen, und eine Abstimmung in sämtlichen psychoanalytischen Gesellschaften der Welt hatte ihm, wie nicht anders zu erwarten war, die Gefolgschaft nicht verweigert.

Nun war es aber wiederum nicht so sehr das Prinzip der Laienanalyse, besonders wenn sie als Ausnahmefall gedacht war, was in unserem Kreis die Gemüter erhitzte, sondern ihr Zürcher Vertreter, Pfarrer Pfister. Sicher hat er seine großen Verdienste gehabt. Mir kam er aber damals immer wie ein hypomanischer Schwadroneur vor, wie ein billiger Jakob, der für die Psychoanalyse marktschreierisch Reklame machte. So konnte er etwa allen Ernstes erzählen, wie er kürzlich auf dem Gipfel des Matterhorns einen ihm völlig Unbekannten rasch „analysiert" und natürlich auch in wenigen Minuten geheilt habe. Diese Naivität und Kritiklosigkeit führte dann auch dazu, daß er der Psychoanalytischen Gesellschaft immer wieder neue Mitglieder, Pfarrer und Lehrer, zuführte, die bei ihm angeblich eine Lehranalyse durchgemacht hatten, wozu nach seiner Auffassung wenige Wochen genügten, und die er nun ermunterte, gedeckt durch die Mitgliedschaft der Gesellschaft, fröhlich Psychotherapie zu betreiben.

Ich schildere diese Zustände absichtlich etwas kraß, weil sie den Ausgangspunkt für spätere Entwicklungen bildeten, die für mich und manchen andern unter uns von Bedeutung werden sollten. Man mag sich auch wundern, daß ein

50

Mann wie Oskar Pfister von Freud derart geschätzt wurde und bei ihm soviel galt, wie dies aus ihrem Briefwechsel und auch aus der Freud-Biographie von Jones[82] ersichtlich ist. Dafür gibt es zunächst schwerlich eine andere Erklärung als die Treue, die Freud seinen frühen Weggefährten und Anhängern immer unverbrüchlich bewahrt hat, sofern sie sich nicht von ihm abwandten. Daß letzteres häufig der Fall war und ihm schwerste Enttäuschungen bereitete, mag Anlaß gewesen sein, daß er sich umso stärker den Verbliebenen verbunden fühlte. Mir scheint aber, es komme dazu noch ein weiteres Moment: Manches spricht dafür, daß Freud bei seinem betonten Judentum doch sehr danach strebte, auch von Nichtjuden anerkannt zu werden. An manchen Beispielen ließe sich, so glaube ich, zeigen, daß ein nichtjüdischer Gefolgsmann für ihn doppelt und dreifach zählte. Auch habe ich bereits von dem Eindruck gesprochen, Freud sei mit der Frage der Religion nie recht fertig geworden. So mußte Pfister, als nichtjüdischer Geistlicher, eine besondere Anziehung für ihn bedeuten. Man könnte hier eine Parallele sehen zum seinerzeitigen Verhältnis zu Jung. Wie gerade wieder bei Jones zu lesen ist, war C.G.Jung, der nichtjüdische, protestantische Pfarrerssohn und nicht einer der vielen, zum Teil schon viel länger mitarbeitenden jüdischen Wiener Analytiker der erkorene Kronprinz, dem Freud die Nachfolge zugedacht hatte.

Sehr lebendig waren im Beginn der 20er Jahre auch die Tagungen der Psychiatrischen Gesellschaft. Durchliest man ihre Sitzungsprotokolle, so bestätigt sich der Erinnerungseindruck, es seien damals viel interessantere Themen vorgetragen worden, es hätten profiliertere Köpfe zur Verfügung gestanden und man habe infolgedessen auch viel aufgeschlossener und mit gespannterer Aufmerksamkeit an den Sitzungen teilgenommen als später.

Vor allem wurde wirklich diskutiert, und zwar lebhaft und ausgiebig, trotzdem Alexander von Muralt in der Sitzung vom Juni 1924 in der Anstalt Münsterlingen, wo über Kastration gesprochen wurde, meinte, auch „die gegenwärtig waltende Diskussion selbst stehe unter dem Zeichen der Kastration", weil zu wenig Zeit dafür vorgesehen sei. Viel machte dabei natürlich aus, daß Eugen Bleuler nie eine Tagung versäumte, auch in der Geschäftssitzung das Wort ergriff und überhaupt an allem aufs intensivste teilnahm. Vorträge und Diskussionsvoten waren aber auch deshalb würzig und interessant, weil die Redner sich nicht scheuten, recht aggressiv zu werden und kräftige Worte zu gebrauchen. In dieser Beziehung brillierten vornehmlich Charlot und Vera Strasser, er, mit mächtiger Künstlermähne und imposanter Figur, ein wortgewaltiger Dichter-Psychiater, sie schon provozierend durch ihre äußere Aufmachung, ihre bunten, aufreizenden Kostüme, Haartracht und Haarband, dabei scharfzüngig, bildhauernd, Bücher schreibend und mit autoritärer Sicherheit den Anspruch erhebend, allein auf dem richtigen Wege zu sein.

Das Ehepaar Strasser, in dem zwar die Frau dominierte, der Mann aber das Wort führte, hielt ein offenes Haus und lebte auf recht großem Fuße; als Gäste kamen viele Künstler, aber auch links gerichtete Politiker, wie er selbst Sozialdemokrat war oder der Partei wenigstens nahe stand. Er war übrigens ein Berner, Sohn des originellen und hochbegabten Anatomen Strasser, während sie, eine geborene Eppelbaum, durchaus fremdländisch wirkte. Ich selbst hatte nie die Ehre, eingeladen zu werden; es wurde aber allerhand gemunkelt über große Feste, ja über geheimnisvolle Orgien, die sich dort abspielen sollten.

Ich schweife ab. Strassers waren überall und ewig in Opposition und ließen keine andere als ihre eigene Konzeption gelten, was aber nicht hinderte, daß man den eleganten und formvollendeten Ausführungen mit Genuß zuhörte. Auch hier werde ich später vom tragischen Ende dieser beiden so glänzenden, an manchem Kongress einen Mittelpunkt bildenden Persönlichkeiten zu berichten haben.

Die Diskussionen in der SGP also waren belebt, scharf und machten in ihrer Angriffigkeit auch vor Eugen Bleuler nicht Halt. Man lese dazu nur das Protokoll der schon erwähnten Berner Tagung 1923. Da warf etwa Alexander von Muralt in seinem ausgezeichneten Referat „Die psychoanalytische Auffassung der Schizophrenie" Bleuler vor, seine Lehre von einer primären Assoziationsstörung sei unhaltbar; sie entspreche einem assoziationspsychologischen Denken, welches in die eigene Auffassung Bleulers von der Affektivität als dem ausschlaggebenden Faktor allen psychischen Geschehens gar nicht passe. In der Diskussion meinte de Monthey: „Es ist mir absolut klar, daß Herr Prof. Bleuler meine Ausführungen nicht anerkennen kann." Als er in seiner „Naturgeschichte der Seele" die Eigenart des Bewußtseins abschaffte, habe er sich dabei in ganz unbegreiflicher Weise über seine eigene Autismuslehre hinweggesetzt. Wie aggressiv Charlot Strasser vorgehen konnte, zeigt sich in folgenden Äußerungen: „Wenn Herr Minkowski (der Neurologe) sich berufen fühlt, mitzuteilen, daß das Unbewußte gar keine Schöpfung Freuds war, ... so ist es wirklich banal, diese bekannte und übrigens nicht zur Diskussion gehörende Tatsache anzuführen." Zum Votum Morgenthaler's, „der sich aus mir gänzlich unbegreiflichen Gründen schulmeisterliche Rechte anmaßt", sei nicht viel zu sagen, weil sie nicht zur Sache Gehörendes berührten: „Von Muralt auf seine fleissigen, kunterbunten und zusammenhanglosen Ausführungen über die Dementia praecox zu antworten, wäre, da sie aus rein theoretischen Spielereien und aus zurechtfrisierter Kasuistik hervorgeht, ein Vortrag für sich". Dem antwortete wiederum Christoffel: „Die sog. Thesen von Herrn und Frau Strasser sind unsachlich und unklar bei aller Beredtheit."

Man muß nun freilich nicht denken, es habe sich bei einem solchen Gepländel nur um kindische Anödereien gehandelt. Es standen immerhin sehr sachliche und ernst gemeinte Überzeugungen hinter den gegenseitigen Angriffen, und die Hauptreferate von Christoffel, von Muralt, de Monthey u. a. hatten ein sehr hohes Niveau.

Wenn dann etwa von 1924 an die Versammlungen der SGP[83] sehr zahlreich von ausländischen Kollegen besucht wurden, wenn die Straßburger unter der Leitung von Pfersdorf, dann die Professoren Gaupp (Tübingen), Hauptmann

(Halle), Hoche (Freiburg i. Br.), Wilmanns (Heidelberg), Auguste Marie (Paris) zusammen mit einer ganzen Reihe ihrer jüngeren Mitarbeiter erschienen, so mag dies zum Teil der Wunsch gewesen sein, nach dem Kriege den Kontakt wieder aufzunehmen. Sicher spielte aber der hohe Stand der schweizerischen Psychiatrie eine wesentliche Rolle. Die von Repond und in der nächsten dreijährigen Amtsperiode von Ludwig Binswanger vorbereiteten Programme mit sorgfältiger und kluger Auswahl der Vortragenden waren unbestrittene Anziehungspunkte. Es kamen auch Kretschmer, der junge Beringer, Storch; mit letzterem erneuerte ich die Bekanntschaft vom Burghölzli, aber auch von Tübingen her, wo er mich 1921 bei meinem Besuche durch die Klinik geführt hatte.

Auch in Bern suchte ich fachlichen Anschluß. Da war einmal die Psychologische Gesellschaft, Ende des Krieges gegründet von Morgenthaler, Forel[84] und dem Psychologen Häberlin[85]. Sie wollte nicht so recht gedeihen, die Sitzungen wurden schlecht besucht, und es waren eigentlich nur ein paar Getreue, die durchhielten: in erster Linie natürlich Morgenthaler, dann der Neurologe Charly Dubois (Sohn des berühmten Psychotherapeuten), mein Klassenkamerad Hans Hegg und seine Frau, der Nervenarzt Ewald Jung (Vetter von C. G. Jung), der Philosoph Arthur Stein, wobei es immer mehr Mühe bereitete, einen Referenten zu finden. Die Präsidenten wechselten häufig, und unter Ewald Jung schmolz unser Häuflein auf vier bis sechs Leute zusammen, die sich jeweils im Schweizerhof trafen.

Dagegen gründeten nun wir Berner Mitglieder der Psychoanalytischen Gesellschaft, neben mir das Ehepaar Blum-Sapas und Zulliger, einen eigenen Club, zu dessen Zusammenkünften etwa auch analysierte Gäste, wie z. B. Tory Vogt, später Margrit Doepfner eingeladen wurden. Diese kleine Gruppe hielt mehrere Jahre freundschaftlich zusammen. Es wurden Fälle diskutiert, vor allem aber Rorschach-Studien getrieben.

Blum hatte die gute Idee, den Rorschachtest in Hypnose aufzunehmen mit Suggestion einer völligen Amnesie, so daß er, wie wir glaubten, beliebig oft wiederholt werden konnte. Es sollte dann die Versuchsperson hypnotisch in differente Stimmungslagen (fröhlich, bedrückt, angstvoll, gereizt) versetzt werden, um zu untersuchen, ob sich entsprechende Veränderungen des Testergebnisses, besonders des Erlebnistypus ergaben. Ich selbst frischte die unter H. W. Maier erworbenen hypnotischen Kenntnisse und Fähigkeiten wieder auf. In einer debilen Patientin, die übrigens auch häufig unseren Buben betreute und von ihm heiß geliebt wurde, fand sich eine geeignete Versuchsperson, die leicht in tiefe Hypnose verfiel und mit der ich auch allerlei Experimente mit posthypnotisch wirksamen Befehlen anstellen konnte. Wohl vor allem ihrer Primitivität und mangelnden Intelligenz wegen gelangen aber die Versuche mit dem Rorschachtest nicht so recht. Auch Blum kam nicht weiter, und so verlief das Ganze, das von einer recht guten Fragestellung ausgegangen war, nach einiger Zeit im Sande.

Nicht besser erging es dem mit Zulliger zusammen angefangenen Versuch, die von Rorschach immer so sehr betonte „Erfahrung" für die Bewertung der guten bzw. schlechten Formantworten, der Vulgär- und Originaldeutungen auf festeren Boden zu stellen, indem wir sämtliche zu jeder Tafel gegebenen Antworten sammelten und später statistisch auswerten wollten. Es wurden eine Menge Ordner mit Alphabeten gekauft und auf Blättern die Antworten eingetragen. Eine Zeitlang waren wir sehr eifrig dabei, diesen recht großen Apparat in Gang zu halten und hatten schon viel Material beisammen, als wir die ganze Sache dann aus Gründen, an die ich mich nicht mehr erinnere, wieder fallen ließen; möglicherweise hing dies mit dem großen Krach von 1927 zusammen, über den noch zu berichten sein wird.

Im übrigen waren diese Clubabende, die abwechslungsweise in der Blumschen Wohnung an der Optingenstrasse in Bern, in Ittigen bei Zulligers oder bei uns in Münsingen stattfanden, sehr zwanglos und gemütlich. Nur wurde ich Zulliger gegenüber mit der Zeit etwas mißtrauisch; seine Fälle, die er uns vortrug, klappten alle so wunderbar und ließen sich so leicht deuten wie es bei mir nie der Fall war, daß ich den Verdacht bekam, sie seien wohl ab und zu frisiert worden. Ich hielt mit meinem Urteil jedoch zurück, mißtrauisch gegen mich selbst, weil Zulliger mir von Anfang an nicht allzu sympathisch gewesen war. Hinter seiner Biederkeit, fast bäurischen Bedächtigkeit und Ruhe schien mir doch viel Verkniffenes, schlaumeierisches, verklemmt Ehrgeiziges und Ressentimentsgeladenes – weil er eben doch „nur" Primarlehrer war – zu stecken. Als ich ihm dann einmal direkte Fälschungen nachweisen konnte, sprach ich mit Blum darüber, der die Sache aber nicht allzu tragisch nahm; so dauerte unsere Beziehung, wenn auch von meiner Seite aus etwas distanzierter, weiter.

Ich versuchte auch, mit der Waldau Fühlung zu bekommen. Dort war 1923 als Nachfolger Forels Alfred Glaus zum vierten Arzt gewählt worden. Es ergab sich damit vom Burghölzli her ein natürlicher Anknüpfungspunkt, und zusammen mit Bally versuchte ich so etwas wie gemeinsame Referierabende einzurichten. Zwei-, dreimal zogen wir in die Waldau – nach Münsingen wollten die Andern nicht kommen –, einmal war sogar, wenn ich mich richtig erinnere, von Speyr dabei, dann schlief der Kontakt, der einseitig nur von Münsingen gefördert worden war, wieder ein. Glaus wurde übrigens schon 1925 als Sekundärarzt nach der Hohenegg berufen, um später dann doch noch in sein geliebtes Burghölzli zurückzukehren, wo er bis zu seiner Pensionierung als Leiter der Poliklinik wirkte.

Kapitel 8

MÜNSINGER EREIGNISSE

In der Anstalt selbst ging es nun doch mit manchem vorwärts. Ich sagte schon, wie wir hinter dem Rücken von Dr. Good das Ärztebüro neu einrichteten, und 1924 konnte dann endlich die Haustelefonanlage installiert werden. Im folgenden Jahr gab es eine große Sensation: Steck, damals Sekundärarzt in Cery, veröffentlichte in der Bernischen Tagespresse zwei Artikel, in denen er als Berner nachwies, wie in anderen schweizerischen Anstalten, insbesondere Cery und Burghölzli, ein sehr viel größerer Durchgang von Patienten stattfinde und nirgends eine derart katastrophale Verstopfung der Anstalten mit den langen Wartezeiten für die Aufnahmen bestünden. Er betonte, daß die kleine Anstalt Cery im Jahr mehr Kranke aufnehme als alle bernischen Anstalten zusammen. Es sei deshalb gar keine vierte Anstalt nötig, auch keine kostspieligen Vergrößerungen, sondern durch Ausbau der Familienpflege,[87] durch innere Verbesserungen, Einrichtung zweckmäßiger Wachsäle etc. könnten auch die bernischen Anstalten leistungsfähiger gemacht werden.

Wie zu erwarten war, reagierten die bernischen Anstaltsdirektoren, persönlich betroffen, aufs heftigste. Es wurde dann von der Aufsichtskommission eine Subkommission eingesetzt, um eine Antwort auf die Steck'sche Kritik auszuarbeiten. Darin wurden seine Anregungen in krasser Weise abgewürgt: „ Dr. Stecks Anregungen und Vorschläge bestechen durch ihre Einfachheit und Billigkeit, aber was daran gut ist, ist nicht neu." Alle möglichen Gründe wurden herangezogen, um zu zeigen, wie alles, was Steck vorbrachte, schon längst beantragt, aber nicht bewilligt worden sei, daß die Berner im Gegensatz zu andern Kantonen viel mehr Widerstände leisteten, ihre Kranken einer Anstalt zu übergeben (was dieses Argument mit der ganzen Frage zu tun hat, nachdem immer noch mindestens ein Drittel der Aufnahmegesuche abgewiesen werden mußte, ist unerfindlich) etc. Das einzige, was Steck in der Tat übersehen hatte, war die Tatsache, daß die Berner Anstalten sehr viel Berner aus andern Kantonen, namentlich der Waadt und aus Zürich übernehmen mußten und daß kein anderer Kanton so viel Bürger außerhalb der Kantonsgrenzen wohnen hatte. Immerhin hatte der Vorstoß Stecks doch zur Folge, daß die Baudirektion ein Programm entwarf, nach dem die drei Anstalten zu erweitern und zu verbessern seien. Verteilt auf zehn Jahre wurden für die Waldau Fr. 600 000, für Münsingen 1 Million und für Bellelay Fr. 500 000 vorgesehen. Soweit ich sehe, war Münsingen die einzige Anstalt, die sich sofort dahinter machte und auf den unruhigen Männer- und Frauenabteilungen die bisher nicht bestehenden großen Wachsäle einbaute.

Als diese erste Etappe vollendet war, konnte im Jahresbericht 1928 gemeldet werden, neben andern Vorteilen ermöglichten die bis jetzt gebauten Wachabteilungen einen intensiveren Betrieb, einen rascheren Wechsel im Patientenbestand und damit eine Steigerung der Aufnahmeziffer. In der Tat erreichten die Aufnahmen 1930 die Zahl von 305, während damals die Waldau auf dem Stand von 229 verharrte.

Ich selbst nahm an diesen Veränderungen lebhaften Anteil, obwohl alles, was Baufragen betraf, vielleicht noch das einzige war, was Brauchli wirklich interessierte. Dabei machte ich allerdings Fehler, die ich erst viel später als solche erkannte. Die Idee des Wachsaales schien einen so entschiedenen Fortschritt zu bedeuten, daß ich sie überschätzte und viel zu extrem verwirklichen wollte. Die ständige Anwesenheit eines Wärters sollte nicht nur aus Sicherheitsgründen, sondern weil sie allein eine wirkliche Betreuung darstellte und geeignet schien, die Kranken vor einem Versinken in Autismus und Inertie zu bewahren, möglichst vielen zuteil werden. Daß dabei wiederum, wenn auch auf andere Weise, ein Massenbetrieb gefördert wurde, machte ich mir nicht klar. So drang ich denn darauf, daß die Gartenfront des zweiten Stockes „Männer", die aus drei größeren Räumen und einem Angang bestand, zu einem einzigen Riesenwachsaal unter Wegnahme der Zwischenwände (auch der Tragwände, was zu erheblichen technischen Schwierigkeiten führte) umgestaltet wurde; einzig der Nebenraum wurde als Isolierzimmer, Bad und WC eingerichtet. Nun konnten in der Tat 28 bis 30 Betten mit einem Blick vom Wachsaalpfleger kontrolliert werden. Wieviel dabei an Intimsphäre, an Wohnlichkeit, an Geborgenheit verloren ging, sah ich nicht. Später erschien mir dieser Fehlgriff – es war ja der erste Wachsaal, den wir einrichteten, die nachfolgenden wurden kleiner – stets als abschreckendes Beispiel. Freilich – um dies hier gleich anzufügen –, ich weiß bis heute nicht, wie ein idealer Wachsaal aussehen soll und ob Wachsäle überhaupt eine zweckmäßige Einrichtung sind.

Daneben versuchte ich nun auch, die Familienpflege stärker auszubauen, um von dieser Seite eine Entlastung zu erzielen. An Pflegeplätzen fehlte es nicht, im Gegenteil wurde man mit Anfragen überschwemmt. Es galt lediglich, die geeigneten Kranken herauszufinden und mit dem Prinzip zu brechen, nur dann eine Versetzung vorzunehmen, wenn man einigermaßen sicher sein konnte, daß es auch gehen werde. Ich postulierte im Gegenteil, man könne nie vorauswissen, wie sich der Kranke in das neue Milieu einfügen werde, und es gelte deshalb, wenn es am einen Ort nicht klappe, noch an mehreren andern zu versuchen. Nun war freilich die Betreuung der Familienpflege in jenen Jahren keineswegs eine einfache Sache. Ich ging immer in Begleitung des Vizeoberpflegers, des dicken, gemütlichen Bonvivant Wyss, oder der Vizeoberpflegerin, Jungfer Schüpbach (eine Fürsorgerin gab es damals natürlich noch nicht), und zwar entweder mit der Bahn oder mit dem Reitwägelchen. Leider geben die Jahresberichte keinen Aufschluß über die Entwicklung der Familienpflege. Ich weiß nur, daß sie zur Zeit ihres Höchststandes, allerdings erst in den 30er Jahren, über 200 männliche und weibliche Patienten umfaßte.

In die Jahre 1926 und 1927 fallen einige besonders wichtige Ereignisse. Zunächst erschütterte der Tod der jungen zweiten Frau Brauchlis, die eben erst einem Knaben das Leben geschenkt hatte, uns alle aufs äußerste. Er mutete an wie der Ablauf einer antiken Schicksalstragödie. Sie erkrankte im Frühling 1926 an einer scheinbar leichten Spitzentuberkulose. Von Albert Schüpbach,[88] den wir beizogen, wurde die Prognose durchaus günstig gestellt; ein kürzerer Sanatoriumsaufenthalt würde seiner Meinung nach genügen. Es kam nicht mehr dazu. Von Anfang an war mir der still-depressive Gesichtsausdruck, der hoffnungslose Blick in den Augen der jungen Frau aufgefallen. Sie starb innerhalb kürzester Zeit, und für mich blieb, obwohl nichts bewiesen werden kann, dies unaufhaltbare Dahinschwinden ein klassisches Beispiel für den Einfluß des Seelischen, hier der tiefsten Verzweiflung und des fehlenden Gesundungswillens auf den Verlauf einer Tuberkulose. Es läßt sich leicht verstehen, daß Brauchli, belastet noch mit der Sorge um die Zukunft des kleinen Kindes, von da an wieder vermehrt seiner resignierten, verdüsterten und hypochondrischen Stimmung verfiel.

Schon im folgenden Jahr ereignete sich erneut ein schmerzlicher Todesfall, indem Verwalter Viktor Michel in jungen Jahren einen Herztod erlitt. Es war ein schwerer Schlag für die Frau mit den beiden noch in den ersten Schuljahren stehenden Kindern. Zum Glück für die Anstalt erwies sich sein Nachfolger, Hans Haeberli, als ebenso friedlich, großzügig und den ärztlichen Wünschen entgegenkommend wie sein Vorgänger. Während 22 Jahren habe ich mit ihm in bestem Einvernehmen zusammengearbeitet. Er starb im Frühling 1949 ebenso plötzlich wie sein Vorgänger.

Von großer Bedeutung war dann, ebenfalls 1927, der Wechsel in der Leitung der Sanitätsdirektion.[89] An Stelle des etwas unscheinbaren, altmodischen, bürokratisch-verkalkten Regierungsrates Simonin trat wiederum ein Jurassier, Henri Mouttet. Alle, die ihn erst in späteren Jahren seiner Amtstätigkeit kennen gelernt haben, würden kaum glauben, mit welchem Elan dieser begabte und kultivierte Jurist, damals schon Extraordinarius, seine Aufgabe anpackte. Mit Charme, Ironie, die auch vor sich selbst nicht Halt machte, und unendlich viel gutem Willen stürzte er sich in seine neue Aufgabe. Er kam häufig in die Anstalt, ließ sich über alles auf das genaueste orientieren und verlangte sogar Literatur, um einen besseren Einblick in unsere Probleme zu bekommen. Jedenfalls begann mit seinem Amtsantritt für die bernische Psychiatrie unzweideutig eine neue Epoche, und es wird später von ihm noch öfters die Rede sein. Von Anfang an schien er mich besonders zu schätzen; als seine Gewogenheit wenige Jahre später auf die Probe gestellt wurde, ging sie vielleicht nur allzu weit.

Wahrscheinlich schon 1925, sicher aber 1926, kam Alfred Storch im Anschluß an eine Tagung der SGP zum ersten Mal als Gast meiner Familie zu Besuch. Im Anschluß daran schrieb er mir, ob er nicht bei uns eine Stelle bekommen und sich an der Berner Universität habilitieren könnte. Es schien ihm mit diesem Plan sehr ernst zu sein, und er erklärte sich sogar bereit, mit einer blossen Assistentenstelle vorlieb zu nehmen. Als Jude habe er sogar an der liberalen Tübinger Klinik unter Gaupp, bei dem er nun schon seit Jahren arbeitete und forschte, keinerlei Aussicht, Privatdozent oder gar Oberarzt zu werden. Auch die Tatsache, so schrieb er mir am 26. März 1926, daß inzwischen sein Freund Kretschmer einen Ruf an die Marburger Klinik erhalten habe, ändere an dieser Situation nichts.

Bei manchen Gesprächen im Burghölzli, bei meinem Besuch in Tübingen, an schweizerischen Kongressen und namentlich während seines Aufenthaltes bei uns hatte ich seine ehrliche Hingabe an die Wissenschaft, seine umfassende Bildung und seinen lauteren Charakter zu schätzen begonnen. Seine Arbeit über das archaische Denken in der Schizophrenie, die ihn bereits weit herum bekannt gemacht hatte, imponierte mir sehr. Die rührende Ungeschicklichkeit Storchs in praktischen Dingen, die bei allen möglichen Gelegenheiten in oft komischer Form in Erscheinung trat, weckte das Bedürfnis, ihm zu helfen, und es hatte sich bereits der Beginn einer Freundschaft zwischen uns angebahnt. Stundenlang diskutierten wir bei seinem Besuch über Psychoanalyse, der er damals noch sehr kritisch, ja ablehnend gegenüberstand.

So hätte es für Münsingen, aber auch für mich selbst, einen großen Gewinn bedeutet, ihn als Mitarbeiter zu gewinnen. Trotzdem mußte ich hinhaltend und reserviert antworten und darauf hinweisen, daß die Schwierigkeiten für seinen Plan weniger in der Möglichkeit einer Habilitation lägen, als darin, ihm eine gehobene Dauerstellung an der Anstalt zu verschaffen. Brauchli lehnte ihn nämlich seines prononciert jüdischen Aussehens wegen kategorisch ab, und unter diesen Umständen war es kaum zweifelhaft, welche Stellung Aufsichtskommission und Regierung einnehmen würden. Immerhin konnte ich wenigstens verhindern, daß Brauchli, wie er es im Sinne hatte, ihm direkt absagte und damit erreichen, daß die Frage seines Kommens in der Schwebe blieb.

1927 erfolgte dann eine für Storch sehr erfreuliche Lösung, indem er von Sommer[90] als Oberarzt nach Giessen geholt wurde und sich dort auch gleich habilitieren konnte. Damit verstärkten sich bei mir allerdings auch schon vorher gehegte Zweifel, ob man ihm in Tübingen nicht einfach aus irgendwelchen persönlichen Gründen, vielleicht seiner Unbeholfenheit in der Routinearbeit wegen, den Weg versperrt hatte. Es gab ja damals noch an vielen deutschen Kliniken jüdische Lehrstuhlinhaber, gar nicht zu reden von den zahlreichen jüdischen außerordentlichen Professoren und Privatdozenten, wie z. B. an der Heidelberger Klinik Mayer-Gross, Homburger, Gabriel Steiner etc.

Meine freundschaftliche Beziehung zu Storch dauerte in lockerer Form weiter. Er nahm sich ja auch nach einigen Jahren sehr eifrig der Publikation meiner Habilitationsarbeit an. Fünf Jahre nach seinem ersten Vorstoß nach Münsingen kam dann gänzlich unerwartet und unter tragischen Umständen seine Anstellung bei uns doch noch zustande.

Während dieser ganzen Zeit blieb in der Anstalt die Besetzung der Arztstellen wenig erfreulich. Seitdem Dr. Wild gegangen und auch Tory Vogt nach zwei Jahren weitergewandert war, kam es während mehreren Jahren zu einem dauernden Wechsel auf dem Posten des vierten Arztes und des Assistenten. Dies änderte sich auch nicht wesentlich, als 1927 die zweite Assistentenstelle geschaffen wurde. Nicht selten lagen den vorzeitigen Austritten pikante Skandälchen zugrunde, so wenn ein etwas vierschrötiger, mehrfacher Familienvater als vierter Arzt etwas mit einer hübschen Lernschwester hatte. Da zogen vorüber der jüngere Nunberg, Bruder des großen, schon damals berühmten Analytikers; Heinrich Walker, dessen unglücklicher Vater, Sekundärarzt der Waldau, sich suizidiert hatte und dessen Leiche eben dieser Sohn als junger Bub erhängt im Glockentürmchen des Hauptgebäudes entdeckt hatte; er kam von der Friedmatt her zu uns und fühlte sich bei uns nun sichtlich in der Verbannung; dann kam auch Irene Marton, genannt Mimi, ebenfalls ein „Persönchen", nur solider als das erste, eine lustige, immer zu Neckereien aufgelegte Ungarin, die später während Jahrzehnten als Frau Dr. Rüegg-Marton der Hohenegg eine unentbehrliche Stütze war.

Obwohl für unsere menschlichen Kontaktbedürfnisse diese Kollegen vielleicht nicht mehr die gleiche Bedeutung hatten wie in den allerersten Jahren, weil sich unterdessen unsere Beziehungen, namentlich auch durch das Zürcher Zentrum, so sehr ausgeweitet hatten, bildete doch unsere Wohnung den Treffpunkt und den Ort vieler Feste und Tanzereien, von denen nur Brauchli und Good, beide mehr wie doppelt so alt wie wir andern, ganz natürlicherweise sich ausschlossen.

Unser Familienleben und die Geselligkeiten jener Jahre waren nun aber eng verbunden mit einem Menschen, mit dem ich mich unendlich oft und lange herumgequält habe und dessen Schicksal uns auch nachher bis zu seinem frühen Tode naheging: Friedrich Glauser.

Kapitel 9

FRIEDRICH GLAUSER[91]

Ich lernte Glauser, der damals am Ende seiner 20er Jahre stand, im Frühling 1925 kennen. Er wurde völlig verwahrlost per Schub aus einer belgischen Irrenanstalt in die Schweiz zurückgebracht und durch die kantonale Armendirektion auf meine Abteilung als Patient eingeliefert. Es stand schon fest, daß er so bald wie möglich für unbestimmte Zeit in die Arbeitsanstalt abgeschoben werde. Brauchli, der ihn von einem früheren, fast einjährigen Aufenthalt 1918/19 her kannte, schilderte ihn als einen haltlosen, verlogenen, süchtigen Kriminellen, vor dem man die Öffentlichkeit umso mehr zu schützen habe, als er es immer wieder verstehe, sich Gönner zu verschaffen, die er dann schamlos ausnützte und bestahl. In der Tat schien das, was ich über seinen bisherigen Lebensgang zusammentragen konnte, eine derart vernichtende Beurteilung zu rechtfertigen. Glauser war das einzige Kind eines in Wien, später in Mannheim als Gymnasialprofessor für Französisch wirkenden Berners und einer Wienerin, die früh starb. Von Kind auf wurde er bald brutalisiert, bald wieder maßlos verwöhnt, war meist bei fremden Leuten und landete schließlich im Landeserziehungsheim Glarisegg, wo er seiner Disziplinlosigkeit wegen hinausgeschmissen wurde. Es gibt Berichte darüber von seinem damaligen Lehrer Otto von Greyerz und dem Direktor von Glarisegg, Zuberbühler, dessen überragende Persönlichkeit später von Carl J. Burckhardt in seinen Erinnerungen überzeugend geschildert wird. Anschließend besuchte Glauser das Gymnasium in Genf, wo er seine ersten literarischen Versuche machte, schließlich aber auch wieder das Consilium abeundi erhielt. Er bestand dann doch noch in Zürich an einer Privatschule die Matur und begann ein Chemiestudium.

Spätestens in dieser Zeit, d. h. noch in den Jahren des ersten Weltkrieges wurde er süchtig, trank viel, betäubte sich mit Äther, wurde Morphinist und trieb sich ausschließlich in Bohemekreisen, vor allem bei den Dadaisten, herum. Mit Hugo Ball und Emmy Hennings war er eng befreundet. Damals fing er auch an zu stehlen, versetzte geliehene Schreibmaschinen und Bücher seiner Freunde, machte in berauschtem Zustande Skandal, beging wiederholt Selbstmordversuche und kam schließlich in die Genfer Klinik, wo man eine Dementia praecox und dauernde Internierungsbedürftigkeit feststellte. In Zusammenhang damit geriet Glauser in das Getriebe der Amtsvormundschaft Zürich. Im Anschluß an ein Genfer Gutachten kam Glauser dann eben 1918 als Berner nach Münsingen zur dauernden Versorgung.

Irgendwelche schizophrenen Symptome zeigte er nicht. Nach nicht ganz Jahresfrist, kurz vor der bereits in Aussicht genommenen Entlassung, brannte er nach Ascona durch. Er lebte dort mit einer Freundin, einer Kunstgewerblerin zusammen, einige Zeit im kleinen Molino zwischen Arcegno und Ronco, fälschte aber bald wieder Rezepte oder stahl Medikamente – er war nun ausschließlich auf Opiumtinktur eingestellt – fand aber immer wieder Leute, die sich seiner annahmen, ihn deckten und vor der Polizei verbargen. Schließlich, nachdem er im Gefängnis in Bellinzona wieder einmal einen Selbstmordversuch unternommen hatte, kam er nach Bern zurück, zunächst in die Insel, dann in die damalige Irrenanstalt Steigerhubel.

Eigentümlich war es in der Tat, wie es Glauser verstand, mit seiner Weichheit, der Haltung des geprügelten Hundes, seinem Anlehnungsbedürfnis und seinen gescheiten Reden stets neue Gönner zu finden. Schon vor der ersten Internierung gehörte während einiger Zeit auch das Ehepaar Strasser zu seinen Beschützern. Auch sie verfielen seinem Zauber. Wie vorher und nachher viele andere begeisterten sie sich zunächst an seinem Charme, an seiner literarischen Begabung, waren eingenommen von seinem einschmeichelnden Wesen, seiner Verlorenheit und Einsamkeit – vom Vater war er längst verstoßen und verkehrte nur noch über die Behörden mit ihm –, so daß sie sich mit seiner Auflehnung gegen jede Autorität, gegen die Vormundschaftsbehörde und die Polizei identifizierten. Enttäuschte er dann seine Mäzene durch Lügen, kleine Diebstähle und dadurch, daß er sich immer wieder Äther, später Opium, zu verschaffen wußte, war nachher die Ablehnung und Verdammung durch die Geprellten umso stärker.

Ein klassisches Beispiel dafür bildet die Geschichte mit dem damaligen Stadtschreiber von Z. bei Zürich, der mit seiner Frau zusammen ein hochgeistiges, künstlerisch sehr interessiertes Haus hielt. Zu ihm wurde Glauser im Jahre 1920 von seiner Asconeser Freundin, die immer noch zu ihm hielt und ihm bei einem kühnen nächtlichen Ausbruch aus der Irrenanstalt Steigerhubel geholfen hatte, „in bedenklichem Zustand und von der Polizei gehetzt" (ich zitiere aus einem Bericht dieses Herrn) gebracht. Hier wehrte man sich nun mit Händen und Füßen gegen einen weiteren Zugriff der Behörden, leistete Garantien, hielt Glauser wie den eigenen Sohn, versuchte alles Mögliche, um ihn auf die Beine zu stellen und ihm Arbeit zu verschaffen. Das Ende dieser Bemühungen zitiere ich am besten wieder aus dem genannten Bericht:

„...daß Glauser...einfach ein sehr raffinierter Taugenichts, ein moralischer vaurien ist, der mit seiner aalglatten Artigkeit die gutmeinenden Leute herumzukriegen weiß, um sich ihnen dann nachher auf *seine* Art erkenntlich zu zeigen. Ich darf mir wohl dieses Urteil erlauben, nachdem wir unter unsäglichen Aufopferungen den Mann während ungefähr neun Monaten in unserer eigenen Wohnung zu beobachten Gelegenheit hatten."

Es wird dann wiederum betont, es gebe nichts anderes als „eine dauernde Unschädlichmachung". „Man wird sich vor allem hüten müssen, seine Gutherzigkeit durch seine elegante Geriebenheit und seine faszinierende literarisierende Biederkeit betören zu lassen." Glauser freilich deutete mir an, es hätten zwischen ihm und der Frau seines Gastgebers mehr als freundschaftliche Gefühle bestanden, und dies sei der eigentliche Grund der nachherigen Wut und Rachegefühle gewesen. „Aber die Situation war so strindbergisch verkitscht", schrieb er mir später einmal, „ein Schweizer Strindberg, was der Schrecken aller Schrecken ist, daß mir die ganze Zeit wie ein Cauchemar vorkommt."

Waren Trudi und ich nun auch seine Opfer? Ich glaube nicht, denn unsere engere Freundschaft hat doch während zehn Jahren angehalten; die Beziehung war nachher, bis zu seinem Tode, etwas lockerer, aber immer noch freundschaftlich. Wenn ich gelegentlich genug hatte, ihm auch manches übelnahm, wie noch zu hören sein wird, so trug ich es ihm doch nie nach. Davon zeugt auch der gesamte, recht umfangreiche Briefwechsel, eine freilich eher einseitige Korrespondenz, zu der ich selbst recht wenig beigetragen habe. Lange Jahre hat es mich gewundert, daß die Biographen *Glausers,* nachdem er posthum berühmt geworden war, nie an mich gelangten. So unzuverlässig er im allgemeinen war, so verschwiegen konnte er eben da sein, wo es ihm paßte, und das war er wohl auch für meine Person. Immerhin: Es ist ein merkwürdiger Zufall, daß gerade jetzt, wo ich daran bin, diese vergangenen Zeiten wieder lebendig werden zu lassen, gleich von zwei Seiten an mich herangetreten wird, um meine Erinnerungen und meine Briefe für eine großangelegte Biographie Glausers zur Verfügung zu stellen. Ein Student hat das Thema „Leben und Werk Friederich Glausers" als Dissertationsthema erhalten, und ein sehr bekannter Schriftsteller und Verleger, der in den letzten Lebensjahren Glausers viel für ihn und namentlich für die Herausgabe seiner Schriften getan hat, möchte sich der gleichen Arbeit widmen.

Damals, 1925, als er zuerst in meinen Gesichtskreis trat, war Glauser freilich wirklich auf dem Tiefpunkt angelangt. Nach der Badener Affäre hatte ja erst seine turbulenteste Zeit angefangen. Er war seinem Gönner, in der Vorahnung, daß dieser ihn ins Burghölzli einliefern werde, bei Nacht und Nebel entronnen, war schwarz über die Grenze nach Deutschland gelangt und hatte in höchster Not nochmals bei seinem Vater Zuflucht zu finden versucht. Dieser spedierte ihn kurzerhand in die Fremdenlegion. Was er dort erlebte, erzählt sein Roman „Gurama". Malaria und Herzschaden verhalfen ihm schließlich zu einer Ausmusterung. Nun tauchte er in Paris unter, mühsam sich zwischen den Zugriffen der Polizei wegen Rauschgiftdelikten und Diebstählen, schweren Depressionen, Gifträuschen und Selbstmordversuchen durchschleppend. „O Beneidenswerter, der Sie Paris wieder zu schauen bekommen," schrieb er mir im Herbst 1925.

„Grüßen Sie den Jardin de Luxembourg von mir und die schweigsamen Strassen vom St. Sulpice, besonders die Rue de Condé. Falls Sie im Hôtel Suisse in der Rue Lafaillette absteigen, denken Sie daran, daß in der Küche alles mit Margarine gekocht wird und ich eben daselbst drei Monate lang kupferne Kasserolen im Schweiße meines Angesichts geputzt habe, und schenken Sie meinem Nachfolger, dem armen Plongeur, zu deutsch Taucher, einen mitleidigen Gedanken."

Es folgte eine noch schlimmere Zeit in belgischen Kohlenminen. Dort war es, wo er eines Nachts im Kokainrausch sein Zimmer in Brand steckte, verhaftet, interniert und in die Schweiz zurückbefördert wurde.

Daß ich damals im Frühling 1925 mich Glausers uneingeschränkt annahm, alle Warnungen Brauchlis von mir wies und überzeugt war, daß in dem armseligen, gehetzten, von allen verlassenen menschlichen Wrack doch ein geistiger Funke steckte, an den man glauben mußte, will ich mich nicht rühmen. Ich war noch unerfahren, unverbraucht, es fesselte mich schon an und für sich, unter meinen Patienten endlich einmal einen Menschen zu treffen, dessen Vorgeschichte farbig genug und mit dem ein geistiger Kontakt möglich war. Ich möchte auch nicht glauben, daß alle die Mühe, der seelische Aufwand, den ich in den folgenden Jahren bei Glauser investierte, vergeblich gewesen seien. Im Gegenteil läßt sich vielleicht doch annehmen, ohne das Heim, das wir ihm boten, ohne die Analyse auch, die ich gegen jede Kunstregel später bei ihm durchführte, wäre er wohl völlig unter die Räder geraten und hätte niemals das aus sich machen können, was ihm schließlich noch möglich wurde. Jedenfalls hatte ich ihn immer vor Augen, wenn ich später meine Mitarbeiter stets ermunterte, auch in verzweifelten Fällen asozialen Lebens, auch da, wo das „untaugliche Objekt" jedem in die Augen stach, noch einen Versuch zu machen und bei unvermeidlichen Enttäuschungen nicht klein beizugeben.

Damals freilich konnte ich nichts dagegen unternehmen, daß Glauser nach Witzwil kam; die Meinung aller Beteiligten, des Vaters, der Vormundschaftsbehörde, der Armendirektion und Brauchlis standen meinem Vorschlag, dem Wunsche des Patienten nachzugeben und ihn in Münsingen zu belassen, entgegen. So war uns nur die Frist eines Monats gegeben, in welcher ich Glauser freilich oft genug zu mir in die Wohnung nahm.

Im übrigen war der Aufenthalt in Witzwil[92] vielleicht gar nicht so schlecht für ihn, wie er selbst einmal bekannte. Es sei nicht vergessen, daß der „alte" Direktor Kellerhals die Straf- und Arbeitsanstalt weltberühmt gemacht hatte; daran war wahrscheinlich nicht nur die damals von ihm eingeführte neue Methode des Strafvollzugs mit weitgehenden freiheitlichen Erleichterungen für die Gefangenen und ihrer sinnvollen und geschätzten Arbeit in der landwirtschaftlichen Domäne schuld, sondern ebensosehr seine überragende Persönlichkeit. Es war erstaunlich, wie Glauser bei seiner ganzen Vater- und Autoritätsauflehnung diesen Mann verehrte. Nachdem er schon längst wieder entlassen war, schrieb er mir einmal: „Er ist ein sehr sonderbarer Mann, dieser alte Herr Direktor, und es ist schwer, ihn ganz zu deuten. Vielleicht weil er trotz seines hohen Alters noch kein

„fertiger Charakter" (Gott sei Dank), sondern ein Mensch geblieben ist. Er kennt kein System, er geht immer intuitiv vor. Manchmal brutal mit gewissen Leuten, die er glaubt, biegen oder brechen zu müssen. Dann wieder gütig wie ein alter Vater, daß einem ganz warm wird. Ich habe mich selten für einen Menschen so begeistern können wie für ihn, der mir innerlich so fremd ist, dessen Beruf ich im Grunde verabscheue und verdamme (kehren Sie es wie Sie wollen, es kommt doch auf Sklavenhalterei heraus). Es ist sonderbar, daß es einem Menschen also, der einen derartigen Beruf ausüben muß, gelingen kann, so viel Gutes zu tun mit so beschränkten Mitteln. Er hat mir nie eine Moralpredigt gehalten, aber wenn er mit mir sprach, hatte seine Stimme etwas Warmes, das aufmunterte. Ich habe viel Ehrfurcht gehabt für ihn, und wenn ich in diesem Jahr etwas Selbstvertrauen gewonnen habe, so habe ich es sicher zu einem Teil ihm zu verdanken."

Die Briefe, die mir Glauser aus Witzwil schrieb, sind wohl von den schönsten der ganzen Korrespondenz. Vielleicht deshalb, weil er damals noch ganz erfüllt war vom Vertrauen in mich und von seiner Dankbarkeit; aber auch, weil er nicht nur vom Nächstliegenden, sondern vom Allgemeingültigen und Problematischen sprach und weil seine späteren Briefe zum Teil nur aus höchster Not geboren und im Giftrausch geschrieben wurden. Unserer Beziehung standen freilich noch schwere äußere Hindernisse entgegen. Der Vormund und der Vater Glauser betrachteten meine Bemühungen mit äußerstem Mißtrauen und brachten sogar Kellerhals dazu, mir einen Brief an Glauser zu retournieren, nur weil ich ihn ermuntert hatte, ein Gesuch um vorzeitige Entlassung einzureichen. Später gelang es mir dann, den Dr. Schiller, einen überlasteten, berufsdeformierten, überskeptischen Amtsvormund, im Grunde aber gütigen und durchaus rechtlichen Menschen zu überzeugen, daß ich mich zwar von Glauser nicht hinters Licht führen ließ, aber mit meiner Methode des Gewährenlassens, so weit es überhaupt ging, weiter kam als mit der einfacheren Einsperrerei. So arbeiteten wir mit der Zeit ganz gut zusammen, und er half sogar mit, die immer wieder eintretenden Rückfälle zu vertuschen und die üblichen Sanktionen abzuwenden.

Was aus Glauser nach seinem einjährigen Witzwiler Aufenthalt wurde, läßt sich hier nur gedrängt erzählen. Irgendwie mußte er sich durchbringen, und da dies mit seiner Schriftstellerei bei weitem nicht ging, der Vater nur kleine Unterstützungen leisten konnte (was er trotz allen Enttäuschungen immer wieder tat), so mußte er manuelle Arbeit annehmen. Man vermittelte ihm eine Gärtnerstelle im Baselland. Dort hielt er es eine Zeitlang aus, fand in Basel auch eine neue Freundin, die Tänzerin Trix Gutekunst (später Leiterin einer Balletschule in Bern und Frau des Malers Tschumi), und schrieb Gedichte und kleinere Novellen, die ich mit mehr oder weniger Glück bei Zeitungen und Zeitschriften anzubringen versuchte; dann wurde er wieder rückfällig, fälschte Rezepte, flüchtete sich zu uns und trat schließlich am 1. April 1927 wiederum, diesmal allerdings freiwillig, zu einer Entziehungskur in Münsingen ein. Dieses „freiwillig" bedeutete einen entschiedenen Fortschritt gegenüber früher. Damals entschloß ich mich zu einer Analyse und entließ ihn zu diesem Zweck möglichst bald aus der

Anstalt; während beinahe eines Jahres arbeitete er in Münsingen, zunächst in der Gärtnerei Jaggi, dann bei Gemeindearbeiten und schließlich als Handlanger. Aus dieser Zeit stammt ein guter Teil des Materials, das er später in den „Wachtmeister-Studer"-Romanen verarbeitet hat. Es folgten wirre Jahre, in denen Glauser bald wieder als Gärtner arbeitete, dann doch mit dem Gedanken spielte, sich als Journalist durchzubringen, lange mit seiner Freundin Trix, die in Winterthur eine Tanzschule aufgetan hatte, zusammenlebte, immer wieder Rückfälle erlitt und zu uns flüchtete, wobei aus seinen Briefen deutlich wird, wie sehr er sich mit den Fragen seiner Begabung herumquälte und andererseits doch wieder in der manuellen Betätigung einen zuverlässigen Boden suchte. Wie oft hat er seine Wochenenden oder auch längere „Ferien" bei uns verbracht, sich zur Familie gezählt, mit den Kindern gespielt, vorgelesen, sich von Trudi vorsingen lassen! Es gelang mir auch, seine etwas verstiegenen und anspruchsvollen Forderungen an seine literarischen Möglichkeiten zu mildern. Ich wies ihn darauf hin, daß er mit Rücksicht auf Redaktoren und Verleger besser täte, Handfestes aus seinen vielfältigen Erlebnissen zu schildern, als sich der romantisch-ätherischen Poesie zu verschreiben. Nach und nach hat er dann meinen Rat befolgt, und so ist zuerst sein Legionsroman fertig geworden, der allerdings erst einen Verleger fand, nachdem seine Kriminalgeschichten durchschlagenden Erfolg hatten. Vieles las er in unserem Kreise vor, und wie er selbst unsere Gegenwart und die unserer Kinder erlebte, läßt sich am besten im „Matto"[93] nachlesen.

Nach der Analyse war übrigens ohne Zweifel die künstlerische Produktivität Glausers, war sein Ringen mit Stoff und Form intensiver geworden. Es läßt sich dies sehr leicht anhand seiner Briefe verfolgen. Auch sonst fühlte er deutlich, daß etwas in ihm anders geworden war. Merh als ein Jahr nach Abschluß der Behandlung, im Juli 1929, schreibt er: „Ich will es irgendwo nicht wahr haben, daß durch die Analyse etwas geändert ist, daß es mir nicht mehr gelingt, mit tiefgründiger Überzeugung eine Katastrophe zu inszenieren und dann befriedigt im Gefängnis oder im Irrenhaus die Hände in den Schoß zu legen und mich als Märtyrer zu fühlen. Das ist wohl auch der Grund für die sonderbare Spannung und Mißstimmung, die nicht so recht weichen will. Denn eigentlich wäre ja jetzt eine Katastrophe fällig, aber „es" will nicht mehr recht funktionieren. Und ich sehne mich trotzdem nach Witzwil oder nach Münsingen, nach Verantwortungslosigkeit, die sich hinter Ausruhebedürfnissen maskiert." Bewußt wird ihm auch die Veränderung in der Beziehung zu mir, die Schwierigkeit, die mit der immer noch nicht restlos vollzogenen Ablösung der Übertragung verbunden war. Er träumt, daß ich seiner Hinrichtung assistiere oder ihn vergiften wolle, führt seine Hemmung, mir zu schreiben, auf einen Protest gegen mich zurück, „aber der ist so verschleiert, daß ich ihn kaum zu fassen bekomme. Denn bewußt gelingt es mir nie, Ihnen Vorwürfe zu machen oder mich in eine Haßeinstellung hineinzusteigern."

1930/31 hält Glauser während eines ganzen Jahres in einem Kurs an der Gartenbauschule Oeschberg durch und beendigt ihn mit einem gar nicht schlechten Examen; es gelingt allerdings nur, weil er durch meine Vermittlung regelmäßig, aber dosiert, von einem Allgemeinpraktiker Opium erhält. Mit diesem Kurs, den Glauser schon lange geplant hatte, will er über den bloßen Gärtner-Handlanger hinausgelangen. Er nimmt nachher aber keineswegs, wie vorgesehen, eine Stelle an. Nun möchte er wiederum schreiben und flüchtet sich, nachdem auch mit seiner Freundin Trix vorübergehende Schwierigkeiten eingetreten sind, nach Collioure. Dort kann er aber nicht arbeiten, steigert neuerlich das Opium, landet, wiederum freiwillig, anfangs Juli 1931 in Münsingen, diesmal für ein halbes Jahr, wobei auch die Analyse noch einmal aufgenommen wird. Dies ist nun aber schon die Zeit, in der die Waldau-Nachfolge läuft und ich deshalb sehr präokkupiert bin.

Nachher folgt eine relativ gute, wenn auch kurze Zeit in Paris. Trix hat ihre Tanzschule in Winterthur „verkauft" und will sich bei einem Diaghilev-Schüler im Ballet ausbilden. Beide fahren nach Paris und sind in finanzieller Not, Glauser lebt aber angeblich abstinent und schreibt wieder Briefe wie in alten Zeiten. Aus ihnen zeigt sich deutlicher als ich in Erinnerung habe, wie sehr er und Trix mit unserer Familie verbunden waren. Bei Evis Geburt schreibt er bestürzt, sie habe den gleichen Geburtstag wie er, und er wünsche ihr nur, daß ihr kein so trostloses Schicksal beschieden sei. Später schreibt er „dem Eveli meine besten Wünsche, sparen Sie sie auf, bis es versteht, was damit gemeint ist". Trix dagegen läßt Käthi besonders grüßen, „sie ist schon ein Liebling von mir, die Kleine". In Paris scheint dann Glauser auch zum ersten Mal der Gedanke an „Matto" gekommen zu sein. „Daneben spukt mir ein großer Roman über Münsingen im Kopfe herum", schreibt er am 7. Februar 1932, „aber ich habe Angst, daran zu gehen. Wissen Sie, es müßte so eine Art Querschnitt werden mit den Tenants et Appetissants der Insassen eines solchen Baues; die Grenzenlosigkeit des Netzes, das um die Anstalt liegt, mit den verschiedenen Schicksalsfäden, die sich kreuzen und knoten, müßte möglichst deutlich herausgearbeitet werden – und dann merke ich, daß ich so schlecht schreibe wie ein Gymnasiast der obern Klassen."

Glauser war damals recht produktiv, man konnte verschiedene kleinere Novellen, Theaterkritiken und dergleichen unterbringen, besonders im „Bund" und im „Schweizer Spiegel", nachdem wir ihm schon vor längerer Zeit die Beziehung zu Hugo Marti[94] und zu Adolf Guggenbühl[95] vermittelt hatten. Ende Mai 1932 erfolgte aber dann doch die Katastrophe. Glauser fragte an, ob er sich bei uns einfinden könne, wartete aber die Antwort gar nicht ab, sondern flüchtete zu seinem Vater nach Mannheim, wo er kurz darnach wegen gefälschter Rezepte und Opiumdiebstahls verhaftet und per Schub in die Schweiz zurückgeführt wurde.

Aus Gründen, die mir heute nicht mehr durchsichtig sind, war ich schon vorher nun doch abgekämpft; die letzten Briefe aus Paris sind denn auch an meine Frau und nicht an mich gerichtet. Ähnlich scheint es Trix gegangen zu sein; bei ihr gab den letzten Anstoß zur Trennung wohl ein Brief, den sie Glauser nach Mannheim geschrieben hatte und den er herumliegen ließ, obwohl er abfällige Bemerkungen gegen seinen Vater enthielt. Prof. Glauser hatte dann auch entsprechend reagiert.

Glauser blieb nun nahezu zwei Jahre in Münsingen. Verschiedene Gründe wirkten mit, daß weder ich noch der Vormund uns entschließen konnten, sobald wieder einen Entlassungsversuch zu wagen: Der Kranke befand sich körperlich in einem recht schlechten Zustand, war anämisch, wahrscheinlich von der Malaria her, gelegentlich kardial leicht dekompensiert, und die Wiederaufnahme einer körperlichen Arbeit, mit der er sich so halbwegs hätte durchbringen können, kam deshalb nicht in Frage. Vater Glauser hatte sich pensionieren lassen und konnte ihn finanziell nicht mehr unterstützen, wie er es bisher doch immer wieder getan hatte. Mit Trix als Gefährtin und, freilich selbst sehr labilem, Schutzengel war nicht mehr zu rechnen. Um nicht von neuem weich zu werden und sich in den Strudel ziehen zu lassen, fuhr sie nach Berlin und heiratete bald darauf.

Glauser litt natürlich sehr unter dieser Trennung. Er hatte nun wieder auf der ganzen Linie den Eindruck, versagt zu haben und geriet mir und dem Vormund gegenüber häufig in kindliche Trotzhaltung. Wie sehr in seinem Verhältnis zu mir sich etwas geändert hatte, ersah ich daraus, daß er anläßlich einer Verlegung in die Insel – er war wiederholt dort, um sich körperlich durchuntersuchen zu lassen – bei einem Ausgang zum ersten Mal Rezepte auf meinen Namen fälschte. Er überschritt damit eine Grenze, die er bisher in den schlimmsten und schwierigsten Zeiten mir gegenüber immer zu wahren gewußt hatte.

Gegen Frühjahr 1934, als es körperlich wieder besser ging, zeigte sich die Möglichkeit einer beschränkten Mitarbeit bei einem Gärtner in der Nähe von Paris. Alles war gut vorbereitet. Im letzten Augenblick vergab sich aber Glauser selbst wieder jede Chance, indem er sich am Vorabend der Abreise im Dorf sinnlos betrank; gleichzeitig wurde ruchbar, daß er eine unserer besten Schwestern, Frl. G. als Freundin mit nach Paris nehmen wollte, wobei es, nach allen Erfahrungen, Pflicht schien, das Mädchen nicht diesem völlig ungewissen Schicksal zu überliefern. Da inzwischen die Anstalt wie der Patient aufeinander allergisch geworden waren und man sich nur mehr schwer verständigen konnte, wurde ein Schritt in die Wege geleitet, den man schon mehrmals erwogen hatte und den auch Glauser wünschte: die Verlegung in die Waldau.

Damit fand diese Episode ihren wenig erfreulichen vorläufigen Abschluß. Ich habe mich später oft gefragt, ob denn nun alle Mühe, die ich mir jahrelang gegeben hatte, ob die viele Zeit, die vielen aufgewandten Kräfte schließlich sich nutzlos erwiesen hatten. Wo hatte ich, fragte ich mich weiter, Fehler gemacht, wie wäre es möglich gewesen, die Behandlung bis zum Schlusse durchzuhalten.

Unfruchtbar waren alle die Jahre nicht gewesen. Nicht nur hatte ich selbst viel gelernt; Glauser selbst war doch ein anderer geworden, vor allem aber war das zu Beginn unabwendbar erscheinende Schicksal der dauernden Internierung eines völlig Aufgegebenen abgewendet worden. Sogar der Vormund, im Anfang so skeptisch, sprach bei allen Rückfällen doch immer wieder von der entschiedenen Besserung, gesehen vom großen Überblick aus. Glauser hatte nicht, wie früher, sich einfach treiben lassen und immer wieder neue Demütigungen, Verhaftungen, Selbstmordversuche usf. provoziert, nicht nur mit allem Raffinement des geprügelten Hundes sich gegen die Schikanen der Umwelt zu wehren versucht, sondern er hatte ehrlich mit seiner Sucht gekämpft, dabei entsetzlich gelitten, und er hatte es, was noch wichtiger war, dazu gebracht, sich mit der Welt der Autorität nicht mehr duckmäuserisch, halb kriecherisch, halb kindisch bellend, sondern offen auseinanderzusetzen. So wurde er nicht nur frei zur immer stärkeren Entfaltung seiner literarischen Begabung, sondern er fand, sicherlich wiederum dank der Behandlung, die bescheidene Beschränkung auf Formen und Inhalte, denen er gewachsen war.

Begangene Fehler von meiner Seite sehe ich nicht so sehr da, wo sie ohne weiteres in die Augen zu springen scheinen. Die mehr als unorthodoxe Verquickung von kostenloser Behandlung, Analyse, Aufnahme in die Familie, ja Freundschaft, brachte selbstverständlich eine Menge von Komplikationen. Ohne sie, ohne das damit verbundene bergende Heim wäre es aber wohl überhaupt nie möglich gewesen, eine tragfähige Beziehung zu schaffen und den tief eingewurzelten Zwiespalt zwischen Anlehnungsbedürfnis und Auflehnung zu überwinden. Mein eigentliches Versagen liegt in der Schlußphase. Es liegt nicht nur darin, daß ich während des letzten Münsinger Aufenthaltes Glausers und auch noch zum Zeitpunkt seiner Überführung in die Waldau während eines Jahres im Urlaub war. Schwerer wiegt, daß ich selbst mich damals in einer Krise befand, viel zu wenig überlegt, viel zu sehr mit mir selbst beschäftigt und depressiv war, um wie bisher die nötige Herzlichkeit, Geduld und Festigkeit aufzubringen. Die Antwort auf dies alles brachte Glauser dann mit seinem Schlüsselroman „Matto“. Ihm und dem weiteren Schicksal des Patienten werden wir später begegnen.

Kapitel 10

DIE SCHWEIZERISCHE ÄRZTEGESELLSCHAFT FÜR PSYCHOANALYSE

Ebenfalls noch im Jahre 1927, freilich erst an seinem Ende, trat ein Ereignis ein, das mein Verhältnis zu Oberholzer und seinem Kreis einer schweren Belastungsprobe unterwarf und sich auch auf meine Stellung zur Psychoanalyse auswirkte.

Ich berichtete bereits von den Spannungen der immer noch unter dem Vorsitz Oberholzers stehenden Psychoanalytischen Gesellschaft. Die Schwierigkeiten mit Pfarrer Pfister und den von ihm eingeführten Laienanalytikern wurden immer unerträglicher. Gleichzeitig war man unzufrieden mit der zentralistischen und auf eine Kanonisierung hinzielenden Leitung der Psychoanalytischen Internationale, gegen die namentlich Oberholzer, der ja alle maßgebenden Leute persönlich kannte, sich gelegentlich recht scharf äußerte. Ich selbst hatte im Herbst 1927 in Innsbruck und nachher auch in Wien bei meiner Begegnung mit Analytikern der jüngeren Generation den Eindruck gewonnen, auch dort herrsche eine gewisse Mißstimmung, nicht etwa gegen Freud, sondern gegen die „Bonzen" wie Eitingon, Jones, Brill und andere.

Darüber ließ ich Oberholzer gegenüber nach meiner Rückkehr einiges verlauten. Am 12. Dezember 1927 bat er mich schriftlich um eine Präzision meiner Äußerungen. Ich antwortete ihm postwendend, im damaligen Gespräch habe er sich geäußert, es sei mit der Internationalen Psychoanalytischen Gesellschaft doch einfach Hopfen und Malz verloren; ich hätte ihm dieses negative Urteil dann bestritten mit dem Hinweis:

Ein gewisser Teil der Analytiker, speziell der jüngeren Berliner, auch einige der Wiener, sei in unserem Sinne mit dem Schematisieren und Theoretisieren der Bonzen nicht einverstanden, es sei unter diesen Leuten eine gewisse Unruhe und Spannung vorhanden, die mehr oder weniger bewußt zu Opposition dränge, vorläufig aber noch ganz eines Führers entbehre. Ich meinte nun, ich könnte mir vorstellen, daß für diese Leute ein Auftreten von Ihnen... und eine klare Formulierung Ihrer Auffassung der Psychoanalyse wie eine Erlösung wirken könnte. Das ‚erlösende Wort' würde also darin bestehen, daß ein erfahrener Analytiker, der einen großen Teil der psychoanalytischen Bewegung mitgemacht hat, es wagt, der gegenwärtig herrschenden, zum Dogma treibenden Strömung entgegenzutreten, zur Vorsicht und Sachlichkeit zu mahnen, vielleicht an einem konkreten Beispiel zu zeigen, wie man das macht und damit der mehr diffus-gefühlsmäßigen Einsicht der andern eine klare Formulierung und einen Rückhalt zu geben."

Ich unterließ es nicht zu unterstreichen, daß es sich bei mir um einen bloßen Eindruck handle, der auch falsch sein könne.

Wie eine Bombe schlug es dann ein, als am 18. Dezember ohne jede vorherige Fühlungnahme mit uns allen Oberholzer zusammen mit Brun ein Zirkular an die ärztlichen Mitglieder der Psychoanalytischen Gesellschaft richtete mit der Aufforderung, sich zu einer Schweizerischen Ärztegesellschaft für Psychoanalyse zusammenzuschliessen. Es war auch gleich ein Statutenentwurf beigelegt, der vorsah, daß Laien, die sich um die Psychoanalyse verdient gemacht hatten – hier hatte man in erster Linie an Zulliger gedacht –, zu pädagogischen Mitarbeitern ernannt werden könnten. Ich war aufs tiefste bestürzt, sah alle möglichen Komplikationen voraus und eine sofortige Besprechung der Situation in unserer kleinen Berner Gruppe ergab, daß weder Blum noch selbstverständlich Zulliger, der äußerst gekränkt war, mitmachen würden.

Von den schriftlichen Äußerungen auf das Zirkular Oberholzers hin sei nur der Brief von Ludwig Binswanger erwähnt, dessen Original aus irgendwelchen Gründen bei meinen Akten liegt, wobei zu bemerken ist, daß Binswanger von Anfang an der Psychoanalytischen Gesellschaft angehört, kaum je aber an einer Sitzung teilgenommen hatte. Er schreibt:

„Ihre Anregungen vom 18. Dezember sind mir durchaus sympathisch, ich bitte nur um eine gelegentliche Mitteilung, ob Ihre Bestrebungen in gütlichem Einvernehmen mit der Zentralleitung der Internationalen Psychoanalytischen Vereinigung erfolgten, ober ob hier Meinungsverschiedenheiten vorausgegangen oder zu erwarten sind. Auf Grund meiner persönlichen Freundschaft mit Herrn Prof. Freud (ich habe ihn kürzlich wieder auf dem Semmering besucht) möchte ich an keinen Bestrebungen teilnehmen, die ihm persönlich unangenehm wären und in denen er eventuell eine Kränkung sehen könnte. Paragraph 6 der Statuten (der neugegründeten Gesellschaft) scheint meine Befürchtungen ja von vornherein zu widerlegen, ich hätte aber gerne noch eine authentische Darstellung der Sachlage."

Auf Anfang Januar 1928 berief Oberholzer eine Sitzung nach Zürich ein, die tumultuös verlief. Es war dies bei seiner schroffen, provozierenden Haltung auch gar nicht anders möglich. Er stieß dadurch verschiedene, die ebenfalls die Mißstände der bisherigen Psychoanalytischen Gesellschaft empfunden hatten und die eine vermittelnde Lösung suchten, wie z. B. Kielholz, Christoffel, Blum, vor den Kopf; die ohnehin vorhandene Hochspannung steuerte nun gänzlich in ein unsachliches, von affektiven Ressentiments befrachtetes Fahrwasser.

Im Gegensatz zu dem, was Oberholzer erwartet hatte, reduzierte sich infolgedessen die Psychoanalytische Ärztegesellschaft auf seine engsten Schüler, bzw. Analysanden; Behn-Eschenburg, nachdem er zuerst zugestimmt hatte, sprang auch noch ab; die „alte" Gesellschaft gab keineswegs ihren Geist auf, sondern betrachtete sich mit den ihr treugebliebenen ärztlichen Mitgliedern unter der Leitung von Sarasin trotzdem als die einzige legitime Gruppe in der Schweiz. Es war für jeden, der die Verhältnisse kannte, von vornherein klar, daß ein Gesuch der Ärztegesellschaft an den Zentralvorstand zuhanden des nächsten Internationalen Psychoanalytischen Kongresses um Anerkennung zweier Gesellschaften in der Schweiz keinerlei Aussicht auf Erfolg haben würde. Dies umso weniger, als Oberholzer darin jede Möglichkeit, auf Grund einer gütlichen Verständigung jene Schwierigkeiten zu beseitigen, von denen die Trennung ausgegangen war, kategorisch ablehnte. Die Antwort Eitingons, des damaligen Präsidenten der Internationalen Gesellschaft, konnte denn auch nicht anders als negativ lauten. Dabei sind diese Schriftstücke, sowohl die Anfrage wie die Antwort und unsere zuletzt noch abgeschickte Replik, stilistische Kabinettstücke, die es heute noch verdienten, gelesen zu werden.

Ich selbst befand mich in all dem in einer sehr schwierigen, manchmal, wie es mir schien, verzweifelten Lage. Im Grunde war ich mit dem Vorgehen Oberholzers und Bruns durchaus nicht einverstanden. Ich fand es unrichtig, uns alle vor ein brutales fait accompli zu stellen, ohne daß dieser schwerwiegende Schritt vorerst hätte diskutiert werden können. Dabei war es klar, daß Oberholzer schon lange daran herumgebrütet und daß meine kurz vorher eingeholte Meinungsäußerung, die ich ohne jede Kenntnis seiner Pläne gab, auf seinen Entschluß keinerlei Einfluß gehabt hatte. So sehr auch ich damit einverstanden war, daß die Situation in der bisherigen Schweizerischen Psychoanalytischen Gesellschaft kaum mehr tragbar geworden war, hielt ich es doch für einen großen Fehler, sich jede Möglichkeit einer Verständigung mit den bisherigen Kollegen und mit der internationalen Bewegung in jener Art und Weise zu verbauen, wie es Oberholzer tat.

Trotz aller Kritik und allen Bedenken für die Zukunft der Analyse in der Schweiz und im Bewußtsein, daß nun die schöne Zusammenarbeit der Berner Gruppe ein Ende haben werde, konnte ich unmöglich meinen bisher so sehr verehrten Analytiker, Lehrer und Freund preisgeben. Schon nur, daß ich nicht mit vollen Segeln mitfuhr und gläubig zu allem ja sagte, wie die meisten andern, sondern Bedenken äußerte, zu bremsen versuchte und die günstigen Zukunftsaussichten der Neugründung bezweifelte, gab Anlaß zu Mißtrauen Oberholzers und einer auch nach außen merkbaren Mißstimmung. Im Zusammenhang mit der Beantwortung der ablehnenden Stellungnahme Eitingons, d.h. der bereits erwähnten Replik, versuchte ich am 13. März 1928 schriftlich Oberholzer, meine Situation und meine Meinung darzulegen. Ich schrieb:

„Meine Ansicht geht, wie gesagt, dahin, eine Stellung einzunehmen, die nach Möglichkeit eine spätere Zusammenarbeit mit den andern und einen Wiederanschluß an die Internationale erleichtert, resp. mindestens keine neuen Hindernisse dafür schafft. Ich gebe gerne zu, daß für diese versöhnliche und vermittelnde Stellung ein persönliches Moment stark mitspielt. Ich glaube ruhig sagen zu dürfen, daß wohl keinem der andern jüngern

Mitglieder unserer Gesellschaft die Trennung den Verlust so vieler persönlicher Beziehungen und Kontaktmöglichkeiten gebracht hat, wie gerade mir. Sie wissen, daß ich in Innsbruck bei aller Reserve doch verschiedene mir wertvolle Beziehungen mit Wienern und Berlinern anknüpfen konnte. Sie wissen auch, wie sehr ich die Zusammenarbeit mit Leuten wie Sarasin, Behn-Eschenburg und Blum schätzte und wie ich diesen Kollegen auch affektiv mehr oder weniger verbunden war. Ich glaube aber, daß sich meine Ansicht auch bei Ausschaltung dieser subjektiven Gründe sehr wohl halten läßt; so glaube ich, daß uns eine dauernde Trennung von der Internationalen, abgesehen von dem Verlust innerer Beziehungen und Anregungen mit der Zeit doch auch nach außen Schwierigkeiten bereiten wird und daß das Nebeneinanderbestehen zweier ärztlicher resp. gemischt-ärztlichen psychoanalytischen Gesellschaften für die Psychoanalyse in der Schweiz wie auch für den einzelnen Analytiker nicht gut sein kann . . ."

Wichtiger vielleicht als die äußerlichen Komplikationen, die sich relativ rasch überwinden ließen, war dieser erste Einbruch in meinen Glauben an Oberholzer, der Schwund des bisher so festgemauerten Vertrauens. Es ist natürlich einfach, den Schmerz, den ich dabei empfand, auf die unerledigte Übertragung zurückzuführen. Sicherlich hat viel Unbewußt-Unbewältigtes dabei mitgespielt. Darüber hinaus blieb aber doch das rein menschliche Problem der am verehrten Vorbild erlittenen Enttäuschung zu verarbeiten. Unsere Beziehung kam äußerlich freilich rasch wieder in Ordnung, sie blieb noch Jahre lang sogar herzlicher und intensiver als je zuvor. Oberholzer berief nicht nur die erste Sitzung der neu gegründeten Gesellschaft nach Münsingen ein, sicherlich um mir damit einen besonderen Vertrauensbeweis zu geben. Die beiden Familien machten auch zusammen Ferien in Mürren und später eine, freilich nicht ungetrübte und eher hektische Reise nach Südfrankreich und Italien. Trotzdem blieb bei mir eine gewisse Reserve, ein leises Auf-der-Hut-Sein zurück. Vielleicht war es ganz gut so, vielleicht war ich durch dieses Erlebnis nun doch etwas erwachsener und selbständiger geworden.

Die Psychoanalytische Ärztegesellschaft blieb von nun an ein Oberholzersches Sondertrüpplein. Anfänglich herrschte trotzdem für die Sitzungen und Vorträge noch ein gewisser Schwung. Es fanden 1928 neun, 1929 sieben, 1930 acht Sitzungen statt, freilich immer wieder mit denselben wenigen Referenten und mit Themen, die zum Teil nur am Rande psychoanalytische Probleme behandelten. Von 1931 an versandete die Tätigkeit der Gesellschaft mehr und mehr, es fanden kaum mehr Sitzungen statt. Oberholzer, von dem ja die Initiative ausgehen sollte, nachdem er die Neugründung „durchgezwängt" hatte, zog sich grollend und resigniert zurück. Mit der Zeit meldeten sich auch verschiedene Stimmen, die auf eine Wiedervereinigung hinzielten oder doch auf einen neuerlichen Versuch, die Anerkennung der Internationalen Gesellschaft zu erreichen. Bänziger machte sich zu ihrem Wortführer. In einem ausführlichen Brief an Oberholzer vom 20. Juli 1936 führte er unter anderem aus, daß sowohl unter den ältern wie unter den jüngeren Mitgliedern unserer Gruppe ein ernst zu nehmendes Verlangen bestehe, in absehbarer Zeit wieder zu einem Modus vivendi mit der andern Gruppe, sowohl Ärzten wie Pädagogen, zu kommen:

„Bei den Einen sind es die Bande alter Freundschaften und Anhänglichkeit, die in der Begeisterung unserer Gründungszeit übersehen oder von kriegerischen Gefühlen verdunkelt waren, jetzt aber immer stärker wieder aufleben, wie die heimliche Teilnahme so vieler an der Luzerner Tagung (Kongress der Internationalen Gesellschaft 1934) hinlänglich beweist; bei den Andern fehlt begreiflicherweise jedes Verständnis für persönliche Differenzen, deren Hintergründe nicht miterlebt wurden, und für sachliche, die nicht mehr aktuell oder inzwischen gegenstandslos geworden sind."

Die Mehrheit der Mitglieder war dafür, ein neues Anerkennungsgesuch zu stellen, besonders da es schien, auch von der alten Gesellschaft würde ein solcher Schritt begrüßt. Warum dann doch nichts geschah, ist mir nicht mehr erinnerlich; vermutlich wollte Oberholzer, immer noch Präsident, die Initiative dazu nicht ergreifen. Nach einem kurzen Aufflackern im Anschluß an die von Bänziger angefachte Diskussion schlief unsere Tätigkeit völlig ein. Mir selbst war es kein Trost, daß sich meine pessimistischen Voraussagen des Jahres 1928 so rasch und so vollständig erfüllt hatten.

Das Ende der Schweizerischen Ärztegesellschaft für Psychoanalyse war kläglich und ist rasch erzählt. Sie verschwand sang- und klanglos. Schon vor dem Kriege bewarben sich mehrere unserer Mitglieder um die Wiederaufnahme in die alte Gesellschaft, allen voran Brun, der seinerzeit der lauteste Schreier für die Spaltung gewesen war. Der Entschluß wurde ihnen dadurch erleichtert, daß inzwischen auch dort Reformen in der von uns seinerzeit verlangten Richtung, insbesondere erschwerte Aufnahmebedingungen, eingeführt worden waren.

Als Oberholzer 1938 nach Amerika auswanderte, stellte ich mich auf sein intensives Drängen hin als Nachfolger im Vorsitz zur Verfügung. Ich tat dies ungern, denn ich war damals mit ganz anderen Dingen vollauf beschäftigt und hatte kein Bedürfnis, den Leichnam zu neuem Leben zu erwecken. So geschah denn auch unter meiner Leitung nichts – wobei ich ständig ein schlechtes Gewissen hatte –, bis ich 1943 Bänziger bewegen konnte, an meine Stelle zu treten. Auch jetzt fanden keine Sitzungen mehr statt. Schließlich versandte Bänziger 1948 ein Rundschreiben, in dem er von Verhandlungen mit der alten Gesellschaft, besonders ihrem Vizepräsidenten Boss berichtete. Danach konnten alle diejenigen, die schon vor der Trennung Mitglied der Psychoanalytischen Gesellschaft gewesen waren, auf ein blosses Gesuch hin wieder aufgenommen werden, während ein kollektiver Übertritt abgelehnt worden war. Die Neumitglieder der Ärztegesellschaft hatten dagegen zunächst noch einen Vortrag zu halten. In einer Urabstimmung sollte jeder von uns die Frage beantworten, ob er im Prinzip mit der Auflösung der Ärztegesellschaft einverstanden sei und ob er ein Gesuch um Aufnahme in die alte Gesellschaft stellen wolle.

Die Auflösung wurde mehrheitlich beschlossen und die noch verbliebenen Mitglieder stellten zumeist das Gesuch um Wiederaufnahme. Ich selbst hielt mich nicht dafür, diesen Schritt zu unternehmen, obwohl ich noch speziell darum begrüßt wurde. Von der psychoanalytischen Lehre im engeren Sinne war ich doch schon recht weit abgerückt. Ich hatte sehr viele außerhalb liegende Interessen, es mag ein Stück alter Anhänglichkeit an Oberholzer mitgewirkt haben, und schließlich rührte ich ungern an alte Wunden. Vorteile versprach ich mir keine, es sei denn, daß meine gelegentlichen Lehranalysen von Kollegen von der Internationalen Psychoanalytischen Gesellschaft anerkannt worden wären; dies war nur theoretisch nicht der Fall, die wenigen Male, wo es sich darum handelte, erfolgte die Anerkennung trotzdem.

Lediglich noch komisch war der allerletzte Ausklang. Loepfe, unser letzter Kassier, fragte mich immer wieder in größeren Abständen telefonisch an, was er nun eigentlich mit dem Vereinsvermögen von einigen hundert Franken anfangen solle. Ich erwiderte ebenso regelmäßig, daß ich es auch nicht wüßte und daß er das Geld wohl am besten einer wohltätigen Organisation überweise.

Man wird sich fragen, warum ich über diese Streitigkeiten innerhalb der schweizerischen Psychoanalyse derart ausführlich berichte, nachdem so wenig dabei heraus kam. Neben dem starken persönlichen Betroffensein und der Bedeutung, die jene Spaltung und mißglückte Neugründung für mich hatten, ist nicht zu übersehen, daß sie ein weitreichendes Echo fanden. Mit Ausnahme etwa von Blum hatten wir bei uns die fähigeren und produktiveren Köpfe. So schrieb mir Bally 1931, wie unerfreulich er das Schisma empfinde und das Bedauern umso größer sei, als er in den Sitzungsberichten der Ärztegesellschaft gesehen habe, wie gute Arbeit wir leisteten. In der internationalen psychoanalytischen Bewegung warf die Spaltung hohe Wellen, und auch Freud hat sie sehr bedauert, wie er mir später selber sagte. In nichtanalytischen schweizerischen Ärztekreisen erfolgte ebenfalls eine nicht zu überhörende Reaktion. Zum Teil drückte sie Zustimmung zu unseren Bestrebungen aus, die psychoanalytische Psychotherapie vorwiegend den Ärzten vorzubehalten, zum Teil, und dies gerade von der damaligen Burghölzli Belegschaft aus, war die persönliche Befriedigung über die Feindseligkeiten unter den sich so überlegen gebärdenden Analytikern unverkennbar.

Kapitel 11

HABILITATION

Wann ich ernsthaft an eine Habilitation zu denken und eine dafür geeignete Arbeit vorzubereiten begann, kann ich mich nicht genau erinnern. Jedenfalls beschäftigte ich mich schon 1925 und 1926 mit der Frage der Heilungsmechanismen in der Schizophrenie. Ich wurde dazu angeregt durch Beobachtungen, die ich noch bei den unruhigen Frauen gemacht hatte und bei den Männern dann bestätigt fand, wonach Übertragungsphänomene auf den Arzt auch bei chronischen Kranken doch einen entschiedenen Einfluß auf das Zustandsbild zu haben schienen. Es traten in Zusammenhang damit gelegentliche Besserungen über längere Zeit hin auf, vorausgesetzt, daß die Beziehung zwischen Patient und Arzt aufrecht erhalten werden konnte. Dies schien mir neu und beachtenswert. War es doch damals nicht nur in der Schulpsychiatrie, sondern auch bei den Psychoanalytikern ausgemacht, daß sich der Schizophrene gerade durch seine Kontaktlosigkeit, durch seinen bindungsunfähigen Narzissmus, seine Unfähigkeit zur Bildung einer Übertragung auszeichne. Ein Angriff auf dieses Axiom bedeutete deshalb ein erhebliches Wagnis. Ich muß aber gestehen, daß ich noch sehr in der von aller Welt, auch meinen Lehrern Eugen Bleuler und Oberholzer vertretenen Meinung befangen blieb, es handle sich letzten Endes um einen körperlichen Grundprozeß, als daß ich die letzten Konsequenzen aus meinen Beobachtungen hätte ziehen können; jedenfalls wagte ich es ncith, schon eine auf Übertragung begründete analytische Psychotherapie bei Schizophrenie zu postulieren, sondern nahm an, es handle sich lediglich um vorübergehende, flüchtige Effekte, da sich eine haltbare Übertragung schießlich doch nicht herstellen lasse.

Zunächst allerdings wollte diese Arbeit nicht so recht in Gang kommen. Ich brütete mehr daran herum und berauschte mich am Gedanken, etwas Neues gefunden zu haben, als daß ich wirklich ernsthaft dahinter gegangen wäre. In jener Zeit schien es mir auch lohnender und gleichzeitig einfacher, eine Monographie über schizophrene Mörder zu verfassen. Ich hatte mehrere derartige Fälle begutachtet; zudem fanden sich unter den Verwahrten in unserer Anstalt verschiedene dahin gehörende Fälle. Ich sammelte also sehr eifrig Material, ließ frühere Akten kommen, machte Auszüge, bis ich zuletzt doch alles liegen ließ, weil ich von den Heilungsmechanismen nicht mehr loskam.

Der Hauptgrund, warum es damit harzte, lag aber doch darin, daß ich durch die Anstaltsarbeit mehr und mehr erdrückt wurde. Nach oben waren ja nur die beiden alten Herren da, wenig aktiv, müde, mehr Hemmnisse als Hilfen. Vierter Arzt und Assistenzarzt wechselten so häufig – gelegentlich blieben die Stellen auch während längerer Zeit unbesetzt –, daß ich auch von dieser Seite nicht allzu viel Unterstützung bekam. Man darf nicht vergessen, wie kompliziert die Wahl der Bewerber auf diese Posten noch war. Ihre Kandidaturen mußten mit einem Gutachten des Direktors zunächst von der Aufsichtskommission beurteilt werden, was meist längere Zeit in Anspruch nahm; da es sich oft um Ausländer handelte, hatte auch die Fremdenpolizei, der damals noch die entsprechende Erfahrung und Praxis fehlte, ein gewichtiges Wort zu sagen; es kam gelegentlich sogar vor, daß gegen den vom Direktor gewünschten Bewerber zuletzt von der einen oder andern Seite ein Veto eingelegt wurde. Da die meisten Anwärter auf die Assistentenstelle durch mich empfohlen, d.h. mir von Zürich geschickt wurden, wie z.B. das Persönchen, Tory Vogt, Nunberg, Wolfensberger, Schalit (der dann von der Regierung abgelehnt wurde) und andere, ergaben sich daraus recht peinliche Situationen; so war es z.B. unmöglich, jemandem eine bindende Zusage zu geben, sondern es ging oft Wochen, eventuell Monate, bis die Entscheidung erfolgte. Neben der ganz allgemein bestehenden Schwierigkeit, Ärzte zu bekommen, erschwerte dieses System die Besetzung der Stellen noch ganz erheblich.

Nur einmal, unter sehr schwierigen Umständen, hat es vielleicht segensreich gewirkt: Anfang 1928 hatte sich endlich wieder einmal ein Schweizer an die Assistentenstelle gemeldet, der von Oberholzer warm empfohlene Wolfensberger (er hat zu Beginn der 30er Jahre in New York eine psychoanalytische Praxis eröffnet, die anscheinend gut florierte; was aus ihm geworden ist, weiß ich nicht) und dessen Wahl schon gesichert schien. Im letzten Augenblick wandte sich dann die Witwe Hermann Rorschachs sowohl an Brauchli wie an mich mit der Begründung, sie befinde sich in großer materieller Not – in der Tat hatte es in Herisau bei Rorschachs Tod noch keine Pensionskasse gegeben, so daß diese Bitte verständlich war – und man möchte ihr diese Stelle geben. Brauchli geriet in ein schweres Dilemma. Er fühlte sich der Familie Rorschach gegenüber verpflichtet, Rorschach hatte seine Frau noch auf dem Totenbette an ihn gewiesen. Andererseits besaß sie kein Schweizer Diplom, sie war Russin und stellte die Bedingung, mit ihren elf- und neunjährigen Kindern in der Anstalt wohnen zu können, wofür sie drei Zimmer beanspruchte. Mir ging es ähnlich wie Brauchli. Ich hatte mich schon auf Wolfensberger gefreut und sah, nach allem, was ich gehört hatte, mit Frau Dr. Rorschach erhebliche Schwierigkeiten voraus; und doch konnte ich, wie ich damals Oberholzer schrieb, „es mit meinem Gewissen nicht vereinbaren, der Frau und den Kindern eines Hermann Rorschach davor zu sein, endlich einmal eine sichere Unterkunft zu finden". Brauchli setzte sich denn auch sehr für sie ein. Die Aufsichtskommission dagegen lehnte ihre Kandidatur mit 6:1 Stimmen ab, und es wurde doch Wolfensberger gewählt.

Im übrigen hat mir Frau Rorschach diesen Ausgang nicht übelgenommen. Im folgenden Jahr sandte ich ihr einen Sonderdruck meiner kleinen Arbeit: „Der Rorschach'sche Formdeutversuch, seine Schwierigkeiten und Ergebnisse."[96] In der Zusammenfassung führte ich unter anderem aus: „Vom diagnostischen, prognostischen, praktisch-therapeutischen Gesichtspunkte wie auch vom Standpunkt des reinen Forschers aus ist es außerordentlich bedauerlich, daß dem Rorschachschen Formdeutversuch bisher eine allgemeine Anwendung und Nachprüfung versagt geblieben ist." In der Tat hatte man bis dahin, in der Psychiatrie wenigstens, nur höchst spärlich davon Kenntnis genommen; die rasante Verbreitung und Popularität setzte erst später ein; ich versuchte deshalb, mit meinem Überblick und eigenen Beispielen die Methode vor dem Vergessenwerden zu bewahren. Frau Rorschach dankte gerührt, aber auch mit Bitterkeit:

„Es hat mich sehr erfreut und ergriffen – umsomehr, da ich vom Psychoanalytischen Verein Zürich nur Ablehnen in jeder Form gesehen habe. . . . Es ergreift mich immer, wenn ich sehe, daß die Gedanken meines Hermann auf eine fruchtbare Stelle fallen und gedeihen – es ergreift mich aber das tiefe Weh beim Gedanken, daß meinem Mann nicht gegönnt war, den langsamen, aber sichern Erfolg zu sehen."

Sie beklagt sich dann noch darüber, daß die drei Menschen, die am meisten in den Versuch eingeweiht waren – Oberholzer, Behn-Eschenburg und Römer – nichts dafür täten.

Meine Überbelastung änderte sich auch wenig, als 1927 eine zweite Assistentenstelle geschaffen wurde, dies erfreulicherweise mit der Begründung, die Aufnahmen hätten erheblich zugenommen. Neben den verschiedenen Aufgaben und Tätigkeiten, die auf diesen Seiten auseinandergerissen erscheinen, in Wirklichkeit sich aber gleichzeitig abgespielt haben, gab es noch eine Menge technischer Schwierigkeiten. Es war z. B. nur eine einzige Sekretärin vorhanden, das ältliche Fräulein Bühler; ihre Hauptaufgabe bestand in der Beschaffung der Aufnahmepapiere für die Patienten, daneben war sie in erster Linie für Brauchli tätig. Ein Diktat bei ihr kam für uns andere nicht in Frage, man mußte schon froh sein, wenn sie ein Gutachten ins reine schrieb. Nicht nur alle Krankengeschichteneinträge mußte man selber schreiben; ich habe auch alle offiziellen Briefe, meine sämtlichen wissenschaftlichen Arbeiten bis und mit der Reinschrift, die Manuskripte meiner Vorträge und Vorlesungen selber getippt. Es ist kaum möglich, sich heute noch vorzustellen, wieviel Zeit damit verbraucht wurde und wie groß die zusätzliche Belastung war.

Im Jahre 1928 traten dann endlich zwei Mitarbeiter ein, die uns lange Zeit treu bleiben sollten, Fritz Künzi als vierter Arzt und Claire Bagg als Assistentin.

Unendlich fleißig, sich überall aufopfernd, in späteren Jahren aus pedantischer Übergewissenhaftigkeit nirgends fertig werdend, mit ihrem belehrenden

Tone den Kollegen gelegentlich etwas lästig, unermüdlich-hingebend, warmherzig und der Anstalt bis zum äußersten verbunden, blieb sie bis zu ihrer Pensionierung. Sie hat das ganze spätere Münsinger Auf und Ab, auch den Aufstieg zur Klinikgeltung getreulich mitgemacht, oft sich mißverstanden fühlend, sich beklagend, daß niemand so viel arbeiten müsse wie sie, dabei aber von restloser Loyalität beseelt.

Nun aber zurück zu meiner Habilitationsarbeit. Von 1927 an ging ich mit aller Energie dahinter, geriet gelegentlich in einen wahren Furor und hatte das Manuskript schon im Frühsommer 1928 im Rohbau fertig. Sehr wertvoll war es, in zwei Vorträgen in der Analytischen Ärztegesellschaft („Heilungsmechanismen I und II") meine Gedanken vortragen und diskutieren lassen zu können. Die Hauptschwierigkeiten für die Habilitation waren nun freilich erst noch zu überwinden.

Das eine große Fragezeichen bildete von Speyr. Nachdem man mir verschiedentlich berichtet hatte, mit welcher Verzögerungstaktik er frühere Habilitationsgesuche seiner eigenen Schüler wie Fankhauser oder Morgenthaler behandelt und ihre Arbeiten jahrelang liegen gelassen hatte, war ich auf das Schlimmste gefaßt; dies umso mehr, als der dritte Arzt der Waldau, Dr. Walther (der später die Anstalt Kehrsatz gründete und leitete) schon seit längerer Zeit darauf wartete, habilitiert zu werden. Die zweite Schwierigkeit bestand darin, einen Verlag für die Arbeit zu finden, denn für eine Zeitschrift war sie doch zu umfangreich. Mit einer gewissen Bitterkeit dachte ich wieder daran, wie gut es andern, z. B. den Burghölzli-Leuten, und dort vor allem wiederum John Staehelin ging, die alle diese Sorgen nicht hatten und bei denen es dort gehapert hatte, wo ich bereits fertig war, nämlich bei der eigentlichen Arbeit, während das, was mir beinahe unüberwindlich erschien, von ihrem Chef an die Hand genommen wurde.

So machte ich denn Ende Juni 1928 zagend und auf eine Ablehnung gefaßt einen ersten Besuch bei von Speyr, dem in dieser Angelegenheit noch manche folgen sollten. Ich brachte ihm das Manuskript mit dem ausdrücklichen Bemerken, es handle sich noch nicht um die definitive Fassung, damit ich bei einer Überarbeitung seine Wünsche berücksichtigen könne. Entgegen meiner Erwartung war er äußerst freundlich und versprach mir, die Arbeit baldigst zu lesen. Es ging aber ein ganzes halbes Jahr, bis ich ihm im Dezember 1928 das Manuskript wieder entreißen und die Erlaubnis bekommen konnte, mein Habilitationsgesuch einzureichen, wobei er freilich vielsagend bemerkte, er müsse dann natürlich die Arbeit nachher nochmals sehr gründlich studieren, da er sie bisher nur oberflächlich gelesen habe.

Schon vorher hatte ich einen Durchschlag an Storch nach Giessen geschickt mit der Bitte um Kritik und der Frage, ob er einen Rat geben könnte, wohin ich mich für die Publikation am besten wende. Storch reagierte sehr prompt und ermunternd und erklärte, er werde das Manuskript mit einer Empfehlung an Wilmanns, den damaligen Herausgeber der Springerschen Monographien, schicken. Mir kam dies sehr merkwürdig vor, denn wie sollte ausgerechnet Wilmanns, der strenge Vertreter klassischer deutscher Psychiatrie, eine so stark analytisch gerichtete Arbeit annehmen können. Zu meinem nicht geringen Erstaunen schrieb er mir dann aber am 19. Januar 1929, er habe die Arbeit

„mittlerweile mit großem Interesse gelesen. Wenn ich mich auch Ihren Freud'-schen Ausdeutungen nicht ganz anschließen kann, so halte ich doch die Arbeit für äußerst interessant und wertvoll, zumal sie auf einem Material aufgebaut ist, das uns Klinikern, die wir überwiegend frisches Material zu sehen bekommen, nicht zur Verfügung steht. Ich selbst bin grundsätzlich bereit, die Arbeit in den Monographien aufzunehmen etc."

Dies war mein erster Kontakt mit Wilmanns, an den er sich sechs Jahre später, als unsere so intensive Beziehung begann, natürlich nicht mehr erinnern konnte. Wenig später kam dann eine Absage vom Springer-Verlag; trotz der warmen Empfehlung von Wilmanns könne die Arbeit nicht übernommen werden; sie sei zu wenig umfangreich und wäre wohl auch in einer Zeitschrift unterzubringen. Heute, wo ich selbst Nachfolger Wilmanns als Herausgeber der Monographien bin und nie von Seiten des Verlages etwas Derartiges erlebt habe, will mir das Ganze recht rätselhaft erscheinen. Es läßt sich kaum anders erklären als damit, daß in jener Zeit der Chef des Hauses, Ferdinand Springer sen., noch sehr persönlich und wohl auch autokratisch die Geschäfte führte und selbst bestimmen wollte, was in seinem traditionsreichen und berühmten Verlag erschien und was nicht. Jedenfalls war ich nun wieder genau so weit wie vorher.

Wie ich durch den Anstaltspfarrer de Quervain, dem mit uns sehr vertrauten Bruder des Chirurgen und Großvater meines späteren Assistenzarztes in der Waldau hintenherum erfahren konnte, wurde mein Habilitationsgesuch schon in einer Fakultätssitzung anfangs Januar 1929 behandelt und Dettling[97] und von Speyr als Referenten ernannt. Nun gab es zunächst während mehr als einem Vierteljahre eine tragikomische Verzögerung: Von Speyr war an jener Fakultäts-sitzung nicht anwesend gewesen, und anscheinend hatte man ihm die (an sich ja selbstverständliche) Ernennung zum Begutachter vom Dekanat aus nicht mitgeteilt. Er erklärte nun einfach, er wisse von nichts, und hielt an diesem Standpunkt auch noch fest, als ihm Dettling auf meine Bitte hin seine Ernennung bestätigte und die Akten zustellte. Es ging dann tatsächlich noch ein volles Jahr, bis von Speyr sein Gutachten abgegeben und ich Anfang 1930, zusammen übrigens mit Glanzmann, meinen Probevortrag halten konnte; als Thema hatte ich die schizophrenieähnlichen Psychosen nach Malariabehandlung gewählt, eine Erkrankung, von der man heute nichts mehr weiß, die damals aber alle Gemüter beschäftigte und von der ich selbst einige Fälle gesehen hatte.

Die Zwischenzeit hatte ich nun freilich dazu benutzt, meine Habilitationsarbeit[98] nochmals gänzlich umzuarbeiten. Nach meinem Mißgeschick bei Springer wandte ich mich im Frühling 1929, freilich zögernd genug, an H. W. Maier, von dem ich wußte, daß er zum Verlag Karger Beziehungen hatte. Er zeigte sich sehr interessiert, u. a. aus Gründen, die ich nur vermuten konnte: John Staehelin, der inzwischen erster Oberarzt am Burghölzli geworden war, sollte nach dem Wegzug Rüdins, der an seine frühere Stelle bei der Deutschen Forschungsanstalt in

München zurückkehrte, den Basler Lehrstuhl bekommen, Maier war offenbar auf der Suche nach einem Nachfolger und dachte anscheinend auch an mich. Er erklärte sich bereit, meine Arbeit für die Abhandlungen der Monatsschrift, die damals von Bonhoeffer herausgegeben wurde, an diesen zu empfehlen, meinte jedoch, es wäre besser, meine Habilitation abzuwarten, damit man den PD auf den Titel setzen könne. Tatsächlich gab es dann auch keine Schwierigkeiten mehr. Ein Jahr später, nach meiner Ernennung zum Privatdozenten, wurden die „Heilungsmechanismen" von Bonhoeffer und damit auch vom Karger-Verlag ohne weiteres angenommen.

Kapitel 12

ZUKUNFTSSORGEN

.

Inzwischen hatte sich jedoch noch mancherlei ereignet. Immer mehr fühlten wir uns mit Münsingen verwachsen. In die Ausbildung des Personals – sie wurde damals von Brauchli nur gerade so geduldet – hatte ich sehr viel Mühe und Arbeit gesteckt; der Unterricht konnte ja nur außerhalb der Arbeitszeit, d. h. am Abend stattfinden; nicht zuletzt von daher war mein Kontakt mit dem Personal sehr eng. In meiner oft überschießenden Aktivität kümmerte ich mich um jede Einzelheit des Dienstes, und da die ärztliche Betreuung der Angestellten und der Beamten den Anstaltsärzten und somit im wesentlichen mir oblag, entstand auch von daher ein Vertrauensverhältnis.

Wie oft bin ich ins Hunzikengut[99] gepilgert, nachdem ich bei dem dortigen Werkmeister eine inoperable maligne Struma diagnostiziert hatte, wie erschütternd war der Tod von Pfarrer Henzi,[100] dem Vorgänger de Quervains, der beinahe in meinen Armen an einem Schlaganfall verschied! Es gab dabei aber gelegentlich auch komische Begebnisse: ein junger Wärter der Abteilung V, Ruedi Gerber, hatte eine Fettgeschwulst am Hals, die er gerne los geworden wäre. Der vierte Arzt – ich glaube, es war Dr. Schaudt, der vorher eine Zeitlang praktischer Arzt gewesen war – fand, wir könnten die kleine Operation selbst vornehmen. Gerber Ruedi aber, ein blühender, kräftiger Bauernbursche (er wurde später Abteilungs- und Vizeoberpfleger, starb schon 1937 noch jung an einem Bronchialcarcinom) hatte eine panische Angst vor Injektionen. Eine Lokalanästhesie kam also nicht in Frage. Nun hatte kurz vorher ein zur Begutachtung eingewiesener Schauhypnotiseur auf Abteilung V großes Aufsehen erregt, indem er nicht nur Patienten, sondern auch Wärter hypnotisierte, bis wir dieses Treiben, als wir davon Kenntnis bekamen, verboten. Gerber hatte sich auch unter den Opfern befunden und sich als auffällig leicht hypnotisierbar erwiesen. Damals befaßte ich mich gerade mit meinen Rorschach-Versuchen in Hypnose und hatte somit einige Übung. Wir beschlossen daraufhin, den Eingriff in Hypnose zu wagen, um dem Patienten die Angst zu ersparen und gleichzeitig zu sehen, wie weit die hypnotische Anästhesie reichen würde. Gerber erklärte sich begeistert einverstanden. Mehrmaliges vorheriges Einhypnotisieren gelang überraschend leicht. So konnten wir zur Operation schreiten, die in dem körperlichen Untersuchungs- und Behandlungszimmer (es befand sich zusammen mit der Apotheke damals noch in den beiden Hofzimmern gegenüber dem Ärztebüro) vorgenommen wurde. Ich stellte mich hinter den Kopf des Patienten, machte meine „Passes" und murmelte meine beschwörenden Worte, während Schaudt schnitt und die Geschwulst, die viel größer war, als wir vermutet hatten, herausschälte. Während dieser ganzen, immerhin etwa eine Viertelstunde beanspruchenden Prozedur wie nachher beim Nähen der Wunde ließ Gerber keinen Laut hören; er erklärte auf Fragen immer wieder, er spüre gar nichts und war mit dem Resultat ebenso zufrieden wie wir selbst.

Auch mit dem Dorfe Münsingen hatten sich gewisse Fäden angesponnen. Etwa Mitte der 20er Jahre – genauer erinnere ich mich nicht mehr – wurde ich zum Mitglied der Gemeindesteuerkommission und bald darauf zu ihrem Präsidenten gewählt. Abgesehen vom Militärdienst war ich nie in so engen Kontakt mit Männern aus verschiedenen Schichten getreten. Da waren neben dem Gemeindeschreiber, Notar und wichtigster Figur, ein Bäckermeister, ein Zählerableser, ein Fabrikant usw. Es fiel mir durchaus nicht leicht, mich einzupassen; lange Zeit fühlte ich mich den andern, die eine richtige Gemeinschaft bildeten, als eine ganz eigene Welt erschienen und mir als solche gegenüberstanden – auch wenn einzelne sich vielleicht unter sich befehdeten – unterlegen, weil sie, jeder an seinem Platze, so viel mehr Sicherheit hatten. Nach und nach ging es dann aber besser, ich lernte richtig jassen, nicht allzu gut, gewiß nicht, denn an jedem Arbeitstag gab es ein herrliches Mittagessen auf Kosten der Gemeinde, reihum in den verschiedenen Wirtschaften, mit anschließendem Kaffeejaß; dieser dehnte sich mit der Zeit bis weit in den Nachmittag aus, weil wir schließlich so aufeinander eingespielt waren, daß die Kommissionsarbeit immer rascher erledigt werden konnte. Als meine Amtsdauer abgelaufen war, drängte man mich, den Vorsitz für eine weitere Periode zu übernehmen, sicher nicht, weil ich ein so besonders guter Präsident gewesen war, sondern weil niemand dieses Amt übernehmen wollte. Ich war nicht wie die übrigen mit dem Geschäfts- und andern Leben des Dorfes verstrickt und mußte nicht fürchten, die Empörung und Rachsucht der Steuerzahler könnte mir schaden.

Im übrigen interessierte mich auch die Tätigkeit selbst. Ich gewann viele Einblicke in den dörflichen Organismus, die materielle Situation der Wirte, der Gewerbetreibenden, der Arbeiter und bewunderte immer wieder, wie klug, abgewogen und gerecht meine Kollegen, denen die Verhältnisse meist je direkt bekannt waren, ihr Urteil abgaben. Gleichzeitig wurde mir die Gemeinde als Zelle des Staates und in ihrer Rolle als politische Erzieherin sehr anschaulich vor Augen geführt. Jeder Gemeindebürger, der dafür intelligent genug und kein Sonderling war, kam bei der damaligen Größe des Dorfes zwangsläufig ein- oder mehrmals in seinem Leben dazu, Mitglied des Gemeinderates oder irgendeiner der vielen Kommissionen zu werden. Damit wurde er unmittelbar am öffentlichen Leben interessiert, sah in das Getriebe der Administration, der „Regierung" im kleinen hinein und hatte ein Stück Verantwortung zu übernehmen. Nach und nach wurde mir auch die wichtige Funktion der Wirtschaften – selbstverständlich auch mit ihren Schattenseiten – klar; nicht in den Kommissionen, sondern am Stammtisch wurden die eigentlichen Debatten ausgetragen und die wichtigen Beschlüsse ausgeknobelt.

Dies zeigte sich besonders deutlich, als ich später auf vieles Drängen hin Präsident der Sekundarschulkommission wurde. Ich sollte damals zugleich noch ein drittes Mal die Steuerkommission für eine vierjährige Amtsdauer übernehmen, was ich aber strikte ablehnte, so sehr es mir leid tat, mich von meinen Kameraden zu trennen. Die Sekundarschulkommission erschien mir wichtiger, besonders weil mein Vorgänger und Freund, Fürsprech Paul Keller, in einen schweren Konflikt mit der Lehrerschaft geraten war und viel Geschirr zerschlagen hatte. Wie in anderem Zusammenhang noch zu sehen sein wird, gelang es mir aber nicht so recht, das bestehende Mißtrauen zu überwinden; die Lehrer waren überempfindlich, und es mußte mit ihnen sehr vorsichtig laviert werden. Im übrigen bekam ich in den Sitzungen die Anträge und Meinungen von den übrigen Kommissionsmitgliedern schon fixfertig serviert; alles war im Wirtshaus vorbereitet worden, ohne mich, denn ich hatte weder Zeit noch Lust zu diesen abendlichen Höcken. So war ich denn ganz froh, das Amt nach einiger Zeit wegen Arbeitsüberlastung – ich glaube, es war dies mitten im Insulintrubel – wieder abzugeben, nachdem man mich auch da zunächst nicht gehen lassen wollte. Man zwang mich sogar, noch längere Zeit provisorisch weiter mitzumachen und bei Lehrerwahlen die Entscheidung zu treffen, ganz einfach, weil sich auch für diesen heiklen Posten schwer ein Nachfolger finden ließ.

Trotz diesen positiven Aspekten war ich unruhig, vielfach unzufrieden und machte mir Sorgen über die Zukunft. Mein Gehalt als dritter Arzt war äußerst knapp; die vielen Gutachtenaufträge, die ich erhielt, brachten wenig ein, denn die Tarife waren, auch bei Berücksichtigung der Geldentwertung, gemessen an den heutigen unwahrscheinlich niedrig. So kam man bei dem Familienzuwachs und dem Größerwerden der Kinder nie aus einer bedrückenden materiellen Bedrängnis heraus.

Schwerer wog die Einengung meines Betätigungsdranges, die vielleicht in Wirklichkeit geringer war als ich sie empfand. Ich fühlte mich als die eigentliche Seele der Anstalt, jedenfalls als den, von welchem alle Initiative ausging, und übersprudelte beinahe von Plänen und Unternehmungsdrang; wenn Brauchli mich auch zumeist gewähren ließ, so mußte ich doch immer fragen, Rücksicht auf ihn und Good nehmen und konnte, was am stärksten in die Waagschale fiel, meine Anliegen für bauliche Wünsche und für Verbesserungen aller Art nicht selbst bei der Aufsichtskommission und bei der Regierung vertreten und durchsetzen. Sicherlich spielte auch mein Ehrgeiz eine Rolle; er verleidete mir, derjenige zu sein, der glaubte, allein etwas zu leisten, ohne nach außen das entsprechende Ansehen zu genießen.

Das Schlimme war aber nicht der Augenblick, sondern der Gedanke, daß dieser Zustand unbegrenzt weiter dauern werde, bis ich schließlich müde und verbraucht sei. Eine Altersgrenze bestand nicht; und anläßlich einer Besprechung mit Brauchli im Jahre 1928 ergab sich deutlich, daß er, obwohl sich den 70ern nähernd, keineswegs daran dachte, irgendeinen Termin für seinen Rücktritt ins Auge zu fassen. Auch der etwas jüngere Good war bei bester Gesundheit und konnte noch lange seinen Posten ausfüllen. Als Beispiel hatte ich von Speyr vor mir, der mit seinen beinahe 80 Jahren noch immer frisch und fröhlich im Amt stand.

So malte ich mir denn in trüben Stunden aus, wie ich noch zehn oder fünfzehn Jahre auf meinem Posten ausharren müßte, um dann womöglich, wie seinerzeit Good, nicht einmal zum Direktor gewählt zu werden. Ich sah das Schicksal eines langsam versauernden Sekundärarztes einer Landanstalt vor mir; Beispiele solcher stecken gebliebener Anstaltsärzte waren genügend vorhanden.

So tauchte immer wieder der Gedanke an ein Fortgehen auf, sei es der Sprung in die Praxis, sei es als Oberarzt an eine Klinik. In jener Zeit kam es auch zu einem merkwürdigen Intermezzo, das für mich beinahe eine Versuchung bildete. Eines Tages erschien bei uns Prof. Schneider, Ordinarius für Psychologie in Riga, Hauptstadt der aus dem ersten Weltkrieg hervorgegangenen lettischen Republik. Schneider war früher Seminardirektor in Bern gewesen, hatte aber als fanatischer Psychoanalytiker unliebsames Aufsehen erregt und die Seminaristen „infiziert" und „verführt", so daß es schließlich zu einem großen Krach kam und er gehen mußte. In Rige hatte er dann Unterschlupf gefunden. Nun machte er mir den Vorschlag, ebenfalls dorthin zu ziehen; ich würde sofort eine glänzende Praxis auftun und mich ohne weiteres habilitieren können. Er wußte dies alles und das Leben in dem neuen, von frischem Wind erfüllten Staat so verführerisch zu schildern, daß ich trüben Stunden allen Ernstes überlegte, ob ich den kühnen Schritt nicht wagen sollte.

Schneider hatte mir freilich nicht verschwiegen, daß schon seit einiger Zeit mit einer Übergangsfrist für die vielen dort wirkenden Ausländer die Bestimmung bestand, sämtliche Universitätsdozenten hätte in lettischer Sprache zu unterrichten. Er nahm dies aber auf die leichte Schulter, behauptete, es stehe nur auf dem Papier und erklärte, ihm selber werde es niemals einfallen, lettisch zu lernen – ohnehin beinahe ein Ding der Unmöglichkeit. Ich traute der Sache aber nicht und behielt recht: Wenige Jahre später wurde Schneider aus diesem Grunde entlassen. Er betrieb dann während vieler Jahre eine illegale psychotherapeutische Praxis in Basel. Nach dem Krieg sollte ich unter abenteuerlichen Umständen seinen Sohn kennen lernen, der inzwischen den physiologischen Lehrstuhl in Köln bekommen hatte.

Ich kam von Münsingen nicht los. Eine Verpflichtung Brauchli gegenüber empfand ich nicht mehr; dies hatte ich nun wohl mit meiner neunjährigen Tätig- *

keit abverdient. Es ist mir heute noch nicht klar, was mich so stark an Münsingen band, daß es mir gleichsam zum Schicksal wurde. Vielleicht hatte ich schon allzu viel von mir selbst hineingelegt und mich mit allem, ich möchte sagen, mit jedem einzelnen Baum oder Strauch, mit jedem einzelnen Stein identifiziert. So waren denn alle Ausbruchsversuche entsprechend lahm und mußten notwendigerweise scheitern.

Wieder schien mir die Niederlassung als Analytiker ein riesengroßes wirtschaftliches Risiko. Es meldete sich aber noch ein neues Bedenken. Wenn ich mir anhand der Beispiele Oberholzer, Blum, Behn-Eschenburg meine zukünftige Tätigkeit vorstellte, so beschlich mich Unbehagen. Ich bekam ganz einfach Angst vor dem ununterbrochenen Stillsitzen und fühlte deutlich, daß alles in mir, was auf Bewegung, Handeln, Organisieren drängte, zu kurz käme, ganz abgesehen von meiner Freude an wissenschaftlicher Tätigkeit. Als Ideal stellte ich mir immer eine Arbeit vor, die beides verband, das psychotherapeutische Eingehen auf den einzelnen Patienten und die klinische und forschende Tätigkeit mit allem Drum und Dran – sogar dem Administrativen. Eine derartige Kombination war aber in Wirklichkeit kaum denkbar.

So blieb die Bewerbung an eine andere Stelle übrig. 1928 schied mein Vorgänger Rothenhäusler als Direktor von Bellelay aus. Brauchli meinte, ich sollte mich zwar nicht melden, aber berufen lassen, besonders weil man Mühe hatte, einen guten Kandidaten zu finden. Ich hatte nicht die geringste Lust, fand aber, ich dürfe nicht nein sagen, wenn man mir auf diese Weise einen Direktorenposten antrug; als sich auf regulärem Wege doch noch der geeignete Mann einstellte, Hans Knoll, Sekundärarzt der Rosegg, atmete ich auf. Sehr viel mehr beschäftigte mich die Frage, ob ich mich als Nachfolger John Staehelins ans Burghölzli melden sollte. Hier war die Ambivalenz eine doppelte: Es ging nicht nur um die Schwierigkeit, mich von Münsingen zu trennen, sondern ebensosehr um die widersprüchliche, im Grunde ja ablehnende Einstellung H. W. Maier gegenüber, der 1927 als Nachfolger des in den Ruhestand getretenen Eugen Bleulers die Klinik übernommen hatte.

Jedenfalls benahm ich mich so ungeschickt wie möglich. Zuerst besprach ich mich mit John Staehelin über meine Unschlüssigkeit und hielt auch mit meiner Kritik an H. W. Maier nicht zurück, die er sicher seinem Chef prompt hinterbrachte. Dabei mußte ich eigentlich erst noch wissen, daß für H. W. Maier meine enge Zugehörigkeit zum Oberholzer'schen Kreise gewiß keine Empfehlung war. Schließlich reichte ich dann doch noch, reichlich spät, im Februar 1929 meine Anmeldung ein unter Berufung darauf, daß Staehelin sicher schon davon gesprochen habe. H. W. Maier schrieb mir sehr nett und diplomatisch zurück, wie man es eben tun muß; er legte nur leicht den Finger auf meine Ambivalenz, indem er erklärte, Staehelin habe ihm wohl anfänglich etwas von meinem Interesse für die Stelle gesagt, „später meinte er dann aber, er glaube, daß Sie nun doch vorziehen in Münsingen zu bleiben, nachdem Ihre Habilitation gesichert sei". Er könne mir natürlich gar nicht sagen, wie die Regierung entscheiden werde und wisse nur, daß sie gern jemanden hätte, der mit den Zürcher Verhältnissen speziell vertraut und deshalb in der Lage wäre, ihn von der Administration zu entlasten. Anfang April kam dann die Absage. Gewählt wurde Braun, damals Oberarzt an der Anstalt für Epileptische, später deren langjähriger Direktor. H.W. Maier schrieb, er hoffe, daß dadurch unsere persönlichen Beziehungen nicht getrübt würden, und es sei nicht ausgeschlossen, daß sich später neue Stellenmöglichkeiten für mich am Burghölzli ergeben könnten.

Obwohl ich einigermaßen einsah, diese Ablehnung durch mein Zaudern und Zögern und meine nun schon viele Jahre dauernde Ablehnung H.W. Maiers selbst verschuldet zu haben, traf mich der Mißerfolg recht schwer. Heute meine ich, mein Leben und insbesondere meine berufliche Entwicklung hätten eine bessere, harmonischere Entwicklung genommen, wenn ich damals die Stelle am Burghölzli nicht verscherzt hätte. Wahrscheinlich wären manche Kanten und Überheblichkeiten, die durch den Mangel an ebenbürtiger Konkurrenz und der fehlenden Notwendigkeit einer Eingliederung groß werden konnten, gedämpft worden, und wahrscheinlich hätte ich es auch leichter gehabt, einen Lehrstuhl zu bekommen.

Es läßt sich freilich mit ebenso viel Recht vertreten, ich wäre dann einer unter vielen geblieben, und etwas ähnliches wie das, was ich als meine eigentliche Lebensleistung betrachte, die Entwicklung Münsingens aus einem veralteten Provinzdasein zu internationaler Geltung und zu einem klinischen Betrieb wäre nicht zustande gekommen.

Kapitel 13

DIE „AKTIVERE THERAPIE"

Mein Mißbehagen über den Zürcher Mißerfolg wurde zudem bald einmal ge-
glättet durch ein Unternehmen, das mich mit größter Begeisterung erfüllte und
den ersten Schritt bedeutete, „meine" Anstalt zum Experimentierfeld neuer
Ideen und anstaltstechnischer und therapeutischer Fortschritte zu machen.

Schon seit einiger Zeit hatten die Arbeiten Simons[101] in Gütersloh über seine
arbeitstherapeutischen Methoden bei denen, die sie überhaupt lasen, Aufsehen
erregt. Anfangs 1929 erschien dann seine Monographie „Aktivere Krankenbehandlung in der Irrenanstalt",[102] in der er seine Prinzipien im einzelnen erläuterte
und Behauptungen über die damit erzielten Wandlungen im Betrieb und in der
Atmosphäre der Anstalten aufstellte, die staunen ließen und kaum glaublich erschienen. Mehrere Anstalten in Deutschland und namentlich Holland hatten bereits auf die Simonsche Methode „umgestellt" und meldeten ebenfalls Erfolge.
Was da verlangt und erreicht wurde, schien mir von größter Bedeutung. Das Simonsche Vorgehen entsprach auch durchaus meinem Drang nach Aktivität und
nach Änderung der im Grunde doch unerträglichen Zustände mit dem Tohuwabohu der unruhigen Abteilungen und der stumpfen Massierung der übrigen
Kranken in großen Schlafräumen oder Gemeinschaftssälen. Dabei war ich mir
erst noch der Gefahr durchaus bewußt, daß man sich an alles gewöhnen und mit
der Zeit das Bestehende als unabänderlich und natürlich empfinden konnte, wie
es bei Leuten wie von Speyr, Fankhauser, Brauchli und Good der Fall war.

Meine Versuche, Brauchli für diese Dinge zu interessieren, fielen zunächst auf
einen zwar nicht ganz ablehnenden, aber doch nicht sehr günstigen Boden. Arbeitstherapie hätte man ja schon seit langem getrieben, hieß es, und etwas mehr
oder weniger werde nicht viel ausmachen. Ähnlich argumentierten übrigens
auch die meisten andern schweizerischen Anstaltsleiter. Hätte es sich bloß um
Arbeitstherapie gehandelt, d.h. um die Mehrbeschäftigung einer gewissen Anzahl von Kranken, so hätten diese Einwände eine gewisse Berechtigung gehabt:

Schon von jeher schickte man viele chronische Kranke aufs Feld und in die Gärten; andere waren im Hausdienst beschäftigt, die Frauen hatten zu nähen und zu flicken oder für die Küche Gemüse zu rüsten; manche Patienten wurden damit so unentbehrlich, daß der Gedanke an einen Entlassungsversuch auf den erbitterten Widerstand des Personals stieß.

Gearbeitet wurde aber doch nur von jenen, die selbst den Wunsch dazu hatten oder so gut beieinander waren, daß man sie leicht dazu bewegen konnte. Zudem war es selbstverständlich, sie dort einzusetzen, wo die Anstalt sie brauchte und wo die größtmögliche Rendite aus ihrer Arbeit resultierte; es wurde ganz offen davon gesprochen, so weit es ihnen möglich wäre, hätten die Patienten die Pflicht, durch ihre Arbeit die großen Kosten, die ihre Unterbringung verursachten, vermindern zu helfen.

Wie ganz anders war das, was Simon anstrebte! für ihn spielte die reelle Nützlichkeit der Patientenarbeit eine sekundäre Rolle, und die Anstalt selbst durfte die Forderung einer Rendite überhaupt nicht erheben. Bedeutsam war nur der therapeutische Gesichtspunkt, wie weit eine bestimmte Arbeit den Kranken fördere; sie sollte freilich nicht nutzlos sein, sondern einen Sinn haben, der einleuchtete, aber nur deshalb, weil damit das Selbstwertgefühl des Patienten gehoben und sein Eifer angestachelt werden konnte, nicht aber mit Rücksicht darauf, was die Anstalt davon hatte. Wie revolutionär schon nur dieser Gedanke war, zeigt am besten das Beispiel der Anstalt Wil.[103] Diese besaß unter der Leitung von Schiller (dem Schwiegervater Stecks und später auf Anregung Klaesis, Ehrendoktor der Universität Bern) den Ruf, den höchsten Beschäftigungsgrad der Kranken in der Schweiz zu haben. Der Gesichtspunkt der Rentabilität war dabei aber absolut ausschlaggebend, und es war Schillers höchster Stolz, sagen zu können, die Anstalt, die sich im übrigen in einem höchst unerfreulichen Zutand befand, sei dank der Patientenarbeit die einzige, die sich selbst erhalte.

Für Simon waren ferner gerade nicht jene Kranke, die freiwillig sich zur Arbeit drängten oder die ohne weiteres dazu angehalten werden konnten, die wichtigsten. Das Problem lag für ihn vielmehr in der „Ruhe des Kirchhofs", in der großen Masse der stumpf dahinvegetierenden, antriebslosen oder negativistischen schizophrenen Endzustände, den verblödeten Organikern und den Imbezillen, aber auch bei den agitierten und aggressiven Kranken der unruhigen Abteilungen. Hier setzte die eigentliche therapeutische Arbeit ein, die in erster Linie von den Ärzten ausgehen mußte, an der sich aber neben dem Pflegepersonal überhaupt jedermann, der in er Anstalt irgendwie mit Kranken in Berührung kam, zu beteiligen hatte. Es sollte eine „Heilatmosphäre" geschaffen werden, in der alles darauf ausgerichtet war, den Kranken aus seiner Versunkenheit und Isolierung herauszubringen. Stufenweise war er von leichteren, mechanischen Betätigungen zu komplizierteren, selbständigeren zu führen, wobei man sich immer an der oberen Grenze des physisch und psychisch noch zu Bewältigenden halten sollte. Den motorisch erregten und aggressiven Kranken dagegen war Gelegenheit zu geben, unter strenger Bewachung durch angestrengte körperliche Arbeit die aufgestauten Energien abzureagieren. Das Endziel war ein hundertprozentiger Beschäftigungsgrad nach Abzug der aus körperlichen Gründen bettlägerigen Patienten.

Jede Dauerisolierung war verpönt. Ein störender Kranker durfte nur ganz vorübergehend in einen Einzelraum verbracht werden (es bestanden dafür genaue zeitliche Anordnungen und ein Instanzenweg für jene, die eine solche Isolierung anordnen durften), in allen Aufenthalts- und Arbeitsräumen hatte strikte Ruhe zu herrschen. Ganz besonders betonte Simon aber, es handle sich bei seiner Methode nicht um bloße Arbeitstherapie. Er nannte sie denn auch nicht so, sondern „aktivere" Behandlung. Auch außerhalb der kurzen Zeit innerhalb der 24 Tagesstunden, wo gearbeitet werden konnte, sollte der Kranke dauernd angeregt, am Versinken gehindert und der Gemeinschaft zugeführt werden durch Lektüre, Spiele, Unterhaltungen aller Art. Simon betonte, in einer nach seinen Prinzipien „umgestellten" Anstalt bilde der Sonntag das Kriterium: es sei viel schwieriger auch hier die „Heilatmosphäre" durchzuhalten als an Tagen, an denen gearbeitet wurde.

Um dieses Programm durchzuführen, bedurfte es nicht nur einer entsprechenden Schulung des Pflegepersonals und Instruktionen an alle weiteren Hilfskräfte, Angestellte der Handwerkbetriebe und der Ökonomie inbegriffen, sondern auch baulicher Veränderungen. Alle Räume sollten wohnlich gestaltet werden mit viel Blumen, Bildern, Vorhängen, appetitlichem Eßgerät, und sogar auf den unruhigen Abteilungen sollte man alle Sicherungsmaßnahmen weitgehend abschaffen und sich nicht scheuen, auch dort Blumentöpfe hinzustellen, Spiegel aufzuhängen, Glastüren anzubringen. Auf diese Weise werde, zum mindesten äußerlich, der Charakter einer Anstalt vollständig geändert.

Warum ich dies alles hier so ausführlich berichte? Weil vieles inzwischen wieder vergessen worden ist. Wie sehr vergessen, oder vielleicht überhaupt nie zur Kenntnis genommen, erkannte ich 20 Jahre später, als ich an den Beratungen eines Expertenkomitees der Weltgesundheitsorganisation über die Errichtung und den Betrieb psychiatrischer Krankenhäuser und der Ausarbeitung von Richtlinien für Entwicklungsländer teilnahm. Als umwälzend neue Ideen wurden damals die Unternehmungen Sivadons in Paris und Rees und anderer in England in den Vordergrund gestellt und als die Anstaltsplanung der Zukunft betrachtet. In der Hauptsache ware es nichts anderes als die Simonschen Prinzipien, die hier entwickelt wurden, wenn auch in manchem darüber hinausgegangen wurde. Zu meinem größten Erstaunen kannte aber niemand den Namen Simon; und die Tatsache, daß das meiste und wichtigste von diesen scheinbar so revolutionären Ideen längst schon vorgeschlagen und vielerorts verwirklicht worden war, wußte man nicht; allerdings befand sich unter den Experten kein Deutscher. Sogar dem Vorsitzenden, Prof. Krauss aus Groningen, einem früheren Oberarzt von Sandpoort, mußte ich in Erinnerung rufen, daß sein dortiger Vorgänger van der Scheer seinerzeit als einer der ersten und in vorzüglichster Weise eine „Umstellung" der Anstalt im Simonschen Sinne vorgenommen hatte.

Nur eine ausführlichere Darstellung läßt aber auch verstehen, warum im Jahre 1929 und 1930 die Simonschen Prinzipien wirklich etwas völlig Neues bedeuten und wieso sie nicht nur mich selbst, sondern auch die andern Ärzte und das Pflegepersonal derart begeistern konnten.

Nach und nach gelang es mir dann, Brauchli davon zu überzeugen, daß man unbedingt an Ort und Stelle die Dinge ansehen müsse, schon nur um festzustellen, was daran etwa Bluff sei. Ihn selber lockte es schließlich auch, eine solche Reise zu unternehmen. Er wandte sich an die Regierung, Mouttet zeigte außerordentlich viel Verständnis, fand aber den Plan so wichtig, daß er selbst mit dabei sein und auch die beiden andern Anstalten einladen wollte. Mich als Initianten konnte man nicht wohl übergehen, Verwalter Häberli wurde als Reisemarschall bestimmt – mit dem Hintergedanken freilich, wie wichtig es sei, ihn für alles Kommende auf unserer Seite zu haben –, und mit großem Bedenken erfuhren wir, daß der nun schon 79jährige von Speyr nicht etwa seinen Stellvertreter Fankhauser schicken, sondern selbst mitkommen wolle. Der siebente Reiseteilnehmer war Direktor Knoll von Bellelay.

Im September 1929 besuchte dann diese „Studienkommission" während acht Tagen die Anstalten Sandpoort, Maasort und Brinkgreven in Holland, Gütersloh und Reichenau bei Konstanz in Deutschland. Mouttet, ein sehr angenehmer, kenntnisreicher und, wie ich bereits betonte, für unsere Probleme sehr aufgeschlossener Vorgesetzter verließ uns nach der Rückkehr aus Holland in Köln. Von Speyr machte noch die Reise nach Gütersloh mit, reiste dann aber ebenfalls nach Hause. Unsere Befürchtungen, er werde der Reise körperlich nicht gewachsen sein, erwiesen sich übrigens als grundlos. Im Gegenteil war er mit beneidenswerter Rüstigkeit überall dabei.

Alles, was Simon in seinen Schriften versprochen hatte und was auch von andern berichtet worden war, traf zu, und unser Eindruck war denn auch entsprechend stark, besonders in Holland, wo ohnehin Inneres und Äußeres in der Ausstattung der Anstalten soviel luxuriöser war als bei uns. Es war kein Zweifel möglich, daß hier Dinge geschahen, die man sich vorher nicht hätte träumen lassen, daß in der Tat unruhige von ruhigen Abteilungen kaum zu unterscheiden waren, weder in der Haltung der Patienten noch in der Ausstattung der Räumlichkeiten.

Vor allem bot sich nun für die organisatorische Initiative ein verheißungsvolles Betätigungsfeld an. Für mich jedenfalls bekam die Anstaltsarbeit neben meiner wissenschaftlichen Tätigkeit und der Beschäftigung mit einzelnen Patienten ein ganz neues, lockendes Gesicht; ich war fest entschlossen, alle meine Kräfte dafür einzusetzen. Ich glaube nicht, dabei unkritisch gewesen zu sein. Jedenfalls erinnere ich mich, wie ich schon damals die holländische Art, den Anstaltsgeist umzumodeln, dem, was ich in Gütersloh selbst an militärisch anmutender Dressur zu bemerken glaubte, weit vorzog, eine Stellungnahme, die sich mir im folgenden Jahr anläßlich eines längeren Aufenthaltes in Gütersloh noch verstärkte.

Nach der Rückkehr beauftragte mich Mouttet, sowohl den offiziellen Reisebericht abzufassen, wie in der Presse über unsere Exkursion zu berichten. Der

„Bund", dem ich eine Artikelserie einsandte, brachte sie jeweils auf der ersten Seite mit der Begründung, das Ergebnis der Studienreise sei derart, daß sich nicht nur Fachleute, sondern auch weitere Bevölkerungskreise dafür interessieren werden. Wie ich beim Blättern in einer Mappe mit Manuskripten sehe, habe ich damals und wohl auch noch im nächsten Jahr eine ganze Reihe von Vorträgen gehalten; wo überall, weiß ich nicht mehr, wahrscheinlich aber in der Psychologischen Gesellschaft, im Hilfsverein für Geisteskranke, vielleicht auch in einer Vortragstournee des Hochschulvereins.

Klar war mir von Anfang an, daß sich unter unseren Verhältnissen eine „Umstellung" nicht von einem Tag auf den andern und nicht „total" durchführen ließ. Im Reisebericht, der übrigens von allen Reiseteilnehmern genehmigt werden mußte und deshalb lange in Zirkulation stand, regte ich an, zunächst mit einzelnen Abteilungen zu beginnen, dort aber die neuen Prinzipien konsequent anzuwenden, und erst nach und nach die ganze Anstalt einzubeziehen. Ebenso klar war es mir auch, daß ich selbst, wie auch die verantwortlichen Leute des Pflegepersonals nach dem kurzen Augenschein noch die Einzelheiten der Organisation, die besonders in Gütersloh mit deutscher Gründlichkeit ausgearbeitet worden waren, zu studieren hätte.

So wurden denn 1930 neue Expeditionen gestartet. Ich selbst war während drei Wochen in Gütersloh; nach mir wurden noch Fräulein Bagg und je zwei Vizeoberpfleger und Vizeoberpflegerinnen für kürzere Zeit dorthin delegiert.

Fachlich war dieser Gütersloher Aufenthalt für mich nicht sehr ergiebig. Ich konnte zwar die verschiedenen Arbeitsbetriebe genau studieren und sehen, wie die Arbeitskontrolle durchgeführt wurde; auch verschaffte ich mir die Pläne für die sogenannten Simonschen Bänke; sie dienten der Abgrenzung kleinerer Gruppen von vier bis acht Kranken innerhalb der großen Säle und waren nach dem Prinzip der alten Holzbänke der Eisenbahn konstruiert, trugen jedoch oben auf der Lehne Kästen für Blumentöpfe. Nach Möglichkeit sollten sie so aufgestellt werden, daß der mit den Kranken arbeitende Pfleger den Überblick über den ganzen Raum noch besaß, die Kranken selbst, bzw. ihre Gruppen aber doch deutlich voneinander geschieden waren.

Im übrigen überwogen eher Dinge, die mir weniger gefielen und die ich nicht zu übernehmen gedachte. Der frühere Eindruck eines preußischen Drills verstärkte sich; bei längerem Mitmachen sah man auch, daß die Kranken keineswegs, wie es Simon in seinen Schriften immer wieder verlangt hatte, mit unendlicher Geduld und Behutsamkeit zur Arbeit gebracht, sondern daß dafür und auch für die „Ruhigstellung" gelegentlich recht drastische Methoden angewandt wurden, wie z. B. die „schwarze Spritze" (Apomorphin). Zudem schien mir jetzt die Grundeinstellung Simons keineswegs in meinem Sinne fortschrittlich: Für ihn war und blieb der Geisteskranke unheilbar, und er formulierte denn auch das Ziel seiner Bemühungen ausdrücklich dahin, es gelte, die Krankheit durch den Anstaltsaufenthalt nicht schlimmere Formen annehmen zu lassen, als in ihrer eigenen Gesetzmäßigkeit liege. Wenn er trotzdem behauptete, Kranke würden unter der Wirkung der aktiven Therapie nicht mehr halluzinieren, so stieg mir mehr und mehr der Verdacht auf, daß diese Kranken einfach nicht mehr von ihren Stimmen zu sprechen wagten, weil Krankheitsäußerungen überhaupt verpönt waren und man, wie gemunkelt wurde, mit sich selbst sprechende Patienten gelegentlich auch durch Faradisieren „geheilt" hatte.

Diese negativen Beobachtungen konnten freilich meine Begeisterung für die Sache in keiner Weise erschüttern, und auch in Gütersloh überwogen die Wohltaten des neuen Systems diese Übelstände immer noch bei weitem. Ich genoß auch die eigenartige Landschaft Westfalens mit ihrer weiten Ebene, den schnurgeraden, von Pappeln umsäumten, auf Napoleon zurückgehenden Chausseen von einem Kirchturm zum andern, den mir so fremden Sandboden und die da und dort noch bestehende Heide. Ausflüge mit den Kollegen zusammen führten immer zum Schluß – alles per Rad – in einen kleinen Gasthof in das Städtchen Wiedenbrück zu einem Glas Bier in einer Atmosphäre, die sich sicherlich seit 100 Jahren nicht verändert hatte.

In dieser friedlichen Welt trat nun aber etwas auf mich zu, das mich viel mehr bewegte, beschäftigte, und erschauern ließ als alles übrige: die Begegnung mit dem Nationalsozialismus.

Es fing schon auf der Hinfahrt im Zuge an. Die vielen verbissenen Gesichter; Gesprächsfetzen, in denen Haß, Feindseligkeit gegen jeden Ausländer, Wut über den „Schandfrieden von Versailles", über das angebliche Versagen der „Heimatfront" (Dolchstoßlegende!), hämische Bemerkungen über die Juden aufblitzten; herumliegende Zeitungen, wie das Streichersche Hetzblatt „Der Stürmer". All dies war unheimlich, fremd, bedrohlich. In Gütersloh war unter den Kollegen dieselbe Stimmung. Da war besonders einer, dem ich mich anschloß, weil er mir einen stilleren, gediegeneren Eindruck machte als die anderen, eher oberflächlich-derben, bierfreudigen Gesellen. Wernickes Gesichtszüge hatten etwas Depressiv-Leidendes, nur allzu verständlich, wenn man erfuhr, daß er im Kriege Schlimmes durchgemacht hatte, schwer verwundet worden war, jetzt als Halbinvalider seine Gebrechen nach Möglichkeit verbarg, mir aber gestand, er werde seiner Verstümmelungen wegen niemals heiraten können. Mit ihm nun hatte ich viele Gespräche, die ein erschreckendes Bild zeigten. Er war aus tiefster Überzeugung Nazi. Sein politisches Weltbild war auf eine mir völlig unbegreifliche, fremde Weise verzerrt, unwirklich; andere Völker, Franzosen, Engländer bloße Schemen; festgelegte, aus Schlagworten zusammengesetzte Ausgeburten einer völligen Isolation. Wir Schweizer waren Deutsche, die man mit Verachtung behandeln mußte, weil sie sich nicht zum Reich bekannten. Eine Diskussionsmöglichkeit bestand nicht; alle Versicherungen, wie einseitig der Blickwinkel sei, wie wenig mein Gesprächspartner in Wirklichkeit etwas von der Welt und insbesondere von Schweizern, Franzosen, Engländern usf. kannte, prallten an einer Mauer ab. Ich habe später noch wiederholt mit ihm korrespondiert und ihn zu uns eingeladen. Er kam nie und hatte allerhand Ausflüchte, und ich vermute noch heute, es sei eine geheime Furcht gewesen, eine lebendige Begegnung mit dem „Ausland" könnte das feste Gefüge seiner Überzeugung doch noch erschüttern. Getragen waren diese Leitbilder von einer entsetzlichen Verbitterung, von verletztem Stolz und von einem unbändigen Drang nach Rache und Vergeltung.

Bei den anderen Kollegen, die gutmütiger, lebensfreudiger und nicht durch die Invalidität zusätzlich belastet waren, klang dies alles etwas milder. Es waren aber eben doch genau dieselben Töne, verbunden mit dem Geiste der Konspiration, der sich, wie man mir versicherte, auch auf die Pfleger erstreckte, mit Haß und Verachtung gegenüber der Weimarer Regierung und mit dem visionären Glauben an eine ganz andere Zukunft unter Hitler. Dem allem stand man völlig hilflos gegenüber.

Daß in Deutschland etwas ungeheuer Bedrohliches heranreife, dem gegenüber aktivere Therapie, Beschäftigungsgrad, Werkstätten für die Kranken völlig bedeutungslos waren, blieb der alles beherrschende Eindruck meines Gütersloher Aufenthaltes. Ich sprach zu Hause von meinen Befürchtungen, traf aber nur auf Unglauben und belustigtes Lächeln über meine „Übertreibungen". Als ich kurz darauf im Oberholzerschen Kreise meinen Befürchtungen in der Prophezeiung Ausdruck gab, in zehn Jahren hätten wir Krieg, stieß ich auf ungläubiges Kopfschütteln. In Wirklichkeit ging es keine zehn, sondern nur noch neun Jahre bis zum Ausbruch des zweiten Weltkrieges.

Unter völlig veränderten Verhältnissen habe ich 1952 von den Gütersloher Nazis wieder etwas vernommen. Ein Dr. K., seinerzeit Assistent, bat mich, seinem Sohn eine Stelle an einer Schweizer Bank zu vermitteln. Es war dies ganz unmöglich, er hätte nie eine Einreisebewilligung erhalten. Ich bat K. aber, mir über das Schicksal der Gütersloher Ärzte zu berichten, was er in einem sehr langen, völlig verbitterten und gänzlich einsichtslosen Brief tat, dem man höchstens zu Gute halten konnte, daß er nicht wie soviele andere die Vergangenheit des Briefschreibers verleugnete und nicht behauptete, er sei nicht oder nur gezwungen dabeigewesen. W. war Anstaltsdirektor im „Warthegau", dem eroberten Danziger Korridor geworden, später erhielt er eine Anstalt in Dortmund, um 1945 als politisch schwer belastet abgesetzt zu werden. Nun versuchte er sich mit einer Privatpraxis durchzubringen, wo, ist aus dem Briefe nicht klar ersichtlich. K. selbst hatte den ganzen Krieg als Freiwilliger mitgemacht und mußte aus den gleichen Gründen wie W. sich nachher mit einer Privatpraxis durchhelfen. In mancher Beziehung geht aus diesem Schriftstück eine Gesinnung hervor, die beinahe noch schlimmer ist, als was ich seinerzeit in Gütersloh gehört hatte. So z. B., wenn behauptet wird, Simon habe „aus seiner Weltanschauung heraus" stets vernichtend über die geistige Haltung des damaligen parlamentarisch-demokratischen Systems geurteilt. „Er sah in der Pflege des Kranken, Schwachen und Verbrecherischen, wie sie damals geübt wurde, den Keim des Unterganges."

Simon habe ich damals übrigens nicht getroffen. Er befand sich, wenn ich mich richtig erinnere, in den Ferien. Dagegen besuchte er uns später einmal, wahrscheinlich 1932, in Münsingen. Er war ein richtiger, alter deutschnationaler

Militarist, der sicher die extremen Ansichten seiner Ärzte nicht in allem teilte, mit ihnen aber doch sympathisierte. Von seinem Besuch bei uns gibt es eine Fotografie; er steht mit Brauchli und den Ärzten zusammen recht kühn und streng auf der Treppe zum Haupteingang.

Erst 17 Jahre später hörte ich unter tragischen Umständen wieder von ihm. Glaus vom Burghölzli, der seinerzeit auch in Gütersloh gewesen war, hatte durch Bekannte erfahren, der Gesundheitszustand des nun 80jährigen Simon verschlimmere sich infolge der katastrophalen Ernährungslage immer mehr. In einem Brief vom Frühling 1947 heißt es: „Schon im Sommer haben sich bei Dr. Simon Hungerödeme gezeigt, und als ich nach einigen Wochen gestern ihn wieder sah, war ich erschrocken über das Fortschreiten der Folgen einer jahrelangen Unterernährung."

Es wird dann gebeten, mit Liebesgabenpaketen auszuhelfen. Unabhängig davon schrieb mir im gleichen Sinne kurz nachher der damalige Direktor von Gütersloh, Dr. Schneider. Selbstverständlich wurden Nahrungsmittel geschickt. Es ist aber doch bezeichnend für die damalige Situation, daß ich in meinem Brief an Dr. Schneider bemerken mußte:

„Dabei bitte ich freilich zu bedenken, daß zur Zeit an jeden Einzelnen von uns ähnliche Bitten von befreundeten oder irgendwie verbundenen deutschen Kollegen in großer Zahl eingehen, so daß im Einzelfall den Hilfsmöglichkeiten gewisse Schranken gesetzt sind, will man jedem gerecht werden."

Dies war das klägliche Ende der weltgeschichtlichen Epoche, deren Beginn für mich mit dem Gütersloher Erlebnis eng verbunden ist.

Der Bericht über unsere Studienreise fand auch in andern Kantonen Beachtung und war der Anlaß dafür, daß verschiedene Anstalten Ärzte zu Simon sandten. Da wir die ersten in der Schweiz waren, die mit der „Umstellung" Ernst machten, kamen bald auch einmal Besucher nach Münsingen, um sich Anregungen zu holen. Interessant sind die Reaktionen in den Jahresberichten über 1929 und 1930. Die Aufsichtskommission, die damals eine viel größere Rolle spielte wie heute und in ihrem eigenen Bericht alle möglichen Kleinigkeiten erwähnt, nahm von der Reise überhaupt keine Notiz. Es war dies eine recht komische Angelegenheit, deren Hintergründe mir bald einmal drastisch vor Augen geführt wurden: Der mächtigste Mann der Aufsichtskommission war nicht der Präsident, Oberrichter Ernst, sondern der kantonale Armeninspektor, Pfarrer Lörtscher, ein knurrender und polternder Autokrat, in Diskussionen markig mit seinem Baß eingreifend, betriebsam, kritisch, empfindlich, aber eine imponierende Figur, äußerst tüchtig und die damalige graue Eminenz der Staatsverwaltung. Als ich kurz nach unserer Rückkehr in einer belanglosen Angelegenheit zu ihm mußte, empfing er mich höchst ungnädig und brüllte mich an, es sei unerhört, daß man die Aufsichtskommsission nicht vorher begrüßt und zur Teilnahme an der Reise eingeladen habe. Ich wollte mich etwas feige aus der Affäre ziehen, indem ich sagte, er möchte seine Beschwerde doch bei den drei Direktoren und nicht bei mir, dem simplen dritten Arzt von Münsingen, anbringen, worauf er erst recht wütend wurde: Jedermann wisse doch genau, daß ich der maßgebende Mann für diesen Plan gewesen sei und alles organisiert habe. In den Berichten der einzelnen Anstalten treten Brauchli und Knoll warm für die Neuerung ein und erwarten davon viel Gutes. Auch von Speyr äußert sich positiv - er hatte nach seiner Rückkehr noch Fankhauser für einige Tage nach Gütersloh geschickt – konnte sich aber nicht verkneifen zu schreiben, daß die ‚Aktivere Therapie' nicht in Angriff genommen – wir hatten uns schon längere Zeit damit abgegeben –, sondern weiter ausgebaut wurde. Auch in den folgenden Jahren schreibt er recht ausführlich, was alles unternommen wurde an neuen Beschäftigungsmöglichkeiten und an Umstellungen im neuen Geiste. Fankhauser, dem die Arbeitstherapie unterstellt war, beschränkte sich freilich, wie uns wenigstens in Münsingen schien, mehr auf den Ausbau der Karrenzuggruppen mit einer völligen Verkennung ihres Zweckes: Er ließ damit sinnlos Material von einem Ort zum andern verschieben und von einer andern Gruppe wieder zurückbringen. Die „schwarze Spritze", die er ebenfalls als Errungenschaft aus Gütersloh mitgebracht hatte, hielt sich in der Waldau noch, bis ich dorthin kam.

Sehr energisch und mit viel Umsicht ging dagegen Knoll vor. Ich habe mich später immer darüber geärgert, daß sein Wirken in Bellelay nie anerkannt wurde. Anläßlich der Einweihung der Büste Humberts im Jahre 1951 wurde er in den rückblickenden Ansprachen von Giovanoli und Dr. Frey, dem Präsidenten der Aufsichtskommission, einfach totgeschwiegen. Es mag dies mit seiner unscheinbaren, bescheidenen Haltung und seinem zögernden und etwas unbeholfenen, umständlichen Wesen zusammengehangen haben. Er war aber unermüdlich tätig, voll besten Willens und ging mit Energie hinter die Einführung der Simonschen Prinzipien. Jedenfalls hat er mindestens so viel geleistet wie seine Vorgänger und Nachfolger.

Bei uns setzte schon nach der Rückkehr der Studienkommission, besonders aber dann nach der Rückkehr unserer Equipe von Gütersloh, ein emsiges Treiben ein. Aus verschiedenen Gründen wählte ich die Abteilung „Männer III" als Probestück. Es handelte sich dort um ein Sammelsurium von chronischen Demenzformen aller Art, zumeist ruhige oder halbruhige Kranke. Von den ca. 100 Patienten der Abteilung waren bis dahin nur ganz wenige zur Außenarbeit gegangen. Der große Haufen blieb weitgehend sich selbst überlassen. Die Männer lagen in den drei Aufenthaltsräumen und im Korridor auf dem Boden herum oder liefen, jeder für sich, gestikulierend und mit sich selbst sprechend, auf und ab. Abgesehen von zwei, drei schizophrenen Originalen, die hier hausten, wie z. B. der „Ritter Edler" Eberhardt mit seiner Zerfahrenheit und seinen Neologismen, war es eine dumpfe Masse, die in besonders ausgeprägtem Maße den Eindruck einer alten Irrenanstalt vermittelte. Wenn mit der aktiven Therapie etwas erreicht werden konnte, so mußte es sich gerade hier zeigen. Anderseits schien mir die Aufgabe weniger schwer als etwa auf den unruhigen Abteilungen VI und VII, so daß hier eher mit einem Mitgehen des Personals gerechnet werden konnte.

Dieses „Mitgehen" war nun durchaus erstaunlich, und da ich selbst mich sehr intensiv um die Abteilung kümmerte, entstand wieder etwas von jener Atmosphäre eifriger Zusammenarbeit und Hingabe der Pfleger wie seinerzeit bei den unruhigen Frauen.

Zuerst begann man mit einer inneren Renovation der Aufenthaltsräume. Nach den mitgebrachten Plänen verfertigte die Schreinerei unter Schreinermeister Maurer senior die Simonschen Bänke, und der Gärtnermeister erhielt Weisung, sofort in großer Menge Topfpflanzen heranzuziehen und die Räume damit zu schmücken. Das Personal wurde einzeln instruiert, teils von mir, teils von jenen, die in Gütersloh gewesen waren; ich ließ einen Vortrag Simons, den er in Sandpoort vor dem Personal gehalten hatte und den ich in verschiedenen Punkten ergänzte, vervielfältigen und verteilen. Nachdem eine größere Zahl Patienten ausgelesen worden war, mit denen man einen Versuch bei der Außenarbeit machen wollte, wurden die übrigen in Gruppen eingeteilt mit fester Zuweisung ihrer Plätze an den verschiedenen Tischen.

Selbstverständlich mußte zuerst mit sehr primitiver Arbeit begonnen werden: Wolle zupfen, Erbsen erlesen, leichte Kartonagearbeiten, d. h. Papiersackfabrikation. Letztere erfolgte im Auftrag der Tabakfabrik Münsingen, die uns zudem eine noch interessantere Arbeit zuweisen konnte: das Entrippen von Tabakblättern, das den Vorteil zweier Schwierigkeitsgrade hatte. Für den Pfeifentabak konnte das Tabakblatt beliebig eingerissen werden, da es doch nachher geschnitten wurde. Handelte es sich jedoch darum, die entrippten Blätter als Deckblätter für Stumpen zu verwenden, so mußte das Blatt sehr sorgfältig aus den Rippen gelöst werden, damit es möglichst erhalten blieb. So konnten für diese Arbeit, die eine große Zahl von Kranken beschäftigte, zwei Gruppen gebildet werden, eine einfachere und eine schwierigere. Langsam sollten die Patienten von Stufe zu Stufe zu immer größerer Selbständigkeit geführt werden. Es war rührend, mit welchem Eifer welcher Geduld die Pfleger sich gerade der Schwächsten annahmen und unzählige Male wieder die gleiche Bewegung mit ihnen vornahmen, bis dann schließlich der eine oder andere aus seinem Negativismus oder seinem stumpfen Dahindösen zu einer gewissen Eigenaktivität gebracht werden konnte.

Für die Freizeit wurden diverse Spiele bereitgestellt, es wurden eine Menge Schachbretter und Schachfiguren angefertigt, die besonders beliebten russischen Billards gekauft und aufgestellt und vor allem die Pfleger angewiesen, auch mit Patienten, bei denen dies zunächst aussichtslos erschien, Jasspartien zu bilden. Es konnte ein zentraler, vom Portier zu bedienender Radioapparat gekauft werden mit Lautsprechern auf sämtlichen Abteilungen. Eine besondere Sorge bildete die Beschaffung reichlichen Lesestoffs; ich bettelte bei allen meinen Bekannten alte Illustrierte und Zeitschriften zusammen, die dann auch sehr reichlich eintrafen.

Daß mit all diesen Bemühungen auf der „Musterabteilung" etwas erreicht wurde, war bald einmal offenkundig. Vor allem traf dies für den äußeren Aspekt von Ruhe und Ordnung zu. Ob wir den einzelnen Defektschizophrenen damit weitergebracht haben, ist freilich eine andere Frage. Vielleicht hatte Simon mit seiner These, es würden bloß Anstaltsartefakte vermieden, doch recht, obwohl ich mich sehr dagegen sträubte, dies einfach hinzunehmen und in meinen Vorträgen die Meinung vertrat, die therapeutische Wirkung gehe darüber hinaus. In meiner Arbeit „Aktivere Therapie und Massenpsychologie" (1930)[104] habe ich versucht, im Anschluß an die Freudsche Schrift „Massenpsychologie und Ichanalyse" dieses Problem zu untersuchen un verschiedene Faktoren aufzuzeigen, die doch mehr als eine bloße Domestikation, die Züchtung von „Arbeitsautomaten", wie Kretschmer dies genannt hatte, bedeuteten und zu einer echten Durchbrechung des schizophrenen Autismus führen sollten. Ich wies dabei auch auf die Gefahr hin, daß die Simonschen Auffassungen zu einer unerlaubten Vernachlässigung des einzelnen Krankenschicksals, seiner Psychologie und der immerhin doch bestehenden Krankheit führten. Wenn in dieser Arbeit viel von der Psychologie der Masse und ihres Führers die Rede ist, so mag es heute komisch erscheinen, daß sie infolgedessen bei den Gütersloher Nazis Anklang fand, obwohl ihnen mein eigentliches Anliegen sehr fremd sein mußte. Damals war mir diese Zustimmung peinlich.

In der Tat also hatte die Abteilung „Männer III" sich völlig verwandelt. Es kamen von der Männer- wie von der Frauenseite her immer wieder Wärter und Wärterinnen in ihrer Freizeit, um sich davon zu überzeugen, was natürlich weiteren Versuchen dieser Art mächtige Impulse verlieh. Freilich lernte ich dabei auch, daß komfortablen und ästhetischen Einrichtungen gewisse Grenzen gesetzt sind. Wenn die Kranken nun statt Blechgeschirr weiße Teller und Kacheln bekamen, wenn das Essen nicht mehr einfach mit großen Kellen aus den Speisekesseln in die Teller geschleudert wurde, sondern Suppen-, Fleisch- und Gemüseschüsseln auf den Tisch kamen und man das Brot nicht mehr jedem in großen Scheiben zuteilte (was bei dem ungleichen Eßbedarf zu einem unsinnigen Verschleiß führte), sondern es in Brotkörbchen herumreichte, so wurde dies allgemein begrüßt und ließ sich ohne Schwierigkeiten durchführen. Als ich dann aber noch einen Schritt weitergehen und zum Essen Tischtücher einführen wollte, mißlang das Experiment. Es entstanden derartige Flecken, daß alles nach wenigen Tagen viel schlimmer aussah als mit den rohen Tischen, die man abwaschen konnte; auch die Pfleger brachten wenig Verständnis dafür auf. Ich zog daraus die Lehre, daß es nicht leicht sei, unter derartigen Verhältnissen mehr an Hygiene und Ästhetik zu verlangen, als was den Kranken aus ihren gesunden Tagen bekannt ist. Später haben dann ja auch Formika und andere abwaschbare Tischbeläge das Problem in eleganter Weise gelöst.

Selbstverständlich blieben unsere Anstrengungen nicht auf „Männer III" beschränkt. Auch in den andern Abteilungen wurden nach und nach, soweit die Schreinerei nachkam, Simonsche Bänke eingebaut und neue Arbeitszweige eingeführt. Dabei half uns paradoxerweise eine Schwierigkeit, die schon seit einiger Zeit bestanden hatte, unter den neuen Verhältnissen aber noch dringlicher geworden war: Schon von jeher hatte man arbeitenden Patienten Gratistabak verabfolgt; da damals noch alles Pfeife rauchte oder höchstens Stumpen, die man ebenfalls leicht verteilen konnte, war dies die angemessene Form. Wie der Kranke aber den Pfeifen- oder Kautabak – es gab noch einzelne, die den letzteren vorzogen – erhielt, war eine wenig appetitliche Angelegenheit. Man gab ihm davon eine mehr oder weniger gefüllte Handvoll, die dann in die Rocktasche oder in den Hosensack wanderte und dort verblieb, bis sie aufgeraucht war.

Nun gingen aber die Patienten mehr und mehr zum Zigarettenrauchen über; es entwickelte sich daraus die Unsitte, die Zigaretten mit dem von der Anstalt erhaltenen Tabak und mit Zeitungspapier selbst herzustellen. Sie stanken und qualmten dann erbärmlich.

Der Pfeifentabak wurde somit mehr und mehr unzeitgemäß und mußte zum größten Teil durch Zigaretten ersetzt werden. Gleichzeitig sollte er in hygienischerer Verpackung und dosiert nach der Arbeitsleistung, um die Arbeitsfreudigkeit anzuspornen, verabreicht werden. So richtete ich auf „Männer V" im ersten Stock, wo sich immer auch viele Untersuchungsgefangene und damit Leute, denen man eine differenziertere Arbeit anvertrauen durfte, aufhielten, eine interne Tabakverarbeitung ein. Mit einiger Mühe konnte ich den Verwalter dazu bringen, besseren und feiner geschnitteneren Tabak, der sich zur Not auch als Zigarettentabak verwenden ließ, anzuschaffen. Der wurde nun abgewogen und in kleine Papiersäckchen verpackt, von denen je nach Leistung eine bis mehrere pro Woche abgegeben wurden. Diejenigen Kranken, die es wünschten, erhielten Zigarettenpapier mitgeliefert, aus dem sie ihre Zigaretten selber drehen konnten. Gleichzeitig studierten wir daran herum, selbst eine Zigarettenmaschine, die leicht zu bedienen wäre, herzustellen, was unserer Schlosserei nach einigen Versuchen auch gelang; es wurden danach immer mehrere Patienten damit beschäftigt, in solchen Maschinen Zigaretten zu drehen für Patienten, die dazu nicht selbst imstande waren.

Ebenfalls auf „Männer V" wurden die eingegangenen Zeitschriften in einen rohen Papierumschlag geheftet, damit sie nicht sofort zerfetzt würden, numeriert, und nach einem bestimmten Turnus wöchentlich ein großer Stoß auf die Abteilungen geschickt. Jeden Samstag fand der Austausch statt. Die neue Lieferung gelangte auf die ruhigste Abteilung, von dort wanderte sie weiter, um schließlich bei den Unruhigsten zu landen, wo sie dann so zerrissen und beschädigt war, daß sie vernichtet werden mußte. Die Frauenseite bekam ihre eigenen Lieferungen. Dieses System funktionierte jahrelang ausgezeichnet, und ich weiß nicht mehr recht, warum es schließlich aufgegeben wurde.

Auf der unruhigen Abteilung „Männer VII" wurde das Flechten von Matten und Türvorlagen aus Peddigrohrabfällen eingeführt. Zuerst mußten aus dem gelieferten Material mehr als daumendicke Seile gedreht werden, was eine ziemliche Kraftanstrengung erforderte. Dann wurden diese Seile auf Brettern, in die man nach entsprechendem Muster Nägel eingeschlagen hatte, in Figuren gelegt und mit Schnüren fest umnäht. Dies war eine ausgezeichnete Arbeit für Schwerkranke: Sie verlangte keine besondere Exaktheit, bewegte sich mehr im Groben als im Feinen und brachte relativ rasch etwas Sicht- und Greifbares hervor. Später gingen wir dazu über, Bastschuhe herzustellen, deren Sohlen in ähnlicher Weise geflochten wurden, während eine andere Gruppe aus Stoff, meist Segeltuch, den „Überschuh" zurechtschnitt und annähte.

Selbstverständlich wurde auch die Außenarbeit neu organisiert. Das Wichtigste war die Schaffung sogenannter „sicherer Gruppen", die aus sechs Patienten und zwei, manchmal drei Wärtern bestanden. Sie sollten dazu dienen, gewalttätige und fluchtgefährliche Patienten aus der Zelle heraus ins Freie und zu einer Tätigkeit zu bringen, die ihre Kräfte möglichst beanspruchen sollte und gleichzeitig Gelegenheit für sie bot, sich „auszutoben". Als ideales Arbeitsfeld für diese Gruppe bot sich die Kiesgrube hinter „Frauen VII" an. Auch die Gruppenorganisation bewährte sich glänzend. Man konnte nun wirklich Patienten, die vorher das Kreuz der unruhigen Abteilung gebildet hatten, arbeiten lassen, ohne daß es je zu schlimmen Gewalttaten oder Entweichungen gekommen wäre; die Sicherheit wuchs noch, als wir dazu übergingen, von den sechs Patienten immer zwei unter den ruhigen und zuverlässigen auszuwählen, die dann ganz offiziell als Hilfswärter funktionierten.

Als die Kiesgrube weiter abgebaut wurde und bald einmal landeinwärts vorrückte, kam es beim Abheben der Humusschicht zur Entdeckung von Keltengräbern. Ihre Erforschung, die von meinem alten Lehrer, Prof. Tschumi, geleitet wurde, gestaltete sich äußerst spannend. Ich behielt mir das Nachgraben selber vor, sobald man wieder ein neues Grab gefunden hatte, was sich an der andern Farbe des Untergrundes im Moränenschutt deutlich erkennen ließ. Die Spannung steigerte sich noch durch die Vermutung Tschumis, Münsingen könnte eines der zwölf helvetischen Oppida gewesen sein, die von Caesar im Bellum Gallicum genannt werden. Diese Annahme schien nicht abwegig, nachdem man 20 Jahre vorher am Dorfausgang gegen Wichtrach ein sehr großes keltisches Gräberfeld aufgedeckt hatte und sich nach Ansicht der Sachverständigen auch bei unseren Funden ergab, daß sie aus verschiedenen Jahrhunderten stammten, so daß mit einer längeren Besiedlungszeit gerechnet werden mußte.

Die von uns jedesmal erhofften Funde von Gold- und Silberschmuck oder von Waffen blieben freilich aus. Wir hatten uns mit dem Anblick der zierlichen Skelette mit den auffallend gut erhaltenen Zähnen sowie mit Fibeln, Arm- und Beinringen aus Bronze und gelegentlich mit einer Halskette aus dicken Kobaltglasperlen oder Bernstein zu begnügen. Übrigens war die ganze Herrlichkeit bald einmal zu Ende; nach zehn oder zwölf Gräbern folgten keine weiteren mehr, und alles, was wir gefunden hatten, mußte dem Historischen Museum abgeliefert werden. Ich fand freilich, sie hätten dort übergenug solcher Bronzesachen, die ja doch nur in Schränken aufgestapelt würden, und machte mir kein Gewissen daraus, einen Armreif, eine Halskette und ein Säckchen Zähne zurückzubehalten.

Wichtig war nun auch die Förderung der Patientenarbeit in den bereits bestehenden Anstaltswerkstätten. Berufshandwerker gab es damals unter den Kranken noch genug. Die Handwerksmeister ließen sich sehr leicht gewinnen, ihre

Tätigkeit in ihrem Bereich zu erweitern. Die Schlosserei wurde vergrößert, so daß dort regelmäßig sechs bis acht Mann mithelfen konnten. Die Schreinerei errichtete auf meinen Wunsch Filialen im Soussol und im ersten Stock von „Männer V“ – ich fand es sehr wichtig, die Werkstätten auf der Abteilung zu haben, so daß die Kranken keinen eigentlichen Arbeitsweg hatten – sowie im Soussol von „Männer III“. Neu eingeführt wurden eine Maurer- und eine Malergruppe, wobei sich die Maurer den Keller von „Männer VI“ selbst ausgruben, um sich die nötigen Arbeits- und Materialräume einzurichten. Auch die Schneiderei erweiterte ihren Tätigkeitsbereich, indem einer der Aufenthaltsräume von Männer „Männer III“ in ein Atelier umgewandelt wurde, wo ein Berufsschneider mit einer Reihe von Patienten zusammenarbeitete.

Wenn auf der Frauenseite weniger von der Umstellung in Erscheinung trat, so lag dies nicht nur daran, daß Good beiseite stand. Das Natürliche war eben doch, die Patientinnen mit Näh- oder Flickarbeit, mit Gemüserüsten und dergleichen zu beschäftigen, was bisher schon geschah und nur intensiviert zu werden brauchte. Immerhin wurde auch hier mancherlei Neues eingeführt, insbesondere Arbeitsgruppen für Frauen in der Gärtnerei und auf dem Felde als ständige Einrichtung, nicht nur während der Heu- und Erntezeit. In Gütersloh hatte uns die Handwäscherei besonders eingeleuchtet, wo ähnlich wie bei der „sicheren“ Außengruppe der Männer überschüssige Energien in Schruppen und Auswinden abreagiert werden konnten. Es wurde deshalb im Soussol von „Frauen V“ eine Reihe derartiger Waschbecken installiert.

Dann wurde auch schon 1930 eine kunstgewerbliche Gruppe eingerichtet unter Leitung von Edith Krüsi aus Zürich, wo nun in durchaus ähnlicher Weise wie von den späteren Arbeitstherapeutinnen gearbeitet wurde, nur, wie mir nachträglich scheinen will, mit mehr Geschmack. Leider kam es bald einmal zu Spannungen mit den Pflegerinnen, auch dem Oberpflegepersonal; die Kunstgewerblerin wirkte als Fremdkörper, in Geschmacksfragen bestanden denkbar große Gegensätze, man vertrug es nicht, daß Fräulein Krüsi nicht putzen und fegen mußte und verlangte, daß sie die gleiche Arbeitszeit innehalte wie die Pflegerinnen, was natürlich unzumutbar war; kurz, nach ungefähr zwei Jahren war die Situation nicht mehr zu halten. Fräulein Krüsi zog weg, und ich hatte nicht mehr den Mut, das Experiment ein zweites Mal zu wagen. Etwas derartiges wurde erst wieder möglich, als die Arbeitszeit des Pflegepersonals auf ein vernünftiges Maß herabgesetzt worden war.

Es ist unmöglich, im einzelnen aufzuzählen, was alles unternommen und noch mehr geplant wurde. Der Traum war ein eigenes Werkstättengebäude, an das aber umso weniger gedacht werden konnte, als gerade in jener Zeit die Erweiterungsbauten zur Platzvermehrung im Vordergrund standen und die Finanzlage des Staates wegen der hereingebrochenen Krise zu äußerster Sparsamkeit zwang. Jedenfalls war es aber eine schöne Zeit, voll von Begeisterung, Optimismus, mannigfacher Anregung zur Tätigkeit, in der mein Aktivitätsbedürfnis sich nützlich ausleben konnte. Dieser Schwung half über manches hinweg, was mich bedrückte, über die Enttäuschung wegen des Burghölzli und die schon erwähnten Zukunftssorgen.

Nach einigen Jahren verlor dieser Schwung freilich etwas von seiner Stoßkraft. Es kam mein langer Auslandsurlaub, und wenig später stellte die Einführung der neuen somatischen Behandlungsverfahren alles andere in den Schatten. Trotzdem wurde zum mindesten die Arbeitstherapie nicht vernachlässigt, und bis zu meinem Weggang aus Münsingen blieb sie auf einer höheren Stufe als in manchen anderen Anstalten.

Kapitel 14

DAS PFLEGEPERSONAL

Das Jahr 1929 war noch in einer andern Beziehung ein Markstein: Es fanden die ersten Münsinger Examen der Schweizerischen Gesellschaft für Psychiatrie statt. Sie bildeten den Abschluß einer langen kämpferischen Entwicklung und für mich persönlich eine große Genugtuung.

Die Wandlung in der materiellen, sozialen und beruflichen Stellung des Pflegepersonals, insbesondere aber in seiner Ausbildung fällt zur Hauptsache gerade auf die Jahre zwischen 1920 und 1930. Eine historische Betrachtung dieser Entwicklung wäre ein reizvolles Thema. Gerade hier zeigt es sich aber, wie wenig man sich auf sein Gedächtnis verlassen kann; nicht einmal die direkt Betroffenen, mit denen ich sprach, Pfleger, die zwischen 1919 und 1921 eingetreten waren, konnten sich genau an die einzelnen Etappen erinnern. Auch das Studium der Jahresberichte, insbesondere der Aufsichtskommission, der Geschäftssitzungsprotokolle der SGP und der Protokolle der Sitzungen des Personalverbandes führen nicht zu restloser Klarheit. Immerhin scheint es mir wichtig genug, das, was ich schon bisher über den Stand des Pflegepersonals angedeutet habe, zusammenzufassen und damit einen, wenn auch lückenhaften, Überblick zu geben.

Zwei Elemente sind entscheidend für die Situation, von der Anfang der 20er Jahre ausgegangen werden muß. Beide hängen sie eng zusammen mit dem Einbruch in die „Welt von gestern" durch den ersten Weltkrieg.

Die Zeit schwerer sozialer Spannungen, die im Generalstreik und den Barrikadenkämpfen in Zürich 1918 ihren Höhepunkt gefunden hatten, war kaum vorbei. In den untern Schichten brodelte und gärte es immer noch, die sozialdemokratische Partei war durchaus auf Klassenkampf eingestellt und rüttelte überall mit Vehemenz an den bürgerlichen Positionen. Das Anstaltspersonal, bestehend aus Handwerkern, Ökonomieangestellten und Wärtern, früher offenbar eine äußerst geduldige, träge, autoritätsgläubige Masse, war ebenfalls, freilich in sehr bescheidenem Rahmen, aufsässig geworden.

Auf der andern Seite standen die Anstaltsdirektoren, die ausnahmslos noch in den Vorkriegsauffassungen lebten und in ihren Anstaltsreichen die Bedeutung kleiner absoluter Monarchen hatten. Bei aller fürsorglichen Aufgeschlossenheit für den einzelnen „Untergebenen", der tatkräftigen Hilfe, wo sie nötig war – im besten Sinne waren sie Väter einer großen Familie –, fehlte doch weitgehend das soziale Verständnis, wie es uns Spätern ganz selbstverständlich geworden ist. Wie eigenartig die Stellung des Leiters einer Anstalt war und in machem lange Zeit noch blieb, illustriert ein Ausspruch des Zentralsekretärs des VPOD,[105] Nationalrat Oprecht,[106] damals Präsident der Schweizerischen Sozialdemokratischen Partei. Er sagte mir 20 Jahre später, wir Anstaltsdirektoren stellten mit unserer Machtfülle eigentlich die letzten Reste des Feudalismus dar. Und doch war in den 40er Jahren so viel Grundsätzliches schon anders geworden!

Auf diesem Boden spielten sich nun die Machtkämpfe ab, innerhalb der Anstalt Münsingen, innerhalb der Aufsichtskommission der drei Anstalten, innerhalb der SGP; jeder Fortschritt zu besserer Belohnung, Verkürzung der Arbeitszeit und Ausbildung mußte hart erstritten werden, wobei es in der SGP einige jüngere Psychiater gab, allen voran Morgenthaler, die wenigstens teilweise die Forderungen des Personals übernahmen und zu denen sich mit der Zeit auch einige jüngere Anstaltsdirektoren gesellten.

Als die Löhne 1922 stabilisiert worden waren, nachdem man in den Jahren zuvor sich mit ganz ungenügenden Teuerungszulagen beholfen hatte, bekam ein Wärter, unabhängig von seinem Zivilstand bei freier Station im Minimum jährlich Fr. 1500, im Maximum Fr. 2400. Die Arbeitszeit lief von 5.30 Uhr (im Winter 6.00 Uhr) bis 20 Uhr, worin die Zeit für das Essen inbegriffen, aber keine Ruhepause vorgesehen war. Man sprach damals von einer rund 14stündigen Arbeitszeit. Pro Woche gab es einen halben Freitag. Es bestand das Vollinternat. Jeder vierte Sonntag war frei; dazu kamen 16 Tage Ferien. Wiederum ohne Rücksicht auf den Zivilstand war pro Woche neben dem halben Freitag ein einziger Abendausgang bewilligt, der aber nur bis 21.30 Uhr, später bis 22.00 Uhr, d. h. anderthalb, später zwei Stunden dauerte. Wärter und Wärterinnen hatten bei der Rückkunft in der Portierloge an einem Schlüsselbrett, wo jeder seine eigene Nummer hatte, die Schlüssel für die Abteilung in Empfang zu nehmen. Rücksichtslos wurde Haustüre und Pförtnerstube um halb zehn Uhr bzw. zehn Uhr abend geschlossen. Wessen Schlüssel am Morgen noch da hing, wurde angezeigt und bestraft – es gab natürlich genügend Schliche, um diese rigorosen Vorschriften zu umgehen und sich später noch ohne Hausschlüssel und Passepartout einzuschleichen.

Die verheirateten Wärter – es waren abgesehen von den anders gestellten Nachtwächtern angesichts dieser Zustände nur wenige – genossen lediglich die Vergünstigung, nach dem freien Nachmittag und nach dem freien vierten Sonntag im Monat eine Nacht zu Hause verbringen zu dürfen, um am nächsten Morgen erst um 7 Uhr zum Frühstück erscheinen zu müssen. Da die meisten nicht in Münsingen wohnten, war erst noch mit einem langen Arbeitsweg zu rechnen.

Bei diesem vollständigen und obligatorischen Internat war die Unterbringung nun keineswegs so beschaffen, daß sie den Wärtern und Wärterinnen ein Minimum an Privatsphäre geboten hätte. Einzelzimmer gab es überhaupt nicht. Die meisten Schlafzimmer des Personals waren zu drei bis fünf Betten, ausnahmsweise zu zwei bis drei; der jetzige Vizeoberpfleger Daniel Schranz berichtet, wie er noch 1931 bei seinem Eintritt in ein Fünferzimmer einziehen mußte!

Es verwundert nicht, daß unter solchen Umständen der Wärterberuf in keiner Weise attraktiv und der Wechsel auch bei den Männern sehr groß war. In den Jahren 1918 bis einschließlich 1921 betrugen die jährlichen Neueintritte von Wärtern 23, 14, 21, 15. Im Jahre 1922 folgte schlagartig die Änderung, indem von nun an die jährlichen Zu- und Abgänge sich um vier bis sechs herum bewegten. Wenn in späterer Zeit die Eintritte wieder stiegen, so 1930/31 (18, 13) und dann wieder 1945 bis 1947 (18, 31, 11), so handelte es sich um Personalvermehrungen, denn die Austrittszahlen hinkten weit hintendrein. Die Mehreinstellungen 1930/31 waren vorwiegend durch die Einführung der aktiveren Therapie bedingt, diejenigen von 1945 an durch die massive Arbeitszeitverkürzung. Wenig besagt dem gegenüber die Kurve der Verhältniszahlen Patienten : Pflegepersonal. Sie sank freilich kontinuierlich vom 6,9 : 1 im Jahre 1920 über 6,1 : 1 (1930), 4,9 : 1 (1940), 3,9 : 1 (1950) auf 3,6 : 1 im Jahre 1960. So schön diese Verbesserung auf dem Papier aussieht, so trügerisch sind die Zahlen. Prüft man sie genauer, so zeigt sich, daß wohl eine kleine echte Personalvermehrung und andererseits ein Rückgang des Patientenbestandes an dem günstigen Ergebnis mitbeteiligt sind. Zur Hauptsache handelt es sich aber einfach um die Folge der Arbeitszeitverkürzungen mit entsprechenden Personalvermehrungen, ohne daß damit für die Kranken wirklich mehr Schwestern und Pfleger zur Verfügung standen.

Was 1922 zu dem Stop, der enormen Verflachung der Ein- und Austrittskurve und der viel größeren Seßhaftigkeit des männlichen Pflegepersonals führte, ist nicht ganz durchsichtig. Gewiß gab es damals einige kleinere Verbesserungen, wie Verlängerung des Ausganges bis um 22 Uhr und Gewährung eines ganzen Freitages jede zweite Woche. Wichtiger war aber wohl die Institution der Pensionskasse, die von 1922 an mit ihren Rentenauszahlungen begann. Es war dies der erste Schritt zu einer gewissen sozialen Sicherheit, die dann auch eher eine Familiengründung erlaubte. Jedenfalls läßt sich nachweisen, daß von etwa 1924 an immer mehr Pfleger sich verheirateten oder schon als Verheiratete in den Anstaltsbetrieb traten. Übrigens hat die Versicherungskasse damals allen, die das 65. Altersjahr erreichten, ihre Pension ausgerichtet, unabhängig davon, ob sie je Prämien bezahlt hatten. Jeder, der nach dem 65. Lebensjahr noch weiter im Dienst blieb – eine Altersgrenze gab es ja nicht –, war zudem von der Beitragspflicht befreit. Daraus entstanden groteske Situationen; von Speyr zum Beispiel hatte nie einen Rappen an die Versicherung bezahlt, bezog aber trotzdem nachher während Jahren seine recht ansehnliche Pension und verzehrte sie erst noch – zum Ärger vieler – in Basel: Dieses System hat dann später die Pensionskasse schwer gefährdet und eine Sanierung erfordert.

Bei diesen für unsere heutigen Verhältnisse unmöglich armseligen und einge-
engten Lebensbedingungen und bei den unsicheren Zukunftsaussichten – es
konnte jeder Angestellte ohne weiteres entlassen werden – ist es erstaunlich, mit
welchem Eifer und mit welcher Hingabe vor allem von den Wärterinnen, aber
auch den Wärtern gearbeitet wurde. Natürlich bestand ein großer Teil des Dienstes im bloßen „Hüten", dem Herumsitzen oder Herumstehen in einem Saal, im
Eingreifen, wenn irgendwo Unruhe entstand sowie aus Präsenzzeit. Gerade die
Jüngeren griffen aber äußerst willig und mit Interesse zu, wenn man ihnen besondere Aufgaben zuwies, einzelne Patienten anvertraute, ihnen Erklärungen
über ihr sonderbares Verhalten gab, sie zu Handreichungen, wie etwa beim Nähen von Wunden beizog usf.

Die positiven Seiten des Patriarchats bildeten die viel engere menschliche Beziehung zu jenen, die sich „gut aufführten" und brauchbar waren und das Ver-
antwortungsgefühl des Direktors für den gesamten Lebenswandel des Personals,
seine Fürsorge, wenn jemand erkrankte. So war es z. B. Vorschrift, daß einer der
Ärzte nicht nur die vom Personal gespielten Theaterstücke auswählte und die
Regie führte, sondern auch bei jeder Probe zugegen war, damit sich ja nicht etwas „Ungutes" zwischen den schauspielernden Wärtern und Wärterinnen an-
spinnen konnte. In den ersten Jahren habe ich sehr oft diese Funktion übernommen; später widmete Storch sich während Jahren dieser Aufgabe, nicht nur, weil
man ihn darum gebeten, sondern weil er Freude daran hatte. Selbstverständlich
vermochten diese Vorsichtsmaßnahmen ebenso wenig wie die kurzen Abendausgänge oder das mit schärfsten Sanktionen bedachte Verbot für das Pflegepersonal, auf der andersgeschlechtlichen Krankenseite sich blicken zu lassen, zu
verhindern, daß Liaisons und Skandälchen, nächtliche Männerbesuche in den
Schwesternzimmern und uneheliche Kinder etc. entstanden.

Mit zum Patriarchat gehörte es, daß der Silvesterabend, an dem höchstens die
Verheirateten frei bekamen, gemeinsam gefeiert wurde mit einem kleinen Nachtessen mit Alkohol, mit einem Theaterstück und um Mitternacht mit der traditionellen Gratulationscour: Die „Beamten", der Direktor, die Ärzte und der Verwalter stellten sich in einer Reihe auf, und die Anwesenden defilierten an ihnen
vorbei, wobei man jedem die Hand schüttelte und sich gegenseitig ein gutes
neues Jahr wünschte. Diese Sitte hielt sich noch bis in den zweiten Weltkrieg hinein trotz den gänzlich veränderten Umständen. Die gemeinsame Feier des Über-
ganges ins neue Jahr schuf eine ganz besondere Stimmung der Verbundenheit
und erledigte zudem, als kleinen Nebenvorteil, gleich auch die Verpflichtung,
nachher tagelang noch die Hand zu Neujahrsgratulationen schütteln zu müssen.
Ich schaffte diesen Brauch schließlich aber doch ab und ersetzte ihn durch den
Personalabend, weil es das Pflegepersonal verständlicherweise immer mehr vorzog, den Silvesterabend in der eigenen Familie oder anderswo zu verbringen.

Selbstverständlich suchte das Personal sich zu organisieren, zum großen Mißvergnügen der Direktoren. Als rotes Tuch wirkte es vor allem, wenn „Außenste-
hende", mit anderen Worten Gewerkschaftssekretäre, sich damit befaßten.

Noch Ende der 20er Jahre wird in den Geschäftssitzungen der SGP vor ihnen gewarnt, namentlich im Zusammenhang mit der „Affaire Cery"; dort waren drei Wärter entlassen worden, warum ist nicht ersichtlich, worauf von Seiten des VPOD ein großes Geschrei und namentlich auch Presseangriffe erfolgten. Leider hatte diese „Affaire" auch Zusammenhänge mit den Ausbildungsfragen, wie noch zu sehen sein wird. Damals wurde in der SGP immer wieder der Ruf erhoben, den Anfängen zu wehren und die gefürchteten Gewerkschaften nicht aufkommen zu lassen. Wenn das Personal schon einen Verein haben wollte, so sollte dies eine reine Anstaltsangelegenheit sein und sich unter dem väterlichen Auge des Direktors abspielen.

Im Kanton Bern hatten zunächst in allen drei Anstalten Wärtervereine bestanden, seit wann kann ich nicht feststellen. Im Anfang der 20er Jahre konstituierten sich diese Vereine in Münsingen und Bellelay als Untergruppen des Staatspersonalverbandes; in Münsingen gab es erst noch Unterabteilungen der Wärter und der Handwerker, die sich gegenseitig zeitweilig heftig befehdeten und erst 1927 fusionierten. In der Waldau dagegen hatte sich von Anfang an der VPOD etabliert und entwickelte eine erhebliche Aktivität. Die Münsinger wurden von der Waldau-Gruppe immer wieder unter Druck gesetzt mit dem Vorwurf, sie ließen sich viel zu viel gefallen.

Sicher ist, daß der VPOD sehr viel mehr Stoßkraft entwickelte, und wenn in den 20er Jahren die Aufsichtskommission sich immer wieder mit Personalfragen zu beschäftigen hatte, so waren es zumeist Anträge, die von der Waldau kamen. Während sich das Münsinger Personal bescheidene Ziele setzte, um etwas späteren Arbeitsbeginn, um einen weiteren Ausgangsabend, um früheres Abtreten kämpfte, einmal ausrechnete, bei Verzicht auf die Zwischenmahlzeiten (Znüni und Zvieri) würden 40 Minuten täglich länger gearbeitet, was damit zu kompensieren sei, daß man jeden zweiten Samstagnachmittag frei bekäme, ging der VPOD viel radikaler vor. Er zielte sogar, was damals völlig unerhört erschien, auf den 8-Stunden-Tag. Auf diese Weise entstanden denn auch recht erhebliche Unterschiede für die Arbeits- und Freizeit zwischen den einzelnen Anstalten; es lag offenbar weitgehend im Ermessen der Direktoren, wie weit sie in kleineren Dingen entgegenkommen wollten; so kamen denn auch immer wieder Begehren um Angleichung von Münsingen an die Waldau.

Abgesehen von kleineren Entgegenkommen, wie vermehrte Abendausgänge, Bezahlung des vollen Lohns bei einem Sanatoriumsaufenthalt während drei Monaten (statt wie bisher nur des halben), früherer Dienstschluß um eine halbe Stunde, blieben die Direktoren, die Anstaltskommission und die Regierung allen Begehren um Arbeitszeitverkürzung und um Milderung oder Aufhebung des Internats gegenüber ablehnend. Im Jahre 1923 kamen Direktoren und Anstaltskommission nach eingehender Prüfung der Anträge des VPOD um Vermehrung der Abendausgänge, Ausdehnung der Freitage und bessere Belohnung des Patrouillendienstes in der Hauptsache zu negativen Antworten. Im folgenden Jahr wird über die Unterschiede der Arbeitszeit in den Anstalten diskutiert und beschlossen, die Direktoren sollten den Wünschen des Personals „in gewissen Grenzen" entgegenkommen. 1925 revoltierte das Waldauer Personal mit Streikdrohungen und heftigen Pressepolemiken gegen von Speyr, weil die Forderungen um Verkürzung der Arbeitszeit und Entschädigung für die an Frei- und Feiertagen nicht bezogene Verpflegung abgelehnt worden waren. Daraufhin neue Prüfung der Begehren. Direktoren und Aufsichtskommission melden der Sanitätsdirektion, eine Verkürzung der Arbeits- und Präsenzzeit sowie eine Vermehrung der Freitage seien nur mit Mehrausgaben zu erkaufen, „und ihr Vorteil für die Ausbildung und die Gesundheit des Personals (sei) schwer zu schätzen" (!). In den Jahren 1927 und 1928 wurde wie schon 1925 die Forderung der Handwerker nach einem freien Samstagnachmittag abgelehnt. Endlich, 1930, konnte sich die Aufsichtskommission, wohl unter dem Eindruck der durch die „aktivere Therapie" geänderten Anforderungen an das Pflegepersonal, entschließen, der Regierung die 60-Stunden-Woche unter Ausschluß der Essenszeit zu beantragen. Gleichzeitig sollte das Externat des verheirateten Personals möglichst gefördert werden. Nun war es aber 1931 die Regierung, die angesichts der bereits sehr schwer lastenden Wirtschaftskrise mit großen Arbeitslosenzahlen vor den Ausgaben zurückschreckte (es wurde ausgerechnet, in allen drei Anstalten müßten für Bauten zur Unterbringung des vermehrten Pflegepersonals Fr. 645 000 ausgegeben werden; dazu kämen über Fr. 400 000 jährliche Mehrausgaben für den Betrieb). So blieb also weiterhin die Arbeitszeit viel zu lang, und erst 1945 kam die entscheidende Wendung.

Immerhin wurde 1929 eine leichte Besoldungsaufbesserung bewilligt, indem das Minimum auf Fr. 1800, das Maximum auf Fr. 2700 erhöht wurde. Sozialzulagen kannte man damals immer noch nicht. Eindrücklich ist ein Beschluß der Münsinger Gruppe, mit Rücksicht auf die Krise freiwillig auf einen Teil der eben in Kraft getretenen materiellen Besserstellung zugunsten der Arbeitslosen zu verzichten. Im übrigen kam es ja dann schon wenige Jahre später (1936) im Zusammenhang mit der Frankenabwertung und der dadurch bedingten Deflation zu einem recht empfindlichen Lohnabbau.

Trotzdem also die mühseligen Eingaben und Kämpfe nach dem ersten Weltkrieg noch für ein Vierteljahrhundert keine wirklich entscheidenden Fortschritte brachten, war es für die Wärter doch eine ganz große Erleichterung, die von ihnen heute rückblickend als den Anbruch einer neuen Ära empfunden wird, als 1932 für die Verheirateten das Halbexternat eingeführt wurde. Dieser Schritt war umso bedeutsamer, als sich in den vergangenen zehn Jahren das Verhältnis von verheirateten und ledigen Wärtern umgekehrt hatte; nun besaß eine große Mehrzahl Familie und hatte sich inzwischen mehr und mehr auch im Dorf Münsingen angesiedelt. Das Hauptverdienst kam dem damaligen zweiten Vizeoberpfleger Segessenmann zu, der mit Nachdruck die Umstellung auf Bereitschaftsdienste forderte und entsprechende Dienstpläne aufstellte. So konnte nun jeder Familienvater mit Ausnahme der seltenen Bereitschaftsdienste jeden Abend nach Hause gehen. Dies wog im Augenblick mehr als die immer noch kärgliche

Besoldung und die lange Arbeitszeit. Man nahm dafür, zwar ungern, auch in Kauf, daß sämtliche Mahlzeiten in der Anstalt eingenommen werden mußten und daß dafür nur an Freitagen, in den Ferien und bei Krankheit eine Bargeldablösung möglich war.

Die Kämpfe um die Ausbildung des Pflegepersonals spielten sich beinahe ausschließlich auf der höheren Ebene der Gesellschaft für Psychiatrie ab. Ihr unermüdlicher Pionier war Morgenthaler; von 1920 gab es kaum je eine Geschäftssitzung, an der er nicht trieb und drängte, Ausbildungspläne, Prüfungen, die Einrichtung einer Zentralschule forderte, die Ausarbeitung eines Lehrbuches anregte und dann auch selber übernahm und, wie er selbst immer wieder betonte, wilde Kämpfe mit den konservativen Anstaltsdirektoren auszufechten hatte. Dabei wurde er kräftig sekundiert von den Gewerkschaftlern, d. h. vom Anstaltskartell, dessen diktatorischer Sekretär Hans Oprecht war, eine Verbindung, die Morgenthalers Bestrebungen in den Augen mancher Direktoren erst recht verdächtig erscheinen ließ.

Zu den Gegnern gehörte auch Brauchli, obwohl auch sein Name nirgends in den Diskussionen vorkommt. Er machte aber in Münsingen kein Hehl daraus, daß er eine Ausbildung für verfehlt ansehe, weil sie doch nur zu einer Halbbildung führe, die gefährlicher sei als Ignoranz, und gleichzeitig das Personal anspruchsvoller mache. Letzteres war insofern richtig, als der VPOD ganz eindeutig darauf ausging, das Wartpersonal der Anstalten zum eigentlichen Berufsstand umzuformen, um dann mit dem Anspruch des „qualifizierten Arbeiters" die Forderungen nach Lohnerhöhungen und Arbeitszeitverkürzungen besser begründen zu können.

Schon 1920 wurde von der SGP eine Kommission für Lohn- und Urlaubsfragen des Wartpersonals bestimmt mit Koller, Repond, Borel, Schiller und Morgenthaler als Mitglieder. Es ist dies der Anfang der „Anstaltskommission", aus der sich später die Prüfungskommission und die Lehrbuchkommission als Untergruppen und nach einem noch längeren Zeitraum unter Verselbständigung der beiden letzteren die Arbeitsgemeinschaft der Anstaltsdirektoren entwickelte. In der nächsten Sitzung in Zürich, ebenfalls noch 1920, schlug diese Kommission nach Vorlage von Richtlinien für Besoldung, Arbeitszeit usf. eine Resolution vor, wonach die Ausbildung des Personals in den einzelnen Anstalten wünschenswert sei, die Austeilung eines Ausweises darüber aber den Direktoren überlassen bleiben müsse. Offenbar spielte sich damals die erste und wichtigste Auseinandersetzung ab, denn es wurde kein Beschluß gefaßt, sondern das Traktandum einfach verschoben. Im folgenden Jahr ist nichts mehr darüber in den Protokollen erwähnt, und erst 1922 wird von Morgenthaler über die erste Nummer der Wärterzeitschrift „Kranken- und Irrenpflege" referiert, deren wissenschaftliche Redaktion er übernommen hatte, während der VPOD der eigentliche Herausgeber war. Es ging wiederum recht heftig zu, zum Schluß wurde Morgenthaler aber doch für seine Arbeit gedankt. Ein entscheidender Schritt erfolgte in der zweiten Sitzung dieses Jahres in Zürich, wo Schiller als Präsident der Anstaltskommission den Vorschlag machte, jede Anstalt sollte Kurse mit 60 Stunden an zwei Abenden pro Woche abhalten, und der Plan einer Zentralschule, den Morgenthaler schon vor zwei Jahren angeregt hatte, sei so rasch wie möglich zu verwirklichen.

Nach neuerlicher großer Diskussion beschloß man eine Umfrage bei allen Anstaltsdirektoren, über deren Ergebnis 1923 berichtet wird: Für die Abhaltung von Kursen stimmten 21 Anstalten, 3 sind dagegen und 4 lassen die Frage offen; eine Zentralschule wird mit schwachem Mehr abgelehnt. Im Juni 1925 hielt Morgenthaler an der Tagung in Kreuzlingen erneut einen Vortrag über Ausbildung und Zentralschule. Nun hatte sich anscheinend das Klima geändert, er erhielt viel Zustimmung, meinte aber, „er hätte mehr Kritik gewünscht, die Gegner sind leider nicht anwesend". Im folgenden Jahr legte er in Bern einen „Entwurf der Vorschriften für die Prüfungen von schweizerischem Irrenpflegepersonal" vor, der genehmigt wurde. Er enthielt im wesentlichen die Grundzüge des heute noch in Kraft stehenden Prüfungsreglementes. Nun wurde auch offiziell eine Prüfungskommission geschaffen und Morgenthaler als deren erster Präsident gewählt. Malévoz, Péreux, Hohenegg und Königsfelden erklärten, Prüfungen durchführen zu wollen.

Im Frühling 1927 kam der große Augenblick: Es wurden die ersten Examen in Herisau und in der Hohenegg abgehalten, an denen auch einzelne Kandidaten aus Münsterlingen und Königsfelden teilnahmen. Im Jahre 1929 wurde von Forel beantragt, es sei dem Verlag Huber gegenüber eine Kostengarantie für das Lehrbuch Morgenthalers[107] durch die Gesellschaft zu übernehmen; es wurde zugestimmt, und im folgenden Jahr konnte Morgenthaler das erste Exemplar vorweisen; Forel wollte es ins Französische übersetzen, und ebenso war eine italienische Ausgabe durch Manzoni in Mendrisio geplant. Nachdem auch noch die Diplome und die Abzeichen hergestellt waren, man sich über die Art der Notengebung geeinigt hatte und seit 1927 regelmäßig Prüfungen stattgefunden hatten, wurde es stiller um diese Probleme. Die Ausbildung war, in erster Linie dank Morgenthaler, angelaufen und ging ihren ruhigen Gang.

Wie ich schon sagte, war in Münsingen Brauchli wenigstens in den ersten Jahren durchaus gegen alle organisierten Ausbildungsbestrebungen eingestellt; daß Good dafür nur Spott übrig hatte, ist selbstverständlich. Brauchli stand mit seiner Meinung im Kanton Bern nicht allein. Sie wurde auch von von Speyr geteilt, und als 1925 der unermüdliche Morgenthaler der Sanitätsdirektion einen Entwurf für die Gründung einer Zentralschule im Neubau der Waldau einreichte, lehnte die begutachtende Aufsichtskommission, sicherlich vor allem auf Grund der Stellungnahme der drei Direktoren, „die Hauptfrage ab, ob der Entwurf der Sanitätsdirektion zu empfehlen und diese Schule überhaupt wünschenswert sei". Die Schule stand dabei stellvertretend für Ausbildung und Prüfungen überhaupt.

Unter solchen Umständen war es für mich nicht ganz einfach, mit den Widerständen fertig zu werden, als ich dahinterging, regelmäßig Kurse abzuhalten und die Kandidaten auf die Examen vorzubereiten. Wann genau diese systematische Arbeit begann, kann ich mich nicht mehr erinnern, wie denn überhaupt diese Seite meiner damaligen Tätigkeit in der Erinnerung recht verschwommen geblieben ist. Dies ist umso verwunderlicher, als ich doch sehr viel Zeit darauf verwendete und sicherlich große Freude hatte, meine didaktischen Fähigkeiten, von denen ich mir immer bewußt war, daß ich sie besaß, zum ersten Mal richtig anzuwenden.

Ein klares Bild habe ich von einem Besuch bei Morgenthaler im Jahre 1928, als ich ihm unsere Bereitschaft für ein Examen im nächsten Jahr anmeldete. Er war höchlichst erstaunt und wollte es zunächst überhaupt nicht glauben, daß Brauchli inzwischen, wie es tatsächlich der Fall war, seinen Widerstand aufgegeben hatte. Die ungnädige und mißtrauische Art, die er allem, was von Münsingen kam, damals entgegenbrachte – sicher deshalb, weil Brauchli zu seinen Widersachern in der SGP gehört hatte –, traf zunächst auch mich; sie wandelte sich dann aber bald in ein gutes Einvernehmen, mit den Jahren in Freundschaft um.

Daß die „Jungfern", wie damals die Wärterinnen noch allgemein genannt wurden, mehr Interesse und Begeisterung für die Ausbildung zeigten, lag nicht nur daran, daß sie beweglicher und wißbegieriger waren als die Männer. Viel machte auch die Führung aus. Oberschwester Martha Wenger besaß ein Rotkreuzdiplom, nahm schon dadurch eine Sonderstellung ein und hatte mit ihrer leisen, aber bestimmten Art unbestrittene Autorität. Das leicht süßliche, oft nicht ganz durchsichtige Wesen und die Neigung zu extremer, sektenmäßiger Frömmelei mit entsprechendem Druck bzw. Gunstbezeugungen an ihre Untergebenen, worüber auch Klagen einliefen, änderte doch nichts daran, daß sie ihren Posten ausgezeichnet versah. Sie setzte sich von Anfang an restlos für die Ausbildung ein. Später wurde sie eine der ersten praktisch Prüfenden der Prüfungskommission. Ihr zur Seite stand Marie Schüpbach, etwas ängstlich, schüchtern, zögernd, aber die Gutherzigkeit selber. Sie, wie auch Anni Winzenried, der Haudegen und Dragoner, heftigen Gemüts, mit gelegentlichen Wutausbrüchen, aber ein richtiges Zugpferd, gingen mit dem guten Beispiel voran. Beide saßen in jedem Kurs und waren, trotz ihrer Stellung in der Hierarchie, die ersten, die sich zum Examen meldeten.

Das erste Examen im Jahre 1929 wurde zu einem großen Ereignis. Es waren lauter „Jungfern", neben Marie Schüpbach und Anni Winzenried fast ausschließlich Abteilungswärterinnen. Sie bekamen schon gleich die Tracht und das Abzeichen, denn alle hatten ihre drei Jahre Dienstzeit längst hinter sich. Am Abend fand ein großes Fest mit diesen „weißen Tauben" in unserer Wohnung statt, wobei mir eine goldene Uhr mit Widmung überreicht wurde. Sie galt wohl nicht nur meinem Unterricht, sondern meiner Initiative für die Kurse und die Durchsetzung der Prüfungen überhaupt. Die Geschenke, die man als Kursleiter erhielt, waren in jener Zeit überhaupt viel opulenter als später, gemessen namentlich auch an den kärglichen Löhnen der Schüler. Schon vorher hatten wir zwei Korbstühle mit Tisch bekommen, später folgten ein großes silbernes Zigarettenetui und eine Brieftasche aus Krokodilleder. Die Begeisterung war eben noch groß, und damit auch die Dankbarkeit. Es handelte sich ja noch nicht um eine stehende Einrichtung, um etwas Selbstverständliches wie später; auch wußte es das Personal sehr wohl zu schätzen, daß man dazu seine eigenen freien Abende hergab.

1930 und 1931 folgten dann die Wärter, zunächst sieben, dann achtzehn Mann stark mit den Prüfungen nach. Das Fest am Abend des Examenstages wurde zu einer offiziellen Einrichtung mit gutem Essen, Rede, Produktionen und Tanz. Als Lokal erwies sich von 1931 an der Eßsaal im neuen Schwesternhaus als besonders geeignet. Es entstand damit eine wie mir scheint sehr schöne Tradition, die auch später noch die Bedeutung des Anlasses unterstrich, den persönlichen Kontakt der Ärzte mit den jungen Schwestern und Pflegern förderte und in einem etwas andern Sinne als unter dem früheren Patriarchat doch wieder die Familienatmosphäre betonte. Diese Einrichtung schien mir auf alle Fälle besser, als was ich später in der Waldau antraf. Wenn dort mitten in der Prüfung ein großes Mittagessen veranstaltet wird, so haben die Kandidaten, die voll von Aufregung und Spannung sind, in der Regel nichts davon; auch der Abschlußtee mit Verteilung der Zeugnisse und raschem Verschwinden aller Beteiligten ist etwas ganz anderes als das gemütliche abendliche Beisammensein.

Es wurde mir später verschiedentlich, namentlich von gewerkschaftlicher Seite, attestiert, was ich alles für die Personalausbildung getan hätte. Mir waren solche Lobsprüche immer eher peinlich. Meine wirklichen Leistungen schienen mir auf anderem Gebiete zu liegen. Außerdem fand ich meine Verdienste hier nicht besonders groß und erwähnenswert.

Viel wichtiger war es und bedeutete sicherlich eine Ehre, daß ich 1939 auf Vorschlag Morgenthalers als dessen Nachfolger Präsident der Prüfungskommission, kurz darauf auch Präsident der Lehrbuchkommission wurde und damit das Morgenthalersche Werk direkt fortsetzen konnte. Ich habe beide Ämter 15 Jahre lang innegehabt und erst bei meiner Wahl in die Waldau abgegeben. Da ich mich mit der Sekretärin der Personalzentrale, Frau Dübi, und mit meinem Gegenspieler von der Arbeitnehmerseite her, Dr. Oprecht, ausgezeichnet verstand, war es gewiß eine fruchtbare Arbeitsperiode. Laufend wurden die Anforderungen in den Prüfungen erhöht und ein gleichmäßiges Niveau und eine gerechtere Notengebung angestrebt. Ich setzte es durch, daß nicht mehr der Kursleiter der Anstalt, sondern der Experte prüfte, was zunächst auf erhebliche Widerstände stieß. Mit dem Roten Kreuz verhandelte ich erfolgreich über die Anerkennung unseres Diploms, wobei als Gegenleistung von der SGP die Militärpflicht der Schwestern zugestanden werden mußte. Daß der von mir und dem Rotkreuzchefarzt unterzeichnete Vertrag später von der Kommission für Krankenpflege des Roten Kreuzes einseitig gebrochen wurde, steht auf einem andern Blatt.

Kapitel 15

RÜCKTRITT VON SPEYRS

Nun näherte sich langsam ein Ereignis, das von manchen, nicht zuletzt von mir, mit größter Spannung erwartet wurde: der Rücktritt von Speyrs und die Neubesetzung der Waldau. Trotzdem man allgemein der Meinung war, auch in der Regierung und der Fakultät, es könne mit dem alten Herrn nicht so weitergehen, weil die Waldau immer mehr verknöcherte und zurückblieb, herrschte Ratlosigkeit. Von Speyr selbst dachte offenbar nicht im geringsten daran, zurückzutreten oder wenigstens einen Termin für seinen Rücktritt anzugeben. Seine 50jährige Dienstzeit und alles, was er früher geleistet hatte, verlangten andererseits ein behutsames und schonendes Vorgehen.

Die Entscheidung fiel dann aber doch recht unerwartet. Es wurde für die Professoren eine Altersgrenze von 80 Jahren eingeführt, ob der Anlaß zu diesem Beschluß gerade von Speyr gewesen ist oder etwas anderes, weiß ich nicht, jedenfalls traf er ihn auf Ende 1930, nachdem er im Laufe des Jahres 80jährig geworden war. Nun bestand aber die Komplikation, daß die Altersgrenze nur für die Professur, nicht aber für den Posten des Anstaltsdirektors galt. Auch jetzt noch zog von Speyr keine Konsequenzen, sondern blieb einfach stumm. So blieb nichts anderes übrig, als daß Mouttet im Auftrag der Regierung sich in die Waldau begab – er hat mir später einmal das Groteske und Dramatische dieses Besuches mit viel Ironie geschildert –, um eine Demission des Anstaltsdirektors zu erzwingen.

Von Speyr scheint sich entschieden gewehrt zu haben, mußte dann aber doch nachgeben, und man kam überein, den Rücktritt von beiden Stellen auf 1. April 1931 festzulegen. Als Brauchli davon erfuhr, fand er das Vorgehen der Regierung empörend; er fühlte sich offenbar mitbetroffen und mochte denken, es könnte ihm einmal ähnlich ergehen.

Für mich begann damit eine Zeit größter Spannung. Sie wäre noch unterträglicher gewesen, hätte ich geahnt, daß das Wahlgeschäft mehr als zwei volle Jahre dauern würde. Daß ich mir Hoffnungen machte, war nicht grundlos. Unter den jüngeren schweizerischen Psychiatern hatte ich doch immerhin einen recht guten Namen. Oberholzer bestärkte mich aufs lebhafteste in meinen Aspirationen, und Brauchli hielt optimistisch meine Kandidatur für so gut wie gesichert; er betonte immer wieder, wie gut ich bei der Regierung angeschrieben sei. In der Tat hatte Mouttet mir bei manchen Gelegenheiten sein besonderes Wohlwollen bekundet. Ende 1928 war er sogar überraschend mit zwei andern Regierungsräten und dem Kantonsbaumeister in Münsingen erschienen, um bauliche Projekte zu besprechen; er wünschte aber so ostentativ mich zu sehen und in ein Gespräch mit seinen Kollegen zu verwickeln, daß ich schon damals insgeheim vermutete, er habe mich „präsentieren" wollen.

Dabei schien es mir, eine Übernahme der Waldau würde für mich die Erfüllung meiner höchsten Wünsche bedeuten. Ich würde nicht nur erlöst von dem immer drückender werdenden Abhängigkeitsverhältnis in Münsingen, sondern sah ein weites Feld für die Entwicklung meiner Kräfte, meiner Ideen, meiner Lust am Lehren vor mir, ganz abgesehen von der Befriedigung meines Ehrgeizes.

Die Entwicklung nahm nun freilich einen ganz andern Verlauf, als man sich gedacht hatte. In der Fakultät gab in dieser Angelegenheit der Pharmakologe Emil Bürgi, der dafür das meiste Interesse zu besitzen schien, den Ton an. Wie in einem noch zu erwähnenden Protokoll der Aufsichtskommission steht, fand er, die Psychiatrie sei in Bern gegenüber Zürich „zurückgetreten", und die Fakultät müsse deshalb danach trachten, „einen namhaften Forscher zu gewinnen, der eine „Attraktion ausübt". Man dachte in erster Linie an Kretschmer, der in Marburg den Lehrstuhl innehatte und bereits einen großen Ruf besaß; er war auch einer der wenigen Psychiater, dessen Schriften von Nichtpsychiatern gelesen und sehr geschätzt wurden.

Zunächst verlangte die Fakultät von ihm ein Gutachten über eine wünschbare Neuorganisation der psychiatrischen Klinik. Kretschmer lehnte die bisherige Verbindung von Anstalt und Lehrstätte in der Waldau ab und schlug den Neubau einer selbständigen Klinik mit etwa 100 Betten im Inselareal vor. Es handelte sich dabei keineswegs um einen neuen Gedanken. Schon mehr als 40 Jahre vorher war in einem Gutachten über die bernische Irrenpflege (Fetscherin und Schaufelbühl) eine Trennung der Klinik von der Waldau gefordert worden: „Es dürfte sich daher empfehlen, in unmittelbarer Nähe des gegenwärtigen Inselspitals einen besonderen Spitalbau zu erstellen zur Aufnahme einer klinischen Abteilung für Geisteskranke." 40 bis 50 Betten sollten dafür genügen.

Das ganze Jahr 1931 ging mit den Diskussionen über diesen Plan – alles noch innerhalb der Fakultät – vorüber, und erst Ende Dezember wurde der Regierung eine Trennung von Professur und Anstaltsdirektion vorgeschlagen. Als endgültige Lösung sollte ein Neubau für die Klinik in der Insel ins Auge gefaßt werden. Da dies bei der damaligen Finanzlage des Staates unmöglich schien, sollte zunächst der „Neubau" der Waldau unter einem selbständigen medizinischen Leiter, der zugleich den Lehrstuhl bekäme, provisorisch als Klinik dienen. Die Administration dieses abgetrennten Teils dagegen wäre vom Direktor und der Verwaltung der übrigen Waldau weiter zu betreuen.

Anfangs Januar 1932 wurde in einer Sitzung der Aufsichtskommission, an der auch der Erziehungs- und der Sanitätsdirektor sowie eine Dreiervertretung der Fakultät teilnahmen, über diesen Plan beraten. Diese Zusammensetzung zeigt zur Genüge, welche Bedeutung man im Gegensatz zu später der Nachfolge auf dem psychiatrischen Lehrstuhl und in der Direktion der Waldau damals beimaß. In der Sitzung ging es zum Teil recht erregt zu. Alle drei Direktoren befürworteten den Neubau einer Klinik in der Stadt, lehnten aber die provisorische Lösung in der Waldau energisch ab. Eine Zweiteilung der Anstalt führe unweigerlich zu Reibungen zwischen Klinik- und Anstaltsleiter, der Neubau sei als Ergänzung der übrigen Waldau gedacht und gebaut worden und eigne sich keineswegs für eine selbständige Klinik usf. Brauchli regte sich in dieser Diskussion fürchterlich auf und verließ wütend die Sitzung, ohne ihr Ende abzuwarten, was ihm (und damit wohl auch mir) bei der Fakultät eine sehr schlechte Note eintrug. Schließlich stellte sich die Aufsichtskommission einstimmig (die Direktoren besaßen kein Stimmrecht) hinter den Antrag der Fakultät.

Unterdessen hatte man die Amtsdauer von Speyrs bereits um ein Jahr verlängern müssen. Dies wurde noch ein zweites Mal nötig. Ende Mai lehnte nämlich die Regierung trotz der befürwortenden Stellungnahme von Fakultät und Aufsichtskommission die Trennung ab, freilich nicht in sehr entschiedener Weise. Was hinter den Kulissen vorgegangen war, weiß ich nicht und kann nur vermuten, daß es irgendetwas mit dem Eintreten Mouttets für mich zu tun hatte; jedenfalls erschien bald darauf ein sehr giftiger Artikel in der „Tagwacht", worin der Regierung Rückständigkeit vorgeworfen und behauptet wurde, das retardierende Element sei bei der Sanitätsdirektion zu suchen, die „unbedingt den Dr. Müller in Münsingen" an diese Stelle haben wolle.

Trotzdem schlug die Fakultät im Juni die Berufung Kretschmers vor. Sollte sie nicht zustande kommen, so wäre C. G. Jung zu fragen, der wahrscheinlich ablehnen würde, oder dann Gruhle in Heidelberg. Obwohl sein Trennungsvorschlag abgelehnt worden war, ließ sich Kretschmer doch noch für seine Entscheidung Zeit; erst Ende Oktober lehnte er ab. Auf einen neuen Vorstoß der Fakultät hin beschloß die Regierung nochmals, nun unzweideutiger, vor allem aus finanziellen Gründen die Personalunion von Professor und Direktor in der Waldau zu belassen.

Nun erst in dieser Schlußphase, nachdem bisher von ihm kaum die Rede gewesen war, tauchte die Kandidatur Klaesi auf. Er wurde der Fakultät von seinem Freund H. W. Maier, der für ihn eine Titularprofessur in Zürich erwirkt hatte, nahe gelegt. Die Aufsichtskommission, die durch den Inseldirektor[108] Frey in Basel Erkundigungen über ihn eingezogen hatte, wollte jedoch nichts von ihm wissen, sondern schlug ex aequo die drei angemeldeten Berner (Morgenthaler, Steck[109] und mich) vor.

Wie ich später von meinem Vetter Albert Schüpbach[110] hörte, war in der Fakultät sehr heftig gegen mich agitiert worden. Einmal deshalb, weil Mouttet sich so sehr für mich einsetzte und die Fakultät schon damals, übrigens mit Recht, sich ihren Kandidaten nicht von oben vorschreiben lassen wollte. Dann hatte man das ungeschickte Auftreten Brauchlis vor einem Jahr übelgenommen, und schließlich soll sogar meine politische Vergangenheit eine Rolle gespielt haben – hatte man mir doch seinerzeit angedroht, mir mein späteres Fortkommen zu verderben. Jedenfalls erfuhr Brauchli, eine Delegation der Fakultät hätte speziell noch beim Unterrichtsdirektor vorgesprochen, um gegen meine Wahl ihr Veto einzulegen.

Wie dem auch sei, es wurde Klaesi[111] gewählt. Am 1. April 1933 trat er seine Stelle an. Nach all den Hoffnungen und dem langen Warten war meine Enttäuschung grenzenlos. Erst später habe ich erfahren, daß sie bei einem andern noch größer und auch begründeter war: Morgenthaler. Er hatte noch viel fester als ich daran geglaubt, gewählt zu werden, war mehr als zehn Jahre älter und überzeugt, als führender Kopf der Berner Psychiater ein Anrecht auf den Posten zu haben. Er hat den Schock denn auch nie ganz überwunden, Klaesi blieb sein erklärter Feind, und er hat bis 1954 keinen Fuß mehr in die Waldau, an der er so sehr hing, gesetzt.

Brauchli war ebenfalls deprimiert. Neben dem echten, väterlichen Wunsch, mir zu helfen, in der Überzeugung, ich wäre der richtige Mann gewesen, war er mich nun nicht los geworden. Er mochte wohl fühlen, daß es jetzt an ihm lag, in den Gesprächen über meine weitere Zukunft irgendeinen Termin für seinen Rücktritt festzulegen. Dies wurde ihm auch von seinen Kindern, nicht nur mit Rücksicht auf mich, damals und in den folgenden Jahren immer wieder nahe gelegt; er aber blieb mir gegenüber stumm, den Kindern gab er zu verstehen, daß er nichts von einer Demission, weder jetzt noch später, wissen wolle.

Meine Situation erschien mir umso trostloser, als ich inzwischen recht trübe Erfahrungen mit meiner Dozententätigkeit gemacht hatte. Voll Elan und guten Willens hatte ich im Sommersemester 1930 mit meinen Vorlesungen begonnen. Es konnte sich ja nur um Theorie handeln – Patientenvorstellungen kamen nicht in Frage –, und in der Folge arbeitete ich immer wieder neue Themen sorgfältig aus, ohne mich allerdings im Vortrag an das Manuskript zu halten. So sprach ich z. B. über Prognose und Therapie der Geisterkrankheiten, Einführung in die Grundlagen der Psychiatrie I und II, Kriminalpsychopathologie, moderne Probleme der Psychiatrie und schließlich über Psychoanalyse und Neurosenlehre.

Der Erfolg meiner Bemühungen erschien mir kläglich. Vorerst wollte ich als frischgebackener Dozent der Medizin mich selbstverständlich nur an Medizinstudenten wenden, mußte aber bald einsehen, daß ich es dann mit leeren Bänken zu tun hätte. Das Interesse für Psychiatrie war damals noch äußerst gering – erst Klaesi brachte durch seine klinischen Vorstellungen eine entschiedene Wendung –, und die Mediziner waren zudem derart überlastet, daß es ihnen nicht einfiel, ganz wenige ausgenommen, eine nicht obligatorische Vorlesung zu besuchen. So mußte ich denn vom hohen Roß herabsteigen und mich vor einem sehr gemischten Publikum produzieren; es bestand vornehmlich aus Lehramtskandidaten, manchmal auch aus Theologen, zu einem guten Teil aber auch aus Auskultanten, ältlichen Damen, die sich oft über viele Semester hin getreulich einfanden, von denen ich aber nicht recht wußte, was sie eigentlich herbrachte; es waren sicher auch Schizophrene darunter. Trotzdem mußte ich gerade in diesen ersten Jahren immer gegenwärtig sein, daß sich keine oder nur vereinzelte Hörer einfanden. Es gibt nichts Entmutigenderes, ja Demütigenderes, als eine Vorlesung anzukündigen und sich im Hörsaal einzufinden, um festzustellen, daß kein Interesse vorhanden ist und man wieder nach Hause gehen kann.

Mit solchen trüben Dozentenerfahrungen stand ich allerdings nicht allein. Es gab auch in den übrigen medizinischen Disziplinen manche Privatdozenten, die überhaupt nie eine Vorlesung halten konnten, und meinen psychiatrischen Kollegen ging es auch nicht besser; ähnliche Enttäuschungen waren der Grund, warum Morgenthaler und Blum ihre Lehrtätigkeit frühzeitig aufgaben. Sicherlich liegt hier ein Problem von allgemeiner Bedeutung, und es fragt sich sehr, ob die von der Berner Fakultät stets vertretene Doktrin, die Erteilung der Venia legendi habe nichts mit der Bedürfnisfrage zu tun, wirklich berechtigt ist. Mir selbst erschien diese Situation umso schmerzlicher, weil ich nicht nur mit großer Freude dozierte, sondern sehr abhängig war vom zustimmenden Kontakt mit meinen Hörern. Dokumentierte sich das Interesse durch eine größere Zahl und spürte ich statt gelangweilten Gesichtern ein Mitgehen, so wurde ich angeregt und sprach auch viel besser.

Nachdem nun die Waldau besetzt war, sah ich nurmehr höchst kümmerliche Möglichkeiten für die Befriedigung meiner didaktischen Wünsche und Fähigkeiten vor mir.

Sehr bald erfolgte noch ein weiterer Schock. Daß es gerade Klaesi war, der in die Waldau einzog, machte mir nichts aus. Im Gegensatz etwa zu Morgenthaler nahm ich es ihm nicht übel. Ich schätzte ihn vom Burghölzli her und setzte bei ihm auch gewisse freundschaftliche Gefühle für mich voraus. Nicht allzu lange vorher, im Sommer 1930 anläßlich einer Psychiatertagung in Bern, hatte er mir auf einem langen Spaziergang sein Herz ausgeschüttet und bitterlich, beinahe weinend, darüber geklagt, wie schlecht man es ihm in Basel gemacht habe.

So machte ich mich denn eines Tages arglos und ahnungslos in die Waldau auf, um ihn zu begrüßen und den Kontakt mit ihm aufzunehmen; ich glaubte ihm auch nützlich sein zu können mit meiner guten Kenntnis der Berner Behörden und der Bevölkerung, die ihm, als Ostschweizer, doch recht fremd sein mußten. Auch glaubte ich, daß er in der Großmut des Siegers und auf Grund seiner früheren Erfahrungen, deren Jammer mir noch in den Ohren klang, Verständnis für meine Lage haben und mir helfen werde.

Irgendwie muß ich bei dieser Unterredung kapitale Fehler begangen haben; ihr Ergebnis war jedenfalls katastrophal. Wovon wir eigentlich sprachen, weiß ich nicht mehr; jedenfalls wurde Klaesi, der schon von Anfang an nicht sehr freundlich gewesen war, immer zugeknöpfter und abweisender, so daß ich mit einem unguten Gefühl nach Hause kehrte. Konkrete Vorwürfe habe ich nie erfahren und mir vergeblich zusammenzureimen versucht, mit was ich ihn beleidigt haben konnte. War ich, von früheren Begegnungen ihm gegenüber so gewohnt, zu kameradschaftlich aufgetreten, zu wenig subordiniert und distant, hatte er den Eindruck gehabt, ich wolle ihn belehren? Waren es die 5% Mortalität meiner Somnifen-Arbeit? Ich weiß es bis heute nicht.

Damit war eine Situation eingetreten, die ich mir schlimmer nicht hätte vorstellen können und an der ich nun über 20 Jahre lang zu tragen hatte. Wir werden ihren Auswirkungen noch öfters begegnen. Im Augenblick hatte sie zur Folge, daß ich noch verstörter und depressiver wurde, als ich es schon war.

Ich ging dann auch zu Mouttet. Er war sehr teilnehmend und verständnisvoll und erklärte gleich, die Wahl sei nicht so ausgefallen, wie er gewünscht hätte. Seiner diskreten und korrekten Art gemäß verriet er aber mit keinem Wort, was in der Regierung den Ausschlag gegen mich gegeben hatte. Rückblickend will mir scheinen, die Ergebnislosigkeit seines Einsatzes für mich habe auch ihn selbst stärker getroffen, als man vermuten konnte. Es liegt jedenfalls eine zeitliche Koinzidenz vor, wenn er von da an in seinem Interesse für die Anstalten lahmer wurde, oft einen etwas resignierten Eindruck machte und die Dinge mehr oder weniger gehen ließ, wie sie wollten, ohne einzugreifen, wenn er nicht unbedingt dazu gezwungen war. Es war auch nicht zu verkennen, daß er bald einmal vom Charme Klaesis nicht unberührt blieb und an seiner genialen Akrobatik Vergnügen fand. Trotzdem bewahrte er mir ein etwas müdes, aber doch sehr freundliches Wohlwollen und blieb in den Streitigkeiten Waldau/Münsingen durchaus neutral und überlegen. Es zeigte sich dies auch darin, daß er in der Mattoaffäre entgegen seiner sonst schon so gewohnten Inaktivität eine Disziplinaruntersuchung gegen die Waldau einleitete. Er versuchte auch einmal Frieden zu stiften, indem er uns drei Direktoren – es muß dies kurz nach meiner Wahl in Münsingen gewesen sein – auf Kosten der Sanitätsdirektion zu einem Versöhnungsbankett einlud; außer einem sehr guten Essen kam dabei nichts Ersprießliches heraus. Ich hatte auch nichts anderes erwartet; denn immer und immer wieder hatte ich bis an die Grenze des Zumutbaren Versuche gemacht, mit Klaesi auszukommen, und wenn sie scheiterten, so lag dies von meinem Blickwinkel aus stets an ihm. Doch davon später.

Bei jener Unterredung aber im Frühling 1933 fand Mouttet zum Schluß als einziger von allen, mit denen ich bisher darüber gesprochen hatte, das erlösende Wort: Ich sollte einen längeren Urlaub antreten und ins Ausland gehen, um Distanz zu den Geschehnissen zu gewinnen.

Teil II

Kapitel 16

BEGINN DES URLAUBES

Zurückhaltung meinem kleinen persönlichen Schicksal gegenüber drängte sich ohnehin auf angesichts der gewaltigen weltpolitischen Ereignisse, die gerade in jenem Frühling 1933 mit der Machtübernahme der Nationalsozialisten meine seit Gütersloh nie verschwundenen Ängste und Befürchtungen kommender Schrecknisse zu bestätigen anfingen. Der Reichstagsbrand wirkte als wildes Fanal, umso mehr, als bei uns niemand daran glauben wollte, daß der verhaftete, unglückliche holländische Kommunist van der Lubbe der wirkliche Täter sei. Jedenfalls gab es die wildesten Gerüchte, und man war allgemein überzeugt, Goering selbst habe mit seinen Leuten den Brand gelegt. Diese Vermutung lag umso näher, als das Feuer ja deutlich genug Signal und Alibi für die heraufkommende Diktatur bildete.

Wenig später, nach dem rasch durchgeführten Brandstiftungsprozeß, war ich nicht wenig überrascht, in der Monatsschrift für Psychiatrie und Neurologie ein Gutachten meines Freundes Zutt – von dem ich seit Jahren nichts mehr gehört hatte – über den hingerichteten van der Lubbe zu finden. Er wurde darin als voll zurechnungsfähig bezeichnet, während es bei uns immer geheißen hatte, es handle sich um einen „Halbidioten". Es vergingen dann mehr als 20 Jahre, bis mir Zutt[112] nach dem Kriege selbst erzählen konnte, er habe van der Lubbe[113] durchaus überzeugt von seiner Schuld untersucht und sei bei der Ausarbeitung seines Gutachtens – er gab es zusammen mit seinem Chef Bonhoeffer, Vorstand der psychiatrischen Klinik Charité in Berlin ab – keinem irgendwie gearteten Druck ausgesetzt gewesen.

Jedenfalls konnte ich nie daran glauben, wenn 1933 und auch später noch beschwichtigend gesagt wurde, die Suppe werde nicht so heiß gegessen, wie sie angerichtet sei; das deutsche Volk werde diese Rohlinge und Schreier nur bis zu einem gewissen Punkt ihr Unwesen treiben lassen, die Deutschnationalen unter Hugenberg hätten die Zügel ja in der Hand, ganz abgesehen von der Wehrmacht.

Ich hatte einfach Angst. Was dann kam, übertraf die schlimmsten Befürchtungen.

Nun gab es aber doch eine ganz kleine Verknüpfung dieses welthistorischen Hintergrundes mit meinen Privatangelegenheiten. Es war klar, daß die lange gesäte Hetze gegen die Juden bald ihre unheilvollen Auswirkungen haben werde. Jedem Einsichtigen konnte es nicht zweifelhaft sein, daß ihr Schicksal in Deutschland früher oder später besiegelt sein werde. Als deshalb Alfred Storch bei der Frühlingssitzung der Schweizerischen Gesellschaft für Psychiatrie 1933 wieder einmal erschien und anschließend seine Ferien bei uns verbrachte, beschwor ich ihn, unter keinen Umständen mehr zurückzukehren und bot ihm als Asyl unsere Gastfreundschaft an, bis die Möglichkeiten seines Verbleibens in der Schweiz geklärt seien. Allen meinen Überredungskünsten zum Trotz wollte Storch zunächst aber nicht an eine wirkliche Gefahr glauben. Es lag dies nicht nur an seiner Weltfremdheit. Immer ist es mir unbegreiflich geblieben, wie viele deutsche Juden damals und sogar viel später noch daran festhielten, sie seien Deutsche, sie seien Kriegsteilnehmer aus dem ersten Weltkrieg, sie stünden in Amt und Würden, es könne ihnen deshalb nichts geschehen, und wie viele sogar mit dem Nationalsozialismus sympathisierten und sein Heraufkommen begrüßten.

So reiste Storch mit einiger Verspätung für das Sommersemester wieder nach Gießen zurück. Bald aber kam es zu den Zerstörungen der Synagogen, zu Raub, Plünderung und Mord in jüdischen Geschäften und Häusern, und als die Studenten in seiner Vorlesung demonstrierten und ihm drohten, sah Storch doch endlich ein, daß nur die Emigration übrigblieb. Er kehrte im Frühsommer wieder nach Münsingen zurück und war dank seiner frühzeitigen Auswanderung einer der wenigen, die noch ihre ganzen Möbel, Bücher usw. nachkommen und sich Geld schicken lassen konnten.

Zwei Probleme ergänzten sich nun in glücklichster Weise: Storchs nächste Zukunft und der Rat Mouttets. Storch konnte nicht auf unbestimmte Zeit als Gast bei uns leben und wollte dies auch gar nicht, eine Stelle für ihn war aber nicht frei, und vor allem machte die Fremdenpolizei bei diesem ersten Ansturm der jüdischen Immigration die größten Schwierigkeiten; eine Aufenthaltsbewilligung wurde grundsätzlich nicht erteilt, sondern die Leute hatten möglichst rasch weiter zu wandern. Auf der andern Seite kannte man damals den Begriff des „bezahlten Urlaubes" noch längst nicht; man durfte höchstens seinen Lohn weiter beziehen, wenn man selbst für einen vollwertigen Stellvertreter sorgte. Dies hätte jedoch die Ausführung meiner Pläne finanziell unmöglich gemacht.

So kam eine Lösung zustande, die uns beiden diente. Storch wurde in einem Regierungsratsbeschluß zu meinem Stellvertreter ernannt; als besonderes Entgegenkommen mir gegenüber gewährte man ihm freie Station. Ich hatte lediglich seine Barbesoldung zu übernehmen, und da er sich damals noch in recht guten finanziellen Verhältnissen befand, war er mit einem Assistentengehalt zufrieden. Gleichzeitig war es auf Grund dieses Regierungsratsbeschlusses möglich, mit der Fremdenpolizei erfolgreich zu verhandeln. Bei meiner Vorsprache erklärte man mir sowohl auf der kantonalen wie auf der eidgenössischen Amtsstelle, es werde prinzipiell unter keinen Umständen an jüdische Emigranten Aufenthaltsbewilligungen, geschweige denn Arbeitsbewilligungen erteilt; der Fall Storch stelle eine große Ausnahme dar, die nur möglich sei, weil der Regierungsratsbeschluß vorliege.

Wie herzlich im übrigen unsere Beziehungen waren, geht aus einem Brief hervor, den mir Storch am 6. August 1933 aus Mürren schrieb, wo er während längerer Zeit im Hotel wohnte. Späterer Spannungen wegen ist es vielleicht ganz gut, hier einen bezeichnenden Passus anzuführen:

„Bei dieser Gelegenheit möchte ich aber nun Ihnen und namentlich Ihrer Frau für die Aufnahme, die ich in so kritischer Zeit gefunden habe, meinen Dank aussprechen. Was Sie mit so selbstverständlicher Herzlichkeit für mich getan haben, ist schwer genügend zu würdigen. Meine Schwester fand neulich den richtigen Ausdruck dafür: Hochherzigkeit. Nun, sagen läßt sich so etwas nicht gut, aber wenigstens schreiben."

Freilich konnte ich auch bei dieser Lösung keineswegs einfach für die mir zunächst bewilligten neun Monate ins Ausland fahren. Dazu hätte das Geld niemals gereicht.

Ungefähr seit Ende der 20er Jahre – genauer kann ich mich nicht erinnern – hatte ich angefangen, in der Praxis meines Vaters an der Monbijoustrasse Privatpatienten zu empfangen, um mir damit einen sehr notwendigen zusätzlichen Verdienst zu verschaffen. Ich tat dies mit ausgesprochen schlechtem Gewissen. Es war etwas völlig Neues, daß ein Anstaltsarzt sich dies erlaubte; Präzedenzfälle gab es keine und eine reglementarische Lösung fehlte; erst später wurde eine „konsultative" Nebenbeschäftigung den Oberärzten gestattet. Brauchli sagte nicht ja, aber auch nicht nein. Mein Unbehagen suchte ich damit zu beschwichtigen, daß ich für diese Sprechstunden strikte meinen freien Nachmittag benutzte; bis zu meiner Übersiedlung in die Waldau habe ich es so gehalten und mir nur ganz selten, nachdem ich Direktor geworden war, noch einen zweiten Nachmittag pro Woche dafür gestattet. Da es sich zumeist um Analysen handelte, wurden die Patienten dazwischen noch nach Münsingen bestellt, immer aber am Abend, außerhalb der Arbeitszeit. So peinlich genau nahm man es damals noch, weil man sich dem auf allem lastenden bürokratischen Druck und der Verpflichtung, seine Arbeit ganz dem Staate zu widmen, nicht entziehen konnte.

Dank dieser Tätigkeit konnte ich mir dann 1931 etwas gestatten, was sonst nie möglich gewesen wäre: den Ankauf eines Autos. Dr. Stiefel, der früher in der Waldau 4. Arzt und in jener Zeit Sekundärarzt der Rosegg war und mit dem ich mich recht befreundet hatte, besaß einen alten, schon nahezu zehnjährigen Renault, den er nicht mehr brauchte. Es war ein ebenso ehrwürdiges wie von uns heiß geliebtes Vehikel, das wir „Pudeli" taufen. Heute würde es in jeder Kollektion alter Autos Staat machen. Damals befand es sich in sehr schlechtem Zustand: Die „Kabine" war außen mit einer Art Kunstleder marmoriert, gelblich, überzogen, das auf der einen Seite Löcher aufwies und und zum Teil zerfetzt war; die altmodischen Plüschpolster und die Federsitze waren abgenutzt, einen Anlasser gab es nicht, ebensowenig einen Scheibenwischer ... die Bremsen waren defekt und erforderten neue Beläge, der Kühler tropfte ein wenig ... für dieses Wrack, das man heute, übertragen auf ein modernes Fahrzeug, überhaupt nicht verkaufen könnte, verlangte Stiefel den Freundschaftspreis von Fr. 1600. Berücksichtigt man die seitherige Geldentwertung, so erscheint dieser Preis horrend. Bei der Seltenheit der Autos und ihren damaligen Anschaffungskosten war er aber kaum übersetzt. So ließ ich denn die eine Außenseite neu tapezieren, was sehr komisch aussah, weil man natürlich nicht genau das gleiche Muster und die gleiche Farbe bekam, neue Bremsbeläge einbauen, den Kühler reparieren und einen Scheibenwischer installieren. Daß man den Motor ankurbeln mußte und daß man bei der damaligen Beschaffenheit der Pneus jeden Augenblick Plattfuß hatte, mußte man in Kauf nehmen. Neben den Fahrstunden übte ich eifrig in der Anstalt und um diese herum unter Führung von Dr. Kaiser, der als erster einen Wagen besaß und schon sehr fortgeschritten war.

Dieses Auto leistete nicht nur für die Sprechstunden und übrigen Besuche in der Stadt und für die Vorlesungen gute Dienste. Es bildete für viele Ausflüge eine Quelle schönsten Erlebens und Vergnügens. Besonders herrlich waren die Reisen nach Ascona. Der Gotthard ließ sich nicht an einem Tag bewältigen, denn auf ebener Strecke konnte man allerhöchstens 80 km/h fahren, am Berg mußte man aber sofort in den ersten Gang schalten und kam nie über höchstens 9 km/h hinaus. Besonders lebhaft steht mir die erste derartige Fahrt in Erinnerung: Am ersten Tag fuhren wir bis Guttannen; am zweiten, abenteuerlich genug – die Grimselstraße war noch sehr eng und selbstverständlich nicht asphaltiert – über Grimsel, Furka und Gotthard, wobei eigentlich eine zweite Übernachtung vorgesehen war, wir aber dann doch zu unserem großen Erstaunen schon abends an unserem Bestimmungsort anlangten.

Das „Pudeli" hatte nicht mehr ein langes Leben. Immer wieder gab es Reparaturen, nur der Motor blieb tadellos, und als wir dann eines Tages mitten in der Stadt mit einem Achsenbruch liegen blieben und abgeschleppt werden mußten, gab ich es auf; damals waren wir dann auch schon in der Lage, einen neuen Wagen zu kaufen.

Der Urlaub nun war nicht zu bewerkstelligen, ohne daß wenigstens zeitweilig noch die Einkünfte von den Privatpatienten mithalfen. So verzichtete ich zunächst aufs Ausland – vorgesehen waren Paris und Wien, denn das nazistische Deutschland kam nicht in Frage – und nützte meine viele freie Zeit neben der Praxis für eine wissenschaftliche Arbeit aus.

Oberholzer, der vor nicht so langer Zeit erst den Rorschach-Nachlaß erhalten hatte, war höchst erstaunt, auf wie schmaler Basis, mit einer wie kleinen Zahl von Protokollen die „normalen" Befunde des Tests aufgestellt worden waren. In unseren Augen war es ein neues Zeichen für die Genialität Rorschachs, aus einem so kleinen Material so viele entscheidende und einer Nachprüfung standhaltende Schlüsse gezogen zu haben.

Trotzdem bestand unleugbar das Bedürfnis, an größeren Untersuchungsreihen die Rorschach'schen Aufstellungen nachzukontrollieren, besonders weil inzwischen Oberholzer ebenso wie mir aufgefallen war, daß zwischen Gebildeten und Ungebildeten, unabhängig von Intelligenz und Charakter, doch recht große Unterschiede bestanden, die Rorschach nicht gesehen oder vernachlässigt hatte. So ging ich denn mit Freude – Begeisterung wäre angesichts meines damaligen depressiven Zustandes zuviel gesagt – auf den Vorschlag Oberholzers ein, gemeinsam Material zu sammeln, auszuwerten und zu publizieren. Ich konnte nicht ahnen, daß die Zusammenarbeit zu einem viel größeren Konflikt als seinerzeit bei der Gründung der Schweizerischen Ärztegesellschaft für Psychoanalyse und schließlich zu einem endgültigen, nur mühsam immer wieder oberflächlich überkleisterten Riß führen sollte. Frau Oberholzer, die ihren Mann kannte, sah das Unheil voraus und warnte: Auch dieses Unternehmen werde wie so viele andere wissenschaftliche Projekte, die ihr Mann unternahm, schließlich liegen bleiben und zu nichts führen. Ich aber traute mir's zu, die nötige Energie aufzubringen, um die Sache zu einem guten Ende zu führen.

Der Plan ging dahin, aus möglichst verschiedenen Berufsgruppen und sozialen Schichten Befunde zu bekommen, jeweils verbunden mit einer kleinen Anamnese unter Beurteilung der Probanden durch die Vorgesetzten und Mitarbeiter sowie, nach dem unmittelbaren Eindruck, durch den Untersuchungsleiter selbst. Woher Oberholzer, der sich gleichzeitig an die Arbeit machte, seine Fälle bezog, weiß ich nicht. Bei mir lief die Arbeit zunächst sehr gut an. Neben dem Personal der Anstalt, das ein beinahe unbeschränktes Reservoir darstellte, spezialisierte ich mich darauf, ganze Betriebe durchzuuntersuchen. So zum Beispiel die Buchdruckerei Fischer in Münsingen, vom Chef bis zum letzten Hilfsarbeiter, die Baubeschlägefabrik Schärer, die Post- und Bahnangestellten, die Lehrer, die landwirtschaftliche Schule Schwand, dann in Bern die Stadtbibliothek, die Buchhandlung Lang, Redaktion und Druckerei des „Bund", ein Teil des Personals der Bernischen Kraftwerke etc. Überraschend war es, wie sich mit der Zeit meist schon bei der Aufnahme des Versuches der Blick für das Abnorme einstellte, so daß ich mich selten täuschte, sondern mich bestätigt fand, wenn nachher in Anamnese und Schilderung zweifelsfreie pathologische Elemente auftauchten. Erstaunlich war auch, wie leicht die Leute für den Versuch zu gewinnen waren; einzig die Lehrer von Münsingen bildeten eine Ausnahme, und zwar die Sekundarlehrer – die Primarlehrer machten gut mit; der Brief, in dem mir die Herren, nach offenbar langen Beratungen, ihre Weigerung mitteilten, stellt direkt ein Kulturdokument dar. Auch mit Oberholzer spielte die Zusammenarbeit zunächst ausgezeichnet. Ich schickte ihm laufend die Protokolle meiner Fälle, die er ins Reine schreiben ließ, um nachher die Bewertung der Antworten vorzunehmen und Kopien wieder an mich zurückzuleiten.

Auf diese Weise gingen die ersten Monate meines Urlaubes rasch vorbei. Nun mußte ich aber doch mit meinen Auslandsplänen Ernst machen, so wenig Lust ich dazu hatte. Die unerquickliche Situation lastete immer noch schwer auf mir, umso mehr, als etwas eintraf, was wir schon lange befürchteten: Klaesi verlangte in einer langen Eingabe an die Regierung, Münsingen und Bellelay hätten nach seinem Gutdünken frische Fälle für den Unterricht an die Waldau abzugeben und dafür jährlich eine bestimmte Zahl Chronischer (Münsingen 40 bis 50) abzunehmen, alles mit Berufung darauf, die Waldau sei Klinik und Stätte der Lehre und Forschung. Die Tendenz ging jedenfalls dahin, Münsingen zur Pflegeanstalt zu degradieren.

Wir Münsinger leisteten erbitterten Widerstand und begründeten ihn in einem langen Schreiben an die Sanitätsdirektion. Noch lange, jedenfalls bis nach meinem Urlaub, blieb dieses Projekt als Bedrohung bestehen, bis es dann sang- und klanglos unterging.

Auch der Gedanke, an einer fremden Klinik viel lernen zu können, freute mich nicht besonders. Meine Schüchternheit meldete sich wieder; ich hatte Angst vor dem Unbekannten und besonders vor den fremden Leuten. Auch war mein früherer begeisterten Optimismus, mein Glaube an die unbeschränkten Möglichkeiten der Psychiatrie schon seit einiger Zeit erheblich gedämpft worden, ich weiß nicht mehr, ob schon vorher oder erst im Zusammenhang mit der Waldaukrise. So mochte ich auch nicht mehr mit der gleichen Unersättlichkeit und Konstanz lesen wie früher. Vielem, was in Zeitschriften oder Monographien publiziert wurde, stand ich kritischer gegenüber, fand leicht, es werde leeres Stroh gedroschen und manches langweilte mich ganz einfach.

Immerhin gab es einige Lichtpunkte. In jenen Jahren kamen nach und nach die zahlreichen Bände des Bumkeschen[114] Handbuches heraus, im Winter 1933/34 der Schizophrenieband, ein glanzvolles Gemeinschaftswerk der Heidelberger Klinik. Darin nun hatte Mayer-Gross, den ich damals noch nicht kannte, zu meinem großen Erstaunen die „Heilungsmechanismen" nicht nur ausführlich zitiert und gelobt, sondern ganze Teile davon abgedruckt. Ich habe später, als wir befreundet waren, nie mit ihm darüber gesprochen, wieviel mir dies damals bedeutete; wohl aber flocht ich es in meinen Gratulationsbrief zu seinem 70. Geburtstag ein. Dann durchforschte ich damals die Autorenregister sämtlicher Bände nach meinem Namen – ich schäme mich deshalb gar nicht, glaube vielmehr, daß andere dies auch tun –, um mit Stolz festzustellen, daß ich, natürlich abgesehen von Eugen Bleuler, der meistzitierte Schweizer Autor war.

Zunächst gab es aber aus äußeren Gründen noch keinen Aufschub meiner Reisepläne. In Wien wütete der Bürgerkrieg zwischen dem Regime Dollfuss, gestützt von den „Heimatwehren", und den Sozialdemokraten: Die Hochburgen der letzteren, in regelrechte Festungen verwandelte riesige Wohnblöcke der Arbeiter in den Außenbezirken, wurden mit Artillerie beschossen und erstürmt. In Paris gab es soziale Unruhen mit Straßenkämpfen. Ich selbst erholte mich nur langsam von einer schweren Grippe.

Kapitel 17

PARIS UND WIEN

So wurde es Februar 1934, bis ich nach Paris fahren konnte. Dort fand ich zunächst Unterkunft in der Familie meines Freundes Waldemar Reist, nachher ein Zimmer in dem von Corbusier erbauten Pavillon Suisse der Cité Universitaire. Hinter einem riesigen Glasfenster erlebte ich den Vorfrühling in der dicht vorgelagerten „Zone", den rings um Paris ziehenden Gürtel von Slums mit elenden kleinen Bretterbehausungen und darüber hinaus dem Blick in die Unendlichkeit des weiten Landes. Fachlich habe ich mich nicht allzusehr betätigt; ich bummelte viel herum und ging gelegentlich in die Vorlesungen, mehr um von den verschiedenen Dozenten einen persönlichen Eindruck zu haben, als in der Hoffnung, viel zu lernen. Eines der größten Hindernisse bildete die von der deutschen völlig abweichende Nosologie. Ich quälte mich ohne viel Erfolg damit herum, die dortige Klassifikationen und Diagnosen mit dem Vertrauten in Einklang zu bringen. Schließlich gab ich den Versuch mehr oder weniger auf. Mein Mentor in diesen Dingen war Eugen Minkowski,[115] der sich mit seiner Frau zusammen in rührender Weise meiner annahm. Im Gegensatz zu seinem Bruder, dem Zürcher Neurologen, war er eher still, zurückhaltend, freilich im Grunde wohl ebenso ehrgeizig wie jener und ebenso stolz auf die Familie Minkowski, während seine rundliche kleine Frau, überquellend von Agilität und pädagogischem Eifer sich mit der Epilepsie, van Gogh und dem Rorschach herumschlug. Das Minkowskische Heim bedeutete mir viel. Ich merkte auch bald, wie großes Ansehen beide Minkowskis in der Pariser und in der französischen Psychiatrie überhaupt besaßen; unter anderem hatte er sich zur Aufgabe gemacht, die Bleulersche Schizophrenielehre den Franzosen näher zu bringen. Durch ihn wurde ich auch in den Verein der Evolution Psychiatrique eingeführt, der damals noch in den Privatwohnungen einzelner Mitarbeiter seine Versammlungen abhielt. Dort fand sich die Elite der jungen französischen Psychiater zusammen, Analytiker und andere; es herrschte eine aufgeschlossene, reformfreudige Atmosphäre mit einer deutlichen Spitze gegen die tatsächlich hyperkonservative, völlig organizistische und leicht verkalkte Schulpsychiatrie.

Der Chef der Klinik Ste Anne und damit der Papst der französischen Psychiatrie war Claude, ursprünglich nur Neurologe, wie dies in Frankreich üblich ist, der sich erst, nachdem er bereits seinen Lehrstuhl innehatte, ernstlich mit Psychiatrie zu beschäftigen begann. Er war ein reiner Organiker.

Immerhin gab es mancherlei mir Neues und Überraschendes, was man freilich mehr zum Anekdotischen zählen mag. Wiederholt wohnte ich z. B. den poliklinischen Sprechstunden von Berger in Ste Anne bei, der mir als Mitglied der Evolution Psychiatrique und, soviel mir erinnerlich ist, auch als Analytiker näher stand. Das Interessanteste waren nicht seine Diagnosenstellungen, sondern die Klienten. Obwohl es sich durchwegs um einfache Leute handelte, war mir erstaunlich, mit welcher Einsicht und mit welcher psychologischen Finesse sie ihren Fall selbst vortrugen und mit sich diskutieren ließen. Einmal kam es sogar vor, daß ein neuer Patient schon hereinkam und Platz nahm, während Berger mit uns Ärzten noch über eine eben weggegangene Phobikerin redete. Nun nahm der Neuling ganz unbefangen, aber keineswegs aufdringlich, sondern ausgesprochen klug an der Diskussion teil, indem er bemerkte, er habe die Dame vorher im Korridor beim Warten gesehen, einige Worte mit ihr gewechselt und sich ein Bild von ihr machen können. Das Erstaunlichste war, daß kein Mensch daran Anstoß nahm, im Gegenteil den Mann gelten ließ, ihn ernst nahm, bis dann Berger mit einer eleganten Handbewegung der Diskussion ein Ende bereitete und den Patienten bat, nun von sich selbst zu sprechen.

Diese Gescheitheit und mühelose Ausdrucksfähigkeit auch der ungebildeten Franzosen lernte ich noch bei anderer Gelegenheit zu bewundern. Zusammen mit Polnow, einem emigrierten Berliner Kinderpsychiater, dessen geschiedene Frau (er war ihr zweiter Mann) Lucie Jessner[116] ich erst später kennenlernen sollte, suchte ich auf Anraten Minkowskis ein psychologisches Institut in Billancourt, dem Arbeiterstadtteil der Automobilindustrie, auf. Dort führte uns der leitende Psychologe – den Namen weiß ich nicht mehr – seine Testbatterie für Berufseignungsprüfungen in den beiden letzten Primarschulklassen vor. Die Anforderungen schienen mir exorbitant hoch, und es war mir klar, daß unsere gleichaltrigen und gleichausgebildeten Berner hier nie nachkämen, was ich zunächst dem Großstadtmilieu zuschreiben wollte. Polnow meinte jedoch, auch für Berliner Jugendliche wären die Aufgaben viel zu schwierig. Mußte man nun annehmen, die Franzosen seien so viel intelligenter als die anderen, oder handelte es sich um die Früchte des französischen Trainings in der Schule? Ich weiß es heute noch nicht.

Besonders interessant waren auch die Stunden in der Infirmerie Spéciale im Polizeigebäude. Ich kann mich nicht mehr erinnern, wer sie leitete, wahrscheinlich Logre. Lange Zeit war es Clairambaud gewesen. Jedenfalls stand dieser Posten sehr hoch in der Pariser psychiatrischen Hierarchie. Jeden Morgen von 10–12 Uhr wurde dort alles vorgestellt, was in der Nacht durch die Polizei in den

Straßen von Paris aufgelesen worden war und psychisch nicht unverdächtig schien. Es mußte dann sofort eine Triage durchgeführt werden, wer interniert werden müsse, wen man ohne weiteres laufen lassen könne, wer den Fürsorge- und Vormundschaftsbehörden zugeleitet werden solle usw. Das Bild der vor- überziehenden Gestalten war naturgemäß äußerst vielgestaltig und voll uner- warteter Aspekte. Was ich aber vor allem schätzte, war die rasche Sicherheit, mit der ohne genügende Unterlagen, auf Grund einiger kärglichen Polizeinotizen, ohne Anamnese, lediglich mit einer Blitzunterredung und mit „klinischem Blick" Diagnosen gestellt und Entscheidungen getroffen werden mußten. Hier konnte man lernen, aufs genaueste zu beobachten und aus dem augenblicklichen Querschnittsbild Schlüsse zu ziehen, eine Fähigkeit, die bei unserer intensiven Beschäftigung mit der Vorgeschichte und mit der subjektiven Erlebniswelt des Kranken leicht verkümmert. Man konnte dabei keineswegs behaupten, die Dia- gnosen seien liederlich gewesen; im Gegenteil war die klare, logische und ein- leuchtende Verwendung der Symptome in den diagnostischen Überlegungen bewundernswert.

Wie gesagt, meine Hauptbeschäftigung bestand im Flanieren, im Eintauchen in die Pariser Atmosphäre, im nächtlichen Herumstreifen mit Margrit Doepfner, die einige Zeit da war, im Zusammensein mit den Freunden Reist, in Theaterbe- suchen, ein Leben, das vielleicht für meine Situation ganz angemessen war und mir nach und nach auch ein Heimatgefühl für die große Stadt vermittelte. Es ka- men alte und neue Bekanntschaften dazu. Frau Morgenstern hatte sich in Paris niedergelassen und hatte einige Privatpatienten und eine konsultative Tätigkeit an der kinderpsychiatrischen Klinik von Heuyer, Lorcia war am Musé Guimet angestellt. Beide hingen immer noch sehr am Burghölzli, und so traf man sich öf- ters, um über die für uns schon recht vergangenen Zeiten zu plaudern. Mira Oberholzer kam und führte uns – Trudi hatte es ermöglichen können, auch für ei- nige Wochen das Leben mit mir zu teilen – bei Rank ein. Er war auch unter die Freudschen Dissidenten gegangen, nachdem sein Buch „Das Trauma der Ge- burt" angegriffen worden war und die Billigung des Meisters nicht gefunden hat- te. Ranks lebten in einer schönen Villa am Bois de Boulogne und machten, im Gegensatz zu manchen andern Wiener Analytikern, einen äußerst gediegenen, kultivierten Eindruck.

Sehr zu schaffen machte mir die Bitte Minkowskis, in der Evolution Psychia- trique einen Vortrag über meine Heilungsmechanismen zu halten. So sehr sie mich ehrte und ich Freude hatte, mein Dasein nicht immer nur rezeptiv zu leben, machte mir doch die Sprache größte Bedenken. Ich schrieb den Vortrag zunächst in Deutsch auf einer gemieteten Schreibmaschine zusammen; dann half mir Waldemar Reist bei der Übersetzung, und schließlich sollte Minkowski dem Ganzen noch den letzten Schliff geben. Er bekannte mir freilich bei dieser Gele- genheit, er fühle sich im Französischen noch immer nicht völlig sicher, obwohl er seit vielen Jahren in Paris lebte und bereits eine Reihe Bücher herausgegeben hatte, denn die letzten Feinheiten könnten wohl in der ersten Generation überhaupt nie beherrscht werden. So sei er beispielsweise gänzlich außerstande sich der verschiedenen Nuancen in der Anrede und in der Schlußformel eines Briefes nach der sozialen Stellung des Empfängers und dem Wärmegrad der gegenseitigen Beziehungen richtig zu bedienen. Bei der hochgradigen Empfindlichkeit der Franzosen für alles, was ihre Sprache betrifft, leide er noch heute häufig unter diesen Unvollkommenheiten. Daß er nicht übertrieben hatte, ergab sich bei meinem Vortrag. Er fand höflichen Beifall. Nachher aber gratulierte mir die Dame des Hauses mit feinem Lächeln zu meinen Sprachschöpfungen!

So schied ich denn, als es Zeit wurde, nach Wien überzusiedeln, mit einer gewissen Wehmut von den Freunden und Bekannten, von jenen Straßen und Restaurants, wo ich mich zu Hause fühlte, dem Boulevard Montparnasse, dem Hôtel Nègre de Toulouse, der Closerie des Lilas, der Sainte Cécile und dem Dôme. Ich hatte viele neue Eindrücke empfangen, war im Grunde aber noch nicht zu einem neuen Lebensgefühl erwacht.

Wieviel lag für mich und die Leute, die ich verließ, noch im Geheimnis der Zukunft verborgen! Wie sonderbar verflochten sich die Fäden, wenn Lucie Jessner, von der mir Polnow nur weniges erzählt hatte, später nicht nur meine Analysandin, sondern bis jetzt eine treue Freundin unserer Familie geworden ist. Wer hätte gedacht, daß Claude, der mir in seiner olympischen Erhabenheit nur eine Minute gegönnt hatte, um mich vorzustellen, im übrigen aber nicht die geringste Notiz von mir nahm, mich wenige Jahre danach offiziell begrüßen und zu einem ehrenvollen privaten Diner einladen würde! Wie schrecklich wurde das Schicksal meiner jüdischen Bekannten, dieser schönen, vertrauten Stadt Paris überhaupt! Ranks konnten noch rechtzeitig nach Amerika auswandern. Frau Morgenstern starb glücklicherweise kurz vor den kritischen Ereignissen eines natürlichen Todes, Lorcia aber beging nach dem Einmarsch der Deutschen Selbstmord, Polnow wurde erschossen, Minkowskis verhaftet und nur durch ein Wunder im letzten Augenblick vor der Deportation bewahrt, nicht aber davor, den Judenstern tragen zu müssen.

Nun kam Wien, welch ein Gegensatz in jeder Beziehung! Politisch ein Hexenkessel ohnegleichen; eben war der blutige Bürgerkrieg zu Ende gegangen. In dem ultrakatholischen Ständestaat unter Dollfuß und Kardinal Innitzer herrschte äußerlich zwar einigermaßen Ruhe und Ordnung. In der Tiefe aber brodelte es. Da war das wirtschaftlich kaum lebensfähige Land und die alte Kaiserstadt Wien mit dem längst nicht überwundenen Schmerz über den Verlust der zentralen Stellung in der alten Donaumonarchie für den Balkan und den Osten. Da war der tiefe Ingrimm der geschlagenen, einst so mächtigen Sozialdemokratie, von der einzelne Führer, wie gemunkelt wurde, von Poetzl[117] auf der Privatabteilung der Klinik verborgen gehalten wurden. Da waren vor allem die Fanatiker des Anschlusses an Deutschland, der 1919 nur durch das Diktat der Siegermächte verhindert worden war.

Hinter allem aber lauerte die braune Gefahr, die Hetze Nazideutschlands, die immer deutlicher sich abzeichnende Unterwanderung und Untergrundtätigkeit, die noch während meines Aufenthaltes in der Ermordung des Bundeskanzlers Dollfuß ihren vorläufigen Höhepunkt fand. Für mich besonders unbegreiflich und nur durch das ultrakatholische Regiment erklärbar war es, daß die militanten Hitler-Anhänger ganz besonders in religiösen Kreisen des österreichischen Protestantismus zu finden waren! So lebte man in einer eigentümlich zwielichtigen, unheimlichen Atmosphäre, genährt noch durch die bald von links, bald von rechts, genau wußte man es nie, erfolgenden Bombenanschläge. Man gewöhnte sich beinahe daran, da und dort auf eine zerstörte Telefonkabine und auf zersplitterte Ladenscheiben zu stoßen.

Auch meine eigene Stellung im fachlichen Bereich hatte sich vollkommen gewandelt. War ich in Paris anonym in der Masse untergegangen, so bildete ich hier doch, wenn auch sehr peripher, ein Glied der Klinik, und zwar als der „Herr Dozent". Ich war ja auch hergekommen, nicht um zu flanieren, sondern um diesmal ernsthaft zu arbeiten, und zwar wollte ich meine Neurologie, von der ich gar nichts verstand, nachholen.

Der Nachfolger Wagner-Jaureggs auf dem Wiener Lehrstuhl, Otto Poetzl, war sich der großen Tradition seines Hauses mehr als bewußt. Er imponierte durch seine Universalität als ebenso begeisterter Psychiater wie Neurologe und sogar Psychoanalytiker, durch die Brillanz seines Vortrages und den Ideenreichtum, mit dem er, ähnlich wie Schilder, genialisch-kühne Perspektiven eröffnete, die auch dann noch anregend waren, wenn ihre ungenügenden Grundlagen nur allzu sehr in die Augen stachen. Es hieß von ihm, er sei politisch höchst unzuverlässig und zudem ein Trinker; dies mochte stimmen, hinderte aber nicht, daß er ein überragender Lehrer war.

Die zweite Rolle spielte der Privatdozent Hans Hoff,[118] damals noch reiner Neurologe. Hochintelligent, scharfzüngig, immer in Bewegung, ja gehetzt, äußerlich ungepflegt, mit ewig verrutschter Krawatte, vertrat er gegenüber dem mehr über dem Ganzen schwebenden Poetzl die Realitäten der Klinik. Er las ein ganz ausgezeichnetes Repetitorium der Neurologie für Examenskandidaten mit immer vollem Hörsaal. Es war erstaunlich, was er dabei von seinen Studenten an Wissen verlangte. Dort lag die Hauptquelle meines Studiums; ich schrieb eifrig mit, büffelte zu Hause wieder wie einst während des Studiums die Gehirnanatomie und wußte zum Schluß recht viel von diesen Dingen.

Für die praktische Tätigkeit war ich der Frauenneurologie zugeteilt, unter der strengen Fuchtel von Frau Dr. Altmann. Sie führte mich in die Untersuchungsmethodik ein, in die praktische Diagnostik. So hatte ich nun festeren Boden unter den Füßen als in Paris.

Durch Oberholzers war ich an ihre Freunde Felix und Helene Deutsch empfohlen worden, die in der Wiener Psychoanalytischen Gesellschaft eine zentrale Rolle spielten. Ich wurde von ihnen öfters eingeladen und als Gast in die Sitzungen der Gesellschaft eingeführt. So sehr ich ihnen dankbar für ihre Gastfreundschaft und für ihre Hilfe gewesen bin – sie allein ermöglichten auch meinen Besuch bei Freud –, kam es nie zu einer etwas vertraulicheren Beziehung. Ich wurde den Eindruck nie ganz los, daß die beiden um Oberholzers willen ihre Pflicht an mir taten, ohne mich aber sonderlich zu schätzen. Vielleicht lag dies daran, daß ich in dem ganzen Wiener Intrigenspiel – ich bin erst nach und nach und nur unvollkommen hinter dieses Netzwerk gekommen – keinen festen Platz einnahm. Weder war ich ein reiner Analytiker in der ganzen Ausschließlichkeit und Botmäßigkeit, wie sie dort gefordert wurden, noch befand ich mich eindeutig im feindlichen Lager, zu dem die Klinik zu einem guten Teil zählte. Deutlich wurde mir dies, als ich eines Tages ganz harmlos bei Deutschs erzählte, ich wäre mit Alexandra Adler, der Tochter des Begründers der Individualpsychologie, in der Oper gewesen, was mir eine unzweideutige Mißbilligung eintrug. Es war mir nicht klar gewesen, daß „man", d. h. einer, der die Ehre hatte, zu den psychoanalytischen Sitzungen eingeladen zu werden, nicht mit der Tochter des Apostaten und Erzfeindes auszugehen hatte.

Von den Vorträgen in der Psychoanalytischen Gesellschaft und von dem Seminar für Vorgerückte bei Helene Deutsch,[119] wo laufende Analysen besprochen wurden, habe ich merkwürdigerweise weniger profitiert als von der Neurologie an der Klinik. Der hochgeschraubten Terminologie, dem komplizierten Gedankengefüge, was so verschieden war von der viel einfacheren und freieren „schweizerischen" Psychoanalyse, fühlte ich mich nicht recht gewachsen. Von Freud selbst merkte man nie etwas. Die Zeit war vorbei, wo er noch selbst in die Sitzungen kam, und eine Audienz bei ihm war nur durch besondere Gunst zu erreichen. An seiner Stelle wirkten die Statthalter, neben dem Ehepaar Deutsch, Wälder,[120] Sterba,[121] Aichhorn, als einziger Nichtjude Heinz Hartmann,[122] der „Philosoph" der Bewegung. Mit diesen Leuten, die ich kaum je außerhalb der Sitzungen sah, verstand ich mich nicht schlecht, wurde aber auch nie wirklich warm.

Über den Besuch bei Freud, der dann doch noch mit Hilfe Deutschs zustande kam, habe ich bereits einiges berichtet und zum 100. Geburtstag Freuds in der Zeitschrift für Psychologie eine kleine Schilderung gegeben. Es war schon im Frühsommer, Freud hatte seine Sommerwohnung in einem ihm von einer Amerikanerin zur Verfügung gestellten Haus in Grienzing, einem Vorort am Wienerwald, bezogen. Recht beklommen pilgerte ich an einem wunderschönen Morgen dort hinaus und gab dem Dienstmädchen, das mich streng musterte und mich nur einließ, als ich ihm versicherte, ich sei angemeldet, meine Visitenkarte ab. Ich mußte nicht lange warten. Freud erschien, ganz anders, als ich ihn mir vorgestellt hatte: sehr groß, hager, elegant, weltmännisch, mit scharfem, leicht spöttischem und doch wieder gütigem Gesicht. Er bat mich in sein Arbeitszimmer, wo er an einem riesigen Barockschreibtisch sichtlich an einem handgeschriebenen Manuskript gearbeitet hatte, erkundigte sich gleich nach Oberholzers, von denen er mit Wärme sprach, und wollte Näheres über die Situation der Analyse in der Schweiz wissen; freilich ließ er mich nicht im Zweifel, wie sehr er die Spaltung bedauerte und uns, d. h. die Ärztegesellschaft, als Abtrünnige betrachtete. Ich versuchte so gut wie möglich zu lavieren, denn auf den Kern des Konfliktes, die

Person von Pfarrer Pfister, durfte ich wohl nicht vorstoßen, ohne taktlos zu werden und zu verletzen.

Während der ganzen Zeit spielten die gepflegten Finger Freuds mit meiner Visitenkarte. Wie ich diesem Spiel verstohlen zuschaue, sehe ich plötzlich, daß es zwei Karten sind, die er mit leichten Bewegungen gegeneinander verschiebt. Mir war sofort klar, daß die Aufregung und die Hitze des Sommermorgens schweißige Finger und damit das Zusammenkleben der beiden Karten beim Herausnehmen aus der Brieftasche bewirkt hatten, wartete aber gespannt darauf, was nun geschehen werde. Daß bei Freud ein Stück Sadismus mitspielte, war unverkennbar. Er merkte genau, daß ich seine Fingerbewegungen beobachtete, ließ mich aber weiterhin zappeln. Erst nach geraumer Zeit erhob er die Hand mit den beiden Karten und meinte trocken: „Ja, ja, wenn man Müller heißt!"

Erschütternd war dann für mich das bereits erzählte politische Gespräch. Ich war ratlos über die „Blindheit", mit der Freud in dieser so hochgespannten, das hereinbrechende Unheil vorausahnenden Zeit die wirklich Gefahr nicht sehen wollte – in einem Augenblick, wo schon einige seiner Nächsten, wie ich wohl wußte, sich mit dem Gedanken an eine Auswanderung trugen. (Das Ehepaar Deutsch z. B. ist schon bald nach diesem Besuch nach Amerika emigriert.) Einen Augenblick dachte ich daran, ob es sich bei dem 70jährigen nicht um eine altersbedinge Einschränkung des Horizontes handle. Die erstaunliche Präzision seines Gedächtnisses und die Klarheit seiner Gedankengänge im Laufe unseres Gespräches ließen einen solchen Gedanken aber ohne weiteres wieder verwerfen. So lag die bereits dargelegte Vermutung eines komplexhaften Verhältnisses zur Religion, damit zur Kirche und schließlich zum „schwarzen" Ständestaat Österreich nahe.

Wenn ich nun nach und nach in Wien heimisch wurde und mehr noch als dies in Paris der Fall gewesen war, die trübe Münsinger Situation vergessen konnte, so lag dies nicht nur an der geordneteren Tätigkeit und den größeren fachlichen Anregungen. Es bildete sich bald einmal ein kleiner Freundeskreis mit Frau Altmann, dem Ehepaar Novotny und Stengel[123] sowie seiner Freundin – die beiden Männer waren ebenfalls Assistenten der Klinik –, mit denen viel Munteres unternommen und getrieben wurde.

Novotny war Adler-Schüler – der einzige Vertreter der Individualpsychologie, mit dem ich je in nähere Beziehung getreten bin –, freilich kein hervorragender Geist, aber ebenso wie seine Frau warmherzig, anhänglich, humorvoll, immer etwas unsicher seines tschechischen Namens wegen, vielleicht deshalb auch gelegentlich übertrieben wienerisch-höflich, besorgt aber und treu selbst in heiklen Situationen. Stengel war ihm intellektuell weit überlegen, er gehörte auch zum vielschreibenden Karussel der Klinik; was ihn aber von den bloßen Ehrgeizlingen unterschied, war seine kritische Haltung, zum mindesten das Fehlen aller Kriecherei nach oben und die Tatsache, daß seine Publikationen doch zumeist recht wertvoll waren. In seiner Wohnung fanden auch regelmäßig wissenschaftliche Zusammenkünfte eines engeren Kreises, eine Art Referierabende statt, zu denen ich bald einmal eingeladen wurde und wo auch einmal ein Abend meinen Heilungsmechanismen gewidmet war. Stengels Freundin, die mollige Anni, war eine unverfälschte Wienerin aus einfachen Verhältnissen, wenig gebildet, immer lustig, von im besten Sinne naiver, unmittelbarer Herzlichkeit und Wärme. Die beiden haben bald nach meinem Wegzug dann doch noch geheiratet.

Was aus diesem Freundes- und Bekanntenkreis geworden ist, soll später erzählt werden. Damals zog man zusammen in den Prater oder zum Heurigen, wo sich gelegentlich auch Hans Hoff dazu gesellte, aß gemeinsam im Ratskeller oder in einem anderen gemütlichen Lokal und machte Wanderungen im Wienerwald, der schon bald nach meiner Ankunft im Vorfrühling mein Entzücken gebildet hatte. Diese Eichendorffsche Landschaft, unbegrenzt weit, mit Tälern und Dörfern in ihrer Unberührtheit, den Gasthäusern, in denen die Sonntagsausflügler ihren mitgebrachten Proviant ausbreiteten und lediglich Wein bestellten, der Blick vom Kahlenberg über die Donau in die weite Ebene hinaus, die nur ganz schwach am Horizont von den Karpaten begrenzt war, dies alles hatte einen unbeschreiblichen Zauber. Es kamen Ausflüge in die weitere Umgebung dazu, auf den Semmering, ins Burgenland, nach Bratislava. Nie ist mir so wie in dieser großzügigen Landschaft das Bewußtsein des „historischen Bodens" deutlich gewesen, die alte Reichsstraße etwa, die unermeßlich weit und sehnsüchtig über Baden und den Semmering nach Süden zieht.

Trotzdem Wien ja nur noch als Wasserkopf an der Peripherie des kleinen Landes lag, hatte die Stadt doch noch etwas vom kosmopolitischen Charakter vergangener Zeit. Man fühlte die Nähe des Balkans, Böhmens, Galiziens, der riesigen östlichen Ebenen. In den Restaurants gab es noch echte ungarische Zigeunerkapellen, man konnte in serbischen Speisehäusern essen, und an der Klinik tauchten von weit her altertümliche Rabbiner im Kaftan und mit den Ringellöckchen an den Schläfen auf. In Eisenstadt bestand noch das Ghetto, beinahe möchte man sagen, im guten alten Sinne, in dem die Juden stolz unter sich sein wollten, und wo man die Ketten zeigte, mit denen die Straßen am Sabbat gegen den christlichen Teil des Städtchens abgeriegelt wurden.

Einer dieser Wochenendausflüge führte nach Mariazell in der Steiermark, einem mitten in den Wäldern an einem kleinen See gelegenen Kurort, von dem man wußte, daß er eine Hochburg der Nazis war. Zu meinem Erstaunen stellte ich fest, daß der Bundeskanzler Dollfuß zusammen mit Kardinal Innitzer im gleichen Hotel wie ich wohnte, ohne daß irgendeine Kontrolle der übrigen Gäste stattgefunden hätte. Nicht einmal meinen Paß mußte ich bei der Anmeldung vorweisen. Am Sonntagmorgen hielt Dollfuß vom Balkon aus eine große Rede an die auf dem Platz versammelte Menschenmenge, von der er wußte, wie feindlich sie ihm gesinnt war. Auch hier war das Fehlen aller Sicherungsmaßnahmen erstaunlich. Ich sah lediglich einen Polizisten herumstehen, und kein Mensch hinderte mich daran, aus nächster Nähe die Prominenten auf dem Balkon zu fotografieren; ebenso leicht hätte man Dollfuß herunterschießen können. Jedenfalls war der Mut, den er in dieser Situation bewies, erstaunlich.

Vierzehn Tage später wurde er in Wien ermordet. Ich saß abends in meinem Caféhaus an der Ecke der Florianigasse, dicht neben dem Hause gelegen, in dem ich ein Zimmer gemietet hatte und wo ich häufig abends vor dem Schlafengehen noch ein Glas Bier trank. Das Radio lief, es war eine eigentümliche Spannung in der Luft, und plötzlich ertönten nationalsozialistische Lieder und eine Stimme, die etwas von einer Machtübernahme sagte; sofort wurde von den Gästen, die ebenso gespannt lauschten wie ich, gemunkelt, es sei ein Naziputsch im Gange. Dann trat wieder Stille ein, es meldete sich der gewohnte Sprecher, der von einem Überfall auf den Bundeskanzler und von einer schweren Verletzung sprach. Dann wieder Stille. Schließlich, nach etwa zweistündigem bangem Harren, wurde der Tod von Dollfuß gemeldet, gleichzeitig aber auch, daß die Verschwörer überwältigt worden seien. Entsetzlich war die Reaktion im Lokal. Einige wenige weinten, andere triumphierten, gröhlten und stießen auf den Mord an. Ich machte, daß ich nach Hause kam.

Es waren angstvolle Tage, denn jedermann erwartete, daß der Bürgerkrieg wieder ausbrechen und daß Hitler die Gelegenheit benützen werde, um den von so vielen im Lande sehnlich gewünschten Anschluß zu vollziehen. Mussolini aber schickte Truppen auf den Brenner. Die Achse Berlin-Rom bestand noch nicht. Wohl gingen die beiden faschistischen Diktatoren in vielem gemeinsam vor, Mussolini wollte aber ganz augenscheinlich die Deutschen nicht zu mächtig werden lassen und vor allem die katholische Ständediktatur nicht preisgeben – ganz abgesehen vom Südtiroler Problem –, und so ist es wohl ihm zu verdanken, daß es in den folgenden Wochen wohl Kämpfe der Heimatwehren mit Nazi-Kampfverbänden gab, Wien aber ruhig blieb und der ganze Aufruhr bald einmal erstickt wurde. Haßerfüllte Parteiungen unterhielten jedoch das unterirdische Feuer weiter und gaben das Gefühl, auf einem Vulkan zu leben, dessen Ausbruch jederzeit erfolgen konnte. Immerhin sollten noch beinahe vier Jahre vergehen, bis die Deutschen einmarschierten.

Es war eine sonderbare Zeit. Ich fühlte mich beinahe in einer anderen Welt. Im Grunde bin ich ja nur wenige Monate in Wien gewesen; in der Erinnerung hat sich diese Zeit aber so tief eingegraben, daß sie um ein Vielfaches länger erscheint.

Auf die Dauer war die menschliche Bereicherung freilich größer als die fachliche. Gewiß beherrschte ich im Augenblick meines Wegzuges die Gehirnanatomie und bis an gewisse Grenzen auch die Neurologie und Hirnpathologie recht gut; ich war auch imstande, neurologische Untersuchungen methodisch sauber durchzuführen. Das Gelernte verschwand aber rasch, als es nicht mehr geübt wurde. Ich habe deshalb später meinen jungen Mitarbeitern gegenüber immer die Meinung vertreten, eine zusätzliche neurologische Ausbildung habe nur dann Sinn, wenn man nachher Gelegenheit habe, auch wirklich und fortlaufend in der Übung zu bleiben. Sonst werde das zusätzliche Wissen unweigerlich früher oder später wieder untergehen.

Auch die negativen Seiten eines großen Klinikbetriebes habe ich in Wien kennengelernt. Weder früher noch später ist für mich so kraß der Konkurrenzneid in der akademischen Karriere vor Augen getreten und die irrsinnige Hetze, um einander in der Zahl der wissenschaftlichen Publikationen zu überbieten. Wer nicht schon wenigstens 100 Nummern aufzuweisen hatte, zählte überhaupt nicht. Wie ungesund diese literarische Überproduktivität war, zeigte sich an manchen Beispielen, wie der sofortigen Publikation irgendeines ungewöhnlichen Falles, der sofortigen Ausschlachtung einer flüchtigen Hypothese, immer in der Angst, quantitativ ins Hintertreffen zu geraten oder gar einen Prioritätsanspruch zu verlieren.

So sonderbar dies klingen mag: Eines habe ich mir während all dieser Zeit an der Wiener Klinik nicht angesehen: die Insulintherapie. Sie wurde von niemandem ernst genommen, jedenfalls nicht von meinem engen Kreis, ja überhaupt nicht von jenen, und das war die Mehrzahl der Assistenten, mit denen ich darüber sprach. Sakel[124] galt allgemein als Scharlatan, als Schande der Klinik, seine Behauptungen über die Heilwirkung des Insulins wurden mit Spott und Hohn bedacht, und allgemein verstand man es nicht, wieso er sich der hohen Protektion Poetzls erfreuen durfte. Unter dem Eindruck dieser einhelligen Ablehnung fand ich es nicht der Mühe wert, mich darum zu kümmern, was auf einem Teil der psychiatrischen Abteilungen vor sich ging, wo Sakel nicht als regulärer Assistent, sondern als Zugewandter sein Wesen trieb. So reiste ich ab, ohne je ein Wort mit ihm gesprochen oder einen Blick auf seine Betten geworfen zu haben.

Kapitel 18

AUSKLANG DES URLAUBS

Schon vor meiner Rückkehr nach Münsingen hatte ich unter Berufung auf meine Erkrankung im Winter das Gesuch gestellt, meinen Urlaub auf ein ganzes Jahr, d. h. bis 1. Oktober 1934, zu verlängern. Es wurde ihm ohne weiteres entsprochen.

Für die restliche Zeit war ausgemacht, daß ich mich ganz für die Fertigstellung der Rorschach-Arbeit zur Verfügung halte. Es sollte nun darum gehen, das gesammelte Material auszuwerten. Nachdem sich herausgestellt hatte, wie entscheidend die Unterschiede zwischen Unintelligenten, durchschnittlich intelligenten Ungebildeten und intelligenten Gebildeten waren, wurde vereinbart, ich sollte die Durchschnittlichen und Unintelligenten übernehmen, Oberholzer die Intelligenten und Gebildeten. Alles sollte so vorbereitet sein, daß mit der Bearbeitung sofort begonnen werden konnte, sobald ich zurück war.

Anfang Dezember 1933 hatten wir bei einer Besprechung des weiteren Programms darauf abgestellt, uns auf 200 Versuche bei Ungebildeten und 100 Versuche bei Gebildeten zu beschränken. Diese Zahl war bereits Ende Januar erheblich überschritten worden. Um so größer war meine Enttäuschung, als nach meiner Rückkehr Oberholzer erklärte, er sei mit seinen Verrechnungen noch keineswegs so weit, daß die eigentliche „Auszählung" beginnen könne; zudem erklärte er nun, es sei unbedingt notwendig, das Gesamtmaterial auf 500 Fälle zu erweitern. Dabei war klar, daß die Hauptlast dieser Materialbeschaffung bei mir lag, hatte ich mich ihr doch vor meiner Abreise nach Paris während Monaten voll gewidmet, während Oberholzer nur hie und da neben seinen Sprechstunden einen Rorschach aufnehmen konnte. Ich glaubte auch zu bemerken, daß Oberholzer nicht mehr mit dem gleichen Interesse bei der Sache war, wie vorher. Freilich hätte ich gewarnt sein können; schon im Februar hatte er mir geschrieben: „Das Ganze ist viel zeitraubender, als ich immer wieder meine, doch ist es vielleicht eben diese Verkennung des Arbeitsaufwandes, die es mir ermöglicht, durchzuhalten. Dennoch beginnt es mir gelegentlich etwas zu verleiden."

Ich befand mich nun in einer üblen Klemme. Verwendete ich den Rest meines kostbaren Urlaubes für weitere Aufnahmen von Rorschach-Protokollen, deren Beschaffung nun doch anfing, schwieriger zu werden, so mußte ich riskieren, daß sich die Sache endlos weiterzog, indem Oberholzer mit seinen Verrechnungen immer weniger nachkäme und anderseits seine Ansprüche an die Zahl der notwendigen Versuche immer wieder erhöhen werde. Gab ich die Arbeit aber einfach auf, so war alles, was ich während vier Monaten in emsiger Arbeit zusammengetragen hatte, nutzlos gewesen. So wählte ich eine Zwischenlösung: Ich schlug Oberholzer vor, zwar weiterhin Fälle zu sammeln, die verbleibende Zeit meines Urlaubes zur Hauptsache aber für einen Plan zu verwenden, der mir schon lange im Kopf herumging: die Ausarbeitung meiner Vorlesung über „Prognose und Therapie der Geisteskrankheiten" zu einem Buche.[125]

Schließlich sollte für die Rorschach-Arbeit Frau Oberholzer mit ihrer pessimistischen Voraussage recht behalten. Ich lieferte, so gut es neben der Arbeit an meinem Buch und nach Beendigung des Urlaubes neben der Beanspruchung durch den Alltag gehen wollte, immer neues Material, ohne daß ein Ende abzusehen war. Inzwischen hatte Morgenthaler von unserer Arbeit erfahren, sich sehr dafür interessiert und mit dem Verlag Huber bereits ausgemacht, er werde die Publikation übernehmen. Umso mehr kränkte es mich, als er mir eines Tages sagte, Oberholzer habe ihm gegenüber bemerkt, es liege nur an mir, wenn die Untersuchung nicht bessere Fortschritte mache.

Während der vorangegangenen Verhandlungen hatte mir freilich Oberholzer einmal den Vorschlag gemacht, mir meinen Anteil an durchschnittlich intelligenten Ungebildeten unter Zufügung seines eigenen entsprechenden Materials zur freien Verwendung zu überlassen, wenn ich ihm dafür meine Intelligenten Gebildeten geben wollte. Man kann sich fragen, warum ich nicht darauf eingegangen bin und den Rest des Urlaubes verwendet habe, um dieses Material zu bearbeiten. So wie die Dinge lagen, schien mir dies unmöglich. Oberholzer war der von mir restlos anerkannte, durchaus überlegene Lehrer in allem, was den Rorschach-Versuch betraf. Daran hatte sich trotz dem Abbau der Übertragung und trotz der Kritik, von der ich früher berichtete, nichts geändert. Ich fühlte mich auf sein Urteil und seinen Rat unbedingt angewiesen. Dazu wußte ich genau, daß er mir den Vorschlag nur in seiner Verärgerung und auf mein Drängen hin gemacht hatte; es war vorauszusehen, daß er mit allem, was ich dann selbständig unternehmen würde, unzufrieden wäre. Auch gehörten beide Teile zusammen, ihre Gegenüberstellung sollte ja gerade zeigen, ob stimmte, was wir vermuteten. So blieb dieses schöne Material liegen, bis heute. Auch später, nachdem endgültig klar war, daß Oberholzer nichts mehr unternehmen würde, konnte ich mich nicht zu dem Versuch entschließen, es selbst oder durch andere bearbeiten zu lassen.

Neben andern, kleineren Schwierigkeiten, die wir damals hatten, gab diese leidige Geschichte, wie ich bereits erwähnte, Anlaß zu einer erneuten und dieses Mal nicht mehr ganz überbrückbaren Entfremdung. Ich warf Oberholzer voll Bitterkeit vor, er habe mich mit großem Schwung und viel Mühe Material zusammentragen lassen, um mich nachher, als es ihm verleidet war oder er kein Ende absah, damit sitzen zu lassen und die Schuld am Scheitern der Unternehmung mir in die Schuhe zu schieben.

Die Niederschrift meines Buches bot mir nun allerdings einen vollgültigen Ersatz und füllte den Rest meines Urlaubs in angenehmster Weise aus. Wir zogen nach Merligen in das Châlet meiner Tante, wo ich auf der Terrasse des Bootshauses mich dicht am See und gegenüber der von mir so geliebten Silhouette des Niesens einrichtete. Wohl kaum habe ich vorher oder nachher so leicht und gleichmäßig produziert wie damals. Daß der Stoff so durchaus aufs Praktische ausgerichtet war, lag ganz in meiner Linie, und zudem glaubte ich, eine tatsächlich bestehende Lücke in der Literatur für Studenten wie für Fachärzte ausfüllen zu können. Im Rohbau war ich mit der Arbeit nahezu fertig, als ich am 1. Oktober meine Tätigkeit in Münsingen wieder aufnehmen mußte.

Wie schon für die Habilitationsschrift, galt es nun, einen Verleger zu finden. Ich wandte mich zunächst an Huber, der aber nicht darauf eintreten wollte. Dann schickte ich das Manuskript kühn an Thieme. Und nun kam von dem Fachreferenten des Verlags, Johannes Lange, Ordinarius in Breslau, eine überraschend positive Antwort. Er machte mir den Vorschlag, die einzelnen Kapitel in den „Fortschritten der Neurologie und Psychiatrie und ihrer Grenzgebiete" voraus abzudrucken und nachher als Band herauszugeben; ich war damit mehr als zufrieden. Durch den Vorabdruck in einer der bekanntesten Zeitschriften wurde die Arbeit gekannt gemacht, und ich bekam sogar, was auch nicht zu verachten war, ein doppeltes Honorar.

Es entwickelte sich nun ein recht freundschaftlicher Briefwechsel zwischen Lange und mir, der aufschlußreich ist für die schwierige Situation integrer und aufrechter Dozenten im Dritten Reich. Wiederholt ist in diesen Briefen die Rede davon, wir sollten uns einmal sehen können. Es kam nie dazu. Ich kannte Lange vor allem von seinen ausgezeichneten Arbeiten über das manisch-depressive Irresein; später wurde er mir als ein sehr sensitiver, hochbegabter Schüler Kraepelins geschildert, von dem man noch viel erwartete, nachdem er relativ jung schon einen Lehrstuhl bekommen hatte. Er zerbrach offenbar – wenn ich wenigstens richtig orientiert bin – an den Wirrnissen und Belastungen der Zeit. Er hatte sich von seiner Frau, einer Jüdin, zwar scheiden lassen, starb dann aber bald nach dem Erscheinen meines Buches, und zwar soll er Selbstmord begangen haben.

Zunächst aber gab mir seine vorbehaltlose Zustimmung zu meinem Manuskript Mut und Aufschwung. So schrieb er mir z. B. am 3. Juli 1935:

„Erlauben Sie mir, Ihnen zunächst einmal meinen aufrichtigen Glückwunsch zu Ihrem Werk zu sagen, das ich die Freude hatte durchzusehen. Ich halte die Arbeit für ein großes Verdienst."

Dann machte er verschiedene Anregungen zu Erweiterungen; insbesondere sollte das Kapitel über allgemeine medikamentöse Therapie breiter werden.

Dann aber gab es Schwierigkeiten. Ich hatte in der Einleitung, im Zusammenhang mit Fragen der Prophylaxe, zu dem deutschen Erbgesundheitsgesetz Stellung genommen; denn dieses Gesetz beschäftigte uns damals stark als erster Einbruch nationalsozialistischer Ideologie in unsere Bereiche (die Vergasung Geisteskranker kam erst viel später); meine Stellungnahme konnte nicht anders als kritisch sein.

Dadurch brachte ich Lange in große Verlegenheit. Seine Bedenken und die daraus fließenden Änderungsvorschläge hat er so behutsam und gleichzeitig elegant formuliert, daß ich mir nicht versagen kann, einiges aus seinem Brief hier einzuschalten:

„Ich würde auch nicht raten, daß Sie die Formulierung in dieser etwas schroffen Form stehen lassen. Man kann, glaube ich, das Gleiche sagen, ohne daß man sein wissenschaftliches Gesicht versteckt, aber auch ohne daß der Leserkreis – und Ihr Buch erscheint nun einmal in Deutschland – schon im ersten Kapitel in sehr wesentlichen Teilen abgestoßen wird." Er schlägt dann vor, „wenn Sie von Änderungen sprechen, die eine vertiefte Erbforschung in diesem ganzen Kreis wohl doch nötig machen wird, wenn Sie die Schwierigkeit der Differentialdiagnose zwischen symptomatischer und genuiner Epilepsie und Schizophrenie betonen und dazu sagen, daß bei nicht hinreichendem Sachverständnis die Gefahr der Irrtümer groß und daß in manchen Fällen wohl grundsätzlich eine Klärung unmöglich ist, so wird damit für niemand etwas verdorben. Das Hauptgewicht Ihres Buches liegt ja doch auf der Fülle von therapeutischen Möglichkeiten, die Sie aufzeigen. Gerade aus diesem sachlichen Grunde meine ich, daß man in der Formulierung etwas nachgeben kann.

Aber dies ist natürlich nur meine persönliche Meinung, die aus der Lage, die nun einmal besteht, verständlich ist, die ich aber auch ethisch rückhaltlos vertrete. Es ist ja natürlich, daß jeder einzelne von uns zu recht nachhaltigen innern Auseinandersetzungen gezwungen wird und daß dann immer der höchste ethische Wert zu entscheiden hat."

Unmittelbar nach diesem Brief kam noch ein zweiter, diesmal von Hand geschrieben. Er stellt ein Kulturdokument für jene Zeit dar; der Inhalt spricht für sich selbst:

„Wie mir soeben von meiner Sekretärin mitgeteilt wird, hat zufällig einer meiner Mitarbeiter den ersten Absatz Ihres Einleitungsartikels, das zum Absenden bereitlag, gelesen und sich sofort nach dem Autor erkundigt mit der Bemerkung, daß ihm die Ausführungen als gegen „Volk und Staat" gerichtet erscheinen. Ich möchte Ihnen dies doch mitteilen. Vielleicht läßt sich auch hier eine Formulierung finden, die dem ganzen nicht von vornherein Abbruch tut, um der Sache willen."

Soweit war es also schon gekommen! Ein Assistent konnte sich erlauben, im Zimmer des Chefs herumzuschnüffeln, und dieser nimmt die kritische Bemerkung so wichtig, daß er mich gleich warnen muß, ohne aber zu wagen, die wenigen Zeilen seiner Sekretärin zu diktieren!

Ich selbst befand mich nun auch in einer schwierigen Lage. Es war klar, daß mein Buch ohne Änderungen in Deutschland nicht veröffentlicht werden konnte; dabei waren verschiedene der späteren Kapitel in den „Fortschritten" bereits erschienen. Ich wollte auch Lange, der mir derart freundschaftlich entgegengekommen war, nicht gefährden. Ebensowenig kam es aber in Frage, zu kneifen oder irgendetwas zu sagen, was gegen meine Überzeugung ging.

Nun hatte Lange ja insofern recht, als diese Erbfragen mit dem Hauptanliegen des Buches wenig zu tun hatten. In meinem Dilemma schrieb ich ihm deshalb – nach langen inneren Kämpfen – im ersten Teil der Einleitung lasse sich einiges ohne weiteres etwas milder formulieren:

„Für die spätern grundsätzlichen Ausführungen der Einleitung über die Schwierigkeiten der Erbprophylaxe jedoch erscheint es mir kaum möglich, eine Formulierung zu finden, die nicht Anstoß erregt und doch gleichzeitig meine wissenschaftliche Einstellung nicht preisgibt. Ich würde es deshalb vorziehen, den ganzen hierhergehörenden Abschnitt (ca. fünf Seiten) einfach zu streichen und lediglich mit einigen überleitenden Sätzen zu bemerken, daß die Fragen der Erbprophylaxe in den spätern Kapitel bei der Besprechung der einzelnen Psychosen noch berücksichtigt würden.“

So wurde es denn auch gemacht.

Als ich dann die ersten Exemplare des Buches erhielt – teils kartonniert, teils in Leinen gebunden – war ich nicht wenig stolz. Auch kamen bald einmal spontane Äußerungen der Zustimmung, die mehr bedeuteten als bloße konventionelle Glückwünsche.

Auch der alte Bleuler schrieb mir, er habe „der Versuchung nicht widerstehen können“, einige Kapitel gleich anzusehen, trotzdem er an der 6. Auflage seines Lehrbuches arbeiten sollte:

„Imponiert hat mir namentlich das Kapitel über die Therapie der Schizophrenie mit ihrer verständnisvollen biopsychologischen Begründung.“

Eher merkwürdig und wohl nicht ganz ernst zu nehmen war dann, was mir Kronfeld im Januar 1937 aus Moskau berichtete:

„Sie haben hier viele Freunde unbekannterweise, und zwar auf Grund Ihres Buches über Prognose und Therapie der Psychosen, und man plant sogar, es ins Russische zu übersetzen – eine Ehre, die nur ganz wenigen westlichen Autoren zuteil wird (zuletzt der funktionellen Pathologie von Bergmann) und für den Absatz des Originals natürlich keine reine Freude darstellt. Die russischen Kollegen sind enthusiastische Kliniker: daher Sie und Lange zur Zeit im Vordergrund des etwas naiven Interesses stehen.“

Immerhin trugen solche Anerkennungen natürlich sehr dazu bei, daß ich wieder festeren Boden unter meinen Füßen fühlte und mein erschüttertes Selbstgefühl sich erholte.

Das Buch hatte dann übrigens, entgegen der Annahme Langes und des Verlags, nur mäßigen buchhändlerischen Erfolg. Schuld daran war wohl unter anderem, daß es in einem ungünstigen Zeitpunkt erschien, nämlich unmittelbar vor der Einführung der neuen somatischen Behandlungsverfahren und deshalb rasch veraltete. Immerhin war es bis Kriegsende vergriffen, wobei freilich ein Teil der Auflage bei der Bombardierung von Leipzig verbrannte. Es sollte eine englische Übersetzung in Amerika herauskommen, sie war schon zu einem guten Teil fertig, als der Krieg ausbrach und nicht mehr daran zu denken war. Später habe ich dann namentlich aus Skandinavien doch noch manches Lobende über „Prognose und Therapie“ gehört.

Nicht uninteressante Zeichen der Zeit wies die finanzielle Seite der Angelegenheit auf. Es bestand ja damals völlige Devisensperre in Deutschland. Der größere Teil des Honorars – ich bekam von jedem verkauften Exemplar 10% des Ladenpreises – wurde mir über die schweizerische Verrechnungsstelle in Zürich direkt ausbezahlt. Der immerhin recht ansehnliche Rest dagegen kam auf ein deutsches Sperrkonto, über dessen Bestand ich getreulich jedes Jahr eine detaillierte Abrechnung erhielt. Dieses Sperrkonto von mehreren hundert Mark fraß sich durch die ungeheuerlichen Abgaben buchstäblich selber auf. Die letzte Abrechnung mit einem mir bleibenden Guthaben von DM 2.50 wurde mir ordnungsgemäß im Mai 1945 von der Deutschen Bank in Berlin zugestellt. Das Erschütternde an diesem Dokument liegt in seinem Datum: Die Abrechnung wurde erstellt und auf die Post gegeben in der Endphase des Kampfes um Berlin, als die ganze Stadt brannte, Hitler und Goebbels sich umbrachten und die Russen schon eingedrungen waren. Deutsche Gründlichkeit und Pflichttreue können wohl nicht besser illustriert werden!

Kaum war der Thieme-Verlag nach dem Krieg nach Stuttgart umgesiedelt und wieder einigermaßen auf die Beine gekommen, teilte er mir mit – eine Bestätigung des eben Gesagten –, ich hätte noch DM 700 Honorar gut, die während des Krieges für verkaufte Bücher eingegangen waren, aber nicht transferiert werden konnten. Noch erstaunlicher war, daß dieses Geld nach der Währungsreform in neuer Mark ausbezahlt wurde (in Wirklichkeit hätte es auf einen Zehntel abgewertet werden müssen), wohl ein Entgegenkommen dem Ausländer gegenüber. Gleichzeitig begann Thieme sehr, auf eine zweite Auflage des Buches zu drängen. Ich arbeitete es darauf völlig um und konnte die neuen Behandlungsverfahren inklusive Leukotomie ausführlich darstellen. Wiederum kam bald darauf die Anfrage für eine englische Übersetzung, diesmal von anderer Seite, aber wiederum war der Zeitpunkt ungünstig. Kaum war das Buch in seiner neuen Fassung erschienen, setzte die Ära der Psychopharmaka ein, von denen noch kein Wort darin stand. Wiederum wandte sich alles Interesse dem Neuen zu, und wiederum war das Buch, kaum war es im Handel, überholt.

Nach meiner Rückkehr aus Wien ereignete sich noch zweierlei, geeignet, mich zu beleben. Ich sollte die Leitung der *Psychologischen Gesellschaft* übernehmen; wie ich schon einmal sagte, führte sie in jenen Jahren ein recht kümmerliches Dasein. Einer der Mitbegründer, der Psychologe Häberlin, war nach Basel berufen worden, sein Nachfolger Sganzini war wenig gesellig und trug nicht viel bei. Die Sitzungen beschränkten sich auf die wenigen treuen Stammgäste, bei denen man aber immer die größte Mühe hatte, sie zur Übernahme eines Referates zu bewegen.

Es gab somit allerhand zu tun, wollte man den Verein auf einen grünen Zweig bringen. Wenn mir dies in recht erfreulicher Weise gelang, so hatte ich den großen Vorteil, in den folgenden Jahren nicht wenige von den vielen prominenten Besuchern in Münsingen einzuspannen – es wird von ihnen noch die Rede sein –, gleichgültig, ob sie des Insulins oder unserer persönlichen Beziehung wegen gekommen waren. Mir ist nur noch in Erinnerung, daß Kronfeld zwei glänzende

Vorträge hielt und daß Eugen Minkowski und Erwin Strauss sprachen, zwei-
oder dreimal auch Gruhle, W Wilmanns, ferner Oberholzer mit einem Thema
über Rorschach. Jedenfalls war es ein recht lebendiges und fruchtbares Wirken.
Es wurde von Bänziger sogar mit als Grund angeführt, die Schweizerische Ärztegesellschaft für Psychoanalyse aufzulösen, indem er schrieb:

> „Die Berner Gruppe fand eine hinlängliche Entschädigung in der fruchtbaren Tätig-
> keit der Psychologischen Vereinigung, deren Leitung sich Max Müller zugewendet hat-
> te."

Hatte ich bei meinem Abschied von Wien keineswegs damit gerechnet, sobald
wieder in den mir heimatlich gewordenen Gefilden aufzutauchen, so gab es auch
da schon bald eine Überraschung. Der dortige Akademische Verein für Medizinische Psychologie fragte mich im September 1934 an, ob ich nicht im Laufe des
kommenden Winters aus dem Gebiet der Kriminalpsychologie einen Vortrag
halten könnte. Diese Anfrage war sehr ehrenvoll, denn es handelte sich um eine
Gesellschaft, deren hohes Niveau allgemein bekannt war. Ich sagte natürlich zu,
ohne eine Ahnung zu haben, welche Konsequenzen dieser neuerliche Besuch in
Wien nach sich ziehen würde, nämlich die Insulintherapie.

Kapitel 19

BEGINN DER INSULINTHERAPIE

Es war ein eigentümliches Erlebnis, diese Wiederbegegnung nach einem Dreivierteljahr mit dem so vertrauten terpentin-säuerlichen Geruch des Hörsaales der Wiener Klinik – viele meiner Erinnerungen sind bestimmten Gerüchen verhaftet! – mit seinem karrierten Fußboden, das Wiedersehn mit den so gewohnten Gestalten der Schwestern, Assistenten und dem engern Freundeskreis. Der Vortrag in der von dem Psychoanalytiker Federn präsidierten Gesellschaft im großen Hörsaal des Physiologischen Instituts ging recht gut. Ich hatte entgegen dem weitergefaßten Vorschlag das weniger allgemeine Thema „Neurose und Kriminalität" gewählt, wobei ich mit kasuistischen Illustrationen die These der Unvereinbarkeit echter neurotischer Mechanismen mit kriminellen Handlungen aufstellte. Bei einem Zusammentreffen von beidem, so meinte ich, lasse sich regelmäßig zeigen, daß der Durchbruch eines kriminellen Impulses nur dank außerneurotischer Faktoren möglich sei. Diese Auffassung fand, als die Arbeit später im Druck erschien, recht viel Zustimmung, u. a. auch von Binder, der die entwickelte These weiter ausbaute.

Mein Wiener Aufenthalt sollte aber auch noch für andere Veranstaltungen ausgenützt werden. Der Akademische Verein für Medizinische Psychologie hatte mir vorgeschlagen, zusätzlich einen Einführungskurs in die Rorschach-Methode zu halten; sie war damals in Wien so gut wie unbekannt, und ich hatte während meines vorherigen Aufenthaltes gelegentlich davon gesprochen, was bekannt geworden war. Diesen Vorschlag lehnte ich auf ein „Verbot" Oberholzers ab; er hatte mir schon längere Zeit vor meiner Abreise geschrieben, er halte mich dafür nicht kompetent genug – nachdem ich mich über zehn Jahre mit dem Test beschäftigt und eben erst in der Zusammenarbeit mit ihm die vielen Erfahrungen gesammelt hatte! –, was natürlich ebenfalls zu meiner Verstimmung ihm gegenüber beitrug; gegen seinen ausdrücklichen Wunsch mochte ich aber nicht handeln. Die Hintergründe seiner sonderbaren Haltung sind mir nie ganz klar geworden. Aus seinen eigenen Andeutungen und einigem, was ich von Deutschs erfuhr, scheint er selbst einen solchen Kurs geplant zu haben und wollte nicht, daß ich ihm zuvorkomme. Wie sovieles andere hat er dieses Vorhaben aber nie ausgeführt.

Dagegen hielt ich auf Wunsch von Stransky in dessen psychiatrisch-psychologischem Seminar einen kurzen Rorschachvortrag. Damit kam ich mit diesem seltsame Manne, der seinerzeit mit Eugen Bleuler eine große Diskussion über das Denken der Schizophrenen geführt hatte, zum ersten Mal in nähere Berührung, insbesondere als er mich zu sich zum Abendessen einlud. Hypomanisch, sprudelnd bis sprunghaft, gelegentlich direkt zerfahren, war er ein glänzender Wiener Causeur, als Jude ein erklärter Nationalsozialist (!) und gleichzeitig ein altösterreichischer Gentleman. Man tuschelte noch über den Riesenskandal, den es gegeben hatte, als seine Frau ihren Geliebten, einen Tenor der Wiener Oper, während der Vorstellung erschoß. Stransky soll damals in ritterlichster Weise durch dick und dünn zu ihr gestanden sein.

An jenem Abend nun zu zweit in seiner pompösen Wohnung überschüttete mich der alte Herr – er war schon über 60 – mit einer wahren Flut von jüdischen Witzen, Anekdoten, Wiener Klatsch und abstrusen Blut-und-Bodentheorien in Monologform, erheiternd, aber auf die Dauer sehr ermüdend, so daß ich ihm später immer nach Möglichkeit aus dem Wege ging; denn kaum erblickte er einen Bekannten von Ferne, attackierte er ihn mit seinem Redestrom und hielt ihn am Arm oder am Revers fest, damit er ihm ja nicht entwischen könne.

Besonders herzlich wurde ich diesmal auch von Poetzl begrüßt. Ich genoß offenbar seine besondere Sympathie, und er hat mich denn auch angeblich – jedenfalls schrieb er mir dies – im folgenden Jahr der Innsbrucker Fakultät für den frei gewordenen Lehrstuhl empfohlen. Er war es nun, der mich so freundschaftlich bat, mir doch einmal die Insulintherapie anzusehen, daß ich nicht gut nein sagen konnte.

So machte ich mich denn unter den hämischen Kommentaren der ganzen übrigen Klinik nach der Insulinstation auf; man warnte mich sehr, mich nicht bluffen oder fangen zu lassen. Mein recht negatives Vorurteil schien sich zu bestätigen, als ich die meisten Kranken in „Gitterbetten" untergebracht fand. Heute kennt man diese sonderbare Einrichtung, die als Ersatz für die damals bereits verpönte Zellenisolierung sehr gelobt wurde, zum Glück nicht mehr. Es handelte sich um einen ringsum geschlossenen, ans Bettgestell angeschraubten Drahtkäfig; er erlaubte auch erregten Kranken angeblich volle Bewegungsfreiheit, so daß man sie mit andern zusammen im Saal halten konnte. Mir waren die Gitterbetten, die durchaus einen menagerieartigen Eindruck machten, immer ein Greuel gewesen.

Unter diesem Eindruck und eingedenk all dessen, was man mir Übles über Sakel und seine Kurpfuscherei erzählt hatte, nahm ich die Erklärungen über die Behandlungstechnik und die angeblich erzielten Erfolge nur mit halbem Ohr auf. Sakel selbst war unpäßlich und zu Hause. Wiederum auf Bitten Poetzl's suchte ich ihn doch noch in seiner Wohnung am Opernring auf. Natürlich war ich auch ihm gegenüber voreingenommen. Elegant und von guten Formen, hatte er doch mit seinem halb devoten, halb anmaßenden Gebaren, der eifernden Reklame für seine Entdeckung und den Klagen über die Bosheit der Welt, die seine Verdienste nicht anerkennen wolle, etwas Unvertrautes, ja Abstoßendes. Wie schon vorher in der Klinik im Gespräch mit seinen Mitarbeitern wurde mir auch bei der Unterhaltung mit Sakel klar, wie sehr sich diese Insulin-Leute in einer Verteidigungsposition befanden und auch die kleinste Kritik als persönliche Beleidigung empfanden und bereit waren, jede Nachprüfung der Methode, die nicht zu den von ihnen publizierten Resultaten führte, damit zu entkräften, daß sie nicht genau nach Vorschrift durchgeführt worden sei.

Ich weiß nicht mehr, ob es schon damals war oder erst später, daß mir der Gedanke kam, selbst eine solche Nachprüfung vorzunehmen und ich von meinen Freunden an der Klinik dazu ermuntert wurde, nicht nur mit dem Hintergedanken, sondern mit dem offenen Hinweis, dann würde endlich der ganze Schwindel entlarvt. Wenn ich dies aber tun wollte, so mußte ich dafür sorgen – dies war ganz eindeutig –, Sakel und den Seinen sowie Poetzl keine Gelegenheit zu geben, mit dem schon bereitliegenden Vorwurf einer nicht sachgemäßen Durchführung einhaken zu können.

Wie es auch gewesen ist: Erst das Erscheinen der Sakel'schen Monographie[126] über die Insulinbehandlung der Schizophrenie im Frühling 1935 mit den auf den ersten Blick stark übertriebenen Erfolgsberichten und der ganz unhaltbaren, hirnmythologischen Theorie über den Wirkungsmechanismus gab mir den eigentlichen Anstoß. Gleichzeitig reifte die zunächst abenteuerlich anmutende Idee, einen der Mitarbeiter Sakels für ein bis zwei Monate zur Einführung nach Münsingen kommen zu lassen. Sakel selbst wollte ich nicht: Ich fürchtete, es werde mit seiner Arroganz, seiner unduldsamen Rechthaberei und der Scharlatanerie seines Auftretens recht schwierig sein, mit ihm auszukommen; zudem war mir klar, daß mit seinem persönlichen Erscheinen in der nüchternen Schweiz die Methode schon von Anfang an weit herum diskreditiert sein würde.

Anfang Juli wandte ich mich an meine beiden Freunde Novotny und Stengel um Rat. Beide bestätigten, was ich schon wußte: Es gab an der Klinik nur zwei Leute, die von Sakel eingearbeitet und als kompetent anerkannt waren, Frau Dr. Palisa und Dr. Dussik. Alle übrigen Ärzte waren ablehnend und verstanden auch nichts davon. Frau Palisa hielt man für einen derartigen Auftrag nicht geeignet, so blieb Dussik übrig. Novotny unternahm es zu sondieren, ob er bereit wäre, zu den von der Berner Regierung erwirkten schlechten Bedingungen – freie Station und bezahlte Hin- und Rückreise – zu kommen. Gleichzeitig hatte er die Aufgabe, einem Ärger Sakels vorzubeugen, weil ich nicht ihn selbst eingeladen hatte. Beides erledigte er tadellos mit wienerischer Diplomatie. Auch die Zustimmung Poetzls zu einer Beurlaubung seines Assistenten Dussik konnte schließlich erwirkt werden, nachdem er auf eine erste Anfrage überhaupt nicht geantwortet hatte (er befand sich in den Ferien am Ossiacher See in Kärnten); erst als ich in höchster Zeitnot – Dussik sollte unbedingt im Herbst bei uns sein – mit einem eingeschriebenen Eilbrief drängte, schrieb er mir am 24. August:

> „Ich bin mit Ihrem Vorschlag betreffs Dr. Dussik und Insulinschocktherapie mit Freuden einverstanden, ebenso mit der baldigen Durchführung. Ich schreibe unter einem dasselbe an Dr. Dussik!"

So erschien denn Dussik anfangs September 1935 und machte sich sehr zielstrebig an die Arbeit. Ich gratulierte mir, ihn und nicht Sakel gewählt zu haben, denn bei aller Begeisterung für die Sache hütete er sich doch sehr vor Übertreibungen und erweckte einen zuverlässigen Eindruck. Das erste, was getan werden mußte, war die Einrichtung zweckentsprechender Lokalitäten, denn es zeigte sich sofort, daß die Behandlung nicht wie in Wien auf den Abteilungen selbst durchgeführt werden konnte, sondern zentralisiert werden mußte. Dafür bot sich wie von selbst die recht gut eingerichtete, für Epidemien gedachte, aber kaum je benutzte Absonderungsabteilung im Soussol von „Frauen V" an. Sie erwies sich mit der Zeit sogar als direkt ideal, indem mit Zunahme der Insulinpatienten und der Einführung der Konvulsionstherapie immer mehr angrenzende Räume für die Behandlung in Betrieb genommen werden konnten.

Später, als die Behandlungsmethoden sich konsolidiert hatten, zu einem festen Bestandteil der täglichen Arbeit geworden waren und sich in steigender Zahl ausländische Patienten und Besucher einstellten, tauchte immer wieder die Frage nach einer würdigeren, moderneren, zweckmäßigeren Unterbringung in einer speziell geplanten und eingerichteten therapeutischen Station auf. Es blieb bei Beratungen und ausgeführt wurde das Projekt nie. Teils scheiterte es am Platz, sofern man die Abteilung in einem bestehenden Gebäude unterbringen wollte, teils an der Unsicherheit, in welchen Zusammenhang mit einem Neubau sie erstellt werden könnte, teils an finanziellen Mitteln für einen solchen. Schließlich, nach Jahren, spielte noch ein romantisches Motiv für die Belassung an Ort und Stelle mit: Der „Keller", wie Gruhle halb spöttisch, halb zärtlich das Soussol von „Frauen V" zu nennen pflegte, war zu einem „historischen Ort", zu einer traditionsgeladenen Sehenswürdigkeit geworden. Hier hatten so viele Kollegen ihre „Lehre" gemacht, hier waren so viele illustre Leute als Kranke oder Besucher durchpassiert, daß wiederholt, namentlich von Ausländern, gebeten wurde, man möchte doch alles lassen wie es sei.

Zunächst behandelten wir aus Vorsichtsgründen nur schwere Defektfälle. Trotzdem zitterte ich beim ersten Koma nicht wenig. Man mag heute darüber lächeln und sich fragen, warum mir denn die Nachprüfung der Dauernarkose, die ich als blutjunger Anfänger erst noch auf eigene Faust, ohne sachkundige Einführung unternehmen mußte, weniger Angst gemacht habe. Die Erklärung ist sehr einfach. Damals hatte Klaesi autoritativ die Methode als ungefährlich erklärt und die auch bei ihm eingetretenen Todesfälle mit Sicherheit als nicht in Beziehung zur Behandlung stehend bezeichnet. Nach dem Erscheinen des Sakel'schen Buches dagegen hatte sich ein Sturm der Entrüstung und von Warnungen erhoben. In Wien selbst war Wagner-Jauregg mit seiner ganzen Autorität dagegen aufgetreten, in Deutschland Weygandt, Bumke, und vor allem kamen entsetzte Aufschreie der Internisten, die es für unmöglich hielten, 100 und mehr Einheiten Insulin zu spritzen, ohne einen Menschen damit zu töten. Gewiß war diese Opposition von Leuten, die die Behandlung überhaupt nie gesehen hatten, zu einem guten Teil mitbedingt durch das Anstößige der Sakelschen Publikation. Diese Überlegung half mir aber wenig. Passierte etwas, so war ich gewarnt gewesen und hatte die Folgen zu tragen.

Es geschah nun aber gar nichts, jedenfalls nichts Unangenehmes. Im Gegenteil waren die psychopathologischen und neurologischen Phänomene der ansteigenden Hypoglykämie, des Komas und des nachherigen Erwachens schon an sich von äußerstem Interesse, und es schien sich hier ein unabsehbares Feld von Forschungsmöglichkeiten auszubreiten; nach Belieben konnten die Untersuchungen mehr auf psychologisch-psychiatrischem oder aber auch somatischem Gebiet vorangetrieben werden. Ein Erlebnis besonderer Art war auch das Erwachen aus dem hypoglykämischen Koma mit intravenöser Glukoseinjektion. Dieser fast blitzartige Übergang von einem schon an der Grenze des Todes stehenden, jedenfalls äußerst lebensbedrohlichen Zustand in frische Munterkeit war immer wieder etwas Erstaunliches und Wunderbares.

Zunächst war nun unsere „Insulinstation" fachgemäß einzurichten, es war ein Office zu installieren, wo man die Speisen warm halten und Tee kochen konnte, vor allem aber mußte das Pflegepersonal angelernt werden, ganz abgesehen von den Ärzten. Mit diesen hatten wir ein besonderes Glück. Durch Vermittlung von John Staehelin war Gerti May, eine Darmstädter Emigrantin, die eben in Basel ihr Ausländerstaatsexamen gemacht hatte, zu uns gekommen, ungewöhnlich lebhaft, frisch, intelligent, zugriffig und mit brennendem Interesse für alles, was wir unternahmen. Eine Assistentenstelle konnten wir ihr nicht geben, wohl aber sie als Gastärztin bei freier Station – die erste der vielen, die folgen sollten – anstellen. So lange sie bei uns blieb, war sie die Selle des „Insulins" und die geduldige, kluge, frische und überlegene Interpretin der Behandlung bei den unzähligen Besuchern, die nun kommen sollten.

Wenn man sich unter Dussiks kundiger Leitung auch streng an die Behandlungsrichtlinien Sakels hielt, so entwickelte sich doch bald in der Organisation der Insulinabteilung manches an Ordnung, genauer Registration, Einführung spezieller Schemata zur Aufzeichnung des Tagesverlaufes und regelmäßiger Kontrolle des Blutbildes und des Urins, was man in Wien nicht kannte oder zumindest nicht so konsequent durchführte. Wie früher bei der aktiven Therapie, machte auch jetzt wieder das Personal mit größtem Interesse mit. Freilich beschränkte sich diese Mitarbeit nun auf eine kleine Equipe ausgelesener Schwestern und Pfleger. Sie wurden von Dussik eingehend instruiert. Zuvor aber hatte er sämtlichen Ärzten, wozu auf meine Einladung hin auch die Waldau, selbstverständlich ohne Klaesi, vollzählig erschienen war, einen Vortrag gehalten, dann auch dem gesamten Pflegepersonal. Beides machte er sehr geschickt.

Von Anfang an war das Interesse an unserem Versuch auch außerhalb Münsingens sehr rege. Charakteristischerweise waren es vor allem die Privatanstalten, die als erste kamen und die Behandlung, wenn irgend möglich, übernehmen wollten, offenbar, weil sie sich davon eine Attraktion für ihre Institute versprachen. Es kam Georgi[127] aus Yverdon, der zu einem besonders wertvollen wissenschaftlichen Mitarbeiter werden sollte, Prangin schickte den eben erst dort als Assistent eingetretenen Emigranten Prof. Kronfeld,[128] von Forel zu jener Zeit noch überaus geschätzt, usf. Die staatlichen Anstalten und insbesondere die Kliniken dagegen verhielten sich vorläufig noch sehr reserviert bis ablehnend.

Während wir von den ersten chronischen Fällen therapeutisch nichts erwartet hatten und eher erstaunt waren, doch hie und da deutliche, wenn auch vorübergehende Veränderungen des Zustandes im Anschluß an die Hypoglykämie zu sehen, so wurde es anders, als wir dazu übergingen, nun auch die wenigen akuten Schizophrenien, die während der zweimonatigen Anwesenheit Dussiks in die Anstalt eintraten, zu behandeln. Soweit ich mich erinnere, waren es zwei Fälle, die mir und auch allen Ärzten, die sie verfolgen konnten, einen erheblichen Eindruck machten, unsere negativen Vorurteile überwanden und annehmen ließen, das Insulin vermöge tatsächlich etwas Besonderes zu leisten. Heute bin ich nicht mehr ganz sicher, ob wir damals den kausalen Zusammenhang zwischen unserer Behandlung und der eingetretenen Vollremission nicht überschätzten. Es schien uns jedoch, abgesehen von dem zeitlichen Zusammenhang, manches für eine direkte Wirkung der Behandlung zu sprechen. Da war ein Rekrut, der an einem akuten hebephrenen Schub erkrankt war, kurz nachher eine Impfreaktion mit 40° Fieber und Kollapserscheinungen durchmachte, ohne daß dieser Schock an seinem Zustand das Geringste änderte, während dann unter Insulintherapie rasch eine völlige Heilung eintrat. Ebenso eindrücklich erschien uns der Verlauf bei einer Patientin, die schon 9 Monate krank war, erfolglos zwei Schlafkuren durchgemacht hatte und nun auch während unserer Behandlung völlig remittierte.

Jedenfalls wurde mir bald einmal klar, daß ich meine Wiener Freunde enttäuschen mußte. Gewiß hielten meine Bedenken gegen manches, was Sakel publiziert hatte, insbesondere gegenüber seinen Erfolgszahlen, an; von der Aufdeckung eines Schwindels konnte aber keine Rede mehr sein. Nun hatte mich Stengel freilich vorher gewarnt, der „Furor therapeuticus" sei ansteckend. Mir schien aber, wir seien keineswegs unkritisch geworden, nachdem wir mit so vielen Vorbehalten die Versuche begonnen hatten.

Dussik blieb bis Ende Oktober. Bald nach seiner Abreise, Mitte November, fand eine gemeinschaftliche Tagung der Neurologischen und Psychiatrischen Gesellschaften in Freiburg statt. Ich hätte nie daran gedacht, dort schon jetzt, wo wir ja noch ganz in den Anfängen steckten, über unsere Arbeit zu referieren. Der Präsident der Neurologischen Gesellschaft (nicht etwa der Psychiatrischen!), es war damals Charly Dubois, bedrängte mich aber derart, daß ich schließlich nachgab. In meiner „vorläufigen Mitteilung über unsere Erfahrungen mit der

Sakelschen Insulinschocktherapie" wies ich denn auch auf diesen ausdrücklichen Wunsch des Vorsitzenden der Neurologischen Gesellschaft hin. Trotzdem mein Beitrag am Schlusse einer ermüdend langen Sitzung mit Hauptreferaten und Diskussionen gebracht wurde, verspürte man eine vibrierende Spannung im Saale, und der Beifall war wirklich „rauschend". Unter größter Spannung ergriff dann H. W. Maier[129] das Wort und zwar, wie nicht anders zu erwarten war, äußerst kritisch, unter Hinweis auf das verdammende Urteil Wagner-Jauregg's und den üblen Beigeschmack, der der Methode durch das unkritische Buch Sakels und die angeblich in Wiener Tageszeitungen erfolgte Publikumsreklame anhaftete; neuerdings wurde aber auch vor Augen geführt, was für eine ungeheure Verantwortung man mit der Erzeugung schwerer Hypoglykämiezustände auf sich nehme. Immerhin gipfelte das Votum H. W. Maiers in der Forderung, weitere Versuche „in der Hand von Herrn Müller" bleiben zu lassen, Münsingen gleichsam zu einem Insulinzentrum zu erheben und abzuwarten, zu welchen Schlüssen „ein kritisch und einheitlich behandeltes und beobachtetes, wie auch nachuntersuchtes Material" führen werde.

In meiner Erinnerung bildet diese Freiburger Tagung den Wendepunkt. Denn von da an begannen die Dinge sich zu überstürzen. Es kam zu einem immer sich noch steigernden Trubel von heranströmenden Lernbeflissenen, von Besuchern aus der ganzen Welt, von prominenten Privatpatienten, von Vorträgen in den angesehensten Fachgesellschaften, von Bitten um Beiträge in den Zeitschriften, von Konsilien in München, Brüssel, Paris, Mailand, ja sogar in Wien. Münsingen wurde nicht nur zum Zentrum der Insulintherapie in der Schweiz, wie H. W. Maier angeregt hatte, sondern weit darüber hinaus, wie die vielen Besucher aus allen Weltteilen bewiesen.

Ich möchte hier nicht die Geschichte der Insulintherapie darstellen. Mehr als einmal habe ich darüber geschrieben, und den Anteil Münsingens und meiner selbst an der Entwicklung der Methode haben Kalinowsky und Hoch[130] in Amerika in den ersten Auflagen ihres bekannten Buches mehr als freundschaftlich gewürdigt. Ich möchte nichts anderes tun, als einzelnes, das mir besonders lebhaft in Erinnerung geblieben ist, herauszugreifen oder manche persönlichen Fragen, die sich dabei ergaben und selbstverständlich nicht in die Literatur eingegangen sind, streifen. Jenen Gästen freilich, die in dieser Zeit eine intimere und dauernde Beziehung mit uns anknüpften, seien eigene Abschnitte gewidmet.

Kapitel 20

MANFRED SAKEL

Was mich während der ganzen turbulenten Zeit, die erst mit dem Ausbruch des zweiten Weltkrieges ein plötzliches Ende fand, immer wieder beschäftige, war die stets von einem etwas schlechten Gewissen begleitete Frage, ob ich nicht etwas ernte, was ich nicht gesät habe. Es war ja sehr merkwürdig, wie Münsingen anstelle von Wien die Hauptstätte der Ausbildung der neuen Methode wurde, und wie bald einmal meine Vorträge und Arbeiten und nicht das allerdings wenige, das Sakel noch produzierte, im Brennpunkt des Interesses standen. Auch bei genauer Selbstprüfung glaube ich aber nicht, etwas usurpiert zu haben, was mir nicht zukam; keinesfalls habe ich mich vorgedrängt oder Reklame für Münsingen gemacht, wie neidische und böse Zungen später etwa andeuteten. Im Gegenteil brach die Entwicklung ganz unvermutet und spontan über uns alle herein; wir hatten genug zu tun, ihr zu folgen; sie noch anzutreiben und zu fördern, konnte keine Rede sein. Selbst Sakel, der immer mißtrauischer und paranoischer wurde und eigentlich nur noch davon lebte, seine Priorität in allen möglichen Kleinigkeiten zu beweisen und einen ganz sinnlosen, verbissenen Kampf gegen Meduna[131] und seinen Cardiazolkrampf zu führen, hat sich nicht von mir auf die Seite gedrückt gefühlt. Er war mir im Gegenteil stets dankbar für die Anerkennung, die ich seiner Entdeckung verschaffte, auch dafür, daß sie, wie man wohl sagen darf, durch mein Eintreten vor dem völligen Erdrückt-Werden durch die gewaltigen Widerstände bewahrt wurde.

Als er mir dann später aus Amerika Klagebriefe schrieb, es werde sogar in den Tageszeitungen verbreitet, Münsingen sei die Geburtsstätte der Insulintherapie und ein Dr. Gluek, der einige Zeit bei uns gewesen war, behaupte, er sei, weil in Münsingen angelernt, ihr einzig legitimer Vertreter in USA, ja, man habe ihn, Sakel, sogar gefragt, ob man in Wien auch schon mit Insulin arbeite, nahm er mir dies keineswegs übel.

Vielleicht gibt es eine ganz einfache Antwort auf die Frage, warum die Entwicklung diesen Verlauf nahm: mir traute man, Sakel nicht, Münsingen traute man, Wien nicht. Die Vertreterin des englischen Bord of Control, Dr. Margaret Wilson, die zweimal in Wien und mehrere Male in Münsingen war, um zuhanden der englischen Regierung einen Bericht auszuarbeiten, sagte mir dies eines Tages ganz direkt.

Es gab auch andere Anzeichen dafür. Der allmächtige Geheimrat Bumke in München gab, mehr oder weniger für ganz Deutschland, die Losung aus, man müsse zuerst abwarten, was in Münsingen für Erfahrungen gemacht würden, bevor, wenigstens an seiner Klinik, die Methode eingeführt werde. Im Winter 1936/37 bat mich sogar Poetzl, wiederum nach Wien zu kommen um in der Ärztegesellschaft einen Vortrag zu halten, gleichsam als Kronzeuge für das Insulin, da er sich der Gegnerschaft kaum mehr zu erwehren wisse. Eindrücklich war es denn auch, daß sich das Maudsley Hospital in London, die Hochburg der englischen Psychiatrie, als es sich auf Drängen von Mayer-Gross endlich entschloß, ebenfalls einen Versuch zu machen, an mich und nicht an Poetzl wandte, um einen in Münsingen ausgebildeten Insulinarzt für die Einführung der Methode zu bekommen. Ich schickte Gerti May, die damals freilich schon nicht mehr bei uns war, sondern sich mit Martin Gross, einem Assistenten von Prangin, verheiratet hatte und diese Aufgabe denn auch vorzüglich erledigte.

Sakel war ein merkwürdiger Mensch. Ich habe bisher, sicher zu Unrecht, nur von seinen unangenehmen Seiten berichtet. Er bot in der Tat Angriffsflächen genug. Sie haben sich mit der Zeit, als er sich immer mehr in die Rolle des Genies, das man nicht anerkennen will und dem man übel mitspielt, verbohrte, noch beträchtlich gesteigert. Auch scheint er nach vielem, was ich über die Höhe der von ihm verlangten Honorare erfuhr, eine Kompensation seines unbefriedigten Ehrgeizes in angeblich unersättlicher Habgier, ja in Geiz, gefunden zu haben – sofern beides nicht schon von jeher bei ihm bestand.

Die Berichte jedenfalls, die ich von jüdischen Kollegen, die gleich ihm nach Amerika emigriert waren, regelmäßig erhielt, waren niederschmetternd. Am drastischsten drückte sich Hans Hoff aus: „Ich hab halt nicht das Glück des Sakels, der sich übrigens wie ein Schwein mir gegenüber benahm." Etwas milder, aber doch deutlich genug, berichtet Gerti Gross-May 1939:

„Ich habe zwei Insulinkuren für ihn geführt. Er hat mir natürlich sehr wenig bezahlt, aber das wäre zu ertragen gewesen. Dagegen seine Dummheit und Eingebildetheit, das war wirklich unerträglich. Ein Glück, daß ich eine Haut wie ein Elefant habe. Auf mich kann er einreden, ich höre einfach nicht zu, aber es ist schon zu toll, wie unwissend er ist. Er hat sich hier so ziemlich unmöglich gemacht mit seiner Theorie, an der er fester denn je hält. Keiner nimmt ihn mehr ernst, und jeder geht ihm aus dem Weg. Auf dem Kongreß in Chicago lief er allein herum und wollte immer mit uns zusammen sein. Es ist schade, aber die gerechte Sache leidet darunter. Man macht nur noch wenig Insulin, aber dafür noch weniger Cardiazol."

Auch der alte Mitstreiter aus der ersten Zeit, Dr. Frostig aus Warschau, meint:

„Sakel hat mich (in USA) sehr liebenswürdig empfangen. Aber schon nach einigen Tagen wurde es mir klar, daß ich ihm ungelegen komme. Jedenfalls hat er nichts getan, um mich in die psychiatrischen Kreise einzuführen. Er brachte mich mit Sachs und Ross zusammen, tat es aber in einer Weise, die mir noch heute peinlich ist. Er behandelte mich überhaupt in der ‚liebenswürdig-herablassenden' Weise eines ‚Genialen'; eine Attitüde, die ich bis daher an ihm in Europa nicht gemerkt habe."

Auch er meint, Sakels Auftreten schade der Methode: „Mit dem Verblassen des persönlichen Sternes Sakels sind auch Zweifel an der Therapie laut geworden."

Die allerschlimmste Kritik freilich hörte ich erst viel später von Lucie Jessner, als sie nach dem Kriege zum ersten Mal wieder nach Europa kam. Dabei hatte sie es, in sehr komischer Weise, Sakel zu verdanken, daß sie überhaupt nach USA gelangte. Anfangs 1938 kabelte er mir, er sollte sofort einen eingearbeiteten Assistenten für eine Kur bei einem superreichen Patienten haben. Mein erster Gedanke war Frau Jessner, die schon lange nach Mitteln und Wegen suchte, um weiterzuwandern. Ich telegrafierte Sakel zurück und empfahl sie, worauf ein Retourkabel kam, ich solle einen „männlichen Jessner" schicken. Ich blieb aber fest, schoß Frau Jessner die Fr. 2000 vor, die sie bei der Ankunft in New York der Einwanderungsbehörde vorzeigen mußte, und war glücklich, sie drüben zu wissen. Mehr als zehn Jahre später erzählte sie mir dann aber, wie scheußlich diese erste Zeit gewesen sei; Sakel habe sie völlig als Sklavin behandelt, das Geld, das er als ihr Gehalt von dem Patienten forderte, zum größten Teil für sich behalten, sie überhaupt nach Noten betrogen und ausgenützt, so daß sie schließlich mit großem Krach von ihm weggegangen sei – was für Lucie Jessner schon sehr viel besagen will.

Ich bin der einzige, der trotz allem bis zum Ende mit ihm in Kontakt geblieben ist. Sakel hieß ursprünglich Sokel und stammte aus einem kleinen Nest in dem später von den Russen besetzten und annektierten Teil Polens, wo seine ganze Familie noch lebte. Er war also ein richtiger Ostjude. Ich erfuhr dies freilich viel später, erst während des Krieges, als er mich Ende 1939 ein erstes Mal bat, über den russischen Vertreter des Roten Kreuzes in der Schweiz Erkundigungen über seine Angehörigen einzuziehen. Da eine derartige russische Rotkreuzmission gar nicht mehr bestand, konnte ich seine Bitte ebensowenig erfüllen wie eine spätere, als er mich im Oktober 1940 ersuchte, seinen Eltern Medikamente zu schikken. Ich mußte ihm antworten:

„Leider ist die Situation hier genau dieselbe wie in USA. Es ist strikte untersagt, Medikamente nach Rußland zu schicken. Außerdem ist Theominal ein deutsches Präparat, das wir hier gar nicht bekommen können. Möglicherweise läßt sich durch das Internationale Rote Kreuz noch etwas machen, wie man mir hier sagte. Aber dies ist von Amerika aus wahrscheinlich noch leichter als von uns, so daß ich Ihnen rate, sich dort darum zu bemühen."

Sakel hatte die schlechten, aber auch die guten Seiten seines Herkommens. Er konnte in seinen Briefen und bei seinen verschiedenen Besuchen in Münsingen von einer unmittelbaren Herzlichkeit sein, naiv, spontan, im Augenblick sicherlich ohne Hintergedanken. Er besaß auch recht viel Intuition, so daß die Insulinkuren unter seiner Leitung mehr gefühlsmäßig, nach momentanen Einfällen, als auf Grund empirischer Regeln durchgeführt wurden. Wahrscheinlich hätte jemand, der kritischer und komplizierter gewesen wäre, ja auch nie den Mut gefunden, das tollkühne Wagnis eines Insulinkomas zum therapeutischen Prinzip zu erklären. Es war ferner charakteristisch, daß Sakel nichts von seinen vielen Vorgängern auf dem Gebiet der psychiatrischen Insulinbehandlung wußte, vielleicht noch weniger über die Pathophysiologie der Hypoglykämie, die histopathologischen Befunde, die „Insulinpsychosen" usw. Er konnte somit subjektiv mit vollem Recht für sich den Anspruch erheben, der Entdecker einer ganz neuen Behandlungsmethode zu sein. Sein unerschütterliches Selbstbewußtsein und sein unbändiger Ehrgeiz waren zudem, mindestens teilweise, deutlich genug eine Kompensation seiner heftigen sozialen und rassischen Ressentiments.

Diese eigenartige Mischung von Unmittelbarkeit, Güte, Egozentrizität, maßlosen Ansprüchen, Mißtrauen mit überwertigen, ja paranoischen Ideen, Habsucht, Primitivität und Kindlichkeit bildete den Boden dafür, daß Sakel sich schließlich in der schon geschilderten Weise in sterilen Zänkereien, Verdächtigungen und Prioritätsansprüchen ausgab und verlor. Schon von Beginn meiner Bekanntschaft mit ihm an entstanden daraus die merkwürdigsten Situationen. Ein klassisches Beispiel für sein Verhalten bildete unsere gemeinsame Reise nach Paris im Frühsommer 1937. Sakel hatte schon vor einiger Zeit die Aufforderung bekommen, an der Claudeschen Klinik, wenn meine Erinnerung nicht trügt, im Rahmen eines großen Kreises von Fachärzten zu sprechen. Gleichzeitig hatte man mich aufgefordert, an der Diskussion teilzunehmen. Ich hatte zunächst abgesagt, erhielt aber im letzten Augenblick ein dringendes Telefon Sakels aus Wien mit der mehr als Befehl vorgetragenen Bitte, unbedingt zu kommen. So machten wir schließlich ein Rendez-vous in Belfort mit dem Nachtzug ab, wo unsere Berner Wagen an den Arlbergexpress angehängt werden sollten.

Ich nahm Christian mit, zu seiner ersten Begegnung mit der Weltstadt; er sah dem Abenteuer mit äußerster Spannung entgegen. In Belfort, mitten in der Nacht, wo wir eine Stunde liegen blieben, war von Sakel nichts zu sehen; wir konnten aber auch nicht in Erfahrung bringen, ob der Wiener Zug eventuell ohne uns weitergefahren oder noch gar nicht angekommen sei. Mit gemischten Gefühlen fuhren wir allein weiter. Im Hotel Oxford und Cambridge im Faubourg Saint-Honoré fanden wir keine Nachricht vor und hatten keine Ahnung, wo Sakel zu finden wäre, falls er schon angekommen war. Dabei hätte er uns so dringend nötig gehabt, weil er kein Wort Französisch sprach.

Am nächsten Morgen – die Sitzung sollte um 11 Uhr in Ste Anne stattfinden – kam ein verzweifelter Anruf von Rubenowitch, Oberarzt bei Claude, ins Hotel, ob ich eine Ahnung hätte, wo Sakel sich befinde. Ich mußte verneinen. Nach einigem Hin und Her und bangem Warten kam dann die Nachricht, Sakel sei tatsächlich eingetroffen und befinde sich in irgendeinem obskuren Hotel. Wir machten draufhin ein Treffen bei mir auf 10 Uhr ab, um mit Sakel sein Manuskript durchzugehen.

Diese Vorbesprechung verlief äußerst tragikomisch. Sakel hatte sein Manuskript irgendeinem Wiener Büro, das kaufmännisch orientiert war, zur Übersetzung gegeben, mit dem Resultat, daß der französische Text gänzlich unbrauchbar war. Rubenowitch machte sich fieberhaft daran, ihn zu korrigieren, obwohl Sakel mit Hartnäckigkeit darauf bestand, die Übersetzung sei korrekt und er werde sie selbst vorlesen. Rubenowitch und ich waren verzeifelt, denn abgesehen von dem unverständlichen Text hatte Sakel auch keine Ahnung von der französischen Aussprache. Es war zeitlich ganz unmöglich, das Ganze noch zu korrigieren bzw. umzumodeln, denn auch Rubenowitch wußte von vielem nicht, was es überhaupt bedeuten sollte.

So fuhren wir recht beklommen nach Ste Anne hinaus, nachdem ich Sakel noch die Konzession abgerungen hatte, er dürfe zwar anfangen, seinen Vortrag abzulesen, werde jedoch auf ein Zeichen von mir damit aufhören und das Manuskript Rubenowitch übergeben. Er hielt sich denn auch wirklich daran. Was er vorlas, verstanden weder er selber noch irgendeiner seiner Zuhörer. Deren Gesichter wurden immer länger und erstaunter. So gut es ging, mußte dann der arme Rubenowitch den Text halb unmittelbar in ein richtiges Französisch zurechtbiegen, halb hatte er vollständig zu improvisieren. Auch er kam nicht sehr weit. Schließlich forderte mich Claude auf – ich saß ohnehin auf Kohlen – anstelle des mißglückten Sakelschen Referates selber die Sache in die Hand zu nehmen. So entledigte ich mich, so gut es ging, der Aufgabe, ohne richtige Vorbereitung, in ungenügendem Französisch, von unseren Erfahrungen zu sprechen.

Schon damals war Sakel ganz in das Fahrwasser seines Kampfes gegen Meduna geraten, der für ihn ein rotes Tuch bedeutete. Auch in diesem Punkt war er gänzlich stur, und ich versuchte vergeblich eine halbe Nacht lang, an den Champs Elysées auf- und abpromenierend, mit ihm vernünftig zu diskutieren und ihn von der Unhaltbarkeit seines Standpunktes zu überzeugen. Es nützte alles nichts.

Kaum war er nach Wien zurückgekehrt, ließ er einen offenen Brief an Meduna von Stapel, in dem er die Priorität für die Convulsivtherapie beanspruchte. Er verdrehte nun alles, was er früher über die hypoglykämischen Spontananfälle gesagt hatte, dahin, daß epileptische Anfälle in der Tat in einzelnen Fällen therapeutisch wertvoll sein könnten, daß er dies aber immer gesagt habe, und daß ihre Auslösung durch die Hypoglykämie dem Cardiazolkrampf weit überlegen sei. Dabei hatte er, wie er mir gleichzeitig schrieb, die Monographie von Medunas überhaupt nie gelesen!

Das Pariser Intermezzo spielte sich ab, nachdem Sakel im Frühling 1937 aus USA für längere Zeit wieder nach Europa gekommen war. Damals arbeitete er auch während ungefähr zwei Monaten bei Binswanger in Kreuzlingen.

Im Spätsommer fuhr er wieder nach USA, um nicht mehr zurückzukehren. Trotzdem er offenbar sehr viel Geld verdiente, schrieb er häufig recht unglücklich und suchte Wege zurück nach Europa. Er hatte immer große Pläne, die aber reichlich illusionär waren; er bat mich z. B., ihm zu helfen, in Italien, das ihm dafür günstig schien, ein großes Institut aufzubauen. Nachdem im Vorfrühling 1938 die Nazis in Österreich einmarschiert waren, hatte er sogar den abenteuerlichen Plan, nach Wien zurückzukehren, wohin er sich so sehr sehne; mit restloser Naivität meinte er, die Deutschen würden ihm als Wissenschaftler sicher nichts antun, und wünschte, ich möchte die nötigen Schritte für ihn einleiten. Ich konnte nichts anderes tun, als ihm die unüberwindlichen Schwierigkeiten und Gefahren vor Augen zu führen.

„Die Situation ist dort so schlimm", schrieb ich ihm am 29. März 1938, „*daß es absolut ausgeschlossen für Sie ist, hinzufahren*... Kein Mensch wagt, mit einem Nichtarier überhaupt ein Wort zu sprechen. Sie würden sich bei einer Rückkehr den allergrößten persönlichen Unannehmlichkeiten auszusetzen, nichts erreichen und eventuell nicht mehr fort können."
Als ich dann selbst die Situation in Wien kennengelernt hatte, schrieb ich am 28. Juni noch energischer:
„Wie mir von allen Seiten versichert wurde, besteht gar kein Zweifel, daß, wenn Sie, lieber Herr Sakel, versuchen sollten, nach Österreich zu kommen, eine sofortige Verhaftung und das Konzentrationslager Ihrer warten würden."

So blieb er denn, und es kamen, wie ich bereits erwähnte, nur noch Zeichen seiner rührenden Besorgnis um seine Angehörigen.

Nach dem Kriege unterhielten wir einen losen Briefwechsel und sahen uns zum ersten Mal wieder 1950 auf dem Ersten Internationalen Psychiaterkongreß in Paris. Sakel hatte, ebenso wie seine Feinde Meduna und Cerletti,[132] letzterer als Erfinder des Elektroschocks, ein Hauptreferat zu halten. Er schien völlig verbittert, hatte zudem gegen Ende des Krieges oder kurz nachher schwere Herzkrisen gehabt, war äußerst fahrig und tauchte nur für Minuten an den offiziellen Anlässen und Vorträgen auf mit den sichtlichen Ansprüchen einer verwöhnten Diva. Ein engerer Kontakt war um so weniger möglich, als ich durch eigene Vorträge und durch eine Unmenge alter und neuer freundschaftlicher Beziehungen sehr in Anspruch genommen war. Später dankte er mir noch sehr warm für mein Insulinbuch. 1957 erschien er ganz plötzlich und völlig unerwartet wie ein Geist zu der Schlußzeremonie des zweiten Internationalen Psychiaterkongresses in Zürich. Es gab sich nur Gelegenheit zu einem raschen Händedruck, weil er gleich wieder weiter fliegen wollte. Kurz danach starb er an einem Infarkt.

Sein Vermögen – es war mehr als eine Million Dollar – wurde für eine Sakel-Foundation verwendet.

1959 organisierte die Sakel-Foundation einen kleinen Kongreß, zu dem ich mit bezahlter Reise und mehrtägigem Aufenthalt im Waldorf-Astoria-Hotel in New York um ein Referat gebeten wurde. Ich sagte zuerst zu, telegrafierte aber im letzten Moment ab: der Termin lag mitten in der Hetze des Semesters, ich litt schon recht erheblich unter meinen Herzbeschwerden, und vor allem hatte ich des Englischen wegen die größten Bedenken. Dies war der letzte Kontakt mit diesen Leuten.

Die Bedeutung Sakels könnte ich nicht besser würdigen, als wie ich es in meinem Buch, aber auch in der „Psychiatrie der Gegenwart"[133] getan habe. „Es bleibt sein großes Verdienst, intuitiv und wagemutig ohne genügend empirische und theoretische Grundlagen eine Methode geschaffen zu haben, die heute aus der Psychosen- und insbesondere aus der Schizophreniebehandlung nicht mehr wegzudenken ist."

Kapitel 21

MÜNSINGEN WÄHREND DER INSULINZEIT

Hinter dem alles überbordenden Wirbel des Insulins traten die übrigen Münsinger Erlebnisse in den Hintergrund. Es spielte keine große Rolle mehr, daß Brauchli noch da war und halb verstimmt und mißmutig, halb auch freundlich-freudig mitträppelnd, den Betrieb aus der Ferne verfolgte. Hie und da lehnte ich mich noch dagegen auf, daß offiziell weiterhin alles über ihn ging und er z. B. hinter meinem Rücken die Pensionspreise für die meinetwegen hergekommenen Privatpatienten erhöhte, mich damit desavouierend, nachdem ich alle Verhandlungen mit den Angehörigen darüber selbst hatte führen müssen. Er war viel krank, konnte sich mit dem Altwerden nicht abfinden, und hatte wohl auch selbst nun das Gefühl, überzählig geworden zu sein, ohne jedoch sich zu einem Rücktritt entschließen zu können. Mitten in die des Insulinbetriebes wegen schon hektische und geladene Atmosphäre platzte dann Ende 1936 eine Bombe, von deren Existenz ich nichts wußte.

Friedrich Glauser[134] hatte einen Schlüsselroman über Münsingen geschrieben, in dem ich die Hauptrolle spielte im Generationenkonflikt zwischen dem vorwärts stürmenden, Neues planenden Oberarzt Dr. Laduner und dem rückständigen, an seinem Sessel klebenden, unfähigen Direktor. „Matto regiert" war von Glauser in der Waldau verfaßt worden und von dort an den Verlag Oprecht (Bruder des Nationalrates und Zentralsekretärs des VPOD) gelangt, der zunächst einen Vorabdruck im „Öffentlichen Dienst", dem Organ des VPOD, veranlaßte.

Ende Dezember 1936 bat mich Morgenthaler um eine Unterredung – die Sache war offenbar zum Teil durch ihn gegangen –, um mir von diesem Roman zu erzählen und zu eröffnen, daß er Anfang Januar 1937 in Buchform in den Handel käme. Ich war empört und entsetzt, und der beschwichtigende Einwand Morgenthalers, ich käme dabei ja gut weg, war keineswegs geeignet, meine Bestürzung und meinen Ärger zu mindern. Im Gegenteil wurde beides noch schlimmer, als ich wenige Tage später das Buch in der Hand hielt und las. Ich nahm es nicht so sehr Glauser übel. In vielem stellte es eine Antwort auf offen gebliebene Fragen der Behandlung dar und handelte von Dingen, die nur wir beide verstehen konnten. Vor allem aber hatte er sich ja sichtlich mit mir und meiner Situation identifiziert und es gut gemeint, wenn er Brauchli ermorden ließ. Erbittert war ich aber darüber, daß man hinter meinem Rücken, ohne mir Gelegenheit zu geben, noch etwas zu unternehmen, die Herausgabe des Manuskriptes veranstaltet hatte. Die Bezugnahme auf Münsingen, auf Brauchli und mich war so unverkennbar, selbst für das einfachste Gemüt, und meine langjährige Beziehung zu Glauser bekannt genug, daß der Gedanke nahe lag, ich stecke hinter dem Ganzen. Vor allem aber sah ich einen Riesenskandal voraus und fürchtete die Reaktion Brauchlis, die lebensbedrohlich werden konnte.

In dieser schwierigen Situation blieb mir nichts anderes übrig, als sofort zu handeln und mich an Mouttet zu wenden. Am Silvestermorgen erschien ich bei ihm, resümierte den Inhalt des Buches, übergab ihm dieses und bat ihn um Rat, was zu tun sei. Er versprach, über Neujahr das Buch zu lesen, schon am 2. Januar eine Regierungsratssitzung einzuberufen und mir dann wieder zu berichten.

Als mich Mouttet am 3. Januar wieder empfing, erklärte er mir gleich mit juristischer Sachlichkeit, eine Unterdrückung der Publikation komme nicht in Frage. Es bedürfte dazu eines Presseprozesses, der Monate in Anspruch nehmen würde und schließlich von den Geschworenen beurteilt werden müßte; eine bessere Reklame für das Buch könne man sich überhaupt nicht denken. Zudem wäre als Kläger wegen Verleumdung oder übler Nachrede nur Brauchli selbst legitimiert; dieser, so fügte Mouttet etwas maliziös hinzu, würde sich dazu aber wohl kaum entschließen dürfen, denn was in dem Buche stehe, sei im Grunde ja alles wahr. Nach diesem offiziellen Teil schilderte er mir dann mit einigem Behagen, wie er die saftigsten Stellen – auch die graue Eminenz Pfarrer Lörtscher hatte Verschiedenes abbekommen – in der Regierungsratssitzung vorgelesen und wie man darüber gelacht habe. Schließlich riet er mir, den Rummel ruhig vorübergehen zu lassen und nur, wenn es möglich sei, dafür zu sorgen, daß Brauchli das Buch nicht zu Gesicht bekäme. Von sich aus äußerte er dann den Gedanken, ob nicht eine gewollte Fahrlässigkeit der Waldau vorliege, weil das Manuskript die dortige Zensur passiert hatte. Er ließ darüber eine eingehende Disziplinaruntersuchung durchführen, die, wie zu erwarten war, im Sande verlief; lediglich Briner (der jetzige Direktor der Rosegg), damals Assistent und unmittelbarer Betreuer Glausers, bekam einen Rüffel.

In Münsingen war unterdessen der Teufel los. Mit Kaisers zusammen baten wir die getreue Rosa Maurer, die sich schon seit Jahren Brauchlis angenommen hatte, seine Post zu kontrollieren und ein eventuelles auf „Matto" verdächtiges Paket zu unterschlagen. Unterdessen standen die Leute, nicht nur die Anstaltsangestellten, sondern die ganze Münsinger Bevölkerung – es lagen Listen aus – am Bahnhofskiosk Schlange, um das Buch zu erhalten; wirklich eine groteske Situation! Ob Brauchli doch etwas davon wußte und sich nur nichts anmerken ließ, ist ungewiß; jedenfalls hat er nie jemandem gegenüber eine entsprechende Bemerkung gemacht.

Der „Matto" führte noch zu verschiedenen, mehr amüsanten Weiterungen. Ob ich nachher noch einmal mit Glauser zusammentraf, bevor er 1938 im Dezember eines plötzlichen Todes starb, weiß ich nicht mehr recht. Ich würde es eher annehmen, denn kaum jemand anderes als er selbst kann mir erzählt haben, daß er von Forel eine Einladung nach Prangins erhielt, um dort eine Gratiskur zu machen, in der Hoffnung, er werde über ihn und sein Etablissement ein ähnliches Werk verfassen. Mit Behagen schilderte Glauser, wie er das Leben in diesem Prunk und Luxus während einiger Wochen genossen habe, ohne im geringsten daran zu denken, den Wunsch Forels nach einem Reklamebuch zu erfüllen.

H.W. Maier regte sich auf, weil in dem Buch Stücke aus einer Burghölzli-Krankengeschichte vorkamen, versehen sogar mit der Signatur der betreffenden Assistenten. In der Tat hatten wir Glauser seinerzeit mit dem Abschreiben von Krankengeschichten beschäftigt. Daß er sich davon Kopien gemacht und sie sogar mit in die Waldau genommen hatte, wußten wir freilich nicht. Übrigens hat er im „Matto" auch ganze Abschnitte aus meiner „Prognose und Therapie" abgeschrieben.

Bald berichtete man mir dann auch schmunzelnd aus Prangins, eine rumänische Prinzessin, geborene Asquith, habe sich bei der Lektüre des „Matto" in den Dr. Laduner verliebt und möchte mich unbedingt kennenlernen. In was für einer Beziehung diese Dame zu Prangins stand, ob sie eine Freundin Forels war oder als Patientin, vielleicht als Toxikomanin in Behandlung stand, weiß ich nicht. Jedenfalls aber hütete ich mich sehr, dem ständigen Drängen Forels, der ein Treffen arrangieren wollte, nachzugeben. Ich wußte zu gut, wie das Traumbild meiner Verehrerin durch die Realität meiner Person enttäuscht sein würde. So hielt ich mich nach Möglichkeit zurück, bis das Schicksal seinen Lauf nahm; anläßlich eines Konsiliums, zu dem man mich hergerufen und von dem die Prinzessin Wind bekommen hatte, ließ es sich für Gross-Mays, bei denen ich zu Mittag aß, offenbar nicht vermeiden, sie zum schwarzen Kaffee miteinzuladen. Was ich vorausgesehen hatte traf ein: es gab eine höchst mühsame Unterhaltung, und das Gesicht der überdies keineswegs jungen Frau, die sich als Journalistin und Schriftstellerin einen Namen gemacht hatte, ließ ihre Enttäuschung über den nicht sehr gewandten und eher verlegenen Berner deutlich erkennen.

Nachdem Glauser von Münsingen weg in die Waldau übersiedelt war, begann seine intensive literarische Produktivität und damit auch langsam seine Berühmtheit. Er hatte nun im schweizerischen Kriminalroman sein Betätigungsfeld gefunden, wobei er freilich diese Geistesprodukte stets als minderwertig betrachtete. Den „Wachtmeister Studer" hatte er größtenteils schon 1932 in Paris geschrieben, nur hatte der Roman damals noch keinen Namen. Er schrieb mir aber immer höchst verächtlich von dem „Schundroman", an dem er gegenwärtig arbeite.

Nach zwei Jahren, 1936, wurde er aus der Waldau entlassen und zog zusammen mit Frl. X, jener Schwester, die wir zwei Jahre zuvor nicht mit ihm hatten gehen lassen, nach Paris. Mit seiner Süchtigkeit ging es dauernd schlecht, und Anfang 1938 trat er freiwillig in die Friedmatt zu einer Entziehungskur ein. Im Gegensatz zu früher traten nun schwerste Abstinenzerscheinungen auf, und zweimal stürzte er, offenbar in einem epileptiformen Anfall, zu Boden und zog sich Schädelfrakturen zu. Trotzdem stellte ihm Staehelin ein Ehefähigkeitszeugnis aus. Am Tage vor der Heirat mit Frl. X. im Dezember des gleichen Jahres – die beiden befanden sich damals in Nervi – sank er aber am Strande zusammen und starb nach 30stündiger Bewußtlosigkeit, ohne daß über die Todesursache Klarheit geschaffen worden wäre. Manches spricht für den Verdacht, es könnte sich um einen endlich doch einmal geglückten Selbstmord gehandelt haben. Glauser hatte damals bereits einen so guten Namen, daß in allen schweizerischen Tageszeitungen längere Nachrufe auf ihn erschienen.

Später, gegen Kriegsende, tauchte das Gespenst „Matto" noch einmal auf. Nachdem die schweizerische Filmgesellschaft Praesens AG schon einen Film über „Wachtmeister Studer", freilich ohne sonderlichen Erfolg, gedreht hatte, sollte nun auch der Münsinger Schlüsselroman verfilmt werden. 1943 wurde ein erstes Drehbuch verfaßt. Ich erhielt es zur Ansicht und beanstandete, daß vieles noch zu sehr auf Münsingen hinwies; insbesondere war die Gestalt Brauchlis nach dem Text Glausers viel zu wirklichkeitsgetreu dargestellt. Dann blieb die Sache wieder liegen, und erst 1947 wurde mir ein neues Drehbuch zugestellt. Es war sehr viel besser als das erste und auch besser als der Roman selbst, indem die Handlung zusammengedrängt worden war und damit entschieden gewonnen hatte. Auch hatte man meinen Wünschen, alles zu vermeiden, was auf Münsingen hindeuten könnte, in erfreulicher Weise entsprochen. Nach längeren Verhandlungen entschloß man sich, die Aufnahmen in Königsfelden zu machen; Stutz aus Liestal übernahm es nach Rücksprache mit mir, den psychiatrischen Aspekt der Verfilmung zu überwachen. Vorher wünschten aber der Regisseur Lindberg und die Hauptdarsteller dringend, mich kennenzulernen, ebenso die Münsinger Lokalitäten, in denen der Roman spielt, um etwas von der damaligen Atmosphäre einzufangen. Dies war nun freilich kaum möglich. Glauser hatte das Milieu hauptsächlich auf Grund seiner Eindrücke beim ersten Aufenthalt 1918 sehr kraß geschildert. Inzwischen war so vieles anders geworden – die Räumlichkeiten, das Pflegepersonal, ich selber älter und Direktor – daß ein Vergleich kaum mehr möglich erschien. Immerhin ergab sich beim Besuch dieser Filmleute ein sehr anregendes Gespräch, wie mir überhaupt die ganze Angelegenheit einen guten Einblick in die Herstellung eines Filmes verschaffte.

Zur Premiere des Films 1948 lud die Praesens AG Trudi und mich in ein Berner Kino ein. Es war ein seltsames, etwas unwirkliches Erlebnis. Das Geschehen auf der Filmbühne hatte mit uns, unsern Kindern und unserm Leben kaum mehr etwas zu tun. Wir konnten uns höchstens darüber wundern, wie prächtig, ja luxuriös unsere seinerzeitige Amtswohnung im 2. Stock sich nun auf der Leinwand präsentierte.

Schon 1936, ein Jahr vor der „Matto"-Affäre, war ein Ereignis eingetreten, das unter andern Umständen für mich größere Bedeutung gehabt hätte, als es nun in der Insulinbetriebsamkeit der Fall sein konnte. Mit 70 Jahren trat Dr. Good zurück, nachdem er schon seit längerer Zeit unter Blasensteinen arg gelitten hatte. In den letzten Jahren war er weiterhin noch milder und freundlicher geworden; er ließ nun die Dinge gehen, ohne sich aufzulehnen, zu kritisieren und zu spötteln, und schaute viel mehr unserem emsigen Treiben mit einem überlegenen, beinahe abgeklärten Lächeln zu. Er zog sich nach Hünibach zurück, blieb aber keineswegs untätig, bekam noch zahlreiche Aufträge für gerichtliche Gutachten und betreute unentgeltlich die damals auf seine Anregung hin vom Hilfsverein für Geisteskranke gegründeten ersten Beratungsstellen in Thun und Interlaken. 1940 starb er und bekam von Rolf Kaiser, der von uns allen noch am meisten Kontakt mit ihm hatte, einen warmen Nachruf vor der SGP.

Daß ich nun in die Funktion des stellvertretenden Direktors nachrückte, bedeutete unter den gegebenen Umständen kaum mehr etwas. Nicht einmal finanziell brachte diese Beförderung einen Fortschritt. Es bestand damals noch die sonderbare Vorschrift, daß man in jeder höheren Besoldungsklasse wiederum mit dem Minimum anzufangen hatte, freilich mit Besitzstandgarantie, da die Minima und Maxima der aufeinanderfolgenden Klassen sich jeweils überschnitten. Von meinen nun schon 16 Dienstjahren wurde mir nichts angerechnet. Ich bekam keinen Rappen mehr als vorher; der einzige Fortschritt bestand darin, daß die jährlichen Dienstalterszulagen wieder zu laufen anfingen. Als ich dann später Direktor wurde, mußte ich einen richtigen Kampf mit der Finanzdirektion ausfechten, um nicht wieder mit der Minimalbesoldung anfangen zu müssen, sondern meine Dienstjahre angerechnet zu bekommen.

Meine Beförderung zum Nachfolger Goods erfolgte übrigens nach dem 1936 angenommenen neuen Anstaltsdekret direkt durch die Regierung ohne Zwischenschaltung der Aufsichtskommission. In der Tat hatte man richtigerweise bei dem häufigen Wechsel der Ober- und Assistenzärzte und bei der fortwährenden Zunahme der letzteren den schwerfälligen Apparat abgeschafft. Es hieß nun, die Aufsichtskommission habe (wie bisher) die Beamten der Anstalt zur Wahl vorgeschlagen, jedoch „mit Ausnahme der Ärzte". Niemals war dabei aber daran gedacht worden, auch den Direktor als Arzt durch die Regierung direkt wählen zu lassen. Es wäre dies auch von den demokratischen Spielregeln aus gesehen ein Unding gewesen. Ausgerechnet bei diesem wichtigsten Posten der Heil- und Pflegeanstalten hätte ja dann keine vorberatende und vorschlagende Zwischeninstanz mehr bestanden (für die Oberärzte und die Assistenten hatte ja der Direktor diese Funktion inne, für die übrigen Beamten die Aufsichtskommission), sondern die Wahl wäre praktisch dem alleinigen Gutfinden des Sanitätsdirektors überlassen geblieben! Daß man diese, damals für alle Beteiligten selbstverständliche Unterstellung des Direktors nicht unter die „Ärzte", sondern unter die von der Aufsichtskommission vorzuschlagenden Beamten im Text des Dekrets zu fixieren unterließ, sollte später noch recht fatale Folgen haben.

Vor dem Verlassen unserer bisherigen Wohnung, die wir nun 16 Jahre lang immer gehabt hatten, mußte unten, ein Stockwerk tiefer, wohin wir umziehen sollten, völlig renoviert werden.

Der Umzug gab auch Anlaß zur Anschaffung von einigen neuen Möbeln, so daß die bisherige 16jährige, eher kümmerliche Existenz in der oberen Wohnung durch einen gewissen Wohlstand abgelöst wurde.

Wie vieles, das noch vor kurzem als Höhepunkt des Erreichbaren ersehnt worden war, wurde nun relativiert und verlor seine Bedeutung angesichts dessen, was schon wieder darüber hinausstrebte!

Der Beginn der Insulinzeit fällt zusammen mit dem Höhepunkt der durch den New Yorker Bankkrach ausgelösten internationalen Wirtschaftskrise. Es wurde bereits davon gesprochen, wie stark sie auch unser Land betraf. Was für sonderbare Konsequenzen sich daraus aber sogar für das Pflegepersonal ergaben, zeigt der Jahresbericht von 1935: Kein einziger Pfleger schied aus dem Anstaltsdienst aus, „indem es die in, wenn auch bescheidener, gesicherter Stellung befindlichen Angestellten vermieden, ihre Stelle gegen eine weniger sichere in der Privatwirtschaft umzutauschen". Diesem fehlenden Abgang standen über 200 (!) Anmeldungen für Pfleger, „vielfach von gelernten Arbeitern", gegenüber. Dies änderte sich auch nicht, als im folgenden Jahr im Zusammenhang mit der Frankenabwertung ein recht empfindlicher Besoldungsabbau durchgeführt wurde.

Im übrigen erscheint es mir nachträglich recht charakteristisch, wie wenig betroffen wir alle in Münsingen von jenen ökonomischen Schwierigkeiten und Umwälzungen waren, wie wenig mir zum mindesten davon im Gedächtnis geblieben ist, trotzdem die Auswirkungen der Krise überall sonst ein gewaltiges Ausmaß erreichten. Sie bildete ja nicht nur eine der Wurzeln für das Aufkommen des Nationalsozialismus, sondern wirkte sich auch in andern Ländern politisch aus. Damals entstand z. B. in Frankreich die Volksfront, die hart an den Kommunismus heranführte und der sicherlich mindestens zum Teil das nachherige gänzliche militärische Versagen im Weltkrieg zur Last zu legen ist.

Abgesehen von Nebenwirkungen, wie z. B. dem Ansturm auf die Pflegerstellen, merkten wir in Münsingen tatsächlich wenig davon. Sicher lag dies zum Teil daran, daß der Insulinwirbel nicht nur mich, sondern auch alle andern Ärzte und einen großen Teil des Pflegepersonals völlig absorbierte; die Hauptsache war aber wohl die soziale Sicherheit, die eine pensionsberechtigte Staatsstelle gewährt, eine Tatsache, die unserem heutigen Denken und Fühlen im Zeichen der Hochkonjunktur und Überbeschäftigung fremd ist.

Kapitel 22

INSULIN UND WISSENSCHAFT

Trotz meiner starken Beanspruchung suchte ich von Anfang an, das große Experiment der Insulintherapie für die Forschung zu nutzen. Am nächsten lag natürlich vom Pragmatischen her eine Untersuchung über die effektive Heilwirkung unserer Bemühungen. Es galt nicht nur, ein möglichst umfangreiches statistisches Material über die behandelten Fälle zusammenzutragen, das mir bereitwillig von den immer zahlreicheren Anstalten in der Schweiz, die mit der Methode arbeiteten, auf Grund umfangreicher Fragebogen zugestellt wurde. Bald einmal zeigte sich aber, daß damit nur wenig anzufangen war, wenn es nicht gelang, die Remissionszahlen nach Insulinbehandlung den Zahlen von Spontanheilungen- und -besserungen gegenüberzustellen. Für eine eigene Statistik über den unbehandelten Verlauf war unser Material mit den bisher fast ausschließlich chronischen Aufnahmen zu einseitig. So fing ich an, aus der Literatur zusammenzutragen, was sich finden ließ; die Angaben über Spontanremissionen schwankten bei einzelnen Autoren freilich ungeheuerlich, so daß es sehr schwer hielt, zu einigermaßen vertretbaren Durchschnittswerten zu gelangen. In verschiedenen Vorträgen und kleineren Arbeiten nahm ich immer wieder neue Anläufe, um die Wichtigkeit eines solchen repräsentativen Vergleichsmaterials zu unterstreichen, das was vorhanden war, kritisch zu sichten und Vorschläge für die Kriterien der verschiedenen Heilungs- und Besserungsgrade zu machen. Ich wies auch immer wieder darauf hin, es müsse zwischen dem unmittelbaren Ergebnis nach Abschluß der Kur und dem weitern Verlauf unterschieden werden.

Diese Forderungen erscheinen heute selbstverständlich. Man kann sich kaum mehr vorstellen, daß sie einmal ein Novum bedeuteten und daß es äußerst wichtig war, sie klar und scharf zu stellen. Und doch hatte sie z. B. die Wiener Klinik in den ersten Insulinarbeiten gänzlich vernachlässigt. Wenn doch jede kleine Besserung, ganz zu schweigen von einer Remission, unbedenklich der Insulinbehandlung zugeschoben wurde, so handelte es sich freilich nicht einfach um

Schludrigkeit oder gar um einen bewußten Betrug Sakels und seiner Mitarbeiter. Schließlich waren die Insulinpublikationen ja durch die Autorität Poetzls gedeckt. Das Dogma von der Unheilbarkeit der Schizophrenie spukte damals aber noch in allen klinischen Köpfen, die nie in die Lage gekommen waren, längere spontane Krankheitsverläufe zu verfolgen. Sah man aber einmal doch während eines Klinikaufenthaltes eine Heilung, so bemühte man sich nach Kräften, oft an den Haaren herbeigezogene Residualsymptome zu entdecken, die beweisen sollten, daß der schizophrene Grundprozeß eben weitergehe. Noch einfacher und vielfach geübt war es, bei solchen Fällen zu erklären, es handle sich gar nicht um eine richtige Schizophrenie, sondern um eine „schizophrenieähnliche Psychose", bei der die Diagnose ohnehin günstig sei.

Mit solchen Bemühungen blieb ich bald nicht mehr allein. Es wurde allgemein anerkannt, daß eine therapeutische Erfolgsstatistik nur Sinn habe, wenn gleichzeitig der Spontanverlauf berücksichtigt werde, und daß, wenn irgend möglich, nur gleiches mit gleichem verglichen werden dürfe. So entstand bald eine ganze Flut von Arbeiten, die sich nun zum ersten Mal energisch mit dem Spontanverlauf der Schizophrenie befaßten. Für uns Schweizer gipfelten sie schließlich in der bekannten Monographie Manfred Bleulers[135] über die schizophrenen Verlaufsformen. Sie ist bestechend, und sicher in großen Zügen richtig. Wie bei den andern, spätern Arbeiten zum Thema der somatischen Schizophrenietherapie habe ich Bleuler damals lediglich eingewendet, sein Material sei zu klein, um derartig differenzierte Gruppen aufzustellen und entsprechende Schlüsse zu ziehen.

Daneben suchte ich nach Möglichkeit, die „Insulinärzte" zu eigenen Untersuchungen anzuregen. So entstanden z. B. die Arbeiten von Heilbrunn zur Humoralpathologie der Hypoglykämie, von André Weil über die optischen Wahrnehmungsanomalien, von Gerti May über die epileptiformen Insulinanfälle. In Zusammenhang mit diesen wissenschaftlichen Interessen entwickelte sich ein ganz besonders intensiver Kontakt mit Georgi, der damals die Anstalt Bellevue in Yverdon leitete und für uns als Autorität galt; hatte er doch noch kurz vor seiner Emigration mit Fischer zusammen den sehr bedeutsamen Band über die biochemischen Befunde bei Geisteskrankheiten im Bumke'schen Handbuch herausgebracht. Er war äußerst anregend und viel mehr als ich darauf aus, nicht nur zu sammeln und zu ordnen, sondern Gesetzmäßigkeiten zu abstrahieren und Theorien aufzustellen. Zwischen unsern Familien entstand bald eine recht nahe Beziehung, die in manchen gegenseitigen Besuchen Ausdruck fand.

Etwas anderes, das ich gerne gewollt hätte, gelang mir dagegen nicht: Physiologen oder Internisten für unsere Arbeit zu interessieren. Ich war überzeugt, die physiologischen bzw. physiopathologischen Vorgänge in der Hypoglykämie, insbesondere die Adrenalinausschüttung, die man theoretisch als Faktor der Gegenregulation annahm, aber nicht beweisen konnte, würden ein ebenso dankbares Forschungsgebiet darstellen wie die klinischen Symptome. Ich sprach wiederholt mit von Muralt[136] darüber, der aber nicht recht anbeißen wollte; Walter

Frey,[137] der Internist, beschränkte sich im wesentlichen darauf, seine Mißbilligung über das kühne Unterfangen, mit so hohen Insulindosen zu arbeiten, kundzutun. Hier gab es eine einzige, allerdings gewichtige Ausnahme: Walter Hadorn. Er war damals Chefarzt am Tiefenauspital, interessierte sich besonders für Elektrokardiographie und hatte eben eine an der Wiener Klinik entstandene Arbeit über Elektrokardiogramm und Hypoglykämie gelesen, die allem widersprach, was er darüber zu wissen glaubte. So bat er mich – ich kannte ihn als angeheirateten Vetter seit meinen Jugendjahren und stand mit ihm per Du –, diese Ergebnisse bei uns nachprüfen zu dürfen. Ich war darüber natürlich hoch erfreut, und nun entwickelte sich eine sehr intensive Zusammenarbeit. Sie führte schließlich dazu, daß Hadorn diese Untersuchungen zu seiner Habilitationsarbeit ausbaute und später auch noch Arbeiten über Elektroschock und Elektrokardiographie veröffentlichte. Wie oft ist er allein oder mit seinen Mitarbeitern zusammen bei uns unten im „Insulin" gesessen; von da an entwickelte sich dann auch unsere Freundschaft, die weit über die verwandtschaftlichen Beziehungen hinausging.

Mich selbst interessierten neben den Fragen der therapeutischen Wirkung am meisten die Beziehungen zwischen dem klinischen Bild der Psychose und den hypoglykämischen Manifestationen; ich hoffte immer, daraus irgendetwas über den therapeutischen Wirkungszusammenhang erfahren zu können. Es galt vor allem zu unterscheiden, was unmittelbare Hypoglykämiewirkung war, wie sie sich vermutlich auch beim geistig Gesunden manifestieren würde, und was dagegen, etwa im Sinne der Sakelschen „aktivierten Psychose", als Verstärkung oder Modifikation der schizophrenen Symptome aufzufassen war.

Damals erkannte ich auch, daß die Phänomene des Erwachens aus der Hypoglykämie bzw. aus dem Koma sehr viel reichhaltiger und wohl auch bedeutsamer waren als diejenigen der ansteigenden Hypoglykämie. Aus solchen Beobachtungen erwuchs auch mein Widerstand gegen die mehr und mehr überhandnehmende Unterbrechung der Hypoglykämie durch intravenöse Zuckergaben, ein Vorgehen, das schon Sakel, ohne dies begründen zu können, gegenüber einer Zuckerzufuhr durch die Magensonde als Notbehelf bezeichnet hatte.

Es war nicht leicht, bei der vielseitigen Inanspruchnahme durch die normale Anstaltsroutine bei steigender Zahl der Aufnahmen, durch die vielen Gutachten, die Analysen und sonstigen Privatpatienten in der Sprechstunde, dann aber auch durch die Reisen, Vorträge, den Empfang der vielen Gäste noch Zeit zu finden, um selbst den Überblick über die Insulinabteilung zu behalten und eigene Untersuchungen durchzuführen. Wenn ich es mir weit über den Krieg hinaus zur Pflicht machte, täglich die Insulinabteilung zu besuchen und insbesondere die Insulindosierungen selbst vorzunehmen, so geschah dies nicht aus dem Anspruch, meinen Mitarbeitern überlegen und allein imstand zu sein, eine Insulinkur richtig zu führen. Wohl aber lag es mir daran, die Kontinuität in der Behandlungstechnik zu garantieren; sie ging bei dem häufigen Wechsel der Insulinärzte nur allzu leicht verloren, und ungeschriebene, aber wertvolle Erfahrungen, die nur mündlich weitergegeben wurden, wurden bald vergessen, wenn nicht jemand da war, der darüber wachte, daß kein Schlendrian aufkam. Vor allem aber zwang ich mich damit, ständig in Fühlung mit den Insulinpatienten zu bleiben und mich nicht einfach auf das zu verlassen, was mir von den Ärzten rapportiert wurde.

Zu größeren Einzelpublikationen reichte es trotzdem nicht. Es kam etwas dazwischen, was die mir noch verbleibende Arbeitskraft voll absorbierte. Anfangs 1937 bat mich Lange, der sich seinerzeit bei Thieme für mein Buch eingesetzt hatte, als Herausgeber der „Fortschritte der Neurologie, Psychiatrie und ihrer Grenzgebiete" um einen ausführlichen Bericht über das Insulin. „Heute möchte ich nun nochmals betonen, daß uns sehr an Ihrer weiteren Mitarbeit liegen würde", schrieb er, nachdem einzelne Kapitel von „Prognose und Therapie" in den „Fortschritten" vorabgedruckt worden waren. „Vor allem erscheint es uns angezeigt, daß die Insulintherapie besprochen wird. Wir wüßten niemanden, der geeigneter wäre, über dieses Kapitel zu berichten". Trotz dieser freundlichen Aufforderung zögerte ich. Meine Situation wird am besten durch einen Passus des Anwortschreibens gekennzeichnet: „Ich habe im letzten halben Jahr so viel über die Insulintherapie geschrieben bzw. schreiben müssen („Schweizerische Medizinische Wochenschrift", „Nervenarzt", „Polnisches Jahrbuch für Psychiatrie", „Annales Médico-psychologiques"), daß ich es etwas über hatte, besonders da in dieser Zeit kaum wesentlich neue Gesichtspunkte oder neue Ergebnisse dazu gekommen sind und es sich nur um Abwandlung des alten Themas in anderer Form handelte." Lange drängte aber so sehr, daß ich schließlich nachgab. Daraus sind dann in der Folge meine ausführlichen Referate[138] entstanden, die ich heute für das beste halte, was ich je wissenschaftlich geschrieben habe. Einerseits handelte es sich um Übersichtsberichte. Ich hatte, um auf dem laufenden zu bleiben, eine Sammlung aller erschienenen und irgendwie erreichbaren Arbeiten über das Insulin und später die Krampftherapie angelegt mit einer Kartothek, so daß jedes Separatum sofort zu finden war. Da man schon damals in Deutschland auch in wissenschaftlicher Beziehung recht abgeschlossen war und fremdsprachige Literatur weder bekam noch las, wurde es außerordentlich geschätzt, in dieser Weise informiert zu werden. Nun gingen aber diese Referate weit über einen solchen einfachen Überblick hinaus. Alle eigenen Erfahrungen, statistischen Zusammenstellungen, technischen Modifikationen, die z.B. an der Wiener Klinik Anlaß zu einer ganzen Reihe von Einzelpublikationen gegeben hätten, wurden mithineinverarbeitet. So konnte man diese Artikel ebensogut als Originalarbeiten wie als Sammelberichte bezeichnen, und was etwa in dem Buch von Kalinowsky und Hoch mir an Entdeckungen, Feststellungen, neue Auffassungen etc. angerechnet wird, bezieht sich zum größten Teil auf diese Publikationen. Das Echo war erstaunlich. Die 150 Sonderdrucke, die ich mir jeweils bestellte, waren im Nu weg, das betreffende Heft der „Fortschritte" jeweils rasch vergriffen.

Nach dem Tode Lange's übernahm der Mitherausgeber Bostroem in Königsberg die Redaktion der „Fortschritte" und bat mich, weiterhin mitzuarbeiten. Noch bis in den Krieg hinein erschienen meine Referate. Erst als nach 1942 die wissenschaftlichen Publikationsmöglichkeiten in Deutschland weitgehend erloschen, fielen sie ebenfalls aus.

Sie hatten aber festen Boden gefaßt. Beinahe zehn Jahre später, als nach der Währungsreform die deutschen Zeitschriften wieder zu erscheinen begannen, baten mich die damaligen Herausgeber der „Fortschritte", die Tradition fortzusetzen. Ein letztes Mal erschien noch 1951 eine Zusammenfassung über die Insulinbehandlung mit der Absicht, weitere Referate über die Konvulsionstherapie und die Leukotomie folgen zu lassen. Es kam nicht mehr dazu, weil ich inzwischen durch mein Insulinbuch voll beansprucht war.

Diese Arbeiten bereiteten mir große Freude und ihr Erfolg machte mich zuversichtlich. Ich erkannte, daß meine Fähigkeiten vorwiegend darin bestanden, zu sammeln, zu sichten, kritisch zu werten, klar und übersichtlich darzustellen und die eigene Meinung kurz und einleuchtend zu formulieren. Gleichzeitig wurden mir aber auch, vielleicht zum ersten Male derart deutlich, meine Grenzen bewußt. Die „Heilungsmechanismen" mochten noch eine selbständige, originelle Leistung gewesen sein. Auch nachher hatte ich hie und da noch „Ideen". Es fehlte mir aber doch weitgehend die schöpferische Produktivität, die wagemutige Phantasie, der Reichtum an Einfällen, jene Vermögenselemente also, die allein eine überdurchschnittliche wissenschaftliche Leistung hervorbringen können. Es mag auch sein, daß ein Stück übervorsichtiger Zurückhaltung und Selbstkritik den notwendigen Schwung für kühne Gedankengänge und die Verfolgung an sich guter Ideen nicht gestattete. Jedenfalls hatte ich immer das Bedürfnis, die Dinge von allen Seiten zu betrachten, und jene Einseitigkeit, wie sie vielleicht für jeden großen Wurf notwendig ist, lag mir nicht, ja sie war mir von Grund auf verdächtig und unsympathisch. Wie dem auch sei, ich mußte mich damit bescheiden, im wesentlichen auf bereits gebahnten Wegen zu wandeln und zu versuchen, wenigstens im zweiten Rang getreulich zu wirken. So habe ich es bis heute gehalten.

Einen der wissenschaftlichen Höhepunkte der Insulinära bildete die Tagung der Schweizerischen Gesellschaft für Psychiatrie im Mai 1937. Sie sollte in erster Linie der Insulintherapie gewidmet sein und deshalb in Münsingen stattfinden. Nur mit Rücksicht auf das heftige Drängen Klaesis wurde noch über die Krampfbehandlung und den Dauerschlaf referiert und das Thema der Tagung unter den Sammelbegriff „Die Therapie der Schizophrenie" gestellt. Flournoy[139] aus Genf, der damalige Präsident der SGP, befand sich bis unmittelbar vor der Versammlung in USA. Die Organisation der Tagung mußten deshalb so gut wie ausschließlich der Sekretär Braun, Direktor der Anstalt für Epileptische in Zürich, und ich selbst übernehmen. Freilich kam uns nun auch H. W. Maier zu Hilfe; seine ursprüngliche Opposition gegen das Insulin hatte er zwar noch nicht ganz aufgegeben, sich aber doch, weil nun alle Welt mitmachte, geschickt anzupassen gewußt. Er war es, der dafür plädierte, daß auch das Ausland im breitem

Maße eingeladen wurde, und er sorgte dafür, daß die Referate und Diskussionsvoten nachher in einem eigenen Ergänzungsband des „Schweizerischen Archivs für Neurologie und Psychiatrie" publiziert werden konnten. Brauchli zog sich völlig zurück, überließ alles mir und zeigte sich, Krankheit vorschützend, auch bei den Sitzungen und beim Bankett nicht.

Die große Zahl der Teilnehmer, es waren schließlich über 200 aus 12 Ländern, während an gewöhnlichen Versammlungen in jener Zeit höchstens 50 Mitglieder und Gäste teilnahmen, bewirkte, daß die Tagung zu einem machtvollen internationalen Kongreß wurde, wie ihn die Schweizerische Gesellschaft für Psychiatrie weder vorher noch seither je erlebt hat. Auch das Programm, es enthielt 68 Vorträge, Mitteilungen und Diskussionsvoten, wovon allerdings 9 aus USA, Rußland, Japan usf. nur im Manuskript eingingen, war attraktiv. So wurden Sakel und von Meduna erwartet. Die Organisation des Ganzen lastete um so schwerer auf mir, als ich gleichzeitig das einleitende Hauptreferat zu übernehmen hatte. Es gab viele Sorgen. Sakel war bis unmittelbar vor der Tagung noch in USA und hatte auf mein wiederholtes Drängen, mir den Titel seines Vortrages zu melden, immer nur ausweichend geantwortet und schließlich verlangt, ich solle einfach „irgend etwas" auf das Programm setzen. Dies ließ Schlimmes ahnen. Zuletzt wußte man nicht, ob er überhaupt kommen würde. Kam er aber, so war zu befürchten, daß er aus dem Stegreif wiederum seine sattsam bekannten und einhellig abgelehnten Theorien entwickeln und sich damit blamieren würde. Von Meduna andererseits wurde erst in letzter Stunde – wenn ich mich recht erinnere, auf Wunsch H. W. Maiers – eingeladen. Dies verschnupfte wiederum die Wiener Klinik, die eine ganze Reihe von Mitteilungen angemeldet hatte. Auch ließen sich schwierige Situationen mit Sakel voraussehen, wenn er mit seinem vermeintlichen Todfeind (eine gänzlich einseitige Einstellung, denn von Meduna äußerte sich schriftlich und mündlich immer mit äußerster Korrektheit und Konzilianz über Sakel) zusammentraf und ihn gar begrüßen mußte. Endlich war ungewiß, was Klaesi im Schilde führte, da immerhin einige Herren der Waldau sich mit Beiträgen angemeldet hatten.

Unter diesen Umständen mußten die gewohnten Normen für die Abhaltung einer Frühlingstagung der SGP verlassen werden. Es ging nicht anders, als das Programm über drei volle Tage, Samstag, Sonntag und Montag zu verteilen, wobei freilich am Montag Nachmittag eine von Novo Kopenhagen und Sandoz offerierte Schiffsfahrt auf dem Thuner See mit Verpflegung stattfinden sollte. Erhebliche Probleme stellten die Unterbringung und Abfütterung der vielen Teilnehmer. Die meisten wohnten in Bern und kamen mit einem von uns organisierten Autocardienst zu den Sitzungen. Für die Mahlzeiten hatten wir mit den verschiedenen Wirtschaften Münsingens ein Abkommen getroffen; es wurden Menüs aufgestellt, um die Preise gemarktet, die Wirte deckten sich entsprechend mit Fleisch ein und stellten das notwendige Sevierpersonal an. Um dies hier gleich anzufügen: Dieses wohlgemeinte Arrangement erwies sich als völliger Fehlschlag. Die Wirte blieben mit ihren blumengeschmückten Mittags- und Abendtischen und den wartenden Serviertöchtern allein, und die Anstalt mußte nachträglich all das überflüssig gewordene Fleisch übernehmen und eine Entschädigung für das unnütz aufgebotene Personal entrichten. Hier hatte sich nun doch die Wirtschaftskrise ausgewirkt. Es fehlte an Geld, namentlich bei den Ausländern, mit denen wir in erster Linie gerechnet hatten; vielen Teilnehmern waren die Menüs trotz ihrer bescheiden angesetzten Preise einfach zu teuer, und sie suchten sich auf eigene Faust billiger zu verpflegen.

Als dann zu allem Flournoy zu Beginn der Tagung wünschte, ich möchte selber alle Verhandlungen präsidieren, da er weder mit der Materie vertraut sei noch die Referenten kenne, wußte ich kaum mehr, wo mir der Kopf stand und saß buchstäblich dauernd auf Kohlen, umsomehr, als Trudi krank war, zumeist nicht dabei sein konnte und mir große Sorgen machte.

Trotzdem ging dann alles relativ gut und die Vorträge standen mit wenigen Ausnahmen (darunter Sakel) auf einem hohen Niveau und gaben viele Anregungen. Ich selbst war freilich dauernd derart unter Spannung und durch das ständige Aufpassen auf das gute Funktionieren der Organisation abgelenkt, daß ich wenig davon aufnehmen konnte und das meiste später nachlesen mußte. Zwei Mitteilungen blieben in der großen Zahl völlig unbeachtet; erst viel später sollte sich erweisen, wie wichtig sie waren. Bini aus der Römer Klinik berichtete über seine auf Cerlettis Anregung durchgeführten Tierversuche mit der Auslösung epileptischer Anfälle durch den elektrischen Strom. Es war dies die erste Mitteilung über den Elektroschock, ohne daß ein Mensch damals eine Ahnung hatte, daß er nach wenigen Jahren den Medunaschen Cardiazolkrampf nahezu völlig verdrängen würde. Nicht besser erging es einer freilich nur im Manuskript vorliegenden Mitteilung von Morel (Genf) „A propos du traitement chirurgical de la démence précoce". Niemand nahm davon Notiz, obwohl sich damit die Leukotomie ankündigte.

Die erwarteten Spannungen blieben nicht aus, hielten sich aber in erträglichen Grenzen. Sakel und Meduna gingen sich aus dem Wege und der erstere unterließ es auf meine inständigen Bitten, in seinem Referat und im Diskussionsvotum agressiv zu werden. Nachdem Klaesi in der Diskussion des zweiten Tages ein höchst ambivalentes, im Grunde aber abschätziges Urteil über das Insulin abgegeben hatte, ich selbst dagegen, um die Spannung zu mildern, freundlich über den Dauerschlaf sprach, wurde wieder einmal, ich glaube von H. M. Maier, der Versuch einer „öffentlichen Versöhnung" zwischen uns beiden unternommen. Es gab gegenseitige Loyalitätserklärungen, wir reichten uns die Hand vor der ganzen Versammlung, irgend etwas Wesentliches änderte sich aber ebensowenig wie bei früheren oder späteren ähnlichen Anlässen. Verwicklungen ganz anderer Art, denen ich gelassen zuschauen konnte und dich mich nur mehr amüsierten, ergaben sich beim großen, von der Regierung gestifteten Bankett im Bellevue. Die zahlreich anwesenden Deutschen wollten sich unbedingt auch zum Wort melden, nachdem Eugen Minkowski für Frankreich gesprochen hatte. Die „Prominenz" unter ihnen bildeten nun aber Gruhle und Wilmanns, beide von den

Nazis abgesetzt und verfemt und deshalb als Repräsentanten auf internationaler Ebene nicht tragbar. Die beiden erleichterten ihren Kollegen die Situation durch einen freiwilligen Verzicht; darauf ergriff irgend ein älterer Anstaltsdirektor das Wort.

Unter den bloß zuhörenden Teilnehmern der Tagung waren die Holländer besonders stark vertreten. Sie zeigten ein auffällig großes Interesse. Daß die Stimmung überhaupt im allgemeinen sehr gut war und daß kaum polemisiert wurde, lag möglicherweise auch daran, daß es sich vorwiegend um ein „Forum der Jungen" handelte. Die „Chefs" waren nicht erschienen, nicht einmal Poetzl, sondern hatten ihre Oberärzte und Assistenten geschickt. Wenn aber sogar von den schweizerischen Lehrstuhlinhabern nur Klaesi und H. W. Maier da waren, so mögen für die Abwesenden affektive Gründe mitgespielt haben. Steck in Lausanne konnte sich mit Recht darüber beklagen, daß seine Versuche mit der Insulintherapie Schizophrener, die er schon 1929 begonnen hatte, bisher in der Literatur und in den Diskussionen gänzlich übergangen worden waren. John Staehelin dagegen hatte mir schon 1936, nachdem er sich nun doch entschlossen hatte, in der Friedmatt die neue Behandlungsmethode einzuführen, geschrieben: „Es ärgert mich nur immer wieder, daß wir diese Sache in Basel nicht weiter verfolgt haben. Wir hatten ja 1931 und 1932 anläßlich der Zuckerstoffwechseluntersuchungen bei hungernden Schizophrenen die auffallenden Veränderungen bei insulinisierten Patienten gesehen . . .." Auch später hat er mir wiederholt mündlich mit einem gewissen Ressentiment zu verstehen gegeben, in der Arbeit Dukors über die Behandlung nahrungsverweigernder Patienten mit Insulin könne nachgelesen werden, wie nahe an der „Entdeckung" die Basler damals gestanden seien.

Von außen gesehen, war der Kongreß sicherlich ein großer Erfolg. Damals war es, daß in einem Kongreßbericht im „Deutschen Archiv" das Wort geprägt wurde, Münsingen sei gegenwärtig das „Mekka der Psychiatrie".

Trotzdem will mir bei der Erinnerung daran nicht recht wohl werden. Es war wohl eine zu große Belastung gewesen, und eingegraben hat sich vor allem das Unangenehme, die fast nicht tragbare Verantwortung, die schiefe Stellung, Münsingen zu repräsentieren, ohne Direktor zu sein, die Spannung und Angst, ob wohl alles klappen werde, die Sorge um Trudi.

Mit zu der wissenschaftlichen Tätigkeit im Zusammenhang mit dem Insulin gehörten auch die verschiedenen Vorträge, die ich in der Schweiz und im Ausland zu halten hatte. Drei davon haben sich mir besonders lebhaft eingeprägt. Ein Auftreten in Paris in der Société Médico-psychologique war dadurch gekennzeichnet, daß während meiner ganzen Rede im Saal dauernd geschwatzt wurde, die Leute hin- und hergingen und mit lauter Stimme debattierten; ich kam dadurch beinahe aus dem Konzept und war nachher recht unglücklich, weil ich nichts anderes glaubte, als daß ich so schlecht Französisch gesprochen hätte, daß man mich nicht verstand oder daß mein Vortrag jedermann gelangweilt hatte. Ich ließ mich dann mit der Versicherung meiner Pariser Kollegen trösten, es gehe in den Sitzungen regelmäßig derart tumultös zu, ganz unabhängig vom Referenten und vom Inhalt des Vortrages.

Sehr viel erfreulicher verlief eine Einladung der Lombardischen Gesellschaft für Psychiatrie zu ihrer Tagung in Mailand, die sich durch ihre Teilnehmerzahl mehr oder weniger zu einem gesamtitalienischen Kongreß auswuchs. Das Programm sah ähnlich aus wie vorher bei uns in Münsingen, nur war ich der einzige Ausländer, der zu einem Vortrag eingeladen wurde. Einer meiner Insulinpatienten, ein italienischer Jurist, hatte mir das Manuskript übersetzt und das Vorlesen mit mir durchgepaukt, so daß schließlich dann ein ganz anständiges Italienisch herauskam. Es herrschte eine außerordentlich herzliche und freundschaftliche Atmosphäre, von Mussolini und dem Faschismus merkte man überhaupt nichts. Nach meinem Referat entspann sich eine lebhafte Diskussion, von der ich wenig verstand, nur immer wieder meinen Namen hörte. Neben mir saß in der untersten Reihe des amphitheatralischen Hörsaals ein schöner Franziskanerpater mit silbergrauem Haar und durchgeistigtem Gesicht, sehr imponierend in seiner hohen Gestalt, in der braunen Kutte und den Sandalen. Ich wußte nicht recht, was er hier zu suchen hatte. Plötzlich sprach er mich in tadellosem Französisch an und hielt mich über die Diskussionsvoten in einer Art und Weise auf dem laufenden, die genaue Sachkenntnis verriet, mir aber nicht zu seinem geistlichen Stande passen wollte. Erst nach der Sitzung erfuhr ich dann, daß es sich bei meinem freundlichen Mentor um den berühmten und allgemein verehrten Padre Gemelli, den Rektor der katholischen Universität Mailands handelte, einen Philosophen, der auf allen Wissensgebieten, besonders aber auch psychologisch und psychiatrisch, sehr bewandert sei.

Bei jener Gelegenheit knüpften sich auch die Bande enger mit einem Kollegen, der mich schon wiederholt in Münsingen aufgesucht und auch am Kongreß von 1937 teilgenommen hatte, Prof. Corberi aus Mailand, mit dem und dessen Familie sich von da an mehr und mehr freundschaftliche Beziehungen entwikkelten; es wird von ihm und seinem Schicksal noch die Rede sein.

Die dritte Vertragsreise fand Anfang 1938 auf Einladung der Holländischen Vereinigung für Psychiatrie statt. Ich mußte zusammen mit von Meduna an einem Kongreß in Amsterdam sprechen, wobei man mir, freilich erst nachträglich, vertraulich andeutete, man habe mehrheitlich lieber mich als Sakel hören wollen. Wenn ich sonst bei derartigen Anlässen immer ungefähr über dasselbe, nämlich über den neusten Stand der Insulintherapie, gesprochen hatte, versuchte ich diesmal etwas Anderes und Spezielleres auszuarbeiten: Erwägungen über die spontane und die Behandlungsprognose an Hand einiger ausgewählter und vor der Behandlung besonders genau untersuchter Fälle mit Gegenüberstellung des therapeutischen Resultates; es ergab sich, daß wohl zu einem guten Teil die angenommene günstige Spontanprognose mit einer Heilung oder weitgehenden Besserung im Anschluß an die Behandlung zusammenfiel, daß es aber doch einige sehr ausdrückliche Krankheitsbilder gab, bei denen trotz schlechter Voraussagen ein günstiger therapeutischer Effekt eintrat. Da diese Arbeit in einer holländischen Zeitschrift erschien, fand sie nicht viel Beachtung. In jener Sitzung aber wurde sehr lebhaft darüber diskutiert; als besonderen Beweis des Interesses, das mein Vortrag geweckt hatte, berichtete man mir, man habe trotz unweigerlichem Bedürfnis und entgegen aller Tradition auf den 11-Uhr-Kaffee verzichtet, um weiterreden zu können. So etwas sei überhaupt noch nie vorgekommen. Es war dann auch erstaunlich und für mich recht komisch, wie sich jedermann, als man sich nachher zum Lunch setzte, schnell noch die versäumte Tasse Kaffee bestellte.

Auch bei diesem Anlaß erneuerte und festigte sich eine schon seit langem bestehende, bisher aber lose Beziehung, nämlich zu Rümke,[140] der damals schon Chef der Utrechter Klinik war. Mit viel Schwung und Begeisterung führte er mich einen ganzen Nachmittag in Amsterdam herum. Übrigens war Miss Wilson extra aus London herübergekommen, um mich zu grüßen und mir für Trudi und die Kinder Geschenke zu bringen. Abends fand ein großes Bankett im Amstel-Hotel statt. Der Aristokrat von Meduna übernahm den Toast auf die Königin, während ich auf die Niederländische Psychiatrische Gesellschaft anstieß.

Kapitel 23

DIE PATIENTEN

Trotz dem Zustrom von Ausländern lag das Schwergewicht selbstverständlich bei unsern einheimischen Kranken. Da ich mich so intensiv mit ihnen beschäftigte, sind mir viele von ihnen und ihr späteres Schicksal noch sehr lebhaft in Erinnerung. Sie hier aufzuzählen hätte aber wohl nicht viel Sinn.

Bei den Ausländern handelte es sich oft um Kranke, die schon an verschiedenen Orten gewesen waren, und bei denen die Behandlung kaum etwas erhoffen ließ. Wir nahmen sie auf, weil die Angehörigen uns flehentlich darum baten, auch wenn wir aus unserer Skepsis kein Hehl machten. Zum Erstaunen dieser z. T. sehr reichen Leute verlangte ich kein Honorar. Erst in der Waldau gewöhnte ich mich daran, einen erheblichen Teil meines Einkommens aus der Privatabteilung zu beziehen. Damals hielt ich es für undemokratisch und mit der Stellung als Anstaltsarzt und später als Anstaltsdirektor unvereinbar, mich von einer einzelnen Kategorie von Kranken für etwas extra bezahlen zu lassen, was für alle andern eine selbstverständliche Pflichtleistung auf Grund meines Anstellungsverhältnisses war. Auch fürchtete ich, man könnte mir, wenn auch ohne Grund, eine Bevorzugung der Privatpatienten vorwerfen.

Das Kostgeld, das diese Patienten in der ersten Klasse bezahlen mußten, war ebenfalls relativ bescheiden. Hier schien mir aber eine Möglichkeit zu liegen, das Geld, das diese dem Staate bezahlten, in irgendeiner Weise mir zugute kommen zu lassen; nicht etwa zur persönlichen Bereicherung, sondern zur Unterstützung meiner Intentionen. Ich rechnete der Finanzdirektion die jährlichen Mehreinnahmen vor – sie betrugen immerhin um Fr. 80 000 herum – und stellte das Gesuch, dieses Geld aus dem ordentlichen Budget herauszunehmen und damit einen Baufonds zu eröffnen, aus dem dann eines Tages der Neubau einer therapeutischen Abteilung ermöglicht werden könnte. Ich wurde jedoch kaltschnauzig abgewiesen, ohne auch nur ein Wort der Anerkennung dafür, daß ich dem Staate für die damalige Zeit doch recht beträchtliche Zuschüsse zukommen ließ.

174

Andererseits profitierten die Wirtschaften Münsingens von uns, insbesondere der „Löwen", wo sich die Angehörigen der Patienten oft monatelang niederließen und viel Geld ausgaben. Dies mag ein Grund dafür gewesen sein, daß im Oktober 1937 ein Münsinger Notar mir im Auftrag des Wirtes Cottier den „Löwen" antrug, um darin ein Sanatorium für meine Privatpatienten zu eröffnen. Aus dem Schreiben war zu entnehmen, daß man allgemein an das Gerücht glaubte, daß ich mich „mit dem Gedanken der Errichtung einer Privatheilanstalt befasse, zu welcher auch genügend Umschwung gehören sollte, damit ein Sport- und Golfplatz erstellt werden könnte". Ich erwähne dies nur, um zu zeigen, wie sehr sich damals auch das Dorf Münsingen mit dem ganzen Insulinrummel befaßte. Selbstverständlich habe ich nie an so etwas gedacht.

Es war übrigens erstaunlich, wie wenig die primitive Unterkunft in einem ausgesprochenen Anstaltsmilieu ausmachte. Wenn sie nur in Münsingen behandelt werden konnten, nahmen sie so ziemlich alles auf sich. Selbstverständlich schätzte ich den therapeutischen Wert einer komfortablen und ästhetisch erfreulichen Umgebung nicht gering ein und habe später im Ausbau der Waldauer Privatabteilung redlich dabei mitgeholfen. Es bleibt aber doch wahr, daß alle diese Äußerlichkeiten eine sehr geringe Rolle spielen gegenüber dem Glauben an die Fähigkeit eines bestimmten Therapeuten oder die Wirksamkeit einer bestimmten Methode, oder aber gegenüber der allgemeinen Atmosphäre in der ärztlich-pflegerischen Zusammenarbeit einer Klinik. Der beste Beweis dafür ist, daß ich damals Mühe hatte, den Zustrom von Kranken aus dem Luxussanatorium Binswangers einzudämmen.

Diese ausländischen Patienten waren somit zum großen Teil nicht so sehr wegen ihrem Krankheitsbild und den therapeutischen Aussichten interessant, als wegen ihrem Herkommen, dem, was sie früher gewesen waren oder wegen ihrer Familie.

Viel Wesens gab es um den Tänzer Nijinski.[141] Vor dem ersten Weltkrieg hatte er Weltruhm erlangt, und noch jetzt sprach die ältere Generation mit restloser Begeisterung von ihm. Noch heute gibt es viele Leute, die glauben, es habe seither nie mehr einen Tänzer von annähernd gleichem Format gegeben.

Da gerade in der letzten Zeit, nahezu 50 Jahre seit dem Beginn seiner Geisteskrankheit und 15 Jahre nach seinem Tode, immer noch Bücher über ihn erscheinen, darunter kürzlich eine zweibändige Biographie, und auch die berühmten Tagebücher aus der Zeit seiner Erkrankung stets neu herausgegeben werden, rechtfertigt es sich wohl, etwas näher darauf einzugehen, was wir mit ihm und seiner Frau erlebten.

Nijinski war polnischer Abstammung, wurde aber in Kiew geboren; sein Bruder starb schizophren in einer Anstalt. Mit zehn Jahren wurde er in die kaiserliche Ballettschule in Petersburg aufgenommen, hatte aber in der gleichzeitig besuchten gewöhnlichen Schule große Mühe, wie er denn auch später immer wieder als unintelligent, geistig primitiv und ungebildet bezeichnet wird. Tänzerisch war seine Entwicklung zunächst ebenfalls kaum mehr als durchschnittlich.

Dies änderte sich mit einem Schlage, als Nijinsky – damals 18jährig – mit Diaghilev zusammentraf. Diaghilev war eine in der ersten Jahrhunderthälfte bedeutende künstlerische Potenz Europas, nicht schöpferisch, aber ein großer Entdecker und Förderer malerischer, literarischer, tänzerischer Begabungen, dazu ein glänzender Organisator. Er machte Nijinsky zu dem, was seinen Weltruhm bewirkte, betrachtete ihn aber gänzlich als sein Werk und seinen Besitz, auch sexuell in einem leidenschaftlichen homosexuellen Liebesverhältnis. Die Beziehung Diaghilev-Nijinsky ist von jeher im schillernsten Lichte gesehen worden, bald enthusiastisch-idealisierend, bald als teuflische Unterjochung und Ausbeutung des jungen Genies durch den älteren Lüstling.

Im Jahre 1909 arrangiert Diaghilev das erste Auftreten des kaiserlich-russischen Balletts in Paris mit Nijinsky als Star. Nun geht es in schwindelndem Tempo aufwärts; 1911 verläßt Nijinsky sein Petersburger Theater und Diaghilev gründet die in kurzer Zeit weltberühmten „Ballets Russes". Cocteau, Stravinsky, Hofmannsthal, Richard Strauss, Darius Milhand, Claudel, alle sind hingerissen, Diaghilev und Nijinsky schwimmen im Geld, geben es aber auch mit vollen Händen aus.

Romala Pulska, eine ungarische Tänzerin, das Schicksal Nijinskys in späteren Jahren, sieht ihn 1912 zum ersten Male in Budapest und setzt sich vom ersten Augenblick an – nach ihren eigenen Worten uns gegenüber – in den Kopf, ihn zu erobern. Die Attacke gelingt im Sommer 1913 auf dem Schiff bei der Überfahrt zu einer Tournée in Südamerika. Inzwischen hatte sie es verstanden, in die Gruppe Diaghilev aufgenommen zu werden; Diaghilev scheut die Seereise und bleibt in Paris zurück. Unterwegs bemächtigt sich Romula Nijinskys – sie hat uns dies farbenprächtig geschildert – und zwei Tage nach der Landung in Buenos Aires findet die Heirat statt. Diaghilev wird durch einen Diener telegraphisch von den Ereignissen orientiert. Er ist „wahnsinnig, wild vor Wut und Traurigkeit ... zwischen ihn und den vergötterten Tänzer, den er geformt und zum Ruhm geführt hatte, schaltete sich ein unbedeutendes, verwöhntes Mädchen ein." In Südamerika weigert sich Nijinsky ohne ersichtlichen Grund, im Ballett Carnaval aufzutreten. Diaghilev nimmt dies als Anlaß, ihn wegen Kontraktbruchs zu entlassen.

Nun zieht der Tänzer mit Romola zusammen eine eigene Ballettgruppe auf, die sofort von allen Seiten, vor allem aus den USA Angebote erhält. Überlegt man sich aber den weiteren Verlauf nüchtern, so besteht kein Zweifel, daß mit der Trennung von Diaghilev der Höhepunkt überschritten war. Nijinskys Tanz hat die frühere Magie verloren. „Es war kein Gott mehr, der da tanzte." „Jetzt war er, im wahrsten Sinne des Wortes, ein verlorenes Kind. Jetzt zweifelte er an allem und vor allem an sich selbst. Jetzt war er tief unglücklich."

Noch einmal, während des ersten Weltkriegs 1916, spannt er mit Diaghilev zusammen, der ihn für ein Auftreten an der Metropolitan Opera dringend braucht und alle Hebel, den König von Spanien, den Papst, in Bewegung setzt, um ihn von den Österreichern – er hatte sich in Budapest und dann in der Nähe von Wien niedergelassen und stand als feindlicher Ausländer unter Hausarrest – frei zu bekommen. „Nijinsky ist hier und macht viel Durcheinander", berichtet die Tänzerin Lydia Sokolova im April 1916 aus New York," – will nicht auftreten ohne Tonnen Gold . ... Nijinskys Tanz hat sich verschlechtert; er ist fülliger geworden, und sein Blick ist finster . ..." Im Herbst 1916 geht er auf eigene Faust mit der Truppe nach USA, man reißt sich um ihn. Frau Vanderbilt will unbedingt mit ihm tanzen, er lehnt zunächst ab, willigt dann aber doch in eine Gavotte ein und erhält dafür 10000 Dollar.

Schon vorher, im Juni 1914, wird zur Enttäuschung der Eltern die Tochter Kyra geboren, die später noch viel Schwierigkeiten machen und eine unglückliche Ehe mit dem Dirigenten Markevitch eingehen wird.

Das Jahr 1917 bringt im Herbst das letzte öffentliche Auftreten Nijinskys, und zwar in Südamerika. Er ist nun gänzlich unfähig, seine Truppe zusammenzuhalten. Die ersten paranoiden Symptome zeigen sich: Jedes zufällige Mißgeschick wird als Attentat Diaghilevs gedeutet, der ihm nach dem Leben trachtet. Er läßt sich von Detektiven bewachen; seine Umgebung betrachtet ihn bereits als krank.

Im Dezember dieses Jahres ziehen sich die Nijinskys nach St. Moritz zurück; 1919 wird von Eugen Bleuler die Diagnose Schizophrenie gestellt. In der Zwischenzeit sollen die Tagebücher entstanden sein, ein erschütterndes Dokument und eine psychopathologische Fundgrube – nur bestehen erhebliche Zweifel, ob sie echt sind. Es wäre Romola, die sie 1934 in einer englischen Übersetzung – ursprünglich sind sie polnisch geschrieben – herausgab, sehr wohl eine Fälschung oder mindestens eine sehr massive Überarbeitung zuzutrauen. Er kommt dann im März erstmals ins Santorium Binswangers, wo er ein sehr wechselndes Bild, zeitweilig völlig geordnet und kontaktfähig, dann wieder schwer paranoid-kataton bietet. Schon damals benimmt sich die Frau wenig vernünftig und nimmt den Patienten gegen ärztlichen Rat nach St. Moritz zurück, von wo er aber nach einigen Monaten, diesmal durch die Polizei, wieder gebracht werden muß.

In den nächsten Jahren lebt Nijinsky bald mit seiner Frau zusammen im Hotel, bald muß er wieder interniert werden; mehrmals versucht Diaghilev, ihn nach Paris kommen und tanzen zu lassen, was regelmäßig mißlingt. Unterdessen ist kein Geld mehr vorhanden – Nijinskys hatten immer auf sehr hohem Fuß gelebt – und die beiden sind nun völlig abhängig von der Nijinsky-Foundation, d. h. Geldern, die von Freunden und Verehrern immer wieder zusammengetragen werden. Die Stiftung steht lange Zeit unter der Leitung der nicht weniger berühmten russischen Tänzerin Anna Pawlowna. Damit der Fonds aufgefüllt wird, muß die Weltöffentlichkeit von Zeit zu Zeit wieder für den Kranken interessiert werden durch nicht immer wahrheitsgetreue und geschmackvolle Reportagen.

Erst 1929 tauchte Nijinsky wieder bei Binswanger auf, nun als Endzustand, mutistisch-kataton, meist ruhig mit seltenen Erregungszuständen, blöd lächelnd, wenn man ihn ansprach. Er blieb dort bis zu seiner Überführung nach Münsingen im Dezember 1938. Romola scheint sich in diesen neun Jahren recht wenig um ihn gekümmert zu haben, lebte meist in Amerika, kam manchmal zwei Jahre lang nicht auf Besuch, und war sie einmal da, so reklamierte sie meist über alles

Mögliche. Jedenfalls hat sie im Sanatorium Bellevue keinen guten Eindruck hinterlassen.

Im Sommer 1938 wurde eine erste Insulinkur unter persönlicher Leitung Sakels durchgeführt, die keine Veränderung brachte. Sakel riet nach einem Konsilium mit mir zu einer Wiederholung, die nun allerdings in Münsingen stattfinden sollte, und zwar auf dringliches Begehren von Frau Nijinsky und dem schweizerischen Treuhänder der Nijinsky-Foundation, einem Kreuzlinger Anwalt. Ich hatte große Bedenken. Einmal versprach ich mir therapeutisch kaum etwas; vor allem fürchtete ich aber die ständige Tendenz Romolas, durch Propaganda und Sensation in der Weltpresse ihren Mann nicht vergessen zu lassen. Schließlich stimmte ich zu, nachdem Romola mir die Zusicherung gegeben hatte, daß niemand von dem neuen Aufenthaltsort des Kranken erfahre und daß jede Publizistik unterlassen werde, solange er sich bei uns befinde.

Bei seinem Eintritt entsprach Nijinsky durchaus dem Bilde, daß ich mir anläßlich des Konsiliums und aus der Binswangerschen Krankengeschichte hatte machen können. Er war recht dick, aufgedunsen, schwerfällig-tapsig, jedenfalls körperlich völlig anders als auf den Bildern aus seiner Glanzzeit. Inzwischen war er ja auch 20 Jahre älter geworden und ging gegen die Fünfzig. Man gab ihm einen Privatpfleger, der täglich mit dem schweigsamen, leer vor sich her staunenden Manne kleine Spaziergänge im Anstaltsareal machte. Nach und nach, vielleicht unter der Insulinwirkung, kam es zu einer leichten Auflockerung; er war weniger sperrig und steif, hie und da lächelte er. Frau Nijinsky, die im „Löwen" wohnte und jeden Tag kam, machte schon wieder die größten Zukunftspläne und drängte darauf, dem Kranken Gelegenheit zum „Training" zu geben. So wurde denn in dem großen Saal neben der Insulinabteilung – in jener Zeit waren darin noch die Webstühle installiert – an der Wand eine Barre befestigt; vielleicht ist sie noch heute zu sehen. Dort versuchte Romola mit unermüdlicher Geduld den Kranken zum Üben zu bringen, ohne daß unserer Meinung nach dabei etwas heraus kam.

Eines Tages platzte dann eine Bombe. Am Rapport wurde gemeldet, am vorhergehenden Nachmittag sei eine große Zahl Autos mit französischen Nummernschildern vor der Anstalt gestanden. Ich hatte keine Ahnung, was sich da hinter meinem Rücken abgespielt hatte. Schließlich stellte sich heraus, daß eine Gruppe Pariser Journalisten da gewesen war. Sie hatten den berühmten Schüler und Nachfolger Nijinskys, Serge Lifar, von der Pariser Oper mitgebracht. Wie es Romola zu Wege gebracht hatte, diese Leute zu ihrem Mann zu bringen und ihm von Lifar vortanzen zu lassen, ist mir nicht mehr erinnerlich. Wenige Tage später erschien in der gesamten Weltpresse, vor allem aber im „Paris Match", ein Bericht, wie Nijinsky, hingerissen von der Kunst Lifars, plötzlich aus seiner Starre erwacht sei, getanzt und gesprungen habe. In der Tat ist auf einem Bild der im übrigen glänzenden Reportage von „Paris Match" zu sehen, wie der Kranke an unserer Barre sich vom Boden losgelöst hat und in der Luft schwebt, so daß in der Tat einigermaßen der Eindruck entsteht, er tanze. Neben ihm steht sein Privatpfleger Kämpf. Wie dieses Bild zustande gekommen ist, wurde mir nie klar. Kämpf berichtete, Nijinksky habe wohl einen kurzen Augenblick zum Sprunge angesetzt; auf keinen Fall sei aber die Distanz vom Boden so groß gewesen wie auf dem Bild.

Damit hatte Romola ihr Versprechen gebrochen. Sie konnte zu ihrer Rechtfertigung lediglich darauf hinweisen, daß weder Münsingen noch mein Name in den Berichten genannt worden waren. Trotzdem war ich sehr böse und drohte ihr, den Patienten wegzuschicken.

Da die Insulinkur nach siebeneinhalb Monaten (!) keine ersichtliche Besserung gebracht hatte, konnte ich Frau Nijinsky dazu bringen, einen Pfleger zu engagieren und einen Versuch außerhalb der Anstalt zu machen. Ein Krach wurde damit vermieden und später blieb die Beziehung mit Romola immer aufrecht, trotzdem sie uns weiterhin viele Schwierigkeiten machte, die Rechnungen nicht bezahlte, den Pfleger homosexueller Praktiken mit ihrem Manne verdächtigte etc. Kämpf, den wir immer wieder zur Aushilfe geschickt hatten, weigerte sich schließlich, nochmals die Pflege zu übernehmen.

Nach der ersten Entlassung wohnten Nijinsky in Adelboden im Hotel. Im September 1939 kam der Patient nochmals für eine Woche in die Anstalt und dann im Frühsommer 1940 wiederum für zwei Monate. Zwischendurch lebte Romola lange Zeit mit ihm im „Löwen" in Münsingen und kam häufig zu uns.

Alle Pläne einer Ausreise der beiden nach Amerika scheiterten. Schließlich fuhren sie im Herbst 1940, also schon im vollen Krieg, nach Budapest, wo ihnen die Prunkvilla der Eltern Romolas zur Verfügung gestellt wurde. Nach einem Brief vom 8. Juni 1941 ging es lange Zeit ganz ordentlich; eine neuerliche Verschlechterung führte Romola in gewohnter Weise auf „schlechte Einflüsse" zurück, diesmal ihrer Eltern, bzw. ihrer Mutter und ihres Stiefvaters, deren Anwesenheit auf ihn sehr ungünstig wirke.

Nach dem Kriege kam Frau Nijinsky noch einmal in Münsingen vorbei. Die beiden befanden sich seit 1947 in London. Romola schimpfte über die schlechte Behandlung durch die Deutschen – sie waren gegen Schluß des Krieges mit dem Kranken nach Wien und dann nach Tirol geflüchtet – und daß man ihren Mann zwangsweise interniert hatte. Vor allem erkundigte sie sich, ob ich ihr nicht wieder zu einem Pfleger verhelfen könne. Es fand sich dann auch einer, der gerne für einige Zeit nach England ging und Nijinsky ziemlich lang betreute.

In der letzten Zeit vor seinem Tode im Jahre 1950 soll es dem Kranken nach brieflichen Mitteilungen Frau Nijinskys besser gegangen sein. Sie schrieb mir am 31. August 1949 u. a.:

„In den letzten Jahren ist eine merkliche Besserung eingetreten, er spricht jetzt ganz klare Sätze, gibt gute Antworten, ist soziabel, geht ins Theater und zu Ausstellungen und hat großes Interesse; er versucht auch selbständig uns im Haushalt, wie Tischdecken etc., zu helfen."

Was wir von diesem tänzerischen Idol einer Generation, ja eines halben Jahrhunderts während nahezu zwei Jahren zu sehen bekommen hatten, war somit nur eine unförmliche Ruine gewesen, zusammen mit einer schwierigen, unaufrichtigen, labilen, bald herzlich zugewandten, bald gehässigen Frau. Und doch hatte die Berührung mit einem außergewöhnlichen Leben und dessen weltweiten Ausstrahlungen sogar in der damals sonst schon genügend bewegten Münsinger Atmosphäre etwas besonderes mit sich gebracht.

Auch wenn ich mich nur auf die Ausländer beschränke, wäre noch von vielen andern Patienten zu berichten, die mir und allen Ärzten ans Herz gewachsen waren und deren Schicksal wir z. T. über Jahre verfolgen konnten. Alles in allem waren, auf die Länge besehen, die Erfolge nicht gut.

In dieses Kapitel gehören auch die vielen Konsilien, zu denen ich bis Kriegsausbruch mehr und mehr gerufen wurde. Da waren einmal Patienten in Kreuzlingen und in Prangins, über die ich meine Meinung abzugeben hatte. In beide Sanatorien kam ich ziemlich regelmäßig, und in jenen Jahren entwickelte sich speziell mit Ludwig Binswanger eine rege Beziehung, die sich nicht nur auf die Besprechung der verschiedenen Fälle bezog. Unsere Korrespondenz läßt vielmehr ein recht enges Freundschaftsverhältnis erkennen; Binswanger kam auch häufig nach Münsingen. Dabei mußte ich freilich stets sehr darauf achten, daß nicht allzu viele seiner Patienten nach Münsingen übersiedeln wollten. Eine Zeitlang drohte direkt eine Massenflucht.

Dann kamen die Reisen ins Ausland. Bei meiner starken Beanspruchung suchte ich derartige Abhaltungen wenn möglich auf die Wochenenden zu verlegen. So erinnere ich mich, daß ich einmal drei Sonntage hintereinander wegfuhr, zuerst nach München, dann nach Paris und beim dritten Mal nach Mailand. Viel kam dabei jeweils nicht heraus, abgesehen natürlich vom Honorar. Hier scheute ich mich nun nicht, jeweils ca. Fr. 1500 inklusive Spesen zu verlangen, denn vielfach handelte es sich um chronische Fälle, bei denen ohnehin nicht viel zu erwarten war.

Eigenartig war ein Konsilium in dem Sanatorium Villa des Pages in Vésinet bei Paris, wo ich zum ersten Mal die Formen und Gebräuche der französischen Kollegen bei einem solchen Anlaß kennenlernte: nachdem ich den Patienten untersucht hatte, fand mit den beiden behandelnden Ärzten eine Konferenz statt, und meine Auffassung mußte gleich schriftlich in einem kleinen Gutachten niedergelegt werden. Dann wurde ich in einen größeren Saal geführt, wo auf einer Estrade drei Stühle standen, der mittlere etwas erhöht. Auf diesem hatte ich Platz zu nehmen, und nun wurden die Angehörigen des Patienten, wie zu einer Gerichtsverhandlung, hereingeführt, worauf ich ihnen meinen Rapport vorlas. Damit war meine Audienz beendet. Erst als ich wieder im Hotel war, rief mich die Frau des Kranken an und wollte nun doch auch noch unter vier Augen und im Gespräch meine Meinung erfahren.

Da die Leute jeweils drängten, es habe etwas zu geschehen, war der Schluß gewöhnlich der, daß die Patienten entweder nach Münsingen kamen oder daß ich sie, wenn sie allzu verwöhnt waren, nach Prangins oder Kreuzlingen schickte.

Etwa zwei Monate nach dem Einmarsch der Nazis in Österreich rief mich Dussik eines Tages an, er sei schrecklich in Nöten, weil der Sohn eines indischen Maharadscha, den er anstelle Sakels im Sanatorium Westend in Pukersdorf bei Wien behandelte, in einem verlängerten Koma liege; er flehte mich an, sofort zu kommen und ihm zu helfen, weil die Verwandten des Prinzen – es befand sich ein ganzer Hofstaat in Wien – ihm die Hölle heiß machten. Ich konnte seine Bitte nicht abschlagen und fuhr hin. Damit kam es zu einem der eindrücklichsten Erlebnisse meines Lebens, über das ich in einem eigenen Kapitel berichten möchte. Der Maharadscha, den ich mit Poetzl zusammen untersuchte, war immer noch im Koma, reagierte aber doch schon ein bißchen, so daß ich die Prognose eher günstig stellen konnte. Er wachte dann schon am Tage, nachdem ich wieder zurückgekehrt war, auf, war aber stark psychoorganisch verändert. Wochen später brachte ihn Dussik nach Bern, wo ich ihn im Bellevue nochmals ansehen sollte. Verständigen konnte ich mich mit dem jungen, feingliedrigen, hübschen Mann nur durch einen Dolmetscher. Dabei entstand dann die eigentümliche Situation, daß ich bei vielem, was er mir mitteilen ließ über Flugzeuge, die er gekauft habe, über seine Armee und manches andere im Unklaren blieb, ob es sich um Größenideen handelte, um Phantasien mit realem Hintergrund oder um die Wirklichkeit selbst. Plötzlich fragte er mich, ob ich indische Musik kenne. Als ich verneinte, legte er eine Platte auf sein Grammophon auf. Es erklang eine eigentümlich monotone, getragene, melancholische Litanei, der der Patient hingerissen lauschte. Plötzlich merkte ich, daß er leise mitsang, aber derart, daß der Ton seiner Stimme von den Grammophonklängen nur mit Mühe zu unterscheiden war. Was aus dem jungen Mann geworden ist, weiß ich nicht. Ich erhielt aber nach Jahren zu Neujahr eine gedruckte Glückwunschkarte von „His Highness" mit einem aufgeprägten Elefantenwappen.

Einmal verlangte ein römischer Industrieller, daß ich in seine Sommervilla komme, um seinen einzigen Sohn zu untersuchen. Ich sagte schließlich zu, weil sich der Besuch mit einer Ferienreise verbinden ließ. So fuhren Trudi und ich eines Abends, von Aosta kommend, bei trübem Himmel das enge Tal hinauf, freuten uns, im obersten Teil deutsche Wegweiser zu finden und mit den Leuten, Walsern, Schweizerdeutsch sprechen zu können. Es war schon dunkel, als wir die Villa fanden, ein in Tannen versteckter, düsterer Steinbau, der schon beim Betreten unheimlich wirkte. Wir sollten dort übernachten. Es gab ein gespenstiges Abendessen mit viel lautlos servierender Dienerschaft, dem Herrn des Hauses, der vor, während und nach dem Essen zur Cognacflasche griff, einer ängstlich-verschüchterten Mutter und dem Kranken, dem man auf den ersten Blick den angeborenen Idioten ansah. Auch das Tischgespräch war entsprechend. Unser Gastgeber erzählte von seinem Schloß in den Abruzzen, wo er sich Bären halte; mit sadistischem Vergnügen beschrieb er, welchen Spaß er habe, sie betrunken zu machen, und wie sie dann zu torkeln anfingen, und der eine oder andere auch etwa in seinem Rausch tot umfalle. Während des ganzen Essens überlegte ich mir, wie ich den Eltern schonend die Diagnose und die Aussichtslosigkeit einer somatischen Therapie – deswegen hatten sie mich ja rufen lassen – beibringen solle. Es stellte sich dann aber bald heraus, daß ich längst nicht als erster konsultiert worden war und daß sich der Vater über Zustand und Prognose sehr wohl orientiert zeigte. Er nahm denn auch meine Erklärungen kühl, beinahe mit einer gewissen Befriedigung auf; es schien, er habe sich nur einmal mehr die Bestätigung holen wollen, daß er nichts für den Unglücklichen tun könne. Jedenfalls waren wir froh, am nächsten Morgen möglichst zeitig die makabre Stätte verlassen zu können.

Bei manchen Leuten, die mich in Münsingen selbst aufsuchten, erlebte ich etwas, was mir bisher unbekannt war. Es gab tatsächlich Menschen, mit sehr viel Geld natürlich, die seit Jahren nichts anderes taten, als für sich selbst oder einen der Angehörigen in der ganzen Welt herumzureisen, von einer „Kapazität" zur andern, zu keinem andern Zweck, als um sich das diagnostische und prognostische Urteil eines jeden genau zu notieren, es mit den bereits eingeholten zu vergleichen und mit Befriedigung zu konstatieren, daß keine Übereinstimmung bestand. So kam etwa einer von Freud in Wien zu mir, um an dem nächsten Tag nach Paris zu Claude weiterzureisen. Immer handelte es sich dabei entweder um aussichtslose, schon unzählige Mahle vorbehandelte Schwerkranke oder dann inveterierte Hypochonder. Mit der Zeit lernte ich diese Sorte von Klienten bald einmal zu durchschauen und sie entsprechend kurz abzufertigen.

Kapitel 24

WIEN IM DUNKEL

Die politische Spannung all der Jahre seit 1933 hatte zunehmend auf uns gelastet. Es konnte kein Zweifel sein, wohin sie führte. Auch jene Optimisten, die dem Naziunwesen ein baldiges Ende prophezeit hatten, sahen nun ein, wie unheimlich die braune Flut anschwoll und uns täglich mehr bedrohte. Mir klang immer noch der Fanatismus und die Unerbittlichkeit der Gütersloher Kollegen in den Ohren; ich wußte, wie unmöglich es war, über diesen Wahn, der von uns aus gesehen immer mehr das ganze deutsche Volk zu erfassen schien, auch nur zu diskutieren. Als besonders lebhaftes Beispiel der Verständigungsunmöglichkeit schwebte mir auch das Bild eines Mannes vor, dessen Namen ich vergessen habe. Er war während meines ersten Wiener Aufenthaltes in ähnlicher Position wie ich an der Klinik tätig, von Hause aus Sudetendeutscher aus Mährisch-Ostrau, dort Primarius an einer psychiatrischen Anstalt, ein untersetzter Mensch mit einem etwas verkniffenen Gesicht, sonst aber gutmütig und umgänglich. Mit ihm nahm ich oft die Mahlzeiten ein, und wir unterhielten uns ganz gut, sofern man jedes politische Thema peinlich vermied. Seine Erbitterung gegen die Tschechen war grenzenlos. Dabei stand die Tschechoslowakei damals bei uns in hohem Ansehen durch die Gestaltung ihres Staatswesens und die Art und Weise, wie sie sich entwickelte, konsolidierte und künstlerisch, überhaupt kulturell, zu hoher Blüte kam. Er sah in Hitler den Retter seiner „Volksgenossen" und im Nationalsozialismus die einzig mögliche Lebensform. Als dann gerade in jener Zeit der Röhmputsch erfolgte und sämtliche Wiener Zeitungen voll davon waren, glaubte ich ihm nun schwarz auf weiß beweisen zu können, um was für eine Mörderbande es sich handelte. Daß Hitler einen guten Teil seiner alten Garde umbringen ließ, ja sich selbst an dem Massaker beteiligte, schien so fürchterlich, daß jeder, der noch einen Funken von Gesittung in sich hatte, ein für alle Mal geheilt sein mußte. Mein Tischnachbar war auch im ersten Augenblick sehr betroffen. Dann wischte er aber alles unter den Tisch mit der Behauptung, er glaube kein

Wort davon; was die Wiener Zeitungen schrieben, sei doch alles nur Lügenpropaganda. Dabei blieb es. Irgendeine Möglichkeit, gegen solche Verbohrtheit anzukämpfen, gab es nicht.

Wir wußten auch genau, daß es Konzentrationslager gab und was in ihnen passierte, mindestens bis zu einem gewissen Grade; die Wirklichkeit, die dann freilich erst während des Krieges ihre scheußlichsten Formen annahm, übertraf allerdings alles, was wir ahnten oder wußten. Manche von den jüdischen Emigranten, die bei uns durchpassierten, waren selbst mißhandelt worden oder wußten darüber von Angehörigen. Sie sprachen nicht gerne darüber, aber gerade ihr Schweigen, wenn man sie darauf ansprach, war beredter als eine dick aufgetragene Schilderung von Grausamkeiten. Auch war damals schon das Buch „Die Moorsoldaten" von Wolfgang Langhoff erschienen, das einen viel zu zuverlässigen Eindruck machte, als daß man die darin beschriebenen Tatsachen hätte bezweifeln können. So habe ich es denn auch nach dem Kriege nie geglaubt, wenn die Deutschen in ihrer großen Masse immer wieder behaupteten, sie hätten von allem keine Ahnung gehabt.

Es war nun freilich merkwürdig, wie wenig geschlossen die Schweiz damals die Situation empfand. Einig war man sich ohne jeden Zweifel über den Abwehrwillen gegen jede Bedrohung, woher sie auch kommen mochte. Die Gefahr sah aber jeder Landesteil in erster Linie in dem ihm unmittelbar benachbarten Ausland. Die Welschen, weiter vom Geschütz entfernt und aus sprachlichen Gründen von Hitler nicht zur „Integration ins Reich" bestimmt, verstanden uns nicht immer; für sie war der Feind im damaligen Frankreich zu suchen, in den dortigen z. T. recht anarchischen Zuständen der Volksfront mit der sehr realen Gefahr des Kommunismus. Die Tessiner waren heftige Antifaschisten und außerordentlich empfindlich auf die Sprüche Mussolinis. In der deutschen Schweiz, abgesehen vom „Frontenfrühling", dessen Bedeutung heute oft übertrieben wird, war die Haltung gegen Nazideutschland eindeutig und sehr entschlossen. Die Besorgnisse und Aufregungen der andern Landesteile empfand man leicht als übertrieben und glaubte sich allein wirklich bedroht. Bei der französischen Volksfront hieß es, die Franzosen hätten ja immer ein unglaubliches Geschick gehabt, sich aus den verworrensten Situationen, wenn es einmal ernst galt, wieder herauszufinden. Den italienischen Faschismus konnte man nicht so recht ernst nehmen. Es fehlte ihm die eiserne Sturheit, der tödliche Ernst der Deutschen; den römischen Gruß, den rhetorischen Schwulst und die Theatralik empfand man beim Südländer eher als etwas Spielerisches und Naives, und bei den italienischen Intellektuellen insbesondere hatte man den Eindruck, daß sie mit wenigen Ausnahmen dem Régime gegenüber eine laue oder gleichgültige, in vielen Fällen auch offen ablehnende Haltung einnahmen und dies auch offen kundgeben konnten.

Bedenklich schien es aber, daß das freie Ausland zu einem guten Teil den Gewitterwolken gegenüber blind war. Ich konnte dies im kleinsten Kreise selbst beobachten. Die französischen und belgischen Gastärzte waren in der Regel von einem tiefen Mißtrauen gegen die Deutschen erfüllt, voll von Ressentiments aus den beiden vorangegangenen Kriegen, schienen aber das speziell Gefährliche und Ruchlose des Nationalsozialismus nicht zu sehen. Die Holländer machten einen merkwürdig unbeteiligten und sorglosen Eindruck; dabei hatten sie eine recht starke Nazipartei im eigenen Lande; diese Unbekümmertheit sollte sich dann auch bitter rächen. Am meisten wunderte ich mich über Miss Wilson, die doch immerhin eine recht wichtige Funktion im Regierungsapparat hatte und mit der ich wohl am eingehendsten über diese Dinge sprach. Sie lächelte ungläubig, wenn ich mich ereiferte und düster sah, und fand, ich übertreibe und sehe zu schwarz.

Den großen Schock und der eigentliche Beginn der auf uns zurollenden Lawine bildete der Einmarsch der Deutschen in Österreich im März 1938. Die beschämenden Vorgänge, die Art wie Hitler den unglücklichen Nachfolger Dollfuß', Schuschnigg, nach Berchtesgaden zitierte, um ihn dort abzukanzeln, das völlige Fehlen eines Widerstandes, ja der Jubel einer fanatisierten Menge beim Einzug der Truppen in Wien, diese Massenpsychose, der man nur ohnmächtig zuschauen konnte, dies alles hatte etwas entsetzlich Niederdrückendes und Aufregendes. Gegenüber dem Elementaren, das sich hier entlud, konnte nicht einmal meine Sorge um die Wiener Freunde und Bekannten aufkommen. Es schien mir gewiß, daß ich das mir so lieb und vertraut gewordene Wien nicht mehr sehen werde. So wenig ich einen Fuß nach Nazideutschland gesetzt hatte, wollte ich erst recht nichts mehr von einem braunen Österreich wissen.

Es kam aber rasch anders durch die bereits erwähnte, dringliche Bitte Dussiks, zu einem Konsilium nach Pukersdorf zu kommen. Die 24 Stunden, die ich damals in Wien zubrachte, haben sich aufs tiefste eingegraben, obwohl mir persönlich nichts geschah, als daß ich beim Geldwechsel ausgesprochen unfreundlich und höhnisch behandelt wurde. Es war die entsetzliche Atmosphäre , in der ich es keine Stunde länger ausgehalten hätte.

Das Sanatorium Pukersdorf gehörte einem jüdischen Kollegen, einem Dr. Stern, der verhaftet gewesen und von der Gestapo mißhandelt worden war, jetzt aber noch geduldet wurde, weil offenbar kein Ersatz vorhanden war. Er schlich herum mit angstvollen Augen, nur von dem einen Gedanken beseelt, wegzukommen, bevor es zu spät war. Er hatte nichts mehr zu sagen, denn man hatte ihm zwei kommissarische Leiter ins Haus gesetzt, keine Ärzte, deren Beschäftigung scheinbar nur darin bestand, überall herumzuschnüffeln und uns, d. h. Stern, Dussik, mich und dann auch Poetzl, der ebenfalls aufgeboten war, auf Schritt und Tritt zu begleiten. Meine Ankunft hatte sich auf mir unbegreiflichem Wegen unter den Bekannten herumgesprochen; unbegreiflich deshalb, weil niemand mehr dem andern traute und man nicht wagte, gegenseitig in Verbindung zu treten aus Furcht, sich zu kompromittieren. So kam es, daß ich kaum im Hause war, als schon Telefonanrufe kamen, Novotny, Leute von der Klinik und von der Analytischen Gesellschaft, die mich, immer mit Angst in der Stimme, fragten, ob ich mich nicht mit dem oder jenem telefonisch in Verbindung setzen könnte, um zu erfragen, ob er noch lebe und wie es ihm gehe. Auf diese Weise und auch aus dem was Dussik wußte, erfuhr ich dann rasch mancherlei: Novotny war nicht gefährdet, hielt sich aber still in seiner Praxis, Hans Hoff war verhaftet gewesen, hatte dann aber doch noch nach den USA fliehen können. Frau Altmann, war schon vor dem Anschluß verschwunden. Nur von Stengels wußte man nichts Genaueres. So versuchte ich ihn in seiner alten Wohnung zu erreichen. Er freute sich sichtlich, meine Stimme zu hören, war aber kurz angebunden, er sei bereit zur Abreise und warte nur noch auf sein englisches Visum. Ich sagte ihm meinen Besuch an und ging auch nachmittags, nachdem der offizielle Teil erledigt war, hin.

Es war eine schreckliche Stunde, die ich dort zubrachte. Die Wohnung war völlig ausgeräumt, alles in Kisten verpackt, die beiden saßen blaß, verängstigt auf ihren Koffern und sagten, es gehe nun nur noch darum, was eher komme, das Visum oder eine Razzia der Gestapo. Beides war genau gleich ungewiß. Das Visum konnte heute, morgen, übermorgen eintreffen, die Gestapo in der nächsten Minute da sein. Beide beschworen mich, sofort wieder zu gehen; wenn ich in der Wohnung eines Juden getroffen würde, nehme man mich ebenfalls mit, und ich hätte Schlimmes zu befürchten. Selbstverständlich ging ich nicht darauf ein. Das Gespräch schleppte sich aber nur mühsam dahin; im Grunde war jeder mit seinen eigenen Gedanken beschäftigt, unfähig zu einer wirklichen Mitteilung, Stengels zudem von tieftrauriger Müdigkeit, zermürbt von dem trostlosen Warten. So ging ich aufs tiefste erschüttert.

Dabei hatte ich schon am Vormittag das völlig veränderte Wien erlebt, als mich Poetzl, nachdem wir den Patienten untersucht hatten, dringlich bat, ja mir direkt befahl, mit ihm in die Klinik zu kommen. Dabei merkte ich, etwa an seinem Gehaben gegenüber dem Taxichauffeur, daß er zwar noch etwas linkisch, aber sichtlich beflissen auf den Hitlergruß umgestellt hatte. Auf der Fahrt erzählte er mir dann von den wundervollen Zeiten, die nun anbrechen würden; ich dürfe mich durch den momentanen trostlosen Aspekt nicht täuschen lassen; alles werde neu und schöner werden, in zwei Jahren werde er mich in einem neuen, noch moderneren Gebäude begrüßen können.

Der Gang durch die Klinik war gespenstisch. Sobald Poetzl und ich auftauchten, entleerten sich die Gänge fluchtartig; überall herrschte Grabesstille. Vertraute Leute wie der Pförtner, der Oberpfleger, die Schwester auf der Frauenneurologie wußten nicht, wie sie sich dem Ausländer gegenüber zu verhalten hatten. Ihre Augen verrieten Angst und Unsicherheit. Sie waren sich nicht klar, ob sie mir die Hand geben dürften; wenn ich sie freundlich begrüßte, anworteten sie einsilbig und abweisend, so daß ich bald einmal, um sie nicht in Verlegenheit zu bringen, meinen Gruß auf ein Kopfnicken beschränkte. Als ich einen Augenblick allein in einem Korridor stand – Poetzl war ans Telefon gerufen worden – stürzte plötzlich aus einem Winkel eine junge Assistentin auf mich zu, die ich flüchtig kannte, weil sie auch bei Sakel gearbeitet hatte, und flüsterte mir zu, flehentlich, mit großen Augen, sie sei Arierin, halte es aber nicht aus, ich solle ihr um Gottes Willen helfen, wegzukommen. Bevor ich noch antworten konnte – ich hätte ja auch nur sagen können, daß ich nicht allmächtig sei und nicht wüßte, wie ich ihr helfen könne – erschien Poetzl wieder, worauf sie plötzlich wie vom Erdboden verschluckt war. Ich habe nie gehört, was aus ihr geworden ist. Poetzl selbst brach dann bald einmal die mißglückte Visite ab; es war ihm sichtlich peinlich, allein mit mir in dieser Leere herumzuspazieren; von den Ärzten war weit und breit keiner zu sehen, sie befanden sich in einer ähnlichen Lage wie die Pfleger und Schwestern, konnten aber im Gegensatz zu diesen dem Zusammentreffen mit mir ausweichen.

Auch die Straßen Wiens, durch die ich am Nachmittag noch ein bißchen schlenderte, schienen mir verändert, nahezu ausgestorben, die wenigen Leute schauten scheu um sich, hatten es eilig, nie sah man eine Begrüßung oder ein Grüppchen, das zusammen plauderte.

Abends, vor dem Besteigen meines Schlafwagens im Nachtzug – ich habe den lahmen und nicht recht überzeugten Bitten Dussiks, doch noch ein bis zwei Tage zu bleiben, nicht nachgegeben –, mußte ich noch an einem Dinner teilnehmen, das der Onkel des Maharadscha-Prinzen zu meinen Ehren im Hotel Bristol gab.

Welcher Gegensatz zur Stimmung des Tages! Diese Gesellschaft brauner Menschen – Dussik und ich waren die einzigen Europäer – gelassen, völlig unberührt von den Ereignissen, die uns andere derart beschäftigten, Vertreter einer fremden Welt. Wie der Patient, so war auch sein Onkel klein und äußerst feingliedrig, von gemessenen, grazilen Bewegungen, eine hochgezüchtete Rasse gegenüber den derb, knochig, ungeschlacht wirkenden Figuren des Hofstaates, von denen mir nur der Leibarzt und der Sekretär vorgestellt wurden. Im übrigen blieb es bei den fehlenden Englischkenntnissen von meiner Seite eine völlig stumme Angelegenheit, die zu beenden ich froh war, als die Abfahrtszeit des Zuges herannahte.

Kaum jemals noch bin ich so von einem Alpdruck erlöst worden, als ich am folgenden Morgen schon diesseits der Schweizer Grenze aufwachte. Ich habe diesen einen Tag nie vergessen können. Ich bin aber auch seither nie mehr in Wien gewesen und werde es nicht mehr sehen. An Gelegenheiten und Anlässen hinzufahren, hat es nach dem Kriege nicht gefehlt. Wenn ich trotzdem nicht hinfuhr, so mag es, neben andern Gründen, diese Erinnerung gewesen sein, von der ich nicht mehr loskam.

Der Kontakt freilich mit dem in alle Welt zerstobenen Wiener Kreis blieb notdürftig aufrecht. Mit Novotny stand ich in regelmäßigem Briefwechsel und konnte sogar erreichen, daß er mitten im Kriege, im Frühling 1942, für 6 Wochen zu uns kam. Es war ihm bis dahin nicht allzu schlecht gegangen, seine Praxis lief, und er hatte sich ein Ferienhaus in der Nähe des Semmering gekauft. Bei uns genoß er jedoch die immerhin noch bessere Verpflegung und die Freiheit sichtlich, blühte auf, schaffte im Ruhren fleißig im Garten und hat geholzt. Nach dem Kriege entwickelte er sich zum Inhaber einer Praxis aurissima und wurde Privatdozent. Schließlich besuchten er und seine Frau uns auch einmal noch in der

Waldau. Das Verhältnis war freilich nicht mehr so lebhaft wie früher, als wir noch eine Gruppe gebildet hatten; man war sich inzwischen nicht näher gekommen, im Gegenteil hatte man sich auseinandergelebt und erkannt, wie schmal die Basis der gemeinsamen Interessen im Grunde doch war.

Stengels ist die Flucht im letzten Augenblick doch noch gelungen. Ich hörte lange nichts mehr von ihnen. Erst 1950 trafen wir die beiden zum ersten Mal wieder in Paris auf dem Ersten Internationalen Psychiaterkongreß. Es war ein seltsames Wiedersehen nach unserer letzten Begegnung in der ausgeräumten Wiener Wohnung. Beide waren sie sichtlich verlegen, kaum dazu zu bewegen, Deutsch zu sprechen und einer Berührung mit den schrecklichen Ereignissen von 1938 wichen sie aus. Ganz augenscheinlich war für sie das Erlebte, zusammen mit dem Schicksal der Juden überhaupt, noch derart übermächtig geblieben, daß jede Berührung vermieden werden mußte. Ganz anders war es dann wieder weitere zehn Jahre später. Stengel war inzwischen am Maudsley Hospital in eine gehobene Position gekommen, hatte den Professortitel erhalten und spielte eine ziemliche Rolle bei der OMS. Wir hatten ihn als Mitarbeiter für die „Psychiatrie der Gegenwart" gewonnen, und auf eine Einladung hin hielt er in der Waldau einen Vortrag über den Selbstmordversuch im Rahmen unserer Referierabende. Damals waren beide viel gelöster, und sprachen wieder unbedenklich Deutsch, wir hatten gemütliche, aufgeschlossene Gespräche miteinander, die alte Herzlichkeit wollte aber auch hier nicht mehr aufkommen.

Dussik hatte sich schon vor dem Anschluß Österreichs mit Sakel aus Gründen, die mir nicht recht erinnerlich sind, zerstritten. Ich weiß nur, daß ich selbst dazu beitrug, in einem Augenblick freilich, als die Beziehungen schon recht gespannt waren. Verschiedene seriöse Kollegen, die nach einem Besuch in Wien zu uns kamen, berichteten nämlich, daß die dortige Insulinstation während der Abwesenheit Sakels in Amerika völlig verlottert sei. Dussik, der sie stellvertretungsweise leitete, widme den größten Teil seiner Zeit seinem im Santorium Purkersdorf untergebrachten Privatpatienten und kümmere sich kaum mehr um die Klinik. Ich hielt mich für verpflichtet, Sakel darüber zu berichten, und schrieb nachher Dussik selbst, ohne ein Blatt vor den Mund zu nehmen:

„Tatsache bleibt aber, daß eine große Zahl ausländischer Kollegen, die ich als zuverlässig kenne, die voneinander unabhängig waren und zur Insulintherapie absolut positiv stehen, von einem kürzeren oder längeren Besuch in Wien bei mir vorbei kamen und sich z. T. in sehr scharfen Tönen über die Enttäuschung aussprachen, die ihnen die dortige Insulinstation bereitet habe .... Es wurde vor allem bemängelt, daß keine Ordnung herrsche, daß Sie durch Ihre gleichzeitige Tätigkeit in Purkersdorf zu wenig Zeit für die klinische Station hätten, so daß diese darunter leide, daß Sie im Übereifer und in der Begeisterung für die Therapie die Erfolge zu wenig sorgfältig und kritisch beurteilen und dadurch bei sachkundigen und vorsichtigeren Beobachtern einen schlechten Eindruck erwecken, daß Sie dem Personal zu viel Selbständigkeit überließen, u. a. m."

Eine Antwort finde ich in meiner Korrespondenz nicht. Dagegen schrieb mir Dussik schon bald nach dem Einmarsch der Deutschen einen Brief vom 22. April

1938, der zum mindesten eine sonderbare Akrobatik den neuen Machthabern gegenüber enthüllt und im Grunde ganz eindeutig ist. Er berichtet, wer alles von den jüdischen Ärzten die Klinik verlassen mußte, meint aber gleichzeitig:

„... die Veränderung – so ernst sie für einen Teil der Kollegen, die Ihnen bekannt sind, ist – (ist) für mich und die Insulinstation förderlich.... Ich erwarte, daß Sie vielleicht nicht mit der Veränderung zunächst sympathisieren werden, ich kann aber sagen, daß wir alle die Stabilisierung der Verhältnisse begrüßen und wir daher die guten Seiten der neuen Entwicklung stärker empfinden. Den betroffenen Kollegen wird die Auswanderung nach Möglichkeit erleichtert werden."

Bei seinem Kriegsbesuch berichtete mir Novotny später. Dussik habe sich in der Tat sehr gut mit den Nazis zu stellen gewußt. Jedenfalls entstand daraus eine weitere Entfremdung und ich verlor Dussik während längerer Zeit aus den Augen.

Nach dem Kriege jedoch wandte er sich wiederholt mit allerhand Anliegen an mich. Er war damals Leiter einer Hirnverletztenstation in Bad Ischl und wollte sichtlich den Kontakt mit mir wieder aufnehmen. Da aber Poetzl, den man gleich nach dem Krieg als aktiven Nazi abgesetzt hatte, mit ihm zusammen in Ischl war, und ich nicht recht wußte, was von ihm zu halten war, hielt ich mich zurück, worauf die Korrespondenz bald einschlief.

Am lebhaftesten ging es um Hans Hoff zu. Er schrieb mir bald nach meiner Rückkehr aus Wien einen rührenden, aber auch sehr naiven Brief aus USA. Ganz ähnlich wie Sakel wollte er unbedingt zurückkehren: „Ich bin jetzt in Amerika und habe mich immer vor diesem Land gefürchtet...." Er habe Poliomyelitisforschung betrieben und sei dem Problem einer Schutzimpfung näher gekommen:

„Amerika ist aber nicht das Land wo ich sein kann, und ich bin krank vor Heimweh. Ich glaube nun nach Hause zurückkehren zu können, denn ich habe weder eine Erklärung, nicht mehr heimzukommen unterschrieben, noch wurde eine solche von mir gefordert. Ich bin eigentlich nur auf Drängen meiner überängstlichen Familie von zu Hause weggegangen. Ich war als Frontoffizier in dieser Zeit noch Chef der Poliklinik und hatte eigentlich keine Belästigung zu erleiden, außer daß man mir den Wagen wegnahm, und auch das wäre zu verhindern gewesen, wenn meine Frau, die Arierin und viel energischer ist als ich, nicht gerade damals unser Söhnchen bekommen hätte. Viele meinen, man würde mich, wenn ich nach Hause komme, ins Konzentrationslager stecken, aber das schreckt mich merkwürdigerweise nicht sehr. Ich ... möchte ein paar Wochen bei Ihnen sein und dort zwei mögliche Berufungen nach Bagdad und Ankara abwarten.... Ich möchte nur gerne wissen, ob Sie es möglich machen können, daß man mich nicht gleich ausweist (aus der Schweiz) und daß ich überhaupt hinein kann.... Wenn Sie also meine Bitte erfüllen, telegraphieren Sie bitte nur O. K."

Dieser auch für meine damaligen Augen so weltfremde und gleichzeitig rührende Brief wird etwas verständlicher, wenn man die völlige Verwirrung der Gemüter bei den so plötzlich aus ihrer gesamten bisherigen Existenz herausgerissenen Emigranten und die Schwierigkeiten der Anpassung im neuen Lande bedenkt. Dazu kommt bei Hoff eine sonst bei Juden eher seltene Bindung an die bisherige Lokalität. Meist spielte der Verlust der „Heimat" in unserem Sinne (im Gegensatz etwa zum Verlust des Besitzes oder der Familie) bei diesen Menschen keine größere Rolle. Helene Deutsch z. B., die ich kurz vor ihrer Ausreise nach Amerika in einem Wiener Spital, wo sie krank lag, noch besuchte, beantwortete völlig unbewegt meine entsprechende Frage und meinte, es mache ihr nicht das geringste aus, Wien, wo sie so lange gelebt und gewirkt hatte, zu verlassen, wenn sie nur am neuen Ort ihre Arbeit habe. Dies war bei Hoff ganz anders. Als wir uns zum ersten Mal nach nahezu 15 Jahren wieder sahen – er war längst nach Wien zurückgekehrt und nun Lehrstuhlinhaber –, erzählte er mit leuchtenden Augen, was ihm jede Straßenecke, jede vertraute Gasse der Stadt bedeute und daß jenes Haus, in dem schon sein Vater als Arzt praktiziert hatte, in dem er aufgewachsen war und selber später wohnte, unverbrüchlich zu seinem Dasein gehöre.

+ Im Sommer 1938 blieb mir jedoch nichts anderes übrig, als ihm wiederum wie Sakel jede Illusion zu nehmen. Ich schrieb ihm u. a.:

„Für Nichtarier ist ganz sicher keine Lebensmöglichkeit mehr da, und ich bin nach allem, was ich gehört habe, ebenfalls vollständig überzeugt, daß Sie sofort verhaftet würden. Aber auch für die arischen Kollegen ist die Situation mehr als ungemütlich, alle stehen unter einem furchtbaren Terror, niemand weiß, wie er steht und wem er noch vertrauen darf, und die Atmosphäre, die mich z. B. bei meinem kurzen Besuch an der Klinik empfing, unterstrich mir mehr als alles andere das ungeheure Mißtrauen aller gegen alle. Kurz und gut: So sehr ich Ihnen nachfühlen kann, was das Entwurzeltsein und die Heimatlosigkeit für Sie bedeutet, halte ich doch eine Rückkehr für ausgeschlossen."

Selbstverständlich tat ich mein Möglichstes, um ihm zu einer Einreise in die Schweiz zu verhelfen, obwohl mir sein Plan völlig unsinnig und das Produkt einer augenblicklichen Panik zu sein schien. Ich schickte ihm eine Einladung und setzte mich auch mit der Fremdenpolizei in Verbindung, von der die Schwierigkeiten als beinahe unüberwindlich angesehen wurden.

Im Oktober erhielt ich dann aus Bagdad einen Brief, der nun ganz anders tönte:

„Ich danke Ihnen für Ihren lieben Brief von ganzem Herzen. Sie wissen gar nicht, wie wichtig es in dieser Zeit ist, Freunde zu haben, die einem nicht ganz vergessen . . . . Seit diesem Brief hat sich vieles in meinem Leben geändert . . . . Aber inzwischen kam meine Berufung nach Bagdad, Amerika war mir vergällt, auch war die Möglichkeit, wissenschaftlich zu arbeiten, für mich sehr gering. Und so bin ich nun Professor an der Medizinhochschule und Direktor der Irrenanstalt . . . . Ich bin also recht zufrieden, habe manchmal großes Heimweh und fürchte mich doch ein wenig vor der Zukunft . . . . Was Sie mir über die Verhältnisse von der Wiener Klinik schrieben, habe ich erst gar nicht glauben und erfassen können, aber die Kollegen, die von Wien hierherkamen, gaben mir noch drastischere Beweise. Das ist alles so traurig, wenn man so wie ich mit diesem alten Gerümpel so verbunden war!"

Den größten Teil des Krieges verbrachte Hoff in Bagdad; dann kehrte er nach USA zurück, wo er sich nun doch einigermaßen zurechtfinden konnte und sich speziell mit der multiplen Sklerose befaßte. Bald nach Kriegsende erschien seine

Frau in Europa und machte auch uns einen Besuch; sie war wirklich, wie er seinerzeit geschrieben hatte, äußerst aktiv und kam richtig zum Zwecke, die Möglichkeiten einer Rückkehr nach Wien zu sondieren. Dort hatte nach der Absetzung Poetzls sein ehemaliger Assistent Kauders die Klinik übernommen. So war zunächst nichts zu machen, denn in eine untergeordnete Stelle wollte Hoff natürlich nicht zurück. Dann aber starb Kauders nach wenigen Jahren ganz unvermutet, und so wurde Hoff als sein Nachfolger berufen.

Im Jahre 1952 hielt der Österreichische Psychiaterverein in Kreuzstein am Mondsee im Salzkammergut seinen Jahreskongreß ab; ich hatte ein Hauptreferat zu halten. Wir verbanden diesen Anlaß zu einer Art Familienfest, indem Christian mit seiner Frau von Wien herkam, wo er damals für einige Zeit an der Klinik arbeitete, und Evi uns begleitete. Hier sah ich Hans Hoff zum ersten Mal wieder. Es kam zu einer stürmischen Begrüßung mit zärtlicher Umarmung, etwas theatralisch, vor einem Publikum ehrfürchtiger Assistenten und leicht verwunderten Gästen. Alles schien Herzlichkeit zu atmen, Hoff begrüßte in seiner Ansprache speziell auch unsern Familienclan, wir hatten einen sehr netten intimen Abend in einer Bar, und doch war für mich alles nicht ganz echt, es klang irgendwo ein falscher Ton durch. Es schienen nun auch die mehr negativen Seiten seiner Vielbeschäftigtheit und Anpassungsfähigkeit zur Geltung zu kommen; so z. B. wenn er sich als großer Analytiker und Psychohygieniker präsentierte, was man ihm bei seiner jahrzehntelang vertretenen, einseitig neurologisch-organizistischen Interessenrichtung nicht ganz glauben konnte. Auch war seit seiner Übernahme der Klinik so manches über einen Mangel an wissenschaftlicher Rechtschaffenheit durchgesickert.

Auch hier wie bei andern Wienern, lebte die freundschaftliche Beziehung mehr von der Erinnerung, als daß sich diese in der Gegenwart noch entwickelt und gefestigt hätte. Unser Kontakt verlosch allmählich ganz, nachdem mir Hoff zwei Jahre später noch zu meiner Wahl an die Waldau gratuliert hatte: „Sie können sich vorstellen, wie sehr ich mich gefreut habe, erstens, weil ein lieber Freund diese hervorragende Stellung bekommen hat und zweitens, weil ein Würdiger am rechten Platz steht." Und auf dem Zweiten Internationalen Psychiaterkongreß in Zürich 1957 sahen wir uns ganz kurz zum letzten Mal.

Kapitel 25

DIE GÄSTE: KRONFELD

Nicht von Anfang an, aber schon recht bald legten wir auf der Insulinabteilung ein Gästebuch an, das sich zu füllen begann. Zuletzt stellte es ein recht interessantes Dokument dar, das auch den praktischen Vorteil hatte, nachblättern und feststellen zu können, wann der oder jener Besucher da gewesen war. Es existierte noch anfangs der 50er Jahre. Dann verschwand es spurlos, und Rolf Kaiser wird wohl mit seiner Meinung recht haben, ein Autogrammjäger unter unseren Mitarbeitern oder Gästen hätte es mitlaufen lassen. Das Buch enthielt ja in der Tat nicht wenige illustre Namen.

So ist es nun nicht mehr einfach, sich ein Bild über die ständig wachsende Zahl der Ausländer zu machen, die z. T. nur einen kurzen Besuch machten, z. T. aber tage- bis wochenlang blieben, um sich in die Behandlung einführen zu lassen und dann im „Löwen" oder im „Ochsen" wohnten. Abgesehen von der Länge ihres Aufenthaltes gab es unter ihnen auch sonst verschiedene Kategorien.

Da waren jene, die nur des Insulins wegen kamen, von ihren Chefärzten, manchmal auch den Regierungen geschickt; zunächst waren es wiederum in erster Linie Leiter oder Ärzte privater Sanatorien, wie z. B. Titeca aus Brüssel, Casalis und Leulier, die Besitzer der Villa des Pages in Vésinet bei Paris. Tison, der Chefarzt von St. Nandez, ebenfalls in Paris, einer Klinik, an der auch Eugen Minkowski arbeitete. Bald erschienen aber auch Anstaltsleute, wobei sich die Holländer und Belgier vor allem hervortaten; es folgten etwas weniger zahlreich andere Franzosen, Italiener, dann besonders aber auch Engländer, schließlich vereinzelt Amerikaner und erst in einer späteren Zeit die Skandinavier. Mit diesen waren, so weit ich mich erinnere, die Beziehungen besonders lebhaft und freundschaftlich, und mehrere, wie z. B. Stürup aus Kopenhagen oder Dagberg aus Oestersund (Schweden) kamen mehr wie einmal. Von manchen dieser Kollegen hörte man nachher nichts mehr, mit andern dagegen blieb man im Briefwechsel, und bei einzelnen, wie z. B. Casalis oder auch Dagberg, entwickelten sich engere Beziehungen, die erst im Krieg untergingen. Fast vollständig fehlten die „regulären" Deutschen, d. h. die Nichtemigranten. Es mag dies merkwürdig erscheinen, weil gerade in Deutschland das Interesse besonders lebhaft war, wie sich aus den verschiedenen Bitten der Zeitschriften um Arbeiten aus Münsingen und dem Erfolg meiner Referate in den „Fortschritten" zeigte. Mit einzelnen, namentlich von Braunmühl in Egelfing-Haar stand ich auch in engstem Briefwechsel, worin wir uns gegenseitig unsere Erfahrungen mitteilten. Dieses Fernbleiben der Deutschen hat mehrere Gründe gehabt. Einmal hätten wohl eine Reihe von Leuten, die kommen wollten, die Erlaubnis nicht erhalten; andere, vorsichtige Nazimitläufer, fanden es politisch zu riskant, ins Ausland zu gehen; schließlich spielte auch das finanzielle Moment mit, indem schon von 1936 an nur noch 10 Mark mit über die Grenze genommen werden durften; Gesuche um Zuteilung von Devisen waren sehr umständlich und ihre Erledigung ließ meist monatelang auf sich warten, so daß man keine richtigen Pläne machen konnte; oft wurden die Gesuche zum Schluß erst noch abgewiesen.

Eine andere Gruppe bildeten die jüdischen Emigranten. Manche von ihnen fanden nicht nur in Münsingen bald wieder ein Heim und die Möglichkeit zu arbeiten, sondern von 1937 an drängten sie darauf, von mir ein Zeugnis über ihre Ausbildung in der Insulintherapie zu erhalten, mit dem sie in USA ihr Glück zu machen hofften. In der Tat kamen diese Leute jeweils rasch an, wenn sie von mir eine Empfehlung hatten. Es gab dabei aber viel Schmerzliches und Schwieriges. Ich konnte unmöglich alle annehmen, namentlich nicht allen, wie sie hofften, freie Station in der Anstalt verschaffen; zudem verlangte ich, damit der Wert meines Zeugnisses erhalten bleibe, daß jeder sich während mindestens drei Monaten in der Insulinabteilung einführen ließ. Diese letzte Forderung mag hart erscheinen angesichts der Situation, in der sich diese Flüchtlinge befanden. Ich hielt es aber auch in ihrem Interesse für besser, wenn nur Leute von Münsingen aus nach Amerika gingen, die wirklich etwas konnten; sonst wäre meine Empfehlung bald nicht mehr viel wert gewesen.

Die letzte Gruppe bildeten jene Gäste, Emigranten oder nicht, die sich wohl z. T. für das Insulin interessierten, beim ersten Mal vielleicht auch deswegen allein gekommen waren, später aber in erster Linie persönliche Beziehungen zu mir und meiner Familie suchten und denen die spezifische Münsinger Atmosphäre ganz besonders behagte. Die meisten waren Deutsche, alle selbstverständlich mit dem Naziregiment nicht einverstanden. Zum Teil kannte ich sie schon von früher, nur wurde die Beziehung nun intensiver, zum Teil traten sie damals zum ersten Mal in mein Gesichtsfeld. Mit allen aber sollte mich von da an eine engere oder weitere Freundschaft verbinden. Ich zähle die wichtigsten kurz auf: Kronfeld, Gruhle, Wilmanns, Mayer-Gross, Rümke, Pullar-Strecker (Edinburg), Freudenberg (London), Corberi, Heinz Hartmann, in einem späteren, etwas lockeren Zusammenhang Erwin Straus[142] und von Gebsattel.[143] Der Neurologe Gabriel Steiner, auch zur Heidelberger Klinik gehörend, demonstrierte uns damals seine Spirochaetenbefunde bei multipler Sklerose, mit denen er 25 Jahre später von USA aus nochmals hervortrat. Fast alle waren sie älter als ich, in der Fachwelt bekannter und mir wissenschaftlich überlegen. Da sie in jenem Lebensabschnitt und noch weit darüber hinaus für mich eine bedeutsame Rolle spielten, muß ich von einigen unter ihnen ausführlicher berichten. Es geht dabei nicht um Biographien oder gar um eine Würdigung des wissenschaftlichen Werkes dieser Männer, sondern um eine bloße Aufzeichnung dessen, was sie mir und meiner Familie bedeuteten und was wir gemeinsam erlebten.

Prof. Arthur Kronfeld war mir längst aus der Literatur bekannt, als er das erste Mal in Münsingen erschien. Er war seinerzeit Assistent der Heidelberger Klinik gewesen, um nach einigen Zwischenstationen, die ich nicht mehr weiß, eine lukrative psychotherapeutische Praxis in Berlin zu eröffnen. Meines Wissens war er der erste Kliniker, der sich voll einer modernen Psychotherapie widmete, ohne auf die Psychoanalyse eingeschworen zu sein, auch über eine profunde philosophische Bildung verfügte (er war Dr. med. et phil.) und verschiedene Bücher veröffentlichte, die überall als sehr bedeutsam anerkannt wurden. Jedenfalls galt er in Deutschland als der prominenteste Vertreter einer ernsthaften, damals noch um ihre Anerkennung und Geltung ringenden Psychotherapie und wurde z. B. auch an der Wiener Klinik hoch verehrt.

Kronfeld konnte noch relativ lange als Jude weiter praktizieren, d. h. bis Mitte 1936, und erst noch bei seiner Emigration in die Schweiz den größten Teil seines kostbaren Mobiliars mitnehmen. Dabei hatte er in Berlin ein großes Haus geführt mit Künstlern, Literaten, Kritikern, galt als typischer Vertreter des Berliner Asphalts und hatte erst noch Verbindungen zu Linkskreisen.

Für diese Begünstigung durch die Nazi gab er mir später zwei verschiedene Gründe an. Vielleicht stimmen beide, vielleicht keiner. Lange vor 1933, so erzählte er, hatte er während drei Tagen als Sachverständiger in einem Prozeß gegen Hitler mitzuwirken. Dieser war durch ein ehemaliges, nun abgesprungenes Parteimitglied denunziert worden, er habe durch Vermittlung des italienischen Botschafters von Faschisten Geld für seine Partei angenommen, was damals strafbar war. Den Ankläger aber hatte Kronfeld noch während des ersten Weltkrieges als pseudologischen Hochstapler begutachtet. Nun mußte er wahrheitsgemäß vor Gericht die Meinung vertreten, dieser Mann sei in jeder Beziehung unzuverlässig, was mit dazu beitrug, daß Hitler freigesprochen wurde. Daraufhin habe es in der Nazipresse geheißen: „Sogar der Jude Kronfeld!", und Hitler soll gesagt haben, er werde später seine schützende Hand über ihn halten. Die zweite Version lautete ganz einfach: Geschützt durch das ärztliche Geheimnis hätten in der letzten Berliner Zeit verschiedene Nazibonzen seine Sprechstunde benützt, um ihr Herz auszuschütten und sich mit Schimpfen Luft zu machen; durch solche Leute sei er protegiert worden, bis ihm dann doch der Boden unter den Füßen zu heiß wurde, weil er der Träger zu vieler Geheimnisse war.

Wie dem auch sei, Kronfeld wurde von Forel mit viel Gepränge als Assistenzarzt nach Prangins geholt und groß herausgestellt. Von dort wurde er dann zu uns delegiert, um das Insulin kennenzulernen. Mit seinem mächtigen Gelehrtenhaupt, den feingeschnittenen Lippen des Weltstädters, seinem Witz, seinen Bonmots, seiner unversiegbaren Kunst der eleganten Formulierung, seinem fachlichen und allgemeinen Wissen imponierte er uns allen gewaltig. Zudem war er von überströmender Herzlichkeit und versicherte uns mündlich wie schriftlich immer wieder seiner tiefsten Dankbarkeit für die Aufnahme in unserem Kreise derart beredt, daß man sich dem Zauber so vieler Liebenswürdigkeit und Zuneigung nicht entziehen konnte. Nachträglich frage ich mich, wieviel von diesen Freundschaftsbeteuerungen und von seinen Lobreden auf mich und meine Mitarbeiter echt gewesen ist; damals aber schlürfte man sie ein wie Honigseim. Im übrigen will ich nicht ungerecht sein. Bis zum letzten Moment, wo es noch ging, hat mir Kronfeld dann aus Moskau soviel und so ausführlich geschrieben, wie er es wohl kaum getan hätte, wenn ihn nicht ein besonderes Band mit Münsingen verknüpft hätte.

Jedenfalls waren es äußerst anregende, geistreiche Abende, die wir mit ihm verbrachten; bald nahm daran auch seine Frau teil, eine äußerst lebhafte, unmittelbar mit allem herausplatzende Berlinerin, von der man sich gut vorstellen konnte, daß sie sich vor ihrer Auswanderung durch böse Sprüche den Nazis gegenüber äußerst gefährdet hatte. Besonders spannend wurde es, als Kronfeld dann bei uns seinen alten Chef und Lehrer Wilmanns wieder traf; die beiden Herren konnten sich stundenlang in Ausfällen gegen die neuen Regenten Deutschlands und in alten Erinnerungen ergehen; besonders lebhaft ist mir noch in Erinnerung, wie sie von den Schlangen, die an ihrem Busen (d.h. der Heidelberger Klinik) genährt wurden, sprachen, nämlich Bürger-Prinz in Hamburg und Carl Schneider in Heidelberg, beide, besonders fanatisch aber der zweite, Anhänger Hitlers.

Im übrigen fühlte sich Kronfeld in der Schweiz keineswegs wohl. Es kamen bald Klagen und Hilferufe. Nach kurzer Zeit bekam er mit Forel Krach und wurde von diesem Knall auf Fall entlassen, wobei nachher beide mir gegenüber mit höchstem Affekt sich im Schimpfereien über den andern ergingen; es wurde mir nie klar, was eigentlich der konkrete, aus einem objektiven Sachverhalt entstandene Anlaß des Zwistes gewesen war.

Kronfeld zog nach Genf, wo er eine Privatpraxis eröffnen wollte und dafür gleich einige reiche Patienten von Prangins mitnahm, was natürlich Forels Wut neuerdings entfachte. Gleichzeitig machte er aber auch andere Pläne; es handelte sich darum, daß er vielleicht bei uns in Münsingen in irgendeiner Form angestellt werden könnte; ferner verhandelte er mit Rascher über die Herausgabe eines durchaus analytisch orientierten Buches über die Angst. Das Manuskript lag schon vollständig da, und Kronfeld hatte auf meine Bitte hin im Winter 1935/36 zweimal in der Psychologischen Gesellschaft in glänzender Weise einen Abschnitt daraus vorgetragen.

Alles blieb aber sehr vage, und schließlich griff die Fremdenpolizei ein. Sie untersagte ihm jede Tätigkeit außerhalb einer Anstalt und setzte ihm kurzerhand eine Ausreisefrist. Glücklicherweise kam gerade in jenem Augenblick ein weiteres Projekt zu einem Abschluß. Kronfeld hatte, wahrscheinlich schon seit längerer Zeit und möglicherweise in Zusammenhang mit seiner politischen Berliner Vergangenheit, mit Sowjetvertretern verhandelt und nun einen ehrenvollen Ruf nach Moskau bekommen.

Als Gastgeschenk hatte er uns schon früher einmal ein eigenes Aquarell – er war ein recht guter Maler mit viel Geschmack – mitgebracht. Vor ihrer Abreise schenkten uns die beiden dann den prachtvollen Renaissanceschrank, der seither stets eine Zierde unserer Wohnung bildete:

„Wir wollten", schrieb Kronfeld am 8. Juni 1936, „unsern alten Nürnberger Schrank nicht gern in die engen Wohnverhältnisse Rußlands mitnehmen. Da Sie beide Freude an antiken Stücken haben, so dachten wir uns, Sie würden es uns nicht verübeln, wenn wir uns erlaubten, ihn Ihnen als Abschiedsgeschenk mit den herzlichsten Wünschen zu Ihrem Wohnungsumzug zu übersenden (es war damals, als wir die Goodsche Wohnung übernahmen), . . . möge er Ihnen ebenso viel Freude machen, wie es uns macht zu wissen, daß Sie ihn angenommen haben."

Was mir Kronfeld nun in den folgenden Jahren bis zum Einbruch der Deutschen in Rußland schrieb, verdiente es eigentlich, als historisches Dokument in extenso publiziert zu werden. Während wir diese Karten und Briefe erhielten, die nur so troffen von Begeisterung und überschwenglichem Lob über das kommunistische Rußland, fragte ich mich immer wieder, ob sie wirklich echt seien. Glaubte Kronfeld tatsächlich, was er schrieb, stand er unter Druck oder wollte er sich ganz einfach bei den Machthabern beliebt machen, um seine Position zu sichern und möglichst rasch Sowjetbürger zu werden? Daß alles, was er uns schickte, die Zensur passierte, wußte er ebensogut wie wir. Ich sagte mir immer wieder, daß er als so überaus gewandter Stilist sicher die Möglichkeit gehabt hätte, seine wahre Meinung irgendwo anzudeuten. Selbst bei größten Bemühungen ließ sich aber nichts zwischen den Zeilen lesen. Auch gab es hier und da kritische Bemerkungen, die völlig sachlich und keineswegs daraufhin angelegt schienen, die Lobhudeleien umso glaubwürdiger erscheinen zu lassen. Wenn ich heute nach 25 Jahren diese Korrespondenz noch einmal durchlese, so möchte ich eher annehmen, was Kronfeld schrieb, sei wirklich ernst gemeint gewesen.

Ich gebe hier nur einige kleine Proben. Schon die erste Karte vom 18. Juni 1936 aus Moskau ist bezeichnend:

„Lieber und verehrter Freund!
Was wir hier an unvermuteten, erstaunlichen Eindrücken erlebten, muß ich Ihnen später brieflich schildern. Alles ist viel großartiger, als man es sich vorgestellt hatte – dabei völlig neuartig und verblüffend. Am meisten dies heroische und dabei sanfte Volk mit seinem politischen Genie – das jetzt die Früchte seiner langen Mühsal erntet."

Im Juli kommt dann ein Brief von 12 eng beschriebenen Seiten. Kronfeld schreibt „unter der Flut von Eindrücken" sei er nicht so rasch zum versprochenen Bericht gekommen. Nun aber habe er sich mit seinen Möbeln installiert und wolle die heißen Abende, die den „glutbrennenden Tagen" folgen, dazu benutzen. Rings herum singe alles,

„die leidenschaftlichen und schwermütigen Lieder in Moll dringen zu den Fenstern herein . . . Das ganze Volk singt ständig; es ist froh. Dieser echte Frohsinn ist die Signatur der gesamten Umwelt hier und der stärkste Eindruck.

Er ist weiß Gott nicht grundlos! Und doch ist es schwer, alles kurz zu schildern, wovon man hier förmlich überwältigt wird. Es gibt gar keine Vergleichsmöglichkeit zwischen den westlichen Lebensformen und dem neuen, einzigartigen sozialen Leben hier . . .

Der Sieg des sozialistischen Gedankens hat die Gestalt endgültiger Wirklichkeit erlangt – und von Monat zu Monat, ja von Tag zu Tag zeigt sich zugleich deutlicher der volle Sieg über alle materiellen und Produktionsschwierigkeiten, das Ende der langen Entbehrungszeit, der Eintritt in eine schwungvoll aufwärts führende Periode allgemeinen Wohlstands. Man kann es noch nicht fassen: Aber es gibt keine Arbeitslosigkeit und kann auch – aus theoretischen wie praktischen Gründen – nie mehr eine geben. . . .. Das klingt alles wie ein Märchen oder wie der Bericht eines dupierten Naiven – und doch erlebe ich es Tag für Tag seit 4 Wochen, in der Klinik, auf der Straße, in den Läden, den Cafés, den Parks, in zahllosen Begegnungen, in Unterhaltungen – und all' unsere Landsleute erleben es ebenso . . . und noch zwei Dinge sind kennzeichnend. Einmal das riesenhafte Bildungsbedürfnis. Auf Schritt und Tritt Buchhandlungen. Fast nur belehrende Werke, kaum Literatur vom Genre bloßer Unterhaltung. Und alle sind besucht! Jeder dritte Mensch studiert hier irgendetwas – sei es hauptberuflich, sei es neben der (7stündigen) Arbeitszeit. 1,5 Millionen Studenten besuchen die russischen Hochschulen – und die Arbeit und Zukunft eines jeden von ihnen ist gesichert. 90% von ihnen erhalten staatliche Stipendien. Über diesen Ernst der Lebensgestaltung in einem individuell-vervollkommenen Sinne steht die Heiterkeit. Ich war noch nicht in den zahlreichen großen Kinos und Theatern, da mein Russisch noch nicht langt. Aber ich war in zwei Kulturparks. Da wird in herrlichen weiten Gartenanlagen von vielen Tausenden geruht, getanzt, musiziert, geturnt; es gibt niedere Freuden wie den Rummelplatz großen Stiles, und es gibt höhere wie Freilufttheater, Konzerte etc. Überall sitzen an Pulten angestellte Spezial-Lehrer, die auf Fragen der Geographie, Geschichte, Ökonomik etc. Belehrungen erteilen . . . überall, auf allen Straßen, flutet die Menschenwoge. Die Stadt ist maßlos überfüllt oder maßlos lebendig – oder beides. Eine faszinierende Wirkung geht von diesem lebensvollen Strom der Massen aus, die nicht zu schildern ist."

Kronfeld schildert dann rückblickend seine Ankunft:

„Auf dem Bahnhof in Moskau erwartete mich der stellvertretende Volkskommissar Prof. Groner, der Stadtpsychiater, der Sozial- oder Parteidirektor und Vizedirektor unseres Instituts und beehrten mich durch freundliche Ansprachen. Meine Ankunft war ein pressewürdiges Ereignis – Mitteilungen, Interviews, Fotogramme etc. erfolgten, aber glücklicherweise stand ich doch im Schatten der Ankunft André Gides, die am gleichen Tage erfolgte. Die erste Woche lebten wir auf Staatskosten in dem Intourist-Hotel Savoy, in dessen vornehmsten Zimmern. (*Daneben* erhielt ich noch das volle Junigehalt; welcher Staat sonst leistet sich solche Noblesse!) Nach einer Woche siedelten wir in das Institut über, in eine große 2-Zimmer-Wohnung, für Moskau ein unerhörter Luxus! Mit allem Komfort. Schon aber schießt ein steinernes Villengebäude neben dem Institut aus dem Boden, soll bis zum Herbst fertiggestellt sein und vier Ärzten eine Wohnung bieten, darunter mir."

In meiner steten Sorge um das weitere Schicksal der vielen jungen jüdischen Ärzte, die sich an mich wandten oder bei uns arbeiteten, fragte ich Kronfeld nach den Möglichkeiten in Rußland, gerade weil er mir alles in den schönsten Farben geschildert hatte. Zu diesem Punkt nun äußert er sich freilich zurückhaltend:

„Leider liegen da die Dinge schwieriger, als ich dachte ... Man will ältere, vom wissenschaftlichen Prestige umrauschte Häupter bemooster Art. Junge Ärzte haben sie selber die Fülle! ... Man weiß hier sehr gut, ... daß Sie unsere jungen Münsinger Freunde hierher empfehlen ... Aber ein Haken ist dabei: Für Moskau und Leningrad kommen die jungen Kollegen nicht in Frage. Sie sollten sich als Psychiater für den Dienst in Sowjet-Rußland *überhaupt* zur Verfügung stellen! Es lohnt sich, nach Kostrosna oder nach Magnitogorsk oder in den Kaukasus zu gehen ... In Woronesch sitzt an der psychiatrischen Klinik zum Beispiel der deutsche Kollege Haas, hat ein großes Arbeitsfeld und eine komfortable Wohnung (für hiesige Verhältnisse) in der Klinik und ist sehr zufrieden."

Von seinem Institut ist Kronfeld restlos begeistert. Er beschreibt genau seine Organisation und rühmt die äußerst reichliche Dotierung mit Ärzten. Er selber betreut die „Klinik Kronfeld" mit zwei Stationen à je 60 Betten. Dafür stehen ihm sechs psychiatrische Mitarbeiter sowie ein Internist und ein Neurologe zur Verfügung.

Bei der Schilderung seiner Arbeit kommt es dann auch zu jenen kritischen Bemerkungen, die ich bereits erwähnte:

„Der Eindruck, den ich bisher von der Psychiatrie hier gewonnen habe, ist, daß sie völlig unter deutschem Gedankengut lebt. Kraepelin/Beuler; sie ist aber diffus, direktionslos, unterliegt Modeströmungen und ermangelt sowohl Methoden kritischer Sauberkeit als auch produktiver Ideen. Alle Kollegen sind sehr belesen, aber wissenschaftlich bei großem Ehrgeiz recht unsicher; sie sind belesen, weil sie unsicher sind. Die ältern (Geyer, Sereijsky, Gilarowsky) sind reine Kraepelinianer. Bei den jüngern wechseln die Einstellungen: bei Wrukow ist *alles* Schizophrenie, alle Neurosen sind Schizophrenia mitis – mein größter Ruhm hier ist, daß ich angeblich dieses Krankheitsbild geschaffen habe. Bei Brechanski ist alles schizoide Konstitution ... Analytisches Denken wird abgelehnt – es widerspricht der sowjetischen Anschauung, Freud und Marx sind inkompatibel. Sie sehen schon, daß es bunt hergeht und man in erster Linie eine erzieherische Arbeit an den Psychiatern selbst zu leisten hat, die sie auch dringend ersehnen. Die Franzosen und Amerikaner sind ganz unbekannt; überhaupt ist die vielseitige Lektüre der Kollegen oberflächlich und unsystematisch. Ich beginne vorsichtig, anhand von Einzelfällen, ihnen die methodische Exploration zu zeigen – dazu fehlt es an Geduld – und den Sinn der phänomenologischen Arbeit. Langsam werden die klinischen Registriermethoden psychopathologisch unterbaut. Insbesonderheit bei Abgrenzung der Psychopathien und der symptomatischen Psychosen von den Schizophrenien finde ich viel Dank und psychologisches Mitgehen."

Auch die spätern Briefe Kronfelds lauteten immer höchst enthusiastisch. Er schickte mir den Band seines Institutes von 1936 über die inzwischen eingeführte Insulintherapie, hoffte auch, an unserem Kongress 1937 teilzunehmen und sandte mit Sereijsky und Sternberg zusammen wenigstens das Manuskript, da eine Reise, wie wir von Anfang an angenommen hatten, sich als undurchführbar erwies. Im Januar 1937 berichtete er über sein Auftreten am Allsowjetischen Psychiater- und Neurologenkongroß mit 2000 Delegierten, der „fünf Tage lang von früh bis Mitternacht tagte (*das* ist ein starkes Volk!)". Man habe kaum etwas vom Insulin gewußt, nur von der Dauernarkose geredet, bis Sereijsky und er dann über ihre bisherigen Erfahrungen berichteten:

„Der Kongreß bereitete uns eine gar nicht enden wollende Ovation (im westlichen

Europa kann man sich so etwas gar nicht vorstellen), die teils dem antifaschistischen Emigranten, teils der eigenen Großherzigkeit und Gastfreiheit, vor allem aber dem Insulin galt. Seither geht es mir ähnlich wie Ihnen ... Nicht nur die Moskauer Kollegen, auch die Kliniken von Leningrad, Tula, Taschkent, Irkutsk usw. haben Abgesandte zum Insulinstudium auf meine Insulinabteilung delegiert, und ich ertrinke in Besuchern."

Immer wieder kommen bemerkenswerte und eigenartige Stellen in diesen Briefen vor:

„Daß es ansonsten hier ganz großartig, nobel, menschlich würdig ist, bei aller Kargheit des Lebens froh, hoffnungsvoll, geistig bewegt und ungeheuer interessant, daß wirklich ein neuer Menschentyp entsteht mit merkwürdig wenig Beziehungen zu der Problematik des alten (Liebe, Schuld, Schicksalergebenheit, Mystik, Konkurrenz etc.) – und zwar als eine allgemeine Lebensform, davon kann ich nur flüchtige Andeutungen machen, obwohl gerade dies den ungeheuren Wert und Reiz bildet, hier zu leben. Können Sie sich vorstellen, daß ich in meiner großen poliklinischen Sprechstunde unsere geläufigen Neurosen kaum sehe? Andere, anders fundierte, ja. Aber die relativ leichtere Bewältigung des Vaterkomplexes hier hat erstaunliche Folgen, die absolute Gleichschaltung der Geschlechter und die bemerkenswerte Nebensächlichkeit der Familienzentrierung, die neue Ausrichtung auf die Arbeit als das Allgemeine und Absolute, das nicht im privaten Erwerb fundiert ist, formen den Menschen tiefer um als jede erzieherische Doktrin. Ebenso ist die völlige Ablehnung der Existenzproblematik als ‚leerer Ideologie‘ im Effekt gesund. Der Sowjetmensch ist genau das entgegengesetzte Gegenteil von den Menschen Dostojewskis. Vergebens suche ich nach einer Brücke."

In der weiteren Folge der Briefe ist es dann interessant zu sehen, daß sich langsam der Stil Kronfelds ändert, und das, was er über Rußland schreibt, mehr und mehr, freilich immer noch sehr nüanciert, in den offiziellen Slogan einmündet. So schreibt er z. B. im August 1937:

„... die Maßlosigkeit dieser Presselügen (des Westens) gegen die Sowjetunion hat etwas für uns als Augenzeugen der hiesigen beglückenden Entwicklung geradezu Komisches; man nennt sie hier ‚synthetische Elefanten‘ – früher brauchte man doch wenigstens eine Mücke, um daraus einen Elefanten zu machen; das fällt jetzt fort, man macht sie ohne Mücke – synthetisch, wie die deutschen Ersatzstoffe, von ebensolcher Qualität ...
Die Menschen entwickeln sich hier, unter einer in der übrigen Welt ganz unbekannten Fürsorge, zu brüderlicher, warmherziger Mitmenschlichkeit. Alle Ideale Rousseaus verwirklichen sich – nicht wegen der Rückkehr zur Natur, sondern wegen des Fortfalls aller kapitalistischen Sekuritätssorgen, Erwerbsgier und Konkurrenzfurcht. Die Jugend ist prachtvoll, einfach, natürlich und begabt; nicht nur die russischen, auch die kaukasischen und asiatischen Völker entwickeln mit überraschender Schnelligkeit ungeahnte Gaben, sowohl die einzelnen, als auch z. B. in der Volkskunst, die musikalisch neu, weich, fast feminin (für die westlichen sehr relativen Auffassungen) ist. Was aus den Frauen geworden ist, das ist überhaupt unfaßbar. An sich hatte die russische Frau schon immer besonders reiche Innerlichkeit, Weichheit und Fraulichkeit; vielleicht schützt sie dieser innere Gefühlsreichtum davor, zu werden wie die Viragines der westlichen Emanzipation. Aber es ist ja nicht zuviel gesagt, daß man erst hier, wo nun auch die weibliche Natur ihre produktiven und führenden Fähigkeiten völlig gleich den Männern betätigen kann, ganz ermißt, was für Begabungen und Werte die westliche Zivilisation bisher vergraben liegen ließ. ...
Vielfach stoßen sich die Menschen draußen an der hier allgemeinen Ablehnung aller nichtmarxistischen Ideologien. Aber ich kann nur sagen: Hier hat die Marx'sche Philosophie das Leben geformt und gestaltet. Welche andere Philosophie konnte sich dessen bis-

her rühmen?... Im übrigen ist hier im Lande der Freiheit natürlich auch der philosophische Gedanke frei, genau wie das religiöse Bekenntnis.... Die Sowjetunion ist großartig genug, um sich die freie Demokratie leisten zu können. Andererseits kann ich nicht leugnen, daß mir hier allmählich immer klarer geworden ist, wie z. B. Heideggers Abstraktion auf das reine Sein und die Existentialien eine Flucht vor dem wirklichen konkreten historisch-sozialen Menschen darstellt, und vor seinem beständigen Wandel und seinen sozialen Bedingtheiten. Aristoteles sagt von den Pythagoräern, daß sie, wenn die Tatsachen nicht mit ihren Anschauungen zusammentreffen, sie ‚an den Tatsachen zerren'; und sie kommen sich dabei noch wie die Mitordner des Weltalls vor. Der Russe hat an sich eine große spekulative Neigung – und so wirkt seine Erziehung zum Mißtrauen dagegen auch wissenschaftlich sehr segensreich. Lenin hat seinerzeit das Wort ausgegeben, daß der Sowjetmensch die ‚amerikanische Sachlichkeit' brauche; das hat reiche Früchte getragen. Glauben Sie nicht, ich sei suggestiv abhängig und vom Milieu fasziniert. Zwar bin ich erfüllt von Staunen und Bewunderung, aber ‚mihi res, non me rebus subjungere conor' – wie es im Horaz heißt."

Kronfeld ergeht sich dann über die Verarmung der deutschen Psychiatrie, die einer Art von Nekrobiose zu unterliegen scheine: „Diese armen, einst so reichen Menschen! An was für Unfug müssen sie ihre Kräfte setzen! Ich will damit in keiner Weise sagen, daß meine eigene psychiatrische Arbeit hier so besonders viel höher zu bewerten ist. Aber sie geht wenigstens lebendig vorwärts." Dieser Hymus schließt merkwürdig mit folgender Einschränkung:

„Lieber Herr Müller, ich kann diese Epistel eigentlich gar nicht absenden! Sie ist keine Kommunikation, wie sie sich gehört. Wenn ich es dennoch tue, so, weil Sie ja den Umgang mit autistischen Typen zu Ihrem Beruf gemacht haben. Es ist einer mehr davon und belästigt Sie mit pointenlosen Erzählungen! Gestatten Sie mir damit zu rechnen, daß Sie gegen den Exploranden nachsichtig sind wie stets."

Dies ist die einzige Stelle in den vielen und langen Briefen, die als Aufforderung gedeutet werden kann, nicht alles als bare Münze zu nehmen, was bisher geschrieben wurde. Im übrigen ist kein Zweifel möglich, daß sich etwas verändert hat, daß alles, was wir erfahren, der früheren Lebendigkeit und Anschaulichkeit entbehrt, leicht phrasenhaft wirkt, einen sterilen Konformismus wiederspiegelt. Dies gilt auch für das, was er über die russische Psychiatrie nun schreibt, die sich in den vergangenen zwei Jahren kaum verändert haben wird:

„Unsere hiesige Psychiatrie ist mir in mancher Hinsicht lehrreich. In strenger Selbstkritik vermeidet sie problematische allgemein-theoretische Deutungen; sie ist klinisch und somatologisch, und besonders in letzter Hinsicht sehr exakt in minutiöser Kleinarbeit. Die Kritik ist ein struktur-analytischer Kraepelinismus von klarer, vorsichtiger, dogmatisch ganz unbefangener Art.... Es herrscht ein Streben nach Exaktheit und Klarheit bis ins Einzelne, in welchem Erfahrung und realistische Vernunft sich verbinden."

Kein Wort mehr von dem Mangel an Methodenkritik und Vertiefung. Immer wieder Beteuerung über das Glück, in dem Lande zu leben,

„in dem das Leben *aller* einzelnen Menschen ein immer würdigeres und lohnenderes wird, in dem die großen Träume von Freiheit und Menschenwürde sich tatsächlich zur Wirklichkeit gestalten. Ich kann immer nur wieder sagen, daß es das gibt, daß ich dies als Alternder erleben kann, ist der größte Gewinn meines Lebens – ein Wunder!"

So wird denn auch mit großer Freude gemeldet, daß Kronfeld und seine Frau Sowjetbürger geworden sind. Wir andererseits sind immer erstaunter über die vorherige echte Begeisterung, aber auch über die jetzt mehr klischeehaft gewordenen Hymnen, als die Nachrichten über die Grausamkeiten des Stalinschen Terrors und den gerade in jenen Jahren vollzogenen „Säuberungen" sich häufen!

Nach diesem Brief vom 2. Februar 1938 hörte ich dann lange Zeit nichts mehr, und es waren auch keine Briefe mehr zu vermitteln. Vor ihrer Abreise hatten wir nämlich mit Kronfelds vereinbart, daß wir als „Umlagestelle" für ihre Korrespondenz mit seiner Schwester, den Verwandten von Frau Kronfeld und mit Freunden dienen sollten. Lange Zeit hatte dieses System auch sehr gut funktioniert. Wir leiteten in der ganzen Welt herum Briefe weiter, nicht nur nach Deutschland, wohin eine direkte Verbindung für einen Emigranten in Rußland gänzlich unmöglich, zum mindesten für den Empfänger sehr gefährlich war.

Erst Mitte Juni 1939 schrieb Kronfeld wieder, mit einer merkwürdig veränderten Schrift, und ohne den Pseudoschwung der letzten Berichte. Er war auch sichtlich nicht mehr ganz im Bilde, wenn er meint: „Ich habe Ihnen lange nicht geschrieben, wohl jahrelang(?) nicht."; alles, was er mitteilt, ist matt, es fehlen die Gewandtheit, die Finessen seiner früheren Diktion. Er ist unterdessen Nachfolger von Prof. Sereisky geworden als Direktor des Instituts für experimentelle Theorie der Psychosen:

„Das ist ein schönes neues Klinikgebäude von 120 Betten, mit guter Bibliothek, Hörsaal und – vor allem – ausgezeichneten Laboratorien; mit 12 klinischen und 5 chemischen bezahlten ständigen Mitarbeitern, jungen, begabten und enthustistischen Menschen. Georgi würde hier geradezu schwelgen!"

Ganz augenscheinlich ist er ganz auf Stoffwechselarbeiten eingesetzt worden, spricht von Forschungen in der Richtung der „Detoxikation", der „Resistenzerhöhung", der Verhältnisse der Hämolysine und des Komplements bei Schizophrenen im Laufe der Therapie – lauter Dinge, die seiner Interessenrichtung, seinem Wissen und seinem Wesen völlig fremd waren. Er berichtet nun auch als etwas Selbstverständliches und Positives, ohne an seine frühere Kritik zu denken, das Gesamtniveau der klinischen Psychiatrie sei

„ein sehr hohes, seine Richtung erstreckt sich etwa auf eine Synthese von Kleist und Claude-Ey (um mich ‚westlich' auszudrücken); Kraepelin bildet die Ausgangsposition; bei einigen Leuten spielt noch Bleuler-Kretschmer-Mauz eine gewisse Rolle; aber die Mehrzahl ist bereits davon abgekommen."

Nichts mehr davon, daß er als Lehrer wirke und neue Ideen bringe.

Ich bat Kronfeld daraufhin, mir russisches Material für ein damals geplantes Lehrbuch der Schizophrenietherapie zu schicken, worauf er mit einem Brief vom 28. Juli 1939 sehr freundlich einging. Da zu den russischen Originalarbeiten keine anderssprachigen Resümees mehr beigegeben werden, würde ich Mühe haben mit der Übersetzung:

„Daher habe ich folgenden Vorschlag zu machen: Ich schreibe Ihnen für Ihren Privatgebrauch eine kurze Darstellung der Entwicklung der sowjetischen Forschungen auf diesem Gebiet mit Zitierung des Inhalts aller wesentlichen Arbeiten, die Neues gebracht haben. Sie verwenden dann daraus dasjenige, was Ihnen für Ihr Lehrbuch passend erscheint. Aber bitte ohne mich als den Urheber des Berichts zu erwähnen, da mir sonst bestimmt ‚Einseitigkeit‘ und ‚Parteilichkeit‘ vorgeworfen würde – und noch nicht einmal mit Unrecht.“

Am 16. Oktober 1939, schon nach Ausbruch des Krieges, kommt noch ein letzter Brief, nun nicht mehr direkt, sondern über die Gesellschaft für kulturelle Verbindung der Sowjetunion mit dem Auslande mit der kurzen Mitteilung, die gewünschten Referate seien abgeschickt worden. Auffällig war, daß in diesen drei letzten Briefen des Jahres 1939 Frau Kronfeld nirgends mehr erwähnt wird.

Die angekündigten Arbeiten kamen nicht mehr an, und nun senkte sich das Schweigen des Krieges auch über diese Beziehung. Ich hörte nichts mehr. Kurz vor dem Zusammenbruch Deutschlands ging bei uns das Gerücht um, Kronfeld habe im Sender „Freies Deutschland“ in Moskau gesprochen. Später hieß es, er sei schon Anfang des Krieges gestorben; die einen wollten wissen, er sei liquidiert worden, andere sprachen von Typhus. Erst 1947, als ich in Tübingen zum ersten Mal wieder mit deutschen Kollegen zusammentraf, erfuhr ich etwas Bestimmteres. Der Analytiker Kemper aus Berlin erzählte, er habe seinerzeit von Russen erfahren, Kronfeld habe sich Ende 1941 suizidiert, als die Deutschen vor Moskau standen und eine Flucht aus der belagerten Hauptstadt nicht mehr möglich war. Was aus der Frau geworden war, wußte auch er nicht. Ich bat daraufhin im Dezember 1948 die Sowjetmission in der Schweiz – eine Gesandtschaft gab es noch nicht – um Auskunft. Nach zwei Monaten erhielt ich auf einem reichlich schäbigen Papierbogen ohne Briefkopf auf Russisch die lakonische Meldung: „Laut den von uns angestellten Erkundigungen ist der Direktor des Psychiatrischen Instituts, Prof. A. C. Kronfeld, mit dem Sie die Korrespondenz wieder aufnehmen wollten im Oktober 1941 in Moskau gestorben.“ (Übersetzung). Dieses Datum könnte sehr wohl mit der von Kemper berichteten Version seines Todes übereinstimmen.

Kapitel 26

DIE GÄSTE: WILMANS

Die Umstände, unter denen Wilmanns gleich nach der Machtübernahme durch die Nazis im Frühling 1933 seinen Lehrstuhl in Heidelberg verlor, sind mir nie klar geworden, trotzdem ich mit ihm wie mit Gruhle, der seine rechte Hand gewesen war, oft genug darüber sprach. Fest steht, daß er sofort verhaftet, nach wenigen Tagen aber wieder freigelassen wurde, jedoch nicht mehr auf seinen Posten als Direktor der Klinik zurückkehren durfte. Noch jetzt werde ich gelegentlich gefragt, wie die Dinge, die damals in der gesamten Fachwelt viel Staub aufwirbelten, sich wirklich zugetragen hätten. Es hieß immer wieder, von Wilmanns sei in einer Vorlesung behauptet worden, Hitler habe im ersten Weltkrieg an einer psychogenen Blindheit gelitten und sei deshalb im Lazarett gewesen; diese Äußerung habe ihn seine Stellung gekostet, und zwar um so mehr, als er mit hämischen Kommentaren nicht zurückgehalten habe. Dann hieß es wieder, er sei im Besitze der für Hitler äußerst kompromittierenden Krankengeschichte über diese hysterische Erkrankung gewesen.

Wilmanns hat mir gegenüber nie bestritten, Hitler als Beispiel für eine psychogene Amaurose, was für ihn mehr oder weniger gleichbedeutend mit Simulation war, angeführt zu haben, jedoch nicht in der allgemeinen Vorlesung, sondern anläßlich eines Kolloquiums mit Examenskandidaten. Daß er dies in nicht allzu dezenter Form tat, ist anzunehmen; er war als Spötter bekannt und hat bei uns mit kräftigen Ausdrücken gegen das Naziregime nie zurückgehalten.

Von einer Hitlerkrankengeschichte wollte er dagegen nichts wissen, und auch Gruhle hat eine solche nie gesehen. Dieser zog sogar in Zweifel, ob die Geschichte mit der Erblindung Hitlers überhaupt stimmte und war im übrigen der festen Überzeugung, die Verhaftung und Absetzung Wilmanns habe gar nichts mit Äußerungen darüber zu tun gehabt, sondern sei das Resultat einer Intrige des Internisten Krehl und seiner Mitarbeiter gewesen.

Wilmanns hatte sich zunächst mit seiner Frau zusammen, die eine Halbjüdin war, nach seiner Heimatstadt Bremen zurückgezogen, wo seine Mutter noch lebte. Ich kam mit ihm zum ersten Mal in der Frühlingsversammlung der SGP in Wil 1935 zusammen; schon vorher hatte er ein- oder zweimal an Tagungen in der Schweiz teilgenommen; offensichtlich suchte er hier Anschluß, nachdem er sich in Deutschland verbittert und angewidert von dem Paktieren seiner Kollegen mit den Nazis zurückgezogen hatte.

In Wil nun fiel er mir auf durch die Kümmerlichkeit und Verhärmtheit der im übrigen hohen, vornehmen Gestalt eines Bremer Aristokraten. Er hatte auch keinen rechten Anschluß, und so setzte ich mich zu ihm, wobei sich bald ein lebhaftes Gespräch ergab. Es zeigte sich, daß Wilmans an einem Buch über schizophrene Mörder arbeitete, an einem Thema also, über das ich seinerzeit selber Material gesammelt hatte. Beiläufig erwähnte ich, daß ich ihm sehr wohl einige Krankengeschichten und Gutachten zur Verfügung stellen könnte. Ich dachte aber nachher kaum mehr daran, bis er mich im Juni 1935 in einem Brief daran erinnerte. Ich sandte ihm darauf ein paar Gutachten, über die wir gesprochen hatten, und damit begann, noch bevor Dussik und das Insulin kamen, eine Beziehung, die bald in eine Art Freundschaft überging und bis zum Tode des alten Herrn währte.

In dem folgenden, regen Briefwechsel drehte sich zunächst alles um die forensischen Fälle, um – allerdings mißlungene – Versuche, sogar die Strafakten nach Bremen zu schicken und schließlich um eine Einladung an Wilmans, in unserer Psychologischen Gesellschaft einen Vortrag zu halten. Auch suchte ich ihn für die inzwischen angelaufene Insulinbehandlung zu interessieren.

Im Mai 1936 fand dann der erste Besuch in Münsingen statt, der sich gleich auf 4 Wochen ausdehnte. Er wurde der erste von vielen, bis der Krieg dazwischen kam.

Damals war es auch, wo Wilmans und Kronfeld sich bei uns wiedersahen. Nichts von dem Bonzenhaften, Majestätischen und Unnahbaren, das den deutschen Professoren und insbesondere Wilmans nachgesagt wurde, war übriggeblieben. Wilmans fand bei uns alles wunderbar, war jeden Tag in der Insulinstation und machte an den Gemeinsamen mit, wobei ich mich freilich darüber verwunderte, wie „weltfremd" und vom Schreibtisch aus gesehen er an den Menschen herantrat, voll von vorgefaßten Meinungen und einer selbstsichern Psychologie. Es wurde mir nun erst klar, wieso Bleuler, dann auch Klaesi mit ihrer für uns selbstverständlich gewordenen Dynamik und den immer wieder neuen Fragestellungen in der offiziellen deutschen Psychiatrie derart revolutionär wirkten.

Ein immer wiederkehrender Gesprächstoff waren Wilmans' Studien an Vaganten. Das Buch, das daraus entstanden war, hielt er sichtlich für seine wissenschaftliche Hauptleistung. Er wurde nicht müde, von seinen Erlebnissen in jenem Milieu zu erzählen, auch davon, daß er fließend Jänisch zu sprechen gelernt habe. Es war dann belustigend zu sehen, wie sich in ihm der hochmütige Aristokrat mit einer Art Bohemien stritt. Er verachtete im Grunde das „Pack", mit dem er es zu tun gehabt hatte, kokettierte aber doch sehr damit, wie er sich mit ihm herumgetrieben habe und von ihm als seinesgleichen angenommen worden sei.

Mehr noch als dieser wissenschaftliche Kontakt gedieh der menschliche. Wie mir Wilmans in seinen späteren Briefen immer wieder versicherte, war er von der bei uns herrschenden Atmosphäre „hingerissen", ein Ausdruck übrigens, der in unzähligen Briefen anderer Gäste wiederkehrt. Es ergab sich, daß Gerti May, von uns nur „Mayli" genannt, eine Freundin seiner Tochter Ruth war, mit der sie zusammen in Basel studiert hatte. Aber auch mit den andern Kollegen, Rolf Kaiser inbegriffen, bestanden Zuneigung und Vertraulichkeit. Für uns war Wilmans Repräsentant der wissenschaftlichen Naziopfer und des deutschen Widerstandes. Wir verehrten ihn deshalb, und man übersah gerne allerhand Schrullen und seine später noch stärker in Erscheinung tretenden ewigen Wiederholungen der gleichen Anekdoten und Geschichten; erst nach Jahren ist mir klar geworden, daß es sich um die ersten Zeichen eines organischen präsenilen Abbaus handelte.

Da Wilmans dauernd vom Tessin schwärmte und dort insbesondere vom Val Bavona, nahmen wir ihn zu einer Fahrt über den Gotthard nach Ascona mit; auch Mayli und eine ihrer Freundinnen, ebenfalls eine Emigrantin, fanden sich ein. Diese Tage verliefen in einer eigentümlich gehobenen Atmosphäre. Da war Wilmans, beinahe eine Generation älter als wir andern, da waren die beiden jüdischen Mädchen. Sie hatten es, wie die meisten ihrer Leidensgenossen, richtig gefunden, ihre Zugehörigkeit zum Judentum zu betonen und die religiösen Vorschriften, die sie mehr nur noch vom Hörensagen kannten, streng zu beachten, obwohl sie beide aus einem freisinnigen Milieu stammten, zwar nicht, wie so viele Westjuden, getauft waren, aber auch in keiner Weise eine religiöse jüdische Erziehung gehabt hatten. Ich lernte dabei manches, das sehr befremdlich schien bei Menschen, mit denen man täglich so vertraut verkehrte. Besonders streng wurde der Sabbat gehalten. Es durfte auch nicht geraucht werden, was beiden sehr schwer fiel, und wir starrten alle abends an den klaren Asconeser Himmel; sobald drei Sterne zu sehen waren, hörte der Sabbat auf, und die erste Zigarette durfte angezündet werden. Als Gerti May bald darauf Martin Gross heiratete, wurden Trudi und ich als zivile Trauzeugen gebeten. Die kirchliche Trauung fand jedoch nach strengem Ritus statt – woran die beiden früher bestimmt nie gedacht hätten –, und wir durften als Nichtjuden nicht dabei sein.

Nach seiner Rückkehr – er war inzwischen definitiv nach Wiesbaden umgezogen – machte Wilmans, wo er nur konnte, Propaganda für uns und das Insulin, manchmal in einer Art und Weise, die durch ihren Enthusiasmus und die restlose Überzeugung von der Wirkung der neuen Therapie etwas peinlich wirkte. Vor allem suchte er seinen Schüler Beringer, der schon längst den Lehrstuhl in Freiburg i.Br. inne hatte, dafür zu begeistern, und eine Zeitlang war davon die Rede, daß Kaiser hinfahre, um die dortigen Kollegen „anzulernen". Vor allem aber drängte Wilmans darauf, daß seine Tochter Ruth, die damals in Istanbul, wenn ich mich nicht täusche, an der von einem deutsch-jüdischen Emigranten geleiteten Pathologie arbeitete, nach Münsingen komme, um ihren „Stage" im Insulin zu machen. Damit sollte sie dann nach Amerika auswandern. Wilmans hatte auch bereits an Adolf Meier in Baltimore, den Vater der amerikanischen Psychiatrie, geschrieben, ihm wiederum die Insulinerfolge in höchsten Tönen geschildert und dann auch erreicht, daß seine Tochter eine bezahlte Assistentenstelle angeboten erhielt.

Zunächst gab es Schwierigkeiten zu überwinden, weil Ruth vertraglich bis Ende des Jahres in Istanbul gebunden war. Schließlich traf sie am 1. Oktober 1936 bei uns ein. Vorher hatte sie die Eltern in Wiesbaden besucht, und Wilmans hatte uns darauf aufmerksam gemacht, er habe sie verändert, deprimiert, mutlos, nicht mehr im Besitz der früheren Vitalität und des Draufgängertums gefunden. In der Tat war sie psychisch recht erheblich aus dem Gleichgewicht. Sie wohnte bei uns in der Familie wie eine ältere Tochter, arbeitete wohl im Insulin, mußte aber vor allem seelisch wieder auf die Höhe gebracht werden. Im Grunde war sie von rasantem Temperament und hatte manches erlebt, von dem die Eltern nichts wußten, was aber verständlich erscheinen ließ, daß sie derart durcheinander war. Anfangs 1937 gelang die Auswanderung. Wir werden ihrem Schicksal wieder begegnen.

Am Tage ihrer Abreise schrieb Wilmans: „Unsere Schicksalsschläge haben sich mit Ihrer Familie eng verbunden." Dies war nun freilich etwas viel gesagt. Ruth war das Lieblingskind, wohl auch die begabteste und vitalste der ganzen Familie, und der Ausspruch von der Verflechtung der Familie Wilmans mit der meinigen hat allein ihr gegolten.

Mit besonderer Freude kam Wilmans zu dem großen Münsinger Kongreß vom Frühling 1937. Er entwickelte in einem Diskussionsvotum auch eine Theorie über die therapeutische Wirkung, indem er sie mit einer supponierten Hirnschwellung in Zusammenhang brachte. Überhaupt „grübelte" er, wie er wiederholt schrieb, stets den Grundlagen der Methode nach und machte wohlgemeinte, aber kaum durchführbare Vorschläge, wie man diese Probleme noch besser erforschen könnte; manchmal kam fast jede Woche ein Brief.

Im Frühling 1937 traf er zum ersten Mal Gruhle bei uns, wobei mir freilich schien – ich kann mich täuschen –, die beiden harmonierten nicht so gut zusammen, wie ich geglaubt hatte; jedenfalls schien mir Gruhle seinem früheren Chef gegenüber eher zurückhaltend zu sein.

In rührender Weise versuchte Wilmans auch immer wieder, Patienten zu uns zu schicken, was ihm hie und da gelang, worauf er sich dann außerordentlich intensiv über den Fortgang der Behandlung erkundigte. Bei seinem Besuch im Frühling 1938 nahm er den „Matto" mit nach Hause mit dem Versprechen, ihn bald zurückzuschicken. Dies war aber nicht so einfach. Am 12. Juni 1938 schrieb er mir:

„Zu meinem großen Bedauern kann ich Ihnen aber das Buch über Münsingen nicht senden, da manches darin steht, was Sie übersehen haben! Hoffentlich kann ich es Ihnen gelegentlich durch einen Dritten übermitteln."

Daß gegen „Volk und Staat" gerichtete Stellen darin vorkommen, so daß er es nicht wagen konnte, das Buch mit seiner Absenderadresse durch die Postzensur gehen zu lassen, hatte ich in der Tat nicht bedacht.

Aus meinen Antwortbriefen ersehe ich auch, wie oft Wilmans versuchte, uns Kollegen zur Ausbildung zu schicken. Es geht daraus aber auch hervor, wie schwierig die Situation damals für mich war. Mit Mühe hatte ich eine der beiden bewilligten Gastarztstellen in eine reguläre Assistentenstelle umgewandelt, jedoch mit der Auflage, daß sie nur durch einen Schweizer besetzt werden dürfe. So blieb eine einzige Volontärstelle, und man mußte bei den damaligen Sparmaßnahmen der Regierung froh sein, wenn sie nicht noch abgebaut wurde. Es blieb mir nichts anderes übrig, als Wilmans immer wieder zu schreiben, wie gerne ich seine Schützlinge empfangen würde, daß dies aber nur möglich sei, wenn sie für ihren Unterhalt selbst aufkommen könnten; bei der beschränkten Devisenzuteilung ging dies aber meist nur, wenn die Leute schon Geld in der Schweiz hatten oder wenigstens Verwandte oder Bekannte, die für sie aufkamen. Sehr oft halfen wir uns damit, daß wir die Kollegen privat zu uns einluden.

Zum lezten Mal sahen wir Wilmans an dem unvergesslich-düsteren Kongress vom Juni 1939 in Lugano, der unter dem Vorsitz Reponds der psychischen Hygiene gewidmet war mit dem Thema „Compréhension mutuelle"; ich werde noch zu berichten haben, wie gespannt damals die Stimmung unter den ausländischen Teilnehmern, namentlich den Franzosen und den Deutschen, war, die sich ein letztes Mal vor Kriegsausbruch auf neutralem Boden trafen, aber trotz der gutgemeinten Devise Reponds nichts miteinander anzufangen wußten.

Von nun an wird die Korrespondenz spärlicher; die Schrift Wilmans fängt an zittrig zu werden, er wiederholt sich in seinen Briefen immer mehr. Trotzdem: das wissenschaftliche Interesse bleibt lebendig, er will immer wieder Nachrichten von mir haben, verlangt Separata, berichtet über seine Lektüre. Als er im Sommer 1941 meinen Bericht über unsere Erfahrungen mit Elektroschock gelesen hat, schreibt er:

„Überrascht war ich über die Besserung des Zustandes bei nichtschizophrenen Kranken, Manisch-Depressiven und andern. Ich vermute, daß die scharfe Abgrenzung der Manisch-Depressiven von den Schizophrenen heute noch nicht möglich ist. Mein Lehrer Kraepelin und ich als sein Schüler haben den Begriff manisch-depressives Irresein früher viel zu weit gefaßt. Ich habe viele dieser als manisch-depressiv beurteilten Kranken nach vielen Jahren weiterverfolgt und festgestellt, ddaß zahlreiche in einen schizophrenen Endzustand verfallen waren. Kraepelin neigte früher dazu, Kranke, die eine spontane Remisssion bekamen und einsichtig für die überstandene Erkrankung waren, nicht für Dementia praecox zu halten. Wenn durch den Insulin- Cardiazol- und Elektroschock bei manisch-depressiven Patienten tatsächlich eine Heilung erfolgt, so wäre es möglich, daß sie eine Änderung im ‚Körperhaushalt', wie Kraepelin es nannte, erreicht haben."

Dieser Passus ist etwas unklar. So wie ich Wilmans kenne, wollte er im Grunde sagen, es müsse sich bei den mit Elektroschock günstig beeinflußten Fällen doch im Grunde um Schizophrene gehandelt haben.

Mehr und mehr beschränkte sich unsere weitere Korrespondenz darauf, die

Verbindung mit Ruth und damit auch ihren Geschwistern (Gisela und Günther hatten sich inzwischen auch nach USA durchgeschlagen) zu vermitteln. Es ging dies so vor sich, daß wir den Eltern z. B. von ihrer „Freundin" Ruth berichteten, ihnen 1939 die Verlobung mit Ted Lidz[144] und einem genauen Signalement des jungen Mannes melden konnten, später die Geburt des ersten Söhnchens. Besonders notwendig wurde unsere Vermittlung nach dem Eintritt Amerikas in den Krieg. Nun war jede direkte Verbindung zwischen den Eltern und den Kindern abgeschnitten. Auch in unsern Briefen nach USA mußten wir uns vorsichtig ausdrücken und nur von dem Befinden von „Karl und Elisabeth" sprechen.

Schließlich konnte uns Wilmans nicht mehr selber schreiben. Die kurzen Nachrichten, die wir erhielten, waren von seiner Frau verfaßt und von ihm unterschrieben. Sein geliebtes Allgäu und die Berge des Kleinen Walsertals, wohin er regelmäßig jeden Sommer gefahren war, blieben ein unerreichbares Ziel seiner Sehnsucht.

Im November 1945 erhielten wir dann nicht durch die Post, sondern durch einen Freund des Schwiegersohnes eine Karte von Frau Wilmans, in der sie uns mitteilte, „daß mein lieber Mann am 23. August an einer Herzschwäche sanft entschlafen ist. Es war ein Ende ohne Qual, und er hatte vorher noch viel Schönes erlebt, so daß ich dafür dankbar bin." Was dieses „Schöne" war, erfuhren wir von Ruth ein halbes Jahr später. Er hatte den Zusammenbruch der von ihm so sehr gehaßten Naziherrschaft noch bewußt erleben können. Dann war der Sohn Günther, der als Amerikaner am Kriege teilnahm, mit den Besatzungstruppen nach Deutschland gekommen und hatte den Vater vor dessen Tod noch besuchen und ihm von seinen Töchtern und Enkeln (auch Gisela hatte sich inzwischen verheiratet und einen Sohn bekommen) berichten können. Zudem hatte das Military Government ihn aufgefordert, seinen Lehrstuhl an der Heidelberger Klinik wieder einzunehmen, bis ein jüngerer Mann gefunden wäre!

Eng blieben wir in diesem Jahr auch mit Ruth verbunden. Sie war 1937 tatsächlich bei Adolf Maier im Johns-Hopkins-Hospital, Phipps-Clinic, gelandet, hatte aber zunächst Mühe, sich einzuleben, trotzdem sie im Vergleich mit andern Emigranten hoch bevorzugt war. Der Insulinbehandlung begegnete man dort mit größter Skepsis.

„Die Zeit in ‚Phipps' war in punkto Insulintherapie sehr deprimierend", schrieb sie. „Erstens im ganzen nur 4 Fälle und zweitens alle alte, ungünstige und drittens der Arzt, der schon bevor ich kam, einige Fälle versucht hatte, ständig hineinredend und meine Pläne durchkreuzend. ... Der Bericht über die Münsinger Tagung (1937) ... hat mich sehr gefreut. Die Schweiz ist wirklich führend – lächeln Sie bitte nicht Ihr berühmtes ironisches Lächeln, aber ich bin beinahe versucht wie Kronfeld zu schreiben: ‚Ihre Führerschaft' ... Ich hänge noch sehr an europäischer, d. h. schweizerischer Psychiatrie und kann mich noch gar nicht an die hiesigen Auffassungen gewöhnen!"

Sie bekam dann eine Stelle am Springfield State Hospital in der Nähe von Baltimore, wo sie nun selbständig war, mit ihren Insulinpatienten mehr Erfolg hatte und im ganzen recht glücklich schien.

Der entscheidende Brief datiert vom Oktober 1939. Er ist eine Antwort auf eine Anfrage von uns im Namen der Eltern; offenbar waren inzwischen verschiedene Briefe verloren gegangen. Darin teilt sie uns nun eben die Neuigkeit ihrer baldigen Heirat mit: „Wenn Sie so lieb sein wollten, den Eltern nochmal Näheres über den ‚jungen Mann' zu schreiben, werde ich Ihnen einen Steckbrief schreiben." Diese Charakteristik ist interessant – Theodore Lidz ist ja inzwischen berühmt und einer der führenden Psychiater der USA geworden –, so daß sie hier wohl Platz finden darf.

„Er ist wenig älter als ich, Psychiater, Amerikaner, Jude, außergewöhnlich begabt und interessiert, auch außerhalb Psychiatrie und Medizin, belesen und gereist. Studierte mal alles Mögliche, nur nicht Medizin, in Deutschland, in München, Bonn, Berlin. Hat eine sehr gute Ausbildung, ist sehr geschätzt bei Adolf Mayer. Wir kennen uns seit einem Jahr, und seit ungefähr Juni haben die Heiratspläne gespielt: Eine einzige Hemmung war, daß ich erstens Angst hatte, ihm mit meinen Familiensorgen (hier und drüben) zu belasten, und zweitens, daß ich halt nicht-jüdisch bin. Aber das letztere hat in der Familie zu meiner großen Freude gar keine Schwierigkeiten gemacht, und das erstere werde ich nach Kräften von ihm abzuhalten versuchen. Seine Familie ist vielzählig, rührend nett mit mir. Sie sind pekuniär ziemlich gut gestellt, wenn auch Ted selber kein „Vermögen" hat. Immerhin ist das ein Rückhalt für ihn, der gut ist, da er wissenschaftlich interessiert ist und nicht an Praxis denkt, was hier der einzige Weg ist, um ‚Geld zu machen'. Wir hoffen, daß wir im Dezember oder Januar heiraten können. Ich würde dann, sobald Ersatz für mich gefunden ist, meine jetzige Stelle verlassen, in die Stadt ziehen, mich an einen Haushalt gewöhnen und nebenbei meine Arbeit in der Phipps-Klinik machen, wo ich noch immer rate-time-research-Assistent bin . . . Die Nachrichten von Europa sind schauderhaft, aber im Moment treffen sie mich nicht *so* sehr, weil ich halt sonst so sehr glücklich bin."

Die verrückte Welt von damals wird durch dieses Einzelschicksal, typisch für jene Zeit, drastisch illustriert: Ruth verläßt ihre Heimat und die Eltern unter schwierigsten Verhältnissen, weil sie durch die jüdische Großmutter in Deutschland nicht unbedingt körperlich gefährdet, aber doch verfemt ist und zudem, unabhängig davon, das „Dritte Reich" heftig ablehnt. In Amerika aber gerät sie in einen Konflikt, weil sie keine reine Jüdin ist!
Im Juni 1942 berichtet sie dann, ihr Mann sei im Krieg, „mehrere tausend Meilen weg von hier (mehr weiß ich selber nicht) mit einer medizinischen Unit, die von unserem Hospital gestellt ist . . ." – offenbar im Pazifik. Sie selbst hat einen Buben, leitet das elektroencephalographische Laboratorium der Phipps-Klinik und ist außerdem noch in Kinderpsychiatrie tätig. Gisela ist als technische Assistentin ihr zugeteilt.
Immer schwieriger wird die Möglichkeit eines Kontaktes. Es werden keine Briefe mehr befördert. Auch nicht mehr in die Schweiz. Am 25. Oktober 1943 versucht Ruth schließlich über das internationale Rote Kreuz, mit uns in Verbindung zu treten und Nachrichten von ihren Eltern zu erhalten. Diese Anfrage erhalten wir nahezu ein halbes Jahr später, am 19. Februar 1944, und Trudi antwortet auf dem vorgeschriebenen Formular: „Nachricht von Karl und Elisabeth Dezember 1943. Alles wohl, wohnen am selben Ort. Zum 70. Geburtstag Ehrung in der ‚Zeitschrift für die Gesamte Neurologie und Psychiatrie' (durch Gruhle).

Solange ein regulärer Briefwechsel noch möglich war, berichtet Ruth immer wieder von den andern Münsingern, die drüben sind, Gerty und Martin Gross-May, Lucie Jessner, Ruth und Gerd Heilbrunn u. a., so daß man den Eindruck gewinnt, alle die Kriegsjahre hindurch hätten unsere Insulin-Mitarbeiter eng zusammen gehalten. Alle haben sie dann später sehr gedrängt, ich möchte einmal hinüberkommen und Pläne geschmiedet, was sie mit mir unternehmen möchten. Ich konnte mich nie dazu entschließen. Dafür hat dann Christian ihre Gastfreundschaft in reichem Maße erfahren.

Kapitel 27

DIE GÄSTE: H. W. GRUHLE

Über Gruhle zu schreiben, fällt mir schwer. Unsere Freundschaft war etwas ganz anderes, für mein Leben Bedeutsameres und Entscheidenderes als jene mit allen andern älteren Fachkollegen, wie Kronfeld, Wilmans, Mayer-Gross, Rümke, später etwa noch Zutt, Jung, Ruffin oder mit gleichaltrigen oder jüngern, sei es in der SGP, sei es in meinem Mitarbeiterstab. Es ist auch kaum möglich, verständlich zu machen, in was unsere gegenseitige Affinität bestand. Größere Gegensätze waren kaum denkbar.

Gruhle, der 14 Jahre ältere, war von stupendem, untrüglichem, genauestem Wissen, nicht nur auf dem gemeinsamen Fachgebiet, sondern weit darüber hinaus in Dingen der Kunst, der Literatur, der Malerei, der Plastik; die Geschichtswissenschaft lag ihm ebenso am Herzen wie seine so zärtlich geliebte Botanik. Dabei gab er sich als reinen Rationalisten; Hintergründiges, nicht logisch Beweisbares, Irreales leugnete, die Bedeutung emotionaler Beweggründe verkannte oder verachtete er.

Die Schärfe und Ausschließlichkeit seines Urteils, seine Neigung zum Absprechen und Verdammen machten ihn zum gefürchteten, z.T. gehaßten Diskussionsredner. Böse Zungen sprachen von ihm als dem angemaßten Praeceptor Germaniae in der Psychiatrie; Kretschmer behauptete, er besuche die Kongresse nur, um jedem auf die Finger zu klopfen und zu sagen, was er falsch gemacht habe; andere wiederum meinten, er erschöpfe sich in rein negativer Kritik, jeder Ansatz zu einer echten Produktivität werde dadurch erstickt.

Solche Urteile sind maßlos übertrieben. Sicherlich hat sich Gruhle zeit seines Lebens durch die Schärfe seiner vor nichts Halt machenden, auf äußerste wissenschaftliche Sauberkeit bedachten, jeder Verschwommenheit und Unklarheit den Kampf ansagenden, scharfen, klar formulierten Meinungsäußerungen zahlreiche Feinde gemacht. Es ist aber durchaus richtig, was Bayer in seinem Nachruf über ihn sagt:

„In nahezu 50 Jahren entstanden 184 Publikationen, darunter zahlreiche Bücher, kurze Aufsätze und weit ausholende Darstellungen, die Gruhles Namen einer ganzen Epoche deutscher Psychiatrie eingeprägt haben und vielfach auch in Grenzgebiete des psychopathologischen Wissens vorgedrungen sind. Ein unabhängiger, kraftvoller, wahrheitsliebender, aller Originalitätssucht abholder, gleichwohl originell in Erscheinung tretender Geist lebt in allen diesen Schriften."

Selbst Kolle, den Gruhle zeit seines Lebens mit Hohn und Spott bedacht hat, schreibt in seinem Nekrolog:

„Alle Gebiete der Psychiatrie hat er mit kritisch-produktiver Arbeit bedacht. Kritische Selbstbesinnung, die oft nicht genug gewürdigt wurde, war die Stärke von Gruhle. Kritiklose Besserwisserei war ihm ein Greuel. Wo er zweckgebundene Geschäftigkeit witterte, zog er kräftig vom Leder. Lobhudeleien jeder Art, geltungsbedürftiges Streben nach Erfolg oder Prioritätsstreitigkeiten verachtete er . . . . Solche Kühnheit konnte nur ein Mann wagen, der geistig unabhängig seinen dornenvollen Weg als Forscher und Lehrer gehen mußte. Niemals hat Gruhle in Wissenschaft und Leben Kompromisse mit dem Zeitgeist geschlossen".

Wie kam dieses Mannes Freundschaft zu mir zustande, der ich doch mit meiner eher diffusen, mehr intuitiv erfassenden als rational wägenden Art, mit meiner Begeisterungsfähigkeit, mit meinen Versuchen, über das exakt messende und wägende Forschen in die Bezirke des Geheimnisses, des Immateriellen vorzustoßen, der ich schon nur als Psychoanalytiker wie ein rotes Tuch auf ihn hätte wirken müssen? Vielleicht waren es die Gegensätze, die sich anzogen. Gruhle war im Grunde ein Schreibstubenmensch, alles, was nicht reine Wissenschaft war, geringschätzend, Politik als unsauberes Geschäft betrachtend; kurz, er war der Typus des deutschen Gelehrten der Jahrhundertwende mit seinem Idealismus, seiner unbedingten Redlichkeit, aber auch seiner Weltfremdheit und einer Haltung zugehörig, die alles, was nicht Humanismus war, eines Gelehrten unwürdig erachtete. Dahinter verbarg sich aber ein großes Maß von Wärme, von Bedürfnis der Nähe, von künstlerischer Intuition. Es fehlte auch nicht ein großes Stück Sensitivität, verborgen hinter der Maske des kühl-ironischen Sekptikers, und schließlich eine Schüchternheit, die man nie bei ihm vermutet hätte. Als Beispiel dafür mag seine Angst vor dem Telephon stehen – es war nicht die Ablehnung von Technik und Maschine schlechthin, denn er war früher ein begeisterter Autofahrer –, die ich immer als Angst vor der fremden Stimme, der man sich stellen mußte, gedeutet habe und die nahe an eine richtige Phobie grenzte. Sie hatte merkwürdige Konsequenzen, so wenn Gruhle alle möglichen Schliche anwandte mit Expreßbriefen und Telegrammen, um einem einfachen Telefonanruf, der ohne weiteres genügt hätte, zu entgehen, und erlöst war, wenn wir seine Nöte durchschauten und das Telefongespräch für ihn führten. Als ich nach dem Krieg vor meinem ersten Besuch in Bonn ein Gespräch mit ihm anmeldete, geriet er in eine richtige Panik und versammelte seine Sekretärin und sämtliche Assistenten um sich, damit sie ihm helfen sollten, wenn der gefürchtete Anruf kam.

Schließlich war da auch viel ungelebte Expansivität. Gruhle fühlte sich, wie er oft durchblicken ließ, angezogen durch das, was er meine „Weltläufigkeit" nannte. Er schätzte augenscheinlich das Ungezwungene, Direkte, den menschlichen Kontakt Pflegende unseres Kreises und zwar in einem Grade, der uns oft in Erstaunen versetzte. Mehr und mehr wurde Münsingen zu seinem zweiten Heim. Nachdem der Krieg eine äußere, nicht aber eine innerliche Zäsur gebracht hatte, blühte diese Freundschaft umso kräftiger auf. Manchmal schien es uns in dieser Spätzeit, Gruhle habe bei uns nun nicht nur eine Art zweite Familie, sondern seine eigentliche Heimat gefunden. Man möchte es eine glückliche Gnade des Schicksals nennen, daß er die letzten paar Monate seines Lebens im Hochsommer und Frühherbst 1958 bis acht Tage vor seinem Tode bei uns in der Waldau und im Ruhren verbringen konnte.

Für uns, aber auch für viele andere Kollegen des gleichen Alters bildete Gruhle eine Brücke zur psychiatrischen Vergangenheit.

Er war der Sohn eines sächsischen Beamten und hatte zwei ledig gebliebene Schwestern. Von seiner Kindheit und Jugend sprach er nie und hatte auch jeden Anklang an den sächsischen Dialekt, der doch sonst immer durchdringt, abgelegt, obwohl er ihn bei Gelegenheit spasseshalber ausgezeichnet sprach. Die Studienjahre verbrachte er zum großen Teil in München. Bei Kraepelin machte er seine Doktorarbeit. In der Gruhleschen Schilderung erschien dieser große Mann als ein recht unsympathischer, polternder Autokrat, der seine ganze Familie tyrannisierte, so daß es – immer nach Gruhle – nicht verwunderlich war, daß seine Töchter (einen Sohn besaß er nicht) fanatische Nazianhängerinnen wurden. Ich habe später mit der einen von ihnen, Toni, noch zu tun gehabt. Aber auch von der ganzen Münchner Atmosphäre zu Beginn des Jahrhunderts mit dem berühmten Schwabinger Künstlerkreis und dort wieder der eigenartigen Figur der Gräfin Reventlow wußte Gruhle bald bissige, bald aber auch bezaubernd poetische Anekdoten zu erzählen.

Schon 1905 kam er als Assistent an die Heidelberger Klinik, um deren Aufstieg zur Weltgeltung dann als Oberarzt, Privatdozent, Extraordinarius und Stellvertreter der Chefs Nissl und später Wilmans mit Leuten wie Jaspers, Wetzel, Kronfeld, Mayer-Gross, Homburger, Beringer usf. mitzumachen.

Nach der Verhaftung und Entlassung von Wilmans wurde er zunächst kommissarisch mit der Leitung der Klinik betraut. Bald hieß es aber, er sei für diesen Posten politisch nicht tragbar. Sein großer Widersacher war Rüdin, damals Leiter der genealogischen Abteilung der deutschen Forschungsanstalt in München, ursprünglich ein Schweizer, der vorübergehend auch den Basler Lehrstuhl innegehabt hatte. Rüdin war ein überzeugter Nazi, mit seinen erbbiologischen Theorien der „sachverständige" Initiant der deutschen Erbgesetze mit der zwangsweisen Sterilisation aller Kranker, bei denen in Überspitzung einer Teilwahrheit eine erbliche Genese angenommen wurde. Am laufenden Band wurden Schizophrene, Manisch-Depressive, Epileptiker usw. unfruchtbar gemacht; aus diesem Geiste heraus ist später die Vergasung der Geisteskranken, d.h. die Ausmerzung „Lebensunwerten Lebens" erwachsen. Gemäß seiner hohen Stellung in der Parteihierarchie war Rüdin zum „Führer" der deutschen Psychiater ernannt worden und hatte damit über das Schicksal jedes Fachgenossen zu bestimmen.

Daß Gruhle mit seinem bösen Mundwerk und seiner unverhohlenen Ablehnung Hitlers ihm nicht genehm sein konnte, war nicht verwunderlich. Gruhle selbst beteuerte uns gegenüber immer wieder, er habe mit Rüdin nie Streit gehabt; „daß ich ihn für ein Rindvieh hielt, habe ich allerdings nie verhehlt", pflegte er freilich regelmäßig beizufügen.

So kam es denn zu seiner Vertreibung aus allen Stellungen, die seiner Ausbildung, seiner wissenschaftlichen Bedeutung und seinem Ruf in Deutschland angemessen gewesen wären. Zunächst erhielt er noch den Bonner Lehrstuhl. Dort erschien aber nach wenigen Monaten ein Mann namens Pohlisch, der sich ihm als sein Nachfolger vorstellte. Gruhle erklärte, keine offizielle Mitteilung erhalten zu haben, daß man ihn seiner Stellung verlustig erklärt habe und blieb. Bald stellte sich dann auch heraus, daß ein Irrtum vorlag, freilich nicht in dem von Gruhle erhofften Sinne. Es gab zwei Psychiater namens Pohlisch und die entscheidenden Nazistellen in Berlin hatten den falschen geschickt. Der richtige traf denn auch bald darauf ein. Gruhle mußte gehen und vegetierte mit seiner Frau und seinen zwei Kindern als Arbeitsloser kümmerlich herum, bis er schließlich eine Stelle als Sachreferent im Ministerium in Stuttgart erhielt. Auch diese Stelle war aber nach Ansicht Rüdins bei der politischen „Unzuverlässigkeit" Gruhles noch immer zu „prominent" und deshalb nicht zu verantworten. So wurde er nun in die „Wüste" verbannt, indem man ihm die Direktion der abgelegenen, in einem ehemaligen Kloster untergebrachten Anstalt Zwiefalten in der rauhen Alb übertrug.

In dieser Periode lernten wir ihn kennen. Es war dies einige Zeit, nachdem Wilmans bei uns schon ständiger Gast geworden und viel von ihm erzählt hatte. Den unmittelbaren Anlaß, ihn zu uns einzuladen, gab ein Vortrag, den Gruhle Ende 1936 in Wien zu halten hatte. Dort kam er in Berührung mit der Insulinbehandlung, hörte von Münsingen und äußerte Rolf Kaiser gegenüber, der damals während kurzer Zeit an der Wiener Klinik hospitierte, den Wunsch, einmal zu uns zu kommen.

Am 21. Dezember 1936 schickte ich ihm daraufhin eine offizielle Einladung, von Brauchli als Direktor unterzeichnet, mit der Aufforderung, sich bei uns ein Bild von der neuen Methode zu machen. Gruhle reagierter in freundlichster Weise, originell, unmittelbar, herzlich, betonte aber, daß es längere Zeit dauern würde, bis er Devisen bekäme, und daß er doch in erster Linie an dem bereits angekündigten großen Insulinkongreß vom Frühling 1937 teilnehmen möchte. Es bestand damals, wie schon erwähnt, bereits die Regelung, daß die Deutschen für eine Reise ins Ausland eine Devisenzuteilung beantragen mußten, was Monate in Anspruch nahm und in seinem Ergebnis erst noch ungewiß war; ein Visum konnten sie freilich ohne weiteres bekommen, dann aber nur 10 Mark mit über die Grenze nehmen. Ich bat deshalb Gruhle, schon im Februar zu kommen, mein persönlicher Gast zu sein und sich ruhig auf seine 10 Mark zu beschränken – das Billet konnte in Deutschland bis zum Bestimmungsort bezahlt werden –, da vor und nach dem Kongreß ein derartiger Trubel herrschen würde, daß eine ruhige Besichtigung der Insulinstation und eine Besprechung all der aktuellen Fragen, die mir am Herzen lagen, kaum möglich sein würde. Zugleich hatte ich einen Ausweg, der sich mir damals in vielen ähnlichen Fällen sehr bewährt hatte: die Einladung für einen Vortrag in der Psychologischen Vereinigung, wofür ein Reisebeitrag von Fr. 50 gespendet werden konnte.

Gruhle kam daraufhin für mehr als eine Woche, nachdem er gleichzeitig noch für den Mai, d.h. den Kongreß, ein Devisengesuch eingereicht hatte. Gleich bei diesem ersten Besuch hat sich die Flamme der gegenseitigen Freundschaft entzündet, wie der folgende Briefwechsel deutlich genug bekundet. Merkwürdig bei der eingefleischten Skepsis und Lust an der Opposition ist es, wie der so kritische, genau beobachtende Gruhle von den Erfolgen der Insulintherapie überzeugt, ja begeistert war. So schrieb er später – am 21. Juni 1937 – an den Präsidenten des Reichsgesundheitsamtes in Berlin, einen Prof. Reiter, den er persönlich kennengelernt hatte, einen Brief, von dem er mir eine Kopie schickte. Er habe, so führte er aus, gehört, daß bei der obersten Reichsbehörde die moderne Behandlung der Schizophrenie nicht günstig beurteilt werde. Er habe nun in Wien mit Poetzl und seinen Assistenten die ganze Frage durchgesprochen:

„Ich war später 12 Tage in Münsingen bei Bern und habe mich von dem ausgezeichneten Max Müller selbst in die Technik der Therapie genau einführen lassen. Wir haben gemeinsam mit aller notwendigen Kritik die Methode und die Ergebnisse durchgesprochen und sind beide von dem Wert des Verfahrens überzeugt; Max Müller mit viel größerem Recht als ich, da er ja über eine sehr große Erfahrung verfügt . . . . Es kann keine Rede davon sein, daß die Spontanremisssionen der Schizophrenie sich von den Heilungen und Besserungen nach der Insulin- und Cardiazolkur nicht unterscheiden. Im Gegenteil sowohl an Zahl als ganz besonders in der Art der Besserung wiegt der klinische Unterschied sehr deutlich. Wenn uns auch noch völlig die Kenntnis davon fehlt, ob die erzielten Heilungen und Besserungen Bestand haben werden, so genügt schon die Länge der bisherigen Erfolge zu dem Entschluß, die neuen Heilmethoden gegen die Schizophrenie weiterhin tatkräftig zu fördern. Wenn Sie Ihren großen Einfluß auch in dieser Richtung geltend machen würden, wären wir Ihnen herzlich dankbar."

Nach allen Richtungen gingen von Gruhle Anregungen aus. Wir lernten auch bald einmal, uns nicht mehr an seinen abschätzigen Redensarten zu stoßen – „dummes Zeug" war bei ihm eine sehr häufige Wendung –, besonders als wir merkten, daß er seine Thesen aus Lust am Streitgespräch absichtlich scharf formulierte, um Widerspruch zu erwecken. Mit der Zeit ergab es sich dann freilich ganz von selbst, daß von beiden Seiten Dinge, über die nun einfach keine Einigung möglich war, wie z.B. die Psychoanalyse, stillschweigend beiseite gelassen wurden. Nie direkt, aber aus mancherlei Äußerungen, über die später noch zu berichten sein wird, merkte ich mit den Jahren, daß Gruhle seine bisherigen, festbegründeten Anschauungen in diesen Fragen einer Revision unterzog oder wenigstens doch nicht mehr mit jener unbedingten Sicherheit vertrat wie früher.

Unerschöpflich war vor allem sein Vorrat an lebendigen Schilderungen der Menschen, mit denen er in Berührung gekommen war. Fast alles bezog sich auf die Heidelberger Zeit. Unvergeßlich ist die Beschreibung seines Lehrers Nissl, eines offenbar kleinen, buckligen Männchens, das bei seinen lebhaften Vorlesungen in seinem Eifer bald hinter dem Katheder verschwand, dann wieder aus der Versenkung auftauchte, den ganzen Tag schwere Zigarren rauchte und nicht nur der weltberühmte Histopathologe des Nervensystems, sondern auch ein ausgezeichneter Kliniker gewesen sei. In besonderem Glanz erschien jedoch ein Kreis von Heidelberger Gelehrten und Künstlern, die nichts mit Klinik und Psychiatrie zu tun hatten und in dem Gruhle und seine Frau ihre schönsten Jahre verbrachten. Es waren dies vor allem der Philosoph Max Weber und seine Frau, dann Leute aus dem George-Kreis, ferner Ricarda Huch, die in einem ihrer veröffentlichten Briefe eine sehr lebhafte Schilderung des damaligen Milieus im Gruhleschen Hause gegeben hat, und viele andere. Natürlich gehörte auch Jaspers dazu, als dessen Lehrer sich Gruhle nach wie vor betrachtete. Später, nachdem Jaspers nach Basel übergesiedelt war, versäumte Gruhle nie, bei seinen Besuchen bei uns auch dort vorbeizugehen, nicht selten mit der Absicht, seinem ehemaligen Schüler „den Kopf zurechtzusetzen", wenn er nach seiner Meinung wieder etwas Dummes oder Falsches gesagt hatte.

Die damalige Existenz der Familie Gruhle im Zwiefaltener Exil war freilich dürftig genug. Vor allem war es die Abgeschiedenheit, die ihn bedrückte, obwohl er der landschaftlichen Umgebung manchen Reiz abgewinnen konnte. Auch die Tätigkeit in einer Anstalt mit fast ausschließlich chronischen Patienten, schlechtem Pflegepersonal und wenig Ärzten behagte ihm nicht. Dazu kamen Haushaltssorgen. Dies alles lastete umso mehr auf ihm, als seine wissenschaftliche Produktivität darunter litt, wobei man nicht vergessen darf, wie sehr sie für ihn das Zentrum seines Daseins bedeutete. So schrieb er im Dezember 1937 u. a.:

„Ich selbst könnte viel produktiver sein, wenn ich nicht für den Haushalt sehr viel mitschaffen müßte. Aber das Aufstehen um 6 Uhr, Versorgung der Zentralheizung und dergleichen brauchen die Vitalität oft auf, so daß ich abends um halb zehn, wenn die ganze Gesellschaft glücklich im Bett ist und es bei mir nun eigentlich losgehen sollte, oft müde und manchmal sogar am Schreibtisch eingeschlafen bin."

Bei diesem unbedingten Primat des Geistigen war nun Gruhle keineswegs ein Asket, vielleicht war es gerade unsere „Weltverbundenheit", von der er oft sprach und schrieb, unsere Freude an leiblichen und sinnlichen Genüßen des Alltags, was ihn anzog. Schöne Frauen bedeuteten ihm viel, es war auch unverkennbar, wie er sich da und dort verliebte und in charmanter Weise flirtete; manchmal brach sogar so etwas wie eine bubenhafte Abenteuerlust bei ihm durch; er war begierig, neue Menschen, neue Gegenden, neue Speisen kennenzulernen, war dann von großer Unternehmungslust und machte begeistert unsere gelegentlichen Autoausflüge mit, die übrigens vielfach in seinem geliebten Murten endeten. Die dortige Landschaft liebter er über alles, weil sie für ihn etwas Südliches hatte; immer wieder konnte er davon erzählen, wie er als junger, lediger Privatdozent von Heidelberg aus oft über ein Wochenende in die kleine Stadt am See gefahren war, mit keiner andern Absicht, als dort einige ruhige Stunden zu verbringen. Gruhle erwies sich überhaupt als ein sehr guter Kenner der Schweiz, auch des Kantons Bern, sogar des hintersten Emmentals, wo er in seinen jungen Jahren oft gewandert war.

Besonders unerträglich waren die damaligen Lebensumstände für Frau Gruhle. „Man muß halt in einer so abgelegenen ländlichen Anstalt mit vielem oder vielmehr mit wenigem zufrieden sein", schrieb er im Oktober 1937, „Mir glückt es zur Not; meiner Frau nicht, sie ist dauernd unglücklich." Schon von Anfang an luden wir sie deshalb mit ein, und beim zweiten Besuch Gruhles anläßlich des Münsinger Kongresses kam sie denn auch mit.

Über die Herkunft Ada Gruhles weiß ich nichts. Sie war das Pflegekind des Ehepaars Geheb, das die berühmte Odenwaldschule leitete und später, nach der Emigration in die Schweiz, die Ecole d'Humanité eröffnete, die nach verschiedenen Irrfahrten ihre bleibende Stätte auf dem Hasliberg fand. An Paul Geheb hingen sowohl Frau Gruhle wie Gruhle selbst mit großer Verehrung; Geheb war – ich habe ihn ein einziges Mal mit Gruhle zusammen auf dem Hasliberg besucht – eine auch in seinem hohen Alter noch imponierende pädagogische Figur. Die Ideale, die er vertrat, schienen freilich als Ausläufer der deutschen Jugendbewegung von Beginn des Jahrhunderts nun schon etwas antiquiert geworden. Frau Gruhle, gescheit, gebildet, künstlerisch begabt, hatte sich in Bildhauerei versucht und war sicher in ihrer Jugend sehr anziehend gewesen. Jetzt aber erschien sie unzufrieden und verbittert. Wir luden sie wohl wiederholt ein, sie kam auch nochmals im Frühling 1938 allein nach einem Besuch bei Gehebs zu uns. Später aber waren wir froh, Gruhle jeweils allein bei uns zu haben, und mir scheint, er selbst zog dies ebenfalls vor. Die eigentümlichen Wesenszüge Frau Gruhles verstärkten sich übrigens in der Folge noch ganz erheblich und wurden lange nach dem Krieg die Ursache zu einem tiefgehenden Zerwürfnis zwischen ihr und uns, worunter Gruhle, obschon er selten davon sprach, sehr litt.

Nach und nach gewöhnte er sich daran, die verständliche Scheu, ohne Geld zu uns zu kommen, zu überwinden. Er hielt auch regelmäßig Vorträge in der Psychologischen Gesellschaft; sein Repertoire an interessanten Themen, besonders auf dem Grenzgebiet zur Kunst, war unerschöpflich. Zwischen seinen Besuchen schrieb er häufig in gepflegtem Stil, aber unmittelbar und offen von seinem Leben und den vielen Kümmernissen. Ganz besonders bedrückte ihn und seine Frau die politische Entwicklung, die nach dem Einmarsch der Nazi in Österreich unaufhaltsam und für jedermann sichtbar dem Kriege zutrieb. Die Münchner Konferenz im Oktober 1938 brachte lediglich für einen Augenblick ein gewisses Aufatmen; man spürte nur zu gut, daß es sich um keine Lösung, sondern höchstens um einen Aufschub handelte und erschrak über die Schwäche, die die Westmächte bei dieser Gelegenheit offenkundig zeigten. Gruhle schrieb uns auf die Festtage im Dezember 1938:

„Sie können sich denken, daß uns das Leben jetzt doppelt schwerfällt. Ohne die Kinder wären wir beide längst verschwunden. Die Kinder wachsen fröhlich heran, der Junge wird groß, über 14 Jahre. Er ist Gott sei Dank lebendig und aufnahmefähig, so daß ihm von uns manches zuströmt, was sich sonst ins Weitere wenden würde. Ich bin immer noch in Mimik und Physiognomik vertieft und schreibe auch viel Referate, um die betreffenden Bücher zu bekommen. Drängten nicht andere literarische Verpflichtungen, würde ich mich ganz in die Masken des antiken Theaters versenken. Der tägliche Dienst erschöpft sich in unendlichem Kleinkram und in dem Bemühen, alle die gehässigen Kümmernisse, die sich hier im Dorf die Menschen gegenseitig bereiten, freundlich auszugleichen."

An allem, was unsere Familie betraf, an Trudis Augenerkrankung, an meiner Herzgeschichte, an den Kindern, nahm er den lebhaftesten Anteil. Als ich ihm im Frühling 1938 meine Wahl zum Direktor mitteilte und ihn gleichzeitig um Rat bat, ob ich mich in erster Linie auf eine Reorganisation der Anstalt stürzen oder den Betrieb wie bisher weiter gehen lassen solle, um mehr Zeit für andere Dinge zu haben, ging er ausführlich darauf ein:

„Ihr Brief war mir eine rechte Freude", schrieb er am 8. Mai 1938. „Es ist sehr schön, daß Sie nun aller äußeren Sorgen ledig sind und daß auch die Hauptsorge um die Gattin sich der Hauptsache nach behoben hat . . . . Sie haben eine so gut laufende Anstalt, daß Sie nicht allzuviel Zeit darauf zu verwenden brauchen. Einiges, was der alte Herr gerade noch eingerichtet hatte, werden Sie schnell abändern können. Es wäre schön, wenn Sie aus Ihrer Anstalt insofern eine Klinik machen könnten, als Sie für etliche Ihrer Mitarbeiter gescheite Themen aus dem Ärmel schütteln zu wissenschaftlicher Bearbeitung. Das hatte ich mir immer als Ideal gedacht, daß man nicht nur selbst schafft, sondern andere um sich herum dazu anleitet. Wenn ich eine Sorge für Sie habe, so ist es höchstens, daß die Praxis Sie allzusehr erfaßt und auf Amsterdam, Brüssel nun Belgrad, Budapest, Prag, Rom und so weiter folgen. Das wäre sehr schade, denn es sind in unserem Fach nicht mehr so viele, die wissenschaftlich etwas zu sagen haben. Wie schön wäre es, wenn wir uns ab und zu aussprechen könnten. Aber es ist leider wenig Aussicht . . . .."

Gruhle schreibt dann noch von einem Ischias-Rückfall seiner Frau.

„Sie liegt viel, und ich muß im Haushalt sehr viel schaffen, selbst Fenster putzen und derlei schöne Sachen. Aber was hilft es. Ich danke es dem Feldzug (1. Weltkrieg) als Lehrmeister, daß man sich damals in alles zu schicken gelernt hat."

Die zunehmende politischen Spannungen und das Wissen um das Unvermeidliche bewirkten eine eigentümliche Atmosphäre der innerlichen Abschließung und des Sich-Zurückziehens. Ich weiß nicht, ob es daran lag, daß Gruhle in der ersten Hälfte 1939, obwohl dies aus äußeren Gründen, soviel mir erinnerlich ist, noch möglich gewesen wäre, nicht mehr nach Münsingen kam. Vom 24. August dieses Jahres datiert sein letzter ausführlicher, ungeschminkter und herzlicher Brief; nachher verhinderte die Angst vor der Zensur und den möglichen Folgen jede intimere Äußerung, und es blieb bei kurzen, sachlichen, ja förmlichen Mitteilungen. So soll dieser letzte Gruhlesche Brief vor dem großen Dunkel hier vollständig wiedergegeben werden:

„Das Referat über den Weber'schen nihilistischen Wahn gibt mir den letzten Anstoß, Ihnen wieder einmal zu schreiben. Man weiß ja sowieso nicht, wie lange man noch schreiben kann. Aber zuerst bitte ich sehr darum, daß Sie wieder einmal von sich hören lassen.

Was macht das Herz, um zuerst bei Ihnen zu bleiben, was macht das Leben, was macht die Freude am Leben? Sind Sie in der neuen Wohnung nun schon ganz eingewöhnt? (Die neurenovierte Direktorswohnung). Ich hoffe doch noch einmal die Lösung des interessanten Korridorproblems zu sehen und alle die interessanten Fragen, die wir damals fröhlich erörterten. (Gruhle hatte uns im Sommer 1938 noch besucht, als die Wohnung gerade im Umbau stand.) Was macht die Anstalt und die Mitarbeiter? Alles interessiert mich. Sie werden nun nicht mehr den schönen Impetus so stark erleben, der damals die Insulinkur bei allen in Ihrer Zentrale auslöste. Überall wird sie nun durchgeführt, und so sehr wir ihr auch hier treu bleiben, so stark wird doch der Wunsch nach einer begründeten Theorie. Man kommt sich noch immer dabei ein wenig als Kurpfuscher vor. Wir wären froh, wenn Ihre Initiative und Ihre Erfahrung uns auch noch eine Theorie bescherte.

Was macht die Gattin, die Kinder? Bald ist Ihr Junge wohl fertig, und was dann?

Unser Leben hier verläuft äußerlich still, wie Sie sich denken können; natürlich nimmt das lebhafte Temperament meiner Frau an allem Zeitgeschehen einen so lebhaften Anteil, daß es nicht immer leicht ist, standzuhalten. Ich selber flüchte mich dann in die Zeitlosigkeit der Statistik. Sie schlägt mich immer mehr in den Bann. Ich habe jetzt das Kapitel aus meinem Verbrecherbuch fertig über den Selbstmord. Es ist fast selbst ein kleines Buch geworden. (Und erschien dann als ein solches bald danach.) Wenn man sich dabei in die seltsamen Abläufe der Zahlenreihen vertieft und deren Bedeutung versucht, wird man ganz monomanisch. Viele Jahre hatte Sachsen-Coburg-Gotha in Deutschland die höchste Selbstmordziffern, selbst höher als das übrige Thüringen. Als ich im Überschwang meines Deutungsdranges meiner Frau davon erzählte, war sie empört. Was mich Sachsen-Coburg-Gotha angehe. Es gebe wichtigere Fragen in unserer Zeit . . . . Daß ich daneben auch noch anderes getan habe, beweisen Ihnen die gleichzeitig kommenden Separata. Meine sehr erweiterte Neuausgabe der Mimik von Pideritt war fast fertig. (Es handelte sich um die 4. Auflage eines Mitte des letzten Jahrhunderts erschienenen Buches, an der Gruhle schon seit längerer Zeit intensiv gearbeitet hatte.) Da starb die Verlegerin. Nun war die große Arbeit umsonst. Aber ich habe doch viel vom Historischen bei diesem Studium der Mimikprobleme gehabt.

Am 1. Oktober soll ich wieder einmal auf 4 Wochen einrücken, wenn die Zeitereignisse das nicht überholen. Von vielem andern läßt sich nicht schreiben. Die Kinder wachsen ordentlich heran, äußerlich ist alles in Ordnung."

Ein letzter handgeschriebener Gruß ist vom 21. Dezember 1939, also schon im Krieg, datiert. Er ist kurz, verspricht bald Ausführlicheres, was dann aber nie kommt und enthält die Mitteilung, daß er eingerückt sei. (Er war damals im Lazarett Winnenden bei Stuttgart tätig, das Geisteskranke beherbergte.) Er dankt für die zugeschickte Schokolade, „die zuhause große Freude hervorgerufen hat, nicht nur der Substanz wegen, sondern weil sie und die Gattin freundlich unserer dachten. Das ist heutzutage besonders schön."

Wider Erwarten gelingt es aber, Gruhle mit einer Einladung für die Psychologische Vereinigung im Frühling 1941, kurz vor Beginn des russischen Feldzuges, nochmals nach Münsingen zu bekommen. Über diese abenteuerliche Angelegenheit und das eindrückliche Wiedersehen mitten im Kriege will ich gesondert berichten. Ebenso über meinen mißglückten Versuch, Gruhle, der 1940 die bessere und in der Nähe der Stadt Ravensburg gelegene Anstalt Weissenau übernommen hatte, auf dem Wege einer Einladung zu einem Referat über den Elektroschock am Deutschen Psychiaterkongreß in Würzburg – er wurde zum Schluß auf unbestimmte Zeit verschoben – zu besuchen. Seine Funktion als Direktor von Weissenau konnte er freilich kaum je ausüben, da er dauernd, was ihm übrigend nicht unangenehm war, an sein Lazarett gebunden war. So schrieb er mir im Februar 1942 „in alter Anhänglichkeit" einen wiederum kurzen Brief: „Meine Frau und die Barbara leben weiter in Weissenau in unsrer schönen Wohnung mit großem Garten. Das ist mir eine große Beruhigung." Dies ist für volle 3 Jahre das letzte Lebenszeichen. Erst im April 1946 ist die Korrespondenz mit Deutschland wieder frei und beginnt unser Briefwechsel von neuem, intensiver als je zuvor.

Kapitel 28

DIE WAHL ZUM DIREKTOR

Ich habe bereits berichtet, wie ungünstig sich der Zustand Brauchlis in diesen Jahren entwickelt hatte. Er wurde immer bedrückter, mißmutiger, körperlich hinfälliger, uninteressierter am Gang der Anstalt. Mit seinen Kindern bestanden latente, trotzdem sehr intensive Spannungen. Sie hatten es aufgegeben, immer wieder neu auf seinen Rücktritt zu drängen; er fühlte es aber wohl, wie sehr jedermann darauf wartete und wie sehr man auch Anstoß an seinen mancherlei Entgleisungen nahm. Trotzdem schien es, dieser Zustand könne noch während unbemessener Zeit anhalten.

So war es dann doch eine große Überraschung, als er zu Beginn des Jahres 1938 – er war damals 76jährig – bekannt gab, er werde auf Ende Mai zurücktreten. Für die noch verbleibenden 5 Monate zog er sich von allem zurück, überließ mir nun auch ganz offiziell die Leitung der Anstalt, die ich in Wirklichkeit ja schon lange innegehabt hatte, und verließ kaum mehr seine Wohnung.

Im Grunde konnte kaum ein Zweifel bestehen, daß ich sein Nachfolger würde; es gab aber doch noch einige bange Momente. Man wußte nicht, ob von der Waldau irgendeine Quertreiberei zu erwarten sei; auch ging das Gerücht, Steck in Lausanne, obwohl er inzwischen Cery und den Lehrstuhl bekommen hatte, sehne sich derart nach dem Kanton Bern zurück, daß er möglicherweise Münsingen seinem Ordinariat vorziehen würde. Es mag sein, daß solche Zweifel mich mehr als nötig plagten, weil ich allein war und sonst viel Kummer hatte. Kurz vor Neujahr war Trudi an einer schweren Retinitis des linkes Auges mit Netzhautablösung erkrankt. Ich hatte sie nach Davos bringen müssen, wo der dortige Spezialist Semadeni eine Tuberkulose annahm und einen Kuraufenthalt von unbestimmter Dauer verordnete. Ich fuhr hinauf, so oft es ging. Das Haushalten mit den Kindern, besonders den beiden Töchtern, war zudem nicht leicht, da sie sich mit dem Dienstmädchen, dem ich sie meist überlassen mußte, nicht vertrugen.

Es ging dann aber mit der Wahl alles rascher und einfacher, als ich befürchtet hatte. Auf die Ausschreibung hin, die nicht zu umgehen war, meldete sich außer mir niemand. Ich habe dies als einen besonders freundlichen Akt kollegialer Solidarität empfunden, denn es waren in jenem Zeitpunkt genügend qualifizierte Leute da, die sich unter andern Umständen sicher um die Stelle beworben hätten; so aber hieß diese Zurückhaltung, es sei selbstverständlich, daß Münsingen mir gehöre. Mouttet tat dazu noch ein übriges. Er ließ mich unter Umgehung der Aufsichtskommission unmittelbar nach Schluß des Anmeldetermins von der Regierung wählen und teilte mir dies mit der Bemerkung mit, ich hätte darin eine besondere Ehrung zu erblicken. Dies beweist übrigens neuerdings, daß das Dekret von 1936 der Aufsichtskommission keineswegs das Vorschlagsrecht für die Direktorenwahl entziehen wollte. Auch von Außenstehenden wurde meine Wahl als eine Art von Berufung aufgefaßt, so z. B. vom Klaesi, der mir einen überströmend herzlichen Brief aus Monte Carlo schrieb. Da er ein bezeichnendes Licht auf unsere keineswegs nur negativen Beziehungen wirft – ich werde darauf zurückkommen –, muß ich einiges daraus anführen:

„Mit herzlicher Freude und Genugtuung habe ich hier von Ihrer Wahl Kenntnis genommen und mit ganz besonderer Freude und Genugtuung auch von der für Sie so ehrenvollen Form derselben. So selbstverständlich und verdient in Ihrem Fall die Wahl auf dem Berufungswege auch war ... so sehr bedeutet es doch Förderung und Unterstützung, das Verdienst so gewertet und anerkannt zu wissen, wie es in Ihrem Fall nun wieder geschehen ist.
Für mich selbst freue ich mich auch aufs herzlichste der künftigen innigen Zusammenarbeit mit Ihnen ... es wird mir eine sehr große Freude sein, alle diese und noch andere Wünsche mündlich bekräftigen zu können und Sie wiederzusehen."

Es gelang dann, den Abschied Brauchlis doch noch freundlich und harmonisch zu gestalten. Ich schickte den Zeitungen Würdigungen seiner Lebensarbeit, und beim Abschiedsessen mit mehreren Regierungsräten, der Aufsichtskommission, den Direktoren der andern Anstalten etc. und mit einer Reihe von Ansprachen war der alte Herr sichtlich zufrieden, ja glücklich. Ein damals von Rolf Kaiser aufgenommener Film läßt dies deutlich erkennen.

Die letzte Zeit Brauchlis nach seinem Rücktritt war nicht sehr erfreulich. Die ungeheure politische Spannung lastete auf allen. Er selbst fühlte sich heimatlos, wußte sichtlich nicht recht, wie er den Rest seines Lebens gestalten sollte, war eine Zeitlang bei den Kindern, dann wieder in einem Hotel am Zuger See und mietete sich auch in Bern noch eine kleine Wohnung; aber schon im nächsten Jahr, in den Tagen des Kriegsausbruchs, starb er im Salem-Spital.

Ein sonderbarer Zufall wollte es – infolge der Kriegsereignisse hatte man zwei Tagungen der SGP (Herbst 1939 und Frühling 1940) ausfallen lassen –, daß ich meinen Nekrolog über ihn in der gleichen Sitzung im Oktober 1940 in Solothurn hielt, an der auch die Nachrufe auf von Speyr durch Fankhauser aus der Waldau und auf Good durch Rolf Kaiser erfolgen. So wurde Brauchli noch im Tode durch das Schicksal mit seinem alten Lehrer und Freund und mit seinem langjährigen Mitarbeiter und Widersacher zusammengebracht!

Meine Übernahme der Direktion hatte ein Nachrücken der Oberärzte zur Folge. Kaiser wurde stellvertretender Direktor, Margrit Doepfner kam an seine Stelle als 2. Oberarzt, und den vakanten Posten übernahm Fred Singeisen, der sich ja schon zwei Jahre vorher beworben hatte.

Nun war ich endlich am Ziel, das ich so lange erstrebt hatte! Frei konnte ich nun schalten, und alle die vielen Pläne, die mir für die Ausgestaltung der Anstalt seit Jahren durch den Kopf gegangen waren, ohne das drückende Hemmnis der untergeordneten Stellung verwirklichen. Es fehlte aber das restlose Glücksgefühl, von dem ich immer geträumt hatte; das befreite Aufatmen war nicht ungetrübt. Ich wußte damals noch nicht, daß jede derartige Situation, daß jede lang erstrebte, glückliche Wendung des Lebensganges unweigerlich auch eine Leere, ein Stück leiser Enttäuschung mit sich bringt. Es muß wohl jeder diese Erfahrung selbst machen, sie am eigenen Leibe erfahren, bevor er sich von ihrer Gesetzmäßigkeit überzeugen läßt.

Damals also wußte ich dies nicht und kreidete es mir als Fehler und Schwäche an, wenn ich nun statt freudig vorwärts zu stürmen, ernüchtert, ja deprimiert war. Es schien mir plötzlich, mit meinen 44 Jahren sei ich bereits zu alt, hätte den richtigen Schwung nicht mehr, hätte früher schon diese Stellung bekommen müssen, jetzt sei es zu spät . . .. Die guten Ideen, die mir immer vorgeschwebt hatten, ließen sich plötzlich nicht mehr fassen. Ich fühlte mich müde und sah die vor mir liegende Aufgabe als einen mühsam zu überwindenden Berg.

Mein damaliger Zustand ist nun allerdings wohl nicht nur als normale Reaktion auf das plötzliche Aussetzen jenes Kampfes zu werten, den ich jahrelang geführt hatte, des Kampfes mit den widrigen Umständen meiner Stellung, mit der vermeintlichen oder wirklichen Beeinträchtigung meiner Aktivität.

Alles, was in den vorstehenden Kapiteln dieses Abschnittes geschildert wurde, hatte sich auf vier kurze Jahre zusammengedrängt. Auch heute noch will es mir rückblickend scheinen, ich hätte mich damals über jedes Maß hinaus ausgegeben und in unverantwortlicher Weise mit meinen Kräften gewuchert. Was ich hier der Aufzeichnung würdig fand, die hektische Expansivität des Insulinbetriebes, die vielen Besucher, das gesellige Leben in unserer Wohnung, die vielen Reisen und Vorträge, die umfangreiche Korrespondenz, die wissenschaftliche Arbeit – dies alles bedeutete ja eine Art von „Überzeitbetätigung“, die zu den Alltagsaufgaben hinzukam und neben einer Routinearbeit einher zu gehen hatte, die unter den geschilderten Umständen mit der Leitung der Männerabteilung, mit der im Grunde nicht nur stellvertretenden Leitung der Anstalt, mit den vielen, vielen Gutachten und der Privatpraxis allein schon reichlich genügt hätte, um ein normales Arbeitspensum zu erfüllen. In meinen Briefen an Vertraute, wie z. B. Gruhle oder Kronfeld, klagte ich denn auch immer wieder über Übermüdung, über mein Bedürfnis nach Ruhe und Entspannung und darüber, daß ich oft am Ende meiner Kräfte sei.

So war denn in diesem Sommer 1938 nach meiner Wahl wohl eine erst jetzt in Erscheinung tretende Erschöpfung an meiner Niedergeschlagenheit mitschuld.

Sie sollte sich auch körperlich äußern. Als ich mit Gruhle zusammen Trudi besuchte, die mit den Mädchen in Wengen in den Ferien war und dabei einen Ausflug auf den Männlichen machte, merkte ich plötzlich, daß ich nicht mehr recht steigen konnte. Ich mußte ganz langsam gehen, um eine richtige Dyspnoe zu vermeiden und stellte den Unterschied besonders deutlich zu Gruhle fest, der mit seinen bald 60 Jahren mir wie ein Reh davonzuspringen schien, während ich mühsam nachkeuchte. Eine Untersuchung bei Walter Hadorn – damals hat meine ärztliche Betreuung durch ihn angefangen – war recht alarmierend: ich sei kardial leicht dekompensiert; er wies mich sofort ins Salem-Spital zur genauen Untersuchung; sie ergab eine leichte Lungen- und Leberstauung. Es wurde ein längerer Erholungsurlaub, eine Abmagerungskur und ein striktes Rauchverbot verordnet.

In meiner damaligen Stimmung war dieser Befund natürlich sehr geeignet, mich noch mehr niederzudrücken und allerlei schlimme Vorahnungen zu wecken. Walter Hadorn glaubte in guten Treuen, mir die Situation schwarz malen zu müssen, um mich zu bewegen, mein gehetztes Dasein zu unterbrechen und das Rauchen zu lassen. So geriet ich zu allem noch in eine hypochondrische Überbewertung meiner Beschwerden, die dann wiederum Hadorn den Kopf schütteln ließ.

Zur „Erholung" ging ich zunächst in das Ferienhaus meiner Tante nach Merlingen, wo ich mich vor ein paar Jahren so wohl befunden hatte. Meine Hauptbeschäftigung bestand im Malen, nachdem ich im Jahr zuvor in meinem geliebten Ascona damit angefangen hatte. Was ich als völliger Autodidakt produzierte, war mäßig, ganz naturalistisch und sicher von keinem höheren Funken beflügelt. Farbenzusammenstellungen, die ich versuchte, gingen mehr in die Richtung schüchterner Komplementärwirkungen, als daß ein subtiler Geschmack sie geleitet hätte. Das Ganze machte mir aber großen Spaß, nicht zuletzt wohl deshalb, weil der Geruch der Ölfarben mir von klein auf lieb gewesen war.

In dieser idyllischen Beschaulichkeit mit dem unruhigen Hintergrund ängstlicher Befürchtungen besuchte mich eines Tages Morgenthaler, geschickt von dem ratlos gewordenen Walter Hadorn, sichtlich um mit mir Psychotherapie zu betreiben. Es war dies eine mehr als komische Situation; ich ließ ihn auch unverblümt merken, daß er mir als Freund sehr willkommen sei, als Psychotherapeut aber fehl am Platze erscheine.

Ein weiterer Erholungsaufenthalt, verbunden mit einer Abmagerungskur bei strenger Früchtediät, fand auf Hadernschen Rat in Bordighera statt. Diese Zeit ist mir in einer eigentümlichen herbstlich-wehmütigen Erinnerung. Ich fühlte mich alt und verbraucht, das Rauchverbot und die strenge Diät erweckten das Gefühl von Invalidität, ich träppelte mit Trudi in der wundervollen, im Gegensatz zur französischen Riviera so ganz unsentimentalen, herben, aber großartigen, ja biblischen Landschaft herum und kam mir vor wie Basil Zacharow; dieser war einer der damaligen Rüstungsmillionäre und spielte eine ähnliche Rolle wie später Niarchos und Onassis; es kamen immer wieder Bilder in den Illustrierten, auf denen er, in Decken gehüllt, von einer hübschen Krankenschwester im Rollstuhl auf den Boulevards von Cannes und Nizza spazierengefahren wurde. Zu der weltschmerzlichen Untergangsstimmung trug noch bei, daß es die Zeit der Münchner Konferenz war und man wußte, daß jeder Tag den Krieg bringen konnte. Die Hetzreden Mussolinis, die aus den auf Plätzen und Straßen aufgehängten Lautsprechern tönten, ließen die Passanten zwar gleichgültig; sie brachten aber ein vibrierendes, drohendes Element in die Atmosphäre. Dabei wußte man nicht, was man wünschen sollte: Ein Nachgeben von England und Frankreich erschien ebenso schlimm, ja noch schlimmer als ein sofortiger Bruch mit Hitler, denn man spürte genau, daß ein neuerlicher Kompromiß den Ausbruch des zweiten Weltkrieges doch nur hinauszögern würde. Täglich stellte sich die bange Frage, ob man abreisen müsse, um sich noch rechtzeitig über die Schweizer Grenze flüchten zu können. Dafür bildeten die da und dort auf den Straßen noch anzutreffenden schwedischen und dänischen Autos einen Anhaltspunkt. Es war einfach, sich vorzustellen, wieviel weiter sie von zu Hause entfernt waren als wir, und man konnte sich sagen, so lange sie noch in der Gegend blieben, bestehe für uns kein Grund zum Aufbruch.

Schließlich machten wir uns doch auf den Weg, mit Rücksicht auf mein Schwächegefühl infolge der Abmagerung, der Digitaliswirkung, für die ich, wie sich später herausstellte, überempfindlich war, und vor allem meiner Stimmungslage wegen, in Etappen. In der ersten Zwischenstation, in Genua, wo wir übernachteten, brachten die Zeitungen und die Lautsprecher die Nachricht vom Münchner Abkommen und den optimistischen Aussprüchen Chamberlains. Von besonderer Freude war in den Straßen nichts zu spüren, der Alltag schien in keiner Weise verändert. Wir selbst waren aber doch, so bedenklich die Zukunft weiterhin schien, für den Augenblick erleichtert; ich erinnere mich noch deutlich, wie wir uns zur Feier dieses Tages am Abend in einem Restaurant, das sonderbarerweise im Gerüste eines Neubaus seine Freiluftplätze eingerichtet hatte, unser italienisches Leibgericht, gebackene Frutta di Mare, servieren ließen.

Im übrigen war diese Rekonvaleszenz keineswegs eine verlorene Zeit. Ich hatte nun Muße, über vieles nachzudenken, was im Drängen der vergangenen Tage zu kurz gekommen war. So unvermutet, überstürzt hereinbrechend wie eine Flut war die Veränderung meines Daseins vor sich gegangen: Der Aufstieg aus einem von Minderwertigkeitsgefühlen, Unsicherheit und ehrgeizigen Wünschen geplagten, bescheidenen Leben zu überwältigender Anerkennung, äußerem Glanz und der Weltgeltung Münsingens. Ganz unmerklich hatte ich in diesen Jahren zudem einen Schritt getan, der wohl in ähnlichen Lagen für jeden die Möglichkeit zum Zurückweichen und Stolpern enthält, der Schritt vom „Schüler" zum „Meister".

Man darf nicht gering schätzen, was es bedeutet, nicht mehr der nur Lernende zu sein, der empfängt und mit vollem Recht sich noch als Anfänger betrachten kann, der für seine Pläne, Versuche und Entscheidungen nicht die volle Verantwortung zu tragen hat, sondern sich immer gedeckt weiß durch einen älteren, erfahreneren Vorgesetzten; dieser bleibt, so mangelhaft er auch sein mag, doch immer eine Vaterfigur, der man die letzte Kompetenz und Verantwortung zuschieben kann. Es kommt dann aber der Augenblick, wo man unweigerlich diese Rolle mit ihrem Gegenteil vertauschen muß. Aus dem Lernenden wird ein Lehrender. Damit sind selbstverständlich nicht populäre Vorträge oder Unterrichtsstunden für das Pflegepersonal gemeint. Das Problem spielt auf einer höheren Ebene. Da sind plötzlich jüngere Kollegen, da sind Abteilungsschwestern und Abteilungspfleger, Oberschwestern und Oberpfleger, für die man zur Autorität geworden ist. Da gibt es kein Kneifen und Ausweichen in die eigene Unsicherheit mehr. Mit Bedenken und Zweifeln ist denen, die Rat und Erleuchtung suchen und denen man Weisungen zu erteilen hat, nicht gedient. Ob es einem paßt oder nicht, es besteht nun der eiserne Zwang zur Entscheidung. Einfach strukturierte Naturen mag dies nicht allzu sehr belasten. Wenn man aber gewohnt ist, zu fragen und wieder zu fragen, zu versuchen, den Dingen auf den Grund zu kommen, sie von allen Seiten zu beleuchten – wo ist dies notwendiger und gleichzeitig schwieriger als in der Psychiatrie mit ihren schwankenden Grundlagen? –, so kommt man ohne Kompromisse und ohne Vergewaltigung der eigenen Skrupel und der eigenen Kritik kaum aus.

Dieser Prozeß der Wandlung kann unabsehbare Folgen haben. Die Versuchung liegt nahe, die eigene Unsicherheit zu ersticken und einen Panzer von zur Schau getragener Entschiedenheit aufzubauen, indem man von keinem Hauch eines Zweifels berührt wird, sich selbst als das Maß der Dinge nimmt und jede Diskussion, jeden Rat als mit der mühsam errichteten Autorität unvereinbar von sich weist. Sicher haben es Menschen, die zu Selbstkritik unfähig sind oder sich in eine solche unangreifbare Haltung geflüchtet haben, in gehobenen Stellungen leichter. Sie sind durchschlagskräftig, bleiben unangefochten, auch wenn sie große Fehler machen, und bilden für die Masse den Prototyp der ersehnten, jede Verantwortung übernehmende Autorität.

Diese Wandlung hatte sich bei mir vollzogen, lange bevor ich Direktor wurde, vor allem durch die Anforderungen des Insulins, wo ich in die Rolle des sachverständigen Führers gedrängt wurde. Ich empfand die Notwendigkeit dieses Schrittes schmerzlich und hatte ein schlechtes Gewissen, wenn ich Meinungen äußern und Befehle erteilen mußte, von deren Richtigkeit ich selbst nicht restlos überzeugt war, sah aber zu genau ein, daß ich meine Mitarbeiter nur bis zu einem gewissen Grade mit meinen eigenen Zweifeln und ungelösten Problemen belasten durfte. Je mehr ich übrigens meiner selbst sicher wurde, desto weniger brauchte ich solcher apodiktischer Urteile; die Autorität schien sich ganz von selber einzustellen und nicht darunter zu leiden, wenn ich bekannte, dies nicht zu wissen und über jenes nicht völlig klar geworden zu sein und wenn ich Entscheidungen immer seltener traf, ohne vorher ausgiebig das Problem mit jenen Mitarbeitern, denen ich darüber ein Urteil zutraute, diskutiert zu haben.

Es scheint mir überhaupt gerade damals, in jenen Anfängen meiner Direktionstätigkeit, ein entscheidender Wandel in der Art, wie ich die Dinge anpackte, eingetreten zu sein. Während mir früher das bestimmte Wollen und Planen und die Durchsetzung meiner Meinung selbstverständlich gewesen waren, ließ ich nun die Dinge mehr und mehr an mich herankommen. Ich glaubte zu erkennen, daß alles seine Zeit zur Reife benötige, sich harmonisch entwickeln müsse und nicht vergewaltigt werden dürfe; auch jetzt noch meine ich, die Entwicklung in Münsingen und sogar in der Waldau habe mir darin recht gegeben. Davon aber später.

Mit Depression, körperlichem Versagen und selbstkritischer Besinnung begann also meine Tätigkeit als Direktor in Münsingen. Dies heißt aber nicht, daß in dieser ersten Zeit nach dem Ausscheiden Brauchlis überhaupt nichts unternommen wurde. Das meiste ging seinen ruhigen Gang weiter, da ich ja schon vorher zwar nicht nominell, aber faktisch die Anstalt geleitet hatte. Es traten auch gleich schon zwei nicht unwichtige Probleme auf mich zu. Die einzige Direktionssekretärin, Frl. Bühler, war vor einiger Zeit pensioniert worden, und an ihrer Stelle hatte Brauchli gegen meinen Rat einen Patienten, Hauser, angestellt, der wegen zahlreicher Delikte, vor allem Betrügereien, aber auch fahrlässiger Tötung, weil er sich als Kurpfuscher betätigt hatte, dauernd bei uns verwahrt worden war; es handelte ich um einen Schizophrenen, dem man aber, abgesehen von seinem manirierten Wesen, bei seiner Unzugänglichkeit und Verschlossenheit nicht viel anmerkte. Brauchli hatte sich von seiner zuverlässigen Arbeit und von seinem unscheinbaren, stillen und höflichen Wesen einnehmen lassen. Nun stellte sich heraus, daß er im geheimen ein Doppelleben führend, zahlreiche dubiose Geschäfte unternommen und auch bei manchen vertrauensseligen Pflegern unter unwahren Angaben größere Darlehen aufgenommen hatte. Es war eine peinliche Situation. Die Anstalt lief Gefahr, für den Schaden, namentlich an ihren eigenen Leuten, haftbar zu werden; dabei konnte ich unmöglich meinen früheren Chef, der eigentlich an allem Schuld trug, desavouieren. Mit Hilfe von Mouttet, der volles Verständnis zeigte, gelang dann aber eine glimpfliche Lösung; der Mann wurde entlassen und unter Schutzaufsicht gestellt. Später bin ich ihm in der Waldau wieder begegnet und hatte auch dort alle Mühe, die Kollegen vor allzu großer Vertrauensseligkeit zu bewahren.

Nun kam an seine Stelle eine junge, frische, gut ausgebildete Sekretärin und damit in den Bürobetrieb ein neuer Zug, der sich wohltätig auf die ganze Arbeit auswirkte.

Ungefähr zur gleichen Zeit starb der hervorragende, von allen überaus geschätzte Oberpfleger Segessenmann an einem Sarkom. Schon damals – man hatte noch Auswahl – stellte sich mir die Frage, ob für diesen schwierigen Posten jemand, der von außen komme, nicht dem eigenen Nachwuchs vorzuziehen sei. Es meldete sich auch der spätere Oberpfleger der Waldau, Herr Müller, der mir einen guten Eindruck machte. Es hatte in der Tat viel für sich, den unvermeidlichen Neid und die Anfeindungen zu vermeiden, die eintreten mußten, wenn man einen der ihrigen dem Personal vorsetzte und damit auch die Gefahren, die zu große frühere Vertrautheit, eventuelle persönliche Verpflichtungen etc. mit sich bringen. Diesen Überlegungen stand jedoch der mit aller Dringlichkeit vorgetragene Wunsch der Pfleger entgegen, man möchte ihnen keinen Fremden zum Vorgesetzten geben. Bei Müller wußte ich zudem, daß er im VPOD der Waldau eine gewichtige Rolle spielte; ich war nicht ganz sicher, ob er sich der bestehenden Situation einer einheitlichen und geschlossenen Gruppe des Staatspersonalverbandes anpassen und jede gewerkschaftliche Agitation unterlassen könne. So fiel denn die Wahl auf Abteilungspfleger Moser; sie war, wie sich später zeigte, nicht glücklich.

Im Vordergrund des Wechsels stand für unsere Familie nun aber die neue Wohnung. Sie war etwas, über das wir uns alle einhellig und von ganzem Herzen freuen konnten. Nicht nur die Vermehrung der Räume war willkommen; auch ihre Größe und Anordnung schienen prädestiniert für den Ausbau unseres geselligen und gesellschaftlichen Lebens. Ganz besonders schätzten wir den Balkon. Alle die vielen Jahre hindurch hatten wir uns danach gesehnt, einen direkten Ausgang ins Freie zu haben, um so mehr, als damals noch keine Gärten für die Ärzte existierten. Es gab lange Verhandlungen mit den Handwerkern über die Möglichkeit, den Balkon der Direktorwohnung, der reichlich schmal war, auf das gläserne Vordach hinaus zu verbreitern. Schließlich ergab sich als einzige Möglichkeit die Versetzung des Balkongitters an den Rand der Granitplatte, womit ungefähr 20 cm Breite gewonnen werden konnten, was mehr ausmachte, als es zunächst den Anschein hatte.

Die Renovation der Wohnung nahm schon deshalb sehr viel Zeit in Anspruch, weil bei dieser Gelegenheit die Heizkörper unter die Fenster versetzt werden mußten, bei gleichzeitigem Anschluß an die Fernheizung. Dies bedeutete ein Fortschritt, der heute kaum mehr zu verstehen ist. Bis dahin hatten wir nur die Dampfheizung gekannt mit den kurzen Dampfstößen, zweimal pro Tag, wobei die Radiatoren glühend geiß wurden und es nach verbranntem Staub stank, nach kurzer Zeit die Heizkörper aber wieder kalt waren. Gleichzeitig wurde der unschöne Kachelofen im großen Zimmer abgebrochen und an seine Stelle das einsam und verlassen im Ärztebüro an die Wand geklebte, dort völlig unnütze, ja im Wege stehende Cheminée aus grünem Marmor verpflanzt. Damit ging ein langjähriger Wunsch nach einem Kaminfeuer in Erfüllung, und wenn während meines Erholungsaufenthaltes die düstern Gedanken die Oberhand zu bekommen drohten, so brauchte ich mir nur als Fixpunkt meine zukünftigen Lebens diese trauliche Flamme vorzustellen, um wieder getröstet zu sein. Viel zu besprechen gaben auch die Farbanstriche.

Nicht nur die Fertigstellung unserer Wohnung, sondern auch die Renovation des Direktorbüros vollzog sich zu einem großen Teil während meiner Krankheitsabwesenheit. Dubach ging dabei etwas eigenmächtig vor, worüber ich mich zunächst sehr ärgerte; später mußte ich zugeben, daß er richtig gehandelt hatte. Bisher hatte der Direktor seinen Arbeitsplatz in dem schmalen Raum neben dem Eingang, wo sich jetzt das Sekretariat befindet; es war dies ein ähnliches Gelaß, wie es in der Waldau von Speyr, dann Klaesi und schließlich ich benutzt hatten.

Ich dachte nichts anderes, als mich weiterhin dort einzurichten. Dubach aber fand diese Behausung unwürdig, und ohne viel Federlesens dekretierte er, ich müßte das große Zimmer auf der andern Seite des Ärztebüros übernehmen und leitete die Renovation ein.

Es blieb mir nichts anderes übrig, als nachzugeben und vor meiner Abreise in aller Eile anzugeben, was für Mobiliar ich wünsche. Nach Angaben wurden der Schreibtisch, der Schreibtischsessel, der Patientenstuhl und die Konferenztischmöbel von Dubach bestellt und die Teppiche ausgewählt, wie alles heute noch dort steht. Ausdrücklich hatte ich auch gewünscht, ein in diesem Raum befindlicher Kamin aus rötlichem Marmor möchte erhalten bleiben, da ich ihn dekorativ fand, auch wenn er vielleicht nie gebraucht würde.

Als ich dann zurückkam, war er aber schon abgebrochen, und was dann an Mobiliar anrückte, kam mir viel zu pompös vor. Es war nun aber nichts mehr zu machen.

Erst mit dem Einzug in die neue Wohnung und ins neue Büro kehrten Freude an der Arbeit, am Planen und Wirken wieder zurück. Freilich verlief nun alles in gedämpfteren Bahnen; der Insulinbetrieb flaute mit dem immer näherrückenden Krieg ab, man wagte mit Blick auf das Kommende kaum, größere Pläne zu schmieden, die Regierung war zurückhaltender denn je allen Bauprojekten gegenüber; man verkroch sich vor dem drohenden Unheil in sich selbst und die kleine Gemeinschaft und wartete angstvoll auf das Kommende, das apokalyptische Ausmaße voraussehen ließ.

Teil III

Kapitel 29

ERSTE SCHRITTE ALS DIREKTOR

In der Tat: Die Zeit war nicht dazu geschaffen, an revolutionäre Änderungen der Anstaltsorganisation zu denken. Nicht nur lag der Druck der Untergangsstimmung auf uns allen. Wenn ich früher schrieb, die Wirtschaftskrise hätte die Anstaltsgemeinschaft persönlich wenig berührt, so galt dies nicht für die öffentliche Meinung und erst recht nicht für die Kantonsfinanzen. Eine wohl notwendige, oft aber kleinlich und schikanös wirkende Sparsamkeit engte die Bewegungsfreiheit eines Anstaltsdirektor aufs äußerste ein. Ein kleines Beispiel: Von 1935 an durften die Jahresberichte nicht mehr gedruckt, sondern nur vervielfältigt werden. Brauchli bemerkte dazu mit bitterem Hohn, es zeige sich hier wieder einmal mehr, wie man im Kanton Bern bereit sei, den kranken Menschen geringer als das Vieh zu achten. Die landwirtschaftliche Schule Schwand nämlich druckte als kantonale Institution ihre Jahresberichte unbehindert weiter und versah sie sogar mit prächtigen Photographien preisgekrönter Stiere! Baulich war seit nahezu zehn Jahren nichts mehr geschehen. Nicht einmal die notwendigsten Reparaturen durften offiziell ausgeführt werden, so daß z. B. an den Dächern ein wachsender Schaden entstand, was zu betonen der Verwalter nie müde wurde.

Auch sonst sah die Bilanz, die ich zu ziehen hatte, wenig erfreulich aus: An der Krankenbewegung hatte sich trotz dem internationalen Rummel und der Berühmtheit von Münsingen nichts geändert. Den 305 Aufnahmen von 1930 standen 1938 nur 295 gegenüber. Der Krankenbestand war im gleichen Zeitraum von 973 auf 1113 angewachsen; auch wenn ein großer Teil des Überschusses sich in Familienpflege befand, hatte die Überfüllung doch weiter zugenommen. Die Assistentenstellen hatten mit Mühe und Not nur von drei auf vier um eine vermehrt werden können, was selbstverständlich bei der soviel intensiveren Therapie bei weitem nicht genügte, besonders weil die Volontäre und Gastärzte, mit denen wir in der Insulinzeit immer noch rechnen konnten, nach und nach dahinfielen. Katastrophal wurde die Lage, als nach Kriegsausbruch ständig zwei bis drei Oberärzte oder Assistenten mobilisiert waren. Nach wie vor hatte sich der ärztliche Dienst mit einer einzigen Sekretärin zu begnügen, nach wie vor mußten Briefe und Krankengeschichteneinträge meist selbst getippt werden.

Hätte ich aber, wären die Umstände günstiger gewesen, wirklich etwas umwälzend Neues schaffen können? In der Rückschau glaube ich es nicht, mindestens nicht, was die baulichen Probleme angeht. Zu sehr war man damals noch im Schema des bisherigen Anstaltstyps befangen, um an grundsätzlich neue Konzeptionen denken zu können. Unermüdlich predigte Klaesi, was für ein Unsinn doch der seinerzeitige Vorschlag der Fakultät auf Abtrennung einer kleinen psychiatrischen Klinik gewesen sei; die Waldau stelle als Klinik und Anstalt direkt einen Idealfall dar und sei damit die modernste psychiatrische Institution in Europa. Gewiß, man wollte modernisieren, neue Therapien einführen, einen andern Geist pflanzen, aber doch nur im Rahmen des Bestehenden. Ich selbst steckte ebenfalls noch in diesem Rahmen; zudem hätten mir wohl auch Wagemut, Inspiration und Ideenreichtum gefehlt, um ihn zu sprengen. Gewiß durfte ich mir auch sagen, daß sich in den letzten zehn Jahren ganz abgesehen vom Aufschwung durch das Insulin mancherlei wesentlich gebessert hatte: Das Pflegepersonal war sehr gut ausgebildet, seine berufliche Förderung ging unentwegt weiter, die individuelle Beschäftigung mit den Patienten hatte sich völlig gewandelt, die Arbeitstherapie wurde ständig durch Einführung neuer Betriebe erweitert, damit, aber ganz besonders mit der Somatotherapie, war Münsingen in der Schweiz führend, und mit der Errichtung der Beratungsstellen zeichneten sich die ersten Ansätze zu einer Psychiatrie extra muros ab. Manches, wie die Überfüllung und die Massierungen auf den Abteilungen, drückte mich aber dauernd; hier sah ich keinen entscheidenden Ausweg.

So wandte ich mich andern, realisierbaren Zielen zu.

Mit der bisherigen Aufnahmepraxis wurde radikal gebrochen. Das geheiligte Gesetz, kein Patient dürfe aufgenommen werden, bevor seine Aufnahmepapiere in Ordnung seien, wurde abgeschafft. Von jetzt an genügte ein kurzes Aufnahmezeugnis, das groteske, vierseitige Formular, das bisher von den Ärzten ausgefüllt werden mußte, verschwand. Zum Entsetzen der Verwaltung bestand ich darauf, daß die Kostengutsprache beim Eintritt nicht schon mitgebracht werden mußte, sondern nachgeschickt werden konnte; es war auch nicht mehr notwendig, den Kostenträger bereits vor der Aufnahme zu ermitteln.

Gewiß gab diese Neuerung einige Mehrarbeit mit Nachfragen und Mahnungen, die übrigens nicht von der Verwaltung, sondern vom Direktionssekretariat geleistet wurde. Was befürchtet worden war, trat aber nicht ein: Die Anstalt kam trotzdem zu ihren Kostgeldern und nicht erhältliche Posten waren ebenso selten wie zuvor: Wie groß waren andererseits die Vorteile! Anstelle der bisher üblichen, ärgerlich-langwierigen Verhandlungen mit den Ärzten und dem stereotypen Hinweis auf die Platznot mit dem Versuch, die Aufnahme des Kranken zu verweigern oder mindestens hinauszuschieben, erfolgte jetzt eine sofortige und freundliche Zusage. Das anfänglich hocherfreute Staunen auf der andern Seite des Drahtes, bis die Kollegen sich an das neue System gewöhnt hatten, kann man sich kaum vorstellen.

Allerdings galt es gleichzeitig, um jeden Preis Platz für die Neuaufnahmen zu schaffen. Dies war nicht einmal besonders schwierig. Mit dem Ober- und Abteilungspflegepersonal, das eifrig mitmachte, kämmte ich alle Abteilungen durch und fand eine nicht kleine Zahl von Patienten, die man in Familienpflege und Armenanstalten versetzen oder bei denen ein Entlassungsversuch gewagt werden konnte. Daß es vor allem die ruhigen Abteilungen waren, in denen Plätze gewonnen werden konnten, beschäftigte uns schon damals. Es bleibt aber Tatsache, daß wir von nun an auf Jahre hinaus trotz ständig steigender Zahl der Eintritte aufnahmefähig blieben. Die vielen akuten Erkrankungen, die nun kamen, die zahlreichen Fälle aus den Grenzgebieten brachten Anregung, Elan und ermöglichten nun erst einen richtigen klinischen Betrieb. Gleichzeitig verbesserte sich das Klima der Öffentlichkeit gegenüber der Anstalt.

Mir aber lag noch etwas anderes am Herzen. Auf den Abteilungen hatte sich die Atmosphäre längst geändert, die moralisierende Aufteilung der Kranken in „brave" und „böse" war verschwunden. Geblieben waren die unfreundlichen Aspekte beim Empfang der eintretenden Patienten und der Besucher. Vor dem Hauptgebäude bestand ein Gewirr verschlungener Wege, ornamentartig angelegt entsprechend dem Geschmack zur Zeit des Anstaltsbaues. Jetzt waren die Bäume und Sträucher groß geworden und völlig verwildert, den in der Mitte der Anlage befindlichen Teich sah man überhaupt nicht mehr, dort herrschte ein wahres Dschungel. Zudem genügte die Zufahrt dem mehr und mehr einsetzenden Autoverkehr in keiner Weise mehr.

Trat man dann durch den Haupteingang, so fiel der Blick auf die scheußlichen, Marmorquader vortäuschenden, nahezu 50jährigen Tapeten, die Flecken und Löcher aufwiesen und sich zum Teil von der Mauer losgelöst hatten. Die Portierloge besaß zur Treppe hinaus nichts als ein kleines Fenster und war für Ankömmlinge kaum als solche erkennbar. Die schlimmste Kalamität bildete aber das Wartezimmer. In eine einzige kleine Bude, rechts vom Treppenhaus, wurde alles durcheinander hineingeschoben: Geschäftsreisende für die Verwaltung, Medikamentenvertreter, Patientenbesucher, ausländische Kollegen, vor allem aber die aufzunehmenden Patienten mit ihrer Begleitung. Es gab die peinlichsten Situationen, von Diskretion konnte keine Rede sein. Da kein anderer Raum vorhanden war, diente das Zimmer vielfach auch noch zur Aufnahme der Anamnese bei den Angehörigen.

Hier handelte es sich nun allerdings doch um bauliche Fragen. Ebenso wichtig erschien mir aber die Menschlichkeit des Empfangs. Kranke, begleitende Angehörige und spätere Besucher sollten durch die ersten Eindrücke nicht abgeschreckt, sondern im Gegenteil freudig überrascht werden. Es ging um die Vermeidung des „Irrenhausmäßigen" in jeder Beziehung. Ich legte deshalb größtes Gewicht auf die Art und Weise, mit der die Leute vom Portier, dem Pflegepersonal und den Ärzten empfangen wurden. In einem Punkte gerieten freilich zwei

Prinzipien in Widerstreit: Herumstreunende, auffällige, in plötzliche Schimpftiraden ausbrechende Kranke und Arbeitsgruppen mit stark abgebauten, scheinbar verwahrlosten Patienten boten keinen erfreulichen Anblick. Man mußte sich bewußt werden, wie sehr die Gewöhnung uns Anstaltsleute Dinge, die den Außenstehenden schockieren mußten, als selbstverständlich hinnehmen ließ. Andererseits sollte ja die Kaserne, sollte der Zwang auf ein Minimum reduziert werden, sollte allen Kranken, bei denen es nur einigermaßen ging, möglichste Bewegungsfreiheit gewährt werden. Ich entschied diesen Konflikt dahin, die Milderung des „Internierungsschocks" sei wichtiger und man habe dafür zu sorgen, daß solche Kranke nicht gleich von Anfang an in Erscheinung traten.

Der persönlich liebenswürdige Empfang ließ sich durch wiederholte Belehrungen unschwer herstellen. Lediglich mit dem Portierehepaar Wyss hatte ich in dieser Beziehung manchen Strauß. Nachdem der dicke Bischoff, der im „Matto" verewigt ist, zurückgetreten war und nach einem kurzen Zwischenspiel mit einem gänzlich unfähigen jungen Mann, hatte das Ehepaar Wyss im Herbst 1928 den Pförtnerposten übernommen. Manches prädestinierte die beiden dafür vorzüglich. Sie waren im Hotelfach tätig gewesen, z. T. in Übersee, beide sprachgewandt und mondän, was uns in der Ära der vielen ausländischen Insulinpatienten und Besucher sehr zustatten kam. Daneben aber konnten beide am Schalter oder am Telephon sehr unwirsch, ja grob werden, so daß wiederholt Reklamationen erfolgten.

Wie stand es aber mit dem Exterieur, der baulichen Umgestaltung? Hier bestand trotz der Sparpolitik der Regierung für einige Zeit noch ein inoffizieller Ausweg, der einige Bewegungsfreiheit erlaubte. Dies hing mit dem damaligen System der Rechnungsablage durch die Anstalt zusammen. Die Bilanz am Jahresende mußte im Gesamten mit dem Budget übereinstimmen, sofern dieses nicht überschritten und ein Nachkredit nötig wurde, unabhängig davon, ob die einzelnen Posten (Kostgelder, Löhne, Nahrungsmittel, Gebäudeunterhalt, Ertrag der Landwirtschaft etc.) unter dem Voranschlag blieben oder ihn überschritten. Beträge, die im einen Sektor nicht voll aufgebraucht wurden, konnten somit auf einen andern verschoben werden. Wurden weniger Nahrungsmittel verbraucht, verringerte ein milder Winter den Kohlenverbrauch, sanken die Brennstoffpreise oder waren die Kostgeldeinnahmen höher als veranschlagt, so konnte der Überschuß für nicht vorgesehene Renovationen, für Möbel, Apparate etc., ja sogar für offiziell abgelehnte Vorhaben verwendet werden. Ein geschickter und sparsamer Verwalter, wie es Häberli war, konnte in guten Jahren bis zu Fr. 100 000 auf diese Weise zur Verfügung stellen. Vielleicht war dieses System tatsächlich nicht ganz korrekt. Mit seiner Abschaffung – ich glaube, es war 1940 – wurde aber die Initiative von Direktion und Verwaltung gelähmt und es ging ein Stück Freiheit und ein sympathisches Vertrauen in die Rechtschaffenheit von uns Staatsbeamten verloren.

Zunächst konnte ich mich aber dieser Möglichkeit noch bedienen. Die Situation war in dieser Beziehung Ende 1938 nicht ungünstig. Bei einem budgetierten

Staatsbeitrag von Fr. 502 000 blieb immer noch ein Aktivsaldo von Fr. 60 000. Schuld daran trugen die vermehrten Kostgeldeinnahmen. Zudem waren die Selbstkosten pro Krankenpflegetag – etwas heute ganz Unvorstellbares – gegenüber dem Vorjahr um einen Rappen auf Fr. 3,67 pro Patient und Tag gesunken.

So wurde in erster Linie ein zweites Wartezimmer beschafft, beide erhielten neue Tapeten und Möbel, und die Besucher für die Verwaltung wurden in die westliche Korridorhalle verwiesen. Für die Anlagen vor dem Haupteingang entwarf der eben neu eingetretene Obergärtner Locher mit viel Eifer Pläne. Seine mehr negativen Seiten, die Wichtigtuerei, Umständlichkeit und Pedanterie traten erst später in Erscheinung. Damals leistete er wirklich gute Arbeit, allerdings unter Mitwirkung und Kontrolle durch Architekt Dubach. So erhielt die Anstalt den heute noch bestehenden heiteren Vorplatz von einiger Großzügigkeit, reich mit Blumen geschmückt und dem Bassin in der Mitte. Er erweckte, als er ihn zum ersten Mal sah, den Neid Klaesis, wie er mir mit seiner unmittelbaren Offenherzigkeit ins Gesicht sagte.

Anschließend wurde das Eingangstreppenhaus renoviert und eine neue Portierloge geschaffen. Die letztere hatte u. a. die angenehme Nebenwirkung, daß die Pförtnersleute nun ihre dienstliche Tätigkeit in der Öffentlichkeit verrichten mußten, statt wie bisher im dunkeln Kämmerlein. Auch in den beiden Korridoren und Hallen wichen die alten Tapeten einem hellen Anstrich. Am Aufgang zu den Privatwohnungen wurde freilich haltgemacht. Es fehlten die Mittel, um weiterzufahren, und zudem hörte hier der offizielle Teil auf.

Dann kam die weitere Umgestaltung des Hochparterres im Hauptgebäude an die Reihe. Zunächst ging es darum, Untersuchungszimmer zu schaffen. Sie waren damals noch unbekannt, sogar im Burghölzli. Außer dem Ärztebüro gab es in Münsingen keinen einzigen Raum, in dem sich die Ärzte ungestört mit Kranken oder Angehörigen unterhalten konnten. Alle Gespräche wurden in den Wachsälen oder Korridoren geführt, bestenfalls in den Besuchszimmern der Abteilungen, wo man aber jederzeit gewärtig sein mußte, daß jemand hereinkam. In dieser räumlichen Frage hatte sich der Übergang von jener Zeit, wo man die Patienten nur bei der Visite sah oder wenn ein akuter Notstand eingetreten war, zur eingehenden, individuellen Beschäftigung mit dem einzelnen noch nicht vollzogen. Ich glaube, der erste gewesen zu sein, der die Notwendigkeit solcher ärztlichen Sprechzimmer nicht nur einsah, sondern sie auch verwirklichte. Sie haben sich denn auch bewährt, wozu vielleicht auch die kleine Erfindung der roten Lämpchen als Besetztzeichen beitrug. Mit der Zunahme des Ärztestabes blieb ihre Zahl freilich immer hinter dem Bedürfnis zurück und mein Plan, jedem Oberarzt und Assistenten einen eigenen Raum zu verschaffen, blieb bis zuletzt ein Wunschtraum. Später mußten auch auf den Krankenabteilungen selbst Untersuchungszimmer eingerichtet werden, zunächst durch Aufhebung der Besuchszimmer. Dies war übrigens keine Notlösung, sondern gehörte zu meinem Programm, die Schranke zwischen Besuchern und Krankenbett niederzulegen. Es sollte damit dokumentiert werden, daß wir nichts zu verbergen hatten und die

Besuche wie in jedem gewöhnlichen Spital im Krankenzimmer oder Aufenthaltsraum erfolgen konnten.

Die gleichzeitig entstandene neue Bibliothek mit anschließendem Assistentenzimmer habe ich mit besonderer Liebe betreut. Sie entwickelte sich sehr erfreulich. Viele Stunden habe ich damit zugebracht, die richtige Einreihung der Bücher vorzunehmen und durch die Sekretärin einen Zettelkatalog anlegen zu lassen. Es gelang, von Jahr zu Jahr den Kredit für wissenschaftliche Literatur zu erhöhen, neue Zeitschriften zu abonnieren und alte, die uns fehlten, z. B. 20 Jahrgänge der „Zeitschrift für die Gesamte Neurologie und Psychiatrie", antiquarisch zu erwerben. Zum Schlusse waren wir damit durchaus auf der Höhe. Gruhle, der später ganze Tage dort zubrachte, beklagte sich nach meiner Übersiedelung in die Waldau bitter, die dortige Bibliothek reiche in keiner Weise an diejenige von Münsingen heran.

Mit der Neuregelung des Finanzwesens war dann ein Schlußstrich gezogen. Bis weit in die Nachkriegszeit hinein konnte nichts Bauliches mehr unternommen werden.

Kapitel 30

DIE EMIGRANTEN

Die heftige Kritik an der schweizerischen Flüchtlingspolitik vor und während des Krieges verlockt zur Prüfung der eigenen Erfahrungen. Wie ich schon wiederholt darlegte, fehlte es an Berührung mit dieser schwierigen Frage keineswegs. Seit 1933 passierte ein nie abreißender Strom von jüdischen Kollegen als Besucher oder Gastärzte durch Münsingen, und an jedem Einzelschicksal nahm ich lebhaft Anteil. Wie ich am Beispiel Storchs zeigte, verhielt sich die Fremdenpolizei in den Anfängen sehr hart, nicht was die Einreise betraf, sondern die Übernahme einer bezahlten Tätigkeit. Später, ungefähr von 1935 an, wurden die Vorschriften gelockert, mindestens für Ärzte, bei denen allein ich einen gewissen Überblick bekommen konnte. Diese bekamen ohne weiteres die Bewilligung, z. B. in Privatanstalten bei regulärem Lohn zu arbeiten, so etwa, um nur einige zu nennen, Lucie Jessner in Münchenbuchsee, Kronfeld und Martin Gross in Prangins, Käthe Schüftan in Malévoz. Manche konnten damals auch noch Geld, Möbel, Bücher aus Deutschland nachkommen lassen. Frau Jessner verschaffte ihrem Mann eine Stelle als Regisseur am Stadttheater, und die beiden lebten sehr behaglich in einer Wohnung der Altstadt.

Nach meiner Erinnerung trat dann im Laufe des Jahres 1938 die Wende ein. Die Einwanderung versiegte allmählich fast vollständig. Ob dies an einer Ausreisesperre der Nazis oder an restriktiven Maßnahmen unserer Behörden lag, wurde uns damals nicht klar. Die hier lebenden jüdischen Kollegen andererseits suchten mit allen Mitteln wegzukommen. Dies war allerdings schwierig, denn es darf angesichts des heutigen Unbehagens über die Haltung der Schweiz nicht vergessen werden, daß mit Ausnahme von Frankreich alle übrigen Länder in der Zulassung von Emigranten sehr viel strenger als wir waren. Dies betraf auch Amerika. Dort konnte keiner hineinkommen, wenn die zugebilligte Einwanderungsquote erschöpft war, und im anderen Falle auch nur, wenn er das berüchtigte Affidavit besaß, d. h. eine erhebliche finanzielle Garantie durch einen amerikanischen Bürger oder aber einen Bargeldbetrag, wie z. B. Lucie Jessner. Trotzdem schieden auch unsere jüdischen Mitarbeiter nach und nach von uns, nachdem sie so viel Leben, Eifer und Anregung gebracht hatten; sie konnten nicht mehr ersetzt werden.

Später, schon im Krieg, sickerte dann manches durch über unmenschliche Szenen an der Grenze, wenn Leute, denen die Flucht gelungen war, unbarmherzig ins Verderben zurückgeschickt wurden. Die Schikanen der Fremdenpolizei bekamen auch wir selbst zu spüren. Sogar für schon seit vielen Jahren seßhafte und festangestellte Leute wie Frl. Bagg und Storch mußte ich alle drei Monate ein Gesuch um Verlängerung der Arbeitsbewilligung einreichen. Immer wieder wurden die beiden erschreckt mit der Ansetzung eines Termins für ihre Ausreise, wobei natürlich kein Mensch wußte, wohin sie denn hätten gehen können!

Was man über die Konzentrationslager, die Deportationen und die Vergasungen zu hören bekam, erschütterte uns natürlich aufs tiefste, auch wenn von mancher Seite in der Schweiz von „Greuelmärchen" gesprochen wurde. Im ganzen wird man aber doch ehrlicherweise bekennen müssen, daß für uns in jenen Jahren das Schicksal des jüdischen Volkes nur einen Teilaspekt des allgemeinen Grauens bildete und vielfach überdeckt wurde durch die Beschäftigung mit unseren eigenen Ängsten und Nöten.

In diesem Zusammenhang möchte ich auch einiges über die Entwicklung meiner Beziehungen zu Storch sagen. Er blieb alle die Jahre hindurch ein liebenswerter Gefährte für uns alle, sehr mit der Anstalt verbunden, ein echter Wissenschaftler, überaus belesen, oft von beinahe missionarischem Eifer für seine Sache erfüllt und ein Spender wertvollster Anregungen, nicht zuletzt bei der gemeinsamen Besprechung der Fälle. Wenn sich trotzdem mit der Zeit bei mir eine leise Enttäuschung einstellte, die manchmal zu einer gewissen Ungeduld ihm gegenüber und innerlich oft zu einer, wie ich heute weiß, übertriebenen Kritik führte, so waren es manche Seiten seines Wesens, an denen ich mich zu reiben begann. Trotz seiner zunächst so bestechenden Bescheidenheit, Toleranz, Hilfsbereitschaft und Güte begann ich nach und nach zu vermuten, er sei im Grunde doch recht anspruchsvoll. Storch setzte sehr oft wegen Krankheit aus. Er litt an allergischen Erscheinungen und Ulcusbeschwerden, deren organneurotische Genese nicht zweifelhaft sein konnte, und manchmal schien es mir, er könnte wohl seine Leiden etwas weniger kultivieren und dafür mehr arbeiten. Daß psychisch bei ihm mancherlei nicht stimmte, sah er selbst ein und bat mich nach einigen Jahren, ihn in Analyse zu nehmen – seine Einstellung gegen die Psychoanalyse hatte er inzwischen, wohl unter dem Einfluß der Münsinger Atmosphäre, gänzlich aufgegeben. Nur mit Mühe konnte ich ihm begreiflich machen, daß es nicht böser Wille war, wenn ich seinen Wunsch ablehnte, sondern die schlichte Überlegung, daß unser Freundschafts- und Arbeitsverhältnis damit nicht vereinbar war. Später bin ich in dieser Hinsicht toleranter geworden.

Neben seinen Krankheitsabsenzen verlangte Storch aber auch zusätzliche Freizeit, um wissenschaftlich zu arbeiten. Wir übernahmen seine Arbeit selbstverständlich, so weit es nur ging. Mich aber wurmte es heimlich, wenn er auf Kosten von uns allen soviel Zeit für etwas beanspruchte, was ich selbst in jenen Jahren der Hetze, der Überbeanspruchung und des ständigen Arbeitsdruckes nur nebenher erledigen konnte. So ärgerte ich mich etwa, wenn er gleich einen halben Tag frei nahm mit der einzigen Begründung, er habe um 6 Uhr einen Kurs bei den Lindenhofschwestern zu halten und müsse sich darauf vorbereiten, während ich mich für ein wichtiges Referat im Ausland nie von der Routinearbeit drücken konnte. Gleichzeitig meldeten sich bei mir Zweifel, ob die wissenschaftliche Produktivität Storchs in einem richtigen Verhältnis zu diesen zeitlichen Vergünstigungen stehe – er sprach jahrelang von einem Buch über Schizophrenie, von dem man aber nie etwas zu sehen bekam und das auch nie erschienen ist.

Schließlich kamen kleinere sachliche Meinungsverschiedenheiten hinzu: Ich fand, Storch sei in seinen Patientenexplorationen zu rücksichtslos und unvorsichtig. Aus meinen Erfahrungen heraus, die ihren Niederschlag in den „Heilungsmechanismen" fanden, war ich gerade Schizophrenen gegenüber recht zurückhaltend geworden und glaubte, man dürfe nicht zu sehr drängen, wenn sie sich über ihre psychotischen Erlebnisse nicht äußern wollten. Storch schien mir viel zu sehr zu „bohren" und die Patienten mit seinen Fragen zu quälen, besonders weil er damit, wie er selber zugab, mehr wissenschaftliche als therapeutische Absichten verfolgte. Nachdem sich mehrfach Patientinnen bei mir beklagt hatten, sah ich mich schließlich genötigt, ihm direkt zu verbieten, weiterhin die „Insulinfälle", um die es sich zum größten Teil handelte, in seiner Art zu explorieren.

Daß daraus eine gewisse Mißstimmung entstand, ist nur natürlich. Sie hätte aber niemals zu der später eintretenden Entfremdung geführt, sondern wäre für mich bei der Hochschätzung, die ich für Storch weiterhin empfand, im Hintergrund geblieben. Viel wichtiger war der Einfluß seiner Frau.

Storch hatte sich mit einer unserer letzten Gastärztinnen verheiratet. Edith Gossmann war mir von Kretschmer empfohlen worden, konnte damals aber schon nur nach einer unendlichen Korrespondenz (ich besitze einen ganzen Stoß Briefe von ihr) und langem Warten zu uns gelangen. Sie bewunderte ihren Mann grenzenlos, schrieb getreulich jedes Wort mit, das er etwa in einer Diskussion äußerte und ließ bald einmal durchblicken, wie sehr wir seine Größe verkannten. Kurz vor Kriegsausbruch teilten mir die beiden dann mit, daß sie ein Kind erwarteten. Ich war innerlich außer mir und sprach von weltfremder Verantwortungslosigkeit. Dies war ein taktloser Fehler und nur zu erklären aus der augenblicklichen Situation: Schon lange hatte ich in größter Sorge gelebt, was aus Storch werden würde, wenn die Deutschen kämen, hatte mir ein hoffnungsloses Schicksal ausgemalt – Gedanken, die damals vollen Realitätswert besaßen – und während überall die jüdischen Leute an ihrer Überlebensmöglichkeit zweifelten, stellten die beiden ein Kind auf die Welt, da dies für sie eine „psychologische Notwendigkeit" bedeute.

Nun blieb aber die Emigration nicht auf die Juden in Deutschland beschränkt. Auch viele Schweizer wanderten aus nach Amerika, unter ihnen Emil Oberholzer, ein Ereignis, das für Trudi und mich bei unserer langen Freundschaft schmerzlich genug war. Und doch mußte man verstehen, daß Mira angesichts der rassischen Verfolgungen in Deutschland mehr und mehr unruhig wurde. Trotzdem war ich nicht wenig betroffen, als mir Oberholzer eines Tages sagte – es muß Ende 1932 gewesen sein –, er werde mit Frau und Sohn nach USA ziehen. Ich versuchte, mit ihm diesen Plan zu diskutieren; er war aber schon endgültig festgelegt, und bei seiner Halsstarrigkeit war es von vorneherein ausgeschlossen, ihn noch davon abzubringen. Vergeblich stellte ich ihm vor, wie sehr er doch an der Schweiz hänge, zum mindesten an der Landschaft, aber doch auch an vielen Menschen. Er wies alles von sich, und es war unverkennbar, daß neben dem sicher die Hauptrolle spielenden Wunsche Miras auch bei ihm selbst starke Kräfte diesen Weg wählten; er war eben doch auf der ganzen Linie enttäuscht und verbittert, nicht zuletzt wegen dem mißlungenen Experiment mit der Ärztegesellschaft für Psychoanalyse, aber auch, weil er sich nicht genügend anerkannt fühlte und die Schuld für das Stocken seiner wissenschaftlichen Arbeit bei der jetzigen Umgebung suchte.

Gewiß hatte sich zwischen uns und Oberholzers eine gewisse Entfremdung in den letzten Jahren eingestellt, über deren Ursachen ich schon berichtet habe, es war wohl gegenseitig recht viel Kritik vorhanden, man sah sich seltener; trotzdem hingen wir im Grunde sehr aneinander. Bei meinen Konsultationsfahrten nach Kreuzlingen und meinen Reisen nach Wien schaltete ich wenn irgend möglich einen Zwischenaufenthalt in Zürich ein, um Oberholzer zu sehen. Er blieb auch, etwas reservierter von meiner Seite als früher, mein Beichtvater, mit dem ich alle meine Probleme besprach. Oberholzers selbst nahmen weiterhin teil an allem, was unsere Familie betraf, waren rührend besorgt um Trudis Augenerkrankung, kamen an den Bahnhof, als ich sie nach Davos brachte, und telephonierten ihr häufig, obwohl sie damals schon mitten im Getümmel ihrer Umzugsvorbereitungen standen.

Noch im letzten Augenblick vor der Abreise erhielt Oberholzer die Mitteilung meiner Wahl zum Direktor, worüber er sich sehr freute. Sein letzter kurzer Brief ist datiert vom 25. März 1938, dem Tage der Wegfahrt, morgens 6 Uhr, worin er mich zum ersten Mal mit meinem Vornamen anspricht und noch einige kurze Weisungen gibt wegen der Ärztegesellschaft und wegen eines Kanapees, das sie nicht mitnehmen konnten und uns schenkten. Dann kommt noch eine kurze Grußkarte aus Denver. Nachher Stille. Keine Nachricht über die Installation in New York, über die Adresse, über das Befinden, nichts. Wir warteten, verstanden nicht, was los war, konnten auch nicht schreiben, da wir nicht wußten, wohin.

Es kam der Krieg mit den erschwerten Verbindungen; es kamen auf Umwegen Gerüchte von Leuten, die Oberholzers in New York getroffen hatten, wo sie beide in einer herrschaftlichen Wohnung der Park Avenue praktizierten. Sie besagten, daß es ihnen materiell gut gehe, daß Mira ganz in ihrem jüdischen Bekanntenkreis aufgehe, daß Oberholzer selbst sich aber nach einem kurzen Aufschwung noch mehr als vorher in sich zurückgezogen habe. Die Brücken nach der Schweiz hätten sie beide so gut wie gänzlich abgebrochen. Fred Weil, der seine schöne analytische Praxis in Basel aufgegeben hatte, um Oberholzers nachzuziehen, beklagte sich nach dem Kriege bitter bei mir, wie er von ihnen im Stich gelassen worden sei, was schließlich zu einem völligen Bruch führte.

Unter solchen Umständen wollte ich nicht um jeden Preis eine Korrespondenz erzwingen. Wir schickten, nachdem wir die Adresse kannten, noch regelmäßig offizielle Mitteilungen über Verlobungen und Hochzeiten der Kinder und Geburtsanzeigen der Enkelkinder, ohne daß je eine Reaktion erfolgte.

Das spätere Schicksal der Familie war traurig. Der Sohn blieb ein merkwürdiger Eigenbrötler. Mira starb schon Anfang der 50er Jahre an einem Carzinom. Der vereinsamte Oberholzer blieb bitter und abgeschlossen zurück. Nicht lange vor seinem Tode besuchte ihn Margrit Doepfner. Er litt an einem Diabetes, betrieb noch eine reduzierte Praxis, war aber mutlos und wenig zugänglich. Ende 1957 starb er; was er vom Rorschach-Nachlaß noch besaß und auch einiges von seinem eigenen Rorschach-Material schickte der Sohn durch Vermittlung Margrit Doepfners an das Rorschach-Archiv. So ging einsam und voll Groll gegen die Welt ein Mann dahin, der eine entscheidende Rolle in meinem Leben spielte und dem ich viel zu verdanken habe.

Kapitel 31

DER ELEKTROSCHOCK

Mit dem Abflauen des Zustromes ausländischer Kranker und Gäste wurde es stiller auf der Insulinabteilung. Diese Rückkehr in den Alltag nach der hektischen Betriebsamkeit war sicher kein Nachteil, sondern mußte begrüßt werden. Inzwischen hatten aber auch die therapeutische Begeisterung und die optimistischen Erwartungen der ersten Zeit manchen Dämpfer erfahren. Wir waren kritischer geworden. Dies galt auch für die Krampfbehandlung mit Cardiazol, die wir trotz dem heftigen Kampf Sakels gegen Meduna schon längst eingeführt hatten. Bald hatte sich ja herausgestellt, daß die Indikationen dafür auf einem anderen Gebiet lagen, den manisch-depressiven Erkrankungen, bei denen sich andererseits die Insulinbehandlung entgegen unseren ursprünglichen Erwartungen als wirkungslos erwies.

Gegenüber der modernen Technik der Konvulsionstherapie in Narkose und unter Verwendung von Muskelrelaxanzien handelte es sich damals freilich um eine recht barbarische Angelegenheit. Gelang es nicht, das Medikament so zu dosieren, daß sofort ein voller epileptischer Anfall erfolgte – und dies war bei den großen Unterschieden der individuellen Ansprechbarkeit nie ganz zu vermeiden –, so traten bei den Patienten qualvolle Todesangst und Vernichtungsgefühl auf, an die sie sich nachher erinnerten. Kein Wunder, daß sie sich oft sehr heftig gegen eine Wiederholung sträubten. Die Suche nach zuverlässiger wirkenden Mitteln blieb erfolglos. Von daher mag es kommen, daß die Krampfbehandlung im Publikum wenig Anklang fand und das Odium einer Foltermethode nie recht los wurde. Zum Barbarischen gehörte aber auch das Erlebnis des Zuschauers. Ich muß hier etwas bekennen, dessen ich mich als Feigheit schäme, gegen das ich aber nicht ankam: Der Anblick des künstlich erzeugten epileptischen Anfalls, insbesondere des verzerrten, blau gefärbten Gesichts war mir so schrecklich, daß ich mich davon zu drücken suchte, wo ich nur konnte. Nur unzulänglich kann ich mich damit entschuldigen, meine Anwesenheit habe ja niemandem genützt und meine Mitarbeiter seien wohl robuster, nicht so zimperlich gewesen. Mit ein Grund zu meiner jeweiligen Flucht mag auch gewesen sein, daß ich die Verantwortung trug, wenn etwas schiefging, während die Assistenten und Oberärzte nur ausführende Organe waren.

Auf alle Fälle blieb die Cardiazolbehandlung in diesen Jahren wenig befriedigend; ich konnte mich nur ausnahmsweise entschließen, sie bei gewöhnlichen Depressionen, wo sie, wie sich mehr und mehr zeigte, besonders angezeigt gewesen wäre, anzuwenden. Dazu trug auch bei, daß, eigentümlicherweise erst spät, d.h. nach einigen Jahren durch die Amerikaner entdeckt wurde, wie häufig als Komplikationen Wirbelkörperfrakturen auftraten, die freilich erstaunlich rasch und ohne Folgen auszuheilen pflegten.

In dieser Situation spähte man begierig nach allem aus, was eine technische Verbesserung der Methode zu bieten versprach. Es war der Elektroschock, der die entscheidende Wendung brachte, entscheidend nicht nur für den äußeren Ablauf des Anfalles, der gleich blieb und auch, wie sich bald zeigte, entgegen den Erwartungen dieselben Risiken barg, sondern, das entschieden wichtigste, entscheidend für das subjektive Erleben der Kranken. Mit dem den Anfall auslösenden Stromstoß trat unmittelbar Bewußtlosigkeit ein, vielleicht noch vorhandene Reste von Mißempfindungen wurden durch die nachher bestehende Erinnerungslücke zugedeckt. Nun war es keine Quälerei mehr, die Patienten hatten nichts mehr gegen eine Wiederholung der Behandlung, wir erlebten sogar Fälle, die direkt „krampfsüchtig" wurden, und es wurde nun möglich, auch sensible, leicht kranke Menschen der Therapie zu unterziehen. So war es denn nicht verwunderlich, daß der Elektrokrampf die früheren chemischen Methoden in kurzer Zeit gänzlich verdrängte.

Da Münsingen hier wieder voranging und als erste Klinik außerhalb Italiens mit Versuchen an Menschen begann, rechtfertigt sich eine kurze Schilderung, wie ich dazu kam, diese Initiative zu ergreifen. Daß anläßlich des Münsinger Kongresses von 1937 nicht nur wir, sondern die gesamte übrige Fachwelt von dem Referat Binis aus der Römer Klinik über die Auslösung epileptischer Anfälle bei Schweinen durch den elektrischen Strom keine Notiz nahmen, habe ich bereits erwähnt. Ihren Chef Cerletti, Inhaber des Römer Lehrstuhls, lernte ich erst sehr viel später kennen, 1942, mitten im Kriege, anläßlich einer Tagung der SGP in Basel mit dem Hauptthema „somatische Behandlungsmethoden". Wir verstanden uns ausgezeichnet und waren oft beisammen; mit seiner hageren und großgewachsenen Statur imponierte er als vollendeter südländischer Kavalier, von dem gleichzeitig viel Herzlichkeit ausging. Sehr bedeutend möchte ich ihn nicht nennen. Als er später eine Theorie entwickelte und sie glaubte, beweisen zu können, daß nämlich nach wiederholten Elektroschocks im Gehirn eine „antipsychotische Substanz" sich bilde, die er „Acroagonine" nannte und behauptete, sie würde, aus dem Gehirnbrei vorbehandelter Tiere extrahiert, dem Menschen mit der gleichen Wirkung wie der Elektroschock selbst eingespritzt werden können, schüttelte man allgemein über soviel enthusiastische Naivität und Pseudowissenschaftlichkeit nur den Kopf. Seine große Leistung lag ähnlich wie bei Sakel wohl in der Kühnheit, ein zunächst unerhört gefährlich erscheinendes Verfahren beim Menschen auszuprobieren – denn daß man durch elektrische Reizung bei Tieren epileptische Anfälle erzeugen kann, wußte man schon längst. Jene Basler Begegnung führte übrigens zu einer für die damalige Kriegssituation bezeichnenden Begebenheit: Wir kannten zur Genüge die Kaffeeleidenschaft der Italiener, aber auch wie sehr sie ihn nun entbehrten, nachdem er auf ein Diktat Mussolinis hin kaum mehr erhältlich war und sie sich mit allerhand Surrogaten abfinden mußten. Als ich dann eines Abends nach dem Essen Cerletti eine Tasse guten schwarzen Bohnenkaffees anbot, vollzog sich in seiner Mimik ein tragikomischer Widerstreit. Sichtlich gelüstete es ihn schrecklich. Schließlich lehnte er aber ab und meinte mit leiser, wehmütiger Stimme, es würde ihm, hätte er endlich wieder einmal von dem heißgeliebten Getränk gekostet, viel zu schwerfallen, nachher wieder darauf zu verzichten.

Wie kam ich nun also zum Elektroschock? Genau erinnere ich mich im einzelnen nicht mehr. Nach dem Binischen Vortrag erschienen noch einige kleinere Publikationen aus der Römer Klinik und italienischen Landanstalten, die aber ebenfalls kaum Beachtung fanden. Erschwerend kam dazu, daß der von den Italienern entwickelte Apparat Fabrikgeheimnis der Firma Arcioni in Mailand und nur schwer zu bekommen war, so daß niemand recht Lust hatte, diese, wie es schien, risikoreiche und noch wenig erprobte Methode zu versuchen. Einen ersten Anstoß mögen mir Morgenthaler und Forel gegeben haben, nachdem sie an einem Kongreß in Rom einen Vortrag Cerlettis gehört hatten und mir nahelegten, doch einmal einen Versuch zu wagen. Entscheidend war für mich aber wohl Kalinowski,[145] der als Berliner Emigrant aus der Bonhoeffer-Schule später in Amerika sehr angesehen wurde und zusammen mit Paul Hoch das englischsprachige Standardwerk über die körperlichen Behandlungsmethoden verfaßte. Zu jener Zeit war er Assistent Cerlettis, besuchte mich einmal und erzählte viel Günstiges. Schließlich schrieb er mir im März 1939 unmittelbar vor seiner Auswanderung nach Amerika einen ausführlichen, sehr positiven Bericht über seine Erfahrungen mit dem Elektroschock. Eine andere Nachrichtenquelle bildete ein häufiger Münsinger Gast, Prof. Corberi aus Mailand, der ebenfalls schon über einige ermutigende Erfahrungen verfügte.

So fuhr ich denn im November 1939, in der Drôle de guerre, aber vor dem Eintritt Italiens in den Krieg, mit Trudi und meiner Assistentin Frl. Bänziger zusammen nach Mailand, um in der Privatklinik Corberis die neue Methode zu studieren und eventuell durch seine Vermittlung gleich einen Apparat bei Arcioni zu bestellen. Von dem teils erheiternden, teils erschütternden Rankenwerk dieser Reise werde ich später noch erzählen. Der Besuch bei Corberi machte mir einen guten Eindruck, die neue Technik schien mir eine elegante Lösung zu sein, und schon nach einem Monat traf der Apparat in Münsingen ein. Als bekannt wurde, daß wir ihn besaßen und erfolgreich mit der Behandlung begonnen hatten, erschienen wieder die Kollegen, um sich einführen zu lassen, freilich längst nicht mehr in dem Ausmaße wie seinerzeit beim Insulin. Es fehlten vor allem die Ausländer. Immerhin kamen 1940 noch zweimal schwedische Kollegen auf Grund meiner inzwischen erfolgten ersten Publikationen, trotz der mühsamen Reise – sie konnten ja nicht durch Deutschland fahren. Obwohl in der Insulinabteilung, wo ich einige Räume für die Krampfbehandlung frei gemacht hatte, nun wieder mehr Betrieb herrschte, ging doch alles viel weniger sensationell und aufgeregt zu als 1936/38. Im Gegensatz zu damals bestand so gut wie keine Opposition gegen unser Unternehmen, es erhoben sich keine warnenden und beschwörenden Stimmen, rasch und ruhig schlossen sich alle andern Anstalten und Privatkliniken uns an. Die Anfallsbehandlung als solche war ja nichts Neues, und mir schien die früher herrschende Skepsis gegenüber der körperlichen Behandlungsfähigkeit Geisteskranker hätte sich zudem in den wenigen Jahren schon ganz entschieden gewandelt.

Freilich fehlten zunächst die Apparate, denn nach dem bald darauf erfolgten Eintritt Italiens in den Krieg waren sie aus Mailand nicht mehr zu erhalten. Hier sprang durch Vermittlung des damals sehr begeisterten und aktiven Dr. Tauber[146] – später betrieb er den Elektroschock in einem Ausmaß, das meine Kritik herausforderte – die Firma Purtschert in Luzern ein. Ich hatte keine Bedenken, ihren Technikern unseren Apparat zur Zerlegung und zum Studium zur Verfügung zu stellen und in erstaunlich kurzer Zeit kam ein neues, gegenüber dem alten, noch reichlich primitiven und komplizierten wesentlich verbessertes Modell auf den Markt.

Leicht komisch war es, wie dann für unsere Nachbarländer die Politik mithinein spielte: Die Deutschen konnten sich ohne weiteres die Pläne von Arcioni beschaffen, und damit war Siemens in der Lage, schon etwa ein halbes Jahr später ebenfalls einen eigenen Apparat zu bauen, der freilich nach etwas andern Prinzipien arbeitete. Da sich daraus eine grundsätzliche Meinungsverschiedenheit zwischen mir und der deutschen Psychiatrie entspann, muß ich später nochmals kurz darauf zurückkommen. Die Franzosen dagegen hatten diese Verbindung naturgemäß nicht und mußten ihren Apparat völlig neu konzipieren und damit in Tierversuchen experimentieren, so daß sie, wenn ich mich richtig erinnere, erst etwa zwei Jahre nach uns mit der Behandlung beginnen konnten. Dabei erzählte mir erst noch Kalinowski später, er hätte die Pläne bei seiner Durchreise nach USA bei sich gehabt und den Pariser Kollegen übergeben wollen, dann aber irgendwie verloren.

Die therapeutischen Erfahrungen bei melancholischen Erkrankungen waren erstaunlich, und wir erlebten, ähnlich wie seinerzeit bei den ersten erfolgreichen Insulinschocks wieder jenes überwältigende Staunen, wenn ein über Monate tief depressiver, gehemmter, von Schuldgefühlen gequälter Mensch nach einer kurzen Behandlungsserie völlig gewandelt zu neuem, frohem Leben erwachte. Besonders eindrücklich ist mir ein Pfarrer in Erinnerung geblieben, der schon mehrere, jeweils sehr lange dauernde endogene Depressionen durchgemacht hatte und unter seinem Zustand, seinen religiösen Skrupeln, der Verzweiflung über den Verlust des Glaubens an Gott entsetzlich litt. Mit vier Elektroschocks war er geheilt. So glücklich er darüber war, so froh und aktiv er wieder an die Zukunft und die Aufnahme seiner beruflichen Tätigkeit denken konnte – er mußte sich, nun ganz natürlich und realitätszugewandt, sehr damit auseinandersetzen, daß es der „Technik" möglich sei, die in der Krankheit als tief, echt, berechtigt und existentiell empfundene Angst und Schuld einfach „wegzuwischen". Das Gefühl, es sei etwas mit ihm passiert, was an Frevelhaftigkeit und Hybris grenze, ließ ihn nie ganz los. Bei seiner ersten Predigt – er pflegte diese auswendig zu lernen – fühlte er sich übrigens frischer und seines Gedächtnisses sicherer als seit langer Zeit.

Gerade diese letztere Erfahrung beleuchtet scharf den Kern meiner Kontroverse mit den Deutschen. Sie ging im wesentlichen darum, daß der Siemens-Apparat mit viel höherer Stromintensität und längerer Durchleitungszeit arbeitete, um unter allen Umständen einen Vollanfall zu erzielen, während wir, getreu den Anweisungen Cerlettis uns bemühten, möglichst vorsichtig und individualisierend zu dosieren. Ich vertrat die Meinung, bei Überdosierung würden eventuelle Komplikationen wie Atemstillstand und Wirbelfrakturen, wie sie uns schon aus der Cardiazolzeit bekannt waren, häufiger eintreten; dazu kamen gehäufte Erfahrungen mit Gehirnschädigungen durch den Stromstoß, die nachweisbar häufiger eintraten, wenn die Anfälle zu rasch nacheinander gesetzt und ihre Zahl innerhalb einer Behandlung ins Uferlose ausgedehnt wurde. Meine Auffassung ging dahin, das Gehirn müsse sich zwischen den einzelnen Anfällen erholen können und die Gefahr einer Hirnschädigung wachse mit der Anzahl der durchgeführten Schocks – eine Auffassung, die erst nach dem Kriege durch EEG-Untersuchungen ihre Bestätigung fand. Für Münsingen galt deshalb die Regel, nicht mehr als zwei Schocks pro Woche auszulösen und die Zahl der Anfälle für eine Behandlung auf maximal 15 zu limitieren. Ganz anders die Deutschen: Bei ihnen wurde nicht nur nach unserer Auffassung überdosiert, sondern bald einmal entwickelte von Braunmühl[147] seine „Blockmethode" mit mehreren täglichen Anfällen hintereinander und Fortsetzung der Behandlung bis zu 100 und mehr Schocks. Angeblich sollten damit bessere Resultate erzielt werden, wofür mein Pfarrer ein Gegenbeispiel bildete. Darüber stritten wir in Briefen und Publikationen hin und her. Ich warf den Deutschen Grobschlächtigkeit, zum mindesten undifferenziertes Handeln vor. Scharf wurde die Diskussion, als es um die Theorienbildung des Heilungsvorganges ging. Die deutsche These fand ihre ausgeprägteste Form in dem erst lange nach dem Kriege erschienenen, bekannten Buch von von Baeyer,[148] das auf dem Axiom fußte, eine Gehirnschädigung sei die Voraussetzung der Heilung. Diese Theorie, die nachher allgemein anerkannt wurde, hatte eben eine Behandlungsmethodik zur Voraussetzung, die unweigerlich zu cerebralen Läsionen führen mußte. Somit war nach unseren Erfahrungen der Ansatzpunkt falsch. Vergeblich versuchte ich immer wieder bei deutschen Kollegen auf diesen Sachverhalt hinzuweisen. Ich selbst wagte ebenfalls einen Deutungsversuch; ausgehend von minutiöser Exploration der behandelten

Kranken nahm ich als wesentlich für den Heilungsvorgang eine Zäsur im Erlebenskontinuum an – mehr will ich hier darüber nicht sagen. Ich hielt auch einen Vortrag über die ausgearbeitete Theorie in der Psychologischen Gesellschaft, den ich aber charakteristischerweise nie publizierte, obwohl er es ebensogut wie manche andere derartige Versuche verdient hätte. Wiederum wie so oft, hatte ich Hemmungen, den sicheren Boden des Pragmatismus zu verlassen und mich in die Regionen des „höheren Denkens" vorzuwagen, das ja keineswegs mit Spekulation identisch zu sein brauchte.

Immerhin: Wir beschäftigten uns damals sehr intensiv mit wissenschaftlichen Problemen im Zusammenhang mit der neuen Methode; es gab viele Fragen, die uns lebhaft interessierten, etwa der Einfluß einer andern Elektrodenlage auf den Typus des Krampfes, die Beeinflussung der Reaktionsschwelle durch die Wiederholung der Schocks, die Frage, ob die Behandlung erst auf dem Höhepunkt der depressiven Phase wirksam werde oder schon in ihren Anfängen, welche Formen der Schwermut am besten auf die Therapie ansprachen und vieles andere mehr. Veröffentlicht wurde darüber nicht sehr viel. Die wichtigsten Ergebnisse gab ich wiederum in einem Referat in den „Fortschritten" von 1941 bekannt. Für diese Arbeit gilt vielleicht noch mehr, was über den Originalcharakter und die Eigenständigkeit der Insulinberichte schon gesagt wurde.

Brachten diese Untersuchungen viel Anregung für mich und die Mitarbeiter, so überwog doch immer die Freude über gelungene Behandlungen. Sie war es, die uns in der sorgenvollen Zeit nicht nur Ablenkung brachte, sondern über manche finstere Phase hinweghalf. Ich habe mich oft gefragt, wo wir die nach der Insulinzeit etwas abgeflaute, nun neu erwachte therapeutische Begeisterung eigentlich hernahmen. War es der dunkle Welthintergrund, der für uns alle eines Gegengewichts bedurfte, waren wir ganz allgemein damals weniger resigniert und unkritischer als die gleichaltrigen Leute von heute oder war es einfach der Genius loci – wobei man freilich mit dieser unscharfen Bezeichnung auch nicht viel anfangen kann?

Kapitel 32

VORKRIEG

Alles, was ich seit meiner Ernennung zum Direktor an Neuerungen vorzunehmen versuchte, war nicht nur durch die Sparpolitik der Regierung gehemmt, sondern spielte sich vor dem Hintergrund einer immer noch zunehmenden Verfinsterung des politischen Horizontes und der wachsenden Kriegsbedrohung ab. Wiederholt habe ich schon darauf hingedeutet. Dieser Hintergrund war jedoch für das Leben von uns allen von derart überragender Bedeutung, daß ich versuchen möchte, ihn noch etwas genauer zu schildern. Es ist freilich nicht einfach, der heutigen Welt oder besser der heutigen Generation einen Begriff von unserer damaligen Existenz zu geben. Man betrieb den Alltag, erfüllte die zunächst liegenden Aufgaben, glaubte aber genau zu wissen, wie sinnlos dies alles war gegenüber dem unaufhaltsam heranrollenden Schicksal. Ein Ausweg, irgendeine Hoffnung zeichneten sich nirgends ab. Man mußte schon sehr naiv oder leichtgläubig sein, wenn man sich eine friedliche, den bisher geltenden Lebenswerten entsprechende Zukunft vorstellen wollte. Es war, um einen Vergleich zu wagen, wohl nicht viel anders, als wenn man heute überzeugt wäre, ein dritter Weltkrieg sei unvermeidlich, er werde demnächst, spätestens in einigen Monaten, unfehlbar hereinbrechen und sei gleichbedeutend mit dem Untergang der Schweiz, verbunden mit einer extremen Gefährdung des eigenen Lebens und der Familie.

Dabei erschien dieses Los so völlig sinnlos, das Werk eines einzelnen Menschen, eines Wahnsinnigen. Eben war die Welt daran, sich von den Folgen der Wirtschaftskrise langsam zu erholen und wieder aufzublühen. Die Arbeitslosenzahlen gingen überall, nicht zuletzt auch bei uns, zurück, es wäre eben gerade möglich gewesen mit mehr Vertrauen in die Zukunft zu blicken, wenn nicht die braune Bedrohung alles überschattet hätte. Man wußte auch genau, daß abgesehen von ein paar Fanatikern oder Abenteurern, die es in jedem Lande gab, niemand die Deutschen mochte, nicht einmal die Italiener, die doch zur Achse Berlin-Rom gehörten. Es gab dafür mancherlei Anzeichen. Als wir z. B. im Frühling

1939 über Meran und Bozen an den Gardasee fuhren, wurden wir in unserem Opel-Cabriolet auf der Straße beschimpft, und es wurden uns Steine nachgeworfen, weil die Leute glaubten, wir seien Deutsche.

Nicht weniger schwer zu beschreiben ist die viel zitierte Wirkung der Landesausstellung 1939. Auch sie war restlos vom Zeitgeschehen geprägt. Es war in erster Linie wieder das Zusammenrücken, das Sich-Einigfühlen in Furcht, Trotzstimmung und entsprechender Haltung, aus denen der Widerstandsgeist erwuchs, der sich im berühmten Rütlirapport[149] und in der einhelligen Ablehnung der anpasserischen Rede von Bundesrat Pilet-Golaz[150] im Mai 1940 äußerte.

Kennzeichnend für die internationale Atmosphäre war z.B. ein Besuch von ca. 30 Mitgliedern der Royal Medico-psychological Association aus London Ende Oktober 1938. Neben den Universitätskliniken hatten lediglich Münsingen und Malévoz die Ehre, auf dem Programm der Studienreise zu stehen. Ich hatte mich damals von meiner Herzaffektion noch nicht erholt. Als an dem von der Anstalt veranstalteten Bankett Dr. Doepfner sen., der Vater von Margrit (er hatte lange Jahre als Chirurg in USA gewirkt und sprach deshalb ausgezeichnet Englisch), in meinem Namen eine Ansprache hielt und dabei einen Toast auf den König und, wie offenbar üblich, den Premierminister Chamberlain hielt, gab es Proteste. Es war kurz nach München. Wir als kleines Land, so wurde uns von den Engländern vorgeworfen, hätten wirklich keinen Anlaß, Chamberlain hoch leben zu lassen, der eben in der Konferenz mit Hitler und Mussolini die kleinen Nationen im Stiche gelassen und überhaupt die Freiheit preisgegeben habe!

Besonders düster und gespannt war dann die Stimmung an einer Tagung, zu der Répond als Präsident des Schweizerischen Komitees für Psychische Hygiene im Juni 1939 im Anschluß an eine Versammlung der SGP nach Lugano einlud. Sie sollte internationalen Charakter haben und als einziges Thema die „Compréhension mutuelle" behandeln! Ob sich Répond wohl vorstellte, durch ein Treffen und eine Verständigung von Psychiatern verschiedener Länder noch irgend etwas an dem, was unvermeidlich auf uns zukam, ändern zu können? Ich halte es nicht für ausgeschlossen. Es gab Fortschrittsgläubige wie ihn, Morgenthaler, Forel, auch noch andere, die allen Ernstes davon überzeugt waren, die „psychische Hygiene" brauche nur international genügend organisiert und gefördert zu werden, um die große Politik und überhaupt die Welt zu ändern.

Der Kongreß in Lugano wurde ein völliges Fiasko. Es kamen recht viele Leute aus dem Ausland, besonders Deutsche und Franzosen. Von einem gegenseitigen Gespräch, ja auch nur einer Bereitschaft dazu war aber keine Rede. Die Deutschen – ich erinnere mich an Kretschmer, Rüdin, Hofmann – waren sehr zugeknöpft, sonderten sich ab, machten sich über unsere damals in vollem Gange befindlichen Grenzbefestigungen lustig, dachten aber in der Mehrzahl nicht daran, Kontakte aufzunehmen (es waren auch noch Schweden und Italiener anwesend). Einige hätten sicherlich gewollt, trauten sich aber nicht. Auch die Franzosen verhielten sich mißtrauisch und reserviert. So wurden die Vorträge zu nichtssagenden Monologen; vergeblich versuchte Répond, wenigstens eine der berühmten „Resolutionen" zusammenzubringen, die von allen unterzeichnet worden wäre. Noch bedrückter als man gekommen war, ging man wieder auseinander.

Sonderbarerweise ist der Sommer 1939 für mich stark mit der Person von Hans Oprecht verknüpft, von dem schon verschiedentlich die Rede war. In jener Zeit, auch später noch während des Krieges, war er häufig unser Gast, wenn er für die Bundesversammlung nach Bern kam. Ich sagte schon, daß er Nationalrat und Präsident der Schweizerischen Sozialdemokratischen Partei war. Zudem hatte er sehr enge Beziehungen zu sozialdemokratischen Führern in anderen Ländern, er war Mitglied der Landesverteidigungskommission und deshalb stets vorzüglich über alles orientiert. Unsere Beziehung leitete sich her von meiner Eigenschaft als Präsident der Schulkommission und der seinigen als Generalsekretär des VPOD; mit Morgenthaler zusammen war er der Hauptförderer des gesamten Ausbildungswesens für das Pflegepersonal gewesen. Nüchtern, sachlich, bestimmt, gelegentlich autokratisch stellte er den Typus des unermüdlichen Vielschaffers bei nahezu asketischer Lebensführung dar. Er war von minutiöser Zeiteinteilung, rauchte nicht, war abstinent, gutes Essen sagte ihm kaum etwas, und den einzigen Einbruch in seine Bedürfnislosigkeit bildete seine Beziehung zu Frauen. In diesem Punkt freilich war manches dunkel. Es war mir etwas Neues und Aufregendes, als Außenseiter und Zuschauer einen Einblick in die hohe Politik zu bekommen und in der Unsicherheit und Bedrückung, die Oprecht mit uns teilte, immer über die neueste Entwicklung im Bilde zu sein. Oprecht imponierte uns besonders auch durch sein Vermögen, bis in die tiefste Nacht lebhaft zu diskutieren, dann in sein Zimmer zu verschwinden, um – wie er uns stets wieder versicherte – sofort einzuschlafen, nach wenigen Stunden frühmorgens ohne Frühstück sich aus dem Haus zu stehlen und mit dem ersten Zug nach Bern zu fahren. Zu solchen Gesprächen gesellte sich gelegentlich auch Frau Grimm, damals schon Mitglied der Aufsichtskommission. Wenn ich mich nicht sehr täusche, haben wir mit diesen beiden zusammen am Radio die Kriegserklärung angehört.

Von Oprecht erfuhren wir auch Näheres über das Ausmaß der schon vor Kriegsausbruch betriebenen, sehr intensiven Rüstungen und Verteidigungsanlagen des Landes. Die Straßensperren für Tanks sah man überall aus dem Boden wachsen, die Bahnhöfe waren des öftern militärisch bewacht. Dies blieb auch den Ausländern nicht verborgen. Mit der Landesausstellung zusammen fiel die unvergeßliche Ausstellung des Madrider Prado-Museums in Genf, zu der alle Welt strömte, wie wenn sie diese Kunstwerke noch ein letztes Mal sehen wollte. Dieses und jenes „zum letzten Mal vor dem Untergang" noch erleben zu können, spielte überhaupt eine große Rolle, nicht nur in unsern Gedanken, sondern überall, auch im Ausland. Im Gedränge der Genfer Ausstellung stießen wir ganz plötzlich auf Henri Versteeg und seine Frau, von denen wir seit Jahren nichts mehr gehört hatten. Wir aßen zusammen zu Mittag, auch hier wieder in der wehmütigen Stimmung des „zum letzten Mal" – es war Ende August, wenige Tage nur vor dem Einbruch der Deutschen in Polen. Bei dieser Gelegenheit war es, daß Versteeg mit Verwunderung von den militärischen Maßnahmen sprach, die er überall in der Schweiz bemerkt hatte, wogegen man in Holland noch recht sorglos sei, jedenfalls keineswegs daran denke, sich militärisch ernsthaft vorzubereiten. Als dann drei Vierteljahre später Holland in drei Tagen überrannt wurde, mußte ich oft an diese Bemerkungen denken.

Auch in der Anstalt selbst hatte man vorgesorgt. Den ganzen Sommer 1939 über wurde an den Luftschutzkellern gearbeitet, entsprechend höherer Weisung, und im Zentralbau, auf Frauenabteilung II und später auch III wurden, wie es uns schien, ganze Wälder von Baumstämmen eingebaut. Eine Betonröhre als Notausgang führte auf die Wiese im Hof, westlich der Kapelle. Der Gedanke, einmal dort durchkriechen zu müssen, erschien wie ein Alptraum. Man stand überhaupt diesen Sicherungsmaßnahmen, die nun nicht mehr, wie es jahrelang der Fall gewesen war, bloß auf dem Papier standen, sondern bald einmal zu einer Überlebensfrage werden sollten, sehr zwiespältig gegenüber. Boten sie wirklich Schutz? Daß dies für einen Volltreffer nicht der Fall war, erschien nie zweifelhaft. Aber auch für mildere Bedrohung regten sich Zweifel, ob man nicht wie in einer Mausefalle gefangen wäre und sich am besten einfach ins Freie begebe.

Dazu kam das Problem, wem diese Schutzräume eigentlich dienen sollten. Daß niemals die ganze Anstalt, alles Personal und alle Patienten darin untergebracht werden konnten, war von vornherein klar. Abgesehen vom Mangel an Platz ergaben Probealarme mit dem Versuch, sämtliche Kranke in die zum größten Teil noch nicht ausgebauten Keller zu transportieren, mindestens für die unruhigen Abteilungen einen völligen Mißerfolg. Man sah bald ein, daß darauf verzichtet werden mußte und es deshalb sinnlos war, dort Luftschutzkeller zu bauen. Die Weisung ging dahin, bei Fliegeralarm in den Wachsälen V, VI und VII die Betten von den Fenstern und Wänden weg in die Mitte zu rücken, um sich wenigstens vor Glassplittern und einstürzenden Mauern zu schützen – ein kleiner Trost! Was eingerichtet werden konnte, sollte den Familien im Zentralbau dienen, den dort beschäftigten Angestellten und den Patienten der Abteilungen II und III. Wie stand es aber mit den Ärzten? Durften sie sich in Sicherheit bringen, während der Großteil der ihnen anvertrauten Kranken schutzlos blieb? Durfte ich selbst dies als Direktor? Hatte ich nicht die Pflicht, wie ein Kapitän mit dem sinkenden Schiff unterzugehen? War es aber andererseits zu verantworten, gerade den Leiter und die Ärzte zu exponieren, denen nach einem Angriff für die Rettung der Überlebenden eine entscheidende Funktion zukam?

Die der Anstalt drohende Gefahr nahm man sehr ernst. Das Belpmoos als Militärflugplatz, erst noch neben der Hauptstadt gelegen, schien ganz besonders einem Fliegerangriff ausgesetzt. Wie nahe dabei lag die Anstalt, wie leicht konnte sie mit einer Kaserne verwechselt werden! Es wurden deshalb riesige Tücher mit dem Rotkreuzabzeichen bereitgestellt, die auf sämtlichen Dächern ausgelegt und befestigt werden konnten. Als Warnanlage wurde eine komplizierte Einrichtung an der Glocke der Turmuhr installiert, die bei Knopfdruck ununterbrochen bimmelte, schaurig-schön und immerhin recht laut, so daß sie überall durchdringend zu hören war. Wir machten uns lustig über sie, ohne zu ahnen, daß sie uns eines Tages zum Alpdruck werden sollte. Erst im zweiten Kriegsjahr wurde dann auf dem Dach von „Männer V" eine richtige Luftschutzsirene montiert. Jeden Monat einmal, an einem ganz bestimmten Tag und zu bestimmter Stunde ertönte sie. Obwohl man genau wußte, daß nach behördlicher Vorschrift festgestellt werden mußte, ob sie noch funktionierte, schreckte man doch jedes Mal zusammen. Über Monate hindurch fieberten wir dem als unausweichlich erkannten Kriegsausbruch entgegen. Merkwürdig, wie in dieser Stimmung hochpolitische Ereignisse wie die Besetzung der Tschechoslowakei oder der Ribbentrop-Stalin-Pakt wenig Eindruck mehr machten. Es waren Umdrehungen eines Rades, das unaufhaltsam seinem Ziel zustrebte. Im Vordergrund stand für uns die Vorstellung brauner Horden, die sich über alles hinwälzen würden, der Untergang von Freiheit und Kultur und die feste Überzeugung, daß in der Weltgeschichte diesmal niemand nur im geringsten in alle Zukunft hinein an der Schuld der Deutschen in der Person Hitlers zweifeln könne.

So bildete, wenigstens in meiner Erinnerung, die Kriegserklärung in erster Linie eine Erlösung aus der unerträglich gewordenen Spannung. Zunächst freilich nach Beendigung des polnischen Feldzuges blieb alles still. Es begann die „drôle de guerre", von der man nicht wußte, was von ihr zu halten war. Ständig erwartete man irgendetwas, was nie kam. Vage Gedanken, es könnte vielleicht harmlos so weitergehen, ließ man nicht aufkommen; im Gegenteil hoffte man ständig auf eine Offensive der Westmächte, von denen man annahm, sie würden den Deutschen einigermaßen gewachsen sein: Hieß es doch, die Polen seien nur so rasch unterlegen, weil Pilsutsky seine Armee in antiquiertem Stil ausgebaut, Tanks verschmäht und dafür eine großartige Kavallerie auf die Beine gebracht hatte. Kein Mensch hatte damals eine Ahnung, wie schlecht Frankreich und England in Wirklichkeit gerüstet waren und daß es reines Unvermögen gewesen war, was sie hinderte, den unglücklichen Polen zu Hilfe zu kommen.

Die „drôle de guerre" bildete somit keine Atempause. Wenn auch die Welt, wie wir sie bisher gekannt hatten, noch einigermaßen intakt geblieben war, so wurde man doch Tag und Nacht Druck und Spannung nicht los.

In dieser zwielichtigen Periode war es, wo Mussolini noch abseits stand und zu schwanken schien, an seinen Sympathien und Antipathien allerdings keinen Zweifel übrigließ. Im November 1939 unternahmen wir unsere Fahrt zum Studium des Elektroschock, für viele Jahre unsere letzte Reise nach Italien und überhaupt ins Ausland. In Varese wohnten wir bei den Verwandten, die wir in den letzten Jahren regelmäßig besucht hatten. Äußerlich war es hier friedlich. Innerlich aber waren die Geister aufgewühlt. Unsere liebste Cousine und ihr Mann – in Wirklichkeit war die Verwandtschaft sehr viel entfernter – Matilde und Nino entpuppten sich als fanatischere und auch nach außen aktivere Faschisten, als wir je gedacht hätten, obwohl wir wußten, daß sie schon seit langem der Partei angehörten. So gab es erregte Diskussionen voll Leidenschaft, unmöglich, sich irgendwie zu verständigen. Gleichwohl waren diese Auseinandersetzungen etwas völlig anderes als das Anrennen an eine sture Mauer wie bei den Deutschen. Es fehlte der verletzende Anspruch der Herrscherrasse und das plumpe Nachbeten ideologischer Phrasen. Vielmehr ging es um echte Überzeugungen, um ein Ringen mit sich selbst wie mit uns, um die heiße Identifizierung mit einer Idee, die wohl nationalistisch und imperialistisch war, aber nichts mit einem rassischen Superioritätswahn zu tun hatte.

Auch während dieses kurzen Aufenthaltes in dem so sehr geliebten herrschaftlichen Landsitz, mit dem mich manche Kindheitserinnerungen verknüpften, war das „zum letzten Mal" wiederum übermächtig. Wenn irgendwo, so hier zu Recht: Nino fiel ein halbes Jahr später als Offizier anläßlich des törichten Einfalls der Italiener in Albanien. Matilde erholte sich nie mehr von diesem Schock und starb völlig gebrochen gegen Kriegsende. Ihre Mutter, die von uns so sehr verehrte Teresa, eine würdige, formvollendete und doch überaus warmherzige Dame, folgte ihr kurz danach im Tode nach oder ging ihr sogar voraus – genau weiß ich es nicht mehr. Wohl haben wir seither mit den Übriggebliebenen, uns aber weniger nahestehenden italienischen Verwandten noch korrespondiert. In Varese sind wir aber nie mehr gewesen. Auf unseren verschiedenen Italienreisen nach dem Krieg wollten wir nicht an die schmerzliche Erinnerung rühren; der Gutsbesitz war aufgeteilt, z. T. überbaut, jene Menschen, die uns besonders lieb gewesen waren, fehlten, die neu heranwachsende Generation blieb uns fremd.

In der düsteren und aufgewühlten Atmosphäre jenes italienischen Novembers gab es freilich ein Intermezzo, das drastischer Komik nicht entbehrte. Fiamberti, der Direktor des neu erbauten großen Manicomio von Varese war schon verschiedentlich an mich gelangt wegen seiner Erfindung des Azetylcholinschocks, der milder und gleichzeitig ungefährlicher als die übliche Auslösung des Krampfes durch Cardiazol sein sollte. Er hatte mir seine Separata geschickt und mich einmal auch in Münsingen aufgesucht. Als er nun hörte, ich sei in Varese, lud er mich derart dringlich ein, daß ich nicht absagen konnte, obwohl mir, was ich von ihm gelesen hatte, nicht sonderlich gefiel. Zusammen mit Frl. Bänziger fuhr ich eines Morgens im Taxi nach der Anstalt Fiambertis. Der Empfang fand vor dem imposanten, in faschistischem Stil erbauten Hauptgebäude mit riesiger Freitreppe statt. Auf dieser Treppe hatten sich zu beiden Seiten als Spalier die Assistenten aufgepflanzt, hoch oben, in der Mitte vor dem Portal, Fiamberti mit seinen engsten Mitarbeitern. Als wir ausstiegen und uns anschickten, die Treppe zu erklimmen, erstarrte die ganze Gesellschaft mit hocherhobener Rechten im faschistischen Gruß. Es war ein Anblick höchster Theatralik. Und nun geschah das Mißgeschick. Nach einigen Stufen stolperte Frl. Bänziger, fiel aufs Knie, zerriß den Strumpf und schürfte sich recht erheblich, so daß sie blutete. Die Folgen dieses Sturzes waren ebenso peinlich wie komisch. In den Gesichtern der Statisten des prächtigen Aufzuges spiegelte sich in drolligster Weise der Konflikt zwischen dem unmittelbaren Kavaliersimpuls, der gestürzten Dame zu Hilfe zu eilen, und dem Bedauern, die schöne Pose dafür opfern zu müssen. So entstand ein völliger Wirrwarr: Einige der Nächsten stürzten herbei, um Frl. Bänziger auf die Beine zu helfen, während andere weiterhin mit der zum Gruß erhobenen Hand in Position blieben.

Schließlich gelangten wir oben bei Fiamberti an, der sich in tausend Entschuldigungen ergoß. Von der Besichtigung der Anstalt ist dann nichts Besonderes mehr zu melden. Die Stimmung der Gastgeber war durch den verunglückten, so imposant arrangierten Empfang getrübt, und etwas besonders Interessantes gab es ohnehin nicht zu sehen.

Sehr herzlich und wehmütig war dann das Zusammensein mit unserem Freund Corberi in Mailand, dessetwegen, um den Elektroschock kennenzulernen, die Reise überhaupt unternommen worden war. Er wie seine Frau und die beiden Töchter, die uns alle zusammen nicht allzu lange vorher in Münsingen besucht hatten, waren verdüstert, bedrückt, von dunklen Vorahnungen erfüllt. Wie wir, empfanden auch sie das Geschehen als ein sinnloses Verbrechen, machten – so ganz anders als am Tage zuvor Nino und Matilde – aus ihrer Ablehnung des Faschismus kein Hehl und waren überzeugt, daß Italien über kurz oder lang an der Seite Deutschlands im Kriege stehen werde und daß alles völlig hoffnungslos sei. Abends spät saßen wir noch bei ihnen in der Wohnung und tranken ein Glas Champagner, um doch noch auf den Frieden anzustoßen. Dabei passierte mir das Mißgeschick, daß mir das Glas aus der Hand glitt und, den Champagner über meine Hosen spritzend, am Boden zerschellte. War dies nun als glückhaftes Zeichen zu werten oder als Warnung vor drohendem Unheil?

Was weiter geschah spricht für das letztere. Ich hörte von Corberis nichts mehr bis nach dem Kriege. Ende 1945 schrieb er mir dann traurig von den Schicksalsschlägen, die er inzwischen erlitten hatte: Im Oktober 1942 war die eine Tochter, Ärztin, an der er besonders hing, in peripherem Zusammenhang mit dem Luftkrieg – der ärztliche Notdienst kam infolge des Fliegeralarms und der Panik zu spät – gestorben. Im Januar 1945 gerieten er und seine Frau in die Maschinenfeuerattacke eines Flugzeugs und wurden schwer verletzt. Bei seiner Frau sei innerhalb von zwei Monaten eine Heilung eingetreten, er selbst aber fühle sich auf Grund multipler Frakturen des linken Beins invalid. Nun habe er zwar die Leitung der Mailänder Klinik übernommen und arbeite so gut es gehe. Es fehle aber an allem, nicht zuletzt an Medikamenten für die Betreuung der Patienten. Bald darauf ist Corberi gestorben, ohne daß ich Genaueres darüber weiß. Wir haben ihn und seine Frau nicht mehr gesehen.

Im Spätherbst 1939, gerade in jenen Tagen, als wir nach Italien fuhren, beschäftigte uns ein persönliches Projekt in hohem Maße. Es handelte sich um den Ankauf des Ruhren.[151] Schon lange hatten wir nach einem Ferienhaus in den Bergen oder an einem See Ausschau gehalten, bisher vergeblich. Nun kam ein weiterer Impuls dazu, der Wunsch nach einem Refugium im Krieg, wie es damals viele suchten. Auch die Umstände, die zum Kauf des Heimwesens führten, hatten mit den Zeitläufen zu tun. Bereits als Kriegsmaßnahme hatte Christian im Herbst 1939 seine Gymnasialferien im Landdienst beim Vater seines Schulkameraden und Freundes Kari Abbühl (der jetzige Internist) in der Sägerei Garstatt verbracht. Bei dieser Gelegenheit hörte er von dem leerstehenden Haus im Ruhren, mit dessen Besitzer wir überraschend leicht handelseinig wurden. In allem, was nun für die Instandstellung des Hauses getan werden mußte, half uns Vater Abbühl, ein in der Gegend weiterum bekannter und geachteter Mann, in uneigennütziger Weise. Wir haben ihm viel zu danken für alles, was er in den Kriegsjahren bis zu seinem unseligen Ende für uns getan hat.

Ganz abgesehen von der Rolle des Ruhren als Zufluchtsstätte in der Bedrohung bedeutete es für uns etwas Unerhörtes, nach beinahe 20jährigem Leben in Anstaltswohnungen nun ein eigenes Haus zu besitzen, mochte es auch noch so primitiv sein. Dieser einsam, hoch und frei gelegene Platz im Simmental bildete das Ziel unserer Sehnsüchte im trüben Alltag, und in der Angst vor dem, was kommen würde; die Pläne für die Einrichtung, diese selbst, der Kauf und die Restauration der alten Bauernmöbel brachten uns über viele schwierige Stunden hinweg.

Kapitel 33

MAI 1940

So ging der Winter 1939/40 in einem seltsamen Zwielicht dahin, bis die jähen Donnerschläge des Vorfrühlings ertönten. Mit atemloser Spannung verfolgte man den Überfall Hitlers auf Dänemark und Norwegen, war empört über den Verräter Quisling in Oslo und hoffte mit Inbrunst, die Landung der Alliierten in Narvik und die dort sich entwickelnden Kämpfe möchten erfolgreich sein.

Dies alles war aber nur der Auftakt. Am 10. Mai beginnt der Einmarsch der Deutschen in Belgien und Holland. Blumengeschmückt und singend rollen Franzosen und Engländer durch die flandrischen Ebenen den Eindringlingen entgegen – in den Tod. Vorerst glauben wir aber – nur für wenige Tage – zum letzten Mal an die entscheidende Wendung; jetzt erst beginnt der wirkliche Krieg, jetzt erst wird Hitler auf einen Gegner stoßen, der ihm gewachsen ist!

Rasch folgen Ernüchterung und lähmendes Grauen. Noch heute scheut man sich, jene Tage und Wochen der Sorge und Angst wieder aufleben zu lassen; zu leicht vergißt sich, nun man weiß, wie es weiter ging, wie grauenvoll dunkel und unabwendbar die Zukunft damals vor uns lag. Wie oft hatte man im Laufe des Winters sich in Phantasien ergangen, was bei einem Angriff der Deutschen auf die Schweiz geschehen würde. Mochte es noch so schlimm werden, immer blieb der gleiche Trost: Die mächtigen, ungebrochenen Armeen der Alliierten im Rükken, die uns zu Hilfe kommen würden.

Nun aber war diese Illusion jäh und endgültig dahin. Der Zusammenbruch eben dieser Heere in Belgien und Frankreich ließ keinen Zweifel daran übrig, daß wir allein sein würden, trostlos verlassen. Heute mag man über unsere Angst lächeln. Damals war sie da, war von zwingender Realität. Sie ging, wenigstens für uns Menschen jenseits der Vierzig, über die unmittelbare Furcht vor dem eigenen Tode hinaus auf das Schicksal des Volkes und unserer Kinder. Nichts schien den Untergang aufhalten zu können, und mindestens die nächste Generation schien verloren.

Zu bannen versuchte man die innere Erregung und das angstvolle Warten auf etwas unvorstellbar Entsetzliches durch eine hastige Vielgeschäftigkeit – wie das Menschen in solchen Lagen wohl immer zu tun pflegen. Besser war es, irgendetwas zu tun, mochte es noch so wenig helfen, als tatenlos das Schicksal über sich ergehen zu lassen.

In der Anstalt hielt ich täglich Konferenzen mit dem Verwalter, den Handwerksmeistern und den Vertretern des Pflegepersonals ab. Fieberhaft wurde an der Fertigstellung der Luftschutzkeller gearbeitet. Lange Diskussionen entspannten sich über die Frage, ob die Tücher mit dem roten Kreuz, die nach neuer Weisung nicht mehr auf den Dächern, sondern vor und hinter der Anstalt auszubreiten waren, schon jetzt, erst wenn ein Überfall im Gange sei oder überhaupt nicht angebracht werden sollten; hieß es doch, daß von den Deutschen das rote Kreuz nicht respektiert werde, ja, daß die deutschen Flieger absichtlich damit gekennzeichnete Ziele bombardierten – wobei dann von anderer Seite behauptet wurde, es handle sich um Lügenmärchen, die von der Fünften Kolonne in Umlauf gesetzt würden, um die Verwirrung noch zu steigern.

Diese unheimliche Fünfte Kolonne, die zweifellos in Holland und Norwegen eine beträchtliche Rolle gespielt hatte, bildete überhaupt eine mächtige Quelle für Unsicherheit und Angst, obwohl auch später nie richtig geklärt wurde, ob oder in welchem Umfang sie damals schon bestand. Ein Gerücht jagte das andere. Man munkelte von riesigen Waffenlagern in der deutschen Gesandtschaft, aber auch davon, daß die umliegenden Häuser mit schweizerischen Maschinengewehren gespickt seien, alle auf das Gesandtschaftsgebäude gerichtet. Man nannte phantastische Zahlen über die Vermehrung des deutschen Gesandtschaftspersonals, die zur Verstärkung der fünften Kolonne dienen sollte. Im Seeland sollte von Autos Lichtsignale gegeben worden sein, ähnlich, wie es Wochen vor dem Einmarsch aus Holland gemeldet worden war. Von Sabotageakten auf Fabriken und Flugfeldern wollte man wissen und von geheimen Sprengstofftransporten, denen man in Zügen und Autos auf die Spur gekommen sei.

Freilich bot auch die Veränderung des Landschaftsbildes reichlich Anlaß zu solcher Überhitzung der Atmosphäre. Über Nacht waren sämtliche Wegweiser, alle Bahnhofanschriften verschwunden. Fuhr man mit dem Wagen nach Bern, so wurde man drei- bis viermal von militärischen Kontrollposten angehalten, die zum mindesten einen Blick in den Fond warfen. Jeder Staatsangestellte hatte beim Betreten eines öffentlichen Gebäudes seine Identitätskarte vorzuweisen. In der Muri-Allee wuchsen Barrikaden und Unterstände aus dem Boden. Im Dorfe Münsingen selbst steckte hinter jedem zweiten Haus ein Maschinengewehrnest, eine Flakbatterie hatte Stellung bezogen und es bedurfte langer Verhandlungen, um zu erreichen, daß direkt auf dem Anstaltsareal im Bau befindliche Maschinengewehrstellungen mit dem Hinweis auf die Bestimmungen des roten Kreuzes wieder verschwanden. Begreiflich war es allerdings, daß die Umgebung der Anstalt besonders gut gesichert werden wollte: Boten doch die ebenen Flächen einen idealen Landeplatz für Fallschirmtruppen – so wurde wenigstens gesagt –

besonders verlockend auch wegen ihrer Lage zwischen den Flugplätzen Belpmoos und Thun.

Mitte Mai steigerte sich die Nervosität zur Panik. Von der Nordgrenze her setzte die Flucht der Bevölkerung ein, gefördert durch die Behörden, die genaue Evakuierungspläne für die Städte ausgearbeitet hatten, angeblich aber auch angetrieben durch Alarmnachrichten gewisser hoher Offiziere, die ihre Frauen telephonisch aufforderten, sich sofort in Sicherheit zu bringen. Tag und Nacht zog ein Strom von Basler – später auch von Züricher Autos an Münsingen vorbei dem Oberland zu.

Bei uns herrschte ein Wirrwarr der Meinungen und Weisungen. Bald hieß es, unsere Gegend sei für die Aufnahme von Flüchtlingen aus bestimmten Gemeinden der Ostschweiz vorgesehen, es kamen Befehle, sich dafür bereit zu halten. Dann wieder galt Münsingen plötzlich als ganz besonders geährdet, woraus zu schließen war, man tue gut daran, Frauen und Kinder ebenfalls fortzuschicken. Stellte sich diese Frage damit auch für uns Anstaltsleute, so erfolgte gleich eine neue Überlegung: Wollte man sich wirklich trennen, war es nicht besser, gemeinsam alles über sich ergehen zu lassen? Mußte es nicht schmerzlicher, ja unerträglich sein, von einander nichts mehr zu wissen und jeder den anderen allein den Kampf mit dem Schicksal bestehen zu lassen?

So lähmte hier plötzlich wieder Unentschlossenheit eine Aktivität, die wohltuend die Spannung hätte mildern können. In all dem Sorgen und Überlegen blieb aber der Ruhren Ziel unserer Sehnsüchte, ruhender Pol, idyllische Insel der Unberührtheit und des Abendfriedens. Was vorher nur als schemenhafter Hintergrund und Nebenzweck mitgeschwungen hatte, gewann nun eine volle, wirkliche Bedeutung. *Wenn* Trudi und die Kinder schon flüchten sollten, so wartete das Haus auf sie, während andere sich mühsam eine Unterkunft finden und sichern mußten – waren doch in manchen Talschaften des Oberlandes jede Kammer und jedes Bett besetzt oder reserviert.

Solche ängstlichen Überlegungen und Unentschlossenheiten bedrängten freilich nicht nur die engste Familie. Auch in Bern begann der Auszug. Meine hochbetagten Eltern allerdings wollten die Stadt nicht verlassen und wir ließen sie gewähren – mochten sie dort, wo sie geboren und aufgewachsen waren, wo sie ihr ganzes langes Leben zugebracht hatten, ihr Schicksal erwarten. Wohl aber suchte meine Schwester mit ihren beiden kleinen Buben dringend eine Unterkunft. Dies gab dann auch den Ausschlag.

So beschloß ich um den 15. Mai herum an einem Nachmittag rasch in den Ruhren zu fahren, um mich zu vergewissern, wieweit der alte Zimmermann Fuhrer mit seinen inzwischen begonnenen Arbeiten am Hausplatz gekommen war und um zu sehen, ob das Haus bereit sei, Flüchtlinge zu empfangen.

Es kam jedoch anders. Am Vorabend hatten sich die Gerüchte, in der badischen Nachbarschaft stünde eine große deutsche Armee zum Einfall bereit, verdichtet, ja es hieß, noch diese Nacht würden sie kommen. Die qualvolle Spannung erreichte ihren Höhepunkt. Nach einer schlaflosen Nacht, in der übrigens nichts geschah, stand der Entschluß fest: Abzuwarten war sinnlos, wenn man schon evakuieren wollte, dann sofort. Statt einer Rekognoszierungsfahrt sah der Nachmittag die Flucht. Mit meiner Schwester und den beiden Buben fuhr auch Evi mit, Trudi und die größeren Kinder sollten in Münsingen bleiben – Christian als Mitglied der Ortswehr war ohnehin dazu verpflichtet.

Es war ein wundervoller, verheißender Vorsommertag, wie denn überhaupt dieser Mai 1940 eine einzige Folge wolkenloser, herrlichster Tage bildete. Umso trüber und banger unser Auszug: in Eile zusammengepackter Hausrat, schwere Koffer, bei deren Anblick ich bänglich erwog, wie sie wohl vom Auto bis zum Haus zu schleppen wären, die Kinder aufgescheucht, zappelig, ständig dem Weinen nahe, Evi halb gepackt vom Abenteuer als Spiel, halb in Tränen vor Angst und Abschiedsschmerz. An endlosen Kolonnen leerer Autos vorbei, die ihre Insassen bereits an Ort und Stelle gebracht hatten, selbst eingezwängt in eine ebensolche Schlange hochbeladener Wagen mit Stockwerken von Koffern auf dem Verdeck und ängstlichen Gesichtern am Fenster, fuhren wir den Bergen zu. Der ganze Strom schien ausgerechnet dem Simmenthal zuzustreben und von dort zurückzufluten.

In der Sägerei Garstatt bei Vater Abbühl werden wir mit ernsten Mienen empfangen. Kein Auge habe man letzte Nacht zugetan, unaufhörlich seien die Autos am Hause vorübergerollt. Mit der Arbeit komme man ohnehin nirgends zurecht, nachdem beinahe jeder Arbeiter und Knecht eingerückt sei und die wenigen Übriggebliebenen heute gedroht hätten, von der Arbeit wegzulaufen, da „jetzt dann doch alles fertig sei!"

Herrlich ist der Abstieg von der Jaunstraße über die schon abendlich dunkelnden Matten. Noch nie war ihr Grün so saftig und sanft. Immer mehr bedrängt mich die Wehmut: Ist es wirklich zum letzten Mal, daß ich all dies sehen kann, muß ich wirklich Abschied nehmen? Im Grunde bin ich überzeugt, daß es so ist. Und doch wehre ich mich dagegen, gelobe mir ewige Dankbarkeit, Zufriedenheit und stetes Gedenken dieses Tages, wenn ich je noch einmal in den Ruhren zurückkehren darf.

Beim Hause zeigen die mächtige Gestalt des alten Furer und seines Gehilfen, des jungen Bauern Bhend, ungewohnt ernste Gesichter, als sie unsere Karawane anrücken sehen. Beide Männer sind, ohne daß darüber ein Wort verloren wird, im Bilde, warum wir kommen. Stumm und beinahe etwas gerührt helfen sie uns, die Koffer ins Haus zu schaffen. In diesem lastenden Schweigen entringt sich plötzlich der Brust des alten Furer mit einem Ingrimm und einem Haß, den man dem so gemessenen Mann nicht zugetraut hätte, der Ausruf: „Umbringen sollte man ihn!" Gemeint ist Hitler. Nun lösen sich die Zungen und die beiden erzählen, wie auch hier oben jedes verfügbare Bett schon von den Behörden mit Beschlag belegt und den Leuten untersagt worden sei, Privaten noch Unterkunft zu versprechen.

Die Heimfahrt ist in meiner Erinnerung völlig ausgelöscht. Ich weiß nicht mehr, ob sie rasch und glatt verlief oder ob ich viel Zeit brauchte – offenbar war ich innerlich völlig erfüllt von Gedanken und Bildern des eben Erlebten und des auf mich Zukommenden. Zu Hause folgte freilich rasch das Erwachen: Neue Alarmnachrichten waren eingetroffen: Maschinenmeister Maurer, der auf einem Flugplatz der Innerschweiz Dienst leistete, hatte seiner Frau telephoniert, eben sei die ganze Mannschaft zu einem feierlichen Appell kommandiert worden, um die offizielle Mitteilung entgegen zu nehmen, der Überfall der Deutschen würde mit Sicherheit in der kommenden Nacht erfolgen. Ein gleichlautender Bericht kam wenig später vom Flugplatz Thun.

Nie werde ich diese Nacht vergessen. Was nützt es, daß die Deutschen weder damals noch in den folgenden Nächten kamen und daß es sich nach dem Krieg herausstellte, die wirkliche Gefahrensituation habe nicht in jenen Tagen, sondern erst viel später, nach der Landung der Westmächte in Europa bestanden, ja, daß man damals bald einmal davon sprach, die englischen Gesandtschafts- und Konsularbeamten seien die Urheber der alarmierenden Nachrichten gewesen mit der Absicht, die Schweiz zu Provokationen zu veranlassen und damit in den Krieg zu treiben! In jener Nacht glaubten wir alle an das Äußerste, kein Entrinnen schien möglich, schlaflos, zitternd, zähneklappernd malte sich jeder das Schlimmste aus, bemüht, den anderen nichts von seiner Angst und Qual merken zu lassen. Ruhelos, schweißgebadet wälzte man sich im Bett, unendlich langsam verrann die Zeit. Auf Minuten verkrampften Schlummers folgte das jähe Aufschrecken, das endlose Warten auf das schrille Alarmsignal unserer Turmglocke, auf jenes mühsam scheppernde und doch durchdringende Gejammer, das wir vor kurzem noch belächelt hatten. Oft genug narrten uns die überwachen Sinne, so daß wir für einen Augenblick die gefürchteten Töne wirklich zu hören glaubten. Oft auch ließ die Erregung für einen Augenblick nach, man wollte schlafen, um sich im gleichen Moment angstvoll zusammenzureißen: Würde man durch das Signal auch rasch genug geweckt werden?

So graute allmählich der Morgen heran. Noch galt es, jene bekannte, gefährliche Zeit zwischen 4 und 6 Uhr zu überstehen, in der nach den Kriegsberichten bisher die meisten Fliegerangriffe erfolgt waren. Dann konnten wir uns müde, zerschlagen, dumpf-verquält erheben, für dies Mal verschont, aber ohne Hoffnung. Das Tagewerk begann von neuem, das alltäglich Notwendige mußte getan werden.

Nach einigen weiteren zitternden Nächten angstvoller Erwartung schien die Bedrohung nicht mehr so akut – oder hatte man sich nur ins Unabänderliche gefügt und der Hochspannung angepaßt? Jedenfalls ging das Leben weiter, die Panikstimmung im ganzen Land wich einer trüben Resignation. Von den Behörden wurde die Evakuation zurückgeblasen, besonders auf Grund der Erfahrungen Belgiens mit den Millionen in Bewegung gesetzter Zivilisten, die mit ihrem Massenelend und den durch sie verstopften Verkehrswegen mit zur militärischen Katastrophe beigetragen hatten, ohne sich selbst damit zu nützen. Nun sollte jeder bleiben, wo er war, die bis ins einzelne ausgearbeiteten Evakuierungspläne wurden beiseite gelegt.

Weiter blieb die mit Entsetzen verbundene Spannung in dem Miterleben der sich überstürzenden Ereignisse: Die dämonische, uns ganz unerwartete Wucht des deutschen Angriffes, das völlige Versagen der Franzosen und die Katastrophe von Dünkirchen, die uns damals wirklich nur als Katastrophe erschien und nicht, was es in Wirklichkeit war, eine ungeheure Leistung der Engländer, der Beginn ihrer Selbstbesinnung und Wiedererstarkung. Die Radionachrichten waren unentbehrlich, und doch konnte man sie nur klopfenden Herzens anhören, da sie doch immer nur Hiobsbotschaften brachten.

Schließlich kam noch die Invasion der abgedrängten polnischen und französischen Divisionen, die einen ganzen Strom von Zivilbevölkerung aus dem französischen Jura mit sich riß. Dies geschah gerade an jenem Tage, als wir bei uns mit vielen Gästen, so trüb die Stimmung auch war, die goldene Hochzeit meiner Eltern feierten. Am Nachmittag wurde Christian plötzlich zur Ortswehr einberufen und es traf die Meldung ein, in der ganzen Stadt seien die Autobusse requiriert worden, um übergetretene Soldaten und Zivilisten zu transportieren.

Bei dieser Gelegenheit erlebte ich zum ersten Mal eine hochdramatische reaktive Psychose. Ein französischer Zollbeamter wurde zu uns in einem schweren Verwirrungszustand mit wilden paranoiden Ideen eingeliefert. Er war zusammen mit seiner Familie geflohen, hatte aber Frau und Kinder noch jenseits der Grenze aus den Augen verloren und war nach seinem Übertritt zunächst in einem Delsberger Schulhaus einquartiert worden. Kaum befand er sich damit in Sicherheit vor den Deutschen, brach die Psychose aus. Bei uns klang sie nach zwei Tagen spontan ab. Es blieb noch ein Rest von Unsicherheit und Mißtrauen bei völliger Amnesie für das Vorgefallene. Auch diese letzten Symptome verschwanden, als es uns gelang, Frau und Kinder ausfindig zu machen, was unter den verworrenen Umständen erstaunlicherweise innerhalb weniger Stunden möglich war, und wir dem Patienten mitteilen konnten, sie seien ebenfalls wohlbehalten in die Schweiz gelangt und in der Nähe von Freiburg untergebracht. Als wir dann gleich noch ihren Besuch bewerkstelligen konnten, war alles gut, und der Mann konnte entlassen werden.

Diese Episode hatte übrigens in wieder friedlicher gewordenen Zeiten ein kleines, wenn auch merkwürdiges Nachspiel: Als ich nach dem Kriege zum ersten Mal mit dem Auto nach Holland fuhr – es wird 1949 gewesen sein – und beim Grenzübertritt von Frankreich nach Luxemburg mein Carnet de passage, dessen man damals noch bedurfte, kontrolliert wurde, stutzte der Zöllner, als er den Namen Münsingen las: Dort habe sich doch seinerzeit einer seiner jetzigen Kollegen befunden! Leider hatte dieser gerade nicht Dienst. Es gab trotzdem ein großes Hallo, die anderen Zollbeamten wurden herbeigerufen, die Erinnerung an jene schlimme Zeit wurde beschworen und ich bestellte meine besten Grüße.

Schon bald nach der militärischen und zivilen Invasion erfolgte der Waffenstillstand mit Frankreich. Das französische Militär und die Zivilisten konnten heimkehren. Es blieben die rund 20000 Polen, mit denen wir auch in der Anstalt in der Folge noch mancherlei erlebten.

So waren wir noch einmal davon gekommen. Was unser aber noch wartete, wußte niemand. Wir standen jetzt ganz allein mit der schmalen Brücke zur Außenwelt über die „freie Zone" Frankreichs, in völliger Ungewißheit über unser künftiges Schicksal. Die Besten im Lande wagten einzig zu hoffen, daß die Schweiz nicht ehrlos und ohne Kampf untergehen werde; und schon regten sich Pläne und Kräfte, im Falle der Besetzung nach dem Beispiel Hollands den geheimen Widerstand zu organisieren. Eben begann der Blitzkrieg über England, Churchill übernahm die Regierung und sprach die berühmten, für uns ungeheuer eindringlichen Worte von Tränen, Schweiß und Blut. Amerika war noch weit von einem Eintritt in den Krieg entfernt.

Kapitel 34

DIE ANSTALT IM KRIEG

Neben den kriegerischen Ereignissen, die rings um unser Land tobten und uns ständig in Atem hielten – nicht nur die Ärzte und alle Angestellten, sondern einen großen Teil der Patienten –, waren es die materiellen Einschränkungen, die jedem Einzelnen mehr und mehr fühlbar wurden. Manches davon habe ich bereits erwähnt.

Auf allen Gebieten wurde auf Sparverbrauch umgestellt. Vor allem die Brennstoffversorgung wurde rasch prekär. Schon im Sommer 1940 ließ ich eine „Mitteilung" anschlagen, wonach der gegenwärtige Kohlenvorrat der Anstalt, gemessen am letztjährigen Verbrauch, nur bis zum 25. Januar 1941 reiche. „Neue Lieferungen stehen vorläufig nicht in Aussicht." Während der Heizungsperiode sorgte Maschinenmeister Fred Maurer sehr energisch dafür, daß die Zimmertemperatur in Wohn- und Büroräumen 18° C, später 16° C nie überschritt; die Schlafräume der Privatwohnungen und des Personals durften erst bei einer Außentemperatur von 0° C geheizt werden. Daran gewöhnte man sich freilich überraschend schnell, und die Erinnerung berichtet mir nichts darüber, daß wir gefroren hätten. Schlimmer war die Sperrung des Warmwassers, das in den Wohnungen des Hauptgebäudes nur zweimal in der Woche, Sonntag früh und Mittwoch gegen Abend für anderthalb bzw. zwei Stunden durchgelassen wurde, auf den Abteilungen auch nur stundenweise nach einem genauen Programm. Das Personal durfte alle 14 Tage, die Patienten alle sechs Wochen baden. Die Badewannen durften aber nur zu einem Drittel gefüllt, die Hände nur „in dringenden Fällen" mit warmem Wasser gewaschen werden.

Mehr als dies alles plagte uns zunehmend von Jahr zu Jahr der Hunger, namentlich die Kinder. Dabei war im Vergleich zum ersten Weltkrieg und jetzt auch zu andern Ländern sehr gut vorgesorgt worden. Wenn etwas klappte, so war es die Organisation der Landesversorgung dank ausgezeichneter Rationierungsmaßnahmen und später dank dem Anbauplan Wahlen. Wie es auch jeder

Private tun mußte, hatte die Anstalt große Vorräte an Nahrungsmitteln und Textilien angelegt. Bei aller Aufregung und Angst war es für die Bevölkerung doch beruhigend, zu erleben, wie reibungslos sich nach Kriegsausbruch der Übergang zu Rationalisierung vollzog. Während zwei Monaten blieb alles, was der Rationierung unterstellt war, gesperrt. Dies bedeutete freilich nicht, daß man ohne die angelegten Vorräte verhungert wäre: Milch, Brot, Fleisch, Kartoffeln waren damals noch frei erhältlich. Erst später wurden auch diese Nahrungsmittel – mit Ausnahme der Kartoffeln – in immer kleineren Portionen zugeteilt. Ganz besonders zweckmäßig war auch die Einrichtung der „Mahlzeitencoupons", womit man an Stelle der Lebensmittelkartenabschnitte in den Restaurants seinen Tribut entrichten konnte, was dann auch während seines Kriegsbesuches das höchste Staunen Gruhles erweckte.

Der Anstalt selbst ging es für die Verpflegung relativ gut. Es waren ihr wie allen Spitälern höhere Rationen zugeteilt. Namentlich in den späteren Kriegsjahren lag der „Essensstandard" der Patienten und aller Angestellten mit freier Station erheblich über dem unsrigen. Insbesondere die Assistenten mit ihrem Erstklaßessen wurden von uns unverhohlen beneidet. Ich selbst und die Oberärzte suchten immer gelegentlich nach einem Vorwand, um in der „Freßbude" mit den andern Ärzten essen zu können. Lediglich der Umstand, daß Frauen und Kinder nicht mithalten durften, warf einen Schatten auf dieses reine Vergnügen. Gedanken darüber, wie materialistisch und freßsüchtig man geworden war, machte man sich freilich kaum, denn schließlich ging es allen so. Körperlich habe ich mich übrigens kaum je in meinem Leben so wohl gefühlt wie in den letzten Kriegsjahren, nachdem ich etwa 20 kg abgenommen hatte.

Gemütlich war es übrigens im Ärzteeßzimmer, das sich damals noch unmittelbar an die Küche anschloß, keineswegs. Es war gleichzeitig Büro der Haushälterin, roch penetrant nach allen möglichen Küchendünsten und man mußte jeweils bald einmal seinen Platz räumen, weil anschließend noch das höhere Küchenpersonal dort seine Mahlzeiten einnahm. Dies wog aber nichts gegenüber der Tatsache, daß man Sagenhaftes vorgesetzt bekam, Brot, soviel man wollte, Suppe mit Fettaugen drin, mit reichlich Öl angemachten Salat, saftiges herrliches Fleisch .... Den Gipfel der kulinarischen Extravaganz bildete dann die alljährlich um die Weihnachtszeit stattfindende Einladung bei Ökonomen zusammen mit der landwirtschaftlichen Gruppe der Aufsichtskommission. Trudi und ich freuten uns jeweils schon wochenlang darauf.

Selbstverständlich mußte auch auf vieles weniger Wichtige, das freilich den Kranken und uns zur Tradition geworden war, verzichtet werden. Der große Sommerausflug ließ sich nicht mehr durchführen, da für Autocars kein Benzin mehr vorhanden war und die Züge sich mit einem minimalen Fahrplan begnügen mußten. Im Winter fielen, in der Kapelle Anlässe wie Tanzabende, Filmvorführungen und Vorträge aus; der Gottesdienst wurde auf der ohnehin geheizten Abteilung „Frauen II" abgehalten. Nur für die Weihnachtsfeier und den Silvesterabend mit dem Personal zusammen hielt ich an der Kapelle fest.

Auch nicht lebenswichtig, aber doch recht einschneidend war der Verzicht auf das Auto. Vom Frühling 1940 an, mit der Besetzung Frankreichs, Hollands und Belgiens, erhielten nur noch kriegswichtige Betriebe, Spitäler und Ärzte, eine kontingentierte Zuteilung von 50l, später 15l Benzin im Monat. Damit konnte man höchstens im Notfall hier und da eine kurze Fahrt machen. Da die Anstalt, nicht die Anstaltsärzte, über ein Kontingent verfügte, aber noch kein eigenes Auto besaß, stellte ich ihr das meinige zur Verfügung, wobei sie Steuern, Versicherung und Unterhalt zu übernehmen hatte. Damit blieb es wenigstens halbwegs im Gebrauch und wurde nicht, wie so manches andere, während Jahren stillgelegtes Auto, völlig ruiniert. Das treue Opel-Cabriolet nahm sogar 1946, als wieder Benzin erhältlich war, seinen Dienst ganz wacker auf und diente mir noch bis 1950; es war 13jährig geworden, als ich es umtauschte. Unter diesen Umständen litt natürlich auch der Besuch der Familienpflegeplätze. Man mußte wieder wie in alten Zeiten das Pferd anspannen.

Mit meiner Wahl zum Direktor hatte ich das Amt eines staatlichen Inspektors der Anstalt Meiringen übernommen. Diese Besuche bei Vater Michel und später, nach dessen Tode, bei seinen Söhnen, sind mir durch die freundschaftliche, ja herzliche Atmosphäre und mein Interesse für diesen kleinen, aber gut gedeihenden Betrieb in angenehmster Erinnerung geblieben. Mit den Meiringer Chefärzten, die sich bei mir häufig Rat holten, bestanden z. T. recht nahe Beziehungen. Da war zunächst Dr. Wirz, der in der Insulinzeit oft bei uns gewesen war und auch an den Referierabenden teilnehmen wollte, die ich etwa von 1938 oder 1939 an in meiner Wohnung einzuführen begann. Er war bedeutend älter als ich und war seinerzeit während kurzer Zeit mit mir zusammen am Burghölzli gewesen, nachdem er während vielen Jahren eine gutgehende Allgemeinpraxis geführt hatte. Als Sanitätsoberst, übrigens verwitwet, kehrte er in Sprache und Gestik gerne den etwas rauhbeinigen Militärkopf hervor, war aber herzensgut und stets bereit, sich beraten zu lassen.

Neben den freundschaftlichen Beziehungen mit der Familie Michel und dem Interesse für die Sache boten die kulinarischen Genüsse Meiringens anläßlich meiner Besuche einen besonderen Reiz, in erster Linie natürlich während der Kriegsjahre, aber noch weit darüber hinaus. In der Nachkriegszeit war es für mich, und wie ich glaube, auch für Michels, ein besonderes Vergnügen, die ausgehungerten deutschen Kollegen an dieser Küche teilnehmen zu lassen, bzw. sie in Meiringen zu empfangen, so z. B. den Direktor der Forschungsanstalt in München, Schulz, oder das Ehepaar Zutt. Hingelangen mußte ich für meine zweimal im Jahr stattfindenden Inspektionen während des Krieges ebenfalls mit der Bahn, was bei der verminderten Zugszahl und der langsamen Fahrt recht mühsam und umständlich war. Wie oft bin ich den Brienzersee entlang geschaukelt, stets mit dem Versuch, mir durch Lesen die Fahrt weniger langweilig und nützlich zu gestalten!

Die Verbindung mit Bern war natürlich ebenfalls erschwert. Mit meinen Vorlesungen, mit der Privatpraxis, mit Konzerten und irgendwelchen Besuchen mußte immer auf die Abfahrt der Züge Rücksicht genommen werden. Was früher selbstverständlich gewesen war, wurde jetzt zum Problem, so sehr hatte man sich in den Jahren vor Kriegsausbruch schon an eine gewisse Bequemlichkeit gewöhnt.

Besondere Arbeit und manche organisatorische Besprechungen brachten die Verdunkelungsvorschriften. Es bedurfte eines riesigen Ballen Stoffes und einer ebenso großen Arbeit der Sattlerwerkstatt, um sämtliche Fenster der Anstalt damit zu versehen und dann erst noch, gemäß einer Menge Weisungen und Reglemente, dafür zu sorgen, daß wirklich verdunkelt wurde. Im ganzen ging es aber erstaunlich gut, und merkwürdigerweise fügten sich auch die Patienten ohne Schwierigkeiten in die doch recht lästigen Vorschriften; besonders im heißen Sommer war es oft kaum auszuhalten, wenn die Fenster geschlossen bleiben mußten.

Mit zu den Kriegserlebnissen gehörten vom Sommer 1940 an die nächtlichen Überfliegungen durch englische Bomber. Nacht für Nacht hörten wir sie über uns surrend nach Italien ziehen, wo in Mailand und Umgebung, freilich noch ohne sonderliche Wirkung, Industrieanlagen bombardiert wurden. Im Anfang ertönte dazu noch das Gebell unserer Flak, die in der Umgebung stationiert war: Wenn jemand sich das Schauspiel vom Dach des Hauptgebäudes anschauen wollte, so war immer damit zu rechnen, daß er von den herabfallenden Splittern getroffen wurde. Es handelte sich dabei freilich mehr um symbolische Akte, um den guten Willen zu beweisen, daß wir es mit unserer Neutralität ernst nahmen. Die Bomber flogen so hoch, daß sie von unseren Geschützen nie erreicht werden konnten. So wurde die Abwehr bald einmal aufgegeben.

Diese Flüge, deren Route sonderbarerweise direkt über die Anstalt führte, bildeten übrigens auch den Grund, weshalb Deutschland und Italien von der Schweiz die Einführung der Verdunkelung forderten. Wir mußten nachgeben, weil nicht zu bestreiten war, daß die erleuchtete Schweiz eine prächtige nächtliche Orientierungsmöglichkeit bot, die wir den Engländern freilich von Herzen gönnten; notgelandete Flieger bestätigten, wie man schon bei dem Aufstieg in England in der Ferne den hellen Fleck der Schweiz erkennen konnte. Damit fiel freilich auch eine Möglichkeit, uns vor Irrtümern der alliierten Flieger zu schützen, dahin, was sich in den späteren Kriegsphasen in den verschiedenen Bombardierungen schweizerischen Gebietes, z. B. in Basel und Schaffhausen, zeigte. In jenem ersten richtigen Kriegssommer freilich bedeutete das nächtliche Summen der Engländer über uns so etwas wie einen letzten Hoffnungsstrahl, die Gewißheit nämlich, daß irgendwer auf der Welt doch noch gewillt war, sich gegen Hitler zu wehren. Churchill genoß eine unermeßliche Verehrung.

Besonders schwierig wurde für uns die Situation dadurch, daß bei der zweimaligen Totalmobilmachung und der in der ersten Zeit noch monatelangen Abwesenheit aller Dienstpflichtigen auch unsere Handwerker und Ökonomieangestellten einzurücken hatten. Es war sehr schwierig, für den einen oder andern eine Dispensation zu erwirken. Ich wollte dies auch grundsätzlich so wenig wie möglich tun und setzte diese Meinung dem Verwalter und dem Ökonomen gegenüber durch. Mir schien, die Hauptsache sei jetzt die Landesverteidigung, und wir Zurückgebliebenen müßten halt sehen, wie wir durchkämen. Der pflegerische Dienst wurde auf das absolut notwendige Minimum eingeschränkt; Schwestern und Pfleger stellte man den Handwerksbetrieben und der Landwirtschaft zur Verfügung; sie werkten auf dem Feld, im Stall und in der Küche.

Trotz dem düsteren Hintergrund, der beständigen Angst, wann wir „an die Reihe" kämen und den mannigfachen Hemmnissen aller Art gedieh die Anstalt erstaunlich gut. Es zeigt sich dies deutlich an der Patientenbewegung. Die Aufnahmen stiegen von 295 im Jahre 1938 auf 584 im Jahre 1945, die Gutachten von 68 auf 184, so daß diese sich mehr als verdoppelten. Schon 1943 hatten wir mit den Gutachtenaufträgen die Waldau überflügelt, was von nun an so blieb. Der Patientenbestand sank trotz dem sprungweisen Anstieg der Eintritte zunächst deutlich, um dann langsam wieder anzusteigen und erst 1945 den Ausgangswert von 1938 leicht zu überschreiten. Jedenfalls aber konnte nicht gesagt werden, wie es von Brauchli und von Speyr immer prophezeit worden war, daß mit einer Lokkerung der Aufnahmevorschriften und mit zunehmenden Aufnahmeziffern die Anstalten noch mehr verstopft würden als vorher.

Über die Ursachen dieser Entwicklung habe ich oft nachgedacht. Münsingen holte nun nach, was einige Jahre vorher in der Waldau schon eingetreten war. Die Zunahme der Eintritte konnte also nichts mit dem Krieg zu tun haben, obwohl Beides zeitlich ungefähr zusammenfiel, da er, wenn man es genau überlegte, ja eher hemmen mußte. Wie nach den Erfahrungen des ersten Weltkrieges zu erwarten war, trat keine Zunahme der Geisteskrankheiten infolge der Kriegsereignisse ein. Psychopathen und Asoziale, auch Alkoholiker, die sonst vielleicht eingewiesen worden wären, kamen in den neu geschaffenen „Arbeitskompagnien" unter und wurden dort in einen festen disziplinarischen Rahmen eingespannt. Zudem trat in der Waldau während der gleichen Zeit eine gewisse Stagnation ein, indem die Aufnahmen von 1938–1945 nur von 716 auf 771 anstiegen.

Der Hauptgrund der schlagartigen Veränderung im Zu- und Abgang der Patienten schien mir vielmehr in der Öffnung der Anstalt für jedermann, der eintreten wollte, zu liegen, dann auch im Prinzip der Frühentlassungen und der ständigen Bemühung, für Platz zu sorgen. Daneben hoffte ich, ein zunehmendes Vertrauen der praktischen Ärzte, der Behörden und der Bevölkerung in meine Leitung der Anstalt habe daran ebenfalls einen kleinen Anteil gehabt. Das eine lag jedenfalls auf der Hand: Was vorher weder das internationale Ansehen Münsingens noch die bessere Ausbildung des Pflegepersonals erreichen konnte, geschah jetzt von selbst, auch ohne eine Veränderung der altmodischen Unterbringungsmöglichkeiten für die Kranken. Zudem war diese Wandlung erst noch möglich in dafür eher widrigen Zeitläufen.

Trotz der Sparpolitik der Regierung gelang es mir ferner, die Zahl der regulären Assistentenstellen von 1938–1945 von 4 auf 7 zu vermehren. Ich hatte auch keinerlei Mühe, sie zu besetzen, es bestand eher ein Überangebot und ich konnte zusätzlich immer noch einige Volontär- oder Aushilfsärzte anstellen. Auch in dieser Hinsicht schien dem Aufblühen von Münsingen eine gewisse Stagnation der Waldau gegenüber zu stehen, indem die dortige Ärztezahl unverändert blieb und frei gewordene Assistentenstellen gelegentlich im Ärzteblatt ausgeschrieben werden mußten.

Meine Auffassung, daß man etwas reifen lassen müsse, statt es mit Gewalt durchzuzwängen, schien durch diese Entwicklung bestätigt. Nicht das große Wesen, das man ohne mein Wollen vor dem Kriege mit Münsingen getrieben hatte, nicht spektakuläre Neubauten und Modernisierungen machten offenbar Eindruck und zogen Kranke und Assistenten an; entscheidend waren vielmehr der herrschende Geist und das stete Bemühen, trotz aller Widerstände sachte, aber kontinuierlich aufzubauen.

Eine ganz wesentliche Bedeutung hatte in dieser Beziehung – wenigstens scheint es mir so – die Wandlung in der Zusammensetzung des Ärztestabes und meine Beziehung zu den jüngeren Kollegen. In jenen Jahren war es, wo ich nach und nach meinen „Stil" als Chef fand und mir meiner Verantwortung für die ärztlichen Mitarbeiter richtig bewußt wurde. Ohne die Patienten dabei zu vernachlässigen, sah ich eine meiner Hauptaufgaben mehr und mehr darin, sie in das Fach einzuführen, sie wissenschaftlich zu fördern, vor allem aber auch, mich menschlich um sie zu kümmern.

Schon 1942 verließ uns nach vierjähriger Tätigkeit Fred Singeisen, um in Basel die Poliklinik zu übernehmen; es wurde Hans Schneider gewählt, der aber noch sein „inneres Jahr" absolvieren mußte und erst im Juli 1943 antreten konnte. Zum ersten Mal stellten sich in diesen Jahren nun auch Assistenten ein, die keine psychiatrische Fachausbildung wollten, aber auch nicht faute de mieux herkamen, sondern es für nötig fanden, sich vor ihrer internistischen oder allgemein ärztlichen Installation für ein Jahr mit Psychiatrie zu beschäftigen.

Daß manche dieser Kollegen nur ein bis zwei Jahre blieben und zeitweilig ein recht lebhafter Wechsel herrschte, mag in der Kontinuität der Krankenbehandlung einen gewissen Nachteil bedeuten. Ich erblickte in diesem Wechsel mehr Vorteile: Er brachte frisches Leben und neue Gesichter, denen man sich wieder neu zuzuwenden hatte; die Gefahr der Routine und des Leerlaufes, beides war mir von jeher verhaßt, bestand in geringerem Maße.

Ich darf wohl beifügen, wie heute, nach 20 Jahren, einer meiner Assistenten aus der Kriegszeit, der aus einer Universitätsklinik nach Münsingen kam, diese Dinge sieht:

„Im Unterschied zu . . . fühlte ich bei Ihnen sofort eine feste Hand und sichere Führung und die Wohltat einer systematischen Ausbildung, sei es im Umgang mit den Patienten, in der therapeutischen Technik, in der Gutachtertätigkeit usw. Erst da wurde mir klar, daß die bisherige vermeintliche Freiheit ein ungutes Treibenlassen war und daß sich bisher niemand um meine Ausbildung gekümmert hatte. Ich möchte nicht alles aufzählen, was ich bei Ihnen gelernt, sondern nur zwei Dinge erwähnen: Da war eine schon mehrmals begonnene Dissertation. Sie gaben mir nicht bloß ein gutes Thema, sondern sorgten auch dafür, daß ich die Arbeit zu Ende führte . ... Während der Studienzeit hatte ich viel Freud gelesen, jedoch ohne Anleitung, und es schien jede Verbindung zur praktischen Tätigkeit zu fehlen. In Ihrer Klinik aber wurde die Analyse ernst genommen, ich durfte Ihr analytisches Kolleg hören, an den Diskussionsabenden in Bern zugegen sein; in Münsingen stieß ich auf Ihre Arbeit über die Übertragungsheilungen, die mir damals großen Eindruck machte, und in den Diskussionen über die Patienten, an Referierabenden usw. begann ich immer mehr zu fühlen, daß es ein über das Klinische hinausgehendes Verständnis für den Kranken und für den Menschen überhaupt gibt, und schließlich haben Sie mir meinen allerersten ambulanten Patienten zur Betreuung übergeben. Das alles blieb weit mehr haften, als ich ahnte."

Gerade aus solchen nachträglichen Zeugnissen ist es mir klar geworden, wie wichtig nicht nur für den einzelnen Kollegen, sondern für den ganzen Geist der Anstalt oder Klinik die menschliche Beziehung des Chefs zu seinen Ärzten ist. Sicherlich wurde dieses vertrauliche Verhältnis durch das Zusammenrücken während des Krieges noch gefördert. An vielem, was in unserer Familie passierte, nahmen die Mitarbeiter teil. Es ist deshalb jetzt und später am Platze, hier noch mancherlei zu erwähnen, was nicht unbedingt zu der beruflichen Sphäre gehört.

Mit zu den menschlichen Beziehungen, an denen die Ärzte teilhatten, gehörten die künstlerischen Abende, die wir vor allem in der zweiten Kriegshälfte zu einer Tradition werden ließen. Wie war das alles damals noch schwierig mit unsern beschränkten finanziellen Mitteln, den prekären Fahrgelegenheiten in der nächtlichen Verdunkelung, den kaum vorhandenen Möglichkeiten, unsern Gästen kulinarisch etwas zu bieten! Gemessen an heute ging alles äußerst bescheiden zu.

Umso intensiver war vielleicht das künstlerische Erlebnis. Da war mein alter Freund, der Komponist Albert Moeschinger, der häufig unser Gast war und gerne bereit war, vor einem kleineren Publikum seine neuesten Werke vorzuspielen und zu erläutern. Unvergeßlich ist mir ein Trio-Abend, zusammen mit dem damals noch ganz jungen Hans-Heinz Schneeberger. Andere Male trat Helene Fahrni auf, damals auf dem Höhepunkt ihres Ruhms als Sopran, aber auch als aufgehender Stern ihre Schülerin Katharina Marti deren steiler Aufstieg so rasch im Dunkeln erlöschte. Regelmäßige Gäste waren, abgesehen von unsern persönlichen Freunden und den Ärzten, das Malerehepaar Surbeck, der Organist Moser und seine Frau, Architekt Dubach und manche anderen zugewandten Orte. Wie bei allen solchen Gelegenheiten stellte sich, sobald man nur etwas Kleines auftischte, wie etwa Gebäck oder ein paar belegte Brötchen, das Problem der Lebensmittelkarten. Da war es Frau Surbeck, die jeweils mit Energie und Grazie die Sache an die Hand nahm und bei den Gästen Mahlzeitencoupons sammelte.

Ein besonderes Ereignis auf dem Hintergrunde des Krieges bildete der Besuch Gruhles im Frühling 1941. Es schien uns ein Wunder, daß er überhaupt möglich wurde. Schon ein halbes Jahr zuvor gingen förmliche Briefe hin und her mit der behutsamen Anfrage meinerseits, ob er wohl für einen Vortrag in der Psychologischen Gesellschaft militärischen Urlaub und ein Ausreisevisum bekäme; ich selbst würde für die Einreiseerlaubnis in die Schweiz besorgt sein, die das kleinste Hindernis schien. Noch am 12. Dezember 1940 schrieb er: „Ob es nicht zu schön ist, um wahr zu sein?" Aber schon am 31. Januar 1941 geschah das Unerwartete: Gruhle schickte eine lakonische Mitteilung: „Meine vorgesetzte Behörde schreibt mir soeben, daß Berlin mit dem Vortrag einverstanden ist und die Ausreiseerlaubnis erteilt.... Ich freue mich sehr." Es gelang dann sogar, den Urlaub auf eine ganze Woche auszudehnen, mit der Begründung, Gruhle müßte bei uns den Elektroschock kennenlernen.

Und so reiste er denn ab. Erst nach seiner Rückkehr erfuhr er – uns konnte er nur Jahre später bei der ersten Begegnung nach dem Kriege davon erzählen –, daß wenige Stunden nach seiner Abreise die Gestapo ins Haus gekommen war, um ihm den Paß abzunehmen. Damals besaß die Wehrmacht noch eine gewisse Selbständigkeit und konnte von sich aus Urlaub und Visum erteilen; die Gestapo hatte als Gegenspieler davon offenbar zu spät Wind bekommen.

Verhärmt und verschüchtert kam Gruhle in Bern an, wo ich ihn abholte, natürlich nicht mehr mit dem Wagen, sondern mit der Bahn. Ich merkte gleich, was ihn bedrückte: Als ich im Zug fröhlich mit ihm schwatzen wollte, flüsterte er mir zu, ob wir denn Hochdeutsch sprechen dürften; in Deutschland habe es überall geheißen – auch Kretschmer habe ihm dies kürzlich noch gesagt –, der Haß gegen die Deutschen in der Schweiz sei derart, daß man angepöbelt werde, wenn man Deutsch spreche. Der Arme hatte offenbar seit Basel den Mund überhaupt nicht aufgetan. Ich beruhigte ihn. Allerdings handelte es sich nicht um ein leeres Gerücht. In der Tat war die Erbitterung groß, und es war richtig, daß in der Stadt gelegentlich Leute, die Hochdeutsch sprachen, angerempelt wurden und daß man in Geschäften, deren Besitzer Deutsche waren, die Schaufensterscheiben eingeschlagen hatte.

Aber auch aus andern Gründen war Gruhle niedergeschlagen und resigniert. Für ihn, der ein so glühender Gegner der Nazis war, schien die Weltlage hoffnungslos. Gerade damals befand sich Hitler auf dem Höhepunkt seiner Macht. Für den Strohhalm, an den wir uns klammerten, der Widerstand Englands und die Haltung Churchills, hatte Gruhle nur ein mitleidiges Lächeln übrig. Immer wieder versicherte er, sichtlich widerwillig, aber überzeugt, das deutsche Heer sei unbesiegbar. Er zweifelte auch nicht daran, daß früher oder später die Schweiz besetzt werde und flehte mich an, dann doch keine „Dummheiten" zu machen, d. h. in den Widerstand zu gehen, sondern mich mit der Lage abzufinden.

Er selbst hatte es nicht leicht. Er erzählte von seinem Leben im Reservelazarett Winnenden, trübselig, freudlos, wehmütig darüber lächelnd, daß er gezwungen sei, bei besonderen Gelegenheiten, etwa am Weihnachtsfest, eine Rede auf den „Führer" zu halten. Ein leichtes Schmunzeln konnte er freilich nicht unterdrücken, wenn er berichtete, wie er dieser Kalamität ausgewichen sei: In Erinnerung an alte Zeiten, insbesondere den ersten Weltkrieg, habe er immer nur von „unserem obersten Kriegsherrn" gesprochen und damit den Namen Hitler oder die

Bezeichnung „Führer" vermeiden können. Nicht minder verdrießlich seien die abendlichen Saufgelage der Offiziere, bei denen er mitmachen müsse. Den einzigen Trost fand er darin, daß Frau und Kinder in Weissenau einigermaßen behaglich leben konnten – er sah sie allerdings selten. Im übrigen hatte er sich offenbar so weit als nur möglich von der üblen Gegenwart abgewendet, sich in Historik vertieft, unaufhörlich gelesen und sich u. a. für Johannes von Müller und Viktor von Bonstetten begeistert.

Bei uns taute Gruhle langsam auf, besonders nachdem er die obligatorische Anmeldung bei der deutschen Gesandtschaft, wo er vom Kulturattaché empfangen wurde, hinter sich hatte. In wenigen Tagen vibrierte dann wieder seine frühere Lebhaftigkeit in ihm, er war wieder ganz der Alte – wie wir alle freilich immer gedämpft durch die Zukunftssorgen –, und nur einmal gab es noch einen etwas kritischen Moment. Es traf sich, daß Mouttet gerade in dieser einen Woche aus irgendeinem Grunde, den ich nicht mehr weiß, nach Münsingen kam und bei uns zum Mittagessen blieb. Beim schwarzen Kaffee unterhielt er sich lebhaft mit Gruhle und stellte ihm eine Frage, die er hätte unterlassen sollen, nämlich nach der Vergasung von Geisteskranken. Wir alle wußten davon, der Widerstand der Kirche, insbesondere auch der Hirtenbrief des Bischofs Gahlen in Münster waren uns bekannt, aber es war klar, daß Gruhle sich darüber nicht äußern durfte. Wir alle hatten es bisher peinlich vermieden, dieses Thema anzuschneiden oder überhaupt Dinge zur Sprache zu bringen, von denen anzunehmen war, daß sie ihn kompromittieren könnten. Gruhle wurde dann auch Mouttet gegenüber recht verlegen und suchte abzulenken; Mouttet merkte bald, daß er einen Fehler begangen hatte und sprach von etwas anderem.

Trotz allen Bedrückungen waren diese Tage für uns alle ein wahres Fest. Gruhle schied angesichts der ungewissen Zukunft beinahe mit Tränen, und wenige Tage nach seiner Rückkehr schrieb er: „Es kam mir ganz seltsam vor, daß ich nach diesen anregenden, reich gefüllten 8 Tagen nun wieder einsam in meinem Lazarett saß. Am ersten Abend ging ich um 10 Uhr ins Bett und habe neun Stunden ununterbrochen geschlafen."

Kapitel 35

KRIEGSSCHICKSALE

Auch durch die vielen Militärinternierten und Zivilflüchtlinge, die als Patienten oder zur Begutachtung zu uns kamen, griff der Krieg ins Anstaltsleben ein. Diese Menschen – meist war man ihres asozialen Verhaltens wegen mit ihnen nicht mehr zurecht gekommen – boten ein buntes Bild.

Da waren die Polen, unter ihnen vor allem die Offiziere, mit ihren überspitzten militärischen Ehrbegriffen und ihrer Theatralik, aber auch mit ihrer warmen Gutherzigkeit, ihrer Solidarität und ihrem Kontaktbedürfnis. Sie machten uns viele Schwierigkeiten und waren mit ihrer uns so fremden Mentalität aber doch wieder interessant und anziehend.

Es kamen notgelandete englische, amerikanische und kanadische Flieger; wenn ich mich richtig erinnere, waren sie in Kanderstag untergebracht, verfügten über ein exorbitantes Taschengeld und setzten dieses in Unmengen von Whisky um; wegen einem pathologischen Rausch oder chronischem Alkoholismus wurden sie dann zu uns geschickt. Eindrücklich waren die Schilderungen ihrer Bombardierungsflüge. Es fehlte jeder Zusammenhang des eigenen Erlebens mit dem Furchtbaren, das sie anrichteten; die gefühlsmäßige Verbindung mit den Menschenmassen in den deutschen Städten, über die sie ihre Brandbomben losließen, war gänzlich aufgehoben. Es war die Maschine, das automatische Ausklinken der Bomben, die alles besorgten. Sie hatten auch nicht Angst vor der deutschen Fliegerabwehr, sondern nur vor dem Heimflug. In dieser Phase des Raid, in der Entspannung und Ermüdung, gab es kurz vor dem Landen auf dem heimatlichen Flugplatz durch Zusammenstöße die meisten Verluste.

In einem späteren Zeitpunkt kamen die italienischen Partisanen; es kamen vor allem die Jugoslawen, deren beide Gruppen – Mihailowitch und Tito – sich derart bis aufs Messer bekämpften, daß sie in getrennten Lagern untergebracht werden mußten; es kamen schließlich die beim Zusammenbruch Deutschlands in Massen in die Schweiz geströmten Russen.

Manche Liebestragödie spielte sich im Umkreis dieser Krieger ab. Die Frauen waren wild auf sie, und da die Opfer meist Schweizerinnen waren, hatten wir uns oft genug auch mit diesen zu befassen.

Mehr noch gingen uns die Schicksale von Menschen in den von den Deutschen besetzten Gebieten – von bekannten und unbekannten – nahe, denen wir zu helfen suchten. Wie wir vor dem Kriege den Briefwechsel Kronfelds oder der Eltern Wilmans mit ihren Kindern und Verwandten vermittelten und manchem deutschen und österreichischen Emigranten beigestanden hatten, war nun im Kriege die Hilfe für die Opfer Hitlerdeutschlands noch wichtiger. Man übernahm Patenschaften, schickte Liebesgabenpakete und stellte, wenn es ging, die Verbindung mit den Angehörigen her.

Da kamen z. B. plötzlich Hilferufe von Kollegen, mit denen man bis zum Kriege in Kontakt gestanden hatte und die, der Zensur wegen, ihre verzweifelte Lage unter der Bitte, man möchte sie zur Mitarbeit oder zu einem Kongreß einladen, verbergen mußten. So Roubénovitch, jener Mitarbeiter Claudes an der Pariser Klinik, der seinerzeit den denkwürdigen Pariser Vortrag Sakels organisiert und später mit seinem Chef zusammen das erste französische Buch über die Schockbehandlung herausgebracht hatte. Er hatte mich damals mit Christian zusammen in seinem gepflegten Pariser Heim zu einem Nachtessen eingeladen. Er schrieb 1942 von Montpellier, der „zone libre" aus, wo er sich im Augenblick noch in relativer Sicherheit befand, als Jude das Verhängnis aber rasch herankommen sah. Ich tat, was ich konnte, verschaffte ihm eine Einreisebewilligung – dann brach die Verbindung plötzlich ab. Nach dem Kriege erfuhr ich, daß die Deutschen ihn umgebracht hatten. Auch die Frau von Dr. Casalis in Le Vésinet bei Paris schrieb, ob eine Möglichkeit bestehe, daß sie als geborene Schweizerin mit ihren Kindern kommen könnte. Wiederum suchte ich zu helfen, wiederum blieben die weiteren Nachrichten eines Tages aus. Hier war freilich der Ausgang glücklicher und anläßlich unseres ersten Besuches in Paris 1946 konnten wir ein fröhliches Wiedersehen feiern.

Besonders eindrücklich war das Schicksal eines Vetters von „Mayli", eines Dr. Ludwig May, Jurist und Musiker, feinsinnig, gebildet, der schon lange vor Kriegsausbruch im Konzentrationslager gewesen und dort mißhandelt worden war. Er hatte uns seinerzeit, etwa 1937 oder 1938, noch besucht, wie so viele, von seinen bösen Erlebnissen aber nichts preisgeben wollen. Er war dann einer von jenen gewesen, die mit dem berühmt-berüchtigten Schiff voller jüdischer Emigranten als letzte unmittelbar vor Kriegsausbruch noch legal aus Deutschland ausreisen konnten. Ich weiß den Namen dieses Schiffes nicht mehr. Seine Fahrt aber erfüllte die ganze Welt mit Grauen und Schrecken. Es sollte seine Fracht in Cuba abliefern. Wenn ich mich nicht täusche, stimmten aber die Einreisepapiere nicht, das ganze war, wie so oft damals, eine Gaunerei und Geldmacherei gewissenloser „Helfer", die Landung wurde verweigert. Nun irrte das Schiff während Monaten auf dem Meere herum, überall anpochend. Südamerika, Nordamerika, Kanada, England, Belgien, Holland und Skandinavien wollten nichts von diesen Unglücklichen wissen, so daß der Kapitän schließlich die Rückkehr nach Deutschland beschloß. Als die Leute im Ärmelkanal merkten, wohin man steuerte, spielten sich schreckliche Verzweiflungsszenen ab und viele sprangen über Bord. Im allerletzten Augenblick nahm Frankreich die Flüchtlinge auf.

Bei Kriegsausbruch wurde Ludwig May dann zusammen mit andern Deutschen von den Franzosen in ein Auffanglager gesteckt. Als die Deutschen einmarschierten, ließ man sämtliche Insassen frei mit der Weisung, sie sollten sich auf eigene Faust durchschlagen. May konnte auf abenteuerliche Weise in die freie Zone im Süden gelangen und fand schließlich Unterkunft bei einer jungen französischen Witwe. Längere Zeit trug diese Beherbergung einen rein caritativen Charakter. Dies war auch noch der Fall, als die „zone libre" von den Deutschen besetzt wurde und für alle Emigranten wiederum höchste Gefahr bestand. Die junge Frau versteckte ihren Gast in geschickter Weise und fälschte den Paß ihres verstorbenen Mannes, so daß er als der seine gelten konnte; schließlich heiratete sie ihn, obwohl Nichtjüdin und protestantisch, nun freilich schon aus Liebe; damit war auch ein kleines zusätzliches Stück Sicherheit gewährleistet. Als trotzdem die Gefahr einer Deportation mit nur zu gewissem Schicksal immer näher rückte, unternahm Ludwig May das Wagnis einer Flucht in die Schweiz, die ihm im Herbst 1942 dann auch glückte.

Nun kam er wiederum in ein Lager, trotzdem wir uns bereit erklärt hatten, ihn bei uns aufzunehmen und für ihn aufzukommen. Das Problem der Flüchtlinge in der Schweiz war damals eben schon außerordentlich schwierig geworden. Schon nur um einen kurzen Besuch in Münsingen zu ermöglichen, bedurfte es der Erledigung verschiedenster bürokratischer Formalitäten. Man mußte nicht nur die Zustimmung der Flüchtlingshilfe, des Lagerkommandanten, der Fremdenpolizei, sondern auch noch des Gemeinderates Münsingen haben.

Trotzdem luden wir ihn ein so oft wir konnten. Die Besuche waren freilich nicht immer ungetrübt. Zum ersten Mal hatte ich Gelegenheit, aus der Nähe die seelische Deformation durch das jahrelange Herumgeschobensein der Flüchtlingsexistenz mit der immer wieder neuen Lebensbedrohung kennenzulernen. Obwohl man hätte meinen können, Ludwig May müßte nun glücklich sein, dem sicheren Tode entronnen zu sein und in der Schweiz bei ausreichender Ernährung in einer gewissen Sekurität leben zu können, war er dauernd unglücklich und voller Unrast. Man spürte ihm deutlich an, daß er trotz seiner Intelligenz kaum einsehen konnte, daß die Lebensbedingungen für die Flüchtlinge bei uns nun einfach nicht zu ändern waren und nur aus Takt uns gegenüber sein Bedürfnis, anzuklagen, unterdrückte.

Sofort nach Kriegsschluß ist er zu seiner unter so abenteuerlichen Voraussetzungen gefundenen Gattin nach Frankreich zurückgekehrt. Die beiden sind dann nach USA ausgewandert, und wir stehen bis heute mit ihnen in Korrespondenz.

Beschäftigt hat uns auch das Schicksal eines andern Menschen, den wir überhaupt nie zu Gesicht bekamen. Anfangs 1941 erhielt Trudi auf ihren Wunsch ein

Patenkind zugeteilt, einen Karl Müller, der in dem besonders berüchtigten, von den Deutschen in Gurs (Frankreich) eingerichteten Konzentrationslager untergebracht war. Es war kein jüdischer, sondern ein politischer Flüchtling, der, wie er in seiner Antwort auf den ersten Brief von uns schrieb, aus Solingen stammte und 50jährig im Oktober 1935 aus Deutschland geflüchtet war, um sich der drohenden Verhaftung zu entziehen. Nach langer Arbeitslosigkeit fand er als Mechaniker eine Stelle in Antwerpen und hatte bis 1937 genug gespart, um seine Frau und den damals 14jährigen Buben nachkommen zu lassen, freilich illegal, da ihnen von den Nazis die Ausreise verweigert worden war. „Nach so langer Trennung waren die Jahre 1937–1940 wohl die glücklichsten in unserem gemeinschaftlichen Leben." Am 10. Mai 1940, nach der Besetzung Belgiens durch die Deutschen, wurde er verhaftet und ins Lager Gurs gesteckt. Er bekam nur selten und auf Schleichwegen Nachrichten von seinen Angehörigen. „Außerdem habe ich ernsthafte Gründe", schrieb er in diesem Brief, „daß unsere indirekte, bisher vorzüglich funktionierende Verbindung endgültig zerstört ist. Deshalb bin ich in größter Sorge." Er bittet, wir möchten versuchen, an seine Frau in Antwerpen zu schreiben.

Es gelang uns auch, die Verbindung herzustellen, freilich mit von Jahr zu Jahr zunehmenden Schwierigkeiten, großen Tarnungskünsten und langen Pausen, in denen weder von der einen noch von der andern Seite eine Nachricht mehr zu erhalten war. Sieht man heute diese Briefe durch mit all den sonderbaren Decknamen, den verschiedensten Zensurstempeln, den geheimnisvollen Bleistift- und gedruckten Zahlen auf den Umschlägen, den provisorischen Briefmarken, so taucht eine Welt auf, die uns schon wieder völlig fremd geworden ist.

Schon im Frühling 1941 kam Karl Müller in ein viel freieres Lager in der „zone libre", nach Milles in der Nähe von Marseille. Er glaubte nun, mit Hilfe einer amerikanischen Hilfsstelle nach USA oder Brasilien auswandern zu können und schien zunächst sehr hoffnungsvoll. Bald aber kamen wieder pessimistischere Briefe, nachdem ihm erlaubt worden war, in Marseille beim „centre américain de secour" vorzusprechen. „Ganz abgesehen von der gespannten politischen Lage, die im Augenblick zwischen Frankreich (Vichy) und England nebst Amerika herrscht und die eine Ausreise überhaupt immer mehr in Frage stellt, sind auch sonst noch so viele Schwierigkeiten technischer und finanzieller Art zu beheben, daß man fast am Gelingen unseres Vorhabens zweifeln möchte." Er genoß es nun aber außerordentlich, hier und da allein nach Marseille oder nach Aix-en-Provence gehen zu können.

Dauernd machte er sich Sorgen um Frau und Sohn, von denen er durch uns nur erfahren konnte, daß sie gezwungen worden waren, nach Deutschland zu den Schwiegereltern zurückzukehren. Regelmäßig dankte er für den Empfang der Liebesgabenpakete, die jeden Monat aus Portugal – dem einzigen Land, das noch freie Verbindung mit der übrigen Welt hatte und wo die verschiedenen Hilfsorganisationen ihre Bestellungen machten – eintrafen. Anfang Januar 1942 kam der Bericht, er müsse seine Pläne für eine Weiterwanderung endgültig begraben und sich damit abfinden, bis zum Kriegsende im Lager zu bleiben: „Seit einigen Monaten sind die Ernährungsverhältnisse einfach schauderhaft. Ungefähr einen Monat lang sahen wir zu Mittag und zu Abend nichts anderes als weiße Rüben. Allmählich wachsen sie uns zum Halse heraus." In jedem Brief ängstigte er sich mehr und mehr, daß sein Junge, der inzwischen 19jährig ist, eingezogen werden könnte: „Er ist für diese Zeit in dem gefährlichen Alter von 19 Jahren, und bei dem großen Verbrauch an Menschen an der Ostfront, bald wohl auch noch an andern Fronten, fürchte ich für ihn das Schlimmste." Dankbar begrüßte er unsern Vorschlag, seine Briefe an uns abzuschreiben und an seine Frau weiterzuleiten, da nach ihrer durch die Behörde erzwungenen Übersiedlung nach Deutschland jeder direkte Verkehr ganz unmöglich geworden war. Hier und da zählte er auf, was in den „colis Suisses" enthalten war: Ölsardinen, Erbsen, Pflaumenmus, getrocknete Pfirsiche, Oliven etc. Am 17. März 1942 meldete er, endlich das schon lange angekündigte Weihnachtspaket erhalten zu haben und war überglücklich. Es enthielt 500 g Nudeln, 500 g Reis, 500 g Zucker, 500 g Schweineschmalz, 500 g Käse, 500 g Weizengrieß, 1 kg Butter, ein Stück Toilettenseife und 500 g Speck. Am 22. April berichtete er, er sei auf seine Arbeitsfähigkeit untersucht worden: „Allem Anschein nach hat man die Absicht, die arbeitsfähigen Menschen in sog. Arbeitskompagnien aufzuteilen ... es ist aber sehr fraglich, ob ich noch lange hier hätte bleiben können." Wiederholt sprach er davon, daß das Lager zum großen Teil aus jüdischen Leuten zwischen 60 und 80 Jahren bestehe. Dann freute er sich im Sommer 1942 darüber, daß nun Umschulungskurse für Mechaniker eingerichtet wurden, in denen er als Leiter amtieren konnte (offenbar sind doch auch jüngere Leute dort).

Anfangs September kam jedoch ein völlig deprimierter Brief. Die Deutschen hatten, obschon die Zone immer noch frei ist, alle Juden deportiert. „Einige tausend Menschen hat man gegen ihren Willen verfrachtet und nach einem ihnen unbekannten Bestimmungsort transportiert." Dabei hatte Müller selbstverständlich noch keine Ahnung, was mit diesen Unglücklichen geschehen wird. Mit der eingerichteten Lehrwerkstätte war es nun nichts mehr.

„Nach vielen Mühen war es uns gelungen, etwa 30 Schraubstöcke, 3 Drehbänke, eine Fräse und eine Bohrmaschine zu montieren. 14 Tage ging der Betrieb. Und ich war wirklich froh, wieder einmal etwas Nützliches leisten zu können. Durch die oben geschilderte Aktion ist der Laden vollkommen zu Bruch gegangen. Verlassen und vollkommen nutzlos stehen Werkzeuge und Maschinen, die unter großen Mühen beschafft worden sind, jetzt hier herum. Es war ein Traum, eine schöne, farbig glitzernde Seifenblase, die nun endgültig zerplatzt ist."

Mehr und mehr kam die Angst, was mit ihm und den andern nichtjüdischen Insassen geschehen würde.

„Was die allgemeinen Bedingungen angeht", schrieb er im Oktober 1942, „so sind sie noch nie so streng und straff gewesen. Wir kommen nicht mehr aus dem Stall heraus. . . . In unserem Departement verlangt man, daß alle Menschen den Ariernachweis nach deutschem Muster führen müssen, daß uns das faktisch unmöglich ist, wollen die Herren anscheinend nicht begreifen."

Trotzdem wurde er dann entlassen und kam in eine Stelle zu Bauern.

„Allerdings haben sich seit ungefähr 14 Tagen die Dinge wesentlich verschoben", hieß es am 5. Dezember. „ Mit dem Augenblick, in dem das bisher unbesetzte Frankreich durch die deutschen Truppen besetzt wurde, hat unsere Freiheit nur sehr bedingten Wert, oder anders ausgedrückt, wir haben jetzt unsere Freiheit auf Kosten unserer Sicherheit erkauft ... So lange die Soldaten allein hier sind, macht mir das alles wenig Sorge. Doch wie die Erfahrung lehrt, folgt dem Militär die Gestapo auf dem Fuße, und mit dem Einzuge der letztern beginnt es für uns ungemütlich zu werden."

Wie schon in den frühern Briefen, ist manches nur angedeutet:

„Heute erhalten wir eine Alarmnachricht aus Marseille. Falls das, was uns von dort mitgeteilt wurde, stimmt, ist für uns schwer dicke Luft, d. h. große Gefahr und Hilfe für uns dringend not. Tun Sie bitte, was Sie können, und informieren Sie vor allem das schweizerische Arbeiterhilfswerk von dem Ernst der Situation und versuchen Sie bitte, daß man uns hilft. Wir sind gefaßt, wissen jedoch keinen Ausweg und sind der Verzweiflung nahe."

Der Schluß des Briefes deutete dann an, daß er wohl untertauchen müsse. Er legte einen Brief an seine Frau und seinen Sohn bei, den wir aber nicht mehr weiterleiten konnten. Er schrieb u. a.: „Immerhin dürft Ihr nicht betrübt sein, wenn Ihr längere Zeit nichts mehr von mir hört."

Erst nach mehreren Monaten, Ende März 1943, kam dann noch ein Brief. Müller hatte sich mit seiner Gruppe in die Cevennen geflüchtet und arbeitete als Holzfäller. In seinem Alter sei das keine einfache Sache, zu essen hätten sie fast nichts, mit dem Schuhwerk gehe es langsam zu Ende.

Dann folgt eine Pause von fast einem Jahr, und aus einem kurzen Brief vom Januar 1944 läßt sich nur ersehen, daß er und seine Gefährten sich dauernd in größter Gefahr befinden. Erst am 31. Dezember 1944 kann er, diesmal nun von Paris aus, genauer berichten. Seit Beginn des Jahres habe er sich dauernd verstekken müssen, um nicht der Gestapo in die Hände zu fallen:

„Schon im Dezember 1943 war man uns auf der Spur, und es hing wirklich ... an einem seidenen Fädchen, und sie hätten uns erwischt. Wir arbeiteten damals in einer Fabrik im Departement Gard. Sicher haben wir uns dort eigentlich nie gefühlt und baten deshalb unsern Arbeitgeber mehrmals dringend, uns wieder in unsere Berge, die Cevennen, zurückkehren zu lassen. Doch er bestand darauf, daß wir bis Weihnachten dort blieben. Wir hatten diesen Ort kaum drei Tage verlassen, und es erschienen zwei Agenten der Gestapo, die sich für uns interessierten. Zu uns in die Berge zu kommen, hatten sie keine Traute. Sie wählten dann den Weg über die Arbeitskompagnie, der wir angeschlossen waren. Wir wurden ersucht, dort zu erscheinen, um eine rein verwaltungstechnische Arbeit zu erledigen.

Da wir ahnten, was dahinterstak, haben wir es vorgezogen, nicht hinzugehen. In unserem Hause konnten wir natürlich auch nicht mehr bleiben. Ungefähr 14 Tage haben wir, ohne daß eine Menschenseele davon wußte, in der protestantischen Kirche geschlafen. Dort war es jedoch so feucht und kalt (es war Januar), daß wir bei längerem Aufenthalt krank geworden wären. Wir sind dann wieder in unsere alte Wohnung gegangen, weil wir annahmen, die größte Gefahr sei vorüber.

Am 17. Februar frühmorgens (wir lagen noch im Bett) wurden wir von dem damaligen Gemeindesekretär und jetzigen Bürgermeister von Ste-llaire de Lavit aufgetrommelt und gewarnt. Drei Gendarmen waren unterwegs, die von den Deutschen den Befehl hatten, uns zu verhaften. Ich kann Ihnen versichern, so schnell bin ich noch nie in meinem Leben in die Hosen gekommen, wie an dem fraglichen Morgen. Doch als die Gendarmen, die uns alle persönlich kannten, anlangten, war der Bau leer, und die Nachbarn haben zu Protokoll gegeben, daß wir schon seit Wochen weg seien. Wir sind dann noch höher in die Berge geflüchtet. In einem alten, verlassenen Cabanot, der einmal dazu gedient hatte, Schafe und Ziegen unterzustellen, hatten wir dann einige Monate geschlafen. Das Schlimmste war jedoch, daß wir keine Lebensmittelkarten mehr erhielten. Doch auch diese Schwierigkeit wurde überwunden. Brot bekamen wir von dem Bäcker, der die Résistance belieferte, später haben wir von der Résistance, der wir uns anschlossen, unsere Lebensmittelkarten erhalten. Die Landung der Amerikaner an der Mittelmeerküste hat dann endlich dem ganzen Gestapospuk ein Ende bereitet."

Müller spricht davon, daß er nun in Paris gelandet sei, um am Wiederaufbau der Partei (kommunistisch?) mitzuarbeiten, und er hoffe, „in nicht allzu langer Zeit in Deutschland selbst wirken zu können an der Wiederherstellung demokratischer Freiheitsrechte." Er meint aber selbst, es werde wohl noch lange Zeit gehen, bis es so weit sei:

„Wieviel Mühe und Geduld wird es dann kosten, den Völkern Europas zu beweisen, daß es auch noch anständige Menschen in Deutschland gibt! Niemals in der Geschichte ist der Name Deutschlands mehr geschändet worden als in den fast 5 Jahren Krieg von dieser Nazibestie. Riesenhaft und schwer werden unsere Aufgaben sein."

Persönlich bedrücke ihn am meisten, daß er seit über 2 Jahren nicht die geringste Verbindung mit seiner Familie mehr habe.

In der Tat waren gegen Kriegsende und in der allerersten Nachkriegszeit die Korrespondenzmöglichkeiten schwieriger als je zuvor. Wir konnten also gar nichts tun. Immerhin kam dann am 24. Juni 1945, immer noch aus Paris, ein überglücklicher Brief. Durch einen Freund in Brüssel habe er Nachricht, daß sein Sohn dort angekommen sei. Wie dieser sich dorthin durchgeschlagen habe, wisse er freilich nicht, und der Junge selbst sei von der Mutter seit Monaten getrennt gewesen, Solingen, wo sie gewohnt hätten, sei inzwischen ein Trümmerhaufen geworden:

„Wenn ich nur eine Nachricht von meiner Frau hätte und ich sie über mein und unseres Jungen Schicksal einigermaßen beruhigen könnte. Leider ist es von hier aus noch unmöglich, eine Nachricht nach dort gelangen zu lassen, ich gebe zwar die Hoffnung nicht auf, daß sie noch unter den Lebenden weilt und ich sie trotz alledem in absehbarer Zeit wiedersehen kann. Nach all dem Furchtbaren und Schrecklichen, was sie erlebt haben wird, hat sie nunmehr außer der Sorge um mich die um unsern einzigen Jungen, von dem sie nicht weiß, ob er noch lebt oder nicht."

Kurz darauf, am 12. Juli, erhielten wir unerwartet durch das politische Departement folgende Mitteilung:

„Frau Else Müller, Solingen-Höhescheid, Messerstr. 45, hat die Kriegsereignisse gut überstanden. Von Karl Müller ist sie bis zur Stunde ohne Nachricht."

Trudi ließ ihr, wiederum durch das politische Departement, sofort berichten: „Karl Müller ist wohlbehalten in Paris, 32 rue Moufetard, und hat Nachrichten von seinem Sohne, der ebenfalls wohlbehalten in Brüssel ist."

Von Brüssel aus dankte Müller dann für die Nachricht, die wir ihm über das Wohlbefinden seiner Frau zukommen ließen. Er war nun mit seinem Sohn vereint und hoffte, bald nach Hause zurückkehren zu können. Dann hörten wir nichts mehr – die Verbindung mit Deutschland ist ja noch für lange Zeit gesperrt – bis er uns im August 1947 durch eine Bekannte, die in die Schweiz reisen konnte, ein großes Etui mit Messern, Gabeln, Löffeln aus Solinger Stahl zuschicken ließ, begleitet von einem Brief:

„Nehmen Sie bitte das wenige als einen Beweis unserer Dankbarkeit für all das Gute, was Sie mir und uns allen erwiesen haben. . . . Ich selbst bin seit einem Jahr Angestellter der Gewerkschaft Öffentlicher Dienste. An Arbeit fehlt es mir nicht, und ich komme recht selten zu einigen besinnlichen Stunden. Außer dieser Arbeit habe ich noch verschiedene ehrenamtliche Funktionen zu erfüllen. Wenn Sie mich fragen, ob mir diese Arbeit Freude macht, so muß ich das bejahen, trotz der ungeheuren Schwierigkeiten, die überwunden werden müssen."

Er fährt dann fort, viele Leute verlören die Hoffnung, daß Deutschland je wieder einen einigermaßen erträglichen Lebensstandard erreichen werde.

„Das ist", fügt er bei, „besonders im Hinblick auf die leidenden Nationen, die während der Kriegszeit durch Deutsche besetzt wurden, eine ungerechte und reichlich oberflächliche Beurteilung. Kein vernünftiger Mensch kann erwarten, daß nach dieser grauenhaften Zerstörung, die der Krieg verursachte, von heute auf morgen normale Zustände herrschen."

Wenn man denkt, was der Mann alles durchgemacht hat, wie er seine Heimat angetroffen hat, ein wirklich überlegener Standpunkt! Auf unser Dankschreiben für das Geschenk erfolgte keine Antwort mehr, wir erhielten lediglich im folgenden Jahr noch einen Feriengruß der Eheleute aus Garmisch.

Einen eigentümlichen Gegensatz zu Karl Müller, in Gesinnung, aber auch in seinem tragischen Ausgang, bildeten Korrespondenz und Fürsorge für eine ganze Deportiertenfamilie – Ehepaar und kleiner Bub –, die zufällig in den gleichen Lagern Gurs und Milles untergebracht waren und die Trudi schon von einem etwas früheren Zeitpunkt an betreute. Die Mentalität war nicht etwa deshalb so völlig verschieden, weil es sich um Juden handelte, Onkel und Tante einer Gastärztin von uns. Es ging vielmehr um ein restloses Nichtverstehen der Situation und um eine kaum zu überbietende Egozentrizität. Die Eheleute waren ehemals offenbar wohlhabende Kaufleute gewesen, die immer noch meinten, man müsse nur die richtigen „Verbindungen" herstellen und die richtigen Menschen einschalten, damit sie sofort frei würden und nach Amerika auswandern könnten. Wohl dankten sie für die Liebesgabenpakete und das übrige, was man für sie tat. Ständig kamen aber neue Bitten, ja Forderungen, immer begleitet vom Hinweis, sie würden ja natürlich alle Auslagen zurückerstatten, es seien Geldanweisungen aus USA an uns bereits unterwegs – sie trafen selbstverständlich nie ein. Trotz allem, was man ihnen schrieb, glaubten sie fest daran, daß es nur am guten Willen der in Deutschland zurückgebliebenen, selbst in höchster Gefahr befindlichen, ja bereits deportierten Glaubensgenossen liege, wenn man ihnen von dort nicht Lebensmittel, Medikamente, Geld schicke. In einem Augenblick, da es wirklich, wie wir alle wußten, nur noch um ihr nacktes Leben ging, drängten sie, daß man sich um ihre eingelagerten Möbel kümmere und ließen uns deswegen, so aussichtslos dies alles war, an immer wieder andere Leute schreiben. Noch als sie bei der von Karl Müller erwähnten „Judenaktion" in Viehwagen verladen wurden, um nach Polen zur Vergasung geführt zu werden, glaubten sie daran, es gehe nach USA.

Der Bub freilich wurde gerettet. Er war schon vom Lager Milles aus in ein Kinderheim gebracht worden und hatte von dort aus die Eltern noch mehrere Male besuchen können. Wir erfuhren dies aber erst mehr als ein Jahr später. Er schrieb uns von Genf aus einen langen, merkwürdig kindlichen Brief – unsere Adresse hatte er offenbar noch von seinen Eltern bekommen. Inzwischen war er 15jährig geworden, und da die Deutschen angefangen hatten, seine Altersgenossen aus dem Kinderheim zu holen und zu deportieren, hatte er die Flucht in die Schweiz gewagt. Merkwürdig war, wie distanziert, ja kühl er über das Schicksal seiner Eltern sprach, dessen Ausgang ihm völlig klar war. Dies blieb auch in spätern Briefen so. Gesehen haben wir ihn nie. Er kam in Pflegefamilien, besuchte eine Handelsschule und meldete uns 1946 überglücklich, den amerikanischen Verwandten sei es endlich geglückt, seine Einwanderung durchzusetzen, und er sei im Begriff, abzureisen. Seither haben wir nichts mehr von ihm gehört.

Kapitel 36

SPIONAGE

Gleich nach Kriegsausbruch begann für mich eine zeitbedingte Tätigkeit, die viel Arbeit, Verantwortung und auch seelische Belastungen mit sich brachte: die Begutachtung von Spionen und Landesverrätern für die Militärgerichte. Ich geriet hier in eine Sonderstellung, weil Klaesi für solche Aufgaben als politisch unzuverlässig ausschied. Seit der „Machtübernahme" der Nationalsozialisten 1933 hatte er aus seinen braunen Sympathien keinen Hehl gemacht. Es ist mir psychologisch nie ganz klar geworden, warum er derart für das Naziregime schwärmte, sich keine Hitler-Rede entgehen ließ und bei jeder Gelegenheit gegen Franzosen und Engländer und sogar gegen unsere Welschen vom Leder zog. Er unterhielt auch enge Beziehungen zur deutschen Gesandtschaft, insbesondere zu Freiherr von Bibra. Wie er sich bei seinen häufigen Reisen ins „Reich" äußerte, habe ich erst nach dem Krieg von deutschen Kollegen genauer erfahren. So wurden zunächst alle Fälle des Territorialkreises Bern mir überwiesen, später auch noch fernerliegende.

Diese Begutachtungen hatten nun freilich wenig mit dem Geheimnisvoll-Gruseligen und Erregenden zu tun, was Spionagegeschichten in den Augen des Publikums zu umgeben pflegt. Die mir übergebenen Akten enthielten nur das Nötigste, um mir meine Arbeit zu ermöglichen. Einblicke in unseren eigenen Nachrichtendienst und unsere Gegenspionage erhielt ich damit nicht. Alles, was besonders spannend gewesen wäre, etwa die Art und Weise, wie man den Leuten auf die Spur gekommen war und wie man sie beschattet und schließlich überführt hatte, war meistens sorgfältig entfernt worden. Auch die Täter selbst konnten in der Regel darüber keine Angaben machen.

Trotzdem war ich natürlich zur Geheimhaltung verpflichtet. Die Untersuchungen der Delinquenten mußte mit besonderer Diskretion durchgeführt werden. Niemand durfte Einsicht in diese schon gesäuberten Akten nehmen, und ich wurde sogar dafür verantwortlich gemacht, daß die Spione weder mit dem

Pflegepersonal noch mit den Kranken über ihre Taten sprachen, was natürlich eine fragwürdige Angelegenheit blieb. Im Gutachten mußte der Tatbestand vorausgesetzt werden, so daß ich jetzt bei nachträglichem Lesen nicht immer mehr weiß, um was es eigentlich ging.

Trotzdem beschäftigte mich jeder einzelne Fall sehr stark. Die eigene Belastung erhöhte sich später noch gewaltig, als sich im Jahre 1942 der Bundesrat gezwungen sah, mit der im Militärstrafgesetz vorgesehenen Todesstrafe Ernst zu machen. In der Tat hatten sich bis dahin das Wirken der Fünften Kolonne und die Tätigkeit der im Dienst des deutschen Nachrichtendienstes stehenden Agenten derart gesteigert, daß mit noch so hohen Zuchthausstrafen nicht mehr auszukommen war: Mit ganz wenigen Ausnahmen waren die Spione restlos überzeugt, daß die Deutschen in kurzer Zeit die Schweiz besetzen und sie dann mit Ehren befreien würden. Wenig hat so sehr zur Erbitterung gegen die Nazideutschen beigetragen wie die Tatsache, daß Hitler uns zwang, die eigenen Leute zu erschießen.

So war es denn nicht die Romantik des illegalen Nachrichtendienstes, sondern die persönlichen Motive und die psychologischen Hintergründe, die mich in jedem einzelnen Fall stark beschäftigten. Besonders lebhaft hat sich mir die erste derartige Begutachtung eingeprägt, freilich mehr der besonderen äußeren Umstände wegen. Dabei handelte es sich erst noch – es ist dies mein einziger derartiger Fall geblieben – um Spionage zu Gunsten der Alliierten. Eines Morgens erhielt ich den Auftrag, die Tochter eines Gymnasiallehrers bis zum nächsten Tag, an dem schon die Gerichtsverhandlung angesetzt war, zu untersuchen und ein schriftliches Gutachten zu erstatten. Psychiatrisch lagen die Dinge relativ einfach, es handelte sich um eine alkoholische Epileptikerin, die als schwer vermindert zurechnungsfähig bezeichnet werden mußte. Ich hatte aber 24 Stunden ununterbrochen zu arbeiten, die Nacht hindurch mit meiner Sekretärin zusammen, um in den frühen Morgenstunden das Gutachten abgehen lassen zu können.

Das Unglück wollte es, daß der erste Schweizer, der hingerichtet wurde von mir begutachtet worden war. Als ich ihn während mehrerer Monate beobachtete und untersuchte, schien ein solcher Ausgang freilich noch in weiter Ferne zu liegen. Der Beschluß über die Durchführung der Todesstrafe war eben erst herausgekommen, der 25jährige Leutnant ein halbes Kind und sicherlich vermindert zurechnungsfähig. Gemessen an anderen Fällen, mit denen ich mich früher zu befassen hatte, schien mir der von ihm begangene Landesverrat auch nicht allzu gewichtig. Der Mann hatte einem befreundeten schweizerischen Fliegeroffizier, der für den deutschen Nachrichtendienst arbeitete, militärische Geheimnisse mitgeteilt, die von ihm aber nicht ausspioniert worden, sondern die jedem Offizier bekannt waren. Da mich dieses Gutachten später in schwere Gewissensnöte brachte, möchte ich den Fall kurz schildern:

Leutnant K. war von seinem bereits schizophrenen Vater unehelich mit einer Serviertochter gezeugt worden. Eine Heirat kam nicht in Frage, der Vater wurde bald nach der Geburt des Sohnes dauernd interniert.

Das Kind kam zu zwei Tanten, die in guten Verhältnissen lebten und es nach Noten verwöhnten. Später half auch noch die Hausärztin mit ihren Ratschlägen aus. Ein männliches Element fehlte in der Erziehung gänzlich. Da der schizophrene Vater selbst schwer schizophren belastet war, standen die Betreuerinnen des Knaben ständig unter der Drohung einer auch bei ihm möglichen späteren Erkrankung.

Der junge Mann blieb auf diese Weise völlig unselbständig und hochgradig an die Tanten gebunden und litt unter Minderwertigkeitsgefühlen seiner Herkunft wegen; bei guter Intelligenz versagte er dann auch in der Schule und später im Studium.

Von früh an war die Fliegerei sein Wunschtraum, wohl als Kompensation. Trotz der Ängstlichkeit der Tanten setzte er es durch, in einem Fliegerlager einen Vorkurs mitzumachen. Wiederum erlitt er Schiffbruch. Die Tanten behaupteten, er habe sich keine Mühe gegeben und sei schließlich vom Kursleiter als unfähig zur Ausbildung erklärt worden. Er selbst schob sein Scheitern dem leitenden Major zu, gegen den im Lager allgemein opponiert worden sei und der ihn fälschlich verdächtigt habe, Rädelsführer gewesen zu sein. Von jener Zeit an will K. von einem starken Ressentiment allen höheren Offizieren gegenüber besessen gewesen sein. Immerhin brachte er es trotzdem zum Leutnant. Im Aktivdienst war er aber ein schlechter Vorgesetzter, wie schon im Gymnasium und während des Studiums fielen seine unreife Kindlichkeit, seine Schwatzhaftigkeit und sein krankhafter Geltungstrieb unangenehm auf.

Nachdem K. sein Studium an der ETH aufgegeben hatte, wandte er sich der Nationalökonomie zu und studierte in Basel, wohnte aber weiterhin bei den Tanten in einer anderen Stadt. Auf der Hin- und Herfahrt traf er jeweils mit einem ehemaligen Schulkameraden zusammen, der ihn in eine Gruppe frontistischer Studenten einführte. Die Verärgerung über den Kursleiter des Fliegerlagers und über spätere militärische Vorgesetzte habe ihn, so erklärte er, neben den ständigen prodeutschen Lobreden seiner neuen Bekannten und der immer wieder aufgetischten Behauptung, Deutschland werde den Krieg in Kürze gewinnen, immer mehr auf Abwege gebracht. Ganz von selbst sei er in diesen „Fröntler-Jargon" hineingeraten. Durch jene Gruppe kam er dann in Beziehung zu drei Fliegeroffizieren, die richtige Spione waren (und später erschossen wurden). Zunächst habe er gar nicht gemerkt, um was es ging, und seine militärischen Mitteilungen als harmlose Gespräche unter Offizieren aufgefaßt. Erst als man mehr von ihm wissen wollte, sei er stutzig geworden. Endgültig habe er begriffen, um was es ging, als man ihm Reisespesen für die Ferien auszahlte, in denen er „Aufträge" erledigte. Nun sei es aber zu spät gewesen. Auch habe es ihm geschmeichelt, daß die von ihm so sehr bewunderten Fliegeroffiziere ihn als ihresgleichen behandelten und in ihre Gesellschaft aufnahmen. Auch sei er sich in dieser Umgebung dunkler Hintergründe und gefährlicher Illegalität wichtig vorgekommen.

Die Untersuchung ergab keinerlei Anhaltspunkte für eine Schizophrenie.

Wohl aber bestätigte sich die aus der Vorgeschichte bekannte Infantilität und Unreife, die Schwatzhaftigkeit und der Geltungsdrang. Ich kam zum Schluß, Leutnant K. sei nicht aus moralischem Versagen, aus Berechnung oder Gewinnsucht, aber auch nicht aus einer ehrlichen ideologischen Überzeugung zum Landesverräter geworden, sondern wegen seiner infantilen Haltlosigkeit, seiner Suggestibilität, seines Geltungstriebes und seiner unklaren, die Situation nicht überblickenden Denkweise. Die Zurechnungsfähigkeit sei in höchstens mittlerem Grade vermindert.

Diese so harmlos anmutende Kinderei wandte sich erst einige Zeit, nachdem der Mann wieder in die Haft zurückgeführt worden war, ins Tragische. Nun drohte der Tod. Das Militärgericht erklärte, nur eine völlige Unzurechnungsfähigkeit bei nachgewiesener Geisteskrankheit könnte diesen Ausgang abwenden. Die beiden Tanten, der Verteidiger, die Braut bestürmten mich, das Gutachten zu ändern. Alle ritten sie auf der erblichen Belastung herum. Die Hausärztin schrieb in ihrer Verzweiflung schließlich selber einen Bericht, in dem sie eine Schizophrenie diagnostizierte. So scheußlich es war, ich mußte festbleiben.

Natürlich war ich mir bei der Abfassung des Gutachtens nicht bewußt, welche unheimlichen Konsequenzen die Feststellung einer partiellen oder totalen Unzurechnungsfähigkeit nach sich ziehen würde. Auch wenn ich darüber im klaren gewesen wäre, hätte die Beurteilung doch nicht anders lauten können: Es bestand nicht der leiseste Anhaltspunkt für eine Schizophrenie, und der Infantilismus konnte weder als Geisteskrankheit bezeichnet werden noch zur Annahme einer Unzurechnungsfähigkeit führen. Ein Nachgeben im jetzigen Zeitpunkt wäre einer Prostitution alles dessen gleichgekommen, was ich in meiner bisherigen Gutachtertätigkeit vertreten hatte. Wie wäre ich vor den Gerichten dagestanden, wenn ich mein wohlbegründetes diagnostisches Urteil und meine daraus abgeleiteten Schlüsse einfach aus Mitleid auf den Kopf gestellt hätte? Milde, zu der mein Gutachten reichlich Stoff bot, mußte das Gericht üben und dann die Begnadigungskommission der Bundesversammlung, die nun für Todesurteile ad hoc ernannt worden war.

Vor dieser Kommission nochmals hartzubleiben und zu meiner Auffassung zu stehen, blieb mir nicht erspart. Eines Tages – es war inzwischen ein halbes Jahr vergangen – rief mich der Vorsteher des Militärdepartementes, Bundesrat Kobelt, persönlich an, um mich zu bitten, sofort ins Bundeshaus zu einer Besprechung zu kommen. Er wollte mich sogar mit einem eidgenössischen Dienstwagen abholen lassen, so eilig hatte er es. Im Bundeshaus begrüßte er mich mit dem Präsidenten der Begnadigungskommission, dem Bündner Ständerat Vieli. Über eine Stunde kämpfte ich mit den beiden Herren, um nochmals auszuführen, warum die Diagnose Schizophrenie nicht in Frage komme und um gleichzeitig mit aller Entschiedenheit darauf hinzuweisen, wie krankhaft der festgestellte Infantilismus sei und wieviele Exkulpationsgründe außerdem noch vorlägen. Es war eine düstere Szene, diese Debatte in den kahlen, unfreundlichen, hohen Räumen des Parlamentsgebäudes. Meine Gesprächspartner hielten an ihrer Alternativforderung unerbittlich fest. Es ging für sie sichtlich darum, ein Exempel zu statuieren, was nach allem Vorangegangenen nur zu verständlich war. So schwer es mir fiel, ich mußte mich geschlagen geben.

Wie sich der junge Mann mit dem Tode abgefunden hat, habe ich nie erfahren. Ich hörte nur, daß er bis in die allerletzte Zeit einen solchen Ausgang nie ernsthaft in Betracht gezogen, ja in seiner grenzenlosen Naivität sogar mit einem Freispruch gerechnet hatte.

Mit den Exekutionen des Jahres 1942 flaute die Spionagetätigkeit für das „Dritte Reich" sichtlich ab. Dies ist nicht verwunderlich. Was ich selbst in diesen Jahren zu sehen bekam, waren, wie der arme Leutnant K., keine raffinierten Verbrecher, sondern haltlose, leichtgläubige, aus der Bahn geratene, kümmerliche Existenzen, die sich mit Schlagworten einfangen ließen oder eine Rolle spielen wollten; den meisten ging es auch nicht ums Geld. Es war übrigens erstaunlich, wie wenig die Deutschen diesen Leuten bezahlten, angesichts des Risikos, das von ihnen eingegangen werden mußte.

Erst zuletzt, kurz vor Kriegsende, bekam ich noch einen Fall, der farbiger und vielleicht auch menschlich interessanter war als alle bisherigen und der annähernd dem entsprach, was in den Spionagekrimis zu lesen ist. Es fehlte nicht der dämonische Angehörige der deutschen Botschaft, der seine Netze auswarf, es fehlte nicht die Barmaid vom Bellevue-Palace, es fehlte nicht der Gesandtschaftsdiener bei der amerikanischen Botschaft, der abends in den Papierkörben die weggeworfenen Kohlepapiere sammelte; auch der Apparat war vorhanden, um darauf das Zusammengehörige zu entdecken, die Spiegelschrift zu lesen und den Code zu dechiffrieren. Mein Explorand, der in diesem Betrieb eine wichtige Vermittlerrolle zwischen dem deutschen Gesandtschaftsagenten und dem Diener der amerikanischen Botschaft spielte, aber auch sonst in den ganzen Spionagering eingespannt war und dafür ausnahmsweise gut bezahlt wurde, kam unter ungewöhnlichen Umständen zu seiner Tätigkeit.

Er war Böhme mit tschechischem Namen und als junger Coiffeur noch vor dem ersten Weltkrieg in die Schweiz gekommen. Nach einigen Wanderjahren gründete er in Bern den ersten Damensalon, in dem er die mit dem Bubikopf einsetzende Konjunktur rasch erfaßte. Sein Geschäft ward bald das vornehmste und besuchteste der Stadt und lief lange Jahre hindurch ausgezeichnet. Immer wieder mußte es erweitert werden. Schon bevor er sich 1927 verheiratete, stellte er das Gesuch um Einbürgerung, da er nun schon ca. 14 Jahre in der Schweiz lebe, starke Sympathien für die schweizerischen Institutionen habe und sich zugehörig und gut akklimatisiert fühle. Von der Gemeinde Bern wurde er abgewiesen. Grund dafür waren angeblich ungünstige Informationsberichte seiner früheren Firma, der er bei der Gründung des eigenen Geschäftes eine Reihe guter Kunden abspenstig gemacht hatte. Dann soll auch seine frühere Geliebte aus Eifersucht über seine Verlobung mit seiner späteren Frau ausgesagt haben, sie sei durch ihn ausgenützt und dann im Stich gelassen worden.

Diese „Diffamierung" lastete schwer auf ihm. Trotz des glänzenden Geschäftsganges kam er zudem finanziell nie auf einen grünen Zweig. In Gelddingen war er large und unbekümmert und hatte sich einen sehr hohen Lebensstandard angewöhnt.

Mit der Krise Anfang der 30er Jahre gingen dann die Einnahmen zurück, zusätzlich auch, weil eine wachsende Konkurrenz auf den Plan trat; es kamen große Verluste mit Bürgschaften und beim Zusammenbruch der Spar- und Leihkasse. Die Ehe brach auseinander, weil er sich von einer Geliebten nicht trennen konnte. So wurde er enttäuscht und verbittert, kümmerte sich wenig mehr um das Geschäft, wurde Stammgast im Bellevue und begann mit einigen Freunden leidenschaftlich Poker zu spielen.

In dieser Zeit fingen seine Beziehungen zu den Nazis an.

Als die Deutschen 1938 Österreich besetzten und er einen deutschen Paß haben sollte, stellte sich heraus, daß er vom ersten Weltkrieg her Refraktär war. Nun fühlte er sich neuerdings mit einem Makel belastet. Hier setzte das teuflische Spiel ein. Man ließ auf der deutschen Botschaft durchblicken, er könnte rehabilitiert und sogar Parteimitglied werden, wenn er gewisse Dienste leiste. Da ein Angestellter der amerikanischen Botschaft bei ihm wohnte, schlug man ihm vor, den Mittelsmann zwischen diesem und einem deutschen Agenten zu bilden; als bekannte Persönlichkeit und Stammgast des Bellevue hatte er den letzteren bei seinen abendlichen Ausgängen zu begleiten. So geriet er allmählich in eine immer ausgedehntere Spionagetätigkeit, die er selbst faszinierend fand, ganz abgesehen von dem materiellen Vorteil und der in Aussicht gestellten Rehabilitierung. Über all dies und viele Einzelheiten des Nachrichtendienstes wußte der Mann recht fesselnd zu erzählen.

Da er nicht Schweizer war und zudem nur eine fremde Macht ausspioniert hatte, kam die Todesstrafe nicht in Frage. Er wurde zu 15 Jahren Zuchthaus verurteilt. Was später aus ihm geworden ist, habe ich nie erfahren.

Mit diesem Fall endete für mich eine Tätigkeit, die eindrücklich vor Augen führte, in welcher Bedrohtheit wir alle diese Jahre gelebt hatten.

Ein anderes Kapitel würden weitere Gutachten bilden, insbesondere von Emigranten. Hier machte mir die Parteilichkeit, ja das Versagen unserer fremdenpolizeilichen Behörden schwer zu schaffen. Handelte es sich gar um Adlige, so wurde eine Duldsamkeit an den Tag gelegt die in schwerstem Kontrast zu der schroffen Haltung etwa den Juden gegenüber stand. Da war z. B. eine Gräfin K., die sich völlig unmöglich aufgeführt hatte, gar nicht besonders gefährdet war und ohne weiteres ausgewiesen und ins „Dritte Reich" zurückgeführt werden konnte. Hier setzte sich Bundesrat von Steiger in einer Art und Weise für sie ein und rief mich während ihres Aufenthaltes in Münsingen alle paar Tage an, um sich über ihr Ergehen zu erkundigen, daß ich nur den Kopf schütteln konnte.

Kapitel 37

DAS PERSONAL IM KRIEG

In steigendem Maße brachten die Kriegsjahre Spannungen und Schwierigkeiten in der Anstalt selbst, in erster Linie mit den Pflegern. Einmal waren es die unvermeidlichen Einschränkungen der Kriegswirtschaft, die von dem intern verpflegten Personal nicht verstanden wurden, so unwichtig sie uns auch vor dem weltpolitischen Hintergrund erschienen. Ununterbrochen wurde wegen dem unzureichenden Essen reklamiert; dabei erwähnte ich schon, daß die Anstalt in dieser Beziehung gegenüber dem Privathaushalt privilegiert war.

Es machte sich die Teuerung bemerkbar, die Leute wurden Jahr für Jahr unzufriedener mit ihrem Lohn. Dies nicht ohne Grund, denn Teuerungszulagen, Familien- und Sozialleistungen waren noch keineswegs so geregelt wie heute. Alle solche Fragen bildeten auch noch kaum eine Angelegenheit der Personalverbände, sondern mußten in jeder Anstalt direkt mit der Leitung besprochen werden, die in dieser noch ungeordneten Materie recht viel Kompetenzen besaß.

Eine große Rolle spielte die Abgabe von Pflanzland durch die Anstalt an verheiratete Pfleger. Sie erleichterte den Familien das Durchhalten, gab aber wiederum Anlaß zu dauernden Reklamationen und Querelen. Überhaupt bildete die Ernährung im Denken der meisten Angestellten ein absolutes Zentrum. Es war dies der neuralgische Punkt, an dem sich die Geister immer wieder entzündeten.

So wiederholten sich etwa ständig die Klagen gegen die Ökonomie wegen dem „Nachrechen" abgeernteter Felder, wozu unser Personal die ausdrückliche Ermächtigung besaß. Es hieß, Herr Lehmann breche absichtlich den Boden unmittelbar nach der Ernte wieder auf, um die Leute zu schikanieren und an der Ausübung ihres zugestandenen Rechtes zu hindern. Der Ökonom wiederum behauptete, Frauen und Kinder stürzten sich auf die Felder, während die Ernte noch im vollen Gange sei; sie benähmen sich frech und unverschämt, und zudem mische sich ein Teil der Münsinger Bevölkerung, der gar nicht dazu gerechnet sei, unter sie. Schließlich mußte ich eine energische Weisung herausgeben, wonach die Felder nach der Ernte während drei Tagen von der Landwirtschaft frei zu geben seien; andererseits dürften sie vom Personal nicht betreten werden, solange nicht alles abgeerntet sei. Für die nicht anstaltseigene Bevölkerung wurde das richterliche Verbot eines Betretens des Anstaltsareals neu in Erinnerung gerufen. Ähnliche Streitigkeiten mit der Ökonomie ergaben sich für das Kartoffelnachgraben der Kinder der Angestellten. Schließlich zeigte auch der ständige Kampf um die Abgabe von Lebensmittelcoupons für die Nachtpfleger und das übrige Personal, wie überaus wichtig das Problem der Nahrungsbeschaffung damals war.

Endlich kamen dazu noch politische Spannungen. Unter den Pflegern hatte es schon vor dem Krieg eine kleine Gruppe gegeben, die der Jungbauernpartei angehörte. Sie hatten seinerzeit mit den Fröntlern[152] sympathisiert. Jetzt noch gab es einige Querköpfe und Unintelligente, die sich allerhand von Nazideutschland und dem „neuen Europa" versprachen. Man erkannte sie daran, daß sie am Radio Hitler-Reden einstellten, was dann wieder zu heftigen Gegenreaktionen der Kollegen führte. Auch hier gab es zu schlichten und unheilvolle Spaltungen zu verhindern.

Die Schwierigkeiten mit den Pflegern machten mir auch deshalb besonders zu schaffen, weil der 1938 auf ausdrücklichen Wunsch des Personals ernannte Oberpfleger Friedrich Moser sich als unfähig erwies, schwersten Anfeindungen ausgesetzt war und keinerlei Autorität besaß. Der beliebte und beleibte Fritz Wyss als 1. Vizeoberpfleger war zu gutmütig und zu stark persönlich und verwandtschaftlich mit einzelnen Pflegern verbunden, als daß er groß hätte helfen können. So blieb nur der ausgezeichnete Otto Ryser übrig, der aber hierarchisch doch erst an dritter Stelle kam und als Organisator der Arbeitstherapie ohnehin etwas außerhalb stand. All dies war sehr viel einfacher auf der Frauenseite, wo Martha Wenger, sekundiert von Anni Winzenried, immer noch ihr mild-autokratisches Regiment ausübte, sicherlich vielfach angefochten, aber von der Mehrheit der Schwestern verehrt und respektiert.

Ich versuchte verschiedene Wege, um mit den zeitweilig wirklich sehr schwierigen Problemen fertig zu werden. Oberpfleger Moser konnte ich freilich nicht ohne weiteres absetzen, und er selbst sah sein Ungenügen nicht ein, obwohl ich mehrmals mit ihm darüber sprach, so daß auch ein freiwilliger Rücktritt nicht in Frage kam. Erst sehr spät, Anfang 1945, zeigte sich die Möglichkeit einer Lösung: Portugal hatte von der Schweiz die Entsendung einer Equipe von Irrenpflegern und -schwestern verlangt, um das dortige, auf einer niedrigen Stufe stehende Anstaltspersonal anzuleiten und auszubilden. Die Aktion ging über Frau Dübi, die Sekretärin der Personalzentrale. Münsingen, das in Ausbildungsfragen einen sehr guten Ruf besaß und als besonders fortschrittlich galt, hatte die Ehre, den größten Teil der Delegation zu stellen. Damals gingen einige unserer besten Schwestern, u.a. die beiden späteren Oberschwestern von Münsingen und der Waldau, Hedi Mühletaler und Ida Schweizer, nach Coimbra.

Nun war Oberpfleger Moser nicht nur in seiner beruflichen Stellung fehl am Platze, sondern stand in einer sehr schweren Ehekrise, die zu einer unhaltbaren Situation führte. Er war jetzt meinem Rat, für eine längere Zeit wegzugehen, deshalb zugänglicher, und ich konnte ihn auch mit einigermaßen gutem Gewissen für Portugal empfehlen, da er dort in einem kleinen Rahmen zu wirken hatte, dem er besser gewachsen sein würde. Er trat aus dem Anstaltsdienst aus, mit dem Versprechen einer Wiedereinstellung – freilich nicht mehr als Oberpfleger – wenn er zurückkomme. Damals, im März 1945, wurde Jakob Gaisser an seine Stelle gewählt, worüber ich noch berichten werde.

Moser blieb übrigens bis 1947 in Portugal. Dann kam er zurück, als die Stelle eines Vizeoberpflegers frei wurde, die man ihm zugesichert hatte. Mit seinem neuen Posten war er dauernd unzufrieden, auch in seiner Ehe ging es nicht besser – schließlich konnte er zwei Jahre später vorzeitig pensioniert werden. Bald darauf starb er in tragischer Weise an den Folgen eines Autounfalls.

Einer der ärgsten Rebellen, politisch zudem wegen seiner frühen Zugehörigkeit zu den Jungbauern stark angefeindet, war Daniel Schranz. Trotz aller Schwierigkeiten, die wir mit ihm hatten, mochte ich ihn aber immer gut. Als dann Anfang 1942 die Stelle eines Abteilungspflegers auf „Männer II" frei wurde, machte ich den Oberpflegern den Vorschlag, Schranz dorthin zu befördern. Es gab ein großes Geschrei des Entsetzens. Ich wies daraufhin, wie oft schon ein Oppositioneller sich völlig gewandelt habe, wenn er die Verantwortung mittragen müsse; ich hielte es bei Schranz für durchaus möglich, so erklärte ich, daß er sich aus einem lästigen Frondeur zu einem guten Vorgesetzten entwickle. Allen Protesten gegenüber blieb ich fest. Kaum je hat sich ein derart gewagt erscheinender Versuch so gelohnt. Schranz wurde rasch zu einer „Stütze der Gesellschaft", zu einem äußerst loyalen und wertvollen Mitarbeiter. Es war beinahe selbstverständlich, daß er bei der nächsten Vakanz, die allerdings wegen dem Intermezzo Moser erst 1951 eintrat, Vizeoberpfleger wurde. Während des Krieges aber leistete er als langjähriger Präsident der Staatspersonalgruppe vorzügliche Dienste. Später ist er dann dank seiner Intelligenz und seiner Aktivität im Gesamtverband zu hohen Ehren gelangt.

Besonders lästig war es, daß bald der, bald jener eine Audienz verlangte und seine Reklamationen vorbrachte, ohne daß weder der Verwalter noch ich vorher die Möglichkeit hatten, sich zu orientieren, was eigentlich los war. Man wußte auch nie, ob es sich um einen Einzelgänger handelte oder ob er wirklich im Namen des Personals sprechen konnte, zum mindesten eine Mehrheit hinter sich hatte. Auch wurde ständig unterirdisch gehetzt, es wurden Gerüchte über angebliche in Aussicht stehende Verordnungen und Einschränkungen verbreitet; ein Forum, vor dem solche Befürchtungen und Behauptungen richtiggestellt und sachlich besprochen werden konnten, gab es nicht.

Schon bald einmal, ich glaube, es war Anfang 1941, beschritt ich deshalb für Verhandlungen mit dem Personal einen ganz neuen Weg. Manchen andern Anstaltsdirektoren erschien es unerhört. Ich glaube aber, er hatte sich unter den damaligen Umständen ausgezeichnet bewährt, nicht nur, um die Beschwerden zu kanalisieren und richtig abzuklären, sondern auch, um in den so schwierigen Zeiten alles zu tun und den Kontakt, den Zusammenschluß, die Einigkeit mit allen zu fördern und zu pflegen, die zur Anstalt gehörten.

Monatlich einmal berief ich eine „Personalkonferenz" ein. Dazu wurden eingeladen der Verwalter und der Vorstand der Untergruppe des Staatspersonalverbandes, später noch die Oberpfleger und Oberschwestern. Bald bildete sich auch die Gepflogenheit heraus, daß vom Personal der eine oder andere renitente Kollege, mit dem man selbst nicht fertig wurde, teilnehmen konnte, um sich an der Sitzung zu überzeugen, wie sehr man sich bemühte, berechtigten Forderungen entgegenzukommen und Mißstände abzustellen.

Die Traktanden gliederten sich in zwei Teile: Mitteilung der Direktion oder der Verwaltung über neue notwendige Maßnahmen oder Übertretungen von Bestimmungen, die uns zu Ohren gekommen waren. Später benützte ich diese Gelegenheit, um auf dem Wege über den Personalvorstand und die Oberpfleger und -schwestern bei freier Diskussion Pläne für Um- und Neubauten, für organisatorische Neuerungen und für moderne Konzeptionen des Anstaltswesens zur allgemeinen Kenntnis zu bringen. Ich hoffte, damit das Interesse und die Mitarbeit am Ganzen zu fördern. Im zweiten Teil hatte das Personal das Wort. Alle Anregungen, Reklamationen, Forderungen etc. mußten mir aber acht Tage vorher schriftlich eingereicht und eventuell auch noch vom Vorstand des Verbandes mündlich erläutert werden. Auf diese Weise hatten der Verwalter und ich die Möglichkeit, den Klagen nachzugehen und mit dem Ökonomen, der Küche, den Handwerkmeistern zu verhandeln und eine klare Stellung zu beziehen.

Von Anfang 1942 an bestehen Protokolle dieser Zusammenkünfte. Ich ließ sie von meiner immer dabei anwesenden Sekretärin unterzeichnen, gleichsam als Protokollführerin, verfaßte sie aber selber. Es war viel zu wichtig, was man aufnahm, was man weglassen konnte, vor allem aber, wie man Verhandlungsgang und Beschlüsse formulierte, als daß ich die Arbeit hätte delegieren können, mochte es sich um noch so ausgezeichnete Mädchen wie Heidi Gehring oder später Kathrin Reitz handeln.

Liest man nach, was in jenen Kriegsjahren verhandelt wurde, so scheint es sich um nebensächliche Kleinigkeiten zu handeln. In Wirklichkeit waren sie aber von brennender Aktualität, und ich bin heute noch überzeugt, daß die Personalkonferenzen zum ausgezeichneten Verhältnis zwischen Direktion, Verwaltung und Personal sehr wesentlich beigetragen haben.

Einige Beispiele mögen zeigen, um was es ging. In der Besprechung vom 3. November 1942 z. B. mußte festgelegt werden, und zwar nach langer Diskussion, daß die Zwischenverpflegung der Nachtwächter um Mitternacht genau aus 2 dl Milch und einer ebenso genau festgelegten Ration von Brot und Käse oder Fleisch zu bestehen habe, wofür zwei Mahlzeitencoupons abzuliefern waren.

In der gleichen Sitzung heißt es zum Schluß:

„Direktor macht darauf aufmerksam, daß das ständige Bekritteln und Hetzen gewisser Pfleger gegen die Durchführung der durch den Krieg bedingten behördlich vorgeschriebenen Einschränkungsmaßnahmen nicht mehr länger geduldet wird. Es wird darauf hingewiesen, daß wie bisher alle berechtigten Klagen sorgfältig geprüft und Übelstände, soweit sie vermeidbar sind, beseitigt werden sollen. Wenn aber trotz Aufklärung immer wieder gehetzt werden sollte, wird man vor Entlassungen nicht zurückschrecken."

Eine solche Sprache war damals noch möglich!

Da sich in jener schwierigen Zeit manche Pflegerfamilien finanziell nicht zu helfen wußten und in Schulden gerieten oder betrieben wurden, regte ich ebenfalls ungefähr 1941 an, das Personal solle eine Fürsorgekommission bilden. Ich empfahl, ihr vorwiegend eine beratende und überwachende Funktion zu geben, während materielle Unterstützungen, sofern notwendig, anderswo zu suchen wären. Es war nun psychologisch interessant, zu sehen, welche Mühe die selbstgewählte Kommission hatte, sich an diese Vereinbarung zu halten. Sie suchte auch jetzt wieder bei mir Rat und Hilfe, und immer wieder mußte ich sie darauf aufmerksam machen, ich hätte ihnen nicht hineinzureden und es handle sich um eine von der Direktion völlig unabhängige, selbständige Institution, die nur dann richtig funktionieren könne, wenn der Bedürftige sich von seinen Kollegen betreut wisse und nicht die Autorität der Direktion oder des Staates dahinter wittere.

Je länger der Krieg dauerte, um so mehr mußten sich die Personalkonferenzen jedoch mit dem befassen, was für den einzelnen, besonders aber für Familien mit Kindern, im Vordergrund stand: die Nahrung. Die „Pflanzlandaktion", behördlich gefordert und namentlich von Großbetrieben für ihre Angestellten auf breiter Basis in die Wege geleitet, bildete, wie ich bereits ausführte, auch für die Anstalt eine Verpflichtung. Den verheirateten Pflegern wurde nach einem genauen Schlüssel je nach der Kopfzahl der Familie Land zur Verfügung gestellt, wobei es nicht selten zu heftigen Kämpfen mit dem Ökonomen kam. Dieser wollte natürlich möglichst viel Land im großen bebauen, und selbstverständlich mußte dafür gesorgt werden, daß die Selbstversorgung der Anstalt nicht zu kurz kam. Aber auch für das Personal war die Aktion von außerordentlicher Bedeutung, und jedes Jahr kamen neue Bewerber. Ich hätte vorgezogen, daß die Zuteilung je nach der Größe der Familie von den Pflanzlandberechtigten selbst vorgenommen würde. Dies erwies sich wiederum als unmöglich: Die Leute konnten nicht Ordnung halten, stets von neuem kam es zu Streitigkeiten, zu Eifersüchteleien; auch mit der Verwaltung und dem Ökonomen vermochten sie sich nicht zu einigen. So blieb nichts anderes übrig, als daß ich immer wieder eingriff, zu schlichten versuchte und, wenn es nicht anders ging, autoritativ die Zuteilungen vornahm. Im ganzen funktionierte dieses System recht gut, und es wurde mir wiederholt von Personalseite versichert, daß dank der Pflanzlandgewährung die Existenzsorgen der Pflegerfamilien sich in einem erträglichen Ausmaß hielten. Eines habe ich freilich bei diesen Gelegenheiten zu meinem großen Bedauern gelernt: Wie schwierig es auch in einem kleinen Betrieb ist, wirklich demokratischen Grundsätzen nachzuleben und die Hierarchie abzubauen, wie sehr eine Gruppe im Gegenteil meist unfähig ist, sich selbst zu verwalten und immer wieder das Bedürfnis nach einer Autorität hat, die sie anrufen und der sie die Verantwortung überlassen kann!

Aber auch über die Verpflegung des internen Personals gab es immer wieder neu zu reden. Besonders schlimm wurde es von 1944 an. In der Besprechung vom 27. März gab ich einleitend bekannt, ich hätte die Personalkonferenz einberufen, um auf bevorstehende weitere Einschränkungen in der Ernährung aufmerksam zu machen. Der Verwalter gab ein kurzes Exposé: Infolge Mißernten bestehe ein Mangel an Bodengemüse, und da zudem die Fleischrationen nochmals gekürzt werden müßten, werde in vermehrtem Maße Trockengemüse oder Teigwaren mit Kartoffeln serviert; um diese Menüs etwas schmackhafter zu gestalten, könnten – sofern genügend Zeit und Fett vorhanden – die Speisen gebraten werden.

Gelegentlich mußte ich intervenieren, weil die „Freßbude" der Assistenten, übrigens durchaus begreiflicherweise, den Neid des Personals erweckte. So wurde in der Sitzung vom 6. November 1943 berichtet, es bestehe eine gewisse Animosität den Beamten gegenüber, die zur Hauptsache darauf beruhe, daß die Verpflegung erster Klasse den durch die Rationierung gebotenen Standard weit überschreite.

Die Personalkonferenz war eine Einrichtung, die meines Wissens sonst nirgends in der Schweiz existierte. Es waren inzwischen zwar mancherorts jüngere Leute in die Leitungen der Anstalten gelangt, für die das frühere Patriarchat als überholt galt; eine solche Form der Zusammenarbeit mit dem Personal blieb ihnen aber doch noch fremd und stieß auf Ablehnung oder wenigstens Mißtrauen. Dies traf natürlich auch zu auf die übrigen Zweige der Staatsverwaltung, insbesondere auf Strafanstalten und dergleichen.

Solange ich in Münsingen war, hat sich das System der Personalkonferenzen in meinen Augen auch in Friedenszeiten bewährt, dies sogar noch, als eine Dissidentengruppe des VPOD gegründet wurde und Anspruch erhob, ebenfalls an den Verhandlungen vertreten zu sein. Während des Krieges aber waren die Besprechungen für die gedeihliche Entwicklung der Anstalt sicher unentbehrlich.

Kapitel 38

VOLLEXTERNAT UND VERKÜRZUNG DER ARBEITSZEIT

Die Unzufriedenheit des Pflegepersonals während der Kriegszeit hatte freilich noch andere, tiefere Ursachen als die eben besprochenen. Mit der Regelung der Arbeitszeit und dem Externat waren wir im Kanton Bern gegenüber verschiedenen andern Anstalten, wie z.B. Basel, Genf und Zürich, bedenklich ins Hintertreffen geraten. Das wußten natürlich unsere Leute, und wenn sie es nicht wußten, so wurden sie von außen darauf gestoßen. Ich sprach bereits davon, daß unsere Münsinger Fortbildungskurse speziell in den Kriegsjahren großen Anklang gefunden hatten; auswärtige Teilnehmer aus den „fortschrittlichen" Anstalten – ich erinnere mich speziell an Pfleger aus dem Burghölzli – verfehlten natürlich nicht, unsere Rückständigkeit zu betonen und die Münsinger Kursteilnehmer anzustacheln. Ich empfand dies als einen Mißbrauch der gewährten Gastfreundschaft. Als ich 1943 nach dem überaus gut gelungenen Kurs darauf verzichtete, in den nächsten Jahren Einladungen an die andern Anstalten ergehen zu lassen, geschah dies in erster Linie, weil die rapid ansteigende Zahl auswärtiger Teilnehmer nicht mehr unterzubringen und zu verpflegen war und die Kurse viel zu groß wurden. Daneben wollte ich aber auch vermeiden, daß unsere Schwestern und Pfleger noch weiter aufgehetzt würden.

Es stimmt nun freilich nicht ganz, daß seit Jahrzehnten alles beim alten geblieben war. Durch die Gewährung vermehrter Ausgänge und Freitage, späteren Arbeitsbeginn und früheres Abtreten war die Arbeitszeit schon 1932 auf 13 Stunden gesenkt worden. Im Februar 1939 hatte, diesmal sogar durch einen Regierungsratsbeschluß, eine weitere Verkürzung um eine halbe Stunde stattgefunden, indem zweimal pro Woche der Abendausgang von 19.30 Uhr auf 18 Uhr vorverlegt worden war. Es galt nun also der 12,5-Stunden-Tag, wobei immerhin noch zu beachten ist, daß darin 1–1,5 Stunden Essenszeit inbegriffen waren, während in den Anstalten, in denen nur noch 10 oder 9 Stunden gearbeitet wurde, es sich um eine effektive Arbeitszeit handelte. Gar so groß war demnach die angestrebte Verkürzung nicht. Entscheidend freilich war, daß sie sich nun kaum mehr ohne Schichtenbetrieb durchführen ließ. Ferner waren im Gegensatz zu anderen Anstalten auch die verheirateten Pfleger (verheiratete Schwestern gab es überhaupt nicht) zu einem Halbexternat verpflichtet, indem sie wohl zu Hause schlafen, ihre Mahlzeiten aber immer noch in der Anstalt einnehmen mußten.

Daß auch bei uns etwas Entscheidendes geschehen müsse, war mir mit den Jahren klar geworden. Das Vollexternat für die verheirateten Pfleger erschien mir schon lange als eine selbstverständliche Forderung. Ich fand es unsinnig, die Leute zu zwingen, in der Anstalt zu essen, wenn zu Hause die Frau allein – oder noch für die Kinder – kochte und den Mann erst spät abends zu Gesicht bekam.

Mehr Bedenken machte mir anfänglich die Verkürzung der Arbeitszeit. Ich fürchtete mich vor dem „Schichtenbetrieb", von dem ich eine für die Patienten ungünstige Wandlung in der Betreuung erwartete. Würde es nicht eine Fabrik werden, in der die Kranken immer wieder neue Gesichter vor sich sahen, niemand mehr sie recht kannte, das Personal keine mittelbare Beziehung zur Anstalt mehr hatte und ärztliche Weisungen nicht richtig weitergemeldet wurden? So sehr ich selbst mitgeholfen hatte, die patriarchalische Ära des Anstaltsbetriebes zu durchbrechen, so scheute ich doch vor diesem weitern, in meinen Augen entscheidenden Schritt zunächst etwas zurück.

Der Stein kam, wie nicht anders zu erwarten war, ins Rollen durch den VPOD. In einer pompösen, gedruckten Eingabe an die Direktion der Waldau vom 1. März 1944 wird das Vollexternat und der 9-Stunden-Tag verlangt. Die Begründung der Forderung ist geschickt: als Kronzeugen werden Staehelin in Basel und Ledame in Genf angeführt, die beide schon längst für diese Postulate eingetreten waren. Dann wird aber auch ausführlich auf mich Bezug genommen mit einem Hinweis auf meinen Bericht zur Einführung der „aktiveren Therapie" Simons von 1929, worin ich eine Verkürzung der Arbeitszeit gefordert hatte. Die Eingabe war freilich ganz auf die Waldau zugeschnitten und enthielt denn auch genaue Dienstpläne für jede einzelne dortige Abteilung.

Selbstverständlich konnte eine so einschneidende Neuregelung nicht in einer Anstalt allein erfolgen. Die Personalverbände von Münsingen und Bellelay schlossen sich denn auch nach mehreren gemeinsamen Besprechungen der Eingabe an und teilten dies den Anstaltsdirektionen am 20. November 1944 ausdrücklich mit.

Schon vorher aber, im Laufe des Frühlings oder Sommers, hatte ich mich mit Klaesi getroffen, um mit ihm unsere Haltung in dieser Angelegenheit zu besprechen. Er war gegen eine Verkürzung der Arbeitszeit und vor allem der Meinung, wir sollten abwarten, bis wir von der Regierung zu einer Stellungnahme eingeladen würden, um uns dann kräftig gegen die Forderungen des Personals zu wehren.

Klaesi war schließlich damit einverstanden, daß ich die ganze Sache an die Hand nahm und ein Exposé ausarbeite, das dann als Diskussionsgrundlage für eine gemeinsame Eingabe der drei Direktoren an die Regierung dienen könnte.

So mache ich mich an die Arbeit. Zunächst erkundigte ich mich in allen Anstalten über die dortige Regelung der Arbeitszeit und des Externates und wollte wissen, wie man sich zu den überall in Bewegung befindlichen Personalbegehren stellte. Besonders wichtig waren mir die Erfahrungen jener Kollegen, bei denen der Schichtenbetrieb eingeführt war. Ihre Antworten beseitigten bei mir jeden Rest eines Zweifels. So schrieb z. B. Bleuler:

„Selbstverständlich hat die kürzere Arbeitszeit gegenüber einer längern auch gewisse Nachteile. Sie liegen namentlich darin, daß bei häufigerem Wechsel die Orientierung der Pflegenden über die Kranken schwieriger wird und daß sich ein Teil der Patienten gegenüber dem vielen Wechsel beschwert. Gegenüber der Wohltat, die die kürzere Arbeitszeit für Schwestern und Pfleger aber bedeutet, scheint mir der Nachteil unbeträchtlich."

Damit konnte ich nun ohne jeden Vorbehalt Klaesi und Humbert gegenüber für das Personal eintreten. Es handelte sich für mich lediglich noch um das Ausmaß des Entgegenkommens; von den finanziellen Konsequenzen allein hing es ab, ob und wieweit man bei der Regierung durchdringen konnte.

Im Augenblick mußte ich mich durchschlängeln, so gut es ging, und etwas ausarbeiten, was Aussicht hatte, von der Regierung, insbesondere der Finanzdirektion, angenommen zu werden. Ich schlug den 9-Stunden-Tag für die Verheirateten und den 10-Stunden-Tag für die Ledigen (somit für alle Schwestern) vor, dazu das Vollexternat für die Verheirateten mit Ausnahme derjenigen Pfleger, die zunächst während drei Jahren intern bleiben mußten. Natürlich war dies ein Kompromiß mit allen Schwächen eines solchen. Er ließ sich aber einigermaßen rechtfertigen, weil für die Schwestern eine Verkürzung der Arbeitszeit ohnehin bloße Theorie blieb: Schon zum damaligen Zeitpunkt lag die Zahl der Schwestern unter dem Sollbestand und die Rekrutierung neuer Kräfte war derart schwierig, daß auf Jahre hinaus mit keiner ins Gewicht fallenden Vermehrung gerechnet werden konnte. Bei den ledigen Pflegern andererseits handelte es sich fast ausnahmslos um Lernpfleger, bei denen der Unterricht in die Arbeitszeit fiel, so daß damit eine gewisse Kompensation geschaffen war. Zudem war diese Lösung die relativ billigste, die Mehrkosten an Besoldungen, Nahrung, Wäsche, Arzt und Medikamente (das Personal war noch nicht krankenversichert, alles trug der Staat), Naturalien- und Ferienvergütung betrugen nur ca. Fr. 7500 mehr als bei der Einführung des 10-Stunden-Tages für das gesamte Personal. Auch diese Berechnungen standen allerdings, wie sich später herausstellte, auf schwachen Füßen.

In meinem Exposé, das ich am 8. Januar 1945 Klaesi und Humbert vorlegte – es war wie gesagt lediglich als Diskussionsbasis gedacht –, stellte ich mich grundsätzlich auf den Standpunkt, mit den um ein Vielfaches gewachsenen Aufgaben und Pflichten des Pflegepersonals, in allererster Linie in qualitativer Beziehung, hätten die Arbeitsbedingungen nicht Schritt gehalten. Eine Reduktion der Arbeitszeit sei deshalb unerläßlich. Auch die Gewährung des vollen Externates für das verheiratete Personal sei ein verständliches und berechtigtes Begehren:

„Gerade ein differenzierter Mensch – und um solche handelt es sich bei unsern heutigen Pflegern zum großen Teil – muß es als eine schwere Beeinträchtigung des Familienlebens empfinden, wenn er während den Mahlzeiten von den Seinigen getrennt sein muß und infolge der langen Arbeitszeit auch abends zu spät nach Hause kommt, um auf die Erziehung der Kinder noch einen nennenswerten Einfluß nehmen zu können."

Zu meinem Erstaunen wurde mein Antrag von den beiden andern Direktoren ohne weiteres, d.h. mit ganz unwesentlichen stilistischen Änderungen, als Text unserer Eingabe an die Regierung angenommen. Klaesi verlangte lediglich, daß der Brief auf Waldau-Papier geschrieben werde und er als erster seine Unterschrift darunter setze, augenscheinlich um damit nach außen seine Urheberschaft zu dokumentieren. Mir war dies völlig egal.

Dann prellte der VPOD wieder vor und erschien mit einer Delegation der Waldau bei der Finanzdirektion mit dem Antrag, Arbeitszeitverkürzung und Externat seien sofort, aber nur für das verheiratete männliche Personal und nur in der Waldau einzuführen. Damals wurde mir zum ersten Mal klar – was ich später in der Waldau immer wieder erlebte – wie schwer es für eine Gewerkschaft zu ertragen ist, eine Reform nicht selbst „erkämpfen" und als eigenen Sieg proklamieren zu können, auch wenn dies auf Kosten sozialer Erwägungen und kollegialer Rücksichten geht. Es war offensichtlich, daß dem VPOD die Initiative der Direktoren auf die Nerven ging und er sich verzweifelt bemühte, noch etwas für sich herauszuholen, unbekümmert um das Personal der beiden andern Anstalten, die eben in einem andern Verband organisiert waren.

Wiederum mußte ich in einem langen Schreiben, das von Klaesi und Humbert mitunterzeichnet wurde, darauf antworten. Die Hinweise, es gehe nicht an, das Pflegepersonal nur in einer Anstalt besser zu stellen und es sei unmöglich, die Ledigen in so krasser Weise zu benachteiligen, indem sie nun weiterhin 12,5 Stunden zu arbeiten hätten, waren so einleuchtend und selbstverständlich, daß die Regierung den Antrag des VPOD ohne weiteres abwies.

Mit einem Regierungsratsbeschluß vom 5. Oktober 1945 wurden dann Arbeitszeitverkürzung und Externat völlig entsprechend unserer Eingabe in Kraft gesetzt. Damit war für das bernische Anstaltspersonal ein ganz entschiedener Fortschritt erzielt, und es war dies, genau betrachtet, auch das letzte Mal (sieht man von dem Münsinger Schwesternhaus ab), daß ich mich für reine Personalfragen so entschieden und mit so viel Zeitaufwand eingesetzt habe.

Kapitel 39

ÄUSSERE EHRUNGEN

Ich sagte schon, daß ich seit dem Erscheinen der „Heilungsmechanismen" und der „Prognose und Therapie", besonders aber seit der Insulinaktivität, Ansehen genoß und eine feste Position erworben hatte. Eine der wertvollsten Anerkennungen schien mir diejenige von Albert Schüpbach zu sein, der mit seinem Lob so sehr zurückhielt und lieber mit seinen bekannten, ironisch-bissigen Anmerkungen um sich warf, gar, wenn es sich um einen Verwandten handelte. Schon 1937 schrieb er mir:

> „Bei dieser Gelegenheit darf ich Dir schon sagen, daß ich mich über das große und – berechtigte – Ansehen, das Du Dir durch Deine Arbeiten erworben hast, dazu weit über die Landesgrenze hinaus, aufrichtig freue. Vielleicht liegt darin auch ein wenig Egoismus, weil ich mir vorstelle, daß ein kleiner Abglanz doch auch auf die weitere Familie fallen dürfte."

Nun kamen aber gerade in den Kriegsjahren weitere spontane Zeichen dieser Anerkennung. Es fügte sich, daß sie alle irgendetwas mit Klaesi zu tun hatten und nicht dazu angetan waren, unsere Beziehung zu verbessern.

Im Sommer 1941 mußte H. W. Maier unerwartet und unter üblen Umständen auf die Direktion des Burghölzli und seinen Lehrstuhl verzichten. Schon kurz vor dem Krieg hatte es eine Affäre gegeben. Damals waren mehrere frontistische Assistenten am Burghölzli tätig; sie eröffneten eine heftige Kampagne gegen den jüdischen Oberarzt Herbert Binswanger. Es kam zu einem langwierigen Gezänk, das sogar in die Presse überging. Binswanger behauptete, wohl mit einem gewissen Recht, er sei in erster Linie als Jude angegriffen worden, während dies die Assistenten bestritten und ihm Charakterfehler und Unkorrektheiten vorhielten. H. W. Maier zog sich den Vorwurf mangelnder Autorität zu; man fand allgemein, er hätte es niemals so weit kommen lassen dürfen; in der Tat scheint er eine unsichere und unklare Haltung eingenommen zu haben, darauf angelegt, es weder mit dem Oberarzt noch mit den Assistenten zu verderben. Es muß ihm freilich zugut gehalten werden, daß er sich bei dem rassistischem Hintergrund der Angelegenheit in einer schwierigen Lage befand.

Sehr viel schlimmer war, was später folgte. Maier hatte – obwohl er es immer bestritt, ist daran kein Zweifel möglich – während längerer Zeit ein Verhältnis mit einer seiner Patientinnen, einer offenbar haltlosen und schwierigen Person, Tochter eines Züricher Oberrichters, die dann erst noch ein Kind von ihm bekam. Seine Ehe, die ohnedies auf schwachen Füßen stand, ging dabei in die Brüche. Als er sich von seiner Freundin lösen wollte, strebte diese nicht nur einen Prozeß gegen ihn an, sondern unternahm alles, um ihn unmöglich zu machen. Sie spazierte mit dem Kinderwagen vor dem Burghölzli auf und ab und richtete das Kind darauf ab, Papa zu rufen, wenn er sich blicken ließ. Die Frau und ihr Anwalt gingen schließlich so weit, sämtliche Liebesbriefe, die H. W. Maier ihr geschrieben hatte, drucken zu lassen und als kleine Broschüre an eine Unmenge von Leuten in der ganzen Schweiz, u. a. auch an sämtliche Mitglieder der SGP, zu schicken. Es war eine unmögliche und für H. W. Maier untragbare Situation. Er sträubte sich jedoch bis aufs letzte dagegen, die Konsequenzen zu ziehen, stritt alles ab, obwohl alles gegen ihn sprach, und schlug sämtliche guten Ratschläge, doch lieber zu gehen als den Skandal immer weitere Kreise ziehen zu lassen, in den Wind. Schließlich ließ ihn auch die Fakultät fallen. Der damalige Dekan Loefller begründete dies damit, man hätte ihm zu helfen versucht, wenn er die Wahrheit zugegeben hätte. Das ewige Vertuschen und Herumlavieren habe man aber nicht decken können.

Unter allgemeinem Druck gab Maier schließlich die Demission ein – er war damals 59jährig. Wie der Prozeß mit seiner ehemaligen Geliebten ausging, weiß ich nicht mehr. Es war ein unrühmlicher Abgang für den in mancher Beziehung, namentlich organisatorisch doch sehr geschickten und verdienten Mann. Ich selbst fand mich in meinem Urteil über seinen Charakter einigermaßen bestätigt, nicht etwa wegen seines Liebesverhältnisses, sondern wegen der unfairen und verdrückten Art und Weise, mit der er sich aus der Affäre zu ziehen gesucht hatte. Erstaunlich war, wie völlig unbefangen, wie wenn nichts geschehen wäre, er nachher an den Tagungen der SGP, besonders auch in den Geschäftssitzungen, weiterhin auftrat. Jeder andere hätte sich in dieser Situation zurückgezogen oder wäre möglichst still im Hintergrund geblieben. Man wußte nicht recht, war es Unverfrorenheit und Abgebrühtsein, war er tatsächlich so fest davon überzeugt, er sei unschuldig und es sei ihm Unrecht geschehen, oder handelte es sich um Überlegenheit und Großzügigkeit, die ihm ein derartiges Auftreten ermöglichten. Im übrigen war mir diese Geschichte ein lehrreiches Beispiel dafür, wie wenig entgegen der Erwartung solche Geschehnisse dem Berufsstand und dem Fachgebiet zu schaden brauchen. Jedermann erwartete, es würde nun eine wilde Hetze gegen die Psychiatrie losgehen. Nichts dergleichen geschah. Weder von Patienten noch von Kollegen hörte ich je über die Affäre Maier eine anzügliche Bemerkung.

H. W. Maier eröffnete nun eine Privatpraxis, seine Frau kehrte zu ihm zurück;

er starb jedoch schon 1945 an einer Herzaffektion. Klaesi hielt ihm in der SGP einen fulminanten Nachruf, der zudem nicht wie alle andern Nekrologe in den Protokollen der Geschäftssitzung publiziert wurde, sondern einen eigenen Platz im „Schweizer Archiv" erhielt.

Nach dem Rücktritt Maiers ging der Kampf um den Züricher Lehrstuhl los, der immerhin der bedeutendste und traditionsreichste der Schweiz war. Mich selbst ging dies zunächst nichts an. Ich glaubte nicht, dafür ernstlich in Betracht zu kommen, und wenn mich je ein solcher Gedanke streifte, so behagt mir die Aussicht, nach Zürich zu ziehen, nicht sonderlich. Man sah ziemlich klar, welche Kandidaten im Feuer standen. Klaesi wünschte, wie er mir selbst sagte, brennend, die Nachfolge seines verehrten Lehrers Bleuler anzutreten und rechnete mit Hilfe seiner Freunde in der Züricher Fakultät auf eine Berufung. Auf der andern Seite bildeten die beiden Oberärzte der Friedmatt, Manfred Bleuler[153] und Hans Binder,[154] sehr aussichtsreiche Anwärter. Sie fielen umso mehr ins Gewicht, als ihr Chef, John Staehelin, zu jener Zeit als integre und überlegene Persönlichkeit ein ganz besonderes Ansehen bei den Fakultäten und Behörden in der ganzen Schweiz besaß. Da gleichzeitig die Anstalt Rheinau frei wurde, ließ sich auch die Basler Doppelkandidatur vermeiden. Binder verzichtete mit Rücksicht auf seine Gesundheit und wohl auch, weil er sich den großen Aufgaben organisatorisch nicht recht gewachsen fühlte, auf Zürich, um die Rheinau zu übernehmen.

So schien die Situation recht klar, bis mir eines Tages Hans Oprecht erklärte, die Züricher Regierung wolle von Klaesi nichts wissen, weil man ihn von früher her zur Genüge kenne. Gegen Bleuler bestehe eine starke Opposition, namentlich auf der Linken. Es komme niemand anderes als ich selbst in Frage. Ich lachte ihn aus, erschrak aber doch einigermaßen. Dies umso mehr, als Oprecht bei jedem weitern Besuch seine Behauptungen wiederholte und auch noch andere Leute solche Töne von sich gaben, ja mir gar zu gratulieren anfingen. Wie weit herum die Meinung verbreitet war, ich werde schließlich berufen werden, erfuhr ich erst zwei Jahre später aus einem Brief von Gruhle. Er schrieb am 8. Februar 1943:

„Wir hörten in Deutschland, daß Sie sicher als Nachfolger von Maier ausersehen seien, meine Freude war groß. Um so garstiger war dann die Enttäuschung."

In Wirklichkeit geschah gar nichts. Weder wurden meine Arbeiten angefordert, noch wurde ich zu einem Probevortrag eingeladen. Auch auf die Fakultätsliste kam ich nicht. An erster Stelle stand Klaesi. Es hieß, man habe ihm diese Ehre sehr wohl erweisen können, weil feststand, daß die Regierung ihn unter keinen Umständen wählen, sondern sich für Bleuler entscheiden werde. Klaesi erfuhr dies erst am Abend vor der Wahl und schickte noch um Mitternacht ein Telegramm nach Zürich, er lehne eine Berufung ab.

Mir selbst ging diese Sache nicht sehr tief. Es freute mich, daß man mich wenigstens in der Züricher Regierung in Betracht gezogen hatte; andererseits hatte ich Angst gehabt, das Erbe H. W. Maiers anzutreten, und der Gedanke, von Bern wegzuziehen, war mir wie gesagt nicht sympathisch.

Im Jahre 1940 war ich an der Oktoberversammlung in Solothurn als Beisitzer in den Vorstand der SGP gewählt worden. Präsident wurde Steck. Mit Riggenbach als Vizepräsident, Briner, damals noch Oberarzt am Burghölzli, als Aktuar und dem unentbehrlichen Borel von Péreux als Kassier waren wir eine recht vergnügte Gesellschaft. Es ging um eine Statutenrevision, und es fanden deshalb häufiger als sonst Vorstandssitzungen statt, mit Vorliebe bei Riggenbach oder Borel. Ich machte sehr eifrig und interessiert mit, da mir in diesen Dingen noch manches fremd war.

Völlig unerwartet fragte mich dann im Frühsommer 1943, dem letzten Jahr unserer Amtsperiode, Steck[155] an, ob ich einverstanden wäre, sein Nachfolger zu werden. Er habe sich, wie dies Tradition war, mit den „Gerontes", d. h. den früheren Präsidenten besprochen und habe überall Zustimmung für meine Kandidatur gefunden. Dies war nun eine sehr große Ehre, besonders weil ich relativ jung zu diesem Amt gelangen sollte. So sagte ich denn mit Freuden zu. Ich ahnte nicht, daß auch hier wieder ein Haken dabei war, denn bisher war der neue Vorstand stets anstandslos nach den Vorschlägen des vorangehenden gewählt worden. Bei der Abstimmung handelte es sich lediglich jeweils um eine Formsache. Erst in der Geschäftssitzung Anfang Dezember in Genf, unmittelbar vor der Wahl, erfuhr ich, daß ein Gegenkandidat vorhanden war: Klaesi. Er strebte augenscheinlich nach dieser Würde, obwohl er sich seit Jahren nur abfällig über die SGP geäußert hatte. Ich werde später über diese seine Haltung noch zu berichten haben. Der Initiant dieser Gegenkandidatur war H. W. Maier. Es lag nun wirklich nicht an mir, als dem offiziell Vorgeschlagenen, zurückzutreten, so daß diskutiert und abgestimmt wurde, während wir beide den Austritt nahmen. Ob Klaesi und ich uns vor dem Saal begegneten und zusammen sprachen, erinnere ich mich nicht mehr. Die Abstimmung fiel haushoch zu meinen Gunsten aus.

Nach der Wahl erzählte mir Steck, man habe in der Tat eine Zeitlang auch an Klaesi gedacht. Abgesehen von seiner unklaren Stellung zur SGP habe aber folgende Überlegung für mich den Ausschlag gegeben: Man könne damit rechnen, daß in die neue Amtsperiode das Ende des Krieges falle. Dann werde unsere Gesellschaft die Mission haben, die internationalen psychiatrischen Verbindungen neu anzuknüpfen. Dafür sei aber Klaesi denkbar ungeeignet bei seiner bekannten Einstellung für Deutschland und Hitler und seiner Ablehnung der Franzosen und Engländer, während meine vielen ausländischen Verbindungen sehr geeignet wären.

Klaesi hat mir gegenüber nie ein Wort über diesen Genfer Zwischenfall verlauten lassen. Daß er ihn mir aber sehr übel nahm, ist verständlich; weniger verständlich schien mir, daß er sich überhaupt auf das Risiko einer Kampfabstimmung einließ. Augenscheinlich hatte er sich völlig auf seinen Freund H. W. Maier verlassen, der vor seinem peinlichen Rücktritt von der Direktion des Burghölzli in der SGP in der Tat recht allmächtig gewesen war.

Über meine Erlebnisse und mein Wirken als Präsident der SGP wird ein eigenes Kapitel berichten.

Bald darauf, Anfang 1943, mußte ich mich erneut gegen Klaesi durchsetzen. Es ging um mein Extraordinariat. Diese Beförderung lag eigentlich in der Luft, und schon seit Jahren hatte man sich, besonders im Ausland und speziell in Deutschland, gewundert, warum ich eigentlich noch nicht Professor sei. Ich war ja nun in der Tat schon nahezu 14 Jahre lang Privatdozent und hatte in dieser Zeit nie aufgehört, wissenschaftlich zu arbeiten und zu publizieren. Klaesi, auf den es in erster Linie ankam, sprach auch immer wieder darüber, zuletzt noch nach seiner mißglückten Züricher Berufung, tat aber nichts. Im Gegenteil hörte ich von Fakultätsmitgliedern stets wieder, er lasse darüber nicht mit sich reden und hetze im Gegenteil ständig gegen mich. Etwas anderes war bei seiner ganzen Haltung mir gegenüber, seiner Empfindlichkeit und den vielen Reibungsflächen ja auch nicht zu erwarten. Daß er mich in der Fakultät nicht förderte, möchte ich ihm aus diesen Gründen nicht so sehr übelnehmen.

Ein Extraordinariat bedeutete damals viel mehr als heute, wo nach dem Hochschulgesetz von 1954 nebenamtliche außerordentliche Professoren und Honorarprofessoren ohne Sitz und Stimme in der Fakultät ernannt werden können. Früher jedoch war der Extraordinarius stets auch gleich Mitglied der Fakultät; diese verhielt sich solchen Ernennungen gegenüber deshalb sehr zurückhaltend, um ihren Bestand nicht dauernd anwachsen zu lassen. Übrigens wurden auch die Fachvertreter, mit Ausnahme der Chirurgie und Medizin, stets zunächst als Extraordinarien gewählt; für die Nebenfächer blieben sie es oft sehr lange, so z. B. Hallauer, Dettling, Klaesi u. a., und wurden nur bei ganz besonderen Verdiensten befördert. So war es etwas besonderes, wenn man dieser Ehre teilhaftig wurde. Klaesi hatte außerdem Wyrsch, als er ihn in die Waldau holte, eine solche Beförderung versprochen, ohne dieses Versprechen allerdings je einzulösen.

Es blieb alles beim alten, bis Albert Schüpbach mich eines Tages Anfang 1943 zu sich beorderte. Er eröffnete mir, die Fakultät finde, es sei höchste Zeit, daß man mir das Extraordinariat verleihe; sie sei bereit, mich auch gegen Klaesi der Regierung zur Beförderung zu empfehlen. Ich solle direkt ein entsprechendes Gesuch an die Erziehungsdirektion richten, die es dann der Fakultät vorlege. Er rate mir aber, zunächst noch zu Klaesi zu gehen, um ihm mein Vorhaben zu eröffnen, ohne mich auf eine Diskussion einzulassen und mich dabei auf ihn, Schüpbach, zu berufen. Anzumerken wäre, daß die beiden keineswegs etwa verfeindet waren, sondern große Stücke aufeinander hielten.

Ich befolgte diesen Rat und begab mich in die Waldau. Klaesi reagierte mit einem Wutausbruch, schimpfte, erklärte, von der Fakultät, die ihn derart behandle, nichts mehr wissen zu wollen und nicht mehr in die Sitzungen zu gehen. Dann beruhigte er sich und schlug plötzlich um. Ich solle, bat er, darauf verzichten, direkt an die Regierung zu gelangen, sondern ihm die Angelegenheit überlassen. Sichtlich wollte er das Gesicht wahren und derjenige sein, der den Antrag stellte. Ich war mißtrauisch, es blieb mir aber nichts anderes übrig, als einzuwilligen.

Klaesi hielt sein Versprechen, reichte aber gleichzeitig – er konnte gar nicht anders – Wyrsch[156] zur Beförderung ein. Dabei mochte er wohl denken, die Fakultät werde niemals zwei weitere Psychiater aufnehmen. Sie tat es auch nicht. Ich wurde gewählt, Wyrsch abgelehnt. Was für mich folgte, war eine reine Formsache, denn von der Regierung war kein Widerstand zu erwarten. Im Gegenteil rief mich Mouttet persönlich unmittelbar nach der entscheidenden Regierungsratssitzung an, um mir meine Ernennung mitzuteilen und mir zu gratulieren.

Dieser Ausgang war für Klaesi wiederum ein harter Schlag. Er setzte eine Wiedererwägung des Fakultätsbeschlusses in Bewegung, reichte im nächsten Semester einen neuen Antrag ein und konnte es durchsetzen, daß Wyrsch – selbstverständlich sehr verdientermaßen – mit einem halben Jahr Verspätung doch auch noch befördert wurde.

So war ich nun also Mitglied der Fakultät und sehr gespannt, wie es in dem Allerheiligsten aussehe. Dieser Einblick war in mancher Hinsicht recht enttäuschend, im Anfang vielleicht noch weniger als später. Zunächst beherrschten zwei ehrwürdige Gestalten das Bild, Bluntschli[157] und Wegelin,[158] vor denen jedermann Respekt hatte. Beide traten aber bald in den Ruhestand; bei den jüngeren war keine zentrale Figur mehr vorhanden, es herrschte auch nicht allzu viel Zusammenhang. Ausgeprägt waren auf der einen Seite ein schrankenloser Individualismus mit sturen Meinungskämpfen, auf der andern Seite das Cliquenwesen. So kam es denn gelegentlich zu recht konfusen Debatten und zu Beschlüssen, die mit den bestehenden Reglementen in Widerspruch standen; was früher beschlossen war, ignorierte man oder stellte es auf den Kopf und faßte einen Beschluß, der dann nicht selten in der nächsten Sitzung wieder umgestoßen werden mußte. So wertvoll einzelne Persönlichkeiten waren: Als Ganzes erschien das Kollegium nicht allzu imponierend.

Enttäuschend war auch die Stellung des Extraordinarius, der nicht gleichzeitig Fachvertreter war. Man saß bescheiden am untersten Ende des Sitzungstisches und meldete sich nur ausnahmsweise zur Diskussion, wenn man glaubte, etwas Wichtiges beitragen zu können.

Eine ganz andere Stellung hatten Hadorn als Chef der Poliklinik, Hintsche als der designierte Nachfolger des schon recht gebrechlichen Bluntschli und natürlich Albert Schüpbach, der von allen als Autorität anerkannt, persönlich hoch geschätzt wurde und den man kurz vor seinem 70. Geburtstag ehrenhalber noch zum Ordinarius ad personam ernannte.

Trotzdem ging ich gerne und regelmäßig in die Sitzungen. Es gab mancherlei Interessantes zu hören, mit vielen Kollegen fand ich einen guten, freundschaftlichen Kontakt, und wenn ich mich auch hier und da über die Unordnung in der Diskussion und in den Beschlüssen ärgerte, so war die Arbeit im ganzen gesehen doch nicht gänzlich unfruchtbar.

Mit meiner Ernennung zum Extraordinarius, die unter den gegebenen Umständen eine Anerkennung meiner wissenschaftlichen Tätigkeit durch die Fakultät bedeutete, war nun erfüllt, was mir in meiner Entwicklungslinie noch als eine Lücke erscheinen konnte. Ich durfte zufrieden sein und war es auch. Unbefriedigend blieben aber nach wie vor meine Vorlesungen. Darüber habe ich bereits berichtet.

Kapitel 40

PRÄSIDENT DER SGP (1944–1946) I

Mit großem Schwung und mit viel Freude stürzte ich mich förmlich in die Arbeit, die das Amt des Präsidenten der SGP mit sich brachte.

Ich glaubte, die neue Aufgabe liege mir besonders gut, ich sei ihr besser gewachsen als mancher andere dank der Befriedigung, die mir von jeher das Organisieren, die Leitung einer Diskussion und der gute Ablauf einer Geschäftssitzung bereitet hatten. Freilich konnte ich nicht ahnen, daß meine Amtszeit in außergewöhnlichem Maße mit Schwierigkeiten und verantwortungsgeladenen Problemen belastet sein werde.

Schon an der ersten Tagung, die ich am 3. und 4. Juni 1944 in Liestal nicht ohne Beklommenheit leitete, bekam ich einen Vorgeschmack davon. Als Thema hatten meine Vorgänger die Auswirkungen des vor kurzem eingeführten schweizerischen Strafgesetzes auf die Psychiatrie gewählt. Es war sehr aktuell, obwohl man in den vorhergehenden Jahren wiederholt schon darüber gesprochen hatte. Die rigorose Anwendung von Art. 14 und 15 über die Verwahrung unzurechnungsfähiger und vermindert zurechnungsfähiger Delinquenten in Heil- und Pflegeanstalten führte in manchen Kantonen zu üblen Auswirkungen, so daß die Anstaltsdirektionen von einer Überschwemmung mit kriminellen Elementen und einem wirklichen Notstand sprachen, dem sie nicht zu begegnen wußten. Auch die starke Zunahme der Begutachtungen erweckte Unbehagen und Bedenken. Man verlangte, daß die SGP in scharfen Resolutionen bei den Behörden protestierte. Es wurde dabei, wie ich in meiner Eröffnungsansprache ausführte, übersehen, daß diese unbestreitbar unangenehmen Auswirkungen doch nur die Kehrseite und vielleicht auch gewisse Startschwierigkeiten des im übrigen ganz im Geiste unserer Bemühungen abgefaßten Gesetzes darstellten. Unter diesen Umständen war mit einer lebhaften und z. T. aggressiven Diskussion zu rechnen, die dann auch nicht ausblieb.

Viel unangenehmer aber war es, daß die Geschäftssitzung am Sonntagmorgen völlig überbordete. Es waren eine Reihe sehr heikler Traktanden zu behandeln. In der letzten Zeit waren verschiedene heftige Presseangriffe gegen Anstalten erfolgt, z.T. aber auch gegen Begutachter, insbesondere gegen Manfred Bleuler, was zu erregten Klagen und zu Forderungen nach einer sofortigen Intervention des SGP-Vorstandes führte. Zum gleichen Thema gehörte eine wilde Verteidigungsrede Charlot Strassers, der durch den sozialistischen Stadtrat von Zürich seiner Betreuertätigkeit eines Heimes für jugendliche Asoziale enthoben worden war. Er verlangte ebenfalls den Schutz der SGP, die ihm Genugtuung verschaffen müsse. Nicht minder lebhaft ging es zu bei dem Referat von Forel im Namen der Kommission für Psychotherapie über die gesetzliche Regelung der nichtärztlichen psychologischen Betätigung. Auch hier waren die Voten z.T. derart, daß beschlossen werden mußte, wie bei den vorangegangenen Traktanden, das Protokoll nicht zu veröffentlichen. Ein ganz heißes Eisen bildete schließlich der Vorstoß des Bundesamtes für Sozialversicherung für eine Meldepflicht aller Geisteskranken zwecks Verhinderung der Eheschließung im Sinne von Art. 97 ZGB, worüber Manfred Bleuler referierte.

Nun wäre ich mit alldem schon fertig geworden, wenn wir nicht für den wissenschaftlichen Teil des Sonntagmorgens in eine schreckliche Zeitnot geraten wäre. Dies war mir um so peinlicher, als eine Reihe führender Juristen eingeladen worden waren, die nun mit einer großen Zahl anderer Gäste vor der Türe warteten und nichts begriffen. Ich stand zwischen zwei Feuern. Drinnen, in der erregten Stimmung des Saales, hieß es, was wir hier debattierten sei wichtiger als die Wissenschaft. Draußen wurde ich mit vorwurfsvollen Mienen empfangen; es sei unerhört, einen so lange warten zu lassen. Mehrfach versuchte ich vergeblich, die Geschäftssitzung abzubrechen und die Fortsetzung der Diskussionen auf den Nachmittag zu verschieben. Endlich, nachdem wir nahezu anderthalb Stunden über den Termin hinaus getagt hatten, konnte ich durchdringen. Tatsächlich, was in den Annalen der SGP überhaupt noch nie vorgekommen war, wurde am Nachmittag eine zweite Geschäftssitzung abgehalten, die wiederum mehrere Stunden dauerte.

Was am Morgen bei der gedrängten Zeit und der aufgeregten Stimmung im wissenschaftlichen Teil noch zustande kam, kann man sich denken. Alle zusätzlich zum Hauptreferat angemeldeten und auf dem Programm angeführten Beiträge mußten von vornherein gestrichen werden, was mir wiederum manche böse Bemerkung eintrug.

Nimmt man noch dazu, daß mir sogar die Bankettrede am Samstagabend mißlang, so war es wirklich kein verheißungsvoller Auftakt. Ich wußte, daß ich kein Tischredner bin, namentlich keiner, der über Witz verfügt und die Leute anregt und zum Lachen bringt. Als Vorbild für einen solchen Anlaß hatte ich im Gegenteil immer, wahrscheinlich zu Unrecht, die Präsidialansprachen an den Congres de Langue Française betrachtet mit ihren eleganten, außerfachlichen Exkursen in Kultur und Historie des Landesteils und der Ortschaft, in der man gerade tagte. Ich hatte mich deshalb sehr eingehend über die Geschichte von

Liestal informiert, besonders natürlich auch über Spitteler, und sicherlich war die vorbereitete Rede nicht schlecht, nur offenbar gänzlich deplaciert. Zum Teil mag es dazu an der schlechten Akustik gelegen haben, vielleicht war auch der gewählte Moment nicht glücklich. Jedenfalls hörte kein Mensch zu, und es herrschte ein derartiger Lärm im Saal, daß ich dagegen nicht aufkam und schließlich mit dem Gefühl eines gänzlichen Fiaskos meine Ansprache schloß.

Was mir diese Geschäftssitzung in Liestal alles aufbürdete, zeigt sich im Protokoll der folgenden Herbsttagung in Zürich. Zwei in Liestal beschlossene Resolutionen zum Strafgesetzbuch als Extrakt der beiden Hauptreferate mußten nach einem entsprechenden Beschluß von einer Spezialkommission, die ich zu präsidieren hatte, redigiert und dann an die kantonalen Justiz- und Sanitätsdirektionen sowie an das Eidgenössische Justiz- und Polizeidepartement gesandt werden. An den Bundesrat wurde, wiederum als Folge eines entsprechenden Beschlusses, eine Eingabe geschickt, in welcher die Schaffung einer Eidgenössischen Kommission zur Bekämpfung des Alkoholismus angeregt wurde; es sollten auch Vertreter der Psychiatrie delegiert werden. Nach einem gutgeheißenen Antrag von H. W. Maier hatte ich zwei Besprechungen mit dem Präsidenten der Justizdirektorenkonferenz über die Ernennung eines Abgeordneten der SGP zu ihren Beratungen über die im neuen Strafgesetz vorgesehenen Anstalten für Arbeitserziehung, für Verwahrung, für Trinkerbehandlung und für den Strafvollzug zu führen. Eine weitere mir übertragene Demarche ging an den Präsidenten der Sanitätsdirektorenkonferenz, um zu veranlassen, daß der „Beobachter",[159] der mehrere sehr massive Angriffe gestartet hatte, sein Material vor einer Publikation der Sanitätsdirektorenkonferenz zur Überprüfung übergab. Dieser Präsident war glücklicherweise Mouttet, der den Antrag dann mündlich und schriftlich als inopportun und aussichtslos ablehnte.

Schließlich wurde an die Sanitätsdirektionen einzeln ein Zirkularschreiben geschickt, in welchem diese aufgefordert wurden, den Presseangriffen die nötige Aufmerksamkeit zu schenken, „in jedem Falle eine genaue Untersuchung durchzuführen und deren Resultat nachher öffentlich bekanntzugeben." Ein weiteres Zirkular forderte die Anstaltsdirektionen auf, Angriffe in der Öffentlichkeit dem Vorstand der SGP jeweils sofort zu melden unter Übersendung des Materials, damit er nicht darauf angewiesen sei, sich auf zufällige Informationen zu verlassen.

Mit Ausnahme von Strasser und von Manfred Bleuler erinnere ich mich nicht mehr an die Namen der andern „persönlichen Angriffe gegen einzelne Mitglieder und Anstaltsdirektoren", wie es im Protokoll der Zürcher Sitzung heißt. Jedenfalls hatte ich mich aber auch mit ihnen zu befassen, denn „der Präsident referierte ausführlich über jeden Fall, und es entwickelte sich eine lebhafte Diskussion. Das Protokoll darüber soll aber nicht veröffentlicht, sondern bei den Akten des Aktuars aufbewahrt werden".

Ich war somit schon in den ersten Monaten meiner Amtszeit reichlich belastet, mehr als irgendein früherer Präsident. Damals fing auch schon etwas an, was sich während den ganzen drei Jahren nicht mehr änderte: Die im Zusammenhang mit diesen Ereignissen sehr umfangreiche Korrespondenz erledigte ich selbst, so daß mein Aktuar Briner überhaupt nichts zu tun bekam. Hier brach wieder mein alter Drang, alles selbst zu machen und nichts zu delegieren, in krasser Weise durch. Die Übernahme der Arbeit wurde mir freilich sehr erleichtert durch meine Sekretärin Heidi Gehring, die in bezug auf Schnelligkeit, Genauigkeit, rascher Auffassungsgabe und Pünktlichkeit unübertrefflich und dazu noch ein sehr hübsches Mädchen war.

Die „Anstaltsskandale", mit denen ich mich von der ersten Sitzung an zu beschäftigen hatte, rissen nun nicht mehr ab. Sie beschäftigten mich umso mehr, als ich meine Aufgabe als Präsident der Gesellschaft nicht einfach darin sah, durch dick und dünn den Standpunkt der angegriffenen Kollegen zu dem meinigen zu machen und zu ihren Gunsten eine reine Standespolitik zu betreiben. Ich war vielmehr der Meinung, es liege im höheren Interesse der Psychiatrie und der betroffenen Mitglieder, wirkliche Mißstände nicht einfach abzustreiten, sondern bei ihrer Untersuchung und Behebung mitzuwirken. Eine solche Haltung war natürlich viel schwieriger als eine bloße Interessenwahrung der Angegriffenen. Sie war auch undankbar, und ich zog mir durch den Versuch, überparteilich zu bleiben oder eventuell gar zum „Ausmisten" die Hand zu bieten, viel Kritik und manche Feindschaft zu.

Nachträglich bin ich nicht mehr sicher, ob ich richtig gehandelt habe und nicht wenigstens zurückhaltender hätte sein müssen. Es betrifft dies vor allem die Gutachten, die ich nun zu übernehmen hatte, und zwar weit über meine Zeit als Präsident der SGP hinaus. Damals war ich überzeugt, auf dem richtigen Weg zu sein. Irgendeiner mußte ja den Behörden und eventuell den Gerichten helfen, Klarheit zu gewinnen, und dies konnte nur jemand sein, der über genügend Anstaltserfahrung verfügte. Eine unangreifbare Autorität, die dann auch respektiert wurde, erlangte man aber nur, wenn man die vorliegenden Klagen objektiv untersuchte und beurteilte. Leider sind alle meine persönlichen Exemplare dieser im Laufe der Jahre erstatteten Gutachten auf mysteriöse Weise verschwunden. Ich bedaure dies; es steckt sehr viel Arbeit, Überlegung, Gewissenserforschung, Abwägen und Kampf mit der adäquaten Formulierung darin; auf das Gedächtnis kann ich mich nur ungenügend verlassen.

Der erste derartige Fall, der im Frühling 1944 an mich herantrat, war erfreulich, da ich den Angegriffenen restlos decken und wirksam verteidigen konnte. Es handelte sich um Manfred Bleuler. Ich sagte schon, daß er seiner Gutachtertätigkeit wegen in den Zeitungen heruntergemacht worden war; insbesondere hatte er die gesamten Gerichtsberichterstatter Zürichs gegen sich, die aus undurchsichtigen Gründen äußerst erbost über ihn waren und schonungslos über ihn herfielen.

Ein besonderer Anlaß dazu ergab sich dann aus dem „Fall Y.", einem Ausländer, dessen Herkunft mir unklar ist. Viele Jahre lang war er bei Zürcher Gerichten als Gutachter hochgeschätzt. Daran änderte nichts, daß er auch private Gutachten übernahm und fast horrende Honorare – bis Fr. 10 000 – verlangte. Ich hatte nachher eine ganze Reihe seiner Gutachten zu beurteilen und mußte sie deshalb lesen. Wahrscheinlich imponierte Y. den Richtern durch seine unerhörte Gründlichkeit in der Anamneseerhebung mit einer Aufhäufung unzähliger Daten, die bei genauerer Prüfung freilich den Eindruck einer Pseudoexaktheit machte. Er verstand es auch, seine Beurteilung und die Schlußfolgerungen in einer „juristischen" Sprache darzubieten.

Aus irgendwelchen Gründen war Y., bereits über 60jährig, ausgeschieden, bekam aber keine oder eine sehr geringe Pension. Auf Drängen der Regierung, die etwas für den Mann tun wollte, hatte ihn Bleuler angestellt, in erster Linie für die Gutachtertätigkeit. Schon nach wenigen Monaten kam es zum Krach, Bleuler entließ ihn fristlos und motivierte diesen Schritt in einem umfangreichen, mindestens vierseitigen Schreiben an die Sanitätsdirektion, in dem er eine ganze Reihe Beispiele für die Unfähigkeit Y. und für seine charakterlichen Defekte anführte.

Nun ging das Geschrei in der Presse erst recht los, und man fiel in einer unerhörten Weise über Bleuler her und machte übrigens auch der Regierung den Vorwurf der Geheimjustiz, weil diese das Schreiben Bleulers dem Anwalt Y. nicht zur Einsicht gab. In dieser äußerst schwierigen Situation wandte sich Bleuler an den Vorstand der SGP. Ich riet ihm, eine disziplinarische Untersuchung gegen sich selbst zu beantragen; es sei dies der einzige Weg, um mit der ganzen Sache fertig zu werden. Auf seine Bitte erklärte ich mich auch bereit, gegebenenfalls als Experte in dieser Untersuchung mitzuwirken.

Die Züricher Regierung begrüßte dieses Vorgehen – wie ich aus verschiedenen Äußerungen schloß, war sie selbst uneinig in ihrer Stellungnahme pro und contra Bleuler bzw. Y. – und beauftragte den Züricher Staatsanwalt Max Wilfratt und mich mit der Untersuchung. Im wesentlichen ging es um den Wahrheitsbeweis für die von Bleuler schriftlich über Y. aufgestellten Behauptungen.

Während einer ganzen Woche mußte ich in Zürich mit Wilfratt zusammen unzählige Auskunftspersonen einvernehmen. Es zeigte sich bald, daß die Aufgabe besonders deshalb schwierig und zeitraubend war, weil Bleuler in seinem Schreiben an die Regierung viel zu viel Material angehäuft hatte. Wenn er nur einen Viertel davon geschrieben hätte, so würde dies für die Begründung der Entlassung Y. ohne weiteres genügt haben. Nun aber mußten wir Satz für Satz der langen Epistel nachprüfen und jede einzelne Behauptung auf ihren Wahrheitsgehalt untersuchen. Ein guter Teil der Burghölzli-Ärzte mußte erscheinen, Bleuler selbst und sein Oberarzt Glaus sogar mehrmals, weil manche Aussagen nicht recht miteinander übereinstimmten, vor allem aber, weil Y., der uns täglich bestürmte, immer wieder neue Dinge vorbrachte. Er stützte sich natürlich in erster Linie auf seine anerkannte Rolle als Begutachter.

Trotzdem Wilfratt zunächst eher auf der Seite Y. zu stehen schien, während für mich kein Zweifel sein konnte, daß Bleulers Anschuldigungen im Kern alle richtig waren, gestaltete sich die Zusammenarbeit zwischen uns beiden sehr kollegial und erfreulich. Als Sekretärin hatte ich auf Wunsch der Züricher Regierung, die auf lückenlose Diskretion in der Angelegenheit hielt, Heidi Gehring mitgenommen. Die Aufgabe schmeichelte ihr und machte ihr Spaß, und sie erledigte sie so gut, daß ich sie auch bei den folgenden ähnlichen Aufträgen wieder beizog.

Wilfratt schloß sich schon wenige Tage, nachdem die Untersuchung angelaufen war, restlos meiner Auffassung an, so daß wir uns über den Tenor unseres Berichtes völlig einig waren. Die Behauptungen Bleulers stimmten in der Tat auf der ganzen Linie.

Da Wilfratt für diese Untersuchung als Staatsanwalt beurlaubt worden war und Zeit hatte, bot er sich auch an, den größern Teil des Gutachtens zu schreiben. Ich nahm dies natürlich sehr gerne an, es war eine Riesenarbeit, und schließlich lief meine gesamte übrige Tätigkeit nebenher. So konnte ich mich damit begnügen, nur die rein medizinischen Abschnitte zu redigieren. Das Ganze wurde schließlich ein dickes Buch.

Damit war die Rehabilitation Bleulers gelungen, und die Züricher Regierung gab ein entsprechendes Communiqué heraus, das in sämtlichen Schweizer Zeitungen veröffentlicht wurde. Der unglückliche Y. querulierte aber weiter und strengte einen Prozeß gegen Wilfratt und mich an; wenn ich mich richtig erinnere, ging es darum, wir hätten wissentlich ein falsches Gutachten abgegeben. Offiziell lautete die Klage auf Ehrverletzung. Wir mußten uns sogar einen Anwalt nehmen, und die Züricher Regierung lehnte unser Gesuch, für Anwalts- und Gerichtskosten zu haften, ab, obwohl sie das in ihrem Auftrag erstellte Gutachten gebilligt hatte. Dieser Prozeß zog sich noch lange Zeit hin. Er wurde in erster Instanz von uns gewonnen. Y. appellierte; dann wurde unser Anwalt krank und starb schließlich; bald darauf folgte ihm auch Y. im Tode nach.

Sehr viel heikler war ein Auftrag, der im Winter 1944/45 an mich herantrat. Durch Vermittlung von Hans Oprecht wandte sich der damals politisch mächtigste Mann Graubündens, ein richtiger kleiner Diktator, an mich mit der Bitte, eine Untersuchung über die beiden bündnerischen Anstalten Waldhaus und Cazis-Realta durchzuführen. Schon seit längerer Zeit bestanden für das dortige Anstaltswesen mißlichste Zustände, zum größten Teil bedingt durch eine unheilvolle Verquickung tatsächlicher Unzulänglichkeiten mit politischen Parteikämpfen. Beide Anstalten wurden in den Zeitungen herumgezerrt. Die sozialistische und die demokratische Presse griff Waldhaus an, die christlich-konservative Realta. Die Vorwürfe gegen Waldhaus bzw. gegen den Direktor Dr. Jörger bezogen sich darauf, daß die Anstalt gänzlich altmodisch geführt werde, weder die Arbeitstherapie noch die modernen somatischen Behandlungsmethoden eingeführt habe, ständig verstopft sei, eine minimale Zahl von Aufnahmen und Austritten aufweise; Jörger lehne jede Neuerung ab, auch z. B. in der Ausbildung des Personals, und toleriere seit vielen Jahren einen völlig unfähigen Oberarzt und stellvertretenden Direktor. Gegen Realta lagen, so weit ich mich erinnere, nur Angriffe wegen einzelner, offensichtlich aufgebauschter Vorkommnisse, z. B. einem Insulintodesfall, vor.

Unsere Kommission hielt zunächst in Bern zwei Sitzungen ab, um sich zu konstituieren und das weitere Vorgehen festzulegen. Dann traf man sich in Chur, logierte im Hotel Steinbock während zehn Tagen, besichtigte die beiden Anstalten und nahm wiederum unzählige Einvernahmen vor. Als Sekretärin amtierte auch diesmal Heidi Gehring.

Waldhaus war tatsächlich so verstaubt und rückständig, wie man es uns beschrieben hatte. Jörger war seinem Vater als Direktor nachgefolgt, besaß aber nicht dessen Format. Jörger sen., wenn ich mich nicht täusche, der erste Direktor von Waldhaus, war nach dem, was wir über ihn hörten und lasen, eine Kraftfigur gewesen, äußerst beliebt, energisch, ein richtiger Volksmann, der sich durch seine Studien über die bündnerischen Vagabundensippen einen Namen gemacht hatte. Auch politisch war er tätig gewesen, hatte Volkskunde getrieben und entsprechende Arbeiten veröffentlicht, kurz, man rechnete ihn zu den „bedeutenden" Bündnern. Sein Sohn jedoch, ein lieber, mehr beschaulicher und versponnener Mann, lebte als Junggeselle mit zwei ebenfalls ledigen Schwestern zusammen in dem väterlichen Haus ganz in der Nähe der Anstalt. Er ging völlig in dem karitativen Bemühen um seine Kranken im alten Stile auf; am meisten lagen ihm Theateraufführungen am Herzen, die er mit viel Aufwand und unendlicher Geduld einstudierte. Er schrieb auch Volksstücke dafür, zeichnete und malte und stellte die Theaterdekorationen selbst her. Daneben sammelte er alte Bündner Kreuzstichmuster und gab davon mehrere sehr geschätzte Hefte heraus. Von allem, was die Psychiatrie und insbesondere die Anstaltspsychiatrie in den letzten 30 Jahren von Grund auf gewandelt hatte, hatte er kaum Notiz genommen, oder dann nur ablehnend. Alles sollte so bleiben, wie es war. So konnte er sich auch nie entschließen, einen tatsächlich ganz ungeeigneten Oberarzt, der dauernd über ihn schimpfte, zu entlassen. Vorschläge, die von der Regierung kamen, sogar für Renovationen, ja für Neubauten, lehnte er einfach ab. Kontakte mit den Kollegen außerhalb der Anstalt, insbesondere mit jenen des Kantonsspitals, die sehr den Wunsch nach einer Zusammenarbeit mit dem Psychiater hatten, pflegte er nicht. Mit dem Verwalter vertrug er sich schlecht, weil dieser, ein noch junger Mann, die eine oder andere Neuerung einzuführen trachtete. Weder körperlich noch psychisch wurden die Kranken richtig untersucht, und die Patienten oft willkürlich viel länger als es nötig gewesen wäre in der Anstalt behalten. Das Pflegepersonal, insbesondere die Oberschwester und der Oberpfleger, beklagten sich über die Rückständigkeit ihrer Arbeitsstätte.

Das war ungefähr das Bild, das die Kommission antraf. Erstaunlich war dabei die völlige Verständnislosigkeit Jörgers allen unsern Versuchen gegenüber, ihm begreiflich zu machen, daß an seiner Anstaltsführung manches mit Recht kritisiert werde; schon Staehelin und Klaesi waren auf die gleiche Einsichtslosigkeit gestoßen. Jörger fand, er sei in jeder Beziehung im Recht und witterte hinter jedem Einwand eine politische Intrige. Unter diesen Umständen schien es ausgeschlossen, daß unter der Leitung Jörgers je eine Änderung im veralteten Betriebe der Anstalt eintreten könnte.

Die Kommission war zum Schluß völlig einmütig in der Ansicht, es sei unmöglich, in einem objektiven Gutachten Jörger gegen die erhobenen Beanstandungen restlos in Schutz zu nehmen. So weit ich mich erinnere, formulierten wir schon in Chur die Schlußfolgerungen dahin, Jörger habe die Anstalt in guten Treuen geführt und sein Bestes dafür gegeben; etwas Schwerwiegendes könne ihm nicht vorgeworfen werden. Wenn der Kanton aber darauf halte, Waldhaus als die bei der Kantonshauptstadt gelegenen Anstalt zu einer modernen, stets aufnahmefähigen psychiatrischen Institution auszubauen mit neuzeitlichen Behandlungsmethoden, so sei dies mit Jörger kaum durchführbar. Wolle der Staat mit einer Modernisierung nicht bis zu seinem Rücktritt warten, der wegen des Fehlens einer Altersgrenze freilich noch lange auf sich warten lassen konnte, so bleibe nichts anderes übrig, als Jörger eine vorzeitige Pensionierung nahezulegen. In Anbetracht seiner Verdienste sei ihm aber trotzdem die volle Pension auszurichten. Der arme Jörger tat uns sehr leid, gerade weil er unsere Stellungnahme nur als krassestes ihm angetanes Unrecht empfinden konnte. Wir konnten aber nicht anders handeln.

Sehr viel einfacher lagen die Dinge in Realta. Hans Walther war nach seinem Staatsexamen anderthalb Jahre lang in der Waldau Assistent gewesen, hatte freilich den größern Teil dieser Zeit im Aktivdienst zugebracht. Er hatte also kaum angefangen, sich etwas in Psychiatrie einzuarbeiten, als ihn Klaesi bewog, die Direktorstelle in Realta anzunehmen, weil sich mit dem besten Willen nirgends ein qualifizierterer Bewerber finden ließ. Ich habe diese Handlung Klaesis immer als unverantwortlich betrachtet und auch als ein Unrecht dem jungen Assistenten gegenüber, dem er damit jede weitere Ausbildungsmöglichkeit abschnitt. Walther litt denn auch sehr unter seiner schiefen Stellung, wie er mir anläßlich der Begutachtung anvertraute, ohne daß ich selbstverständlich von dieser Mitteilung Gebrauch machte.

Trotzdem und trotz seiner Jugendlichkeit und Unerfahrenheit hatte Walther die Anstalt jedoch gut geführt.

Während der zehn Tage unseres gemeinsamen Lebens bildete die Kommission eine recht fröhliche Gemeinschaft. Man kam sich wahrscheinlich auch deshalb näher, als dies sonst der Fall gewesen wäre, weil uns das Miterleben gewaltiger Ereignisse verband. Der Krieg näherte sich nun sichtbar und ohne einen geringsten Zweifel an seinem Ausgang dem Ende zu. Nachrichten über den raschen Vormarsch der Alliierten überstürzten sich. In jenen Tagen starb ganz unerwartet Roosevelt, der neben Churchill mit seinem unbedingten Eintreten für die westliche Sache und mit seinem Idealismus eine richtunggebende Gestalt geworden war. Wir waren alle erschüttert. So trennten wir uns eigentlich ganz ungern, als unsere Arbeit beendet war. Wir fanden, es wäre schade, den Kontakt ganz zu verlieren, und verabredeten, uns auch in Zukunft gelegentlich bei dem einen oder andern wieder zu treffen.

Die erste derartige Zusammenkunft mit einem guten Essen in Münsingen bildete nun freilich noch eine letzte Arbeitssitzung. Mir war aufgetragen worden, das Gutachten über Waldhaus auszuarbeiten, was eine schwierige und umfangreiche Arbeit wurde; Stutz übernahm Realta. Alle hatten die beiden Manuskripte gelesen und waren damit einverstanden. Später hat sich die Kommission dann noch ein- oder zweimal getroffen; getreu unserer Abmachung. Wie es ja immer mit solchen Dingen geht, schliefen diese Zusammenkünfte aber bald einmal ein.

In Graubünden brachte unser Gutachten endlich Ruhe. Es gab zwar noch eine heftige Diskussion im Großen Rat. Dann aber wurden unsere Empfehlungen mit überwältigendem Mehr gutgeheißen, und es wurde beschlossen, den armen Jörger zum Rücktritt zu zwingen. Zusammen mit Staehelin und Klaesi wurde ich beauftragt, einen Nachfolger zu finden. Singeisen meldete sich neben andern und wurde auf unsere Empfehlung hin gewählt. Die Angriffe auf Realta hörten auf.

In der SGP freilich erfuhr ich eine heftige Kritik. Ich mußte in der Geschäftssitzung dem Vizepräsidenten Humbert den Vorsitz übergeben, um mich verteidigen zu können. Abgesehen von Repond, der ja sonst immer als einer der ersten andere Anstalten wegen ihrer Rückständigkeit kritisierte, nun aber plötzlich zu seinem Freunde Jörger hielt und fand, es müsse eben doch Orte geben, wo die Schizophrenen still vor sich hindösen könnten, war die überwiegende Zahl der Mitglieder auf meiner Seite. Man beschloß, Jörger ein Sympathieschreiben zuzustellen, in welchem seine Verdienste anerkannt und er der Anhänglichkeit seiner Fachkollegen versichert wurde. Zudem sollte der Vorstand bei der Bündner Regierung protestieren, daß Jörger nicht gemäß den Vorschlägen des Expertengutachtens finanziell ausreichend schadlos gehalten wurde.

Auch an der folgenden Geschäftssitzung in Basel, der letzten meiner Amtsperiode, erfolgte eine neue Attacke durch Jörger. Wiederum werfen mir einzelne Stimmen vor, das Unglück eines armen alten Kollegen herbeigeführt zu haben, wiederum stand aber die Mehrheit zu mir. Eine entsprechende Antwort wurde schon vom neuen Vorstand an Jörger ausgearbeitet. Dieser teilte daraufhin dem Sekretär auf offener Postkarte mit, daß er aus der SGP austrete.

Es ist mir nie klar geworden, wodurch eigentlich die damalige Welle von Angriffen auf die Anstalten ausgelöst wurde. Auch Schaffhausen und Herisau wurden in der Presse heftig angefeindet, vor allem durch den „Beobachter". Diese Affären konnten jedoch von den betroffenen Anstalten, Direktoren und ihren Regierungen direkt erledigt werden.

Nach dem Ablauf meiner Amtszeit als Präsident der SGP war meine Expertentätigkeit in außerkantonalen Anstaltsfragen noch nicht zu Ende. Bald nach dem Krieg mußte ich zusammen mit Georges Schneider von Cery, dem sehr frischen und aktiven Oberarzt Stecks, die Organisation und die Baupläne der Anstalt Perreux begutachten. Hier handelte es sich um eine sehr viel weniger delikate Angelegenheit als bei den Bündner Anstalten. Alles wickelte sich aber ohne Gehässigkeit und vor allem auch ohne jede Publizistik in den Zeitungen ab. So konnten wir ganz nützliche Arbeit leisten, die Auffassungen des Direktors z.T. bestätigen und z.T. aber auch ganz neue Vorschläge machen.

Bald danach ersuchte mich die Züricher Regierung, zusammen mit Bleuler und Binder, sowie dem Kantonsarzt und Architekten, in einer Kommission für den Neubau einer dritten Anstalt mitzuwirken. Schriftlich hatte ich mich, wie ich mir vorher ausbedungen hatte, nicht zu äußern, sondern nahm nur an einzelnen Sitzungen teil. Erst Jahre später bekam ich einen neuen Auftrag: mit dem Landesplaner Prof. Gutterson von der ETH zusammen zu beurteilen, ob es zweckmäßig sei, die neue Züricher Anstalt der Rheinau anzugliedern oder, wenn nicht, was für einen Standort im Kanton Zürich zu wählen sei. Auch diese Aufgabe war relativ einfach und vor allem lag keine Kritik vor, zu der ich hätte Stellung nehmen müssen. Ich war nun schon in der Lage, bei solchen Gelegenheiten meine Bedingungen zu stellen und erklärte den Zürichern, nur mitzumachen, wenn wirklich etwas dabei herausschaue, d.h. tatsächlich gebaut werde. Man gab mir darüber bindende Zusicherungen.

Die Rheinau lehnten wir ab, weil die Anstalt schon zu groß war und zwei Direktionen nebeneinander wohl keine günstige Kombination ergeben hätten. Als Standort priesen wir Embrach an, das ohnehin schon im Vordergrund stand.

Etwa um die gleiche Zeit hatte ich zusammen mit dem Verwalter der Verpflegungsanstalt Frienisberg in einem Gutachten Reorganisationspläne und ein Bauprogramm für die Anstalt Tschugg auszuarbeiten (ein Teil davon wurde verwirklicht). Später mußte ich in einem Zivilprozeß, den der hochintelligente und verdiente de Montet in Vevoy angestrengt hatte, weil das Sanatorium Berges du Léman verkauft und er ohne Entschädigung als Chefarzt entlassen worden war, begutachten, was für ein Schaden durch diese Handlung für ihn in materieller und moralischer Beziehung eingetreten war.

Anfangs der 50er Jahre war Singeisen, der inzwischen die Anstalt Wil übernommen hatte, in Schwierigkeiten mit seinem vorgesetzten Regierungsrat geraten, dem er nichts recht machen konnte und der ihm in seinen Reorganisations- und Neubauplänen dauernd Hindernisse in den Weg legte. Schließlich bekam ich auch hier wieder einen offiziellen Auftrag, die Verhältnisse der Anstalt zu untersuchen, einen Auftrag, der von Singeisen sehr begrüßt wurde. Ich glaube, es ist mir gelungen, dabei allerhand zu entwirren, Singeisen bei der Regierung zu stützen, ihm aber andererseits mit der Autorität des früheren Chefs privat zu zeigen, wo er sich nach meiner Meinung ins Unrecht gesetzt hatte.

Die letzte derartige Aufgabe hatte ich nicht allzu lange vor meiner Übersiedlung in die Waldau zu übernehmen. Diesmal handelte es sich um Schaffhausen. Der dortige Gesundheitsdirektor wendete sich voller Verzweiflung an mich, weil er mit dem Direktor nicht zurecht komme. Ich machte es wie immer in diesen Fällen; zunächst ließ ich mir sämtliche Akten der Sanitätsdirektion geben und erkundigte mich unter der Hand, was eigentlich los war. Wieder einmal ging der Hauptvorwurf dahin, daß „nichts geschah" und daß die Anstalt stagnierte. Vor allem aber hatte der Direktor ganz augenscheinlich beim Personal völlig verspielt, ungeschickte Entscheidungen getroffen und die Möglichkeiten, einen Kontakt herzustellen, nicht ergriffen.

Jedenfalls war alles so verfahren wie nur möglich. Ich weigerte mich aber ganz entschieden, die Expertise allein zu übernehmen. Als Mitexperten schlug ich Staehelin vor, der immer noch als Ausbund von Integrität und Sauberkeit galt und sich ohne weiteres bereit erklärte, mitzumachen.

Es wiederholte sich die Geschichte des Waldhaus. Beide bekamen wir den bestimmten Eindruck, so lange der Direktor bleibe, werde es keine Ruhe geben.

Mehrere Male pilgerten Staehelin und ich nach Schaffhausen und erneuerten bei dieser Gelegenheit, beide nur sehr viel älter und überlegener geworden, unsere Burghölzli-Freundschaft. Wir empfanden, wie schön es sein mußte, eine so kleine Anstalt zu leiten. Hier war es für den Direktor noch möglich, jeden einzelnen Patienten, jede Schwester, jeden Pfleger, überhaupt alle Angestellten, genau zu kennen und den ganzen Betrieb wirklich zu leiten. Seufzend meinte Staehelin, der sich damals gerade in großen Schwierigkeiten mit seinem Personalverband befand, eine solche Arbeit sei doch sehr viel dankbarer als das große Darüber-Schweben, wie es auf uns beide zutreffe.

Ähnlich wie seinerzeit in Waldhaus attestierten wir dem Direktor seine Integrität und seinen guten Willen; wiederum aber mußte betont werden, er sei in seiner Einsichtslosigkeit und Weltfremdheit nicht fähig, mit den Ärzte- und Personalproblemen fertig zu werden und die Anstalt zu modernisieren.

Kapitel 41

PRÄSIDENT DER SGP II

Meine dreijährige Amtszeit war nun nicht ausgefüllt lediglich mit den Versuchen, in Schwierigkeit geratenen Kollegen zu helfen und Gutachten über Anstalten auszuarbeiten. Wohl kamen diese Dinge beinahe in jeder Geschäftssitzung wieder zur Sprache. Es gab daneben aber eine Unmenge anderer Traktanden, so daß die Geschäftssitzungen nicht nur bei meiner ersten Tagung, sondern später noch zwei- oder dreimal zweigeteilt, d. h. auch am Sonntagnachmittag abgehalten werden mußten.

Mir schien, diese Debatten seien laufend durch Vorstöße und Anträge anderer ausgelöst worden. Trotzdem mag Staehelin nicht ganz Unrecht gehabt haben mit seinem Ausspruch nach meinem Rücktritt als Präsident, als man mir von allen Seiten dankte und mich feierte, es gäbe Menschen, und ich sei einer von ihnen, denen die Arbeit ganz von selber zuflösse, die von der Arbeit direkt gesucht würden. Es waren übrigens keine entscheidenden Dinge, die in den Sitzungen diskutiert oder beschlossen wurden. Ich erinnere mich nur an drei Anregungen, die von mir ausgingen und dann auch verwirklicht wurden.

Einmal versuchte ich die schon längst gegründete Kommission für Psychotherapie zu aktivieren. Sie war die Vorgängerin der späteren Schweizerischen Ärztegesellschaft für Psychotherapie und entsprach einem dringenden Bedürfnis. Einmal sollte sie die Beziehung zu den Psychologen oder besser zu den nichtärztlichen Psychotherapeuten klären und Vorschläge für eine gesetzliche Regelung ihrer Tätigkeit machen. Dann kamen immer wieder Klagen über die Mißachtung der Psychotherapie durch die Krankenkassen bzw. ihre Weigerung psychotherapeutische Stunden zu honorieren. Schließlich war es notwendig, eine Vertretung der schweizerischen Psychotherapie auf internationaler Ebene herzustellen, nachdem die Jung-Gesellschaft bisher einseitig diese Vertretung für sich beansprucht hatte. Am wichtigsten war zweifellos der erste Punkt. Immer wieder hörte man von jungen Kollegen, die sich niedergelassen hatten, namentlich aus Zürich, sie könnten wirtschaftlich nicht bestehen, insbesondere nicht von Psycho-therapie allein leben. Die vielen Psychologen, die unter irgendeiner Tarnung psychotherapeutisch tätig waren, schöpften den Rahm ab, während ihnen nur die Krankenkassenpatienten oder Leute blieben, von denen man unmöglich ein entsprechendes Honorar verlangen könne.

Die Kommission nahm nun in der Tat eine gewisse Aktivität auf und verhandelte insbesondere mit der Gesellschaft für Psychologie über die Aufstellung von Richtlinien. Fast in jeder Sitzung erstattete sie Bericht. Trotzdem kam bis zum Ablauf meiner Amtszeit nichts dabei heraus.

Meine zweite Neuerung bestand darin, die Themenwahl für die Vorträge der nächsten Tagung nicht wie bisher einfach dem Vorstand zu überlassen. Dieser hatte vielmehr schon in der vorangehenden Sitzung verschiedene Vorschläge zu unterbreiten, die dann diskutiert werden konnten und über die man abstimmte.

Die zweite von mir geleitete Tagung galt den klinischen und psychologischen Problemen der Schizophrenie und fand in Zürich statt. Ich wies darauf hin, daß genau vor 15 Jahren an der Herbstversammlung 1929 in Basel zum letzten Mal die psychopathologischen Probleme der Schizophrenie in umfassender Weise behandelt worden waren. Diese Tagung, gemeinsam mit den südwestdeutschen Psychiatern abgehalten, stellte den Höhepunkt einer Periode dar, in welcher jedes Jahr eine Fülle von Arbeiten psychologischen Gepräges gebracht hatte. Neben Birnbaum und Kretschmer waren es vor allem Eugen Bleuler, Minkowski, Gruhle, Berze gewesen, die sich immer wieder an dieses heikle Thema herangewagt hatten. Seither aber war eine eigentümliche Wendung der Schizophrenieforschung zum Organischen hin eingetreten mit einer gewissen Stagnation auf psychologischem und psychopathologischem Gebiet. Es möge sein, führte ich weiter aus, daß meiner Generation jene frühere festliche Zeit durch den Glanz unserer eigenen Lehr- und Wanderjahre verklärt werde. Trotzdem könne der Umschwung nicht bestritten werden:

> „Ob es sich dabei um den Pendelschlag eines gesetzmäßigen Rhythmus handelt, um eine Polarität, bei der eine Entwicklungswelle unweigerlich von einer gegenläufigen Bewegung abgelöst wird, ob wir den ‚Zeitgeist‘ verantwortlich machen müssen, das Streben, sich in der Unsicherheit des Zerfließens aller geistigen Werte an das sichere Fundament materieller Gegebenheiten zu klammern, ob schließlich die früheren verheißungsvollen Ansätze und Wege bis zum Ende ihrer Möglichkeit ausgebraucht wurden, ohne daß neue Gesichtspunkte und Gedanken entscheidende Impulse zum Weiterschreiten zu vermitteln vermochten – wer könnte dies entscheiden!"

Mir schien ferner, ein Vergleich mit der Schizophrenietagung von 1929 wecke auch Gedanken wehmütiger Natur. Damals waren nicht nur die deutschen, sondern auch französische und belgische Kollegen mit dabei:

> „Wie unvorstellbar erscheint es heute (1944), wenn Kollege Staehelin damals als Vorsitzender in seiner Eröffnungsrede angesichts des Massenaufmarsches ausländischer Kollegen erklären konnte, er sei überzeugt, daß Paneuropa sich wenigstens heute und morgen bewähren werde! Unser Heute sieht anders aus. Schon zum zweiten Mal tagen wir, ohne

daß sich ein einziger unserer Freunde aus dem Auslande hätte einfinden können. Es ist aber nicht nur die physische Unmöglichkeit, die Grenzen zu überschreiten, die uns bedrückt und mit Sorge für die Zukunft erfüllt. Schwerer wiegt der überbordende Haß, die chaotische Verbitterung."

Meinem Dank an die Hauptreferenten und die übrigen Vortragenden fügte ich noch bei:

„Eines vermissen wir freilich in der Reihe der Referate und Vorträge: die Stimme der Existentialpsychologie. Wir brauchen uns nur der ‚Ideenflucht' Ludwig Binswangers zu erinnern, um uns bewußt zu werden, daß hier der Silberstreifen am Horizont auftaucht, die Möglichkeit, in der Dürre der gegenwärtigen Schizophreniepsychologie einen fruchtbaren Pfad zu finden. Hoffen wir, daß eine spätere Tagung uns erlauben wird, diese Probleme um so gründlicher zu behandeln."

Dieser Wunsch verwirklichte sich schon ein Jahr später. Mein Vorschlag, eine Tagung ganz dem Thema der Daseinsanalyse zu widmen, wurde mit Applaus aufgenommen. Sicher wäre die Reihe, erst sieben Jahre nach dem letzten Mal, nicht an Münsingen gewesen, die SGP neuerdings zu empfangen. Es hatte sich jedoch keine andere Anstalt oder Klinik gemeldet; mich selbst freute es, als Präsident die Kollegen in meiner Anstalt empfangen zu dürfen; schließlich gab es auch sachliche Gründe: Durch Alfred Storch und Hans Schneider hatten die Binswangerschen Gedankengänge in Münsingen eine Heimstätte gefunden zu einer Zeit, als sonst noch kaum jemand den Mut fand, sich selbständig damit zu befassen. Einzig Roland Kuhn[160] war ein gewiegter Kenner, so wie auch Boss.

Meinem pragmatischen Denken freilich war die Daseinsanalyse im Grunde fremd. Sie war mir zu „hoch", zu philosophisch, und ich hatte keine Lust, mich mit der Heideggerschen Terminologie zu befassen, deren Notwendigkeit mir nicht einleuchtete. Es schien mir auch merkwürdig und nicht für eine Philosophie zu sprechen, die doch gleichzeitig Ausdruck eines weltanschaulichen Gehaltes sein mußte, daß dieser Mann, wie man vernahm, als Rektor der Universität Freiburg stramm im nationalsozialistischen Fahrwasser mitschwamm. Ich konnte mir nicht versagen, Storch hier und da damit zu necken, was ihn jeweils in Verlegenheit setzte und im Versuch endete, den unbequemen Tatbestand mit dem Hinweis auf Verleumdungen oder ein gezwungenes Mitmachenmüssen abzutun. Nach dem Krieg zeigte sich das politische Verhalten Heideggers freilich in einem noch viel schlimmeren Lichte als man damals geahnt hatte. Ich diskutierte oft auch mit Ludwig Binswanger darüber, welche praktischen Konsequenzen seine Lehre für das Wohl der Kranken, insbesondere für die Psychotherapie haben könnte und geriet deshalb auch einmal in eine recht heftige Auseinandersetzung mit ihm, da er in einer mir gänzlich fremden Weise erklärte, solche Probleme interessierten ihn überhaupt nicht.

Trotz alledem spürte ich, daß die Daseinsanalyse uns Dinge sehen ließ, die wir bisher wohl geahnt, aber nicht zu formulieren vermocht hatten. Auch wenn mir schien, alles wäre auch einfacher auszudrücken, ergab sich doch ein Bild des Menschen, insbesondere des kranken Menschen, das hoch über dem stand, was die Naturwissenschaft, die landläufige Psychologie, ja sogar die Psychoanalyse inklusive C.G.Jung zu bieten hatten. Der reine Determinismus, stellte er sich nun in physiologischem oder psychologischem Gewande vor, hatte mich nie befriedigt. Ich habe ihn immer nur als eine heuristische Arbeitsmethode betrachtet, die uns vielleicht ein Stück weiterführt, am „Eigentlichen" aber vorbeigeht. Auch wenn ich nicht alles verstand, schien mir die Daseinsanalyse diesem „Eigentlichen" doch bedeutend näher zu kommen als alles, was bisher gesagt worden war.

So war es keineswegs geheuchelt, wenn ich ein Jahr zuvor vom Silberstreifen am Horizont gesprochen hatte. Die Arbeiten von Storch und Schneider hatte ich stets mit großem Interesse verfolgt und gefördert. Ihre Beiträge zu unsern Diskussionen in den Gemeinsamen waren ohne Zweifel in hohem Grade anregend und bereichernd. Es war auch sehr erfreulich, wie groß gerade das Interesse der jüngern Kollegen für alle diese Probleme war und wie gern sie sich zu den von Storch veranstalteten abendlichen Seminarien und Diskussionen einfanden.

Es war mir deshalb völlig ernst, als ich in der Eröffnungsansprache zu der Tagung vom Herbst 1945 mit einer gewissen Beschwingtheit die Einwände und Bedenken gegenüber der daseinsanalytischen Forschung zu entkräften versuchte:

„... Wir wissen heute noch nicht, ob die Daseinsanalyse den zündenden Funken bildet, der eine neue Epoche der psychologischen Forschung einleitet, nachdem die Auswirkungen der Psychoanalyse Freuds nicht in ihrer praktischen Bedeutung, wohl aber in ihrer wissenschaftlichen Entwicklungsmöglichkeit zu verströmen beginnen. Wir können es hoffen, können abwarten, ob sie das, was für uns Ärzte letzten Endes das endgültige Kriterium bildet, nämlich einen neuen Impuls und einen neuen Weg für unser therapeutisches Handeln bringt oder nicht, eines aber dürfen wir sicher nicht: mürrisch und bloß kritisch daneben stehen."

Heute, 20 Jahre später, würde ich meinen, der „zündende Funke" sei ausgeblieben. Die Daseinsanalyse hat ihre wichtige, nicht mehr wegzudenkende Funktion für die Psychiatrie behalten. Was aber mit ihrem Wachstum in die Breite daraus geworden ist, möchte man, betrachtet man das heutige deutsche Schrifttum, nicht für sehr glücklich halten. Ich glaube nicht, daß die „Tiefsinnigkeit" so vieler monographischer Darstellungen, daß das Hineinspielen daseinsanalytischer Gedanken in die meisten auch kleineren Arbeiten – es gehört dies ja nun zum guten Ton –, daß die daraus sich entwickelten Spielarten, wie etwa die Zuttsche Anthropologie, Bestand haben werden. Viel eher dürfte bald einmal der Gegenschlag einer kräftigen organizistischen Welle erfolgen. Für das praktische psychiatrische Handeln schließlich haben wir ebenfalls wenig gewonnen. Die psychotherapeutische Grundlage bleibt nach wie vor die Technik, wie sie Freud gelehrt hat.

Damals aber, im Herbst 1945, war der Impuls mächtig. Es eröffneten sich wiederum vielversprechende Aussichten, ganz ähnlich wie beim Einbruch der Psychoanalyse in die Psychiatrie, wie in den ersten Schriften von Kretschmer, der „Aktiveren Therapie" Simons, den somatischen Behandlungsmethoden; und der Aufmarsch zur Tagung war denn auch beträchtlich. Zum ersten Mal waren wieder zwei oder drei Ausländer dabei, selbstverständlich keine Deutschen, sondern Franzosen und Holländer.

Im übrigen fällt mir beim Wiederlesen auf, daß meine damalige Präsidialrede wenig zum inzwischen eingetretenen Kriegsende sagt. Wohl war nach dem Waffenstillstand schon eine Tagung Anfang Juni vorausgegangen. Es handelte sich damals aber um eine gemeinsame Versammlung mit der vor kurzem gegründeten Schweizerischen Kriminalistischen Gesellschaft. Um für das überlastete Programm Zeit zu gewinnen, hatten die beiden Präsidenten auf Eröffnungsansprachen verzichtet.

Dieses Stillschweigen hatte seine Gründe. Ich werde noch erzählen, wie wenig der Kriegsschluß für die meisten von uns ein wirkliches Aufatmen war, vielmehr weiterhin Beengung und Sorge uns drückten. Als einziges führte ich aus:

„Große Worte sind angesichts der zwielichtigen Lage nicht am Platze; allzu vieles liegt noch im Dunkeln, und was uns Not tut, ist vor allem unbedingte Klarheit und Besonnenheit des Denkens, das sich nicht von ephemeren Strömungen bald dahin, bald dorthin ziehen läßt. Eines müßte aber das Vorrecht der Schweizer Psychiater sein: nicht nur materiell an der Milderung der furchtbaren Not in Europa mitzuhelfen, sondern unbeirrt durch Leidenschaften Versöhnlichkeit und Toleranz auch da walten zu lassen, wo es nicht im Zuge der Zeit liegt."

Wissenschaftlich wurde die Tagung ein voller Erfolg. Es sprach in erster Linie Ludwig Binswanger in einem grundsätzlichen Referat über die „Daseinsanalytische Forschungsrichtung in der Psychiatrie". Durch Vorträge von Kuhn und von Storch kamen die daseinsanalytischen Probleme bei Schizophrenen erstmals zur Sprache, Schneider hielt seinen Hölderlin-Vortrag, Boss brachte ein Teilstück aus seinem spätern Buch über die Perversionen, und als zugewandter Ort hielt Eugen Minkowski ein großes Referat.

Das folgende Jahr brachte als Auftakt zu neuen internationalen Kontakten den Congrès de Langue Française zu uns. Er war schon seit Jahren in der Schweiz fällig gewesen, des Krieges wegen aber verschoben worden. Der Kongreß sollte nicht wie das letzte Mal durch die ganze Schweiz reisen, sondern seine Tagungen auf Genf und Lausanne beschränken.

An beiden Orten wurden Lokalkomitees gegründet. Nach langen Verhandlungen unter den Neurologen, die an der Reihe waren, den schweizerischen Präsidenten des Kongresses zu stellen, wurde der Altmeister Bing in Basel dazu erkoren. De Morsier in Genf, der zuerst im Vordergrund stand, wurde aus politischen Gründen von den Franzosen abgelehnt. Was man ihm vorwarf, weiß ich nicht mehr. Es mag auch seltsam erscheinen, daß man damals so weit auf die Wünsche des Auslandes einging – es gab später noch weitere derartige Fälle. Allgemein war man aber der Meinung, es sei nun erste Pflicht, mit allen Mitteln die zerrissenen Beziehungen wieder anzuknüpfen; nach allem, was die Franzosen durchgemacht hatten, war es selbstverständlich, auf ihre Empfindlichkeit bis zum Äußersten Rücksicht zu nehmen.

Neben den Vorschlägen für die psychiatrischen Referenten und der Ausarbeitung meines eigenen Hauptvortrages über die somatischen Behandlungsmethoden hatte ich eigentlich nur repräsentative Funktionen. Nur in einer einzigen, recht peinlichen Angelegenheit mußte ich mithelfen, einen Weg zu finden. Als „rapporteur" über die Epilepsie war Braun von der Anstalt für Epileptische in Zürich bestimmt worden. Er hatte bereits sein Referat zum guten Teil ausgearbeitet und mit dem französischen Korreferenten Fühlung genommen, als nicht etwa die Franzosen, sondern ausgerechnet Bing gegen ihn Stellung nahm und ihn als untragbar bezeichnete. Anlaß dafür war, daß Braun 1940 bei den 200 Unterzeichnern des berüchtigten Manifestes für eine „Gleichschaltung" der schweizerischen Presse mitgemacht hatte.

Lucien Bovet, an den Bing mit seinem Protest gelangte, war zunächst geneigt, darauf einzugehen. Bei näherer Überlegung kam er aber zum völlig richtigen Schluß, es hieße gerade die Intoleranz fördern, gegen die die Alliierten den Krieg geführt hatten, wenn man ein derartiges Scherbengericht abhalte, das nicht einmal die Franzosen gefordert hatten. Er sprach darüber dann auch mit mir, Steck und Répond; wir waren alle derselben Meinung. Der Brief aber, mit dem er Bing seine Überlegungen und seine Stellungnahme auf vier Seiten darlegte – eine Kopie befindet sich in meiner Korrespondenz – ist ergreifend in seiner Würde, Ernsthaftigkeit, Grundsätzlichkeit und gibt einen vortrefflichen Einblick in einen bestimmten Aspekt der Probleme, die uns damals beschäftigten.

Meine repräsentativen Funktionen bei diesem Kongreß ließen freilich wenig Raum für Beschaulichkeit. Am großen Bankett mußte ich eine Rede im Namen unserer Gesellschaft halten, selbstverständlich auf Französisch, und mein Ehrgeiz wollte natürlich, daß sie nicht hinter den andern Ansprachen zurückstand. Mit mancherlei Hilfe kam etwas sicherlich Rechtes zustande. Nur das Publikum, dem mein mühsam ausgefeiltes Werk hätte gefallen sollen, fehlte. Im letzten Moment versagte die Lautsprecheranlage, so daß nur die Zunächstsitzenden etwas verstanden, während im übrigen Saale laut durcheinander gesprochen wurde. Nicht eben angenehm war es dann auch, mit meinem unbeholfenen Französisch eine ganze Sitzung dieses großen Kongresses leiten zu müssen.

Es war wirklich eine festliche Woche, der Zustrom von Franzosen und Belgiern über Erwarten groß. Sicher haben dafür nicht nur fachliche Gründe eine Rolle gespielt. Für die meisten war es das erste Mal, wieder die Landesgrenze überschreiten zu können. Obwohl in der Schweiz die materielle Situation noch keineswegs normalisiert, einzelne Lebensmittel rationiert und manches noch nicht zu haben war, erschien der Unterschied gegenüber den Ländern, die im Kriege gestanden hatten, doch ganz enorm; die Läden allein mit ihren Auslagen bildeten eine große Attraktion.

In meiner Erinnerung blieben diese acht Tage, schönsten Wetters übrigens, nicht in erster Linie auf Grund der offiziellen Anlässe, der Vorträge und Diskussionen haften, sondern, wie übrigens immer bei solchen Anlässen, dank der Menschen, die dabei waren. Da gab es vor allem das Wiedersehen mit so manchen französischen Kollegen, mit denen man vor dem Kriege befreundet gewesen war, allen voran natürlich mit Eugen Minkowski und seiner Frau, aber auch mit Leuten, die in Münsingen unsere Gäste gewesen waren; neu geknüpft wurde die Bekanntschaft mit jungen Kollegen, die fast alle zum Kreise um Henry Ey[161] gehörten. Erstaunlich war uns Schweizern dabei, wie viele erklärte Kommunisten sich darunter befanden; sie unterschieden sich auch äußerlich durch ihre unbürgerliche Kleidung – Manchesterhosen, Pullover, krawattenlose Hemden etc. – ostentativ von den andern. Was sie in ihren Beiträgen und auch im privaten Gespräch zu sagen hatten, war freilich keineswegs umwälzend oder besonders neu. Es fehlte auch noch gänzlich die Ausrichtung auf die später von Moskau aus vorgeschriebene Linie; Pawlow wurde nicht erwähnt.

Auch für die beiden letzten Tagungen meiner Amtsperiode lag es mir am Herzen, geeignete Themata zu finden. An der Sitzung vom Mai 1946 in Mandrisio und Lugano wurde der Psychopathiebegriff zur Diskussion gestellt. Schon längst schien er mir überholt oder zumindest revisionsbedürftig; er kam mir als ebenso unklarer Sammeltopf vor wie seinerzeit die Schizoidie Eugen Bleulers. Der Zeitgeist spielte insofern mit, als man damals, nach dem fürchterlichen Mißbrauch durch die Nazis, allem, was mit Vererbung zu tun hatte, mißtrauisch gegenüberstand. Die Tagung brachte freilich nicht ganz das, was ich davon erwartet hatte. Die meisten Vorträge gingen doch wieder vom alten Psychopathiebegriff aus und sprachen z. B. über die praktische Bedeutung der Psychopathen für die Anstalt, über die sozialmedizinische Bedeutung der Psychopathien usf. Jene aber, die wie ich es gewünscht hatten, das Thema grundsätzlich anpackten, Humbert und Répond, gingen derart forsch ins Zeug, daß von der Psychopathie überhaupt nichts mehr übrig blieb; sie forderten, von ihrem Gesichtspunkt aus, verständlicherweise eine völlige Preisgabe des Begriffes.

Für die letzte Sitzung im November 1946 in Basel schien mir der Augenblick zu einem Versuch gekommen, über die massenpsychologischen Probleme und die psychopathologischen Auswirkungen der Kriegs- und ersten Nachkriegszeit referieren zu lassen. Ich glaubte, es sei schon eine gewisse Distanz zu den Ereignissen gewonnen, das fürchterliche Geschehen aber doch noch so aktuell und brennend, daß mit großem Interesse zu rechnen sei. Später, in normaleren Zeiten, so fürchtete ich, würde man vielleicht lieber nicht mehr an all die grauenvollen Dinge erinnert werden und sie zu vergessen versuchen. In erster Linie sollten natürlich Psychiater aus den vom Kriege betroffenen Ländern über ihre eigenen Erfahrungen sprechen. Das Echo, das z. B. von Eugen Minkowski kam, den ich um ein Hauptreferat bat, war höchst ermunternd: „Vous n'auriez pas pu – et c'est très sincèrement que je vous le dit – de me faire plaisir plus grand..." Er sprach denn auch ganz ausgezeichnet über „psychologische und psychopathologische Folgen des Krieges und des Nazismus". Es referierten weiter z. B. der Holländer Hart de Ruyter über massenpsychologische und psychopathologische Erscheinungen bei Kindern und Jugendlichen während des Krieges und der Nachkriegszeit, Doris Odlum aus London über den psychologischen Effekt des Krieges auf die englischen Kinder, die Franzosen Henry Ey und Cornavin über die

Folgen des Krieges und die Aktivität eines psychiatrischen Dienstes, Le Guillant über eine – durch die Kriegsereignisse erfolgte Resozialisierung, worin er die Erfahrung mitteilte, daß die Hälfte aller Insassen einer Anstalt, die man beim Herannahen der Deutschen einfach freigelassen hatte, nachher nicht mehr hospitalisiert zu werden brauchte. Bonnafé sprach über einige psychiatrischen Erfahrungen in der französischen Résistance und Daumezon über die Bedeutung der Ermordung Geisteskranker in Deutschland. Ganz hervorragend fand ich auch, was Maria Pfister-Amende über die Flüchtlingsbetreuung als massenpsychologisches Problem zu berichten wußte.

In meiner Eröffnungsansprache führte ich aus, wenn man an ein solches Thema herangehe,

„so wird man ein Gefühl der Vermessenheit und der Scheu nicht los; denn es ist doch das Herz und blutvolles Miterleben, der Gedanke an die Millionen von Opfern, die uns zu vorderst bewegen. Diese Scheu gilt ganz besonders auch für uns Schweizer, die wir einen kaum meßbaren Tribut an das allgemeine abendländische Schicksal zu zollen hatten. Und doch ist es von einer Dringlichkeit ohnegleichen, sich über diese Fragen Klarheit zu verschaffen, ganz abgesehen vom hohen wissenschaftlichen Interesse des durch den Krieg erzeugten Massenexperimentes. Gesundung und Wiederaufbau werden nur möglich sein, wenn Ausmaß und Art der angerichteten Schäden bekannt sind. Vergessen wir nie, daß es die Kriegs- und Nachkriegsgeneration sein wird, nicht zuletzt die 90 bis 100 Millionen Jugendlichen, die im Alter von 14 bis 18 Jahren in Europa vom Kriege betroffen wurden und jahrelang zu einem großen Teil der Verelendung und Verwahrlosung preisgegeben waren, die in wenigen Jahren schon die Zukunft Europas zu bestimmen haben werden.“

Die Tagung wurde zu einem internationalen Anlaß im kleinen, und der Sitzungssaal erwies sich als zu klein für den Andrang. Charakteristisch für die Zeitläufe war freilich, daß ein Deutscher weder als Referent noch als Hörer dabei sein durfte. Man kann sich heute kaum mehr eine Vorstellung machen – ich werde bei anderer Gelegenheit noch darauf zurückkommen –, wie gehaßt, verachtet und abgesondert das deutsche Volk damals war. Sogar als der alte Gaupp, ein völlig unbelasteter Mann, mich durch Staehelin um eine Einladung bitten ließ, damit er sich auf diese Weise ein Einreisevisum in die Schweiz verschaffen könne, um seine in Basel lebende Tochter zu besuchen, mußte ich ablehnen: Die Franzosen erklärten einhellig, ihre angemeldeten Vorträge zurückzuziehen und der Tagung fernzubleiben, wenn sich ein einziger Deutscher im Saale befinden sollte!

Diese Haltung bewog mich, in meiner Ansprache nach der Begrüßung der zahlreichen ausländischen Teilnehmer folgendes zu sagen:

„Vergessen wir über dieser Freude aber nicht, daß noch eine Stimme fehlt, ohne die auf die Dauer die kulturelle und wissenschaftliche Mittlerrolle der Schweiz nicht zu denken ist. Hoffen wir, daß in Bälde auch jenen Kollegen aus unserem nördlichen Nachbarlande, an deren Bewährung und Gesinnung wir zu zweifeln keinen Anlaß haben, die Möglichkeit gegeben wird, zu uns zu kommen.“

Mit dieser Tagung fand meine Präsidialzeit in meiner Erinnerung einen schönen und würdigen Abschluß.

324

Kapitel 42

KRIEGSENDE

Langsam, sehr langsam hatten sich im Laufe der Jahre Zuversicht und Hoffnung wieder einzustellen gewagt. Für unser Empfinden – ich glaube hier in der Mehrzahl sprechen zu dürfen – brachte der Vormarsch der Engländer in der Cyrenaica die Entscheidung, den Umschlag aus dem Gefühl der völligen Hoffnungslosigkeit und Verlorenheit in einen gedämpften Optimismus, den einzugestehen man sich kaum getraute. Mit atemloser Spannung wurde das Hin und Her, wurde der Kampf um Tobruk verfolgt. Gewiß, die Schlacht um England war wichtiger gewesen, der Verzicht Hitlers auf die Invasion entscheidender; so grenzenlos wir die Engländer bewunderten, es war aber eben doch nur ein passiver Sieg, ein Erfolg des Widerstandes gewesen. Nun aber hatten zum ersten Mal nach dem unaufhaltsamen Siegeszug zu Lande deutsche Soldaten zurückweichen müssen! Erregung, Spannung, Freude waren ungeheuer und bei Gelegenheit einer SGP-Tagung, an der eine neuerliche Siegesmeldung eintraf, war es, daß ich dem ebenso begeisterten Otto Riggenbach das Du antrug; wir gelobten uns damals, den endgültigen Fall von Tobruk mit einem wilden Trinkgelage zu feiern; das Gelöbnis eines Rausches der Begeisterung haben wir freilich bis heute noch nicht eingelöst. Sicherlich stammt die ungeheure Popularität Montgomerys, die ihm nach dem Krieg von allen Seiten zuströmte – bis er sein Prestige durch mancherlei Extravaganzen und sonderbare Behauptungen erschütterte – aus dieser ersten Zeit. Was er später noch leistete, hätte sicherlich nicht genügt, um ihn derart turmhoch über alle andern alliierten Heerführer zu erheben.

Der zweite entscheidende Schritt – ich spreche immer von unserem Empfinden aus, nicht von der tatsächlichen Bedeutung für den Kriegsausgang – war die Landung der Amerikaner in Nordafrika. Wohl war man nach Eintritt Amerikas in den Krieg überzeugt, daß die Deutschen ausgespielt hatten. Wie lange es aber noch dauern sollte – man rechnete mit Jahren –, was mit der Schweiz geschehen würde und wie überhaupt die Festung Europa angegriffen werden könnte, dies alles blieb völlig ungewiß. Auch war inzwischen im fernen Osten alles so schief wie nur möglich gegangen.

Ich erinnere mich noch genau, wie erschüttert ich war, als ich eines frühen Morgens ahnungslos das Radio anstellte und die ersten vagen Meldungen über die Landung der Amerikaner durchkamen; man wagte kaum, sie zu glauben, den ganzen Vormittag über erwartete ich ein Dementi, denn wie oft schon waren als Kriegslist derartige Falschmeldungen in die Welt gesandt worden! Nun aber kamen Bestätigungen über Bestätigungen und nun endlich zeigte sich am Horizont eine greifbare Möglichkeit für die berühmte, von Stalin schon so lange geforderte zweite Front.

Merkwürdig, wie wenig dagegen Stalingrad für uns bedeutete, so entscheidend wichtig dieses Geschehen in Wirklichkeit gewesen ist. Es lag wohl zu weit weg und Rückschläge hatten die Deutschen in Rußland, wenn auch nie in diesem Ausmaße, schon wiederholt erlitten.

Was weiter kam, der Krieg in Italien, ja sogar der Tag X mit der Landung in der Normandie, so befreiend, ja erlösend er auch erlebt wurde, hatte nie mehr die gleiche emotionelle Bedeutung wie diese ersten Anzeichen einer Wendung des Schicksals. Alles erschien nun als eine einleuchtende Folge des Umschwungs, das Fortschreiten auf einem Wege, dessen Ziel vor Augen stand und dessen Erreichung nur eine Frage der Zeit blieb.

Mehr und mehr erschien aber dieses Ziel nicht mehr als Inbegriff einer Erlösung von einem ungeheuren Druck, als die Aussicht auf Wiederkehr friedlicher und geordneter Zustände. Zuviel war in Europa zerstört worden, zu sehr hatte die Bevölkerung in allen Ländern gelitten, zu sehr zeichnete sich am Horizont das Gespenst der kommunistischen Gefahr ab.

So hatte denn auch, wie ich schon einmal andeutete, der Waffenstillstand, der „Victory Day", so ungeheuer erregend der Tag war, nichts von wirklicher Erleichterung oder gar überbordender Freude an sich. Die Zukunft erschien zu ungewiß. Man sah nicht, wie sich Europa je wieder aus dem entsetzlichen Elend erholen und was aus seiner verwilderten, demoralisierten Jugend werden sollte. Noch war der ungeheure Eindruck der massenhaften Vergewaltigungen deutscher Frauen durch die russischen Okkupanten unverwischt. Eben kamen die ersten Berichte über die unvorstellbaren Greuel, die man in den deutschen Konzentrationslagern vorgefunden hatte. Von der Vernichtungsaktion gegen die Juden hatte man manches erfahren gehabt; jetzt erst wurden Zahlen bekannt, die jede Vorstellung überstiegen.

Vor dem Krieg hatte man den Kommunismus als reale Gefahr nie sehr ernst genommen, auch nicht die kommunistischen Zersetzungstendenzen in der französischen Volksfront; den Kommunistenschreck Hitlers hatte man als billiges Mittel zur Aufschreckung der Massen und als durchsichtigen Vorwand zur Diktatur betrachtet. Jetzt war alles ganz anders. Der Rückzug der Amerikaner in Deutschland auf die in Jalta vereinbarten Grenzen, die Größe des dem russischen Einfluß überlassenen deutschen Territoriums, die mächtigen, sofort in den ersten Nachkriegsregierungen maßgeblich vertretenen kommunistischen Parteien Frankreichs und Italiens ließen düster in die Zukunft blicken. Es gab auch in der Schweiz manche, die nichts lieber gewünscht hätten, als daß die Amerikaner sofort mit den Deutschen zusammen – die sich übrigens massenhaft einer solchen Illusion hingaben – den Krieg gegen Rußland weiter führten, um damit Europa vor einem ungewissen Schicksal zu bewahren.

Schließlich war auch bei uns die materielle Lage, war die Nahrungsmittelversorgung schlimmer als je zuvor, und niemand wußte, wann etwa an eine Aufhebung der Rationierungen gedacht werden konnte. Hätte damals jemand prophezeit, innerhalb eines Jahrzehnts werde ein politisch stabiles, wirtschaftlich in vollem Aufschwung begriffenes Europa existieren, ja ein deutsches „Wirtschaftswunder" erstehen, so hätte man ihn als einen wilden Phantasten ausgelacht.

Charakteristisch für die Stimmung nach Kriegsende ist der Satz, mit dem ich im Jahresbericht der Anstalten die Chronik über das Jahr 1945 einleitete:

„Das Frühjahr 1945 brachte der Welt den ersehnten Frieden, einen Frieden freilich, der angesichts der grauenhaften Zerstörungen und des weiter bestehenden Chaos kein richtiges Aufatmen zuließ und sich auch für den Gang der Anstalt – abgesehen vom teilweisen Wegfall des Militärdienstes der Ärzte – kaum auswirkte; während der Sommermonate blieben die Einschränkungen auf allen Gebieten drückender denn je."

Auch ein für die Anstalt bedeutsamer Anlaß wurde durch diese Umstände berührt und getrübt:

„Diese ungeklärten und belastenden Verhältnisse", so schrieb ich weiter im Jahresbericht, „brachten es mit sich, daß ein lokales Ereignis, das 50jährige Jubiläum der Anstalt, nur im Stillen gefeiert wurde." Sicher hätte man zu andern Zeiten einen solchen Anlaß zu einem großen Fest gestaltet. Nun fehlten sowohl die Stimmung wie die materiellen Möglichkeiten.

Am 12. Mai 1945 wurde einfach der traditionelle Familienabend des gesamten Anstaltspersonals in etwas erweitertem Rahmen durchgeführt. Ein Vertreter der Regierung, die Aufsichtskommission, die Direktoren der beiden andern Anstalten, eine Vertretung des Gemeinderats Münsingen und die pensionierten Beamten und Angestellten waren eingeladen worden. Alles wickelte sich sehr schlicht ab. Ich gab einen historischen Rückblick seit der Gründung der Anstalt, es wurden auch noch einige andere Reden gehalten. Das Personal überreichte Trudi und mir einen Berner Zinnteller mit einer freundlichen Widmung. Eine echte Festfreude wollte aber nicht aufkommen. An eine Einladung der Presse hatte man nicht gedacht, und so nahm denn auch die Öffentlichkeit keine Notiz von dem Ereignis.

Etwas trübte die Atmosphäre des Festes ganz besonders: Es fehlte der Sanitätsdirektor! Man merkte bei dieser Gelegenheit, wie sehr es darauf ankam, daß der zuständige Vertreter der Regierung – er mochte persönlich sein wie er wollte und noch so unfähig, sein Amt machte ihn eben doch zur Vaterfigur – mit dabei war. Warum Mouttet sich damals entschuldigen ließ – an seiner Stelle kam irgend ein Regierungsrat, ich glaube es war der Landwirtschaftsdirektor Staehli, der bisher mit der Anstalt kaum eine Beziehung gehabt hatte – ist mir nicht mehr erinnerlich. Wahrscheinlich hing es damit zusammen, daß er uns bald darauf – Ende Juni – definitiv verließ, um das ihm als Juristen ja näher liegende Justizdepartement zu übernehmen.

Teil IV

Kapitel 43

ERSTE NACHKRIEGSZEIT

Überdenke ich die ersten Nachkriegsjahre, so steht zweierlei im Vordergrund unseres Lebens. Beides hat weder mit dem Beruf noch mit der Anstalt etwas zu tun. Trotzdem muß ich kurz darüber berichten.

Da waren inzwischen die Kinder sachte zu erwachsenen Menschen herangereift. Christian befand sich schon längst in seinem Medizinstudium. Er, wie auch die beiden Mädchen, lebten nun ihr eigenes Leben und brachten mit ihren vielen Freunden und Freundinnen frische Luft in unsere Geselligkeit, die freilich durch den engen Kontakt mit den ständig sich verjüngenden Mitarbeitern des belebenden Kontaktes mit der neuen Generation nie entbehrt hatte. Wir empfanden es als einen besondern Vorzug, daß sich mehr und mehr die beiden Gruppen – die Kinder mit ihrem Anhang und die Ärzte mit ihren Frauen und Freundinnen – mischten, sich unter sich wieder befreundeten und bei manchen Anlässen gemeinsam in Erscheinung traten.

Zum andern bot sich bald einmal Gelegenheit, Menschen aus den kriegsführenden Ländern bei uns aufzunehmen und nach und nach zu versuchen, die Verbindung mit den Freunden und Bekannten im Ausland, von denen man nun schon so lange abgeschnitten gewesen war, wieder aufzunehmen.

Die von den schweizerischen Universitäten organisierte Hilfsaktion für kriegsnotleidende Studenten, bei der wir uns gemeldet hatten, wies uns schon im Sommer 1945 einen 20jährigen Pariser Studenten zu, Alain Pierre-Dupleix, den wir während ungefähr zwei Monaten beherbergten. Er war ein blasser junger Mann, unterernährt, trug noch seine Kleider und seine Unterwäsche von der Schulzeit her, weil Neues nicht angeschafft werden konnte; aus allem war er herausgewachsen und sah recht kümmerlich und gleichzeitig drollig aus.

Er war der jüngste von drei Brüdern. Der älteste war Offizier bei der Marine, der nächste bei den letzten Kämpfen der aus Südfrankreich zurückweichenden deutschen Armee in der Nähe von Belfort gefallen; er selbst hatte sich der Résistance angeschlossen. Alains Vater war schon vor dem Kriege gestorben; um so enger war die Bindung der drei Brüder an die Mutter, die auf einem Ministerium arbeitete, die Familie mühsam durchgebracht und nur ihren Schmerz über den Verlust des Zweitältesten noch längst nicht überwunden hatte.

Alain war ein stiller, eher schüchterner Gast. Und doch tat sich hier eine eigentümliche Welt auf: Der noch beinahe wie ein Bub wirkende junge Mann war ein glühender Patriot, stolz auf seine beiden militärischen Brüder, stolz, trotz aller Schmach und Demütigung, auf sein Vaterland. Bei seiner Bescheidenheit und Zurückhaltung merkte man nur langsam, eine wie erstaunliche Bildung er sich trotz aller schwierigen Umstände im Gymnasium erworben hatte; in der schweizerischen Literatur schien er beispielsweise beinahe besser zu Hause als wir selbst. In der kurzen Zeit verband uns gegenseitig eine große Zuneigung. Alain schwärmte zudem für Käthi, der er aber zu „gnomenhaft" schien.

Nicht zuletzt um Alain wiederzusehen und seine Mutter kennenzulernen, von der er uns soviel erzählt hatte und mit der wir im Briefwechsel standen, fuhren wir mit Käthi im nächsten Jahr (1946) nach Paris. Was war dies für ein Wiedersehen mit der so sehr geliebten Stadt! Wie ärmlich, wie heruntergekommen erschien alles. Es fing schon an beim Taxi, das uns vom Bahnhof ins Hotel brachte, ein völlig verlotterter Kasten, in dem man während der Fahrt die Türe festhalten mußte, weil sie sich nicht mehr schließen ließ. Wie schäbig sahen die Leute auf der Straße aus, wie monoton wirkten die früher so eleganten Geschäfte, in denen überall dieselben wenigen und billigen Waren in den Schaufenstern lagen. Ich konnte nicht ahnen, wie prächtig dies alles noch war gegenüber dem was ich ein Jahr später in Deutschland zu sehen bekam.

Um so drastischer dann die Überraschung, als abends in der Hotelhalle Alain auftauchte, strahlend in der funkelnagelneuen Uniform der Ecole coloniale, auch in seinem Wesen völlig verwandelt, selbstsicher, gewandt, sichtlich getragen von seiner, der Pariser Luft! Beinahe hätten wir ihn nicht mehr erkannt, und Käthi wäre am liebsten im Boden verschwunden beim Anblick seines „Allräunchens", wie sie recht respektlos den jungen Mann zu Hause genannt hatte. Eigentümlich auch die bieder-bürgerliche Wohnung Madame Pierres, in einem andern Sinne typisch pariserisch als sich der gewöhnliche Tourist das Milieu eines mittelständischen Einwohners dieser Stadt vorzustellen pflegt. Die noch jugendlich wirkende Witwe war von einer unerschöpflichen Gastfreundschaft, soweit es ihre Mittel zuließen, und unablässig bemüht um unser Wohlergehen. Sie kultivierte rührend den Schmerz um den gefallenen Sohn, dessen Zimmer sie unangetastet gelassen hatte, als ihr „petit sanctuaire".

Mit einem kleinen beruflichen Nebenzweck war die Reise allerdings doch verbunden. An der Klinik Ste Anne war eben die Narkoanalyse als Methode entwickelt worden, und ich war begierig, sie an Ort und Stelle kennenzulernen. Seit dem Kriege war der Lehrstuhl zweimal neu besetzt worden. Auf Claude folgte nach seinem Tode Lévy Valency, der dann freilich als Jude von den Deutschen abgesetzt, und wenn ich mich richtig erinnere, sogar umgebracht wurde. Nun war Jean Delay[162] der große Chef. Damals allerdings befand er sich im Urlaub in USA, und sein Stellvertreter war Baruk,[163] ein eingeschworener Gegner der Insulin- und Elektroschocktherapie, der schon anläßlich meines Referates in der Société Médico-psychologique vor dem Kriege heftig opponiert hatte. Als ich ihm in Ste Anne meine Aufwartung machte, erklärte er gleich, wie froh er über mein Kommen sei. Er befinde sich in einem schweren Konflikt mit der ganzen ärztlichen Belegschaft der Klinik, und ich müsse ihm helfen. Es gehe für ihn nicht darum, daß überhaupt keine Schockkuren durchgeführt würden; in manchen Fällen lege er jedoch sein Veto ein, weil er von der Schädlichkeit des Vorgehens überzeugt sei und eine andere Stellungnahme mit seinem Gewissen nicht vereinbaren könne. Dadurch sei es zu einer schweren Revolte gekommen. Ich möchte doch den Schiedsrichter zwischen ihm und den Ärzten der Klinik bilden. Gleich ließ er auch sämtliche Oberärzte und Assistenten zu einer feierlichen Sitzung aufbieten. Es war eine leicht komische, aber auch delikate Situation. Ich konnte doch den Chef nicht vor seinen Leuten desavouieren, die andererseits in meinen Augen im Recht waren. Mit salomonischen Sprüchen zog ich mich so gut wie möglich aus der Affäre, womit, zu meinem großen Erstaunen, beide Seiten zufrieden waren. Jedenfalls erhielt ich nach meiner Rückkehr von Baruk einen Brief, in dem er mir dankte und erklärte, meine Vermittlung hätte sich gut ausgewirkt. Viel Interessantes bot übrigens die nachfolgende narkoanalytische Demonstration nicht; ich habe mich ja schon darüber geäußert, warum ich der Methode von Anfang an skeptisch gegenüberstand.

Es muß Anfang des Krieges gewesen sein, als wir zum ersten Mal auf Werner Bergengruen aufmerksam wurden. Einige seiner kleinen Novellen, vor allem der „Spanische Rosenstock", gerieten uns zufällig in die Hände; mit uns waren auch unsere Freunde Werner Jukers und dann auch Hans Schneider und seine Frau fasziniert von der formvollendeten Sprache und der formalen Geschlossenheit der kleinen Kunstwerke. Wir wollten mehr von diesem Manne wissen, mehr von ihm lesen. Hier stieß man aber an eine Mauer. Im Buchhandel war nichts von ihm zu bekommen, alle Nachforschungen Werner Jukers in den Künstlerlexika verliefen erfolglos. Bergengruen war einfach nicht vorhanden. Schließlich gelang es Hans Schneider, einiges antiquarisch aufzustöbern, vor allem den Roman „Der Großtyrann", der uns neuerdings in Begeisterung versetzte und bei dessen Lektüre man ahnen konnte, daß sich dahinter eine Auflehnung gegen das Naziregime versteckte.

Im Sommer 1945, wenige Monate nach Kriegsende, ging Christian zu einem von den Franzosen organisierten internationalen Studententreffen nach Tirol. Das erste, was er nach seiner Rückkehr zu berichten wußte, war die wie eine Bombe einschlagende Kunde, er habe Bergengruen getroffen! Dieser hatte in der Studienwoche einen Vortrag gehalten. Unter den teilnehmenden Studenten befand sich auch seine älteste Tochter Luise, genannt Nino, die in Innsbruck Germanistik studierte und mit der sich Christian rasch befreundete. Nun klärte sich das Mysterium rasch. Seiner politischen Haltung wegen war Bergengruen aus der Reichsschrifttumskammer ausgeschlossen worden, er durfte nichts mehr veröffentlichen, war verfemt; wohl aber spielten seine von Hand zu Hand weitergereichten vervielfältigten Gedichte mit dem Sammeltitel „Dies Irae" in der deutschen Widerstandsbewegung eine große Rolle. Nachdem sie in München ausgebombt worden war, hatte sich die Familie an den Achensee in Tirol geflüchtet und lebte dort unter den kärglichsten Umständen im Hause der Witwe des bekannten verstorbenen Wiener Neurologen, der Baronin Economo. Nino wünschte sehnlichst, in die Schweiz zu kommen, um weiter zu studieren, und auch Bergengruen hatte bereits Fäden gesponnen nach Zürich, wo Peter Schifferli, der Verleger des Arche-Verlags sich um eine Einreisegenehmigung bemühte.

Wir selbst boten Nino sofort an, sie auf unbestimmte Zeit in unsere Familie aufzunehmen, und ich setzte alle Hebel in Bewegung, um ihr schon den Besuch des Wintersemesters 1945/46 zu ermöglichen. Man kann sich aber nicht mehr vorstellen, wie entsetzlich kompliziert es damals war, ein Besuchsvisum oder gar die Genehmigung für einen längeren Aufenthalt zu bekommen. Die Zurückhaltung unserer Behörden war nur zu verständlich: Ganz Europa versuchte damals, in das unversehrte Paradies der Schweiz zu gelangen. So vergingen denn auch Wochen und Wochen, bis das Gesuch ordnungsgemäß gestellt und von der Fremdenpolizei behandelt wurde. Schließlich hieß es, das Wintersemester sei nun schon halb vorbei, und man solle für nächsten Sommer ein neues Gesuch stellen.

Daß Nino sich mit diesem Bescheid nicht abfinden konnte, sondern sofort handelte, verstanden wir erst später, als wir begriffen, wie groß ihre Auflehnung gegen alles war, was von „oben", d.h. von der Staatsautorität kam. Zu ihrer Entschuldigung führte sie freilich auch noch an, es habe in Innsbruck geheißen, die französische Militärregierung erteile niemals einem in Österreich lebenden Reichsdeutschen die Ausreiseerlaubnis. Gewiß war die Stellung der dortigen Deutschen während längerer Zeit sehr heikel. Die Eltern Bergengruen konnten aber doch weniger als ein halbes Jahr später ohne Schwierigkeiten in die Schweiz kommen.

Jedenfalls erhielten wir kurz nach der Verweigerung des Visums durch unsere Fremdenpolizei zu unserem Erstaunen und nicht gelinden Schrecken ein Telephon von Nino aus Zürich, sie sei in der Schweiz und werde mit dem und dem Zug abends in Bern eintreffen. Diese illegale Einreise hatte sich folgendermaßen zugetragen: Zur gleichen Zeit hatte die Berner Studentenschaft eine Gruppe von zehn Innsbrucker Studenten für eine Woche auf Besuch eingeladen und dafür die Einreisegenehmigung bekommen. Mehrere dieser Innsbrucker waren von uns als Logiergäste eingeladen, darunter auch der jetzt so berühmt gewordene Karikaturist Paul Flora, der damals allerdings noch ganz am Anfang seiner künstlerischen Laufbahn stand und uns nicht sehr verheißungsvolle Aquarelle und Graphiken mitbrachte.

Nino hatte von dieser Reise gehört, schloß sich als elfte der Gruppe an, auf die

Gefahr hin, an der Grenze von den Franzosen, die damals und noch auf lange Zeit hin die Grenze kontrollierten, gefaßt zu werden und für drei Monate ins Gefängnis zu wandern. Vorsorglich hatte sie ihren Rucksack voll mit Äpfeln gepackt, um damit die kaum das Existenzminimum deckende Gefängniskost etwas zu verbessern zu können. Sowohl bei der französischen wie bei der schweizerischen Kontrolle verstanden es ihre Kameraden, einen derartigen Wirbel um sie zu verursachen, daß die Zollbeamten beim Abzählen der Gruppe immer nur auf zehn kamen und sie somit durchschlüpfen konnte.

Nun war sie also da – für uns eine bedenkliche Bescherung. Es war in jener Zeit eisernes Gesetz, daß jeder Flüchtling ohne Einreisepapiere von der Schweiz sofort wieder an die Grenze gestellt wurde. Gleich am nächsten Morgen setzte ich mich mit dem Chef der kantonalen Fremdenpolizei, Fürsprecher Adamina, mit dem ich seit vielen Jahren wegen all der vielen Ausländer, Besucher und Patienten, zu verhandeln hatte und mit dem ich in guten Beziehungen stand, in Verbindung. Ich bat ihn, ein Auge zuzudrücken und stellte ihm vor, welche Blamage es für die Schweiz bedeuten würde, die Tochter eines so bedeutenden Mannes zurückzuweisen und ins Gefängnis zu bringen. Er versprach, sich die Angelegenheit zu überlegen; zunächst solle Nino einen genauen schriftlichen Bericht darüber abgeben, wie ihr die illegale Einreise gelungen sei. Noch am gleichen Tag gab sie mir das Schriftstück ab; ich war baß erstaunt: der Bericht enthielt etwas völlig anderes, als was sie uns über ihre Erlebnisse erzählt hatte. Als ich sie zur Rede stellte, erfolgte eine Antwort, die mit grellem Licht die Mentalität der damaligen Kriegsjugend enthüllte: „Denen sagt man doch nicht die Wahrheit!" Ich verstand aber auch, daß ihre Darstellung zudem bezweckte, ihre Innsbrucker Kameraden zu decken und ihnen Unannehmlichkeiten zu ersparen. Daraufhin hielt ich ihr eine längere Rede, um ihr zu erklären, daß wir hier in einem geordneten Staat lebten, in dem alles auf Treu und Glauben aufgebaut ist und in dem Regierung, Beamte, Polizei keineswegs einfach Feinde sind, gegen die man sich mit allen Mitteln zur Wehr setzen muß. Sie schaute mich ungläubig an und war sichtlich von meinen Worten nicht überzeugt. Trotzdem verfaßte sie einen andern Bericht, und es gelang mit einiger Mühe, die Angelegenheit in Ordnung zu bringen. Als sie dann zu erzählen anfing, wie sie nicht nur seit Jahren in Opposition gegen jede staatliche Autorität gelebt, sondern auch schon seit langer Zeit gezwungen gewesen sei, mit ihren Geschwistern zusammen Raubzüge zu unternehmen, um sich das Lebensnotwendige zu „organisieren" – so lautete der damals überall gebräuchliche Fachausdruck – m.a.W. zu stehlen, wie wenn dies die selbstverständlichste Sache von der Welt wäre, wurde uns klar, daß eine solche „Asozialität" nicht mit unseren Maßstäben gemessen werden konnte. Es ging noch recht lange, bis Nino begriffen hatte, daß man nicht einfach nehmen durfte, was unbeaufsichtigt herumlag; ging sie mit Christian in die Stadt und kam in den Lauben an den Früchteständen oder am Bärengraben an den Rüebli vorbei, so zischte sie ihm zu: „Nimm doch, es sieht ja niemand!" Noch länger ging es, bis wir ihr das Schwarzfahren in der Eisenbahn abgewöhnt hatten.

Auch sonst fiel Nino das Einleben nicht ganz leicht. Sie gestand uns später, im Anfang stets Angst gehabt zu haben, zu wenig zu essen zu bekommen; jedesmal sei sie entsetzt gewesen über die kleinen Portionen Kartoffeln, die auf den Tisch kamen, aus Besorgnis, davon niemals satt zu werden; sie war gewohnt, als Hauptnahrungsmittel für unsere Begriffe unglaubliche Mengen Kartoffeln zu vertilgen und gab sich erst nach und nach Rechenschaft, daß der Kaloriengehalt der übrigen Nahrungsmittel bei weitem genügte.

Im übrigen zeigte sie eine typische Reaktion, wie ich sie bei manchen, die aus den Hungergebieten für längere Zeit in die Schweiz kamen, beobachtet habe: zunächst ungetrübte Begeisterung über alles, was man kaufen und essen konnte – und wie bescheiden war damals unsere Lebenshaltung im Vergleich zu heute! Dann folgte eine Depression mit Auflehnung gegen die „langweilige" Ordnung, gegen den Verlust des Abenteuers und Kampfes und gegen die Sattheit des Schweizer Bürgers. Schlecht vertragen wurde auch von jenen, die zum Widerstand gehört hatten, die allgemeine Mißachtung der Deutschen und die in jener Zeit überall diskutierte kollektive Schuld. Plötzlich fühlte sich Nino dann doch wieder als Deutsche.

Wie bei andern ging aber auch bei ihr diese Phase vorüber, und sie wich einer heftigen Besitzergreifung von uns und unserer ganzen Familie. Nino adoptierte uns kurzerhand als ihre Pflegeeltern und betrachtete unsere Kinder eindeutig als Geschwister. Dahinter steckte selbstverständlich ein unbewältigter Protest gegen die wirklichen Eltern. Als Bergengruen wenige Monate später mit seiner Frau zusammen ebenfalls in die Schweiz gelangen konnte und sich für ein Jahrzehnt in Zürich niederließ, verstanden wir manches besser. Er ging völlig in seiner Arbeit auf, und Frau Bergengruen sah ihren Platz bei aller Mütterlichkeit und Wärme eindeutig an der Seite ihres Mannes, dem sie sein schriftstellerisches Werk ins reine schrieb und die ganze umfangreiche Korrespondenz abnahm. Die beiden jüngeren Kinder hatte man inzwischen in einem Internat im Schwarzwald unterbringen können.

So gehörte Nino während der vier Jahre, die sie bei uns blieb, restlos zur Familie, teilte mit uns ihre eigenen und die Freuden und Sorgen unserer Kinder, rebellierte gelegentlich ungehemmt, wie es Kinder zu tun pflegen, ließ sich zurechtweisen, war hie und da, wie die andern, auch einmal eifersüchtig und bildete auf diese Weise ein selbstverständliches Glied unserer Gemeinschaft.

Die Eltern Bergengruen akzeptierten lächelnd diese Situation; sie fand öfters ihren Ausdruck in den launigen Widmungen, mit denen die regelmäßig eintreffenden Bücher versehen wurden. Ein besonderes Fest war es, wenn Bergengruen bei uns einen Vorleseabend veranstaltete, zu dem wir jeweils auch einen weiteren Kreis einluden. Er besaß eine höchst eindrückliche Diktion, und manche Novelle, die wir dann später gedruckt lesen konnten, machte gesprochen einen noch viel intensiveren Eindruck. Auch wenn er in der Freistudentenschaft, am Gymnasium, im Lyceumclub vorzulesen hatte, war er regelmäßig unser Gast. Einmal führte das Stadttheater eine von Armin Schibler komponierte Oper nach dem

„Spanischen Rosenstock" auf. Es blieb bei einer einmaligen Aufführung; Bergengruen gab uns nachher selbst zu, daß der Versuch wenig geglückt war. In hohem Maße anregend war es, auf Spaziergängen oder an langen Abenden als eindeutig Empfangende Bergengruen von seinen neuesten Plänen erzählen zu hören und zu verfolgen, welche dichterischen Probleme ihn gerade beschäftigten. Seine literarischen, aber auch historischen Kenntnisse waren überragend, seine geistige Haltung mit ihrer Neigung zum Mystizismus, der Verherrlichung des Reichsgedankens und seinem Katholizismus uns in manchem eher fremd. Bei aller Lebhaftigkeit und der Neigung zu Causerien im besten Sinne, in der die witzige Anekdote eine große Rolle spielte, schien mir sein Wesen von einer tiefen Melancholie geprägt. Er sprach mehrmals davon, daß er dauernd mit dem Tode lebe.

Die Zugehörigkeit Ninos zu unserer Familie nahm ihr natürliches Ende mit ihrer Verheiratung 1950, wurde aber bei dieser Gelegenheit noch ganz besonders unterstrichen. Wir mit unseren Kindern und Schwiegerkindern wurden als „dritte Familie" neben den Bergengruenschen und den Angehörigen des Bräutigams zur Hochzeit eingeladen. Es war ein unvergeßliches, beinahe drei Tage währendes Fest in Überlingen am Bodensee mit der Trauung in der überirdisch schönen Kirche Birnau, Gastmählern und Reden, alles getaucht in eine beschwingte Heiterkeit, die noch lange nachklang.

Die Beziehung zu den Eltern Bergengruen hat mit lebhafter Anteilnahme an den gegenseitigen Familienereignissen weiter gedauert. Sie besuchten uns später in der Waldau, wir sie in ihrem neuen Haus in Baden-Baden. Wie die Schicksalsfäden sich verknüpfen können, zeigte sich, als wir eines Tages entdeckten, daß unsere Lucia Jessner in Amerika eine der intimsten Jugendfreundinnen der Frau Bergengruen war. In der Analyse war von ihr oft die Rede gewesen, ich hatte aber noch lange Zeit während unserer Bekanntschaft keine Ahnung von ihrer Identität mit der Analysen-Lotte. Mit Nino aber, ihrem Mann und ihren jetzt drei Kindern verbindet uns nach wie vor ein herzliches freundschaftliches Verhältnis.

Es nahmen noch andere enge persönliche Beziehungen in dieser ersten Nachkriegszeit ihren Anfang. So erschien, ebenfalls noch 1945, die Frau von Henri Versteeg – wir kannten sie damals noch wenig, hatten uns aber bemüht, mit Liebesgabenpaketen auszuhelfen –, um für ihre älteste Tochter eine Unterkunft in der Schweiz zu suchen. Wir luden ihren Mann für einen längeren Aufenthalt zu uns ein, nach und nach tauchten die Kinder Versteeg auf, die sich wiederum mit unseren Kindern befreundeten, woraus sich eine bis heute bestehende enge Familienverbindung gestaltete. Wie oft sind wir in späteren Jahren in das gastliche Versteegsche Haus in den Dünen bei Wassenaar gefahren und haben an den wechselvollen Schicksalen der Sippe engsten Anteil genommen. Besonders eindrücklich war unsere erste Reise dorthin im Jahre 1949, unsere erste größere Auslandsreise mit dem Auto seit dem Kriege überhaupt, in einer Zeit, wo Frankreich, Belgien, Deutschland noch wüst und trostlos waren, schon beim Übertritt über die Grenze das holländische Land uns aber vertraut, ja heimatlich vorkam, wie wenn man durch eine weite Einöde gewandert wäre und nun wieder so etwas wie Heimatluft atmen würde.

Ich sprach schon davon, daß bald nach Kriegsschluß die Beziehungen zu unsern Pariser Kollegen, insbesondere Minkowskis, wieder aufgenommen wurden. So erschien auch über ein Wochenende Henri Ey, bereits das anerkannte Haupt der jungen, gegenüber der doktrinär erstarrten französischen Schulpsychiatrie in Auflehnung stehenden Psychiatergeneration mit seiner reizvollen, schwarzhaarigen Frau zu Besuch. Die Eigenwilligkeit, der Antikonformismus Ey's fand wenigstens teilweise eine Erklärung, als er uns von seinem Herkommen und seiner Kindheit erzählte. Er ist Baske und stammt aus einem kleinen Pyrenäendorf, wo seine ganze Familie heute noch ansässig ist als Weinbauern; als einziger der Sippe ist er „ausgewandert", nach Paris, als einziger hat er auch eine „fremde", nicht zur Dorfgemeinschaft gehörende Frau genommen. Noch jetzt gehört ihm ein Weinberg dort unten, und als Gastgeschenk ließ er uns nachher, der Zeitumstände wegen allerdings mit großen Transport- und Zollschwierigkeiten, eine Kiste vorzüglichen Apéroweines schicken.

Noch andere unserer Vorkriegsfreunde tauchten auf. Eines Tages rief mich Rümke an aus Zürich, ob er zu einem kurzen Besuch kommen dürfe. Aus dem einen Abend wurde eine ganze Woche. Er erkrankte gleich am nächsten Tag an Grippe, so daß wir ihn nicht weglassen konnten. Der Zweck seines Besuches war eigentlich, sich bei mir über manches auszusprechen, was ihn bedrückte. Er befand sich in einer richtigen Depression. Man hatte ihn nach Kriegsschluß der Kollaboration mit den Deutschen angeklagt und als Lehrstuhlinhaber und Direktor der Utrechter Klinik suspendiert. Nach seiner Darstellung war ihm schwerstes Unrecht widerfahren – wenn ich mich richtig erinnere, durch die Intrige irgendeines Oberarztes, der nach seinem Posten strebte. Er erzählte, daß er im Gegenteil sich für die Juden eingesetzt, ja einen von ihnen unter persönlicher Gefahr bei sich versteckt hatte. Nun sei er zwar wieder im Amt, aber doch nicht eigentlich rehabilitiert und fühle sich deshalb gedemütigt und unsicher. Es war nicht leicht, ihm zu helfen und zu raten, besonders, da die ganze Geschichte doch im Grunde undurchsichtig blieb. Immerhin tat es ihm doch sichtlich wohl, sich aussprechen zu können und Freundschaft zu spüren. Unsere Beziehung belebte sich von da an deutlich und erstreckte sich auch auf seine Frau. Wiederholt erschienen die beiden in den folgenden Jahren bei uns. Später waren wir an den nach und nach wieder einsetzenden internationalen Kongressen viel beisammen und besuchten die beiden auch in Utrecht, bis dann in der zweiten Hälfte der 50er Jahre dumme Eifersüchteleien von Rümkes Seite dazwischen kamen.

Bald einmal traten auch die deutschen Kollegen auf den Plan. Davon wird aber in anderem Zusammenhang die Rede sein.

338

Kapitel 44

GRÜNDUNG DER SCHWEIZERISCHEN
ÄRZTEGESELLSCHAFT FÜR PSYCHOTHERAPIE

Mit dem Abschluß meiner Amtszeit als Präsident der SGP war mein aktives Interesse an der Gesellschaft nicht zu Ende. Nicht nur blieb ich als Beisitzer weiterhin Mitglied des Vorstandes und betreute nach wie vor die Kommissionen für die Personalausbildung. Ich fühlte mich in wohl übertriebener Weise immer noch verantwortlich für den ganzen Organismus, der mir in den drei Jahren so sehr ans Herz gewachsen war und hatte das Gefühl, meinem Nachfolger Morel auf die Finger schauen zu müssen, damit er die administrativen Fragen nicht allzu ungeschickt anfasse und in der Themenwahl für die Tagungen sich nicht zu sehr von seiner Skepsis allen psychologischen, philosophischen und psychoanalytischen Strebungen gegenüber leiten ließ. Kurz, es war für mich nicht so ganz leicht, wieder in die Stellung eines gewöhnlichen Mitgliedes zurückzutreten. Schon bald bekam ich dann auch eine neue Aufgabe.

Schon in der letzten Zeit meiner Tätigkeit als Präsident der SGP hatten sich die praktischen Psychotherapeuten, die nicht der Jungschen Schule angehörten, also die überwiegende Mehrzahl, zu regen begonnen und eine eigene Organisation verlangt. Den Hauptanlaß bot ein äußerliches Moment: Die Internationale Psychotherapeutische Vereinigung lebte wieder auf und gedachte, regelmäßige Kongresse zu veranstalten. Ihr letzter Präsident vor dem Krieg war unter wenig erfreulichen Umständen C. G. Jung gewesen. Die Deutschen waren damals führend, hatten das Feld beherrscht und es war nicht zu vermeiden gewesen, daß der ganze Verein damit ins nationalsozialistische Fahrwasser geriet. Aus Protest dagegen hatte Kretschmer als Vorsitzender demissioniert. Für ihn war ausgerechnet C. G. Jung eingesprungen, der damals, wie übrigens besonders ausgeprägt seine beiden Schwiegersöhne, fröntlerischen Tendenzen huldigte und sich sogar rassistisch und antisemitisch geäußert hatte. In einem offenen Brief in der „Neuen Zürcher Zeitung" hatte ihn deshalb und weil er den Vorsitz des gleichgestalteten Vereins übernommen hatte, Gustav Bally schwer angegriffen.

Nach dem Kriege nun stellte die C.G.-Jung-Gruppe den Anspruch, auf Grund dieser ihrer früheren Stellung die Schweizer Psychotherapeuten zu vertreten. Sie wurde dann auch von einem neu ins Leben gerufenen Komitee zur Organisation internationaler Kongresse in völliger Verkennung dieser Hintergründe allein eingeladen.

Diese Situation wurde von allen Nicht-Jungianern als unerträglich empfunden. Da auf gütlichem Wege nichts zu erreichen war –, mußte etwas geschehen. Die bisherige Kommission für Psychotherapie der SGP wurde von dem internationalen Komitee auf ein Gesuch hin als schweizerische Vertretung nicht anerkannt, sondern es konnte nur ein richtiger Verein Mitglied werden. So war es, wenn ich mich richtig erinnere, der damalige Präsident der Kommission für Psychotherapie, Oskar Forel, der als erster den Gedanken hatte, eine Dachorganisation für alle psychotherapeutischen Schulen und alle nichtschulgebundenen Therapeuten der Schweiz zu gründen.

Auf der andern Seite waren es Bally und Boss in Zürich, die auf dasselbe Ziel hinstrebten, wobei sie allerdings in erster Linie hofften, auf diesem Wege eine richtige Ausbildung in Psychotherapie durchsetzen zu können. Beide vertraten immer wieder die Meinung, dem Überhandnehmen der wilden Psychotherapie durch Nichtärzte könne nur gesteuert werden, indem man eine möglichst große Zahl psychotherapeutisch gut ausgebildeter Ärzte auf die Bevölkerung loslasse. So sehr ich selbst ebenfalls dafür war, die Ausbildung in Psychotherapie, und zwar in erster Linie natürlich der analytischen Psychotherapie, zu fördern, so sehr schien es mir unsinnig, die jungen Kollegen in diese Ausbildung geradezu zu treiben, um sie nachher einem wirtschaftlich völlig ungewissen Schicksal zu überlassen. Ich fand diese namentlich von Boss vertretene These weltfremd und unverantwortlich. Sie war es in jenem Zeitpunkt sicher, wenn man sah, wie die Kollegen in der Praxis zu kämpfen hatten. So mancher von ihnen, besonders von den Zürchern, hat mir damals mit Bitterkeit geklagt, er könnte niemals von reiner Psychotherapie, geschweige dann von der Psychoanalyse leben, sondern müsse daneben noch eine allgemeine Praxis betreiben! Niemand konnte ahnen, daß schon zehn Jahre später eine Hochkonjunktur herrschen würde, die den Psychotherapeuten alle wirtschaftlichen Sorgen wegzauberte.

Nun hatte Bally damals an sämtliche Mitglieder der SGP einen Fragebogen verschickt, auf dem sie sich darüber ausweisen sollten, wie weit sie psychotherapeutisch ausgebildet waren (Lehranalyse, poliklinische Tätigkeit, Kontrollanalysen, etc.), was sehr viel böses Blut machte. Es hagelte nur so von Protesten, in erster Linie natürlich von jenen, die auf dem Fragebogen schlecht abschnitten, trotzdem aber, zu Recht oder zu Unrecht der Meinung waren, sie seien ausgezeichnete Psychotherapeuten. Auch die Anstaltspsychiater nahmen nahezu geschlossen gegen die Enquete Stellung.

Damit war auch der Gedanke einer Ärztegesellschaft für Psychotherapie in den Augen mancher verdächtig geworden. Sie witterten als Endziel eben doch die Schaffung zweier Klassen von Psychiatern, den vornehmen, ausgebildeten

Psychotherapeuten und den „bloßen" Anstaltsleuten. Diese Gruppe, die nun alles, was von Bally oder Boss ausging, von vornherein ablehnte, war recht groß, aber nicht die einzige, die dem Projekt Widerstand leistete. Neben dem C. G. Jung-Club, der natürlicherweise um seine Machtposition kämpfte, stand auch die Schweizerische Gesellschaft für Psychoanalyse abwartend und eher ablehnend beiseite. Eine besonders starke Opposition entwickelte sich schließlich im engern Kreise der SGP – ihr Wortführer war Steck – aus der Befürchtung heraus, die geplante Neugründung schwäche die Muttergesellschaft. Diese sei allein zuständig, aber auch in der Lage, sämtliche Interessen der Psychiater zu vertreten, und wenn man es zulasse, daß eine spezielle Kategorie von Mitgliedern sich in einer Spezialgesellschaft organisiere, so bedeute dies den Anfang des Zerfalls, indem bald andere Vereinigungen sich abspalten würden. Zudem sei jeder Psychiater so ipso auch Psychotherapeut. Von dieser Gruppe wurden Bally und Boss ebenfalls angefeindet; aber auch Forel, dessen damals recht ausgeprägte kommunistische Sympathien ihn manchen verdächtig machten, wurde nicht anerkannt.

In dieser außerordentlich schwierigen Lage gelangten die eigentlichen Initianten einer Neugründung, Bally, Boss und Forel, aber auch eine Reihe anderer, jüngerer Kollegen, die in der Gründung den Ausweg aus den bestehenden Schwierigkeiten sah, an mich. Ich sei der einzige, der die Situation meistern könne.

Meine eigene Stellungnahme war eindeutig. Die Kommission für Psychotherapie hatte trotz jahrelangen Bemühungen die vielen Aufgaben, die ihr zwangsläufig zugefallen waren, nie zu lösen vermocht. Es mußte irgendeine Instanz geschaffen werden, die selbständiger und kräftiger handeln konnte und auch einen breiteren Rückhalt besaß. In der SGP waren die Anliegen der Psychotherapeuten, d.h. die Anträge der Kommission für Psychotherapie, in den oft schlecht besuchten Geschäftssitzungen mit der ewigen Zeitnot jeweils nur rasch und oberflächlich besprochen worden und sicherlich zu kurz gekommen. Manches drängte sehr, so die Forderungen der verschiedenen Kantonsregierungen, eine Reglementierung für die nichtärztlichen Psychotherapeuten auszuarbeiten, der Kampf mit den Krankenkassen und nicht zuletzt eben die Vertretung der schweizerischen Psychotherapie nach außen. Sollte es gelingen, die verschiedenen psychotherapeutischen Gruppierungen und Schulen unter einen Hut zu bringen, wenn auch noch so lose, so wäre damit etwas geschaffen, was bisher noch in keinem andern Lande existierte. Es bot sich hier eine Möglichkeit der Verständigung und der Zusammenarbeit, wie sie besser nicht gedacht werden konnte.

Meine erste Aufgabe bestand darin, Statuten aufzustellen, die den Bedürfnissen der neuen Gesellschaft einigermaßen gerecht wurden, andererseits aber alle die Widerstände berücksichtigten, die gegen ihre Gründung bestanden. Es war von vornherein klar, daß die weitgehenden Forderungen von Bally und Boss nach Selektion der Mitglieder auf Grund ihrer psychotherapeutischen Vorbildung niemals akzeptiert würden. Das Komische war, daß bei aller gegenseitigen feindseligen Einstellung diese Forderungen mit derjenigen der Jung-Gruppe identisch waren. Der Angst vor einer Scheidung in Psychiater erster und zweiter Klasse wurde dadurch begegnet, daß alle Mitglieder der SGP ohne weiteres auch Mitglieder der neuen Gesellschaft werden konnten. Die schwierigsten Probleme bestanden schließlich darin, die Jung-Leute, trotzdem sie ihrer Machtposition beraubt wurden, zur Mitwirkung zu gewinnen, die Gesellschaft für Psychoanalyse aus ihrer Reserve herauszulocken und schließlich die heftigen Widerstände der Anstaltspsychiater in der SGP zu überwinden. Merkwürdigerweise gelang dies alles viel leichter, als ich es mir gedacht hatte. Die Rededuelle in den Geschäftssitzungen der SGP sind mir freilich unvergeßlich.

Trotz der vorangegangenen Kämpfe liefen die Anmeldungen für die Mitgliedschaft in der Ärztegesellschaft für Psychotherapie in erstaunlicher hoher Zahl ein, und meine Funktion, die Klippen zu überwinden und die Gesellschaft zu gründen, war damit erfüllt.

Abgesehen von der Überwindung der Gründungsschwierigkeiten und meiner Tätigkeit als erster Präsident hat mir die Ärztegesellschaft für Psychotherapie nicht allzuviel zu verdanken. Wohl war nun die Vertretung auf internationaler Ebene in angemessener Weise gesichert und ein gutes Einvernehmen mit der SGP hergestellt. Die ganze Regelung der Ausbildung in Psychotherapie und ihre Verankerung im FMH kam aber erst sehr viel später; immerhin hat sich dann gerade dafür die neue Gesellschaft sehr bewährt.

Zu meinen Gunsten kann ich lediglich noch anführen, daß Manfred Bleuler auf meine Anregung hin die psychotherapeutische Ausbildung an seiner Klinik an die Hand nahm und durch die Anstellung von Bally und Boss das Vorbild für alle weiteren analogen Institutionen schuf. Es war dies anläßlich eines Vortrages, den ich 1948 in der Züricher Ärztegesellschaft zu halten hatte. Bleuler hatte eben in seinem Amerikaaufenthalt eine große Wendung vollzogen, indem er nach seiner vorher vorwiegend organizistischen Einstellung plötzlich von einer psychoanalytischen Welle erfaßt worden war, mehr oder weniger von Psychogenie der Schizophrenie sprach und jedenfalls in der Psychotherapie der Psychosen gegenüber den somatischen Behandlungsverfahren das Heil der Zukunft erblickte. Auf einem Spaziergang vor der Sitzung sprach ich mit ihm davon, wie sehr es ein Anliegen der Ärztegesellschaft für Psychotherapie sei, daß wenigstens an den Kliniken Ausbildungsmöglichkeiten geschaffen würden und daß er der geeignete Mann wäre, damit den Anfang zu machen. Kurz darauf erfolgte in Zürich die Einrichtung der Kurse, Seminare und Kontrollanalysen.

Meine Bemühungen um die Gründung der neuen Organisation ist trotz meiner nicht allzu großen Verdienste offenbar doch geschätzt worden. Ein äußeres, für mich aber sehr erfreuliches Zeichen dafür ist es, daß mich die Ärztegesellschaft für Psychotherapie anläßlich meines 70. Geburtstages zum ersten Ehrenmitglied ernannte.

Kapitel 45

ERSTE BEZIEHUNGEN ZU DEUTSCHLAND

Beinahe ein volles Jahr nach Kriegsende blieb Deutschland ein verschlossenes und verbotenes Land. Man hörte nur immer wieder von dem unsagbaren Elend, dem Hunger, den Verwüstungen. Eine schriftliche Verbindung bedurfte sehr komplizierter Umwege. Erst im April 1946 wurde die Korrespondenz frei.

Ich schrieb natürlich sofort an Gruhle, dessen letzter Brief mehr als drei Jahre zurücklag und der mir in der Zwischenzeit nur gelegentlich ein Separatum hatte zukommen lassen können. Die Antwort kam aus Weissenau, wo Gruhle immer noch Direktor war, und der Brief erreichte mich, trotzdem er in einen verbotenen, nämlich gefütterten Umschlag, gesteckt worden war. Er war von überströmender Herzlichkeit: „Endlich, endlich ist es wieder möglich, nicht nur in Gedanken, sondern mit Worten herzlicher Begrüßung die Grenzen zu überschreiten." In erster Linie berichtete Gruhle von einer Berufung auf den Lehrstuhl nach Bonn. Er hat mancherlei der augenblicklichen Lage entsprossene Bedenken, z. B. daß er dort auf die offiziellen Lebensmittelzuteilungen angewiesen sein würde, während er in Weissenau „natürlich auch kleine Hilfsquellen zum Leben" habe, und wenn er nach wenigen Jahren aus Altersgründen abtreten müsse,

„sitze ich dann als Emeritus noch fremd in der zerstörten Stadt in der preußischen Ebene. Trotzdem lockt es mich unendlich, noch einmal nach 13 Jahren des Schweigens wieder zu lehren und mich auszugeben. Ich fühle mich noch ganz frisch ... ich habe in all den Jahren sehr viel für mich gearbeitet. Ein kleines und ein größeres Buch liegen beim Verleger in Leipzig mit unterschriebenem Verlagsvertrag, aber der Verleger hat noch keine Lizenz. Ein großes Lehrbuch der verstehenden Psychologie ist zudem fast fertig."

Selten hat mir ein Brief Gruhles derart Eindruck gemacht wie dieser erste nach der jahrelangen Pause mit dem selbstverständlichen Primat des Geistigen und der Schaffensfreude gegenüber den materiellen Nöten, mit dem Fehlen jeglicher Ressentiments, mit der Fülle literarischer Produktion, die er in den Jahren der Bedrückung, des Ausgeschlosseneins, den Mühsalen des Krieges und Nachkrieges zustandegebracht hatte. Da war nichts zu lesen von Klagen, von Bitten um Hilfe, wie sie von Bekannten, aber auch völlig Unbekannten in jenen Jahren als Bettelbriefe aus Deutschland in steigender Flut bei uns eintrafen – oft merkte man deutlich, daß sich der Absender ein schweizerisches Telephonbuch verschafft und daraus einfach die Adresse jener Leute herausgeschrieben hatte, von denen er annahm, daß bei ihnen etwas zu holen sei.

Nichts von alledem bei Gruhle. Vorläufig will er als Gastprofessor nach Bonn gehen und „aus der Nähe sehen, ob man dort leben kann". Er hat freilich Bedenken, seine Angehörigen in Weissenau allein zu lassen, „da der Strom der Ostflüchtlinge heranrückt".

Im Sommersemester 1946 liest er dann in der Tat in Bonn. Er hat einige Mühe, in allem, was von ihm verlangt wird, wieder auf der Höhe zu sein, namentlich in der Neurologie, die ihn nie interessiert hat. Er empfindet auch schmerzlich die lange Isolierung in literarischer Beziehung:

> „Mit meiner Litt.-Kenntnis steht es natürlich schlecht. Ich bin im letzten Jahrzehnt sehr verbaut. Hier muß ich mich jetzt wieder sehr in die Neurologie einarbeiten. Das feinere Lesen von Encephalogrammen muß erst gelernt sein. Ich sehe bei Hirnoperationen zu und suche mich in Stoffwechselfragen einzuleben. Die Vorlesungen machen mir nach solanger Zwischenzeit Freude, wenngleich das stud. Publikum sehr wurstig ist und auf jedes nur einigermaßen allgemeine Wort sofort mit Äußerungen von Beifall oder Mißfallen reagiert."

Ende Juli ist seine Gastrolle in Bonn beendet und er fährt nach Weissenau zurück.

Weiterhin bleibt unsere Korrespondenz sehr rege. Gruhle sehnt sich jedoch sehr nach einem persönlichen Kontakt. Dieser scheint noch in unerreichbare Ferne gerückt.

> „Gebe der Himmel", schreibt er am 12. Juli 1946, „daß wir nicht nur weiter miteinander korrespondieren können, sondern daß wir uns noch einmal in Ruhe und Behaglichkeit wiedersehen, ehe der Abbau des Alters über mich hereinbricht."

Wiederum, wie seinerzeit bei seinem Kriegsbesuch, sollte sich das im Augenblick Unvorstellbare erfüllen. Über mehr als zehn Jahre lang konnten wir später das friedliche Beisammensein pflegen, intensiver noch als vor dem Krieg.

Nochmals als Gastprofessor für das Wintersemester 1946/47 wollte Gruhle nicht nach Bonn zurück.

> „Ich schrieb dieser Tage nach Bonn, ... daß ich sehr bedaure, nun dort nicht wieder lesen zu können. Aber ich käme erst und dann gerne hin, wenn meine Berufung endgültig wäre."

Er hat nun – im November – etwas Angst vor dem „schlimmen Winter" in Weissenau. „Ich habe zwar ein gut geheiztes Dienstzimmer, aber nur ein einziges kleines Öfchen in der Privatwohnung. Aber auch das wird vorübergehen." Nur einmal heißt es, das Essen sei einförmig, „aber es reicht. Jetzt hilft das Pilzesuchen." Mehr werden andere bedauert. Gruhle führt öfters nach Tübingen, um sich in der Bibliothek Bücher zu holen, was freilich in jeder Richtung eine neun-stündige Fahrt bedeutet und damit zwei volle Tage in Anspruch nimmt; er trifft sich dort mit dem Chirurgen Nägeli:

„Wann ich freilich jetzt das dritte Mal erlebe, daß der Ordinarius für Chirurgie, Ihr Landsmann Nägeli, abends nur ein paar Salzbrezeln und einen dünnen Tee als Abendessen kriegt, bewundere ich es, wie heute ein Schweizer nach Deutschland kommen kann."

Was Gruhle vor allem bedrückt, ist seine Zukunft. Am 1. Mai 1947 wird er aus Altersgründen (er ist 65jährig) in Weissenau pensioniert, denkt aber nicht daran, sich zurückzuziehen und allein seiner literarischen Tätigkeit zu leben, obwohl hier zahlreiche Aufgaben seiner warten, „zumal Thieme, Springer und Marhold allerlei Wünsche haben". Er könnte sich dies mit seiner kleinen Pension als süd-deutscher Anstaltsdirektor und dem Sohn, der eben erst sein Studium begonnen hat, und der Tochter, die noch ins Gymnasium geht, auch gar nicht leisten.

Erst am 15. Januar 1947 erfahre ich, was eigentlich mit Bonn los ist. Der Vor-gänger Gruhles, Polisch, der seinerzeit von den Nazis an seine Stelle gesetzt wor-den war, ist verhaftet worden. Ob er „entnazifiziert" werden und damit eventuell wieder die Klinik bekommen wird, ist noch ungewiß, obwohl er seinerzeit auch Gutachten über die Vergasung Geisteskranker abgegeben hatte, und die Bonner Universität will – für uns unbegreiflicherweise – nichts entscheiden und Gruhle keine definitive Zusage geben, bevor der Prozeß beendet ist.

Freilich bemüht man sich noch von manch andrer Seite um ihn. Immer treten aber äußere Hindernisse dazwischen: In Erlangen wird er von der Fakultät an er-ster Stelle für den dortigen Lehrstuhl vorgeschlagen, die Regierung lehnt ihn aber wegen seines Alters ab. Er bekommt einen Ruf nach Berlin an die Charité. „*Jetzt* Berlin? Alle andern fliehen von dort. Soll ich hingehen? Was raten Sie?" schreibt er am 15. Januar 1947. Auch hier braucht er sich aber nicht zu entschei-den. Monatelang wartete er auf das Ausreisevisum der französischen Besatzun-gsmacht nach Berlin, um an Ort und Stelle verhandeln zu können, bis es ihm schließlich verleidet ist. Er ist voll Unruhe, voll Drang nach Aktivität. „Aber ich möchte gern wieder an die Universität", schreibt er im Mai 1947, „jedes Mal wenn ich nach Tübingen hinüberfahre und sehe dort das Leben, werde ich arg ungeduldig."

Schließlich kommt er auf seinen Entschluß zurück und fährt für das Sommer-semester doch wieder, ohne eine feste Berufung, nach Bonn.

Dort bleibt er nun trotz all seiner Anstrengungen in einem provisorischen An-stellungsverhältnis, was sich später schwer rächen wird und seine letzten Lebens-jahre verdüstert. Das Unrecht, das ihm in diesem Zusammenhang angetan wer-den wird, ist ebensoschlimm, wie das, was er unter den Nazis zu erdulden hatte.

Vorläufig geht er aber mit großer Freude im Vorlesungsbetrieb unter:

„Im kommenden Winter soll ich auch die normale Psychologie, ein psychologisches Kolloquium, ein psychiatrisches Seminar und Psychologie des Verbrechers lesen, so daß ich auf 11 bis 12 Wochenstunden kommen werde."

Die Familie hat er vorläufig noch in Weissenau zurückgelassen, wo sie in der Anstalt ein paar Zimmer bewohnen darf; denn ein Umzug ist im damaligen Zeitpunkt noch nahezu unmöglich, sowohl wegen den mißlichen Verkehrsverhältnissen wie auch der Unsicherheit wegen; es müßte tatsächlich befürchtet werden, daß die Hälfte der Möbel, Bücher, etc., wenn nicht noch mehr, gestohlen würde. „Es gibt organisierte Räuberbanden, die die Güterzüge plündern", schreibt er. In den Ferien fährt er aber jeweils zur Familie.

Abgesehen von der Möglichkeit zu lehren und einer Klinik vorzustehen, fühlt sich Gruhle in Bonn nicht wohl:

„Ohne viel Arbeit wäre das Leben hier schwer. Zerstörte Stadt. Keine Spaziergänge, kein Garten, keine Blumen. Ein einfenstriges Klinikzimmer mit Mattglasscheiben, aber selbst wenn ich das Fenster aufmache, sehe ich Schrebergärten und Vorstadthäuser."

Immer wieder ist in den Briefen die Rede davon, wann wir uns wiedersehen würden. Die Möglichkeit dazu und gleichzeitig zu meinem ersten Kontakt mit der seltsamen Welt des unmittelbaren Nachkriegsdeutschland bietet sich plötzlich im September 1947 während Gruhles Ferienzeit in Weissenau. Ganz kurzfristig erhielt ich von der französischen Militärregierung in Baden-Baden eine Einladung, an einem vom 9. bis 12. September in Tübingen stattfindenden ersten deutschen Psychiaterkongreß teilzunehmen. Wie sich rasch ergab, hatten nur wenige Schweizer diese Einladung erhalten, u. a. auch Klaesi und Gustav Bally. Ich entschloß mich rasch zu einer Zusage, denn es war dies wohl eine einzigartige Gelegenheit, über die Grenze zu gelangen. Trotzdem die Straßen miserabel waren und es ungewiß blieb, ob und in welcher Menge man in Deutschland Benzin bekommen könnte, entschloß ich mich, den Wagen zu nehmen; die Fahrt mit der Bahn hätte etwa 2 Tage in Anspruch genommen. Ich lud Klaesi ein, mit mir zu kommen, da er nicht selbst fahren wollte. Er war von vornherein höchst ambivalent und sagte schließlich ab – nicht etwa meinetwegen, sondern weil er, wie ich glaube, einfach Angst hatte. In der Tat hörte man Schauergeschichten über Plünderer, die es namentlich auf ausländische Autos oder mindestens auf ihre Pneus abgesehen hatten und über die entsetzlich schlechte Verpflegung.

Wir waren im Ruhren, als eines Tages plötzlich das Waldau-Auto mit dem Chauffeur Erne erschien, der Herrn und Frau Prof. Urban aus Innsbruck zu uns brachte. In einem Einführungsbrief verzichtete Klaesi nochmals definitiv auf die Teilnahme an der Reise und fragte, ob er seinen Platz in meinem Wagen nicht Herrn Urban abtreten könne, der ebenfalls nach Tübingen fahren wollte. Ich sagte selbstverständlich zu. Der dritte sollte Gustav Bally sein, der schon einmal zu einem Vortrag in Tübingen gewesen war und sich als gewiegter „Deutschlandreisender" gab. Wir sollten die beiden einzigen Schweizer an dieser denkwürdigen Versammlung bleiben. Bally war es auch, der anordnete, was an Lebensmitteln und andern dringend erwünschten Dingen mitzunehmen war und eingeführt werden durfte. In aller Eile wurde gepackt; Trudi nähte aus einem alten Leintuch einen Sack, den sie voll mit Kleidern, Wäsche, Schokolade, Früchten etc. packte, für die Familie Gruhle bestimmt, die die zwei schon vor einiger Zeit bestellten Lebensmittelpakete immer noch nicht erhalten hatte. Der Autokoffer meines treuen Opels wurde vollgestopft. Wir fuhren offen, um auch auf dem Rücksitz möglichst viel aufstapeln zu können, wobei sich Urban mit dem übrigbleibenden engen Platz begnügen mußte, während Bally bei mir vorne saß. Die Visa der Franzosen waren rechtzeitig eingetroffen. Vorsorglich nahmen wir noch einen Kanister mit 20 Litern Benzin mit.

Der Grenzübertritt zwischen Schaffhausen und Singen ging reibungslos; wir waren nur etwas entsetzt über die Menge von Schweizer Franken, die wir den Franzosen für das Visum, für Straßengebühren und alle möglichen andern Formalitäten abladen mußten.

Nun begann die Fahrt ins Unbekannte. Die Straßen waren tatsächlich schlecht, voll von tiefen Löchern, zudem völlig verlassen. Einmal begegneten wir einer französischen Militärkontrolle, die uns aber nur winkte weiterzufahren. Es dämmerte schon, als wir in Tübingen ankamen und zur psychiatrischen Klinik fuhren. Wir wurden von Dozent Hirschmann, der den Kongreß organisierte, am Portal empfangen. Er wollte uns gleich zu Kretschmer führen, erklärte aber entsetzt, als wir ihm ahnungslos folgen wollten, es sei ganz unmöglich, den offenen Wagen mit seinem kostbaren Inhalt einfach vor der Klinik stehen zu lassen. Er beorderte gleich einen Assistenzarzt – nicht etwa einen Pfleger oder den Portier – ihn während unserer Abwesenheit zu bewachen. Dies gab uns einen Vorgeschmack dessen, was noch folgen sollte. Kretschmer erklärte nämlich gleich, er könne gar nichts für unsere Unterkunft und Verpflegung tun. Die französische Militärregierung habe den Deutschen ausdrücklich verboten, Ausländer zu beherbergen. Wir müßten beim französischen „Office" in der Stadt vorsprechen; dort würde man für uns sorgen. Wir fuhren hin, Urban bewachte den Wagen, weil er doch nicht Französisch sprach, Bally und ich verhandelten mit den Beamten. Frostiger Empfang; man wußte von nichts, vergeblich wiesen wir die offiziellen Einladungsschreiben der Militärregierung in Baden-Baden vor. Weder wollte man uns Geld wechseln noch Lebensmittelkarten aushändigen, und zunächst erklärte man auch, es sei in keinem Hotel Platz vorhanden.

Schließlich kamen wir doch noch unter in einem völlig verlotterten, schäbigen, kleinen Gasthof, in dem, wie wir bald feststellten, russische Soldaten hausten. Man wies uns zwei kleine Kämmerchen im 4. Stock an. Die Bettwäsche war schmutzig und zerrissen, die einzige elektrische Birne im Zimmer kaputt. Unsere Hauptsorge waren die mitgebrachten Liebesgaben. Im Auto lassen konnten wir sie während der Nacht nicht. So blieb einer unten beim Wagen Wache stehen, einer schleppte die Sachen vier Treppen hinauf, und der dritte bewachte sie oben. Zum Glück ließen sich die Zimmer wenigstens abschließen, obwohl wir uns davon keine große Sicherheit versprachen.

Wo sollten wir aber etwas zum Essen bekommen? Im Hotel gab es nichts, in einen deutschen Gasthof konnten wir nicht, weil wir weder Geld noch Lebensmittelkarten hatten. Wo sollte das Auto über Nacht bleiben?

So war uns recht beklommen zu Mut. Schließlich wußte der Wirt einen Ausweg. Wir sollten uns an die in nächster Nähe liegende französische Offiziersmesse wenden. Dort gestattete man uns nach langem Parlamentieren, den Wagen in den freilich auch nachts offen bleibenden Garten neben französische Militärfahrzeuge zu stellen. Man gab uns auch auf Kredit, ohne Karten und Geld, eine Mahlzeit.

Alles war merkwürdig, unwirklich. Schon nur den Gegensatz zwischen dem scheußlichen Hotel, den müden, ausgemergelten Gestalten auf der Straße, den Aufschriften auf den Hotels und Gaststätten: „Für Deutsche Zutritt verboten", mit dem nahezu normalen Lichterglanz, der Fröhlichkeit und dem recht guten Essen bei den Franzosen empfand man als etwas Unbegreifliches, Unmenschliches. Abends war Regierungsempfang auf dem Schloß für irgendein Studententreffen. Wir wurden dort den anwesenden württembergischen Ministern vorgestellt, u. a. auch Carlo Schmid, mit dem ich mich länger unterhielt und der mir einen starken, klug-differenzierten Eindruck machte. Ich plagte die Herren mit meinen Sorgen wegen des Autos. Sie lachten nur und meinten, das müsse man eben dem Schicksal überlassen. Tun könnten sie gar nichts. Gerade in der vorigen Nacht seien einem ihrer Ministerkollegen, der sein Auto vor dem Gartentor parkiert hatte, sämtliche vier Reifen weggeschnitten worden.

Dies war wenig ermutigend, und so verbrachte ich auf dem harten, ungastlichen Bett, ohne andere Möglichkeit, Licht zu machen als durch Anzünden eines Streichholzes, eine recht unruhige Nacht.

Nochmals gab man uns zum Frühstück Kredit in der Offiziersmesse. Dann gingen wir mit Energie dahinter, den Kampf um unseren Unterhalt aufzunehmen. In erster Linie meldeten wir uns beim französischen Universitätsoffizier, der höchsten Instanz in allen Universitäts- und überhaupt kulturellen Angelegenheiten, um uns über die erfahrene Behandlung zu beschweren. Dabei erlebten wir zum ersten Mal, daß wir den Deutschen gegenüber als „Herrenrasse" galten. Das Wartezimmer und die Korridore waren voll von Leuten, die vorgelassen werden wollten: Professoren, Studenten, Künstler und stundenlang warten mußten. Wir meldeten uns an und wurden sofort, ohne jede Rücksicht auf die vielen Wartenden, empfangen. Der Universitätsoffizier entpuppte sich als ein junger, sehr fein gebildeter Mann, der früher längere Zeit in Deutschland studiert hatte und recht gut Deutsch sprach, auf unsere Klagen aber nur ein müde-resigniertes Lächeln aufsetzte. Er versprach, sich sofort mit dem „Office" in Verbindung zu setzen und dafür zu sorgen, daß unsere Situation geregelt würde, ließ aber durchblicken, daß er dort nicht viel zu sagen habe.

Erst nach unserer Heimkehr merkten wir, was hinter diesen sonderbaren Dingen steckte. Es handelte sich nicht nur um französische Schlamperei von Leuten dritter Garnitur – wer wollte schon damals, zwei Jahre nach Kriegsende, bei den französischen Besatzungstruppen in Deutschland Dienst tun –, noch um bloße Bürokratie, sondern um politische Hintergründe. Es ging um den noch offenen Kampf zwischen den sehr mächtigen Kommunisten und den Rechtsparteien, deren Idol de Gaulle war, obschon er damals bereits nicht mehr im Amt stand. Die Leute des „Office" waren Kommunisten, der Verbindungsoffizier zur Universität dagegen Gaullist.

Wir sprachen also nochmals bei den Schaltern vor und schlugen Krach, als zunächst wiederum behauptet wurde, man könne nichts für uns tun, es sei eben noch „Kriegszustand" mit all seinen Entbehrungen. Wir wiesen darauf hin, was für eine Schande es für Frankreich sei, Ausländer einzuladen und dann in keiner Weise für sie zu sorgen. Wir würden, Verbot hin oder her, eben zu den Deutschen gehen, die sich schon unserer annehmen würden, um dann freilich in der Schweiz publik zu machen, wie es uns ergangen sei. Dies wirkte. Plötzlich waren die Lebensmittelkarten und die offizielle Erlaubnis, in der Offiziersmesse zu essen, da, und ebenso plötzlich waren nun in einem für die Alliierten reservierten, zwar ebenfalls bescheidenen, aber doch sauberen und geordneten Hotel zwei Zimmer frei. Ich konnte sogar, was mich besonders beruhigte, den Hauseingang des Hotels als Garage benutzen, wozu ich freilich zwei Treppenstufen hinauffahren mußte. Es war die sonderbarste Unterbringung des Wagens, die ich je erlebt habe. Nur mit Mühe konnte man daneben noch zur Haustreppe gelangen. Jedenfalls war er aber damit in Sicherheit.

Nur mit dem Geld wollte es nicht klappen. Das „Office" erklärte, nicht wechseln zu können. Dafür müßten wir nach Reutlingen fahren, das immerhin 30 km entfernt war. Uns reute aber das Benzin, und überhaupt waren wir nun schon so aufgebracht, daß wir uns nichts mehr bieten lassen wollten. Neuerdings sprachen wir beim Universitätsoffizier vor. Dieser lieh uns persönlich, weil er keinen andern Ausweg wußte, 1500 Franken französisches Besatzungsgeld; er tat es sichtlich ungern, weil er fürchtete, es nicht wieder zurückzubekommen. Schweizer Geld konnte oder durfte er nicht annehmen. Damit konnten wir uns nun zu dritt während der sechs Tage aufs beste verpflegen. Der Gegenwert betrug, als ich das Geliehene, kurz nach meiner Rückkehr zurückzahlte, etwas um 15 Schweizer Franken.

Unsere materiellen Sorgen waren nun beseitigt. Bally und ich richteten uns in unserem gemeinsamen Wohn- und Schlafzimmer recht behaglich ein und erneuerten bei dem engen Zusammensein unsere frühere Freundschaft. Er machte mich auch gleich darauf aufmerksam, daß er fürchterlich schnarche; wenn es mich störe, müsse ich aber nur in scharfem Tone „Gustav" rufen, wie es seine Frau zu tun pflege, was unfehlbar wirke. Ich habe dann auch wiederholt zu diesem Hilfsmittel greifen müssen und später mit ihm und seiner Frau zusammen öfters darüber gelacht. Diese relative Geborgenheit änderte aber nichts an dem Gefühl, sich in unendlicher Ferne von allem Gewohnten, in einer unwirklichen Welt, ja auf einem fremden Planeten zu befinden. Schon nur die Abgeschlossenheit von zu Hause – und doch lag die Grenze kaum mehr als 100 km entfernt – war bedrückend. Auf allen meinen Reisen, von Amsterdam, von Wien, von Mailand, von Paris aus hatte ich immer nach Hause telefoniert oder wäre in kürzester Zeit auffindbar gewesen, wenn etwas passierte. Hier aber wußte man, daß ein Telegramm drei Tage benötigte – nicht viel weniger als eine Postkarte – und von telefonieren nicht die Rede war. Was konnte in dieser Zeit alles zu Hause passieren, ohne daß die Möglichkeit bestand, mich zu benachrichtigen! Margit Doepfner kam mir in den Sinn, die sich in dieser Zeit gerade in Johannesburg befand und von dort aus unendlich viel leichter mit ihrem Vater in Verbindung treten konnte als ich von Tübingen aus. Ich sprach mit den deutschen Kollegen über dieses angstvolle Gefühl der Abgeschnittenheit. Es war ihnen völlig fremd. Sie suchten mir verständlich zu machen, daß sie nun schon seit Jahren in der selben Lage wären und Reisen unternehmen müßten, ohne zu wissen, ob sie davon überhaupt zurückkehren würden und ohne jede Möglichkeit, inzwischen mit den Angehörigen in Verbindung zu treten. Diese Lage sei für sie zu einer Selbstverständlichkeit geworden, über die man überhaupt nicht weiter nachdenke.

Tübingen war nicht bombardiert worden, ein einziges Haus hatte einen Treffer abbekommen. So sah die Stadt äußerlich recht friedlich aus, ganz anders, als was ich später an schrecklichen Verwüstungen in den großen deutschen Städten zu sehen bekam. Trotzdem war alles unheimlich und fremd. Nicht nur des vielen französischen Militärs wegen, das man in den Straßen sah, nicht nur wegen der eben durchgemachten Schwierigkeiten, irgendwie Unterkunft zu finden, nicht nur, weil ich Zeuge war, wie zwei französische FHD-Fahrerinnen auf dem Marktplatz rücksichtslos mit einem Jeep rückwärts in parkierende Autos hineinfuhren und sich hohnlachend davonmachten. Es war der niederdrückende Anblick der ausgemergelten, nach Hunger riechenden Deutschen, ihre Verfemung, die auch äußerlich in nichts der Rassendiskriminierung der Neger nachstand. Nicht nur die Verbotstafeln an den Hotels und Gaststätten zeugten davon, sondern auch die Garderoben in den Kinos, die Toiletten, ja die Eingänge in öffentliche Gebäude waren gesondert. Es gab einzelne unvergeßliche, blitzartig vorüberziehende Szenen. Etwa jene Frau, die an mir vorbeiging, wie ich meinen Wagen irgendwo am Trottoirrand parkierte und mir mit traurig-sehnsüchtigem Blick zuflüsterte: „Grüßen Sie mir die Schweiz!" Oder jener Mechaniker, der mir einen Pneu flickte und dem ich nachher eine meiner Camel-Zigaretten, mit denen ich mich reichlich eingedeckt hatte, anbot, während ich mir selber auch eine anzündete: völlig verdutzt, mit einer Mischung von Ehrfurcht und Verlegenheit meinte er: „Ja, darf man die denn rauchen?" Es war dies noch am ersten Tag. Erst später wurde mir bewußt, welchen ungeheuren Wert amerikanische Zigaretten für die Bevölkerung hatten. Sie galten als Zahlungsmittel, mit gewöhnlichen Mark konnte man ohnehin kaum etwas kaufen, mit einer einzigen derartigen Zigarette dagegen ein großes Geschenk machen.

Nun aber der Kongreß. Er wurde im wesentlichen bestritten durch Vorträge von Angehörigen der Tübinger Klinik, in denen Stoffwechseluntersuchungen die Eigenständigkeit der Kretschmerschen Typen untermauern sollten. Wichtiger waren mir die Kollegen. Überall im Saale suchte ich Gruhle, sein vertrautes, liebes Gesicht vergeblich. Ich hatte es als selbstverständlich angenommen, daß er mit seiner Beweglichkeit und seinen engen Beziehungen zu Tübingen mit dabeisein werde. So selbstverständlich war mir dies erschienen, daß ich es unterlassen hatte – die Zeit reichte dazu ja auch kaum mehr hin –, ihn von meinem Kommen zu benachrichtigen. Schließlich konnte ich einen seiner Assistenten ausfindig machen, der mir erklärte, Gruhle könne aus irgendwelchen nichtigen Gründen, ich weiß sie nicht mehr, nicht dabeisein. Ich war völlig erschlagen, denn einer der Hauptgründe meiner Reise war ja gerade gewesen, ihn endlich wiederzusehen. Es bestand keinerlei Möglichkeit, nach Weissenau Nachricht zu geben; sicher hätte er sich sofort in die Bahn gesetzt; der Assistenzarzt Fuchs, der schon am nächsten Tag wieder zurückreisen mußte, erklärte sich zudem außerstande, den großen Lebensmittel- und Kleidersack für die Familie Gruhle mitzuschleppen. Meine Enttäuschung war grenzenlos. Als Hoffnungsschimmer blieb nur noch übrig, auf der Rückreise einen Abstecher nach Weissenau zu machen, was immerhin einen Umweg von ungefähr 100 km bedeutet hätte. Die Möglichkeit dazu schien greifbar, weil es Bally dank seiner Beziehungen zu einzelnen Ministern gelungen war, uns einen Bezugsschein für Benzin über 20 l zu verschaffen.

Vorläufig blieb nichts anderes übrig, als abzuwarten und den Kontakt mit den übrigen Kollegen aufzunehmen. Bis dahin hatte ich ja eigentlich, abgesehen von den Leuten, die mich in Münsingen besuchten, nie Kontakt mit der deutschen Psychiatrie gehabt und war während der ganzen Nazizeit überhaupt nie mehr in Deutschland gewesen.

Wir drei waren die einzigen Ausländer, mit Ausnahme eines Prof. Strauss aus London (nicht etwa Erwin Strauss), den ich bis dahin nicht kannte und den wir am ersten Abend in der Offiziersmesse getroffen hatten. Er war deutscher Emigrant und erzählte uns, wie er bei Kriegsende mit hohem militärischem Rang und entsprechendem Gefolge als Engländer in Tübingen eingezogen sei. Es war nicht unbegreiflich, daß die Deutschen ihm noch mit einer gewissen Reserve begegneten. Wir andern waren dann in der Pause nach den ersten Vorträgen umlagert von Leuten, die mit tausend Fragen auf uns einstürmten. Da war Kretschmer selbst, wie immer etwas steif und unnahbar. Vor allem aber erinnere ich mich an die herzliche Begrüßung durch Ruffin,[164] der 1937 als Oberarzt aus Freiburg am Münsinger Kongreß teilgenommen hatte, durch von Gebsattel, von Braunmühl u. a. Vor allem tauchte aber Zutt auf, der mich zuerst überhaupt nicht wiedererkannte.

In der Folge verbrachte ich mit Zutt viele Stunden in gemeinsamem Gespräch; ich suchte ihn in seinem Quartier auf, er kam trotz des Verbotes zu mir ins Hotel. Am besten von allen Kollegen schien er mir die geistige und materielle Lage in Deutschland schildern zu können, wo damals das allgemeine Elend, die Ernährungsschwierigkeiten und der Mangel an allem Lebensnotwendigem auf dem Höhepunkt angelangt war. Während die andern unsicher waren und sich uns gegenüber, den Sendboten aus einer für sie versunkenen paradiesischen Welt oft direkt unterwürfig benahmen, teils klagten und jammerten, teils sich in wildem Trotz und oft ganz unverständig gegen die Besatzung auflehnten, besaß Zutt ein großes Stück Überlegenheit. Was man ihm unter andern Umständen als in Ironie eingekleideten Mangel an klarer Stellungnahme hätte ankreiden können, wirkte nun erfrischend offen, natürlich, jenseits der Leidenschaften. Er erzählte viel von seinen Erlebnissen, die erschütternd genug waren, hatte er doch die fortwährenden Bombardierungen Berlins und die letzten Kämpfe mit den einmarschierenden Russen miterlebt. Seine Frau war sogar verhaftet und abtransportiert worden, weil man sie – sie sprach gut Russisch – mit der in der gleichen Gegend wohnenden, von den Russen als Spionin gesuchten Filmschauspielerin Olga Tschechova verwechselte. Noch während sie mit unbekanntem Ziel im Lastwagen abtransportiert wurde, klärte sich der Irrtum auf, und man ließ sie auf freier Strecke aussteigen. Mitten in den noch tobenden Kämpfen mußte sie sich zu Fuß stundenlang nach Hause zurückschlagen.

Ganz augenscheinlich beschäftigte Zutt, der sicher nie ein Nazi gewesen war, die Frage, ob er sich nicht hätte tapferer benehmen, und im deutschen Widerstand mitmachen sollen. Geblieben ist mir in diesem Zusammenhang sein Ausspruch: „Sie müssen bedenken, lieber Müller, daß es sich unter einer Diktatur angenehm leben läßt." Immerhin hatte er sich des Sohnes seines über alles verehrten Chefs, Dietrich Bonhoeffers, als er von den Nazis eingekerkert und gefoltert worden war und seiner Hinrichtung entgegensah, offenbar sehr tatkräftig angenommen und mit Freunden zusammen alles Mögliche zu seiner Befreiung versucht. Als die Situation aber immer kritischer wurde und er mit weitern Schritten sich selbst und seine Frau in höchste Gefahr gebracht hätte, habe er sich dann doch zurückgehalten. „Ich bin eben kein Held", meinte er resigniert.

Nach der definitiven Besetzung Berlins durch die Russen hatten er und noch viele andere allen Ernstes an die Möglichkeit einer Zusammenarbeit geglaubt. Es war dies in jenen ersten Monaten, als noch die interalliierte Kontrolle über ganz Berlin bestand, die Russen aber im Ostsektor schon eindeutig zu dominieren begannen und die Alexander-Humboldt-Universität neu aufgerichtet werden sollte. Rasch habe er aber erkennen müssen, daß im Grunde doch wieder eine neue Diktatur im Entstehen sei; so habe er seine Zelte abgebrochen, und sei unter Zurücklassung seiner Möbel, soweit sie noch vorhanden waren, seiner Bücher usf. in den Westen geflohen. Hier hatte er nun den Würzburger Lehrstuhl erhalten und lebte kümmerlich und darbend in einer Einzimmerwohnung.

Eine andere Begegnung traf mich völlig unvermutet. Unter den Zuhörern entdeckte ich plötzlich Frau Dr. Altmann, meine alte Freundin aus der Wiener Zeit, von der ich seit über zehn Jahren keinen Ton mehr gehört hatte. Die letzte Nachricht war ja gewesen, daß sie schon vor dem Einmarsch der Deutschen in Österreich aus Wien verschwunden war. Nun erzählte sie mir, daß sie sich inzwischen der Chirurgie zugewandt hatte, zu Beginn des Krieges in Berlin beim Hirnchirurgen Tönies gearbeitet, dann während Jahren in Tübingen ein Lazarett geleitet hatte und nun in der Neurochirurgie in Freiburg angestellt sei. Es war ein eigentümliches Wiedersehen nach so vielen Jahren. Sie war eine alte Frau geworden, abgemagert, eingefallen wie alle andern. Sowohl mit Zutt wie mit ihr sollte die wiedergewonnene Freundschaft nun während Jahren neu gepflegt werden.

Kurz vor unserer Abreise wollte ich den Benzingutschein einlösen. Wiederum eine riesige Enttäuschung! Wir hatten schon davon gehört, daß in den nächsten Tagen eine allgemeine Benzinsperre angeordnet werden würde. Nun stellte sich heraus, daß die Leute, d.h. die wenigen Besitzer von Autos, vorsorglich aufgefüllt hatten, so daß alle Tankstellen leer waren. Es ergab sich, daß bis zum Bodensee hinunter überall das gleiche geschehen war. Wir würden deshalb auf der Reise bis zur Grenze keinen Tropfen Benzin bekommen können. Die mit so viel Mühe erlangte Bezugsgenehmigung war wertlos, ein Besuch bei Gruhle unmöglich geworden.

So mußte ich sehen, was ich mit den für Gruhle bestimmten Geschenken anfing. Der Sack war unangetastet geblieben, während wir alles andere längst verschenkt hatten. Ich fragte Zutt um Rat. Er meinte, ich sollte es jemandem aus der Ostzone geben, denn dort seien die Menschen doch immer noch schlimmer dran als im Westen und schlug mir Prof. Flügel, damals Ordinarius in Halle, vor. Ihn zu fragen, war aber keineswegs eine Selbstverständlichkeit. Mir war verschiedentlich aufgefallen, etwa wenn ich Schokolade anbot oder Zigaretten, daß es den Stolz der Kollegen verletzte, zuzugeben, wie gern, ja begierig sie annahmen. Ich konnte also nicht einfach hingehen und diesen mir unbekannten Kollegen daraufhin ansprechen, ob ich ihm einen Sack mit Kleidern und Lebensmittel schenken dürfe. Zutt teilte meine Bedenken und machte den Vermittler.

Flügel erschien prompt im Hotel, wiederum trotz des Verbotes, und lud sich den recht schweren Leintuchsack auf den Rücken. Er erzählte mir von der langen und umständlichen Reise, die ihm nun bevorstehe; an der Zonengrenze habe er 15 km zu Fuß zurückzulegen. Als ich ihn fragte, wie denn das mit dem Sack gehe, meinte er lachend, er trage ihn eben. Nach meiner Rückkehr kam dann ein begeisterter Dankbrief, in dem das maßlose Erstaunen und die Freude der Familie bei seiner Ankunft geschildert wurde. Als Flügel später während längerer Zeit bei uns in Münsingen zu Gast war, haben wir uns noch oft an dieser Episode erfreut.

Die Rückreise verlief ohne Besonderheiten, aber es war doch eine große Erleichterung, wieder in der Schweiz zu sein. Das erste war, daß ich von der Grenze aus nach Hause telefonierte. Obwohl wir in der Offiziersmesse, verglichen mit den Deutschen, üppig verpflegt worden waren, war es doch ein großer Genuß, in Schaffhausen wieder schweizerisch zu Mittag zu essen.

Gruhle war natürlich untröstlich,

„Das ist eine arge Enttäuschung", schrieb er am 29. September, „daß Sie so nah und doch nicht hier waren. Wir sind sehr betrübt . . . Auf den Gedanken, daß *Sie* nach Tübingen kommen könnten, war ich gar nicht gekommen, sonst hätte ich es natürlich so eingerichtet, daß ich hingehe. Nun hilft alles Klagen nichts mehr."

Er meint dann: „Die einzige leise Hoffnung wäre ein Treffen in der Woche nach Weihnachten hier. Aber wer wird im Winter unnütz mit dem Wagen übers Land fahren!" Der Gute stellte sich nicht vor, daß das Hindernis für mich nicht in einer winterlichen Reise lag, sondern in der absoluten Unmöglichkeit, für einen privaten Besuch ein französisches Einreisevisum zu erhalten. Dafür mußte man schon hochoffiziell zu irgendeinem Anlaß eingeladen werden. So wurde es dann Sommer 1948, bis endlich ein Wiedersehen möglich war!

Dazwischen lag aber noch eine andere Reise. Unmittelbar nach Tübingen hatte Urban Trudi und mich nach Innsbruck eingeladen. Ich sollte dort in der Ärztegesellschaft referieren und vor den Studenten eine Gastvorlesung halten. Selbstverständlich ließ ich mir die Gelegenheit nicht entgehen, einen neuen Blick in ein Land zu tun, das eben vom Kriege wieder auferstanden war. Merkwürdig, wie stark ich den Unterschied zu Deutschland empfand. Die materielle Not war sicherlich kaum geringer. Ich erinnere mich an ein Mittagessen, zu dem uns einer der Innsbrucker Studenten, der bei uns gewohnt hatte, in ein bekanntes Restaurant einlud; es war für unsere Begriffe nahezu ungenießbar. Beinahe mehr noch als Tübingen wimmelte Innsbruck von französischen Soldaten. Und doch war die Stimmung eine völlig andere. Die Leute schienen freier, munterer, zuversichtlicher. Es lag dies sicher daran, daß Österreich von den Alliierten nicht als der besiegte Feind betrachtet und behandelt wurde, sondern als ein Land, das seinerzeit von den Deutschen besetzt und nun von ihnen wieder befreit worden war.

Es herrschte freilich eine gespenstische Atmosphäre an der Klinik selbst. Urban hatte sie schon vor dem Kriege geleitet, war dann aber beim Einmarsch der Deutschen von den Nazis wegen seiner politischen Haltung abgesetzt und durch einen Mann Namens Scharfetter ersetzt worden. Dieser hatte sich ihm gegenüber besonders mißlich benommen, indem er ihn von einer Stunde zur andern hinausschmiß. Sofort nach Kriegsschluß war Urban wieder in seine alte Stellung eingesetzt worden.

Während er mir die Abteilungen zeigte, tauchte nun aus irgendeinem Korridor ein älterer Herr im Ärztemantel auf, der augenscheinlich Visite machte. Es war Scharfetter. Er schien so etwas wie die Rolle der grauen Eminenz zu spielen. Als ich Urban nachher fragte, wie er diesen Mann, der es ihm so schlecht gemacht hatte, an seiner Klinik dulden könne, erklärte er verlegen, er habe ihm sogar einzelne Vorlesungen übergeben. Schließlich flüsterte er mir zu, in Tirol seien die Nazis eben immer noch im Geheimen sehr mächtig, er dürfe es deshalb nicht wagen, diesen Mann zu brüskieren; sichtlich hatte er Angst, und das Unheimliche daran war, daß man tatsächlich den Eindruck bekam, Scharfetter lauere nur darauf, wieder seinen Platz einnehmen zu können.

Dazu kam es freilich nie. Urban, der mir schon auf der Reise nach Tübingen und dann auch in Innsbruck, namentlich in seinem Familienkreise, reichlich sonderbar vorgekommen war, wurde später wohl eindeutig krank und war oft über lange Zeit von Innsbruck abwesend, konnte es aber noch während vielen Jahren verhindern, daß er als Klinikleiter ersetzt wurde.

Kapitel 46

DIE KÖLNER REISE

Die Not in Deutschland hielt weiter an. Dies spiegelte sich wider im Neujahrs-
brief 1948 des sonst in diesen Dingen so zurückhaltenden Gruhle. Wir hatten auf
Weihnachten ein Textilienpaket geschickt, das diesmal angekommen war. „Es
wurde dank Ihrer Gaben ein reiches Fest", schreibt er. „Barbara läuft schon ‚ein-
gekleidet' herum und sieht sehr gut aus." Selbst hätten sie sich gar nichts zum
Fest kaufen können. Das einzige waren ein Stück Leder und einige Kilo Mehl,
die Gruhle in seiner Privatpraxis in Bonn statt Geld von Patienten hatte erwerben
können.

Endlich, endlich schien ein Wiedersehen doch mit Sicherheit bevorzustehen.
Im März 1948 erhielt ich vom Rektorat der Kölner Universität eine Anfrage für
Gastvorlesungen an der dortigen Psychiatrischen Klinik im Laufe des Sommersemesters. Damit war ohne weiteres die Möglichkeit verbunden, das Einreisevisum in die Britische Zone zu erhalten. Ich sagte natürlich sofort zu. Gruhle jubel-
te, als ich ihm davon schrieb, und wünschte, daß ich dann auch statt seiner eine
Studentenvorlesung in Bonn hielte sowie einen weitern Vortrag vor Kollegen;
schließlich schloß sich noch der Neurologe Laubental an, der mich um einen
Vortrag vor der Ärztegesellschaft Essen bat.

Diese Reise wurde für mich vielleicht noch eindrücklicher als jene nach Tübingen. Einzelne Erlebnisse und Bilder haben sich lebhafter bei mir eingegraben
als manches andere, und das Nacherleben in der Erinnerung ist merkwürdig intensiv. Dies fiel mir besonders auf, wenn ich später mit Deutschen über jene Zeit
sprach. Vor mir stand etwas Ungeheuerliches, das man nie vergessen konnte. Für
sie war die Erinnerung blaß, ohne stärkere Affekte, vielfach auch einfach verloren. Ich habe mir oft den Kopf über den Grund dieser Gegensätzlichkeiten des
Empfindens und Behaltens zerbrochen. Eine annehmbare Erklärung mag darin
bestehen, daß die damals in Deutschland verbrachten Tage für mich den Einbruch einer gänzlich fremden, im Grunde äußerst bedrohlichen Welt bedeute-

ten, aus der man, wie nach einer Theateraufführung, wieder in den Alltag zurückkehrte. Die Deutschen aber waren langsam in diesen Zustand hineingeraten, hatten sich während Jahren daran gewöhnt und hatten ebenso allmählich wieder bessere Zeiten erlebt. Ich habe mich allerdings auch gefragt, ob bei ihnen nicht in manchen Fällen ein gutes Stück Verdrängung der ganzen Elendszeit, der militärischen Besetzung und der allgemeinen Verfemung mitgespielt hat.

Gerade dieses Vergessens der nachmaligen „Wunderkinder" wegen mag es vielleicht interessant sein, meine Erlebnisse ausführlich zu schildern.

Es gab in jener Zeit zwei internationale Züge, die durch Deutschland fuhren und die unserer „Welt" entsprachen: den Skandinavienexpreß und den Hollandexpreß, die bis Frankfurt gemeinsam geführt wurden; bis dort durften sie nur von Ausländern benutzt werden. Den Deutschen war der Zutritt ausdrücklich verboten; es wäre ihnen ohnedies gar nicht möglich gewesen, diesen Zug zu benutzen, da das Fahrgeld in Devisen bezahlt werden mußte.

Auch jene Expreßzüge fuhren freilich entsetzlich langsam. Während man heute ohne weiteres in 5–6 Stunden von Basel nach Köln gelangt, ging die Fahrt von abends 9 Uhr bis zum nächsten Nachmittag. Der Grenzübergang am badischen Bahnhof war kompliziert, man mußte mit allem Gepäck aussteigen, unendliche Kontrollen über sich ergehen lassen und Bescheinigungen über die mitgeführten Devisen ausfüllen – kurz, das Abenteuer fing schon an, bevor der Zug abgefahren war. Nach durchwachter Nacht im überfüllten Coupé kam man morgens in Frankfurt an. An den Zugteil, der nach Holland weiterfuhr, wurden einige vom Kriege mitgenommene, verlotterte „deutsche Wagen" angehängt, natürlich nur Holzklasse, um die Segregation zu unterstreichen. Der nun ebenfalls mitgeführte Speisewagen war den Deutschen wiederum verboten; sie hätten auch nichts konsumieren können, denn bezahlen konnte man in allen möglichen Währungen, nur nicht in deutscher Mark. Bei jedem Zonenübertritt – in der Nacht schon in Offenbach, wo die Amerikaner kamen, später in Eltville die Engländer – wurde der ganze Zug durchgekämmt, namentlich nach deutschen Schwarzfahrern in den Ausländerwagen, und es fand eine genaue neuerliche Paßkontrolle statt.

Wenn ich auf der bisherigen Reise vom Zug aus, abgesehen von den notdürftig geflickten Bahnhöfen, nicht viel von den Zerstörungen gesehen hatte, war der Eindruck bei der Ankunft in Köln furchtbar. Am Rhein starrten gesprengte Brückenstücke in die Luft. Vom Bahnhof weg fuhr man durch ein Ruinenfeld, aus dem lediglich der Dom einsam und nahezu unversehrt aufragte. Meterhoch waren die Straßenränder mit Schutt bedeckt. In den drei Jahren seit Kriegsende hatte man lediglich einige Straßen freigeschaufelt, um einen notdürftigen Verkehr zu ermöglichen. In dieser Wüste liefen – so schien es mir wenigstens – armselige Gestalten mit hungrig-müden Gesichtern umher, ganz selten begegnete man einem Auto.

Abgeholt wurde ich von dem provisorischen Leiter der Klinik, einem sonderbaren Mann, Herrn X., über den mich Gruhle in einem seiner Briefe bereits etwas orientiert hatte. Der Lehrstuhlinhaber, Fünfgeld, war beim Einmarsch der

Amerikaner einfach geflohen, einen Nachfolger hatte man bisher nicht gewählt, wiederum eines „Entnazifizierungsverfahrens" wegen, weil man nicht wußte, ob Fünfgeld nicht eines Tages doch wieder rechtsmäßig seine Stelle antreten werde. So amtierte dieser X. und hielt auch die Vorlesung, obwohl er nicht Privatdozent war, ja angeblich nicht einmal den Doktortitel besaß. Er hatte daneben noch eine Praxis in der Stadt, galt als sehr reich, wobei gemunkelt wurde, er habe allerlei düstere Schiebergeschäfte betrieben.

Daß er irgend etwas mit Schwarzhandel zu tun hatte, erfuhr ich bald am eigenen Leibe. Ich hatte mir vorher, nach den Tübinger Erfahrungen, einige Sorgen gemacht, wie ich untergebracht würde und von was ich leben sollte. Nun hatte X. aber in der Klinik, von der nur ein Seitenflügel zerstört war, auf der Privatabteilung ein Zimmer für mich reserviert. Dort sollte ich auch meine Mahlzeiten einnehmen. Schon nach dem ersten Essen wurde mir klar, warum diese Klausur über mich verhängt worden war: Es gab sagenhaft gute Dinge, beinahe wie zu Hause, und es war ganz klar, daß dieses fürstliche Essen für mich allein bestimmt war und möglichst niemand etwas davon merken sollte. Mir war diese Ausnahmebehandlung sehr peinlich; ich hätte es durchaus vorgezogen, mit den Oberärzten und Assistenten das gewöhnliche Klinikessen zu bekommen, um dadurch in näheren Kontakt mit ihnen zu kommen, ganz abgesehen davon, daß es mich empörte, zu wissen, wie alle die andern hungerten, während ich ein solches Schlemmerleben führte. Als ich X. fragte, wie er dazu komme, mir eine solche Verpflegung anzubieten, erklärte er ohne jede Verlegenheit und ohne Skrupel, im Gegenteil stolz, er habe eben seine „Verbindungen". Es war auch klar, daß ich ihn tödlich beleidigt hätte, würde ich darauf bestanden haben, seine kulinarischen Gaben zurückzuweisen. Zu den weiteren Merkwürdigkeiten dieses Mannes gehörte – gleichsam als Gegenstück zu seinen dunklen Hintergründen – die Tatsache, daß er im Begriffe war, aus eigenem Geld den zerstörten Teil der Klinik wieder aufbauen zu lassen, ohne irgendwie damit zu rechnen, Chef des Hauses zu werden. Gruhle hatte mir wohl in Bezug auf ihn mit Recht geschrieben: „Es gibt jetzt viel Seltsames oder fast nur Seltsames in Deutschland."

Im übrigen wußte man wohl mancherorts Bescheid über die Lebensmittelreichtümer X. und seine Gastfreundschaft. Jedenfalls schien es mir kein Zufall, daß ein kleines Gremium der medizinischen Fakultät, das meinen Rat in der Nachfolgefrage für die Klinik einholen wollte, sich ausgerechnet in meinem Zimmer versammelte; es war wohl in erster Linie herbeigelockt worden durch die Aussicht, von X. mit guten Weinen und mancherlei Leckerbissen traktiert zu werden. Für die Nachfolge kam dabei nicht viel heraus, wohl aber gab es einen höchst fidelen Abend, an dem ich auch Prof. Schneider, den Physiologen kennenlernte, den Sohn jenes Berner Psychologen Schneider, der mich seinerzeit nach Riga hatte locken wollen. Es wurden alte Erinnerungen aus meiner frühesten Psychiaterzeit wach, und ich nahm gerne die Einladung Schneider's an, ihn an einem der nächsten Tage in seinem Institut aufzusuchen.

Vorher aber lud ich noch die Damen dieser Kollegen zum Tee zu mir ein, um ihnen etwas von meinen Mitbringseln zu übergeben. Auf Grund meiner Tübinger Erfahrungen und eines Briefes von Frau Gruhle, in dem sie mitgeteilt hatte, was am dringlichsten sei – zu einem guten Teil Dinge, an die wir niemals gedacht hätten –, hatte Trudi sehr sorgfältig eingekauft und einen ganzen Koffer gepackt. Es war unbeschreiblich, welches Entzücken die Mienen der Damen verrieten, als ich ihnen ein paar Nähnadeln, Sicherheitsnadeln, Nähfaden, Elastiques, Bändel, Druckknöpfe und dergleichen überreichte. Dies alles war beinahe wichtiger als Schokolade und Kondensmilch, nach denen sie natürlich ebenfalls begeistert griffen.

Besonders eindrücklich gestaltete sich der Besuch bei Schneider. Er lebte, seitdem seine Wohnung ausgebombt war, mit seiner jungen Frau, einer hübschen Westfälin, in einem einzigen Zimmer des Physiologischen Instituts. Dieses schon äußerlich noch intakt, wies aber große Risse auf; sämtliche Leitungen waren kaputt, es gab keine Heizung, kein funktionierendes WC, das Wasser für den täglichen Gebrauch mußte von ziemlich weit her geholt werden. In dem kleinen Raum fand sich neben einigem kümmerlichen Mobiliar ein großer Behälter mit Feinsprit, der für den Betrieb des Instituts unersetzlich war, aber, wie mir Schneider erklärte, sofort gestohlen würde, wenn man ihn nicht ständig überwachte.

Merkwürdig, eine wie ganz andere Atmosphäre mich hier trotz der äußersten Kärglichkeit der Lebensführung empfing. Da war nichts von dieser Unsicherheit, dem Tastenden, dem nicht völlig Aufrichtigen, ja gelegentlich der Verdrücktheit, wie ich sie mit wenigen Ausnahmen schon von den deutschen Kollegen in Tübingen her kannte. Trotzdem die beiden nach ihren Erzählungen mindestens so Schlimmes, wenn nicht Schlimmeres durchgemacht hatten als der Durchschnitt der Deutschen, war in der Erzählung ein trockener Humor, eine lächelnde Überlegenheit zu spüren; so etwa, wenn als scheinbarer Unwichtigkeit von den Schwierigkeiten der körperlichen Notwendigkeiten die Rede war, mit einem Klosett, das keinen Ablauf mehr hatte, mit dem Wassermangel und dem katastrophalen Fehlen von Papier, wo eine richtige Klosettrolle als Traum von Luxus erschien. Schneider erzählte auch, wie die beiden sich nur notdürftig über Wasser halten konnten, indem sie sich wie alle andern in den Schwarzhandel einschalteten mit Hilfe der gelegentlich von zu Hause erhaltenen Kaffeepäckchen.

Wenn dies alles, das Durchgemachte ebenso sehr wie die schwierige Gegenwart, mehr die Färbung des Abenteuerlichen hatte, nicht des durchgemachten Leidens und der Schmach, so fragte ich mich des öftern, ob schweizerische und speziell bernische Art hier zum Ausdruck komme. Eine ebenso große, vielleicht noch größere Rolle spielte aber wohl für Schneider das Bewußtsein, als Schweizer einen festen Rückhalt zu besitzen und das ganze Elend eigentlich freiwillig mitzumachen mit der Möglichkeit, jederzeit in die Heimat zurückkehren zu können. Von Schneider erfuhr ich manches Interessante über die damalige deutsche Mentalität. Von den Nazis war kaum die Rede, denn darüber waren wir uns ja völlig einig. Wohl aber erzählte er manches über die Schwierigkeiten, speziell bei den Mitgliedern der Fakultät, die ihm ja am nächsten standen, mit dem Chaos des Zusammenbruchs irgendwie fertig zu werden. Vieles wurde mir dadurch klarer. Den mit viel Aufwand und Propaganda betriebenen Versuch der Besatzungsmächte, die Deutschen zu „Demokraten" umzuerziehen, stand er, sicher zu Recht, skeptisch gegenüber. Die Erneuerung müßte von innen kommen. Er anerkannte aber durchaus die guten Absichten, speziell der Amerikaner und Engländer; mit einiger Heftigkeit kritisierte er lediglich die in vollem Gange befindlichen Entnazifizierungsverfahren. Wenigstens an der Universität hätte man unbedingt die Deutschen selbst nach dem Rechten schauen lassen müssen, denn sie allein wüßten, wer wirklicher Nazi und wer bloßer Mitläufer war. Nun seien es aber oft gerade die Schlimmsten, die sich zu tarnen wüßten und frei ausgingen.

Von meinen Vorlesungen ist mir nur eine, diese allerdings sehr lebhaft, in Erinnerung geblieben. Man hatte mich u. a. gebeten, über ein forensisch-psychiatrisches Thema zu sprechen und hatte dazu eine ganze Reihe von Staatsanwälten und Richtern eingeladen. Als spezielles Thema hatte ich die Erfahrungen mit dem neuen schweizerischen Strafgesetz gewählt und mir eine nachherige Diskussion ausgebeten. Ich berichtete dabei auch über die Möglichkeit, einen vermindert zurechnungsfähigen, behandlungsbedürftigen Delinquenten nicht nur in eine Anstalt einzuweisen, sondern unter Aufschub der Strafe ambulant therapeutisieren lassen zu können.

Diese Möglichkeit nun rief lebhaftesten Widerspruch der Kölner Juristen hervor. Man wandte ein, der Privatarzt könnte doch schrecklichen Mißbrauch treiben, sich z. B. von seinem Patienten bezahlen lassen, damit er die Behandlung ins unendliche ausdehne, und zum mindesten müßten diese Behandlungen von gerichtlicher Seite kontrolliert werden.

An diesen deutschen Äußerungen enttäuschte mich heftig das grundsätzliche Mißtrauen in die Integrität der behandelnden Ärzte, die selbstverständliche Voraussetzung, daß man niemandem trauen könne und daß auch der neurotische Gesetzesübertreter nichts anderes im Sinne habe, als mit allen Mitteln den Maschen der Justiz zu entgehen. Meine Antworten fielen dementsprechend energisch aus, und schließlich verstieg ich mich zu dem Ausspruch, bei uns wüßten eben die Vertreter der Rechtspflege genau, mit wem sie es auf der „Gegenseite", d. h. den Psychotherapeuten, zu tun hätten und Vertrauen sei schließlich wichtiger als die grundsätzliche Voraussetzung des Bösen beim andern. Völlig überraschend erfolgte darauf ein stürmischer und nicht enden wollender Applaus der Studenten, mit dem die Diskussion ihr Ende fand.

Erst nachher, im Gespräch mit den Kollegen, wurde mir klar, wie groß die tatsächlichen Unterschiede zwischen der sozialen Struktur Deutschlands und der Schweiz waren und wie sehr ich wenigstens zum Teil von falschen Voraussetzungen ausgegangen war. In der Tat ließen sich die kleinen und stabilen Verhältnisse etwa des Kantons Bern, wo in den entsprechenden Schichten doch jeder jeden einigermaßen kannte, nicht vergleichen mit diesen fluktuierenden Menschenmassen, der Auflösung des direkten menschlichen Kontaktes und der gesellschaftlichen Nähe. Immerhin schien mir das lebhafte Echo meiner Thesen zu beweisen, daß ich damit einen wichtigen wunden Punkt bei meinen Zuhörern getroffen hatte.

Nun kam der große Moment, wo ich Gruhle wiedersehen sollte. Es war abgemacht, daß ich das Wochenende bei ihm in Bonn zubrachte und am darauffolgenden Montag meine dortigen Vorlesungen und Vorträge absolvierte. Unvergeßlich der Augenblick, als Gruhle bei meinem Aussteigen aus der elektrischen Rheinuferbahn mir entgegenkam, leuchtend vor Freude, mir den Koffer aus der Hand riß und sich mit jugendlicher Beschwingtheit in das vollgepfropfte Tram preßte, in dem wir zur Klinik hinausfuhren. Inzwischen war er umgezogen, hatte Möbel und Bücher einigermaßen heil transportieren können und besaß eine Wohnung in einem kleinen Hause neben der Klinik. Weiterhin schlief er freilich in dem Zimmerchen neben seinem Büro, das er mir in seinen Briefen schon beschrieben hatte, und das nun meine Wohnstätte wurde. Frau Gruhle befand sich damals in einem Sanatorium, wenn ich mich recht erinnere ihres Basedows wegen, war aber für diese Tage extra nach Bonn gekommen, um mich zu sehen. Bis tief in die Nacht hinein plauderten wir. So unendlich vieles war nachzuholen, was in den Briefen nicht hatte gesagt werden können. Ich fühlte, von welchem jahrelangem Druck Gruhle befreit war und wie er darin aufging, wieder in Freiheit wirken und lehren zu können. Dabei hatte er es keineswegs leicht. Die Klinik war ein Annex der Landesheilanstalt, die früher in Personalunion vom Lehrstuhlinhaber geleitet worden war, jetzt aber einen eigenen Direktor besaß. Gruhle mochte diesen nicht allzusehr, war aber doch wieder von ihm abhängig, weil er die Patienten für die Vorlesung von ihm beziehen mußte. Die Klinik selbst hatte zum größten Teil neurologische Betten, für die sich Gruhle nicht zuständig fühlte und die er weitgehend seinem neurologischen Oberarzt überlassen mußte. Er klagte auch über den mangelnden Kontakt mit den Universitätskollegen. Die Universität selbst war völig zerstört, die verschiedenen Universitätsinstitute waren zerstreut irgendwo notdürftig untergebracht, die medizinischen Kliniken weit entfernt auf dem Venusberg, gemeinsame Räumlichkeiten, in denen sich ein wissenschaftliches oder geselliges Gemeinschaftsleben entwickeln konnte, bestanden nicht mehr.

Viel erzählte Gruhle auch über die Asozialität und Kriminalität der Kinder und Jugendlichen. Es handelte sich dabei um ein völlig anderes Problem als bei den späteren „Halbstarken". Hier lag eine echte, unvorstellbare Ausmaße annehmende Verwahrlosung vor mit völliger Verwirrung aller Wertbegriffe. So gab es ganze Horden von Kindern und Halbwüchsigen, die nirgends zu Hause waren, als Banden im Land herumstreiften oder aus Familien der Elendshöhlen kamen, die sich nach Verlust der eigenen Wohnstätten vor allem in ehemaligen Luftschutzbunkern eingenistet hatten. Übertrug man, was wir mit Nino, die immerhin aus einem geordneten und hochstehenden Milieu stammte, erlebt hatten auf diese Massen von völlig entwurzelten Jugendlichen, so konnte man sich vorstellen, wie schlimm die Verrohung war und wie es zu Mordtaten von acht- bis zehnjährigen Kindern kommen konnte.

Am nächsten Morgen, es war ein prächtiger Sommertag, führte mich Gruhle durch die Stadt. Weil sie relativ klein war, machten die Zerstörungen nicht jenen massenhaften und wüstenartigen Eindruck wie in Köln. Aber gerade wegen der Überblickbarkeit der Siedlung und weil Gruhle überall sagen konnte, was hier gestanden hatte, machten die Ruinen doch wieder einen sehr starken Eindruck. Wir kamen an einem Haus vorbei, das wie ein intakter Zahn in einem im übrigen gänzlich demolierten Gebiß einsam aufragte. Gruhle meinte wehmütig: „Sonderbar, daß es dem lieben Gott gefallen hat, gerade dieses zu erhalten!" Es war Beethovens Geburtshaus.

Mitten in den Ruinen spazierten die Leute friedlich in der Sonne – es war ja Sonntagmorgen –, sie saßen auch an Tischen, die einige Wirtschaften auf die Straße gestellt hatten. Ich fragte Gruhle, was man denn da konsumieren könne, nachdem man, wie er mir erzählt hatte, alles Eß- und Trinkbare nur im Tauschhandel oder auf dem schwarzen Markt bekommen konnte. Er meinte wegwerfend: „Nichts!" Die Leute hatten aber Gläser vor sich stehen; verächtlich fügte er bei, das sei wohl Bier, was da getrunken werde. Ich drängte, wir wollten es versuchen. Es war dann tatsächlich ein kaum genießbares Gebräu, sicher kein Bier, ein fades, süßliches Produkt, irgendeine künstliche Brühe.

Ich sehe, daß ich mich in Einzelheiten verliere, die niemals das Wesentliche dieser wenigen Bonner Tage spiegeln können. Es läßt sich auch kaum wiedergeben, was sie mir bedeuteten. Über allem lag die Beschwingtheit und die Herzlichkeit des sich neu Gefundenhabens, des Erzählens und Wiedererzählens und des Pläneschmiedens. Gruhle sollte sobald wie möglich zu uns auf Besuch kommen – in der Tat ließ sich dies noch im selben Herbst bewerkstelligen –, und Frau Gruhle bat, wir möchten eines der beiden Kinder, gedacht wurde in erster Linie an Barbara, für längere Zeit bei uns aufnehmen. So schieden wir in der Gewißheit, daß wie vor dem Krieg die Besuche Gruhle's bei uns wieder zur Selbstverständlichkeit und zu einem Teil unseres Lebens werden würden.

Was nun folgt, der Abschluß meiner Reise, gehört zum Erregendsten und hat sich mir besonders tief eingeprägt. Mehr noch als selbst bei der Begegnung mit der völlig andern Welt des verwüsteten und demoralisierten Deutschlands in Tübingen erlebte ich nun den Kontakt mit diesem Leben direkt, am eigenen Leibe. Bisher hatte ich doch immer eine privilegierte Stellung genossen, im Zug, in der Klinik, in Köln oder im vertrauten Gruhlschen Kreise; in Tübingen waren wir immerhin zu dritt gewesen. Nun aber mußte ich mich allein durchschlagen.

Es fing schon an im Zug von Köln nach Essen. Da gab es keine Wagen für Ausländer, keine zweite Klasse, ja nicht einmal mehr einen Sitzplatz. In der Massierung des überfüllten Wagens wurde mir zum ersten Mal richtig bewußt, was dieser alles durchdringende fad-säuerliche Geruch bedeutete, den ich schon vorher gelegentlich wahrgenommen hatte. Es war die Mischung vom Azeton des Hungers und der Ausdünstung der ungewaschenen Körper. Wie wir in die Abenddämmerung hineinfuhren kam ich ins Gespräch mit einem neben mir stehenden Manne, der in mir sofort den Ausländer erkannte, weil ich ihm eine meiner Zigaretten anbot, und mich nach meinem Reiseziel fragte. Nachdenklich fragte er, ob ich in Essen denn auch sicher am Bahnhof abgeholt werde. Nach Einbruch der Dunkelheit wäre es für mich allein, erst noch mit einem Koffer, viel zu gefährlich, zu den ziemlich weit vom Bahnhof liegenden Kliniken zu gelangen. Dies klang bedenklich. Beinahe hätte ich denn auch Laubental, der mich erwartete, verfehlt. Der zu einem riesigen amorphen Klumpen zusammengeschossene Essener Bahnhof wies zwei notdürftig aufgestellte Ausgänge auf, und ich erwischte den falschen. Nach längerem bangen Warten fanden wir uns aber doch.

Untergebracht wurde ich in der Frauenklinik, deren obere Stockwerke zum Teil eingestürzt und jedenfalls nicht benützbar waren, deren Untergeschoß sich jedoch intakt, wenn auch völlig leer zeigte. Dort wies man mir ein Zimmer an, mit der strikten Weisung, unter keinen Umständen nachts das Fenster zu öffnen, andererseits die Türe gut zu verriegeln, da sich allerhand Gesindel in der Gegend herumtreibe.

Das Abendessen fand in der Wohnung des Pathologen statt, eines reizenden Menschen mit einer jungen Frau und zwei kleinen Kindern. Dies war auch nur möglich, weil Laubental die Spitalverwaltung dazu gebracht hatte, belegte Brote zu liefern. Dazu gab es Salat von einem Kohlkopf, den die Hausfrau am selben Tage in vierstündiger Reise bei hannoverschen Verwandten, die auf dem Lande wohnten, für uns ergattert hatte. Das Haus, in dem die Familie in zwei Zimmern hauste, war nahe am Einstürzen; überall zeigten sich Risse. Wenn es regnete, so wurde mir erzählt, mußten Eimer hingestellt werden, um das herabtropfende Wasser aufzufangen; die Kinder waren in bis zur Decke übereinander aufgestellten Holzverschlägen untergebracht, die Eltern schliefen im selben Zimmer in einem Bett.

In diesem Familienkreise empfand ich erst richtig, wie groß die Not, der Hunger, die Sorge um das Alltäglich-Notdürftigste in Wirklichkeit waren. Überall, wo ich bisher zu Gast gewesen war, bei Kretschmer, bei Schneider, bei Gruhle, hatten dank ausländischer Beziehungen die Lebensmittelpakete eine wichtige Hilfe bedeutet; Gruhles waren auch von Mayer-Gross regelmäßig damit bedacht worden. Wie sehr bedauerte ich nun, den größten Teil des Mitgebrachten schon verschenkt zu haben; hier wäre es am nötigsten gewesen!

Das wenige, das ich noch hatte, einige Nähnadeln, ein Stückchen Faden, eine Tafel Schokolade, wurde mit unendlicher Freude und Dankbarkeit begrüßt. Am nächsten Tag nach einer in dem zerbombten Gebäude der Frauenklinik etwas ängstlich verbrachten Nacht brachte ich noch alles, was ich irgendwie entbehren konnte, meine Seife, meine Zahnpasta, eine nicht fertig gebrauchte Klosettpapierrolle, eine noch halbvolle Büchse Neskaffee (denn sogar bei dem Schwarzhändler X. hatte es keinen echten Kaffee gegeben), meinen Waschlappen und mein Handtuch in die Wohnung des Pathologen.

Trotz diesem Hintergrund von Not und Hunger ist mir jenes Nachtessen durch die Freundlichkeit, Aufgeschlossenheit und durch die gelassene Ruhe und Herzlichkeit meiner Gastgeber in heller Erinnerung.

Für den folgenden Tag war mein Vortrag vor der Ärztegesellschaft nicht nur von Essen, sondern des ganzen Ruhrgebietes am späteren Nachmittag vorgesehen. Dann sollte, wie mir Laubental triumphierend berichtete, ein zu meinen Ehren von der Stadt gestiftetes Bankett stattfinden. Der Triumph bezog sich freilich nicht so sehr auf meine Person als auf die Tatsache, daß auf Betreiben der Ärzteschaft zum ersten Mal nicht ein ausländischer Politiker oder Wirtschaftsführer, sondern ein Wissenschaftler dieser Ehrung als würdig erachtet wurde. Anschließend sollte mit dem Nachtzug meine Heimreise erfolgen.

Die Frage meiner Gastgeber, ob ich im Laufe des Vormittags gerne ein Bergwerk besichtigen würde, bejahte ich natürlich begeistert, denn ich sollte nun etwas zu sehen bekommen, was ich nur aus Büchern kannte.

Aufregend war schon der Beginn der Fahrt: Die vollständig neue Einkleidung von Kopf zu Fuß in ein grobes Hemd, in Unterhosen, Socken, Übergewänder und eine Art Holzschuhe; die Übergabe des Bergmannshelms und einer Grubenlampe. Dann die Fahrt mit dem Förderkorb in die Tiefe. Dreierlei gab dieser Reise in die Unterwelt vielleicht noch eine besondere, zeitbedingte Färbung. Als wir, in der gewünschten Tiefe angelangt, eine ziemlich lange horizontale Wanderung in einsamen Stollen unternehmen mußten, um „vor Ort" zu gelangen, fehlte die elektrische Beleuchtung, und wir waren auf das düstere Licht unserer Grubenlampen angewiesen. Dazu bemerkte der begleitende Ingenieur resigniert, beinahe täglich würden die eben neu montierten elektrischen Birnen wieder gestohlen. So war dann diese Wanderung recht unheimlich, besonders wenn von Zeit zu Zeit mit ungeheurem Getöse und rot funkelnden Augen wie ein Drache ein Zug mit voll beladenen Loren dahergerasselt kam und man rasch beiseite springen mußte.

An der Arbeitsstelle selbst empfing uns ein unbeschreiblicher Dauerlärm. Er rührte her von den Preßlufthämmern und dem Förderband, mit dem die herausgebrochenen Kohlenbrocken in die Tiefe der nächsten Sohle befördert wurden. Was mir am meisten Eindruck machte, waren die unsäglich schweren Arbeitsbedingungen der Kumpel. In fürchterlicher Hitze, bei ohrenbetäubendem Geratter hatten sie halb liegend, im besten Falle auf den Knien oder stark gebückt, den Flöz zu bearbeiten. Gegenüber dem Bergbau, wie er seit Jahrhunderten üblich war, schien mir erstaunlich wenig geändert, denn die Preßluftbohrer konnten nur zeitweilig verwendet werden, und die Mechanisierung des Abtransportes durch das Förderband verursachte vor allem das zusätzlich unerträgliche Getöse. Es war wirklich unvorstellbar, wie die Leute dies aushalten konnten. Zum Schluß erhielten wir die Weisung zugebrüllt, nicht auf dem gleichen Wege in den obern Stollen zurückzukehren, sondern uns mitten unter die Kohlen auf das Förderband zu legen, um in die Tiefe gerüttelt zu werden. Auch dies war, wie man sich denken kann, wenig gemütlich, besonders, weil der Schacht nach unten so niedrig war, daß man sich hüten mußte, den Kopf zu heben.

Ich machte nachher die Bemerkung, es sei doch merkwürdig, daß man beim heutigen Stand der Technik die Kohlenbergwerke mit so primitiven Mitteln und soviel menschlicher Arbeitskraft unter schlimmsten Bedingungen betreiben müsse. Der begleitende Ingenieur erklärte mir daraufhin, dies liege an der geringen Mächtigkeit der Kohlenflöze im ganzen Ruhrgebiet. Sie betrage nur 80 cm bis höchstens 1,20 m, womit der Gebrauch von Maschinen, die wie z. B. in England die Kohle selbständig ausschnitten, unmöglich sei. Dieselben Umstände bedingten aber auch die besondere Schwerarbeit der Kumpel. Mir leuchtete dies wenig ein, und ich nehme an, daß heute diese Betriebe doch modernisiert worden sind.

Als wir schließlich wieder ans Tageslicht gelangt waren, ergab sich der handgreifliche Beweis für die Berechtigung unserer „Maskerade". Der Kohlenstaub hatte nicht nur unsere Gesichter und Hände geschwärzt, sondern war durch alle Umhüllungen hindurch bis auf die Haut gedrungen. Es bedurfte langen Waschens und Duschens (jedem wurde ein Kübel mit Schmierseife zur Verfügung gestellt), bis man sich wieder einigermaßen sauber fühlte.

Die dritte Besonderheit bestand in der traditionellen „Erfrischung", nachdem wir uns sauber gemacht und unsere gewöhnlichen Kleider angezogen hatten. Sie bestand aus herrlichen Schinkenbroten und Steinhäger à discretion. Die beiden Kollegen, die mich auf diese Exkursion begleitet hatten, genossen den Schmaus derart, daß ich den leisen Verdacht nicht los wurde, sie hätten die Exkursion nicht nur aus uneigennütziger Gastfreundschaft organisiert. Zugleich waren sie ja auch der Sorge um meine Ernährung, genau wie bei dem für den Abend geplanten Bankett, enthoben. Dies alles verstand ich nur allzu gut.

Der Vortrag fand in einem eingestürzten Hause, einer ehemaligen Wirtschaft statt, in dem wunderbarerweise ein großer Saal – der einzige, der offenbar in Essen noch existierte – erhalten geblieben war. Unmittelbar nachher schritt man zum „Bankett", an dem der Vorstand der Ärztegesellschaft und einige andere prominente Leute teilnahmen. Es war ersichtlich, wie sich alle auf den bevorstehenden kulinarischen Genuß freuten. Ich kann mir nicht versagen, das Menü zu beschreiben. Zuerst gab es eine dünne Suppe. Dann folgte ein Teigwarengericht, auf dem vereinzelte fadendünne Streifen Fleisch lagen. Jeder Gast hatte zudem vor sich ein Glas Wein, das nicht etwa nachgefüllt, aber als besondere Extravaganz der Stadt gepriesen wurde. Den Schluß bildete eine sogenannte „Wunderspeise", ein prächtig farbiger, aus Chemikalien kunstvoll hergestellter und mit Saccharin gesüßter Pudding.

Schon während des Essens wurden mancherlei Bedenken über meine bevorstehende Nachtfahrt laut. Es handelte sich um einen Schnellzug Hannover-Frankfurt, der um 9 Uhr in Essen abfahren sollte, und von dem befürchtet wurde, er werde schon bei seiner Ankunft voll besetzt sein. Es war wieder ein rein „deutscher" Zug, ohne irgendwelche Privilegien für Ausländer. Man begleitete mich in corpore auf den Bahnhof, und im Augenblick als der Zug einfuhr, bemächtigte sich Laubental meines Koffers und stürzte sich damit in das wilde Gedränge der ein- und aussteigenden Passagiere. Er winkte mir aus dem Fenster und meldete triumphierend, er habe noch mit knapper Not einen Sitzplatz erobern können, freilich nicht in einer Ecke, sondern mitten in der Reihe, wo man dicht aneinandergepreßt zu fünft saß. Sogar meinen Koffer hatte er unterbringen können, obwohl die Gepäckträger bis zur Decke hinauf gefüllt waren, zum Teil mit kleinen Kindern, ja sogar mit einem Säugling; alles hatte man einfach dort hinaufgeschoben.

Damit begann die merkwürdigste Nacht meines Lebens. Bei den Halten in den Großstädten Oberhausen und Düsseldorf strömten immer weitere Menschenmassen in unsern Wagen. In Köln war jeder Fußbreit des Bodens im Coupé mit stehenden Leuten besetzt, die sich mit einer Hand an den Gepäckträgern hielten. Der Korridor bildete ein unbeschreibliches Durcheinander von Menschen und Koffern. Trotzdem war in Köln der Perron noch schwarz von Leuten, die einsteigen wollten; hier und da gelang es einem, durch ein Fenster hinein zu klettern und noch irgendwo ein Plätzchen zu finden, wo er zwischen Menschenleibern und Gepäckstücken eingeklemmt war. Es war Mitternacht. Schon längst hätten wir nach dem Fahrplan abfahren sollen. Immer von neuem ertönte aber der Lautsprecher mit der Weisung, die Dächer der Wagen und die Puffer zu räumen; vorher werde das Abfahrzeichen nicht gegeben.

Mancherlei wurde mir schon bald eindrücklich klar: Der einmal eroberte Sitzplatz war unantastbar. Es kam niemandem in den Sinn, ihn etwa einer älteren Frau oder einem gebrechlichen Herrn anzubieten. Mußte man ihn verlassen – dafür kam lediglich der unaufschiebbare Gang zum WC in Frage, der nicht nur allerhand Akrobatik, sondern auch unendlich viel Zeit beanspruchte (ich brauchte genau eine halbe Stunde, um von der Mitte des Wagens bis zum Ende und wieder zurück zu gelangen) –, so entsprach es offenbar einer selbstverständlichen Konvention, daß sich in der Zwischenzeit niemand daraufsetzte. Die Kinder und der Säugling wurden für ihre Notdurft von Hand zu Hand bis zum Fenster gereicht und dort hinausgehalten. Trotz dieser drangvollsten Enge, der Hitze, dem Schweiß, Hunger- und Schmutzgeruch war nichts von Nervosität, Gereiztheit oder Erbitterung zu verspüren. Im Gegenteil herrschte eine bewundernswerte Hilfsbereitschaft. Während wir noch in Köln warteten, fuhr auf dem Nebengeleise der Schlafwagenzug Paris–Kopenhagen ein. Er war hell erleuchtet, mäßig besetzt, einige wenige Leute saßen noch im Speisewagen. Der Gegensatz zu unserer Lage war unüberbietbar, denn man sah deutlich durch die Fenster den Glanz und Luxus des andern Zuges. Es ertönte aber kein Murren. In der entstehenden Stille ließ sich nur plötzlich eine Stimme vernehmen, nicht gehässig, eher gelassen-registrierend: „Da sind sie nun, die Herren der Welt!"

Endlos schien dieses Warten in der Nacht, obwohl der Zug in Wirklichkeit nach etwa einer Stunde schließlich doch abfuhr. An Schlaf war, wenigstens für mich, nicht zu denken. Dafür prägte sich die nächste menschliche Umgebung so deutlich ein, daß ich sie noch heute lebhaft vor mir sehe. Neben mir saß ein einfaches Mädchen, wohl eine Arbeiterin, deren Kopf dauernd vor Müdigkeit vornüberfiel. Schließlich legte sie ihn, ohne ein Wort zu sagen, auf meine Schulter und schlief ein. In der Türöffnung zum Korridor stand, ihrem Habitus nach, eine

Studentin, hübsch, mit einer gewissen Eleganz gekleidet; da sie sich mit den Händen nirgends halten konnte, lehnte sie sich gegen die scharfe Kante des Türrahmens und blieb stundenlang in dieser Stellung. Sie hatte ein Buch bei sich und versuchte zu lesen; dann schloß sie die Augen, ich hatte den Eindruck, daß sie in dieser unmöglichen Position ebenfalls in den Schlaf geglitten sei. Direkt vor mir stand, meine Knie berührend, eine blasse, noch jüngere Frau, unbeweglich, nur hier und da das Gewicht vom einen Fuß auf den andern verschiebend oder vorsichtig etwa alle halbe Stunde versuchend, die Stellung durch Vorwärts- oder Rückwärtstasten etwas zu verändern.

Diesen Anblick konnte ich nicht ertragen. Ich weckte sanft das Mädchen, das dicht an mich geschmiegt schlief und bot der Blassen meinen Platz an. Sie sah mich erstaunt an, denn ich hatte ja gegen die Konvention verstoßen, zögerte, nahm aber dann doch dankend an. Nun kam aber das äußerst schwierige Manöver, die Plätze zu wechseln. Ich zog mich am Gepäckträger hoch und schob meine Schmalseite in die Menschenmauer hinein, gerade genügend, damit die Frau sich setzen konnte. Dann kam das mühsame Suchen eines Platzes für die Füße zwischen all den Beinen und für den Halt der rechten Hand. So stand ich zwei Stunden lang, bis mein Gegenüber so heftig drängte, mir meinen angestammten Platz wieder zu überlassen, daß ich nachgab. Neuerdings ein mühsamer, komplizierter Stellungswechsel. Wortlos drückte mir dabei die Blasse eine Zigarette in die Hand. Ich lehnte ab; ihr Gesicht drückte aber eine derartige Enttäuschung über die Zurückweisung des Geschenkes aus, daß mir nichts anderes übrig blieb, als ihr leise – damit die andern es nicht hörten – zuzuflüstern, ich sei Ausländer, und, um mich zu legitimieren, verstohlen ein Päckchen Camel aus der Tasche zu ziehen. Nie werde ich das ehrfürchtige Staunen in dem Gesicht der Frau vergessen, wie es jemand zeigt, der eben etwas völlig Unbegreifliches erlebt hat.

In Koblenz, eben begann die Morgendämmerung, gab es endlich etwas Luft. Den Gesprächen der Mitreisenden hatte ich entnommen, daß die Überfüllung des Zuges aus einem besonderen Grunde noch größer als sonst gewesen war: es war einer der letzten Tage vor der Währungsreform, der die Leute allgemein nicht trauten. Deshalb wurden mit dem alten Geld noch möglichst viel Reisen unternommen, und viele zog es in die Moselgegend, wo sie hofften, etwas Eßbares und vor allem Wein kaufen zu können.

Es war selbstverständlich ganz unmöglich, unser Coupé, erst noch mit Kindern und Koffern, auf dem normalen Wege zu verlassen. So vollzog sich das Aussteigen durch das Fenster. Wiederum war die selbstverständliche Hilfsbereitschaft höchst eindrücklich. Jeder half, wo er konnte. Ein Teil der Männer ging voran und nahm unten die hinausgehobenen Frauen, Kinder und Gepäckstücke in Empfang.

So rüttelte ich nun in den erwachenden Morgen langsam auf Frankfurt zu, müde und hungrig. Die Weiterfahrt konnte erst um 10 Uhr erfolgen. Bis dahin wollte ich mich nicht mit meinem Koffer herumschleppen, und so gab ich ihn mit schlechtem Gewissen nach Abschluß einer zusätzlichen Diebstahlversicherung im Handgepäck ab, denn man hatte mich gewarnt, daß auch so nichts sicher sei. Das Bahnhofbuffet war um 6 Uhr schon offen, zu bekommen aber nichts, weder ein Brötchen noch Milch- oder Kaffeesurrogate; als einziges war ein Fläschchen „Sprudel" zu haben, das ich gierig trank.

Es blieb mir nichts anderes übrig als einsam und trübselig durch die Stadt zu wandern; im fahlen Morgenlicht wirkten die Zerstörungen besonders gespenstig. Ich suchte die Altstadt auf, den Römer, das Goethehaus . . . und fand nichts als Schutt und wieder Schutt, eine graue, elende Wüste. So setzte ich mich dann auf eine Bank und wartete auf den Skandinavienexpreß.

Mit dem ersten Schritt in seine sauberen Polsterwagen mit den wohlgenährten, gut gewaschenen, eleganten Reisenden – der Kontrast zur vergangenen Nacht war unbeschreiblich – war ich nun wieder geborgen und staunte selbst über die Üppigkeit, als ich mich im Speisewagen an mein spätes Frühstück machte. Ob man dabei freilich von einer Rückkehr in die Zivilisation sprechen konnte, ist eine andere Frage. Was ich auf der nächtlichen Fahrt erlebt hatte, war weit von Eigennutz und Barbarei entfernt gewesen. Im Gegenteil hat mich nichts versöhnlicher den Deutschen gegenüber gestimmt, als dieses geduldige, friedliche, hilfsbereite Ausharren der zusammengepferchten einfachen Menschen.

Mit dem wohligen Ausruhen im „Luxuszug" waren freilich die Abenteuer dieser Rückreise noch nicht zu Ende. Ich hatte Frau Altmann versprochen, meine Fahrt in Freiburg zu unterbrechen und sie zu besuchen, ja, ich hatte mit ihr abgemacht, daß sie mir bis Offenbach entgegenreise. Dort war die Grenze der französischen Zone, in der sie sich frei bewegen durfte.

Das ganze Unternehmen war nicht unbedenklich. Nicht nur durfte Frau Altmann meinen Zug nicht besteigen, ich selbst besaß nur das amerikanische und englische Visum, nicht aber das französische, und eine Unterbrechung meiner Fahrt in der französischen Zone war mir ausdrücklich verboten. Die erste Schwierigkeit ließ sich leicht überwinden. Ich wußte, daß man mit ein paar guten Schweizer Franken auch den strengsten Schaffner ohne weiteres dazu bewegen konnte, ein Auge zuzudrücken. Schwieriger war mein Passieren der Sperre im Freiburger Bahnhof; hier kam alles darauf an, ob das französische Militär gerade Kontrolle machte oder nicht; die deutschen Bahnbeamten fragten selbstverständlich nicht nach einem Paß.

Es ging aber alles gut. Ich freute mich, Frau Altmann zu einem richtigen europäischen Essen im Speisewagen einladen zu können. In Freiburg verbrachten wir bei ihren Wirtsleuten, einer Pfarrersfamilie, einen gemütlichen Abend. Der nächste internationale Zug, den ich benutzen mußte, hielt nachts um 3.00 Uhr in Freiburg. So wanderten wir denn die halbe Stunde zum Bahnhof mitten durch das berüchtigte Trümmerfeld des „Bombenteppichs", unter dem, wie es hieß, 40 000 Menschen begraben lagen. Frau Altmann hatte darauf bestanden, mich zu begleiten, da ich den Weg allein in der Dunkelheit nicht finden würde, obwohl sie gleichzeitig betonte, wie gefährlich diese Gegend nachts sei. Ich machte mir, als ich ohne Fährnis wieder in meinen Zug eingestiegen war, erhebliche Vorwür-

fe und sorgende Gedanken, weil sie nun allein den Rückweg unternehmen mußte.

Todmüde nach zwei durchwachten Nächten, aber randvoll von mannigfalti-
gen Erlebnissen und Eindrücken, kehrte ich nach Münsingen zurück.

Kapitel 47

WEITERE KONTAKTE MIT DEN DEUTSCHEN

Die Jahre 1948 und 1949 brachten noch verschiedene Reisen nach Deutschland. Im Herbst 1948 fand ein zweiter deutscher Psychiaterkongreß statt, diesmal in Marburg. Ich wurde für ein Hauptreferat über die somatische Therapie angefragt. Kurz nach Neujahr folgte eine Einladung Beringers nach Freiburg. Auf Ende des Wintersemesters 1948/49 hatte ich vor der bayerischen Ärztegesellschaft in München über Psychoanalyse zu referieren, und schließlich übernahm ich im Frühsommer 1949 ein Hauptreferat anläßlich einer ersten Tagung der wieder neu ins Leben gerufenen Wanderversammlung der südwestdeutschen Psychiater, diesmal in Badenweiler.

Ich erlebte dabei noch mancherlei Interessantes, ja gelegentlich auch Aufregendes, aber an prickelnder Abenteuerlichkeit reichten diese späten Deutschlandaufenthalte bei weitem nicht mehr an Tübingen und Köln heran. Es lag dies wohl daran, daß der Reiz des Ungewohnten und Fremdartigen nicht mehr im gleichen Maße auf mich eindrang. Auch hatten sich die wirtschaftlichen Verhältnisse in Deutschland nach der Währungsreform doch allmählich zu bessern angefangen. Zunächst freilich schien der Ausgang des Experimentes noch ganz ungewiß. Es trat eine zunehmende Inflation ein, und es gab einen Zeitpunkt, an dem man für Fr. 25 ganze 100 neue deutsche Mark bekam. Was hätte man damals mit einer spekulativen Hortung von deutschem Geld für Geschäfte machen können! Sie wurden sicher auch gemacht, denn schon nach etwa einem Jahr stand die Mark auf pari, und später wurde sie sogar noch aufgewertet! In den ersten Monaten aber war wie gesagt vom „Wirtschaftswunder" noch nichts zu spüren. Mitte November 1948 schrieb zum Beispiel Gruhle:

„Es wird leider wieder schlimmer mit dem Einkaufen. Die Preise steigen weiter. Ein Pfund Äpfel 1,25 Mark. Zigaretten sind seit mehreren Tagen nicht mehr zu haben. Mehl nur noch im Schwarzhandel. Um den Koks für die Zimmerheizung schreibe und telefoniere ich schon seit vielen Tagen um sonst."

369

Schon Anfang 1949 begann aber der wirtschaftliche Aufstieg.

Ausschlaggebend für die Annahme aller dieser Einladungen war für mich sicher die Befriedigung meines Narzissmus, denn ich referierte ja gerne und fühlte mich durch ein zahlreiches Publikum von Fachkollegen stimuliert. Wichtiger war aber das Gefühl, eine Mission zu erfüllen. In der Tat war ich in jener Zeit wohl der einzige Schweizer und damit der einzige neutrale deutsch sprechende Psychiater, der nach Deutschland fuhr und damit wenigstens einigermaßen den großen Hunger nach Kontakt mit der Außenwelt, nach „frischer Luft" und nach fachlicher Information stillen konnte. Es ging ja nicht nur um die augenblickliche Isolierung. Schon während der ganzen Nazizeit, auch vor dem Krieg, war die deutsche Psychiatrie vom Ausland abgeschnitten gewesen, oder besser, sie hatte sich selbst abgekapselt. Das Gefühl, unendlich viel nachholen zu müssen, herrschte allgemein.

Ich war aber durchaus auch der Empfangende, denn es waren doch immerhin nicht unbedeutende Köpfe, denen ich bei solchen Gelegenheiten nahekam und mit denen eine Diskussion über Fragen der Politik, der zeitgenössischen Kunst und Literatur bis zum eigentlichen Fachgebiet immer interessant und anregend war. Was war das damals z. B. für ein Wirbel um Thomas Mann, dessen Werke im „Dritten Reich" totgeschwiegen worden waren und um die sich nun alles riß, so weit man sie überhaupt schon bekommen konnte!

Die starken persönlichen Kontakte mit den Deutschen bahnten sich nun freilich auch in Münsingen selbst an, wohin ich vom Sommer 1948 an einen nach dem andern meiner alten und neuen Bekannten einladen konnte.

Schon vor dem Marburger Kongreß kam Scholz, Neuropathologe und Direktor der deutschen Forschungsanstalt in München, für längere Zeit zu uns, quietschvergnügt, immer wieder der kulinarischen Genüsse wegen die Hände über dem Kopf zusammenschlagend mit der Versicherung, er dürfe zu Hause gar nicht erzählen, was er alles genossen habe; nach seiner Rückkehr meldete er denn auch, er habe bei uns 7 kg zugenommen. Er war überaus witzig und gleichzeitig interessant in den Berichten über seine Versuche, die Forschungsanstalt über Wasser zu halten. Ihre Arbeiten waren schon in der letzten Kriegsphase, ganz besonders aber nachher, völlig lahmgelegt gewesen. Scholz hatte dann den guten Gedanken gehabt, im Serologischen Laboratorium die Wassermänner für ganz München, ja für einen guten Teil von Bayern ausführen zu lassen. Damit brachte er so viele Mittel zusammen, daß er nicht nur die schlimmsten Bombenschäden beheben und das halbzerstörte Dach des Institutes neu decken lassen, sondern darüber hinaus eine Abteilung nach der andern langsam wieder in Gang bringen konnte.

Es kam Zutt, dem an Äußerlichkeiten weniger die Küche wichtig war als die Abwesenheit der für ihn keineswegs zur unbeachteten Selbstverständlichkeit gewordenen Verlotterung und Schmutzigkeit von Häusern, Gärten und Straßen in Deutschland. Er konnte sich nicht genugtun im Wundern über die Gepflegtheit etwa der Straßenränder, aber auch unserer Wohnung, trotzdem sie sicherlich kein Musterbild schweizerischer Soigniertheit darstellte; er liebte besinnliche Gespräche; dabei ließ sich schon damals ahnen, daß wir gerade im fachlichen Bereich doch von ganz andern Voraussetzungen ausgingen. Zutt befand sich noch in seiner antipsychotherapeutischen Phase und hielt durchaus zur klassischen psychiatrischen Schulmeinung, wie sie sein Lehrer Bonhoeffer vertreten hatte; er liebte freilich auch Abstecher in philosophische Bereiche, auf denen ich ihm nicht folgen konnte. Später sollten sich diese Gegensätzlichkeiten noch stärker ausprägen.

Schließlich, im Oktober 1948, nach dem Marburger Kongreß, erschien endlich Gruhle, von uns mit unendlicher Freude begrüßt. Merkwürdig scheint es mir, daß bei aller Bedeutung, die dieser erste Münsinger Besuch Gruhles nach dem Kriege für uns hatte, mir so wenig davon noch in Erinnerung geblieben ist. Ich weiß nur, daß wir mit ihm in den Ruhren fuhren, den er vom ersten Augenblick an in sein Herz schloß, und später für ein paar Tage auch in seinen geliebten Tessin.

Nun hatten es freilich alle deutschen Gäste in eine Zeit besonders schöner und lebhafter Geselligkeit in unserem Kreise getroffen. Davon aber später.

Am Marburger Kongreß lernte ich Herrn von Baeyer kennen, der später als Nachfolger von Kurt Schneider Lehrstuhlinhaber in Heidelberg wurde. Diese erste Begegnung stand unter keinem glücklichen Stern. Von Baeyer war mein Korreferent, kam aber mit seinem Vortrag nicht vom Fleck und war noch an der Einleitung, als seine Zeit schon abgelaufen war, und überschritt diese dann derart, daß ich als zweiter Redner zu ganz erheblichen Kürzungen gezwungen war, sollte nicht das ganze Programm über den Haufen geworfen werden. Dann entdeckten wir zu unserem großen Schrecken, daß wir beide vom Verlag Thieme den Auftrag erhalten hatten, ein Buch über die Schocktherapie zu verfassen. Da der Verlagsinhaber, Herr Hauff, mit dem wir beide verhandelt hatten, zwar am Kongreß auch dabei, aber im Augenblick unserer Entdeckung spurlos verschwunden war, konnte diese sonderbare Konfusion nicht geklärt werden. Später einigten wir uns dann dahin, daß ich ein mehrbändiges Werk herausgeben solle, wovon der erste Band dem Insulin gewidmet war, während von Baeyer sich auf die Psychopathologie von Insulin und Elektroschock in einem kleinen Überblick beschränken sollte. Wir sind denn auch gute Freunde geworden, so weit dies bei der Zurückhaltung und Verschlossenheit von Baeyers überhaupt möglich war, und haben uns gegenseitig wiederholt besucht.

In der Mensa in Marburg, wo ich immer mit Gruhle zusammen mein Mittagessen einnahm, tauchten Leute auf, die mir zuerst wie Schemen vorkamen und erst nach und nach lebendig wurden. Da kam Spatz, der berühmte Nachfolger Spielmeiers, an unsern Tisch – ich habe ihn früher schon erwähnt –: völlig ausgemergelt, ein Gerippe, schwer depressiv. Er hatte sich unter den Nazis sehr erheblich kompromittiert, war, wie Gruhle erzählte, in SA-Uniform herumparadiert und nun natürlich abgesetzt, ein Jahr lang im Gefängnis gesessen und, auch nachher, in seiner Forschertätigkeit, die ihm alles bedeutete, gelähmt. Was ich aber bisher noch nie bei einem Deutschen erlebt hatte, war das ungeheuerliche Schuldgefühl, von dem er durchdrungen war. Er gab sich, wie wenn er für alle Greuel der Nazis persönlich verantwortlich wäre und war überzeugt, daß ich ihn restlos verachten müsse, kurz, seine Haltung war jämmerlich und rührend zugleich, denn man konnte nicht daran zweifeln, daß es ihm mit seinem Schuldbekenntnis sehr ernst war. Wir sind später noch öfter zusammen gewesen, nachdem sein Körper wieder an Fülle gewonnen und seine Depression einer freundlichen, bisweilen schalkhaften Stimmung gewichen war, ohne je auf diese erste Begegnung und auf seine braune Vergangenheit zurückzukommen.

Dann stellte mir Gruhle die Tochter Kraepelins, Toni vor, die ich aus der Literatur kannte, denn sie hatte als Schülerin ihres Vaters und Privatdozentin recht viel publiziert. Nun war sie ebenfalls bös dran. Die Töchter und Schwiegersöhne Kraepelins waren samt und sonders fanatische Hitler-Anhänger gewesen und hatten nun die Folgen zu spüren bekommen. Auch Toni Schmidt-Kraepelin war mehr ein Skelett als ein menschliches Wesen von Fleisch und Blut und tief bedrückt. Ganz anders als aber einen Augenblick vorher bei Spatz war hier nichts von Einsicht oder gar Zerknirschung zu spüren, sondern höchste Auflehnung gegen das Schicksal und gegen das erlittene „Unrecht". Sie bat mich um Vermittlung, damit ein am italienischen Teil des Lago Maggiore gelegenes Kraepelinsches Besitztum, das nun die Amerikaner beschlagnahmt hatten, der Familie zurückgegeben werde. Schon im ersten Weltkrieg hatte diese Villa das gleiche Schicksal erlitten, nur mit dem Unterschied, daß sie damals von den Italienern, den Siegermächten angehörend, in Besitz genommen wurde. Aus Hochschätzung für Kraepelin hatte nach Kriegsende 1919 die italienische Psychiatergesellschaft alle Hebel in Bewegung gesetzt, um die Rückgabe zu erwirken. Ob dies nun ein zweites Mal gelänge? Ich schrieb nach meiner Heimkehr sofort an Corberi, der die Sache an die Hand zu nehmen versprach, aber große Zweifel hegte, da die Situation nun doch eine vollkommen andere war. Wie ich später erfuhr, kam die Rückgabe durch die Amerikaner wider jedes Erwarten aber doch zustande.

In mancher Beziehung erstaunlich war auch die erste Begegnung mit Frau Zutt, von der ich mir bisher nur aus gelegentlichen Bemerkungen ihres Mannes, mehr noch aus dem, was von den deutschen Kollegen über sie erzählt wurde, ein Bild machen konnte. Das Ehepaar war von einer romantischen Legende umgeben. Als sie noch die Frau des berühmten Geigers Kulenkampff war, soll Zutt jahrelang in rührender Ergebenheit um sie geworben haben. Als endlich die Scheidung zustandekam und die beiden heiraten konnten, wurde ein Kulenkampffscher Sohn[165] mit in die Ehe gebracht. Wie ich ihr auf dem Marburger Kongreß vorgestellt wurde, bildete sie sichtlich den Mittelpunkt eines ganzen Tisches von Kollegen, ganz Weltdame, selbstsicher, ein Gemisch von vornehmer Distanziertheit, Herzlichkeit und Spottlust. Trotzdem sie, wie ich schon erzählte, Schweres durchgemacht hatte und jetzt nach unsern Begriffen in dürftigsten Verhältnissen lebte und sicher nicht weniger als alle andern unterernährt war, sah auch ein kritisches Auge nichts von Schäbigkeit, von Verwahrlosung, von Unsauberkeit, nichts von all jenem, mit dem die ganze deutsche Gelehrtengesellschaft imprägniert schien. Wie sie dieses Kunststück fertig gebracht hat, weiß ich nicht. Nur ein ganz klein wenig guckte der Pferdefuß hervor. Ich wußte von Zutt, daß sie schrecklich gern Kondensmilch naschte, diesen Genuß nun aber schon ewig lang hatte entbehren müssen. So hatte ich ihr eine Tube mitgebracht, sagte es ihr auch, benützte aber an jenem Teenachmittag zuerst meine eigene, schon halb aufgebrauchte, um ihr und den Kollegen davon zu offerieren. Sie riß sie gleich an sich und wollte sie nicht mehr herausgeben, obwohl ich ihr versicherte, daß ich ihr am nächsten Tag eine noch unangebrochene bringen werde. Hier war sie nun wie ein Kind, das etwas an sich Gerafftes nicht mehr hergeben will – sicher ist sicher –, und während des ganzen folgenden Gesprächs naschte sie immer wieder davon, indem sie sich die Milch direkt auf die Zunge drückte. Trotz mancher Förmlichkeiten und trotzdem sie immer die Dame hervorkehrte, haben sich Trudi und ich später immer sehr gut mit ihr verstanden.

In vieler Hinsicht interessant und erfreulich gestaltete sich mein Besuch in Freiburg im Jahre 1949. Der dortige Lehrstuhlinhaber, Beringer, der Heidelberger Schule angehörig, war nach dem Kriege neben Gruhle, Kretschmer und Kurt Schneider[166] der bekannteste und wohl auch bedeutendste deutsche Psychiater. Am Tübinger Kongreß hatte er nicht teilgenommen. Kurz danach schrieb er mir aber sehr nett, er habe von Gebsattel über meine Leukotomieerfahrungen gehört und bäte um eine Arbeit darüber für den von ihm eben neu herausgegebenen „Nervenarzt". Gleichzeitig lud er mich dringlich ein, ihn in Freiburg zu besuchen. In Marburg, wo Beringer ebenfalls fehlte, überbrachte mir dann sein damaliger Oberarzt Richard Jung[167] eine erneute Bitte, nach Freiburg zu kommen, im Kreise der Klinik ein Referat zu halten und an einem Seminar mit den dortigen Psychologen teilzunehmen.

Als Gruhle von diesem Plan erfuhr, erklärte er gleich, mit dabeisein zu wollen. So trafen wir uns dann im Januar 1949 über ein Wochenende bei Beringer, der uns in seiner Klinik unterbrachte; sie war als einzige vor der Zerstörung bewahrt worden. Es waren lebhafte, sehr angeregte Tage. Beringer, im gleichen Alter wie ich, war mir vom ersten Augenblick an sympathisch, und ich glaube, diese Sympathie ist gegenseitig gewesen. Er erwies sich zu meinem Erstaunen über Münsingen und über mich und meine Familie bis auf Einzelheiten orientiert, während ich ihn bisher nur dem Namen nach gekannt hatte. Das Rätsel löste sich aber bald. Während der Insulinzeit hatten Willmanns und Gruhle nach ihren häufigen Besuchen bei uns jeweils an der Freiburger Klinik Station gemacht und Beringer über unser Leben und Treiben sehr genau Bericht erstattet.

So herrschte eine überaus freundschaftliche Atmosphäre. Ich konnte mancherlei Neues berichten, über unsere Erfahrungen mit der Leukotomie und die eben in Gang gekommenen Alkoholkuren, vor allem aber wurde in allen Diskussionen die völlig andersartige, durch die Psychoanalyse geprägte schweizerische Auffassung gegenüber der deutschen Schulpsychiatrie deutlich. In Freiburg trat dies vielleicht deshalb besonders deutlich zutage, weil Beringer noch ganz der alten Heidelberger Schule verhaftet war und sein Vorgänger Hoche einer der wildesten Streiter gegen Freud gewesen war; auch erlaubte die freundschaftliche Beziehung eine offenere Sprache, ohne daß es deswegen zu Streit gekommen wäre. Diese Unterschiede in der theoretischen und praktischen Entwicklung unseres Faches scheint mir medizinhistorisch doch von einem gewissen Interesse, so daß ich ihm anschließend aus meiner Sicht ein eigenes Kapitel widmen möchte.

Gruhle andererseits war in diesem Milieu der unbestrittene „Altmeister" der deutschen Psychiatrie, verehrt und geliebt, namentlich von Beringer selbst und seiner Frau (diese war seinerzeit ebenfalls in Heidelberg Assistentin gewesen); beide sprachen ihn nur als „Meister" an. Er war damals tatsächlich auch noch von einer unerhörten Vitalität und geistigen Präsenz. Dafür zeugt folgende kleine Geschichte, die mir unvergeßlich geblieben ist:

Beringer hatte Gruhle gebeten, am Montagmorgen um 7 Uhr seine anderthalbstündige Hauptvorlesung zu übernehmen. Das Thema war ihm dabei nicht freigestellt, sondern sollte in den Gesamtplan der systematisch aufgebauten Vorlesungsreihe hineinpassen. Nun war aber Beringer nicht ganz mit sich im reinen, was an der Reihe war. So erklärte er Gruhle, er werde ihm am Sonntagabend einen Zettel aufs Zimmer legen lassen, mit der Angabe, worüber er zu sprechen habe. Dies war gewiß eine Zumutung angesichts der kurzen Vorbereitungszeit; sie wurde von Gruhle aber gelassen hingenommen. An jenem Sonntagabend hatten wir beide nun aber „frei", d.h. wir waren nirgendwo eingeladen und konnten über unsere Zeit verfügen. So saßen wir gemütlich zusammen im Gasthof zur Traube am Münsterplatz und plauderten unentwegt, bis ich etwa um Mitternacht Gruhle, der bereits etwas angesäuselt war, darauf aufmerksam machte, er wisse noch gar nicht, was er morgen früh vortragen müsse, und es wäre wohl klüger, bald einmal nach Hause zu gehen. Er war aber nicht dafür zu haben, meinte leicht verächtlich, er werde den Zettel mit dem Thema noch früh genug zu Gesicht bekommen und blieb ruhig sitzen.

Am nächsten Morgen stand er um 7 Uhr völlig frisch vor den Studenten und hielt aus dem Stegreif eine glänzende Vorlesung über den chronischen Alkoholismus, gespickt mit statistischen Zahlenangaben – über einen Gegenstand also, von dem ich wußte, daß er ihn keineswegs besonders interessierte und mit dem er sich meines Wissens auch nie eingehender beschäftigt hatte. Diese Leistung erschien mir etwas vom Erstaunlichsten, was ich je erlebt hatte. Als ich Gruhle darüber ein Kompliment machte, meinte er nur wegwerfend, das sei keine Kunst gewesen, er hätte eben eine seiner „Platten" aufgelegt!

Die nächste Vortragsreise nach München im Frühling 1949 stand unter einem sonderbaren Stern. Zunächst hatte ich die Einladung abgelehnt. Ich sollte nämlich auf Wunsch der Bayerischen Ärztegesellschaft kontradiktorisch zusammen mit dem alten Geheimrat Bumke[168] über Psychoanalyse sprechen. Die Anfrage ließ deutlich erkennen, daß man von mir einen Angriff auf die antianalytische

374

Doktrin Bumkes erwartete; man ließ durchblicken, die Einstellung der psychiatrischen Klinik sei nun sattsam bekannt, man wünsche von einem ausländischen Kliniker nun auch einmal die andere Seite zu hören.

Dem Plan, Bumke und mich zusammen in die Arena treten zu lassen, lagen sicherlich auch die Tendenzen des damaligen deutschen „Umbruchs" zugrunde. Er entsprach dem Streben, von dem auch die deutschen Ärzte ergriffen waren, der früheren Doktrin und „Autarkie" der Nazis auf geistigem Gebiet zu entrinnen und – gelegentlich allerdings in recht unkritischer Weise – alles, was anders als bisher war, begierig aufzugreifen.

Meine Aufgabe war äußerst heikel. Bumke gehörte zur Generation der deutschen Götter meiner psychiatrischen Jugend, zusammen mit Gaupp, Bonhoeffer, Hoche und Wilmanns. Durch seine nazistische Vergangenheit belastet, hatte er nach dem Kriege den Münchner Lehrstuhl abgeben müssen und stand nun grollend im Hintergrund. Er war neben Hoche der streitbarste und gewandteste Antipode der Psychoanalyse gewesen und hatte verschiedene kluge, aber giftige Schriften über das Unbewußte veröffentlicht und alles, was von ferne mit Psychoanalyse zu tun hatte, als völlig unwissenschaftlich verdammt. Daneben war er ein ausgezeichneter Kliniker, ein würdiger Nachfolger Kraepelins auf dem Münchner Lehrstuhl, nicht nur Herausgeber des ersten Springerschen Handbuches für Psychiatrie, sondern auch eines Lehrbuches, das über Jahrzehnte in Deutschland richtunggebend blieb.

Nun sollte ich also die Rolle übernehmen, mich mit diesem so viel älteren, mit akademischen Ehren überhäuften Manne öffentlich herumzustreiten. Mir schien dies nicht nur pietätlos, sondern auch unheimlich; wußte ich doch gar nicht, wie das Auditorium meine proanalytischen Thesen trotz den freundlichen Worten der Einladung durch den Vorstand aufnehmen würde; ich fürchtete mich aber auch ganz einfach vor dem mir überlegenen Wissen und der dialektischen Geschliffenheit Bumkes.

So schlug ich vor, zunächst einmal den alten Geheimrat allein reden zu lassen. Sollte man nachher doch noch den Wunsch haben, mich zu hören, so könnte ich ein bis zwei Semester später kommen und dann allein auftreten. Es erfolgte eine unerwartete, überraschende Antwort: Man wolle mich unbedingt hören, verzichte aber auf Bumke, der sich damit einverstanden erklärt habe.

Daraufhin konnte ich nicht mehr gut nein sagen. Trotzdem ich annahm, ich werde unter diesen Umständen Bumke überhaupt nicht zu Gesicht bekommen, las ich doch alles, was er wider die Psychoanalyse geschrieben hatte, sorgfältig durch und bereitete mich, nachdem man mich übrigens nochmals ausdrücklich gebeten hatte, speziell darauf vor, seine Argumente zu widerlegen.

Es kam aber alles anders, als ich es mir gedacht hatte. Kaum hatte ich in München klopfenden Herzens das Riesenauditorium betreten, als meine Begleiter mir meldeten, Bumke sitze unten in der ersten Reihe und wünsche mich zu begrüßen. Es ist mir heute kaum mehr begreiflich, warum mir von diesem Augenblick an mein Vorhaben wie ein Alptraum erschien. Es war, wie wenn ich ins Examen gehen müßte. Trotzdem verlief alles dann doch recht gut. Nach meinem Vortrag setzte ich mich für die angekündigte Diskussion neben Bumke, der gnädigst erklärte, ich habe meine Sache ganz gut gemacht. Was dann geredet wurde, weiß ich nicht mehr. Jedenfalls war es nichts Belangvolles, zu einer richtigen Diskussion oder gar zu Angriffen auf die Psychoanalyse kam es nicht. Bumke selbst blieb stumm zu meiner Erleichterung.

Nachher fand wieder einmal ein Bankett zu meinen Ehren statt, mit Fähnchen auf dem Tisch und allem Drum und Dran, wie es europäischer Brauch war. Welch ein Unterschied zu dem, was ich weniger als ein Jahr vorher in Essen erlebt hatte! Schon begannen sich die ersten Anzeichen des deutschen „Wirtschaftswunders" bemerkbar zu machen. Nichts mehr von Abenteuer, Einschränkung und Kärglichkeit. Auch die Mahlzeit vollzog sich „normal"; ich war nicht mehr der „Weihnachtsmann", der Geschenke brachte, sondern der Ehrengast, den man routinemäßig feierte.

Das einzige, das an die kurz vergangenen Zeiten erinnerte, war meine Unterbringung in der Klinik. Ich merkte bald an den Toilettengegenständen, die herumlagen, und an den Büchern und manchen andern Kleinigkeiten, daß ich in einem jemand anderem gehörenden Raum untergebracht war. Auf meine Fragen wurde mir schließlich mit einiger Verlegenheit erklärt, ich befände mich im Privatzimmer des Nachfolgers von Bumke. Dieser, Prof. Stertz, war gerade im Urlaub; da Bumke, im Hintergrund immer noch allmächtiger Psychiatriepapst, sich weigerte, seine Direktorswohnung aufzugeben, hatte Stertz sich mit einer Unterkunft in der Klinik begnügen müssen, und man hatte mich einfach in sein Bett gesteckt.

Groß war mein Erstaunen, als es am Tage nach meinem Referat hieß, der „Herr Geheimrat" erwarte mich um soundsoviel Uhr bei sich zu Hause. Es blieb mir nichts anderes übrig, als mich einzufinden. Um so größer und beschämender war die Überraschung, als Bumke nicht nur die Liebenswürdigkeit selbst war, sondern im Gespräch ein überragendes geistiges Niveau bekundete. Bisher hatte ich ihn mir als einen zwar hochintelligenten und belesenen, aber bornierten, engstirnigen, konservativen Menschen vorgestellt. Nun erwies er sich als sehr kultiviert, von weitem Horizont, fachlich nahezu allwissend. So hatte er sich z. B. bereits eingehend mit der damals erst in den Anfängen steckenden Binswangerschen Daseinsanalyse beschäftigt und wollte unbedingt Genaueres von mir hören. Daneben beklagte er sich freilich bitter über sein Los und verteidigte sich energisch gegen Vorwürfe, von denen ich nicht einmal wußte, daß sie gegen ihn erhoben worden waren: Wohl sei er kurz vor Lenins Tod zu einem Konsilium nach Moskau gefahren, nie aber habe er, wie behauptet worden sei, Hitler behandelt. Jedenfalls schied ich von ihm mit einer ganz andern Vorstellung, als sie sich bisher bei mir gebildet hatte. Sicher verbreitete er die Atmosphäre des alten deutschen, bonzenhaften Klinikchefs; dem stand aber neben der außergewöhnlichen Bildung die Liebenswürdigkeit und die Fähigkeit der unübertrefflichen Formulierung im Gespräch gegenüber. Kurz nach meinem Besuch ist er gestorben.

Im übrigen waren die wenigen Tage, die ich in München verbrachte, nicht besonders eindrücklich. Noch lag vieles in Trümmern, der Aufbau hatte aber bereits begonnen. Unangenehm war ich davon berührt, daß die mich betreuenden Oberärzte der Klinik unbedingt darauf bestanden, mir das ehemalige berüchtigte Konzentrationslager Dachau zu zeigen, das, wie es schien, bereits zu einer Attraktion für die Fremden geworden war. Ich suchte mich vergeblich davor zu drücken, denn es schien mir nicht in Ordnung und irgendwie peinlich, daß die deutschen Kollegen, von denen man ohnehin nicht recht wußte, wie ihre Vergangenheit gewesen war, dem Ausländer ausgerechnet eine solche „Sehenswürdigkeit" vorführen wollten. Ich erlebte dann immerhin die Genugtuung, daß die englischen Betreuer des Lagers uns den Zugang verweigerten; ich selbst hätte freilich die Erlaubnis ohne weiteres bekommen, nicht aber meine deutschen Begleiter, so daß ich einen guten Grund hatte, zu verzichten.

Im Frühsommer 1949 sollte die erste Tagung der Wanderversammlung südwestdeutscher Psychiater stattfinden. Diese Veranstaltung sah auf eine lange Tradition zurück und hatte immer lebhafte Beziehungen zur Schweizer Psychiatrie unterhalten, und eine meiner frühen Erinnerungen bildete ja die gemeinsame Tagung mit der SGP in Basel vom Jahre 1928. Seit Jahrzehnten war die Versammlung allerdings nicht mehr „gewandert", sondern hatte ihre Versammlungen regelmäßig in Baden-Baden abgehalten. Diese Gepflogenheit fortzusetzen war vorläufig unmöglich, denn in Baden-Baden saß die französische Militärregierung für die französische Zone und hatte sämtliche Hotels in Beschlag genommen. So wurde als Tagungsort der Schwarzwälder Kurort Badenweiler gewählt. Beringer, der die Versammlung organisierte, hatte mich bereits im Laufe des Winters gebeten, ein Hauptreferat über Leukotomie zu übernehmen. Ich sagte gerne zu, denn damals verfügten wir in Münsingen schon über recht große Erfahrungen, größere jedenfalls als auf dem übrigen europäischen Kontinent mit Ausnahme von Skandinavien.

Badenweiler bildete für mich den Auftakt zu einer langen Reihe freundschaftlicher und harmonischer Kontakte. Zunächst war freilich noch ein tragikomisches Intermezzo zu bestehen. Ich habe bisher vielleicht zu wenig betont, wie wichtig für alle diese Reisen nach Deutschland das alliierte Visum war. Erteilt wurde es, wann die Weisung der betreffenden Militärregierung eingetroffen war, vom Permitoffice auf dem Kirchenfeld in Bern. Für die französische Zone speziell gab es immer wieder Verzögerungen, Mißverständnisse usw., so daß man gut daran tat, den Antrag schon Monate vorher in Baden-Baden einzureichen. Dies hatte Jung im Auftrag von Beringer für Badenweiler auch rechtzeitig getan. Auf meine immer dringlicher werdenden Anfragen beim Permitoffice hieß es jedoch bis zum letzten Tag, es sei nichts eingetroffen. Ich meldete dies nach Freiburg – von wo entsprechende Anrufe nach Baden-Baden gingen.

Es wurde Freitag, abends sollte man bereits in Badenweiler zu einem Empfang eintreffen, für den nächsten Morgen stand mein Referat als erstes auf dem Programm. Reise und Vortrag schienen endgültig erledigt.

Plötzlich aber, nachmittags 5 Uhr, rief das Permitoffice an, die Bewilligung sei eingetroffen, ich müsse für das Visum aber unverzüglich kommen, denn in einer halben Stunde würde das Büro geschlossen. So stürzte ich mich ins Auto – der Koffer war natürlich längst gepackt – und hatte nur noch auf Nino und ihren Verlobten, der damals bei uns war, zu warten, die mit nach Basel fahren wollten und nicht mehr damit gerechnet hatten, nun Hals über Kopf packen mußten und auf mein energisches Schimpfen wie aus der Kanone geschossen die Treppe hinunterstürzten. Knapp vor Büroschluß bekam ich noch das Visum und fuhr los durch einen Gewittersturm und schließlich in die Nacht hinein. Ich hatte dann auch einige Mühe, den Weg nach Badenweiler zu finden. Wie ein Geist erschien ich in der bereits versammelten gemütlichen Tafelrunde, denn niemand mehr hatte mit meinem Eintreffen gerechnet. Beinahe entsetzt stürzte Beringer auf mich zu; er hatte noch keine Meldung bekommen, daß das Visum nun unterdessen erteilt worden war und im Gegenteil Jung nochmals ans Telefon dirigiert, um irgendwelche deutsche Regierungsbehörden um Intervention zu bitten.

Mein Vortrag über Leukotomie fand ein äußerst lebhaftes Interesse. Obwohl niemand in Deutschland Erfahrungen besaß, war bereits ein lebhafter Widerstreit der Meinungen im Gange. Auch hier spielte die augenblickliche deutsche Mentalität eine entscheidende Rolle. Nach den Experimenten an Menschen, wie sie die Nazis angestellt hatten und die nun in aller Welt gebrandmarkt wurden, meldeten sich als Reaktion darauf viele Stimmen, die einen solchen hirnchirurgischen Eingriff von vorherein in Grund und Boden verdammten. Haddenbrock hatte vor kurzem einen flammenden Protest veröffentlicht; ohne nähere Kenntnis des wirklichen Sachverhaltes, des therapeutischen Nutzens im Verhältnis zu den möglicherweise eintretenden Schädigungen, verdammte er grundsätzlich die „Verstümmelung“. Die gerechtfertigte Ächtung vergangener Untaten drohte bei diesen Leuten in ein entgegengesetztes, affektbeladenes Extrem umzuschlagen, nach deutscher Art untermauert durch ideologische, jedenfalls theoretische Exkurse aller Art. Eine sachliche Diskussion des sicher vorhandenen Problems, wie sie in der übrigen Welt stattfand, z. B. auch in Skandinavien, schien in Deutschland unmöglich zu sein.

Die heftigen Polemiken gegen die Leukotomie fanden Nahrung in einem kurz vorher erfolgten Besuch des Amerikaners Freemann, in Freiburg, wo er die von Fiamberti schon vor dem Kriege eingeführte, sicherlich brutale und völlig unkontrollierbare Methode des supraorbitalen Eingriffs[169] demonstrierte. Dabei galt Freemann als Autorität, hatte er doch mit Watts zusammen das amerikanische Standardwerk über die „Gehirnchirurgie“[170] herausgebracht.

Auf der andern Seite waren es vor allem die Hirnchirurgen unter der Führung Richerts aus Freiburg, die ebenso fanatisch für diese neue Möglichkeit der Schizophrenietherapie Partei ergriffen. Beringer nahm dem allem gegenüber eine neutrale Stellung ein.

Wie wir selber in Münsingen dazu gekommen waren, die Leukotomie auf breiter Basis durchzuführen, werde ich in einem anderen Zusammenhang berichten.

Damals, in Badenweiler, hatte ich jedenfalls in einer aufs höchste überhitzte Atmosphäre zu sprechen. Das Echo war außerordentlich lebhaft. Freilich passierte mir dann ein Mißgeschick: Jung, der zu einem ersten längeren Aufenthalt zu uns nach Münsingen kommen sollte und mit mir zurückfahren wollte, hatte an der Klinik unbedingt noch einiges zu erledigen. So bot ich ihm an, nach meinem Referat schnell mit ihm nach Freiburg und wieder zurück zu fahren, ohne daran zu denken, daß gerade während dieser Zeit die Diskussion stattfinden würde. Nach meiner Rückkehr gab es einige saure Gesichter, Richert warf mir sogar vor, ich hätte mich vor der heiklen Auseinandersetzung drücken wollen, was keineswegs der Fall war.

Trotzdem bleibt mir diese erste Badenweiler Tagung in heller und freundlicher Erinnerung. Ich fühlte mich von allen Seiten geehrt und anerkannt, was mich um so mehr freute, als diese Zuneigung offensichtlich meiner Person galt und das, was bei meinen vorherigen Deutschlandreisen noch mitgespielt haben mochte, der Bringer guter Gaben zu sein, hier wegfiel.

Die so unerwartet und intensiv erblühte Freundschaft mit Beringer fand wenige Monate später ein jähes Ende. Er starb unerwartet an einer Lungenthrombose, mitten in voller Aktivität in seiner Klinik. Mich erschütterte dieser Tod sehr; er bedeutete den Abbruch einer noch im Beginn stehenden Beziehung, gleichzeitig den ersten Verlust eines nahe stehenden Kollegen.

Von dieser ersten Tagung an blieb ich bis 1959 ein treuer Gast der südwestdeutschen Versammlungen, die nur einmal noch in Badenweiler, später wieder in Baden-Baden tagten. Es bildete sich bald ein engerer Kreis, dessen Mittelpunkt nach wie vor Gruhle war. Dazu gehörte neben uns das Ehepaar Zutt, ferner Scheller, der nach der Frankfurter Berufung Zutt's sein Nachfolger in Würzburg geworden war, das Ehepaar Ruffin, dann der lebendige und originelle Conrad[171] mit seiner charmanten Frau, selbstverständlich auch die Jungschen, mit denen uns und Gruhle eine engere Freundschaft verband. Bald stießen auch Mayer-Gross und seine Frau dazu, die regelmäßig von England herüberkamen. Wie viele anregenden, vergnüglichen, freundschaftlichen Gastmähler und Spaziergänge in der wunderschönen Umgebung Baden-Badens haben Trudi und ich mitgemacht! Es war nun auch zur Tradition geworden, daß ich jeweils eine der Sitzungen – das Präsidium wechselte für jeden halben Tag – zu leiten hatte.

Kapitel 48

SCHWEIZERISCHE UND DEUTSCHE PSYCHIATRIE

Hier ist wohl die Stelle, wo versucht werden kann, die Unterschiede zwischen der schweizerischen und der deutschen Psychiatrie darzustellen wie ich sie im Laufe der gegenseitigen Beziehungen erlebt habe. Dies ist freilich nur fragmentarisch und aus meiner ganz persönlichen Sicht möglich. Ein ideengeschichtlicher Exkurs liegt mir nicht und würde auch viel zu weit führen. So muß es bei einigen Streiflichtern sein Bewenden haben, wobei nicht zu vermeiden ist, daß bereits Gesagtes oder Angedeutetes wiederholt wird.

Den einen fundamentalen Unterschied sehe ich in der schon früh, beinahe von der Jahrhundertwende an bestehenden dynamischen Einstellung der schweizerischen Psychiatrie im Gegensatz zur statischen Haltung der deutschen Universitätskliniken. Dies ist eine zugespitzte Formulierung, die aber doch grosso modo zutreffen dürfte. Die frühzeitige Anerkennung der Psychoanalyse prägte in der Schweiz vor allem dank der überragenden Persönlichkeit Eugen Bleulers auch die psychiatrische Einstellung seiner Schüler, die mit ganz wenigen Ausnahmen von den 30er Jahren an sämtliche Lehrstühle und Anstaltsdirektionen besetzten. Für sie alle, auch wenn sie keine Psychoanalytiker waren, stand das Gewordensein der Patienten, ihre innere und äußere Lebensgeschichte, die minutiöse Erforschung der Umweltsbedingungen, standen psychohygienische, sozialpsychiatrische, ganz besonders aber psychotherapeutische Fragen durchaus im Mittelpunkt. Klassifizierung, diagnostische Abgrenzungen, Deskription von Syndromen usw. wurden zwar nicht vernachlässigt – schließlich mußte man sich doch verständigen können –, sie blieben aber von zweitklassigem Interesse. So ist es auch zu verstehen, warum die Impulse für die Schaffung von Polikliniken und Beratungsstellen, für die Arbeitstherapie, für die Somatotherapie, für die Ausbildung des Pflegepersonals und später – entscheidend wichtig – für die normierte Formation der praktischen Psychotherapeuten von den Klinikleitern und durchaus gleichberechtigt von den Anstalten ausging. Was in Münsingen geschah, was dort, wie ich es zu schildern versuchte, geplant oder realisiert wurde, bildete keinen Einzelfall; es war getragen vom allgemeinen Konsensus und hätte sich ebensogut in einer andern Klinik oder Anstalt abspielen können.

Ganz anders die deutsche Schulpsychiatrie. Für den psychiatrischen Ordinarius galt nur die „reine Wissenschaft", eine Wissenschaft freilich, die manchem Dogma verhaftet war, über das hinaus der Blick nicht reichte. Woher diese Dogmen stammten, ist hier nicht zu untersuchen. Sie bezogen sich etwa darauf, daß letzten Endes für jede psychotische Manifestation ein körperliches Substrat vorauszusetzen wäre, das man bisher nur nicht habe fassen können, oder das die Geisteskrankheiten, insbesondere die Schizophrenie, grundsätzlich unheilbar seien. Wissenschaftlich war deshalb nur, was sich mit der Abgrenzung klinischer Krankheitseinheiten oder Syndrome befaßte – ihren Höhepunkt hat diese Forschung wohl in der unsinnigen Systematik von Kleist[172] und Leonhard[173] erreicht –, ferner die nach heutigen Begriffen mit ganz unzulänglichen Mitteln betriebene Erbforschung und etwa noch Versuche, auf physiopathologischem Wege der vorausgesetzten Somatose näher zu kommen. Dazu kam natürlich noch die Hirnpathologie, nicht zuletzt gefördert durch das zähe Festhalten an der Einheit von Psychiatrie und Neurologie. Gewiß sind dies grobe Vereinfachungen; der Tendenz nach stimmen sie aber nach meinen Erfahrungen doch, mindestens darin, daß so gut wie alles, was außerhalb eines sehr engen Kreises lag, als unwissenschaftlich, literarisch usf. abgetan wurde. Nur so ist der Schock zu erklären, den das Bleulersche Schizophreniebuch im Jahre 1911 hervorrief, nur so die heftige, aufs äußerste affektiv geladene Abwehr gegen Freud. Richtig ist sicher auch, daß Begriffe wie „Psychogenie" immer zum mindesten verdächtig blieben und „Psychotherapie" entweder als Unsinn abgelehnt oder als minderrangig bezeichnet wurde. In mehr oder weniger ausgeprägten Spielarten war es diese Mentalität mit ihrem Anspruch des unfehlbaren Urteils darüber, was wissenschaftlich sei und was nicht, der ich bei den Besuchen während der Insulinzeit und dann nach dem Kriege bei meinen vielen Reisen nach Deutschland immer wieder begegnete. So herzlich unsere Beziehungen sein mochten – sogar mein lieber Freund Gruhle machte hier keine Ausnahme –, es trafen verschiedene Welten aufeinander und wissenschaftliche Gespräche unterblieben im allgemeinen besser. Es kam mehr dabei heraus, wenn in Münsingen oder der Waldau unsere Art, die Probleme anzugehen, direkt an Kranken in den „Gemeinsamen" und in der Diskussion mit meinen Mitarbeitern demonstriert wurde. Bei solchen Gelegenheiten schien dann manches Eindruck zu machen, freilich in erster Linie bei den jungen deutschen Gastärzten. Sie kamen von den Kliniken im bisherigen Sinne ausgebildet und festgelegt, staunten nun über die neuen Horizonte, die sich auftaten und kehrten gelegentlich in rebellischer Auflehnung zurück, so daß der frühverstorbene Klaus Conrad, wohl einer der bedeutendsten Köpfe der damaligen mittleren Generation, mich als einen „Verführer der Jugend" bezeichnet haben soll. Selbst Gruhle, dessen Ablehnung der „Dynamik" derart festgelegt und fundiert schien, daß wir, um unsere Freundschaft nicht zu gefährden, in unausgesprochenem Einverständnis allen heiklen Fragen aus dem Wege gingen, hat mir sehr spät einmal gestanden, er würde sich nicht mehr getrauen, eine Vorlesung über Schizophrenie zu halten, weil alles, was diese Krankheit betreffe für ihn derart unsicher und in Fluß geraten sei. Und ein anderes Mal berichtete er, der frühere Verächter jeder Psychotherapie, so nebenbei und mit leicht schelmischem Unterton, er habe eine ihm besonders am Herzen liegende Privatpatientin zu einer psychoanalytisch ausgebildeten Psychologin in Behandlung geschickt, da es im ganzen Rheinland sonst keinen „vernünftig ausgebildeten" Psychotherapeuten gebe.

Bei alledem ist nun nicht zu übersehen, daß eine Reihe wichtiger Impulse für uns gerade aus Deutschland kamen. Aber: Ihre Träger waren alle nicht Klinikleiter, sondern Außenseiter. So Simon mit seiner „Aktiveren Therapie", von der die Schulpsychiatrie kaum Notiz nahm, so Prinzhorn mit seiner „Kunst der Geisteskranken", so Kronfeld, der seine Bücher über Psychotherapie als Privatarzt in Berlin schrieb, so Römer, Kolb und Faltelhauser, die als Anstaltsleute die Außenfürsorge propagierten, so von Gebsattel und viele andere mehr, die nie oder erst in der späten Nachkriegszeit zu akademischen Würden gelangten. Als Ausnahme könnte man nur Kretschmer anführen. Nur ist zu bedenken, daß er seine Hauptwerke als junger Privatdozent und Oberarzt schrieb. Reichlich früh, als er dann als Ordinarius nach Marburg und Tübingen berufen wurde, versiegte seine wissenschaftliche Produktivität in auffallendem Maße. Das einzige von einiger Bedeutung, was er später noch publizierte, waren seine Studien zur Psychotherapie. Sie mögen bei der damals jüngeren Generation in Deutschland einiges aufgelockert haben. Für uns brachten sie kaum etwas Neues und die darin entwickelte psychotherapeutische Methodik lehnten wir ab, zum mindesten wurde sie nie praktiziert. Mir schien, Kretschmer lebe vorwiegend vom Ruhm seiner jungen Jahre. Zudem wurde er nicht nur, wie ich schon ausgeführt habe, von Anfang an von der Heidelberger Schule schwer angegriffen; auch später fand er abgesehen von seinen direkten Schülern mit den von uns seinerzeit so lebhaft begrüßten frühen Auffassungen in Deutschland selbst kein überzeugendes Echo. Am deutlichsten wurde mir dies bei der Herausgabe der „Psychiatrie der Gegenwart" klar, als wir Klaus Conrad mehr oder weniger dazu zwingen mußten, in seinem Beitrag über „Konstitution" die Kretschmerschen Körperbautypen überhaupt zu erwähnen und zu diskutieren, dies 1959, noch zu Lebzeiten Kretschmers. Dessen Anerkennung und Glorie stammte zum größten Teil aus dem Ausland; jedenfalls kann kaum gesagt werden, er hätte einen maßgebenden Einfluß auf die deutsche Schulpsychiatrie vor und nach dem Kriege gehabt.

Daß die starre, festgefahrene Haltung der deutschen Kliniken sich unter dem Naziregime mit seiner Abschirmung gegenüber allem, was sich inzwischen in USA, England, Frankreich und bei uns zu entwickeln begann oder schon feste Formen angenommen hatte, nicht zu beeinflussen war, leuchtet ein. Erst noch, wenn man bedenkt, welche Rolle der „Reichsärzteführer", der Psychiater und Erbforscher Rüdin, in Beratungsfragen spielte. Ihm hatte man ja die unseligen

Erbgesundheitsgesetze und damit die Sterilisation, später die Vergasung der Geisteskranken, mindestens zum Teil auch den ominösen Begriff des „unwerten Lebens" zu verdanken.

Warum es dann aber nach Kriegsende so lange ging, bis sich etwas wesentlich änderte, nachdem die Sicht wieder frei war, die internationalen Kontakte wieder hergestellt? Dafür sind sicherlich verschiedene Gründe vorhanden.

Ohne Zweifel spielte das eingefahrene Geleise der noch im Amte verbliebenen Lehrstuhlinhaber und der im gleichen Geiste aufgewachsenen Nachfolger abgesetzter, emeritierter oder verstorbener Ordinarien eine Rolle. Ein anderer, wohl wesentlicher Faktor ist aber inzwischen wahrscheinlich in Vergessenheit geraten: Wie oft wurde mir noch in den 50er Jahren geklagt, es fehle bedenklich an jüngerem wissenschaftlichem Nachwuchs! Eine ganze Generation von Leuten, die für Dozenturen oder sogar Lehrstühle vorhanden sein müßte, sei mehr oder weniger ausgefallen, teils weil sie im Kriege umgekommen, teils wegen ihrer politischen Vergangenheit im „Dritten Reich" untragbar geworden waren. So blieb die alte Schule unter sich mit ihrem Exponenten, dem allgemein anerkannten und verehrten Kurt Schneider an der Spitze.

Es ist hier nicht der Ort, sich über die Schneidersche Lehre zu verbreiten. Eine kleine Anekdote mag aber ein Streiflicht werfen. Schneider war persönlich bei aller sprachlichen Brillanz und geschliffenen Dialektik in seinen Werken ein merkwürdiger Mensch, schwer zwangsneurotisch, scheu, wenig zugänglich. Ein einziges Mal kam ich zu einem wirklichen Gespräch mit ihm. Es war dies am Morgen nach meinem Leukotomievortrag in Badenweiler, als wir zufällig allein beim Frühstück einander gegenüber saßen. In dieser Zweisamkeit taute er auf und fing von meinem Vortrag an zu sprechen. Er beschloß dann unsere Unterhaltung mit einer leicht abschätzigen Handbewegung und dem apodiktischen Satz: „Ich sehe schon, dies (nämlich die Leukotomie) ist nichts für die Klinik, es ist Anstaltssache!" Damit wurde ein ganzer Problemkreis in die unteren Regionen verwiesen, augenscheinlich nur deshalb, weil es sich um eine pragmatische und scheinbar rein therapeutische Angelegenheit handelte, ohne Einsicht dafür, daß außerdem ein Experiment durchgeführt wurde, das gerade für den mehr organisch Eingestellten eine Fülle wissenschaftlicher Fragen, z. B. über die Funktion des Stirnhirns und des Thalamus aufwarf, deren Bearbeitung unbedingt in die Kompetenz einer Klinik fiel. Wie weitreichend der Einfluß Schneiders im übrigen war, erlebte ich sechs Jahre später anläßlich eines Vortrages, den ich in Jena zu halten hatte. Hier fand sich alles, was die schweizerische von der deutschen Psychiatrie schied, noch in Reinkultur; was ich in meinem Referat und in der Diskussion zu sagen versuchte, erschien den ostdeutschen Kollegen gänzlich fremd und man erklärte mir auch, in der gesamten DDR bilde die Schneidersche Psychiatrie die alles beherrschende Grundlage. Von den Oberärzten und Assistenten wurde mir dann auch versichert, das Wort „Neurose" wäre in ihrem Ausbildungsvokabular nie aufgetaucht und dieser Begriff sei ihnen völlig fremd.

Wiederum einige Jahre später diskutierte ich einen ganzen Nachmittag lang mit Ruffin, damals noch Leiter der Freiburger Klinik. Er stammte aus der Beringerschen und damit aus der Heidelberger Schule, repräsentierte aber doch schon eine wesentlich abgewandelte Richtung, die z. B. die Psychoanalyse mit einer gewissen Reserve durchaus gelten ließ. Er bat um meinen Rat, was von den deutschen Kliniken zu unternehmen sei, nachdem eine Reihe privater psychoanalytischer Institute und Vereinigungen in Bildung begriffen sei und daraufhin tendiere, die Ausbildung der Psychotherapeuten in die Hand zu nehmen und dafür Studienpläne und Abschlußbedingungen aufzustellen. Ich beschwor ihn dringend, diese wichtige Frage nicht der privaten Initiative zur Lösung zu überlassen, sondern sie von den Kliniken selbst anzugehen. Vergeblich wies ich auf die guten Erfahrungen hin, die nun schon seit geraumer Zeit in der Schweiz vorlagen, wo die SGP zusammen mit der aus ihr hervorgegangenen schweizerischen Ärztegesellschaft für Psychiatrie die Richtlinien für die Ausbildung in Psychotherapie und die Bedingungen für den entsprechenden Facharzttitel aufgestellt, vor allem aber die Kliniken bzw. ihre Polikliniken die Ausbildung mit Hilfe offiziell dafür angestellter Lehr- und Kontrollanalytiker mit Erfolg selbst durchgeführt hatten. Ruffin konnte sich mit diesem Gedanken nicht befreunden und wies darauf hin, für seine Klinik habe er ja bereits eine befriedigende Lösung gefunden, indem seine Assistenten zur psychotherapeutischen Ausbildung nach dem nahen Basel fahren könnten. Augenscheinlich war der Sprung aus dem alten Geleise auch für Ruffin noch zu groß, geschweige denn für andere Ordinarien seines Alters, mit denen ich das gleiche Problem besprach, um auf noch geringere Bereitschaft zu stoßen. Ich glaube, diese verpaßte Gelegenheit hat sich später für die deutsche klinische und allgemeine Psychiatrie doch sehr gerächt und ihre moderne Entwicklung gebremst.

Als zweites scheint mir nicht weniger entscheidend für eine Gegensätzlichkeit der schweizerischen und der deutschen Psychiatrie das völlig unterschiedliche Verhältnis von Klinik und Anstalt zu sein. Die Schweiz hat die Errichtung eigener Universitätskliniken mit kleiner Bettenzahl nie mitgemacht. Der einzige mir bekannte schüchterne Vorstoß in dieser Richtung in Bern anläßlich des Rücktrittes von Speyrs ist im Sande verlaufen. Bis heute sind die schweizerischen Kliniken gleichzeitig regionale Anstalten geblieben, aus denen sie herausgewachsen sind. Dieses System hat sicherlich erhebliche Nachteile: Die Leitung einer Anstalt von 600–1000 Betten (wie die Waldau) läßt sich kaum mit Lehre und Forschung vereinbaren, sofern der Leiter es nicht sehr gut versteht, seine Funktionen zu delegieren. Die in allen Fällen vorhandene große Entfernung von den übrigen medizinischen Instituten führt zur Isolierung, und zu einem schwerwiegenden Mangel an Kontakt mit benachbarten Fachgebieten, was sich heute, bei der immer zunehmenden interdisziplinären Verflechtung, in kaum mehr tragbarer Weise auswirkt. Für Forschung, Diagnostik und Therapie geht es kaum mehr an, die Spezialisten von weit her ins Haus kommen zu lassen oder die Patienten über größere Entfernung zu verlegen. Dieses Problem muß jedenfalls neu überdacht werden.

Immerhin: Man kann wohl nicht behaupten, die schweizerischen Kliniken seien in den vergangenen Jahrzehnten in ihrer Forschungstätigkeit, in ihrer wissenschaftlichen Publizistik und in ihrer Bedeutung als Stätten der Wissenschaft und der fachlichen Ausbildung aus diesem Grunde wesentlich hinter den deutschen zurückgeblieben. Dazu kommen aber gewichtige Vorteile: Weil die Kranken auch bei Chronizität an Ort und Stelle bleiben, ist die so außerordentlich wichtige Frage des Krankheitsverlaufes unvergleichlich leichter zu verfolgen, als wenn sie in mühsamer Arbeit aus den verschiedensten Anstalten zusammengesucht und nachuntersucht werden müssen. Als eindrücklichstes Beispiel in dieser Hinsicht ist mir immer Wilmanns vor Augen geblieben, der mir nicht glauben wollte, daß auch „chronische" Schizophrene nach Jahren oder sogar Jahrzehnten noch remittieren können, ganz einfach, weil er solche Fälle an seiner Heidelberger Klinik nie erlebt hat. Auch die Doktrin der festgelegten schizophrenen Unterformen konnte nur auf dieser Grundlage entstehen, während jeder, der seine Patienten über Jahre hindurch beobachten kann, weiß, wie sehr sich die Syndrome wandeln.

Ein weiterer Nachteil der deutschen Regelung besteht im Zwang, Patienten, die nicht nach kurzer Zeit entlassen werden können, in die Anstalten abzuschieben. Als groteskes Beispiel dafür ist mir die Kölner Klinik in Erinnerung geblieben. Bei 25–30 Aufnahmen pro Tag, so wurde mir nach dem Kriege erklärt, bestehe die Hauptaufgabe der Ärzte nach einer kurzen Untersuchung und Triage darin, verzweifelt nach der Möglichkeit zu suchen, die Patienten wieder loszuwerden, d.h. herumzutelefonieren, wo irgend in einer Anstalt oder einem Heim noch Platz zu finden wäre. Daß eine solche Situation, mag sie auch anderswo weniger kraß sein, jeder echten psychiatrischen Arbeit Hohn verspricht, versteht sich von selbst.

Der Zwang für die deutschen Anstalten, den Kliniken die Patienten abzunehmen, hat andererseits in meinen Augen noch einen wichtigeren, menschlichen Aspekt. Er führt zu einer Diskriminierung der Kranken und der Anstalten. Wenn ich daran denke, welche Schwierigkeiten die klassische Aufteilung der Waldau in ein Aufnahmegebäude (ich werde später noch darauf zurückkommen), in eine „Heilanstalt" und in „Pflegeabteilungen" mit sich brachte, lassen sich derartige Auswirkungen leicht vorstellen. Mußte ein Patient aus dem „Neubau" (Aufnahmestation) ins „Hauptgebäude" verlegt werden, so gab es nicht selten schwerste Aufregungen, auch bei den Angehörigen, weil damit das Gefühl des Aufgegebenseins und der Unheilbarkeit verbunden war. Selbst das Pflegepersonal widersetzte sich oft einem entsprechenden Wechsel, indem dies in seinen Augen eine Deklassierung bedeutete. So ist mir die deutsche Verlegungspraxis immer als roh und unseren Prinzipien im Umgang mit Geisteskranken zuwiderlaufend vorgekommen; möglich, daß die an Gehorsam gewöhntere dortige Bevölkerung dies nicht als so schwerwiegend empfunden hat.

Etwas anderes, besonders wichtiges wird durch das eben Gesagte schon angesprochen: Der rangmäßige Unterschied zwischen den Kliniken und Anstalten in

Deutschland. Aus eigener Anschauung weiß ich darüber wenig. In vielen Gesprächen, namentlich mit Zutt noch Ende der 50er Jahre – er war sichtlich besonders an diesen Problemen interessiert – hat sich mir aber doch das Bild einer sehr starren Scheidung geformt. Zum mindesten schien ein engerer kollegialer und wissenschaftlicher Kontakt zwischen den beiden Gruppen nicht zu bestehen. Im Gegenteil: Die Angehörigen der Kliniken fühlten sich den Anstaltsärzten rangmäßig weit überlegen, die Annahme einer Oberarzt- oder Direktorenstelle in einer Anstalt bedeutete einen eindeutigen Abstieg. Da war z. B. ein Oberarzt von Kretschmer, den ich recht gut mochte, der sich aber in seinen wissenschaftlichen Arbeiten Fälschungen hatte zu Schulden kommen lassen und deshalb für die Klinik nicht mehr tragbar war. Er wurde abgeschoben als Direktor einer großen Anstalt, was eindeutig den Charakter einer Strafversetzung trug. Die Kehrseite dieser Praxis war dann das Drängeln an den Kliniken nach oben, das sich gegenseitige Überbieten mit der Zahl von Publikationen, das Auswalzen eines scheinbaren neuen Aspektes oder kleinen Befundes gleich in mehreren Arbeiten, das oft ein halbes Leben während Hoffen und Bangen der Habilitierten auf eine Berufung an einen Lehrstuhl. Dieses letztere hat sich eigentlich – nicht grundsätzlich, aber in seinen Auswirkungen – erst mit der Schaffung der zahlreichen neuen Universitäten und damit auch der psychiatrischen Lehrstühle seit den 60er Jahren geändert.

Auf der anderen Seite kapselten sich die Anstalten, wie mir versichert wurde, ab. Das Eindringen von „Akademikern" in ihre Kader war unerwünscht, so sehr ihr das Einströmen von frischer Luft, von fachlicher Anregung gutgetan hätte. Es wurde offenbar eine Art Inzucht getrieben, mit Besorgung des eigenen Nachwuchses, mit einer eigenen straffen Hierarchie, wozu die Stellung der Anstaltsärzte als Beamte auf Lebenszeit, d. h. bis zur Pensionierung im Gegensatz zu den nur auf Zeit gewählten Klinikärzten eine Rolle gespielt haben mag. So läßt es sich vielleicht erklären, daß, natürlich mit vielen Ausnahmen, die deutschen Anstalten bis heute wenig von den gewaltigen Umwandlungen der Psychiatrie in den letzten 50 Jahren verspürt haben und mancherorts noch Zustände herrschen mögen, wie ich sie seinerzeit bei meinem Antritt in Münsingen angetroffen habe.

Alle diese Probleme haben in der Schweiz nie bestanden. Gewiß waren und sind die Lehrstuhlinhaber auch hier Autoritäten, aber doch mehr als primi inter pares. Der Wechsel der Ärzte zwischen Klinik und Anstalt ohne jeden Hauch einer Diskriminierung war stets selbstverständlich – schließlich war schon Eugen Bleuler als Direktor der Rheinau Nachfolger von Auguste Forel am Burghölzli geworden. Beispiele solcher Art wären unzählige anzuführen, besonders drastisch etwa Fred Singeisen, der zuerst bei Klaesi Assistent, dann während einer Reihe von Jahren in Münsingen Oberarzt war, von hier in der gleichen Eigenschaft an die Basler Klinik wechselte, um schließlich seine Laufbahn als Anstaltsdirektor weiter zu führen.

Diese eigenen, von keinen Prestigefragen getrübten Wechselbeziehungen führten auch, so scheint es mir im Rückblick, zu einer Art natürlicher Auslese:

Ohne daß dies mit einem diskriminierenden Werturteil verbunden ist, gibt es doch immer eine ganze Anzahl hochqualifizierter Fachärzte, denen der wissenschaftliche Eros mangelt oder denen es an der sprachlichen Ausdrucksfähigkeit fehlt und die, werden sie in eine akademische Laufbahn gedrängt, dauernd unglücklich sind, sich mit ihren Publikationen herumquälen und doch steril bleiben. In den Anstalten leisten sie ohne den Zwang zu wissenschaftlicher Produktion und ohne Einbuße an Ansehen Wertvollstes, während sie an den Kliniken andern den Platz versperren. Andererseits erhalten die wirklichen Forscher dort Spielraum, um sich zu entfalten. Ich will selbstverständlich nicht behaupten, dieses Idealbild sei in der Schweiz verwirklicht worden. Die geschilderten Verhältnisse schaffen dafür aber mindestens eine günstige Voraussetzung, und es gibt genügend Beispiele, bei denen diese Auslese funktioniert hat. Im ganzen darf man ferner wohl sagen, daß die enge Verbundenheit von Klinik und Anstalten die letzteren bei uns vor Stagnation bewahrt hat; wo sie trotzdem eintrat, sorgten zumeist die Behörden und die Öffentlichkeit für Modernisierung; ich brauche dazu nur auf meine eigenen, ausführlich dargestellten Anstaltsgutachtungen zu verweisen.

Zum Schluß muß aber noch die dritte „Säule" der schweizerischen Psychiatrie erwähnt werden: Die praktische Psychotherapie. Sie hat in der deutschen Psychiatrie bis heute nie auch nur annähernd jene Rolle gespielt wie hier. Schon in den 20er Jahren waren Leute wie Emil Oberholzer, Charlot Strasser, Walter Morgenthaler, C. G. Jung, Maeder, Odier, de Saussure, Brun etc. für jeden angehenden Psychiater Leitbilder, die gleichberechtigt oder vielleicht sogar überlegen neben den Klinikvorstehern und Anstaltsdirektoren standen und bei Kongressen als Referenten oder Diskussionsredner hohes Ansehen genossen. Später besaßen Bally, Boss,[174] Benedetti[175] internationalen Ruf. Wie eng auch von dieser Seite der Zusammenhang mit den Kliniken und Anstalten war, zeigt die Tatsache, daß es Morgenthaler als bereits niedergelassener Praktiker war, der über Jahre hinaus die Ausbildung des Pflegepersonals in die Hand nahm, vorwärts trieb und ein in mehrere Sprachen übersetztes Lehrbuch schrieb. In den letzten 20 Jahren hat sich in der Schweiz die Rolle der Psychotherapie sogar in einer Richtung entwickelt, die eine ernstliche Gefahr für den Nachwuchs an den Kliniken und Anstalten bedeutet. Gefördert durch die systematische und für den Facharzttitel obligatorischen Ausbildung, dank der Begeisterung für die durchweg analytisch gerichtete Psychotherapie und wahrscheinlich auch wegen der sehr viel höheren Verdienstmöglichkeiten, wandern gerade die fähigsten Köpfe in die Praxis ab. Sicherlich wird dadurch die Bevölkerung auch an kleineren Orten psychotherapeutisch sehr gut versorgt. Dafür klagen die Kliniken und Anstalten über Mangel an Anwärtern für die akademische und klinische Laufbahn. Hierin liegt, mindestens vorläufig, wiederum ein wesentlicher Unterschied zu den deutschen Verhältnissen.

Kapitel 49

DIE „GOLDENEN" MÜNSINGER JAHRE

Ich kann sie heute nicht anders bezeichnen! Sie reichen von den Nachkriegsjahren bis zu meiner Übersiedlung in die Waldau. Äußerlich möchte es wohl scheinen, die Insulinzeit vor dem Krieg sei für Münsingen glanzvoller gewesen. Ich empfinde es anders. Man darf auch dann von einer besonders schönen Zeit sprechen, wenn man davon ausgeht, was in der Anstalt geleistet wurde, wie sie die Mitarbeiter empfanden und welche Rolle Münsingen nach außen, in der bernischen und schweizerischen Psychiatrie spielte.

In der Insulinära waren wir alle, ich selbst nicht ausgenommen, vom „Betrieb" überrumpelt und in einer hektischen Weise mitgerissen worden. Es ging nicht um eine folgerichtige, innerlich gerechtfertigte harmonische Entwicklung, sondern um einen wilden Einbruch, dem ich und meine Mitarbeiter im Grunde nicht ganz gewachsen waren. Damals, Mitte der 30er Jahre, war ich zudem, wie mir jetzt scheint, unausgeglichen, unsicher, zerrissen, unglücklich in meiner schiefen Position innerhalb der Anstalt. Später, als ich vielleicht etwas mehr über den Dingen stand und als ich schließlich Direktor geworden war, lastete schon das dunkle Wissen um den kommenden Krieg auf allem. Dann kam dieser selbst mit Angst, Unsicherheit, lähmenden Einschränkungen und mit einer Einengung des Lebensbereiches, die das bloße Durchkommen als oberstes Gebot erscheinen ließ.

Nun aber konnte man aufatmen. Ich selbst war ein anderer geworden und fühlte mich ruhiger, ausgeglichener. Die Anstalt gedieh und entwickelte sich, ohne daß ich wie früher mich nach links und rechts verausgabte, antrieb, hetzte – es war, wie wenn eine Saat von selbst zu sprießen anfangen würde. Münsingen bildete mehr und mehr, obwohl Insulin- und Krampftherapie in ihrer Bedeutung eher zurücktraten, einen Anziehungspunkt für die Ärzte wie für die Patienten. Vorbei war es mit dem Kummer, wie man die Assistentenstellen besetzen könnte, trotzdem sie ständig vermehrt wurden.

Der Vergleich mit der Waldau lag nahe. Nicht nur mit den Gutachteraufträgen, sondern auch mit der Zahl der Patienteneintritte wurde sie überflügelt. Während Klaesi gelegentlich seine Assistentenstellen ausschreiben mußte, bestand bei uns ein Überangebot. Zum Teil handelte es sich um Kollegen, die noch ein Jahr Psychiatrie einschalten wollten, bevor sie ihre Ausbildung als Internisten oder als Allgemeinpraktiker fortsetzten. Mehr und mehr stellten sich aber auch Anwärter auf eine psychiatrische Fachausbildung ein. Neben den Oberärzten Hans Schneider, später Rudolf Wyss und Oskar Wanner, die schon über eine beträchtliche, anderswo erworbene Vorbildung verfügten und ihr Wissen weiter geben konnten, kamen junge Leute, die sich entschieden hatten, Psychiater zu werden oder noch schwankten, dann aber doch mit Begeisterung mitmachten.

Zu ihnen gesellten sich Ausländer, vor allem Deutsche. Sie halfen zunächst als reine Volontäre mit, meist geschickt von den deutschen Klinikern, mit denen ich nun in so enge Verbindung getreten war. Da derartige Gesuche zunahmen, andererseits kein legaler Status für sie bestand und es sich die meisten auch nicht leisten konnten, längere Zeit auf eigene Kosten in Münsingen zu arbeiten, beantragte ich 1948 bei der Regierung, zwei Gastarztstellen mit freier Station und einem monatlichen Taschengeld von Fr. 100 zu schaffen. Um möglichst vielen Kollegen einen Einblick in unsere Münsinger Arbeit zu verschaffen, beschränkte ich die Aufenthaltsdauer zunächst auf vier, später auf sechs Monate. Nachdem aber verschiedene Kollegen bei ihrem Abschied erklärten, diese Zeitspanne sei zu kurz, um sich wirklich einzuarbeiten, wurde der Aufenthalt auf mindestens ein Jahr verlängert. Die Mitarbeit dieser ausländischen Kollegen – es machten auch Holländer mit, bei Franzosen bildete die Sprache ein zu großes Hindernis – erwies sich auch für uns öfters sehr fruchtbar. Die Auseinandersetzung mit der deutschen Schulpsychiatrie, in der sie aufgewachsen waren, zwang uns in den Diskussionen, Dinge präzis zu formulieren, die uns selbstverständlich geworden waren, und die nun neu überdacht werden mußten.

Nimmt man dazu noch die vielen prominenten Gäste, vor allem Gruhle, der nun wieder regelmäßig zweimal im Jahr für einige Wochen bei uns lebte, Villinger, Rümke, Scheller, Flügel, Zutt, Jacobowski (Uppsala), die zu einem Vortrag kamen oder auch länger blieben, so ergab sich eine aufgeweckte, lebhafte, für die Jungen anregende Arbeitsatmosphäre. In jenen Jahren intensivierte ich auch die Referierabende und ging dazu über, alle ehemaligen Mitarbeiter, die Waldau Ärzte und die Psychotherapeuten aus der Stadt dazu einzuladen.

Mit dem Älterwerden spürte ich auch deutlich die Veränderung in der Haltung der Assistenten zu mir. Ich mußte mich nicht mehr, wie früher, um die Anerkennung durch Gleichaltrige oder wenig Jüngere bemühen. Wer sich als Assistent meldete, gehörte ungefähr zur Generation Christians, zum Teil handelte es sich um seine Studienkameraden oder sogar Freunde. Damit rückte ich ganz von selbst in eine Vaterrolle hinein – inzwischen war ich ja unmerklich schon Großvater geworden – in eine Rolle also, die sicherlich mit dazu beitrug, daß wir uns alle wie eine große Familie vorkamen.

Dabei fühlte ich mich keineswegs alt und verbraucht, weniger zum mindesten als zehn Jahre vorher in meiner Depression. Im Gegenteil scheint mir heute, ich hätte in jenen Jahren auf dem Höhepunkt meiner Leistungsfähigkeit gestanden. Neben den vielen Reisen, den zahlreichen Vorträgen gab ich auf Wunsch von Thieme die 2. Auflage meiner „Prognose und Therapie" heraus, die fast ganz neu geschrieben werden mußte. Dann kam der Plan zu dem Handbuch der somatischen Therapie, das mehrere Bände umfassen sollte. Fertiggestellt wurde freilich nur das Insulinbuch, mit dem ich mir eine unendliche Mühe gab und das wohl wirklich nicht nur alles enthält, was in der Literatur darüber zu finden war, sondern eine Unmenge eigener Ergebnisse und Gedanken, die mancher andere in einen ganzen Stoß von Einzelpublikationen umgemünzt hätte. Beinahe noch wichtiger scheint mir, was ich meinen Mitarbeitern für die Dissertationen und für andere wissenschaftliche Arbeiten an Aufgaben stellte. Gerade in jener Periode erschien eine ganze Zahl von Arbeiten unter dem Namen des betreffenden Assistenten, die ich zumeist selbst geschrieben habe. Der Sammelband IV der Arbeiten aus der kantonalen Heil- und Pflegeanstalt Münsingen für den Zeitraum von 1949–1953 ist ebenso dick wie die Bände II und III der Zeitspanne 1936–1948 zusammen. Dabei handelt es sich keineswegs nur um Publikationen aus dem Gebiete der Therapie. Unter anderem versuchte ich auch eine Serie über die Beziehungen neurotischer, psychopathischer und psychotischer Erkrankungen zur Kriminalität zu eröffnen.

Trotzdem blieben Psycho- und Somatotherapie das Hauptthema. Dies hatte seine guten Gründe. Nicht nur lag hier, in der praktischen ärztlichen Tätigkeit, mein persönlichstes Anliegen. Die Entwicklung der wissenschaftlichen Psychiatrie nach dem Krieg und die neuen Gebiete, die zukunftsversprechend erschienen, blieben mir mehr oder weniger verschlossen. Was in meiner Frühzeit unausschöpfbare Möglichkeiten und eine große Zukunft zu versprechen schien, die Psychoanalyse, die Schizophrenieforschung, wie sie Eugen Bleuler, aber auch Kretschmer in seinen jungen Jahren, betrieben, hatte sich in meinen Augen nicht gerade totgelaufen, schien aber doch, wenigstens in dieser Form, keine großen Aussichten mehr zu bieten. Zudem fing der ganze klinisch-nosologische Bau Kraepelin's, zu schwanken an. Ich begann zu zweifeln, ob man auf diesem Boden wissenschaftlich überhaupt noch weiterkäme. Was neu heraufkam, war einmal die Daseinsanalyse. So sehr ich sie fördern half und in ihr eine Bereicherung erblickte, war mir doch, wie ich bereits sagte, das philosophische Denken von jeher zu fremd geblieben, als daß ich mir noch hätte die Grundlagen erarbeiten können. Neurophysiologie und Stoffwechselpathologie, der entgegengesetzte Zweig der neueren Forschung, blieb mir ebenfalls verschlossen; trotzdem durch die somatische Therapie immer eine gewisse Verbindung zur Körpermedizin bestanden hatte, verfügte ich über viel zu geringe physikalische, chemische, auch neuroanatomische und hirnpathologische Kenntnisse, als daß es möglich gewesen wäre, den Rückstand aufzuholen und gar selbständig auf diesen Gebieten zu arbeiten.

So blieb nichts als ein Stück Resignation übrig. Sie wog freilich nicht allzu schwer. Die Freude an der Arbeit blieb unvermindert, und ich empfand das Zusammenspiel von klinischer Tätigkeit, von Planen und Organisieren, Lehren im Umgang mit den jungen Mitarbeitern und schließlich der Psychotherapie in der Privatpraxis geradezu als Ideallösung für meine Person. Kein einzelnes Teilstück dieses Ganzen hätte ich missen mögen. Nimmt man dazu noch die publizistische Produktivität, so mag es wohl sein, daß die doch stets noch von Begeisterung getragene Harmonie meiner Arbeit auch auf die übrigen Ärzte ausstrahlte und die Psychiatrie für sie anziehend erscheinen ließ.

In jenen Jahren legte ich auch mehr und mehr das Hauptgewicht in der Zusammenarbeit mit den Kollegen auf die gemeinsame Besprechung der Fälle. Hier erschien mir am ehesten die Möglichkeit zu bestehen, nicht nur gesichertes Wissen, den Extrakt aus langjähriger Erfahrung, weitergeben zu können, sondern auch, und dies in erster Linie, auf die stets weiterbestehende Problematik hinzuweisen, zu zeigen wie vieles wir *nicht* wissen, zu warnen vor nosologischen und andern – auch psychoanalytischen! – Doktrinen, ohne dabei dem Nihilismus oder der skeptisch-resignierten Feststellung: „Man könnte alles auch anders sehen. Es kommt deshalb auch nicht so sehr darauf an!" zu verfallen. Die „Gemeinsame" schien mir der Ort, wo ich mein Eigenstes und vielleicht Bestes geben konnte. Ich brach mit der seinerzeit vom Burghölzli übernommenen und in vielen Anstalten, auch in der Waldau, üblichen Auffassung, es müsse jeder Fall dem Chef vorgestellt werden. Die dadurch entstehende Zeitnot, die notgedrungene Beschränkung auf die rein praktischen Konsequenzen der Untersuchung, die Hetze, in der man die Fälle durchpeitschen mußte, war mir seit langem unfruchtbar erschienen. Ich fand es viel besser, nur wenige, ausgewählte Fälle zu besprechen, die besondere diagnostische Schwierigkeiten oder besonders interessante Zusammenhänge aufwiesen; diesen sollte dann aber auch nahezu unbeschränkt Zeit gewidmet werden. Meine eigene Unterhaltung mit dem Patienten diente nicht so sehr einer Nachprüfung dessen, was der Assistent herausgebracht hatte, sondern mehr als Beispiel, wie der Kontakt hergestellt werde und wie sich die Exploration der jeweiligen einmaligen Person des Kranken anzupassen habe. Ebenso wichtig schien mir die nachfolgende Diskussion, auch wenn sie uns weit vom gerade behandelten Fall wegführte. Hier ergab sich die Möglichkeit, vom Konkreten aus zu allgemeineren Dingen vorzustoßen. Es war immer wieder interessant, Storchs Meinung zu hören, und was etwa von antropologischer oder daseinsanalytischer Lehre bei uns heimisch wurde, ist wohl in erster Linie diesen sich an die Krankenvorstellungen anschließenden Gesprächen zu verdanken. Aber auch die Jungen sollten zu Wort kommen, sollten Fragen stellen können; dabei gab es freilich bei vielen erhebliche Schwierigkeiten; Scheu und Minderwertigkeitsgefühle mußten überwunden werden, bevor sich einer zu Wort meldete.

Weil mir diese Einrichtung so wichtig erschien, sollten drei „Gemeinsame" pro Woche stattfinden, jeweils mindestens zwei Stunden lang, und ich erklärte sie als obligatorisch für alle Mitarbeiter. Damit blieb nicht etwa die „unité de doctrine" gewahrt, sondern der Geist der gegenseitigen Verständigung, des immer wachbleibenden Interesses an der Vertiefung in den einzelnen Kranken und die Möglichkeit, Kollegen, die nicht recht weiterkamen und beiseite zu stehen drohten, neu anzuregen und zu beleben. Dieses System verlangte dann natürlich, daß die weniger wichtigen Fälle, namentlich auch viele Gutachten, direkt zwischen dem Assistenten und seinem Oberarzt besprochen und erledigt wurden.

Der „Gemeinsamen" gegenüber traten der morgendliche Raport und die Visite auf den Abteilungen mehr und mehr in den Hintergrund. Hatte früher beides neben dem Schreiben von Krankengeschichten, von Briefen und Gutachten (einer reinen Bürotätigkeit also) das Zentrum der ärztlichen Tätigkeit an einer Anstalt bedeutet, so wurde es nun entthront. Es schien mir eine Zeitverschwendung, am Rapport die Ärzte mit der Besprechung aller möglichen Kleinigkeiten aus dem Dienstbetrieb, die nur einzelne von ihnen angingen, hinzuhalten. Die Visite andererseits, dieses Rückgrat sehr alter psychiatrischer Tradition, blieb zwar bestehen, damit der Kontakt namentlich mit den chronischen Patienten, nicht abriß und besonders auch, damit das Personal die Gewißheit einer Kontrolle behielt. Sicher war es auch weiterhin notwendig, an Ort und Stelle Anordnungen zu treffen und die Verordnung der Medikamente zu überwachen. Auf der Visite aber, im Krankensaal oder im Einzelzimmer, eine Exploration oder ein therapeutisches Gespräch durchzuführen, schien mir ein Unsinn. Ich drang mehr und mehr darauf, daß die ärztliche Beschäftigung mit dem Kranken sich in der Stille und relativen Behaglichkeit eines Untersuchungszimmers vollzog und daß sich dort der Hauptteil des ärztlichen Wirkens abzuspielen hatte, während der Gang über die Abteilung abgekürzt und auf die beschriebenen Funktionen beschränkt werden durfte.

Aus dem gleichen Grunde hielt ich nichts von den sog. „Chefvisiten", obwohl die Assistenten sie immer wieder gelegentlich von mir verlangten. Was kam schon dabei heraus, wenn man vor einem ganzen Schwarm von Ärzten den Kranken die Hand schüttelte und einige freundliche Worte mit ihnen sprach? Auf typische Verhaltensweisen, etwa des halluzinierenden Schizophrenen, des gesperrten Katatonikers aufmerksam zu machen, verbot sich in den allermeisten Fällen aus Gründen des Takts. Ich fand es in anderen Kliniken immer gräßlich, wenn ungeniert vor dem Patienten und in Gegenwart der sich hinzudrängenden und zuhörenden andern Kranken über den „Fall" verhandelt und gelegentlich sogar die Diagnose diskutiert wurde. Meist war man ja auch darauf angewiesen, von dem behandelnden Arzt über einen Patienten, den man noch nicht gesehen hatte, aufgeklärt zu werden, was in dieser Situation wiederum nur ganz unvollständig und selten ohne verletzende Indiskretion geschehen konnte. So zog ich es vor, hier und da allein und unangemeldet auf den Krankenstationen zu erscheinen, sei es zur Kontrolle, sei es, weil ich etwas nachsehen oder einen bestimmten Patienten rasch besuchen wollte.

Ich bin deshalb so breit auf diese Frage der Visite eingegangen, weil es mir schon gelegentlich in Münsingen, später aber besonders in der Waldau zum Vorwurf gemacht wurde, daß ich mich relativ selten auf den Abteilungen blicken ließ. Ich bin mir heute noch nicht ganz klar, ob dies mit einigem Recht geschah. Wenn ich das Begehren der Assistenten um „Chefvisiten" abschlug, so waren meine Gründe wohl triftig genug. An den „Gemeinsamen", wie ich sie auffaßte, hatten sie sehr viel mehr, als ich ihnen je auf einer Visite hätte bieten können. Häufiger kam die Kritik vom Personal. Sie war wohl eng verbunden mit dem von früher her stammenden Anspruch, der Direktor der Anstalt habe jeden einzelnen Kranken, auch jeden neu Eingetretenen, selbstverständlich aber jede Schwester und jeden Pfleger persönlich zu kennen. Dies war bei meinem System ganz unmöglich. War diese Forderung aber berechtigt, handelte es sich nicht lediglich um ein Festhalten des ältern und damit maßgebenden Personals an den alten Formen der Anstaltsführung, die, wie ich meinte und eben dargelegt habe, längst überholt waren? Konnte der Chef angesichts der vielen neuen Aufgaben, der Vervielfachung der Krankeneintritte, der Personalausbildung und vielem anderem, auch außerhalb der Anstalt, überhaupt materiell noch jene unbedingte Vertrautheit mit den Abteilungen beibehalten wie früher? Dies erst noch, wenn, wie in Münsingen oder der Waldau, wissenschaftliche Arbeit und Publizistik dazu gehörte und, wie mir schien, zu dem guten Geist des Betriebes, „für den Anstaltsstandard", maßgebend beitrug?

Vielleicht gibt es in dieser Hinsicht einen Mittelweg, den wohl jeder selbst suchen muß. In Münsingen freilich kam mir zustatten, daß ich mit der Anstalt „aufgewachsen" war, sie von meiner frühern Tätigkeit bis in alle Einzelheiten kannte, namentlich auch den sehr großen Bestand an chronischen Kranken, so daß ich mich leicht über alles orientieren konnte, ohne immer an Ort und Stelle nachzusehen. In der Waldau freilich war dies dann anders.

Der Verzicht darauf, alles zu wissen und alles zu bestimmen, führte zwangsläufig zu einer Delegation der Aufgaben und der Verantwortung an die Oberärzte. Ich hielt ihre vermehrte Selbständigkeit aber nicht nur zu meiner eigenen Entlastung für wichtig. Sie hatten nach ihrer langjährigen Ausbildung und auf Grund ihres Facharzttitels, der gegenüber früher, wo man, wie ich selbst, nach kaum abgelegtem Staatsexamen gleich auf eine solche Stelle reflektieren konnte, jetzt für eine Bewerbung verlangt wurde, auch das *Recht* auf Selbständigkeit. So setzte ich es z. B. in jenen Jahren bei den Gerichten durch – freilich mit einiger Mühe –, daß die Oberärzte Gutachten, mit denen die Direktion oder ich persönlich betraut worden waren, gegenzeichnen durften und damit die Verantwortung für das übernehmen konnten, was ein Assistent unter ihrer Leitung gearbeitet hatte. Es war mir bei dieser Einstellung auch eine Selbstverständlichkeit, daß ich nie und nimmer eine von einem Oberarzt getroffene Anordnung änderte, es sei denn, ich hätte mit ihm ausführlich darüber geredet und ihn so weit überzeugen können, daß er die Änderung von sich aus traf.

Denke ich zurück an die Lebensfreude und an das Gefühl unerschöpfbarer Kräfte jener Jahre, so mag diese Zeit nicht nur die „goldenen Jahre" Münsingens, sondern auch meinen Lebenshöhepunkt bedeutet haben. Ich fühlte mich restlos sicher und allem gewachsen; diese Sicherheit, alles werde gelingen, was ich unternähme, grenzte bisweilen an Hybris. So ist mir heute beinahe unbegreiflich, daß ich für den ersten Internationalen Psychiaterkongreß in Paris vom Jahre 1950 nicht weniger als vier Vorträge anmeldete, in einem Zeitpunkt, wo ich auch noch an der Südwestdeutschen Wanderversammlung, in der SGP und bei den österreichischen Psychiatern ein Hauptreferat zu halten hatte, gleichzeitig aber schon mitten in der Arbeit für mein Insulinbuch steckte. Ein Jahr zuvor hatte ich ferner eine Kraftprobe mit der Regierung siegreich bestanden, auf die sich ein anderer wohl kaum eingelassen hätte. Es ging um die Nachfolge des plötzlich verstorbenen Verwalters Häberli. Unter den 120 Anmeldungen für die verwaiste Stelle fand sich ein Mann, dessen Vater ein sehr bekannter Bauerngroßrat war und der denn auch nicht nur von der Bauern- und Bürgerpartei, sondern auch von den Sozialdemokraten in den Vordergrund gestellt wurde. Persönlich war nichts gegen ihn einzuwenden. Ich wollte ihn aber nicht, weil ich die politischen Hintergründe fürchtete; so oft hatte ich es schon an andern Anstalten erlebt, daß die Verwalter, sobald sie politischen Anhang hatten, den Direktor zu überspielen drohten. Das Unwahrscheinliche gelang: Ich setzte meinen Willen durch, es wurde mein Kandidat Paul Frey gewählt. Während früher und später bei solchen Gelegenheiten immer die Parteien den Ausschlag gegeben hatten, besaß ich offenbar solches Ansehen bei der Regierung, daß es hieß, ich müsse ja schließlich mit dem Manne auskommen, und meinem Antrag entsprochen wurde.

Es gab freilich auch mancherlei äußerliche Dinge, die mich in meiner Sicherheit bestärkten, so z. B. die Anerkennung, die meine Münsinger Tätigkeit im Ausland fand. Kurz nacheinander wurde ich von der Société Médico-psychologique von Paris, der American Association of Psychiatry und der Gesellschaft Deutscher Nervenärzte zum korrespondierenden Mitglied ernannt. Die Weltgesundheitsorganisation rief mich nicht nur einmal, sondern, was selten vorkommt, mehrmals als Experten in ihre Kommissionen, worüber ich später noch berichten werde.

Ich erzählte schon davon, daß uns in jenen Jahren die bisherigen somatischen Behandlungsverfahren weiterhin stark beschäftigten. Für das Insulin suchten wir eine methodische Standardisierung – der Anstoß kam eigentlich von den Vorarbeiten zu meinem Buch –, die eine Kondensation unserer langjährigen Erfahrungen darstellen sollten. Immer wieder versuchte ich auch aus Beobachtungen in der Phase des Erwachens aus der Hypoglykämie einen Einblick in die Heilungsvorgänge zu gewinnen, und ich halte vieles, was damals beschrieben wurde, heute noch für wertvoll, auch wenn ich in der Interpretation über bloße Vermutungen nicht hinauskam. Bei der Krampftherapie gewannen die sich mehrenden Erfahrungen über Wirbelfrakturen immer bedenklichere Bedeutung. So versuchten wir, mein Assistent Baumann sogar in Selbstversuchen, die noch sehr in den Kinderschuhen steckende Anwendung von Curare zu studieren.

Dazu kamen nun, nach dem Kriege, neue Behandlungsmethoden auf andern Gebieten. Sie sind heute beinahe schon wieder vergessen, obwohl sie damals hohe Wellen warfen, so daß es sich wohl schon aus historischen Gründen lohnt, etwas darüber zu berichten.

Die Leukotomie war ungefähr gleichzeitig mit der Insulin- und Cardiazolbehandlung von Moniz in Lissabon (der dafür später einen halben Nobelpreis erhielt) erfunden worden, um überall auf Ablehnung zu stoßen; in Europa hatte sich nur Fiamberti der Methode angenommen und sie durch den supraorbitalen Eingriff womöglich noch brutaler und abstoßender gestaltet. Auch in der Schweiz war man sich jahrelang völlig einig, daß nicht nur die von Moniz gegebene hirnmythologische Begründung unhaltbar, sondern auch die Methode selbst niemals für uns in Frage kommen werde. Während des Krieges hörte man dann überhaupt nichts mehr davon.

Um so größer war das Erstaunen, als man mit der Wiederaufnahme der wissenschaftlichen Beziehungen erfuhr, daß die Amerikaner, aber auch Engländer und Skandinavier inzwischen in großem Stil unter dem Namen „Psychochirurgie" das Monizsche Vorgehen übernommen hatten. Es gab bereits große Statistiken, die frappante Behandlungserfolge meldeten. Es erschien das Standardwerk von Freeman und Watts, und die darin niedergelegte Auffassung, es gehe um eine Abschaltung der affektiven Hintergründe der Psychose, erschien bedeutend einleuchtender, als die Monizsche Bahnentheorie. Wenn in einzelnen Fällen Intellektuelle in verantwortungsvollen Berufen sich nachher wieder als voll leistungsfähig erwiesen, so konnte es mit der psychischen Verstümmelung durch den Eingriff in das Stirnhirn auch nicht so weit her sein, wie man geglaubt hatte. Als dann sogar Bleuler nach seinem Amerikaaufenthalt an der Neurochirurgie in Zürich die Operation ausführen ließ, zögerte ich nicht länger, nachdem sich der Berner Neurochirurge Markwalder, der sich in Stockholm dafür ausgebildet hatte, spontan bereit erklärte, die von uns ausgelesenen Patienten zu operieren.

In Frage kamen für mich, zumindest zunächst, nur chronische Fälle, besonders auch agitierte. Eine Verlegung auf die Chirurgische Klinik war infolgedessen sehr schwierig; wir mußten das Personal stellen, auch für die ganze postoperative Phase, was eine kaum tragbare Belastung bildete. So gingen wir bald dazu über, den Eingriff bei uns selber vornehmen zu lassen. Bei dieser Gelegenheit kam nun unser Operationssaal, der bisher ein sehr bescheidenes Dasein geführt hatte, zur vollen Geltung. Die nötigen Instrumente wurden von der Regierung ohne weiteres bewilligt. Um ein großes Material zu sammeln, das erlauben sollte, sich über die therapeutische Wirkung und namentlich über die speziellen Indikationen zur Leukotomie einen Begriff zu machen, wurden während Jahren regelmäßig alle drei Wochen zwei bis drei Patienten operiert.

Was dabei herauskam? Im Ganzen nicht sehr viel, wie eine erst zehn Jahre später auf Grund dieser Fälle publizierte Monographie von Risso, Poeck und Creutzfeld zeigt. Doch waren es auch hier wieder einzelne Kranke, bei denen Spektakuläres erlebt wurde. Etwa chronische schizophrene Halluzinanten, die ich seit 30 Jahren kannte, ohne daß sich je das Geringste bei ihnen verändert hätte, und die nun nicht mehr mit ihren Stimmen sprachen, ruhiger und geordneter wurden und schließlich in Familienpflege versetzt werden konnten. Oder jene Krankenschwester, die mehrere Insulinkuren hinter sich hatte, nach vergeblichen Entlassungsversuchen schon seit Jahren hospitalisiert war, nach der Leukotomie aber ihren anspruchsvollen Beruf wieder aufnehmen konnte. Am eindrücklichsten war mir aber die nahezu 80jährige Dame mit dem schweren phobisch-anankastischen Syndrom, über die ich auf Beringers Wunsch im „Nervenarzt" berichtete. Sie hatte seit 50 Jahren an ihrer Krankheit gelitten, war völlig verzweifelt und meinte, als sie von ihren Angehörigen zu einer Konsultation zu mir gebracht wurde und ich ihr meine Bedenken ihres Alters wegen auseinandersetzte, es sei ihr lieber an der Operation zu sterben als weiter von der Angst zerfressen zu werden. Sie hat nachher noch vier oder fünf Jahre gelebt, nicht völlig frei von ihren Zwängen, aber doch von ihrer Angst, friedlich, entspannt, ruhig, wie sie früher ihre Kinder und Enkel nie erlebt hatten.

Wieviel Interessantes stand damals zur Diskussion und bewegte auch uns in Münsingen aufs lebhafteste! Da war die Frage des „frontothalamischen Defekts" und seiner Vermeidung durch technische Modifikationen der Operation wie Lobektomie, Undercutting und stereotaktische Elektrocoagulation der Thalamuskerne. Man stritt sich darüber, ob, wie Mayer-Gross behauptete, der „Quantität" der Psychose eine entsprechende „Quantität" des frontalen Gehirnausfalles entgegenzusetzen sei, oder ob der Eingriff auch wirksam sein könne bei möglichster Schonung der Persönlichkeit. Es wurden Untersuchungen darüber angestellt, ob es gelinge, je nach der Lokalisation des operativen Schnittes eine dämpfende oder euphorisierende Stirnhirnkomponente bei katatoner Starre oder bei Erregung einzusetzen. Interessant schien mir auch unsere Beobachtung, daß bei Leukotomierten die Träume völlig verschwanden oder zum mindesten persönlichkeitsferner wurden, woraus sich mancherlei Ausblicke auf die therapeutische Wirkung bei Schizophrenie ergaben; unsere von Pihler darüber veröffentlichte Arbeit ist leider nie nachgeprüft worden. Auch beschäftigte mich die Frage, wie weit es gelänge, periodische schizophrene Erregungsschübe durch die Leukotomie zu unterbrechen. Wir hatten mehrere derartige chronische Fälle jahrelang beobachtet. Die Leukotomie änderte dann allerdings nichts an der Periodizität, weshalb wir die Ergebnisse auch nicht publizierten.

Alle diese Versuche und Unternehmungen waren, nicht nur therapeutische Hoffnungen wach zu halten, sondern auch die wissenschaftliche Tätigkeit anzuregen.

Das andere Gebiet, auf dem wir uns damals betätigten und in der Schweiz wiederum vorangingen, war die Behandlung des chronischen Alkoholismus mit Schaffung eines bedingten Reflexes – so glaubte man jedenfalls den therapeutischen Effekt erklären zu können. Wodurch wir in erster Linie dazu angeregt wurden, weiß ich nicht mehr genau. Sicherlich vor allem durch die Literatur, denn in USA und England wurden damals solche „Vergällungskuren" ausprobiert, und

Feldmann in Genf hatte unter de Morsier bereits eine Reihe von Patienten einer Kur unterworfen.

Wir kamen bald dazu, eine „amerikanische" und eine „englische" Methode zu unterscheiden. Die erstere war dadurch charakterisiert, daß man dem Patienten nur in einzelnen Sitzungen im Zusammenhang mit Alkoholgenuß ein Brechmittel, vorwiegend Emetin, verabreichte; bei dem „englischen" Verfahren, das auch in Genf, freilich nicht so konsequent wie nachher·bei uns, angewandt wurde, setzte man die Behandlung Tag und Nacht fort, indem man den Patienten in zweistündigen Intervallen nötigte, das von ihm bisher bevorzugte alkoholische Getränk zu sich zu nehmen, um es dann auf ein entsprechendes Brechmittel, hier nun vorzugsweise Apomorphin, wieder zu erbrechen.

Da man „spezifisch" sensibilisieren wollte, waren wir genötigt, auf Anstaltskosten ein ganzes Lager der verschiedensten Spirituosen zu unterhalten. Ich erinnere mich noch, welche Mühe wir hatten, um für einen Südafrikaner, der auf dortigen Brandy spezialisiert war, ein entsprechendes Getränk zu finden. Schließlich erklärte der Patient einen drittklassigen Cognac als am ähnlichsten!

Die Behandlung – wir bevorzugten die „englische Methode" – wurde in Gruppen durchgeführt – wahrscheinlich spielte dies für den Erfolg eine wesentliche Rolle –, zunächst um Personal einzusparen, denn die Patienten mußten ja Tag und Nacht unter strenger Aufsicht stehen, dann aber auch, weil sich bald einmal herausstellte, wie schnell sich die Patienten untereinander unterstützten, um in der widerlichen, bis zur Erschöpfung des einzelnen gehenden Situationen durchzuhalten. Da der Behandlungsraum vom Alkohol und vom Erbrochenen erheblich stank und den Patienten zudem als Kompensation das Rauchen gestattet wurde, von dem sie reichlich Gebrauch machten, konnte das Verfahren niemals auf einer Krankenabteilung durchgeführt werden. Es fand sich schließlich im Soussol von „Frauen V" ein geeignetes abgelegenes Zimmer, das außerdem den Vorteil hatte, daß die ärztliche Betreuung wenigstens zeitweise vom Insulinarzt mit übernommen werden konnte.

Eine Zeitlang blühten die Alkoholikerentwöhnungskuren lebhaft, und wir konnten uns des Andranges von Patienten kaum erwehren. Nicht nur wurden uns alle hoffnungslosen Fälle von den Behörden geschickt – gelegentlich unter dem Druck der Androhung einer Einweisung in die Arbeitsanstalt –, sondern es kamen auch Kranke, die bisher mit den Fürsorgebehörden noch nichts zu tun gehabt hatten und von Bekannten, vielfach auch vom Arbeitgeber, auf die Behandlungsmöglichkeit in Münsingen aufmerksam gemacht worden waren. Es war interessant zu sehen, wie sich nun plötzlich auch die praktischen Ärzte für die Alkoholiker zu interessieren begannen; nun geschah etwas „Medizinisches" mit ihnen, es wurden Mittel verabreicht – von de Morsier wurde sogar behauptet, das Apomorphin besitze eine eigenständige Wirkung auf die Suchtgrundlage –, während die Mediziner bisher den sozialen und psychologischen bzw. psychotherapeutischen Problemen der Trunksucht ratlos, wenn nicht ablehnend gegenübergestanden hatten.

Die Resultate waren übrigens keineswegs schlecht. Es gab manchen Kranken, der sich bei lange fortgesetzten Katamnesen als geheilt erwies. Der bedingte Reflex hielt ungefähr ein halbes Jahr an. Damit sollte eine genügende Zäsur geschaffen worden sein, so daß nachher die fürsorgliche Betreuung oder der Wille des Patienten zur Abstinenz ausreichen werde, um einen Rückfall zu vermeiden. Die Koppelung zwischen Alkohol und Brechreiz war in der ersten Zeit nach der Kur oft äußerst lebhaft: Es genügte, daß einer am Schaufenster einer Weinhandlung stehen blieb, um sofort schwere Übelkeit zu verspüren; eine Patientin bekam noch nach Wochen sofort heftigsten Brechreiz, wenn man mit einem Alkoholtupfer ihre Aknepusteln ausdrücken wollte und dabei der Nase etwas zu nahe kam. Viel Anekdotisches wäre überhaupt im Zusammenhang mit diesen „Roßkuren" zu erzählen; merkwürdig war zudem, wie geduldig die Strapazen von den allermeisten ertragen wurden und was für eine humorvolle und hilfsbereite Stimmung zumeist in der „Schnapsbude" herrschte.

Natürlich waren mit den Entwöhnungskuren wiederum wissenschaftliche Probleme verbunden. Die Frage der richtigen Auslese der Patienten beschäftigte uns lebhaft, und es sind damals auch mehrere Publikationen aus Münsingen darüber erschienen.

Nach einigen Jahren verschwand auch diese Schockbehandlung wieder sang- und klanglos. Sie wurde ersetzt durch die viel leichter zu handhabende Antabusmethode, die inzwischen die Welt eroberte. Ich bin aber heute noch nicht überzeugt, ob wir nicht doch in einigen Fällen Erfolge hatten, die weder mit früheren noch mit späteren Behandlungsmethoden zu erreichen gewesen wären.

Kapitel 50

DER AUSSENDIENST

Initiant und Träger der „Fürsorge- und Beratungsstellen" war von Anfang der Hülfsverein für Geisteskranke. Diese 1880 gegründete Gesellschaft verfolgte nach ihren Statuten von 1897 den Zweck, bedürftige Geisteskranke finanziell zu unterstützen und insbesondere einen Beitrag an den Anstaltskosten zu leisten. Dazu kam aber noch die Aufgabe,

> „richtige Ansichten über das Wesen der Geisteskrankheiten, ihre Verhütung und ihre Behandlung zu verbreiten. Insbesondere erstrebt der Verein durch Belehrung und Rat, daß dem Erkrankten richtige Hilfe im Beginn der Krankheit zuteil werde. Er sorgt ferner dafür, daß den Genesenden der Wiedereintritt ins Leben erleichtert und die nötige Schonung zuteil werde, um sie vor einer neuen Erkrankung möglichst zu bewahren."

Die Ziele des Vereins waren also recht weit gefaßt und ließen beinahe uneingeschränkten Raum offen für die verschiedenartigste psychohygienische Tätigkeit; sie gehörte nach den Statuten mit zu seinen wichtigsten Aufgaben.

In Wirklichkeit hatte sich aber die Tätigkeit jahrzehntelang darauf beschränkt, aus dem durch ansehnliche Legate geöffneten Vermögen und den Mitgliederbeiträgen das Kostengeld für jene Kranken in einem erträglichen Rahmen zu halten, die zu einer vollen Übernahme nicht in der Lage waren, andererseits aber nicht an die öffentliche Armenpflege gelangen wollten.

Erst spät, wahrscheinlich Anfang der 20er Jahre, ging man einen Schritt weiter und errichtete ein „Patronat", das den Anstaltsentlassenen in erster Linie für die Beschaffung von Arbeitsstellen beistehen sollte. Von 1925 an wird im Jahresbericht über die Tätigkeit dieser Patrone, es waren dies der Beamte für Schutzaufsicht und der Anstaltspfarrer, berichtet. Schon die Wahl dieser Personen zeigt, daß es sich lediglich um soziale, nicht aber um ärztliche Aufgaben handelte; es waren denn auch nur wenige Anstaltsentlassene, 12 bis 14 pro Jahr, die diesen Dienst in Anspruch nahmen.

Eine entscheidende Wendung brachte 1928 der Vortrag Fankhausers, Oberarzt der Waldau, an der Hauptversammlung des Hilfsvereins über „neuzeitliche Fürsorgetätigkeit für Geisteskranke". Sein Korreferent war mein Vater, den man als Vertreter der praktischen Nervenärzte eingeladen hatte, weil man offenbar schon damals fürchtete, die geplante Einführung von Sprechstunden könnte auf den Widerstand der Ärzteschaft stoßen. Fankhauser stützte sich in seinem Referat auf eine Bewegung, die, herkommend von Amerika und England, damals in Deutschland Fuß gefaßt hatte und in verschiedenen Publikationen, namentlich in einem Buch von Römer, Kolb und Faltlhauser, das auch mir starken Eindruck machte, Ausdruck gefunden hatte. Fankhauser hatte schon bestehende Fürsorgestellen in Mannheim und Nürnberg besucht und empfahl lebhaft ihre Einführung in Bern. Er betonte dabei mit besonderem Nachdruck, es könne sich lediglich um eine Beratung, niemals aber um eine Behandlung handeln, in erster Linie von Anstaltsentlassenen und ihren Angehörigen, gelegentlich auch bei „von der Krankheit Bedrohten"; die Aufgabe bestehe in der Fürsorge, es gehe um

„die Vermittlung von Arbeitsgelegenheit, Berufswahl, Pflanzung einer der Wirklichkeit entsprechenden Einstellung gegen Eltern und Geschwister, Ehegatten, Verwandte oder Vorgesetzte, durch Belehrung, durch Eindämmung zu weitgehender Ansprüche, durch Weckung des Verantwortlichkeitsgefühles. Wie alle andere Fürsorgetätigkeit und Hygiene besteht somit auch die psychiatrische nicht in der Anwendung bestimmter therapeutischer Systeme, sondern ist sie vornehmlich eine soziale Tätigkeit."

Die Leitung einer solchen Beratungs- und Fürsorgestelle sollte einem Psychiater übertragen werden; die Hauptarbeit hätte jedoch eine Fürsorgerin zu leisten.

Mein Vater begrüßte warm den Vorschlag und betonte, daß es sich dabei um seine rein persönliche Ansichtsäußerung handeln könne, die Frage aber die ganze Ärzteschaft in mehrfacher Beziehung interessieren werde. Ihm schien neben der „nachgehenden Fürsorge" für die Entlassenen die Prophylaxe besonders wichtig.

„Wenn schon die Psychiater darin sehr skeptisch sind, weil die eigentlichen Ursachen der Geisteskrankheiten noch im Unklaren sind, so hat der praktische Arzt hierin ein etwas anderes Urteil. Er sieht mehr die Entstehung der Krankheiten, der Psychiater sieht mehr die bereits ausgebrochene Krankheit. Wir sehen, daß die von Natur aus Gefährdeten durch anhaltende Schädigungen erkranken und haben die Überzeugung, daß die Erkrankung oft verhindert werden könnte, wenn die Kranken früh genug den Schädigungen entzogen werden könnten."

Der praktische Arzt würde einer solchen Einrichtung schon deshalb sympathisch gegenüberstehen, weil sie ihm dazu dienen könne, „ihm in schwierigen Situationen mit Geisteskranken zur Seite zu stehen." Vor allem würde er es begrüßen, wenn das Aufnahmeverfahren in die Anstalt erleichtert würde.

„Bis jetzt stehen die meisten von uns noch unter dem Eindruck, daß wir ganz von der Gnade der Anstaltsdirektionen abhängig waren, ob und wann ein Patient aufgenommen werden könne. Wie peinlich solche Wartezeiten für den Arzt werden können, wurde den Anstalten kaum ganz bewußt."

In der Diskussion fand die Anregung Fankhausers von allen Seiten Zustimmung. Ich selbst wies darauf hin, daß sich eine Beratungsstelle nicht gut ohne Behandlung denken lasse. Einstimmig wurde von der Versammlung als Resultat der Referate und der Diskussion beschlossen, „das Zentralkomitee des Hilfsvereins für Geisteskranke zu beauftragen, die Frage betreffend Errichtung einer Fürsorge- und Beratungsstelle für Geistes- und Gemütskranke in Bern zu prüfen und an der nächsten Hauptversammlung Bericht und Antrag zu geben." Die Leitung sollte unbedingt einem Anstaltsarzt übertragen werden.

Das Zentralkomitee handelte rasch. Schon am 7. November 1928 wurde an der Gartengasse 3 in Bern eine Fürsorge- und Beratungsstelle für unbemittelte Gemüts- und Geisteskranke unter der Leitung Fankhausers eröffnet. Das Lokal war von der städtischen Fürsorgedirektion zur Verfügung gestellt worden. Von einer Fürsorgerin war nicht mehr die Rede. Die Beratungen fanden einmal in der Woche, nachmittags von 2–4 Uhr statt.

Auf Mitte August 1935 eröffnete Klaesi die Psychiatrische Poliklinik. „Da wir die neu errichtete psychiatrische Poliklinik nicht konkurrenzieren wollten", heißt es im Jahresbericht des Hilfsvereins, wurde die Beratungsstelle in Bern auf 15. November 1934 aufgehoben.

Keine zehn Jahre nach dem ersten Vortrag Fankhausers über dieses Thema berichtete am 19. Mai 1937 der neue Direktor von Bellelay, Humbert, im Hülfsverein über „offene Fürsorge und Beratungsstellen für Gemütskranke." Der Rahmen wird hier nun bedeutend weiter gezogen:

> „Die offene psychiatrische Fürsorge ist eine so viel versprechende Form der sozialen Hilfe an Geistes- und Gemütskranken, daß sie in Zukunft die geschlossene Fürsorge überragen dürfte. Nicht nur die aus den Anstalten entlassenen Kranken und gelegentlich sich einstellende Freiwillige, sondern ein sehr viel weiterer Kreis müßte erfaßt werden."

Humbert verlangt, „daß buchstäblich in jeder Gemeinde ein Vertreter des Hülfsvereins mit der Aufgabe betreut würde, alle psychisch abnormen, ökonomisch schwachen Elemente der Bevölkerung oder die mit ihrer Pflege betrauten Personen vom Hilfsverein organisierten Beratungsstunden zwanglos zuzuführen". Wie optimistisch und hochgespannt waren die Erwartungen! „So ließe sich in Zukunft erwarten, daß innerhalb des gefährdeten Teiles der Bevölkerung die Volksgesundheit und dadurch auch das allgemeine Wohl gehoben würden."

Für Münsingen ist aber wichtig, daß bereits im Herbst 1936 die erste Beratungsstelle des Oberlandes, und zwar in Interlaken, eröffnet wurde. Initiant war Dr. Good, der damals in den Ruhestand trat, Zeit hatte und in seinem ersten Bericht auch betonte, es sei für ihn eine Befriedigung, seine langjährige Erfahrung noch nutzbringend betätigen zu können. Die Sprechstunden fanden wöchentlich einmal statt.

Mit dem im Frühling 1940 erfolgten Tode Goods ergab sich eine neue Situation. Die beiden oberländischen Beratungsstellen wurden Münsingen übertragen, und zwar an Dr. Kaiser, mit Vertretung durch Margrit Doepfner und Fräulein Dr. Bänziger. Der Besuch der Sprechstunden war von Anfang an recht befriedigend. Kaiser führte auch gleich einige Neuerungen ein. So wurde zu Lasten des Hilfsvereins Papier mit eigenen Briefköpfen angeschafft. Da „auf seelenärztlichem Gebiet aber eine ‚Beratung‘ von einer ‚Behandlung‘ kaum zu trennen" ist, schreibt er über das erste Jahr seiner Tätigkeit, müssen auch gelegentlich Medikamente abgegeben werden können. Auch diese Kosten übernahm der Hilfsverein. Trotzdem Dr. Kaiser den Start als erfreulich bezeichnete, wurden im Jahre 1941 in Interlaken nur 52, in Thun 27 Konsultationen erteilt.

Damit hat der Außendienst der Anstalt Münsingen begonnen. Ausbaufähig wurde er aber erst im folgenden Jahr. Mir schwebte vor, die ganze Tätigkeit außerhalb der Anstalt in einer Hand zusammenzufassen und einem Oberarzt hauptamtlich zu unterstellen. Es erschienen sich mir damit sehr viel mehr Möglichkeiten der Weiterentwicklung zu ergeben, als wenn bald der eine oder der andere Oberarzt oder gar ein Assistent ohne viel Erfahrung geschickt wurde, ein dauernder Wechsel entstand und sich die Leute nicht an „ihren" Arzt gewöhnen konnten. So wurde die Stelle des externen Oberarztes geschaffen. Dies konnte ohne jede Schwierigkeit geschehen, da sich inzwischen mit der Ernennung des zweiten, dritten und vierten Arztes zu Oberärzten und der Anstellung weiterer Assistenten ohnehin in der Anstalt selbst ein Wandel der Organisation vollzogen hatte.

Auf Neujahr 1942 übernahm Margrit Doepfner dieses Amt. Die Zahl der Konsultationen wuchs unter ihrer Leitung rasch an. Zum ersten Mal konnte auch der schon vor 15 Jahren geäußerte Wunsch Fankhausers, es sollte eine Fürsorgerin mitwirken, in die Tat umgesetzt werden, indem eine Münsinger Schwester an den Sprechstunden mitwirkte. Die Tätigkeit erweiterte sich auch insofern, als in Interlaken, wo die Sprechstunde im Spital stattfand, der Psychiater oft konsiliarisch beigezogen wurde, und in Thun die Jugendanwaltschaft des Oberlandes Fälle zu einer Kurzuntersuchung schickte mit der Frage, ob eine eingehendere Beobachtung anzuraten sei oder ob sich vom ärztlichen Standpunkt aus eine weitere Prüfung erübrige.

Mehr und mehr zeigte sich im Laufe des Krieges das wachsende Bedürfnis nach Vermehrung der Beratungsstellen, wobei auch zeitbedingte Umstände wie die Zusammenarbeit mit der psychotherapeutischen Zentralleitung der Arbeitslager und die Betreuung von Rückwanderern eine Rolle spielten.

Wie schon die Errichtung einer Stelle des externen Oberarztes zeigt, interessierte ich selbst mich lebhaft für eine Ausdehnung der psychiatrischen Tätigkeit extra muros. Während des Krieges war freilich nicht viel zu unternehmen, da das Reisen kompliziert geworden war. Immerhin erinnere ich mich, schon damals immer wieder an den Sitzungen des Hilfsvereins für Geisteskranke auf die Notwendigkeit eines solchen Hinausgreifens über die Anstalt hinaus hingewiesen zu haben. Ein Freund der „psychischen Hygiene" als weltumspannende Organisation war ich freilich nicht; es schien mir lächerlich und utopisch, zu glauben, man könne die Menschheit durch Erfassung und Betreuung aller fehlentwickelten, neurotischen, präpsychotischen oder kriminellen Elemente wirklich ändern und damit sogar Kriege verhüten und überhaupt ein glücklicheres Leben herbeiführen. Ein solcher missionarischer Eifer und pädagogischer Furor, wie ihn z. B. Morgenthaler oder Repond besaßen, war mir fremd. Wohl aber glaubte ich, daß es doch sehr von Gutem wäre, wenn überall im Lande Stellen existierten, an die sich die Leute in ihrer Not wenden konnten. Im Hülfsverein suchte ich darauf hinzuwirken, die vorhandenen Gelder mehr und mehr dieser Seite des Vereinszwecks zuzuwenden. Gerade im Zusammenhang mit den steigenden Aufnahmeziffern der Anstalten schien es zunehmend sinnlos, einigen wenigen die Zahlung des Kostgeldes zu erleichtern, während man mit dem gleichen Geld extra muros viel mehr hätte in die Breite wirken können. Meine Auffassung drang nur langsam durch; zu sehr hatte sich das „Büro" darauf eingestellt, Hilfsgesuche in Empfang zu nehmen, sie nach allen Seiten abzuklären und den Beitrag festzusetzen. Immerhin fand ich mehr und mehr Zustimmung, da auch Humbert mich lebhaft unterstützte, während die Waldau, wie bereits gesagt, sich abseits hielt.

Auf 1. Januar 1949 übernahm Rudolf Wyss die Stelle des externen Oberarztes. Er ging mit ungeheurem Elan an die Arbeit, die Zahl der Konsultationen nahm neuerdings sprunghaft zu, und im Frühling wurden die neuen Beratungsstellen Meiringen und Zweisimmen eröffnet. Schon im folgenden Jahr konnte auch in Frutigen eine neue Beratungsstelle eingerichtet werden, die aber nie so recht florierte und mit der Zeit wieder einging, wohl vor allem deshalb, weil die dortigen Spitalärzte uns zu wenig unterstützten.

In den folgenden Jahren stieg die Zahl der Konsultationen kontinuierlich an. Eine kleine Zusammenstellung soll dies zeigen: Die Konsultationen betrugen 1941, dem ersten vollen Jahr der Übernahme der Beratungsstellen Thun und Interlaken durch Münsingen, 52: 1947, dem letzten Jahr, in dem sich Margrit Doepfner noch ganzjährig den Beratungsstellen widmete, 174; 1953, als Rudolf Wyss den Posten als externer Oberarzt abgab, 854. Die Bewältigung dieser großen Arbeit war auch deshalb möglich, weil inzwischen dem externen Oberarzt die Familienpflege wieder abgenommen worden war und weil man ihm zudem, mindestens zeitweilig, einen Assistenten zugeteilt hatte.

Während meiner Direktion hat der externe Dienst in Münsingen eine größere Ausdehnung gewonnen als wohl in irgend einer andern schweizerischen Anstalt und ist zu einer blühenden Institution geworden, die von der Bevölkerung nicht mehr entbehrt werden möchte.

Kapitel 51

JAKOB KLAESI

Schon oft ist Klaesi als Widersacher, als Alpdruck, gelegentlich aber wieder als Freund in diesen Erinnerungen aufgetaucht. Ich möchte nun versuchen, das erlebte Bild dieser schillernden Persönlichkeit abzurunden. Wenn auch das Negative, nach allem, was er mir angetan hat – ganz besonders noch bei meiner Wahl an die Waldau –, natürlicherweise überwiegt, so glaube ich doch, auch seinen unbestreitbaren Leistungen für die bernische Psychiatrie gerecht werden zu können. Manches Anekdotische wird sich dabei unvermeidlicherweise einfinden.

Klaesi hatte Format. Daran ist nicht zu zweifeln. Er steckte voll origineller Einfälle und besaß, mindestens in guten Stunden, eine höchst eindrückliche, durch Witz und unerwartete Gedankensprünge verblüffende, bilderreiche, suggestive rhetorische Begabung. Er war deshalb auch ein glänzender Causeur, und ich habe mich oft dabei ertappt, wie ich ihm atemlos zuhörte, selbst bei Geschichten, die ich schon mehrmals von ihm gehört hatte.

Man könnte einwenden, es sei bei seinem Amtsantritt als Nachfolger von Speyrs einfach gewesen, durch Modernisierung des altmodischen Ganges der Dinge in der Waldau spektakuläre Erfolge zu erzielen. Und doch ist Klaesi mit seinem Ideenreichtum gleich in den ersten Jahren weit über die unmittelbaren Notwendigkeiten einer Umgestaltung hinausgegangen. Was vor seiner Wahl so lange die Gemüter in der Fakultät wie in der Aufsichtskommission und der Regierung beschäftigt hatte, die Trennung der Klinik von der Anstalt, lehnte er radikal ab und verkündete, im Gegenteil handle es sich bei einer großen Anstalt, die gleichzeitig dem psychiatrischen Unterricht und der Forschung diene, um einen Idealfall, um den uns die deutschen psychiatrischen Universitätsinstitute beneiden müßten. Es gelte nur, die vorhandenen Möglichkeiten richtig einzusetzen. Seine Dreiteilung des gesamten Komplexes in Klinik (sog. Neubau), Heilanstalt und Pflegeanstalt war, so sehr sie in vielem Theorie blieb und praktisch zu manchen Unzuträglichkeiten führte, ein großer Wurf. Noch überzeugender war die

Energie, mit der er an die Schaffung einer psychiatrischen Poliklinik und einer Kinderbeobachtungsstation ging, die Kolonien in Schönbrunn, auf dem Gurnigel, im Möösli, im Kreuzweg und in Röhrswil einrichtete, und wofür er als geschickter Kaufmann die bisher brachliegenden großen Fonds der Waldau einsetzte. Dies alles, auch die Eröffnung der Privatabteilung und die Eliminierung von Mitarbeitern, die dem neuen Tempo nicht zu folgen gewillt oder in der Lage waren, die Heranziehung eines Jakob Wyrsch als Oberarzt und Stellvertreter und die Errichtung des Hirnpathologischen Institutes unter Grünthal[176] mit Hilfe der Rockefeller-Stiftung waren wirkliche Erfolge und machten einen starken Eindruck auch nach außen.

Daß er, wie wenige Jahre später auch Münsingen, die Anstalt für Zugänge weit öffnete, die angemeldeten Kranken sofort aufnahm und möglichst rasch wieder entließ, verschaffte ihm die Gunst der Ärzteschaft. Wichtiger als dies alles war aber wohl die Ausstrahlung seiner Persönlichkeit in Vorträgen und Vorlesungen. Wenn die letzteren von kritischeren Köpfen unter den Studenten etwa als großer „Zirkus" abgetan wurden, wenn es auch richtig ist, daß er wenig systematisch vorging, in den Krankenvorstellungen stark auf Effekt bedacht war und daß es im Staatsexamen genügte, wenn man sich einige seiner Lieblings-„Sprüche" gemerkt hatte, so bleibt doch die Tatsache bestehen, daß er das Ansehen der Psychiatrie in der Fakultät, bei den Kollegen und wohl auch in einer weitern Öffentlichkeit gewaltig hob. Davon profitierte auch Münsingen. Wenn nach dem Krieg so viele Schweizer sich um Assistentenstellen bei mir bewarben, oft unter Betonung, sie würden unter keinen Umständen zu Klaesi gehen, weil er ihnen zu unseriös erscheine, so war doch er es gewesen, der in der Vorlesung einen Funken gezündet hatte.

Im Grunde verstanden wir uns auch auf wissenschaftlichem Gebiet gut, weil wir nicht nur beide im alten Bleuler unsern Lehrer verehrten, sondern auch von der gleichen Grundtendenz ausgingen. Klaesi strebte ebenfalls einer dynamischen Auffassung der Neurosen und Psychosen zu und stellte die Psychotherapie in den Vordergrund. Was er darunter verstand, war allerdings unklar. Er besaß eine unnachahmliche Art, aus dem Handgelenk und völlig intuitiv Deutungen, etwa der Träume oder des Verhaltens der Patienten den Kollegen oder den Kranken ins Gesicht zu schleudern, wobei er manchmal erstaunlich ins Schwarze, ebenso oft aber auch völlig daneben traf. Auch hier war er jeder Einteilung, jedem Schema abhold; er schimpfte auf die Psychoanalyse, gebärdete sich manchmal dramatisierend als Gründer einer neuen Schule, worüber man nur lächeln konnte, da alles, was er vorbrachte, ohne Freud nicht denkbar war; zuletzt blieb aber doch oft der Eindruck, er wisse selbst um die Fragwürdigkeit seiner Behauptungen und nehme sie und sich selbst nicht allzu ernst. Bedenklich war dann nur, wenn er erklärte, jeder, der seine Vorlesung besucht hatte, beherrsche die Psychotherapie, und eine besondere Ausbildung sei gar nicht nötig.

Selten bin ich einem derart zerrissenen Menschen begegnet. Zerrissen zwischen hypomanischem Schwung und tiefen Depressionen, zwischen einer maßlosen Überschätzung seiner Person und schweren Minderwertigkeitsgefühlen, zwischen seigneuraler Großzügigkeit und engherzigem, kleinlichem Wesen. Mehr als einmal meinte er zu mir, diese ungeheure Widersprüchlichkeit seines Wesens sei der Grund, warum er trotz seiner unzähligen Frauenbeziehungen niemals geheiratet habe. Vielleicht war es gerade auch der Ausfluß seiner tiefen Unsicherheit, niemand neben sich dulden zu können, und einzig darauf erpicht zu sein, daß man ihn und niemand anderes anerkannte. Seine Geltungssucht und seine Ichbezogenheit, gepaart mit einer maßlosen Empfindlichkeit, machten es außerordentlich schwierig, sich neben ihm zu behaupten.

Die Zwiespältigkeit Klaesis belastete auch unsere Beziehungen. Vielleicht wäre eine offene, ehrliche Feindschaft leichter zu ertragen gewesen. So aber blieb sie in einer hin- und hergerissenen Ambivalenz stecken. Bei allem Schimpfen, Hetzen und Intrigieren konnte Klaesi oft von einer derart spontanen Herzlichkeit mir gegenüber sein, wie etwa in dem zitierten Gratulationsbrief zu meiner Wahl als Direktor oder wenn er mich vor versammelter Fakultät umarmte und als einen guten Freund bezeichnete und wenn er mir über seine eigenen Schwierigkeiten und inneren Konflikte sein Herz ausschüttete und mir seinerzeit sogar den Vorschlag machte, die Kargerschen „Monatshefte" bei der Übersiedlung des Verlags in die Schweiz gemeinsam herauszugeben, daß ich noch heute von der Ehrlichkeit seines Gefühls in solchen Momenten überzeugt bin. Derartige Augenblickserlebnisse, aber auch seine persönliche Ausstrahlung, sein Charme und ein Stück Bewunderung bei aller Kritik ließen dann auch mich immer wieder hin und her schwanken, seine Freundschaft suchen, ihn einladen und glauben, im Grunde verstünden wir uns recht gut.

Klaesi litt schwer unter seiner Hemmung, wissenschaftlich produktiv zu sein. Er quälte sich oft nächtelang, wie er mir erzählte und wie mir auch von seinen Mitarbeitern berichtet wurde, um einen kleinen Gelegenheitsartikel und feilte immer wieder daran herum; schließlich kam etwas zustande, das fast immer originell, formvollendet, gelegentlich vielleicht etwas bombastisch wirkte. Eine größere wissenschaftliche Arbeit brachte er in der Waldau nie zustande. Diese Unfähigkeit mag mit ein Grund gewesen sein, warum er sich zuletzt mit Wyrsch, der ihm jahrzehntelang „treu gedient" hatte, gänzlich überwarf. Im Gegensatz zu ihm war Wyrsch, je älter er wurde, wissenschaftlich immer fruchtbarer geworden. Den Anlaß zur offenen Entzweiung bildete ein Vortrag, den Wyrsch an einer Versammlung der deutschen Nervenärzte über die Entwicklung der schweizerischen Psychiatrie gehalten hatte. Eigentlich war er mir zugedacht gewesen, ich hatte aber, weil ich damals, ungefähr 1952, ohnehin mit allem möglichen überlastet war, abgelehnt und Wyrsch vorgeschlagen. In diesem Vortrag wurden die Arbeiten der Waldau nur am Rande erwähnt und namentlich Klaesi, mindestens in seinen Augen, zu wenig zitiert. Als er im Druck erschien, soll Klaesi am Rapport vor allen Ärzten und dem Oberpflegepersonal Wyrsch mit den wüstesten Schimpfnamen bedacht haben.

In der Fakultät war Klaesi umstritten. Es gab einen bestimmten Clan von

Freunden, die sich um ihn geschart hatten und ihn für eine überragende Persönlichkeit hielten. Viele andere lehnten ihn gänzlich ab. Natürlich ging und geht in einer Fakultät immer alles mögliche hinter den Kulissen vor sich. Bei jeder Gelegenheit suchte Klaesi aber etwas einzufädeln, hintenherum, nicht in der Fakultätssitzung, Parolen auszugeben, den einen oder andern schwankenden Kollegen zu überreden – um ihn, wenn es gelang, als hochanständigen und intelligenten Mann zu loben, auch wenn er vorher noch so sehr über ihn gelästert hatte – und für seine Techteleien Giovanoli als Sprachrohr zur Regierung zu benützen; in den Sitzungen berief er sich gerne auf seinen psychologischen Blick, auf seine „Verbindungen" und darauf, wie gut er die in Frage stehenden Persönlichkeiten durchschaue. Es war dann eher komisch, wie diese Schachzüge – in erster Linie handelte es sich um die Besetzung vakanter Lehrstühle – meistens doch gründlich mißglückten.

Ebenfalls mit seinem Geltungsbedürfnis hängt es wohl zusammen, daß Klaesi vor und während dem Krieg so starke Sympathien für den Nationalsozialismus hatte. Unter den Schweizer Psychiatern und speziell auch in der SGP war er eher isoliert, er spielte jedenfalls nicht jene Rolle, die er sich gewünscht hätte. In Nazideutschland dagegen wurde er mit offenen Armen empfangen und gefeiert, paradoxerweise gerade in jenem Kreis, in dem ich später heimisch wurde, der Südwestdeutschen Wanderversammlung. Immer seltener erschien er noch auf den Tagungen der SGP und einmal, es wird dies 1938 oder 1939 gewesen sein, erklärte er mir ganz offen, diese Gesellschaft sei ihm viel zu langweilig, wirklich zu Hause fühle er sich bei den Deutschen. In irgendeinem Punkt entsprach das Großsprecherische und Übersteigerte des Nazitums seinem Wesen. Offenbar hat er sich im „Reich" noch viel offener dazu bekannt, als wir es wußten. Jedenfalls wurde ich schon bei meinen ersten Nachkriegsreisen nach Deutschland verlegen gefragt, was aus ihm geworden sei; man habe ihn nun doch sicherlich seiner politischen Haltung wegen abgesetzt!

Davon war nun freilich keine Rede. Ganz augenscheinlich wurden ihm in Bern diese braunen Eskapaden als Schrullen eines Genies zugute gehalten, denen man mit lächelnder Nachsicht zu begegnen habe. Regierungsrat Feldmann war der einzige, der ihm seine Einstellung nicht verzeihen konnte, und schon deshalb herrschte ein recht gespanntes Verhältnis zwischen ihm und Klaesi.

Ich sprach von der Großzügigkeit und der Kleinlichkeit Klaesis. Für beides habe ich genügend Beispiele miterlebt. So hatte ich einmal eine seiner früheren Sekretärinnen zu begutachten, mit der er ein Verhältnis gehabt und sich, auch nachher noch, als sie mit Diebstählen kriminell geworden war, ihrer angenommen hatte. Es war für mich eine eher peinliche Angelegenheit, denn in den Akten stand er in einem recht merkwürdigen Lichte da, und andererseits hielt ich es für anständig, mit ihm über die ganze Angelegenheit zu sprechen. Mit einer Überlegenheit sondergleichen stand er zu der ganzen Sache und machte nicht im geringsten den Versuch, vor mir etwas zu vertuschen, sondern gab mir im Gegenteil ein sehr gutes, kritisches, differenziertes Bild der jungen Frau.

Besonders eindrücklich ist mir eine heitere Geschichte im Gedächtnis geblieben, die sich anläßlich des Psychiaterkongresses 1936 in Genf ereignete. Nach dem offiziellen Bankett beschloß eine ganze Gruppe, vor dem Schlafengehen noch ein Dancing zu besuchen. Klaesi fing dort an, einen ungeheuren Betrieb zu machen, hielt große Reden, dirigierte das Orchester und erklärte, als Polizeistunde war, der Betrieb schließen wollte und alle andern Gäste schon gegangen waren, es werde weitergefahren, das Orchester habe zu bleiben, alles werde bezahlt. Er ließ immer neue Batterien Champagner auffahren, der vor allem von den vielen leichten Damen, die zu unserer Unterhaltung ebenfalls noch geblieben waren, getrunken wurde. Es war sicher ein tolles Fest. Jedermann, selbstverständlich auch ich, war dabei überzeugt, daß Klaesi für alles aufkommen werde und wir eingeladen seien, nachdem er es war, der einfach befahl und auch immer neue Flaschen herbeibeorderte. Im frühen Morgengrauen kam dann die Ernüchterung. Der Besitzer des „Mac Mahon" präsentierte eine horrende Rechnung. Wir alle, die wir noch da waren, hatten nicht genug Geld, um sie zu bezahlen. Klaesi war inzwischen sachte verschwunden. Der Mann wollte sich auf keine Verhandlungen einlassen und wies eine Visitenkarte von Stutz als Direktor der Heil- und Pflegeanstalt Hasenbühl hohnlachend zurück. Schließlich fand der alte Oberst Brunner vom Sanatorium Küsnacht irgendwo noch eine Tausendernote, die uns aus der Verlegenheit half.

Auch nachher machte Klaesi keine Miene, die Rolle des splendiden Gastgebers doch noch auf sich zu nehmen. Irgendjemand rechnete aus, wieviel es auf jeden treffe und sandte die Rechnungen. Es waren Fr. 80 pro Mann, ein Betrag, der mir in jenen Jahren doch erheblich zu schaffen machte.

Später, als die Beziehung zwischen uns beiden wieder einmal gut war, es mag Anfang der 50er Jahre gewesen sein, luden wir Klaesi während einiger Zeit häufig zum Nachtessen ein, da er sich immer wieder darüber beklagte, wie allein er sei und wie er in Bern nirgends habe Fuß fassen können. Wiederholt versprach er uns, als Gegenleistung eine Jagdbeute zu bringen. Wir sahen nie etwas davon. Wohl aber lud er dann einmal eine große Gesellschaft in die Waldau ein zum Konzert einer Pianistin, die er gerade verehrte, die aber sonst ganz unbekannt war. Nachher mußten dann im Festsaal die Pfleger Fauteuils, Stühle und Tische zusammenstellen, die aus allen Abteilungen herbeigeschleppt worden waren, und es gab Wein und belegte Brötchen, etwa so, wie wir es von unsern Referierabenden her gewohnt waren. Mit wichtiger Miene flüsterte Klaesi uns, und wohl nicht nur uns, zu, er habe diese Bewirtung selbst bezahlt und revanchiere sich nun auf diese Weise bei allen, in deren Hause er je eingeladen gewesen war!

Ich möchte das Kapitel nicht mit diesen nörglerischen Belanglosigkeiten abschließen, obwohl sie sicher eine nicht unwichtige Seite des Klaesischen Charakters beleuchten. Er war nicht der wirklich „große Mann", für den ihn manche seiner Bewunderer hielten und noch halten. Dafür war er bei aller Begabung und bei allem psychologischem Scharfblick zu ichbezogen, zu inkonsequent und zu wenig im eigentlichen Sinne kreativ. Was er geschaffen hat, ist nicht von Bestand; was von ihm ausging, war der momentane Einfall, die Suggestion seiner Rede und lebt deshalb nur noch in wenigen seiner Schüler weiter und ist im Schrifttum schon jetzt verschwunden, ohne einen Nachhall hinterlassen zu haben. Ebensowenig war er aber auch ein bloßer Scharlatan, Intrigant, Effekthascher und unzuverlässiger Schönredner, für den manche andere ihn hielten. Bei allen Schwierigkeiten, die wir miteinander hatten, blieb er doch ritterlich, ließ mich und Münsingen gelten, sofern wir nicht direkte Konkurrenten waren, spielte nie die Waldau als Universitätsklinik gegen uns und Bellelay aus, sondern sprach von den „Schwesteranstalten" und uns dreien als gleichberechtigten Direktoren. Seine starke Persönlichkeit und die Tatsache, daß er am längern Hebelarm saß, nötigte mich vielleicht auch zu manchen Leistungen, die ich sonst nicht aufgebracht hätte.

Kapitel 52

INTERNATIONALE ANLÄSSE

Nach Paris ging ich zum ersten internationalen Kongreß nach dem Krieg 1950 mit hochgespannten Erwartungen. Es war anzunehmen, daß die Stadt nach unserm letzten Besuch vor vier Jahren, damals noch in der allerersten Nachkriegszeit, schon wieder den alten festlichen Glanz aufweisen würde. Ich freute mich, Gruhle und seiner Frau, die zum ersten Mal die mir so vertraute Pariser Atmosphäre genießen wollten, manches zeigen zu können. Die Deutschen waren zwar noch nicht als Referenten zugelassen – Kongreßsprachen waren Französisch, Englisch und Spanisch –, aber sie durften als „Beobachter" dabei sein. Zum ersten Mal nach der Weltkatastrophe sollte wieder die psychiatrische Elite zusammenfinden. Ich war gespannt, zu erfahren, was inzwischen Neues erarbeitet worden war; mehr noch, Leute, die sich in der Literatur einen Namen gemacht hatten, sprechen zu hören. Sehr oft habe ich die Erfahrung gemacht, daß die eigene Einschätzung einer Publikation – besonders bei theoretischen Arbeiten – nach oben oder unten Korrekturen erfährt, wann man einen persönlichen Eindruck des Autors gewinnt und danach seine mehr oder minder große Seriosität zu beurteilen vermag. Vor allem freute ich mich aber auch darauf, bei dieser Gelegenheit viele alte Freunde von vor dem Krieg wieder zu treffen.

Diese persönlichen Kontakte überwogen dann auch die wissenschaftliche Ausbeute. Wie später 1957 in Zürich beim zweiten internationalen Kongreß war es ganz unmöglich, aus der Fülle des wissenschaftlich Gebotenen gerade das herauszusuchen, was einem wirklich etwas zu sagen hatte. Schmerzlich empfand ich auch meine fehlenden Englischkenntnisse. Zwar war für die Plenarsitzung in dem riesigen Saal der Sorbonne eine Simultanübersetzung eingerichtet worden und jeder hatte seinen Kopfhörer. Diese Institution gab aber mehr Anlaß zu komischen Zwischenfällen und hämischen Betrachtungen, als daß sie viel genützt hätte. Es stellte sich heraus, daß sie einer Gesellschaft übertragen worden war, die solche Anlässe der verschiedensten Art übernahm und unmittelbar vorher bei einem Mathematikerkongreß mitgewirkt hatte. Es war selbstverständlich, daß die Übersetzerinnen, die hoch oben im 4. Rang in einer Glaskabine thronten, niemals in den verschiedensten Sachgebieten zu Hause sein konnten. Sie übersetzten deshalb einfach wörtlich, ohne den Inhalt verstanden zu haben, und was dann in den verschiedenen Sprachen aus dem Kopfhörer tönte, war ein völliger Salat. Zudem wurde die ausdrückliche Weisung, den nichtgebrauchten Kopfhörer abzuschalten, von den meisten Teilnehmern nicht beachtet. So redete es in allen Bankreihen weiter, auch wenn niemand mehr dort saß, so daß ein dumpfes Brausen den ganzen Saal erfüllte und vom zweiten Tag an eine Reihe von Männern mit nichts anderem beschäftigt war, als von einem leeren Platz zum andern zu gehen, um an den nicht ausgeschalteten Kopfhörern auf den Knopf zu drücken.

Der Kongreß stand vor allem unter dem Zeichen der somatischen Therapie; gerade auch deshalb hatte ich viel von ihm erwartet. Die Hauptreferate darüber waren in erster Linie den Begründern Sakel, Meduna und Cerletti übertragen worden. Sie waren restlos enttäuschend. Sakel, der ohnehin wütend war, daß Meduna neben ihm zum Wort kommen sollte, polemisierte in seinem eingefahrenen Geleise, Meduna sprach von einem neu entwickelten Verfahren mit Kohlenoxyd, das völlig unerprobt war und für das sich kein Mensch interessierte, und Cerletti legte seine alte Platte auf, ohne etwas Neues zu bringen. Ich selbst, der ich ebenfalls zu einem Hauptreferat aufgefordert worden war, versuchte für eine sinnvolle Zusammenarbeit der verschiedenen Methoden zu plädieren und das Gewicht auf dem Versuch einer Herausarbeitung von Spezialindikationen – an Stelle der gegenseitigen Bekämpfung – für jedes einzelne Verfahren zu legen, auch betonte ich die psychodynamischen Aspekte der körperlichen Behandlung.

Interessanter gestalteten sich die Paralellsitzungen im kleinern Kreise, so über Leukotomie, Elektronarkose, die Alkoholikerbehandlungen. Hier kam es zu echten und teilweise recht fruchtbaren Diskussionen. Einzelne solcher kleinerer Sitzungen hatte ich zu präsidieren. Im Zusammenhang damit kam es zu einem ergötzlichen Intermezzo, das mir wieder einmal die verletzliche Eitelkeit Eugen Minkowskis, den ich doch so gut mochte, eindrücklich vor Augen führte. Ich benutzte eine kurze Pause, um, wie dies allgemein üblich war, in eine mich interessierende Sektionsversammlung über das paranoische Syndrom hineinzugucken, wo Minkowski gerade einen Vortrag hielt. Als ich nach etwa einer Viertelstunde gehen mußte, um die Sitzung meiner eigenen Gruppe wieder aufzunehmen, unterbrach er seinen Vortrag und apostrophierte mich, der ich zu oberst im Auditorium saß, vor der ganzen Versammlung, ich hätte mich still zu halten und zuzuhören. Ich versuchte vergeblich, ihm vor den erstaunten Zuhörern zu erklären, warum ich nicht bleiben könne. Seine klassische Antwort lautete: „Wenn ein Minkowski spricht, geht man nicht hinaus." Mir scheint, er habe mir diesen Zwischenfall nie verziehen, denn seither sind unsere Beziehungen doch lockerer gewesen.

Daneben schwelgten wir im Vergnügen und im Trubel des Wiedersehens mit alten Bekannten, mit den Emigranten aus England, Stengels und Freudenbergs, mit dem Ehepaar Casalis, das in der Villa des Pages in Vésinay einen großen Empfang gab, es kamen auch manche, die vor dem Krieg in Münsingen durchpassiert waren, um uns in rührender Weise zu begrüßen, ohne daß ich mich noch recht ihrer erinnern konnte. Henri Ey, der Generalsekretär des Kongresses, machte mit seiner reizenden Frau die Honneurs. Bei ihm lernte ich den psychiatrischen Papst Südamerikas, den alten Honorio Delgado aus Lima kennen, mit dem ich schon öfters korrespondiert hatte und der mir schon früher und seither immer wieder die peruanische Zeitschrift zuschicken ließ. Er sprach ausgezeichnet deutsch. Dies erleichterte auch den Verkehr mit Kretschmer, der miteingeladen war und der mich einige Jahre früher anläßlich einer Schweizer Tagung gebeten hatte, ihn mit Henri Ey bekanntzumachen. Dies war damals gänzlich mißlungen, obschon ich mich am Bankett zwischen die beiden setzte, um den Dolmetscher zu spielen, da keiner des andern Sprache verstand und ein Gespräch nicht in Gang kommen konnte. Diesmal war Delgado der Vermittler. Viel waren wir auch mit Rümkes zusammen. Was nicht glückte, und worauf ich mich so gefreut hatte, war die Einfügung Gruhle's und seiner Frau in den ganzen Betrieb. Sie waren nicht recht zufrieden, Frau Gruhle direkt unglücklich. Aus Sparsamkeitsgründen waren sie nicht gut einquartiert; dazu kam die sprachliche Behinderung, und ich bekam damals den Eindruck, daß Gruhle selbst doch viel zu deutsch war, um trotz seinem Drang nach Weltläufigkeit, seiner Begierde nach Neuem und Fremdem, das französische Wesen zu verstehen und das zu empfinden, was uns an Paris immer aufs neue begeisterte.

Recht interessant war die Begegnung mit Prof. Julius und seiner Frau aus Zagreb. Die Jugoslawen waren die einzigen Kommunisten, die zum Kongreß eingeladen waren oder wenigstens in Paris erschienen. Er wie seine Frau waren aufgeschlossene, warmherzige Menschen und schon deshalb interessant, weil sie glühende Tito-Anhänger waren, von Anfang an den ganzen Partisanenkrieg als Ärzte mitgemacht hatten – auch die Frau war Medizinerin –, zu den ersten Parteimitgliedern der jugoslawischen Kommunisten gehörten und über ihre Erlebnisse sehr fesselnd und anschaulich zu erzählen verstanden. Unmittelbar nach dem Kongreß waren die beiden noch einige Tage bei uns in Münsingen zu Gast. Ihre Abreise erfolgte unter tragikomischen Umständen: Sie waren verpflichtet, zu einem bestimmten Datum Nachts um 3 Uhr mit dem Orientexpreß von Lausanne aus nach Hause zu fahren. Einen oder zwei Abende vorher waren Trudi und ich irgendwo eingeladen und mußten sie allein lassen. Als wir spät nach Hause kamen, waren sie verschwunden, und Wyss erzählte uns am nächsten Morgen, Julius sei etwa um Mitternacht im Pyjama schreckensbleich in seiner Wohnung erschienen: Eben habe er gemerkt, daß die Billette schon auf den in der gleichen Nacht abfahrenden Zug lauteten. So sei nichts anderes übrig geblieben, als daß in aller Hast gepackt wurde und Wyss die beiden im Auto nach Lausanne fuhr – eine andere Verbindungsmöglichkeit bestand ja mitten in der Nacht nicht mehr.

Wir blieben mit den Julius noch längere Zeit in schriftlicher Beziehung, bis dann eines Tages die Nachricht kam, er habe sich suizidiert aus Gründen, die mir nie klar geworden sind. Von jugoslawischen Kollegen, die mich später besuchten, hörte ich darüber die verschiedensten Versionen.

Anläßlich der Symposia über die Alkoholbehandlung lernte ich verschiedene darin führende Männer kennen, vor allem den unermüdlichen Animator und Forscher Jellinek aus Texas, der eine wichtige beratende Funktion bei der Weltgesundheitsorganisation in Genf ausübte. Durch ihn, vielleicht auch durch meine Pariser Vorträge und Diskussionsbemerkungen, wurde ich noch im gleichen Jahre, Ende 1950, als Experte in ein Komitee der Weltgesundheitsorganisation über Alkoholfragen berufen. Dieses Komitee tagte im folgenden Jahr wiederum während einer Woche in Kopenhagen, woran sich noch ein 14tägiges Seminar anschloß. 1953 lud man mich zu meinem großen Erstaunen ein, in einer andern Kommission, diesmal über Anstaltswesen, mitzumachen, wobei in erster Linie Richtlinien für die psychiatrische Anstaltsplanung in Entwicklungsländern aufgestellt werden sollten. Warum ich über diese neuerliche Einladung erstaunt war, wird sich gleich ergeben.

In meiner Tätigkeit für die OMS habe ich sehr viel gelernt. Der erste, überwältigende Eindruck bei der Begegnung mit dieser Organisation bezog sich auf etwas völlig Außerfachliches, ja nicht einmal Medizinisches. In den langen Korridoren des ehemaligen Völkerbundspalastes, in dem die Weltgesundheitsorganisation untergebracht war, vor allem aber im Dachrestaurant, von dem man einen unvergleichen Ausblick auf den See und den Montblanc sowie die ganze Stadt genoß, eröffnete sich für mich die neue Welt von heute, die damals vor nun 15 Jahren uns Schweizern noch kaum ins Bewußtsein getreten war. Ich merkte plötzlich, eine wie winzige Rolle Europa, von der Schweiz oder dem deutschen Sprachbereich gar nicht zu sprechen, in der Welt nun spielte. Neben uns tagten noch unzählige andere Kommissionen und Versammlungen der UNO; überall traf man auf Farbige aller Schattierungen, dann natürlich auf die Amerikaner; Leute aber, denen man den Europäer ansah, waren nur gelegentlich anzutreffen und gingen unter in der Masse von Vertretern anderer Völker.

Unsere Alkoholkommission bildete darin eher eine Ausnahme, vielleicht weil das Alkoholproblem doch mehr eine Angelegenheit der weißen Rasse ist. Auf dem Sekretariat der OMS erklärte man mir auch, es sei Zeit, daß endlich wieder einmal ein Schweizer als Experte mitwirken dürfe.

Die technische Organisation unserer Sitzungen klappte vorzüglich. Verhandlungssprachen waren Französisch und Englisch. Alles wurde laufend simultan übersetzt, und die Dolmetscherin, die für uns arbeitete, war gerade das Gegenteil von dem, was ich in Paris erlebt hatte.

Trotz dieser unschätzbaren Hilfe fühlte ich mich sprachlich fehl am Platze. Ich merkte bald, daß ich mit Ausnahme des Pariser Gerichtsmediziners der einzige war, der den vorwiegend englischen Diskussionsvoten nicht ohne den Kopfhörer folgen konnte. Was ich selber vorzubringen hatte, mußte in meinem doch recht mangelhaften Französisch geschehen. So konnte ich wenig beitragen, obwohl es mir an Ideen nicht gefehlt hätte. Einmal machte ich beim Sekretariat den schüchternen Versuch einer Anregung, ob man nicht auch die deutsche Sprache angesichts der Leistungen der deutschen und auch der schweizerischen und österreichischen Medizin in der OMS zulassen könnte. Ich erhielt darauf eine zunächst verblüffende, dann aber doch recht einleuchtende Antwort: Einmal würde die Einführung einer weitern Sprache eine Auslage von mindestens 60 000 Dollar im Jahr bedeuten wegen der Notwendigkeit, alle Kommuniqués, Berichte und Publikationen auch noch zu übersetzen und neu zu drucken. Wichtiger aber sei, daß es nicht darauf ankomme, was in einem Sprachgebiet wissenschaftlich geleistet worden sei, sondern was diese Sprache als Kommunikationsmittel für andere Völker bedeute. Man rechnete mir mit eindrücklichen Zahlen vor, wie viele Menschen in der Welt von Hause aus oder als „zweite Sprache", abgesehen von Englisch und Französisch, Spanisch, Russisch oder sogar Chinesisch sprächen; daran gemessen spielte die deutsche Sprache in der Tat keine Rolle.

Weil wir alle im gleichen Hotel wohnten, zusammen aßen und meist auch die Abende gemeinsam verbrachten, entwickelte sich in Genf wie ein Jahr später in Kopenhagen, wo die gleichen Leute beisammen waren, ein recht enger persönlicher Kontakt. Vor allem schloß ich mich an Lundquist[177] aus Stockholm an, den ich schon von einem Besuch in Münsingen her kannte und der später noch oft auf seinen Schweizer Reisen, nicht selten zusammen mit seiner hübschen Frau, in Münsingen oder der Waldau bei uns zu Gast war. Dann war Hargreaves, ein Engländer, der als Chef der Sektion für seelische Gesundheit der OMS es officio zur Kommission gehörte und eine entscheidend wichtige Rolle spielte. Auch mit ihm verstand ich mich sehr gut; Jahre später bat er mich noch um ein Gutachten, als er seinen Posten verließ und sich für eine psychiatrische Professur an der neu gegründeten Universität Leeds bewarb. Schließlich erinnere ich mich besonders lebhaft an den Chilenen Matte Blanco, Ordinarius für Psychiatrie in Santiago, einen temperamentvollen Spaßvogel, der auch sehr gut Französisch sprach und der uns mit seinem Temperament und seiner Fröhlichkeit manchen vergnüglichen Abend bereitet hat.

Als wir uns ein Jahr später in Kopenhagen wieder trafen, freuten wir uns sichtlich alle, wieder beisammenzusein. Wir tagten im Hause der Ärztegesellschaft, einem alten Palais, wo uns jeweils ein Diener in Livrée herrliche Smoerebrote und das gute dänische Bier zum Lunch servierte. Abends feierten wir öfters kulinarische Feste in dem berühmten Restaurant Jakobsen mit seiner unbeschreiblichen Auswahl von Meeresspezialitäten. Was gab es da für Hummer- und Austernorgien! An einem Sonntag machten wir unter der Führung von Lundquist einen Ausflug nach Malmö und Lund, wo ich zum ersten Mal Essen-Möller, den Inhaber des psychiatrischen Lehrstuhles in Lund, kennenlernte, mit dem mich Jahre später eine engere Beziehung verband. Bei der Rückkehr von Malmö nach Kopenhagen gab es ein fürchterliches Gedränge, weil gleichzeitig ein Fußballmatch stattgefunden hatte und die Kopenhagener in Scharen auf den Fährschiffen zurückströmten. Unsere Gruppe konnte sich nur mit Mühe in eines dieser überfüllten Schiffe hineindrängen und verlor sich im Getümmel sofort aus den Augen. Umso erstaunlicher und komischer war es, daß mitten auf dem Oeresund neben mir in der Menge plötzlich ein vertrautes Gesicht auftauchte: der Organist Kurt Wolfgang Senn aus Bern. Jeder von uns konnte nur im ersten Augenblick den andern fragen, wieso er sich gerade hier in diesem Tohuwabohu befinde. Senn erklärte, er habe in Malmö ein Orgelkonzert gegeben, dann war er schon wieder weggeschwemmt und untergetaucht.

Damit wir auch praktisch etwas zu sehen bekämen, was zu unserm Gebiet gehörte, veranstaltete der Polizeipräsident von Kopenhagen für eine Nacht einen Rundgang, angefangen bei den berüchtigten bordellähnlichen Schifferspelunken in Newhaven, dann in der sozialen Stufenleiter aufsteigend über Spielbuden und Homosexuellenlokale bis zu einem vornehmen Restaurant, wo um Mitternacht auch unsere Damen (einige Mitglieder der Kommission hatten ihre Frauen mitgebracht) dabeisein durften. Am eindrücklichsten war die Atmosphäre des Newhaven. Ein breiter Kanal führt direkt vom Hafen ins feudale Stadtviertel des Opernplatzes. Die eine Seite des Quais wird von stattlichen alten Bürgerhäusern eingenommen. Gegenüber aber befindet sich die lange Zeile der kleinen, lustig-farbigen Häuser, unten mit allerhand Läden für Schiffahrtsgegenstände, vor allem aber Tätowiersalons mit prächtigen Vorlagemustern. Im ersten Stock dagegen war fast in jedem Haus eine Kneipe zu finden, in die man sich als Fremder, wie uns versichert wurde, niemals hineintrauen dürfte. Man hatte uns dann auch Polizeischutz in Zivil mitgegeben mit der strengen Weisung, sich nicht an einem Tisch niederzulassen, sondern nur hindurchzuspazieren. Gleichzeitig flüsterte man uns zu, eines dieser Lokale sei der Stammsitz des früheren Königs gewesen. Bei unserm Eintritt merkte natürlich das ganze Volk, daß Polizei dabei war, drehte aber kaum den Kopf nach uns um, höchstens daß die vielen Mädchen mit dem einen oder andern unserer Begleiter spaßhafte Bemerkungen tauschten. Ungefähr von der Mitte unserer Fahrt an, in den obern Schichten, bedurften wir offenbar des behördlichen Schutzes nicht mehr, sondern konnten auf eigene Faust weiterziehen. Jedenfalls war es eine recht ereignisvolle und vergnügte Nacht, die mit einem entsprechenden Kater am nächsten Morgen ihren Abschluß fand, nicht gerade konform mit dem Thema, das wir zu behandeln hatten.

Es ist übrigens einfach, sich über den Unwert solcher Expertenkommissionen der WHO lustig zu machen, wie ich es selbst später eine Zeitlang tat. In Wirklichkeit haben wir doch sehr eifrig gearbeitet, und ich selber habe wie schon gesagt, sehr viel gelernt und neu überlegen müssen. Gegenüber den Naturwissenschaften oder den übrigen medizinischen Disziplinen mußte in den Kommissionen für psychiatrische Fragen zunächst überhaupt eine Verständigungsmöglichkeit geschaffen werden, denn man wollte doch allgemein gültige Klassifikationen, Definitionen der Sucht etwa, entwerfen und verbindliche prophylaktische und therapeutische Maßnahmen planen. Mit der mir geläufigen Einteilung in Trunksucht und chronischen Alkoholismus, wie sie noch vom alten Bleuler formuliert worden war, kam ich schlecht an. Die Angelsachsen und Skandinavier, die den Ton angaben, gingen viel dynamischer und differenzierter vor, und ich mußte schließlich das von Jellinek entworfene Schema über die Veranlassungen und die Entwicklung der Trunksucht als die gegenwärtig beste Konzeption restlos anerkennen.

Lange Debatten gab es auch darüber, wie man überhaupt mit einiger Sicherheit die Zahl der Alkoholkranken in einem Lande feststellen könne. Eine zuverlässige Statistik darüber existierte nirgends, denn die bisher übliche Berechnung des jährlichen Alkoholkonsums pro Kopf der Erwachsenenbevölkerung sagte, wie mit Recht immer wieder betont wurde, wenig aus. Zudem war es erst noch klar, daß man in den verschiedenen Ländern mit verschieden genauer Erfassung des verbrauchten Alkohols rechnen mußte. In diesem Punkt kam es denn auch nur zu unverbindlichen Vorschlägen, wie man etwa vorgehen könnte. Die Franzosen hielten die Zahl der Lebercirrhosen in den Mortalitätsstatistiken für geeignet, andere die Zahl der Aufnahmen an akuten Alkoholpsychosen in den Anstalten und Spitälern, die Skandinavier versprachen sich viel davon, in eng umschränkten Gebieten, städtischen und ländlichen, Felduntersuchungen anzustellen, wo durch Befragung der Nachbarn, der Fürsorger, der Pfarrämter und der Behörden die Zahl der wirklichen Alkoholiker festgestellt werden sollte.

Bei dem von allen gebilligten, wichtigen Vorschlag, für Prophylaxe und Therapie Ambulatorien und Behandlungsstationen einzurichten, die den regionalen Krankenhäusern angegliedert würden, merkte ich, wie sehr ich doch noch in der Auffassung befangen war, alles und jedes auf diesem Gebiet müßte durch psychiatrische Hände gehen. Vielleicht war doch etwas daran, daß ich selber alles machen und nichts aus der Hand geben wollte, wobei ich mich natürlich mit der Psychiatrie im allgemeinen identifizierte.

Überraschend und neu war mir die Beantwortung der Frage, wann ein Alkoholiker als geheilt zu betrachten sei. Speziell die Amerikaner bestanden darauf, man könne nur dann von einer Heilung sprechen, wenn jemand nach durchgeführter Behandlung in der Lage sei, weiterhin in mäßigem Maße Alkohol zu konsumieren, ohne wieder süchtig zu werden. Gehe es nicht ohne Totalabstinenz, so sei der Betreffende eben im Grunde immer noch „krank" und man könne lediglich von einer „Stabilisierung" sprechen. Diese Auffassung war eigentlich ganz logisch. Sie stimmte auch überein mit der Grundauffassung, die sich wie ein roter Faden durch die ganzen Arbeiten der Kommission hindurchzog, daß nämlich nicht der Kampf dem Alkohol als solchem gelte; es wurde als sinnlos und utopisch betrachtet, das Ziel in einer Ausrottung der gesamten Alkoholproduktion zu erblicken; der normale Genuß von Alkohol sei kein Laster, war die einhellige Ausrede der Kommission.

Diese Grundhaltung und speziell die Definition der Heilung bzw. der „Stabilisierung" hat dann auch, sobald unsere Thesen bekannt wurden, bei allen in der Antialkoholbewegung Tätigen einen äußerst heftigen Protest hervorgerufen. Ich bekam dies nachher in meinem eigenen Wirkungskreis zu spüren. Sämtliche Alkoholfürsorger und manche andere Kreise griffen mich heftig an. Es war klar, daß hier zwei Welten aufeinander stießen. Auf der einen Seite stand die oft genug religiös untermauerte Überzeugung, daß der Alkohol ein satanisches Gift sei, vor dem man alle Menschen ohne Unterschied zu bewahren habe, stand ein missionarischer Eifer, der zur Gründung der Abstinenzvereine geführt und viele Menschen davon überzeugt hatte, daß sie selbst mit dem guten Beispiel voranzugehen hätten, um das „Laster" zu bekämpfen. Dazu gehörte fast die gesamte Psychiatergeneration vor mir, mit den Hauptvertretern Forel, von Speyr, Eugen Bleuler; von den Jüngern ist heute einer der eifrigsten Steck geblieben. Während meine Generation schon bedeutend laxer geworden war und man zum Mißvergnügen der Ältern etwa an den Psychiatertagungen gerne auch etwas Alkohol trank, war die ganze übrige Fürsorgetätigkeit für die Alkoholkranken noch ganz von diesem Geist erfüllt. Für alle diese Menschen, die sich mit großer Überzeugung der Sache gewidmet hatten, mußte das, was unsere Kommission ausgebrütet hatte, als ein Greuel, ein Rückenschuß wirken. Sie standen dem neuen Gedanken einer nüchternen medizinischen, nicht moralisierenden Betrachtung des Problems recht fassungslos gegenüber. Vor allem wehrte man sich auch dagegen, den Alkoholsüchtigen als Kranken zu betrachten, eine Stellungnahme, die bis heute in der Ablehnung mancher Krankenkassen, die Kosten für Alkoholkuren zu übernehmen, nachwirkt, da es sich hier um Selbstverschulden handle.

Auch die Arbeit der nächsten Kommission, zu der ich aufgeboten wurde, war im Grunde sehr interessant. Wie schon bemerkt, handelte es sich darum, Richtlinien für psychiatrische Institutionen der unterentwickelten Länder auszuarbeiten. Die Zusammensetzung der Gruppen war nun ganz anders; ich war neben Matte Blanco der einzige, der von früher her dabei war. Dafür hatte man einen reizenden Mann aus Thailand beigezogen, den ich in mein Herz schloß, seiner Grazilität, seiner unvergleichlichen Haltung und seiner Freundlichkeit wegen; gelegentlich vergaß er für einen Augenblick die europäischen Sitten, so wenn ich ihm zum Frühstück den Zucker reichte und er mir dafür mit unnachahmlicher Grazie, zusammengefalteten Händen und einer Verbeugung dankte. Dann war ein Inder dabei, ein vierschrötiger, aber sichtlich sehr intelligenter Mann, mit dem wir manchmal unsere liebe Not hatten, um Mahlzeiten für ihn zusammenzustellen, die seinen rituellen Geboten nicht widersprachen, da er die französische Speisekarte nicht verstand. Im Restaurant des Palais des Nations spielte dies keine Rolle, weil man dort dafür eingerichtet war. Anders war es, wenn wir in der Stadt aßen oder besonders heikel im schweizerischen Speisewagen – wir fuhren zusammen nach Zürich zur SGP-Tagung –, wo tatsächlich kaum etwas aufzutreiben war, was er essen durfte.

Während dieser Session schloß ich mich enger an Sivadon[178] aus Paris an, schon aus sprachlichen Gründen; ich kannte ihn von früher her; gerade damals erregte er mit seinen Ideen für eine Neukonzeption des Anstaltsbetriebes großes Aufsehen. Erst später hörte ich dann durch meinen Oberarzt Wanner, der eine

Woche lang bei ihm in Villejuif hospitierte, daß in Wirklichkeit doch nicht alles so ideal war, wie Sivadon es uns vortrug.

Schon zu Beginn unserer Arbeit ergaben sich zwei Überraschungen. Einmal zeigte sich bald, daß wir „Entwickelten" uns zuerst darüber einig werden muß-ten, was wir als zukünftige Idealform für die Gestaltung einer Anstalt ansahen, bevor wir den andern gute Ratschläge erteilten. Mir selber, der ich schon so lange vergeblich an Umbauplänen für Münsingen herumlaboriert hatte, ging plötzlich die Erkenntnis auf, daß mit dem in der zweiten Hälfte des letzten Jahrhunderts geschaffenen Anstaltstypus endgültig Schluß sei und etwas ganz anderes an sei-ne Stelle treten müsse. Ich weiß von einigen, denen es ähnlich ging. Jedenfalls ist nur so der Stoßseufzer zu erklären, der einmal im Saale erscholl, wie gut es ei-gentlich die „wilden Völkerstämme" hätten, die ganz neu anfangen, planen und bauen könnten, während wir alle, in Europa wie in Nordamerika, an unsere Ka-sernenbauten gebunden seien, die man ja doch nicht einfach niederreißen kön-ne.

Andererseits belehrten uns die Vertreter der „Unterentwickelten", wozu übri-gens auch Südamerika gehörte, sowie ein mit den Verhältnissen in Kenia, wo er lange eine Anstalt geleitet hatte, vertrauter englischer Psychiater, der als „Bera-ter" beigezogen war, daß die soziale Struktur, die Lebensgewohnheiten und alles mögliche bei ihnen so völlig anders seien, daß man nicht einfach das, was für europäische und nordamerikanische Länder gelte, verpflanzen könne.

So ergab sich dann das Merkwürdige, daß aus der Kommissionswoche eine Selbstbesinnung der „Besitzenden" wurde, in der man sich eine redliche Mühe gab, alles umzukrempeln und völlig neue Lösungen zu suchen. Es wurden kleine Pflegeeinheiten in Einzelpavillons, völlige Abschaffung der Sicherungsmaßnah-men, Abschaffung der Wachsäle, Aufhebung der Isolierung der Anstalten von der übrigen Bevölkerung und vieles andere mehr vorgeschlagen, was z. T. später Sivadon in seinem „Hôpital village" verwirklicht hat. Ein ganz großes Gewicht wurde auf die Tätigkeit außerhalb der Anstalten gelegt, auf Polikliniken und Be-ratungsstellen, auf Post-cure-Heime im Sinne Sivadons, auf Institutionen, wie sie Querido in Amsterdam aufgezogen hatte, die als Filter zwischen der Bevölke-rung und den Anstalten dienen sollten mit dem Zweck, die Internierungen mög-lichst zu vermeiden. Daß dabei die eigentliche Aufgabe der Kommission, d. h. die Richtlinien für die Entwicklungsländer, zu kurz kam, liegt auf der Hand. Ein eindeutiger neuer Anstaltstyp trat dabei höchstens in vagen Umrissen zutage.

Für mich persönlich, besonders wenn ich an Münsingen dachte, blieb der ent-scheidende Eindruck, alles befinde sich im Umbruch, man müsse abwarten, was sich aus diesen neuen Ansätzen schließlich entwickle, ohne vorerst von der Rich-tung dieser Entwicklung eine wirklich klare Vorstellung zu haben.

Kapitel 53

DIE LETZTEN MÜNSINGER JAHRE

Die Diskussionen in der OMS bestärkten mich in meinen alten Zweifeln und beschwichtigten etwas mein schlechtes Gewissen: daß ich nämlich nie einen energischen Vorstoß gemacht hatte, um Münsingen baulich umzugestalten und zu modernisieren oder wenigstens für die Renovation einzelner Abteilungen neue Konzeptionen anzuwenden. Gewiß war nach der Übernahme der Direktion die extreme Sparpolitik der Regierung während der Wirtschaftskrise ein entscheidendes Hemmnis. Dann kam der Krieg, der ohnehin jeden Gedanken, baulich etwas zu unternehmen, illusorisch erscheinen ließ. Und auch von 1945 an waren die Behörden noch jahrelang äußerst zurückhaltend in der Bewilligung größerer Kredite, da sie von der Meinung ausgingen, die sofort einsetzende Vollbeschäftigung in der Wirtschaft sei unvermeidlich vorübergehend und alle Projekte müßten als Arbeitsbeschaffung für die vorauszusehende Arbeitslosigkeit zurückgestellt werden. Gewiß fehlte auch eine zwingende Notwendigkeit, Platz zu schaffen, da wir trotz steigender Aufnahmeziffern über relativ große Bettenreserven verfügten – freilich nicht auf den immer überfüllten unruhigen Abteilungen –, und man deshalb gegenüber früher über eine größere Bewegungsfreiheit verfügte. Jedenfalls kam es in all den Jahren nie vor, daß man einen Patienten wegen Platzmangels abweisen mußte.

Aus meinen Erfahrungen glaubte ich auch schließen zu können – ich vertrete diese Meinung heute noch –, daß wichtiger als Modernität für das Wohl der Patienten und für die therapeutischen Erfolge der Geist einer Anstalt, die enge, von einer gewissen Begeisterung getragene Zusammenarbeit des Chefs mit den Ärzten und dem Personal, verbunden mit einem guten Verhältnis zur Verwaltung sei und daß die Bewältigung der zunehmenden Patienteneintritte nicht zuletzt von der Zahl und der Tüchtigkeit der Assistenten abhänge. Es mag wie eine Selbstrechtfertigung klingen, wenn ich behaupte, der wirkliche Verdienst eines Anstaltsdirektors liege nicht so sehr in dem was er baue, soviel Ruhm er sich damit auch nach außen erwerben kann, sondern wie er sich in der Innenführung bewähre. Der Geist, wie er in Münsingen bis zu meiner Übersiedlung in die Waldau herrschte, war sicherlich gut und stärkte mein Selbstvertrauen in meine persönliche Art, die Dinge anzupacken.

Dies alles ist aber nicht der letzte Grund, warum ich baulich nichts Entscheidendes unternahm. Er lag vielmehr in der Ratlosigkeit über den richtigen Weg. Wie leicht hatte es Brauchli gehabt, der in den 30er Jahren noch durchaus von jenen Anschauungen, die ihm zeitlebens vertraut gewesen waren und in denen ich selbst noch aufgewachsen war, ausgehen und auf dieser Grundlage die Abteilung Frauen VII vollständig renovieren oder die Anbauten an die beiden Abteilungen VII planen konnte! Ich dagegen befand mich in den entscheidenen Jahren in einer richtigen Umbruchzeit und hatte als Maßstab für die Massierung der Kranken doch immer noch meine Münsinger Anfangszeit vor Augen, der gegenüber sich so vieles schon gebessert hatte. Es fehlte noch der Blick dafür, wie schlimm die Verhältnisse trotzdem noch waren. Es widerstrebte mir, von der Regierung große Kredite zu verlangen, auch wenn sie vielleicht nach 1950 mit ständigem Drängen und unablässigen Eingaben schließlich zu erhalten gewesen wären, nur um das Alte neu aufzupolieren.

So probierte ich herum und versuchte z.B. auf „Männer II" einen neuen Wachsaaltypus zu schaffen, denn damals erschienen mir Wachsäle immer noch unentbehrlich. Er sollte für ruhige, aber doch überwachungsbedürftige, namentlich suizidale Kranke bestimmt sein, denen man die Unterbringung mit schon äußerlich Schwerkranken ersparen wollte; dann leitete mich eine psychologische Überlegung, die ich mir auf Grund mancher Klagen der Patienten gemacht hatte. Es wurde nämlich vielfach als besonders unangenehm, isolierend, der Geborgenheit entbehrend empfunden, wenn die Betten, wie üblich, frei im Raum standen, statt mit dem Kopfende an einer Wand zu stehen. Ich konnte dies lebhaft nachempfinden. Diese Verteilung der Betten war natürlich bedingt durch die bessere Zugänglichkeit. Rückte man sie mit dem Kopfende an die Wände, so ging zudem viel Platz verloren, und es entstand in der Mitte ein großer leerer Raum. Ich fand die Lösung dann in einer niedrigen Trennungswand durch den ganzen Saal, an die die Betten in zwei getrennten Reihen gestellt wurden.

Schwierigkeiten ganz anderer Art ergaben sich für die beiden neuen Schwesternhäuser. Sie waren nicht nur wegen der Vermehrung des Pflegepersonals und für die Unterbringung von Sekretärinnen, Laborantinnen und Fürsorgerinnen notwendig geworden, sondern auch, weil es nicht mehr anging, die Lernschwestern zu dritt oder viert schlafen zu lassen und weil auf den Abteilungen immer mehr Räume für Untersuchungszimmer gebraucht wurden.

Die Planung selbst bot keine Probleme. Es bedurfte keines Suchens nach neuen Konzeptionen wie bei den Krankenabteilungen. Für den Bau von Schwesternhäusern lagen bereits viele Erfahrungen vor, die sich bewährt hatten, und der Plan von Architekt Dubach erwies sich in Zahl und Einrichtung der Zimmer und kleiner Aufenthaltsräume für die damaligen Verhältnisse als durchaus zweckmäßig. Vor allem aber verstand er es, die Häuser architektonisch so zu gestalten, daß sie ins Landschaftsbild paßten und mit dem alten Schwesternhaus, dessen bisher nur sehr wenig benutzter großer Saal als gemeinsamer Eßraum dienen sollte, harmonisch verbunden wurden. Die Schwierigkeiten kamen von ganz anderer Seite, nämlich vom Sanitätsdirektor.

Trotzdem die Anregung zum Bau von den Schwestern ausgegangen war und ich, um sicher zu gehen, noch eine Abstimmung darüber durchgeführt hatte, wer für das Projekt sei und wer ein ausgedehnteres Externat vorziehe, wobei sich eine überwältigende Mehrheit für das Schwesternhaus aussprach, gab er sich damit noch nicht zufrieden. Als Pläne und Kostenberechnungen schon fix und fertig da lagen und dem Großen Rat[179] unterbreitet werden sollten, verlangte Giovanoli, der behauptete, die Abstimmung habe nur unter dem Druck der Oberschwestern diesen Ausgang genommen, eine nochmalige Untersuchung der Bedürfnisfrage.

So blieb mir nichts anderes übrig, als jede Schwester einzeln auf mein Büro kommen zu lassen und mit ihr Meinungsforschung zu treiben. Zahlenmäßig kam dabei genau dasselbe Resultat wie bei der vorherigen Abstimmung heraus. Besonders interessant waren die Begründungen jener Pflegerinnen, die sich bereits im Externat befanden, bei der Möglichkeit eines Einzuges in ein Schwesternhaus dieses aber aufgeben wollten; auch hier handelte es sich um die Mehrzahl. Nur ganz wenige brachten zugunsten der auswärtigen Wohnung jene Argumente vor, die man in erster Linie erwartet hätte: die Erlösung aus der Anstaltsatmosphäre während der Freizeit, die völlige Unabhängigkeit, die Befreiung von dem Zwang, ständig mit den Arbeitskolleginnen zusammenleben zu müssen. Die meisten betonten die Nachteile ihrer externen Lebensweise. Alle hatten sie irgendwo Zimmer bei Familien im Dorf. Den einen paßte es nicht, daß sie, wenn sie mit den Wirtsleuten gut standen, von diesen für alle mögliche Dienste, zum Kinderhüten und dergleichen ausgenützt wurden; andere beschwerten sich darüber, daß man von ihnen Familienanschluß verlange und es ihnen übelnehme, wenn sie dies nicht mochten und ihr eigenes Leben führen wollten. Bei andern wieder kam es wegen gemeinsamen Benützens des Badezimmers oder der Küche zu Reibungen, und nicht selten bekam ich schließlich zu hören, daß der weite Arbeitsweg, namentlich im Winter, doch einfach zu beschwerlich sei. Schließlich blieb Giovanoli nichts anderes übrig, als nachzugeben; mit dem Bau konnte nun begonnen werden. Ich erlebte seine Fertigstellung nicht mehr; die Einweihung fand statt, als ich schon längst in die Waldau übergesiedelt war.

Kapitel 54

DIE WAHL AN DIE WALDAU

In all den Jahren seit dem Kriege hatte ich mich in Münsingen so glücklich und so sehr an meinem Platze gefühlt, daß mich das Näherrücken der Altersgrenze für Klaesi und die Frage seiner Nachfolge kaum beschäftigte.

Im Wintersemester 1952/53 begann man sich aber doch langsam zu fragen, was nun geschehen werde. Klaesi wurde im Frühsommer 1953 70jährig, mußte also auf den Herbst dieses Jahres zurücktreten. Während aber ein ungeschriebenes Gesetz verlangte, daß ein Ordinarius mindestens ein Jahr zuvor seine Demission bekanntgibt, damit Fakultät und Regierung Zeit genug haben, die Wahl des Nachfolgers vorzubereiten, blieb Klaesi stumm.

In diesen Monaten beschäftigte ich mich nun doch ernstlich mit der Frage, was ich eigentlich anstrebte. Es sprach sehr viel dafür, ruhig in Münsingen zu bleiben. Hier hatte ich über 30 Jahre gearbeitet und nichts lag näher, als mein Lebenswerk an dieser Stätte zu beschließen. Münsingen war in der Schweiz, wo man von der Anstalt scherzhafterweise als von der 6. Klinik sprach, wie im Ausland anerkannt als mein eigenes Werk; mein Name war mit Münsingen eng verknüpft. Bei einem Tausch war für meinen Ehrgeiz nicht viel zu gewinnen. Im Gegenteil wäre ich nun ein Lehrstuhlinhaber unter vielen, zudem meiner Aufgabe vielleicht gar nicht gewachsen, während die Stellung in Münsingen etwas Besonderes, ja Einzigartiges war. Ich besprach mich mit meinen Fakultätsfreunden, die mir z. T. zurieten, z. T. aber fanden, es sei Unsinn, mir in meinem Alter – ich wurde damals 58 – noch eine derartige Last aufzubürden, denn es war klar, daß die Waldau einer tiefgehenden Reorganisation bedurfte. Auch Gruhle war dagegen; er meinte, wozu in aller Welt ich mir noch den ganzen „administrativen Kram" auf den Hals laden wolle, wo ich es in Münsingen doch so schön hätte. Mir selbst kam ein Verlassen von Münsingen zudem wie ein „Verrat" vor; ein solcher Vorwurf ist mir nachher von mancher Seite, von einem Teil des Personals wie meiner ärztlichen Mitarbeiter, denn auch gemacht worden.

422

Und doch überwog der Wunsch, meinem Leben einen andern Abschluß zu geben. Dahinter standen mancherlei Überlegungen. In Münsingen ging alles nur allzu glatt. Ich sehnte mich nach einer neuen, großen Aufgabe, nach einer Bewährungsprobe, nach einem neuen Kampf, wie in den Anfangszeiten von Münsingen. Mein Lebensgefühl, mein Bedürfnis nach Aktivität waren damals noch so groß, daß mir der Gedanke, als Anstaltsdirektor schon mit 65 Jahren in den Ruhestand treten zu müssen, unerträglich erschien. Ich hielt es für sehr wohl möglich und meiner Art angemessen, jetzt noch eine ganz neue Lebensperiode zu beginnen. Dazu kam das nie gestillte Bedürfnis, meine Fähigkeiten als Dozent einmal wirklich uneingeschränkt betätigen zu können. Die Vorlesungen im Universitätsgebäude waren immer gleich unbefriedigend mit dem wechselnden und höchst gemischten Publikum. Wohl kam es nicht mehr vor, daß sich keine Hörer mehr einfanden. Es ärgerte mich aber, immer wieder von einem Hörsaal in den andern herumgeschubst zu werden. Zudem hatte ich seit Jahren nur über die Grundlagen der Psychoanalyse und über die Neurosenlehre gelesen, weil dies noch am meisten zog, mir aber doch mehr und mehr verleidete, so daß ich ernstlich erwog, ähnlich wie Morgenthaler meine Dozentur aufzugeben.

Schließlich wäre es unehrlich zu verhehlen, daß im Hintergrund noch mancherlei Ressentiments mitspielten. Eine Übernahme der Waldau hätte wiedergutgemacht, was mir das Jahr 1934 an Enttäuschungen und Niedergeschlagenheit gebracht hatte. Sie wäre auch so etwas wie ein endgültiger Triumph über Klaesi gewesen, der mir alle die Jahre hindurch so viele Steine in den Weg gelegt und mir das Leben schwer gemacht hatte.

Das Stillschweigen Klaesis über seine Demission hielt an bis zum Schlusse des Wintersemesters. In der letzten Sitzung las der Dekan dann ein Schreiben der Sanitätsdirektion an die Erziehungsdirektion vor, das von dieser an die Fakultät weitergeleitet worden war; Giovanoli beantragte darin, es sei Klaesi seiner Verdienste wegen eine Verlängerung der Amtszeit über die Altersgrenze hinaus um ein Semester zuzugestehen. Der Erziehungsdirektor fügte eine Empfehlung bei, die ihrem Tenor nach mehr einem Befehl glich. Wenn auch mit einigem Murren über diese Bevormundung durch die Regierung, wurde dem Antrag von der Fakultät entsprochen.

Als weitere Begründung dafür, daß Klaesi nicht zur normalen Zeit abtreten könne, stand in dem Schreiben der Sanitätsdirektion ein Passus, der ungefähr besagte, wenn ich Nachfolger in der Waldau würde – ich hätte mich dazu allerdings noch nicht geäußert – sei mit größten Schwierigkeiten für die Besetzung der Direktion von Münsingen zu rechnen, so daß Zeit gewonnen werden müsse. Ich traute meinen Ohren kaum, als ich diese Stelle vorgelesen bekam: Sie tönte, wie wenn ich – von der Regierung aus gesehen – nur ja zu sagen brauchte, um ohne weiteres gewählt zu werden. Daß auch die Fakultät dies so empfand und abgesehen von dem Freundesclan Klaesis wohl ähnlich dachte, bewies mir die Frage des Dekans Lenggenhager nach der Sitzung, ob ich nun eigentlich wolle oder nicht. Als ich bejahte, war er sichtlich erleichtert und meinte, dann sei ja alles klar, und er brauche sich keine Sorgen zu machen, mit diesem Wahlgeschäft belastet zu werden.

Diese scheinbar so eindeutige Situation gab mir den letzten Anstoß, meine immer noch vorhandenen Bedenken gänzlich zurückzustellen. Immerhin traute ich der Sache doch noch nicht ganz. Ich ging deshalb an einem der nächsten Tage zu Klaesi, um zu erfahren, was er selbst eigentlich von seiner Nachfolge dachte. Er erklärte, allerdings sichtlich ohne Begeisterung, keinen andern Kandidaten zu sehen als mich; er rate mir aber dringend, mich völlig passiv zu verhalten und nichts zu unternehmen. Wie Angst er hatte, ich könnte meine guten Beziehungen zur Regierung spielen lassen, zeigte sich erst ein Jahr später. Damals erklärte ich ihm, daß ich dies ohnehin nicht tun würde, sondern ruhig abwarte, was weiter geschehe. Meine einzige Bitte sei die, man möge mir von der Fakultät aus rechtzeitig mitteilen, wenn man sich für einen andern Bewerber entscheide, denn in einen Wahlkampf, gar noch mit einem jüngeren Kollegen, wolle ich mich nicht einlassen.

Es wurde von der Fakultät wie üblich eine Kommission bestellt, die zunächst der Regierung Antrag zu stellen hatte, ob die Stelle ausgeschrieben werden oder auf dem Berufungswege besetzt werden solle. Erst in der letzten Sitzung des Sommersemesters wurde darüber diskutiert, selbstverständlich in meiner Abwesenheit. Gleichzeitig ging es auch um die Besetzung des frei gewordenen Lehrstuhls für innere Medizin. Wenn aber dort mit Rücksicht auf Walter Hadorn ohne weiteres eine Berufung empfohlen wurde, beschloß die Fakultät auf Antrag der Kommission für die Waldau eine Ausschreibung. Dies war eine große Enttäuschung. Ich erkannte, daß für mich nicht alles so glatt und selbstverständlich ging wie es anfangs geschienen hatte.

Was sollte ich tun? Ich hätte aus meiner Reserve heraustreten und die Erklärung abgeben können, ich verzichte und bliebe in Münsingen. Meine Freunde in der Fakultät rieten mir jedoch ab; es seien wohl Gegenkräfte vorhanden, schließlich werde ich aber doch gewählt werden. Inzwischen hatte ich mich aber auch schon so sehr mit dem Gedanken, den Lehrstuhl zu übernehmen, eingelassen, daß es mir sehr schwerfiel, ohne weiteres zu resignieren. Auf die Ausschreibung meldete ich mich selbstverständlich nicht. Wohl aber bekam ich Kenntnis von den eingegangenen Bewerbungen.

Herbst und Winter vergingen voll Spannung und Hin- und Hergerissensein. Einmal kam Giovanoli in die Anstalt; aus der Art, wie er sich bei mir anmeldete, bekam ich den Eindruck, er wolle über die Angelegenheit mit mir sprechen. Dann sagte er aber doch nichts, und ich selbst blieb ebenfalls stumm. Einmal bat mich Dettling als Mitglied der Kommission zu sich, äußerte Bedenken wegen meinem Alter und wollte wissen, ob ich mich wirklich für die Waldau interessiere. Als ich bejahte, meinte er, dann werde ich auch gewählt werden. Ich war nun aber schon mißtrauisch und vorsichtig geworden und wiederholte deshalb meine Bitte, die Fakultät möchte mich rechtzeitig verständigen, wenn meine Wahl auf derartige Widerstände stoße, daß ich mich besser vorher zurückzöge.

Die Angelegenheit zog sich immer mehr in die Länge. Man sprach ganz offen davon, daß Klaesi alle Hebel in Bewegung setze, um noch ein weiteres Semester bleiben zu können. Schließlich, erst in der zweitletzten Semestersitzung des Wintersemesters 1953/54, wurde das Gutachten der Kommission der Fakultät vorgelegt und eine Liste aufgestellt. In der letzten Sitzung nahm mich der Dekan auf die Seite, um mir zu erzählen, bei der Vorsprache der Kommission mit der Abgabe des Gutachtens habe der Erziehungsdirektor nur von mir etwas wissen wollen, und meine Wahl sei gesichert. Verschiedene andere Fakultätsmitglieder, die davon gehört hatten, kamen zu mir, um mir zu gratulieren.

Es ging dann jedoch merkwürdig lange, viel länger als sonst, bis ein Regierungsratsbeschluß erfolgte. Ich wurde unruhig, besonders auch, weil Walter Hadorn, der sehr für mich eintrat und mich immer auf dem laufenden hielt, Bedenken zu äußern anfing. So ging ich eines Tages direkt zu Klaesi, um ihn zu fragen, was eigentlich los sei. Er lachte mich aus, als ich meine Zweifel äußerte, erklärte, es sei doch klar, daß ich gewählt werde, und er habe geglaubt, ich komme zu ihm, um schon die Frage des Umzuges zu besprechen.

Beruhigt und ahnungslos ging ich nach Hause. Zwei Tage später, an einem Samstag, rief mich Walter Hadorn sehr besorgt an, er habe durch den Sekretär der Erziehungsdirektion erfahren, meine Sache stehe schlecht; ich müsse unbedingt etwas unternehmen. Ich rief daraufhin meinen Schwager Weber in der Waldau an, mit der Frage, ob er irgend etwas wisse. Sehr erstaunt sagte er mir, Klaesi habe schon vor einigen Tagen offiziell verkündet, Walther werde sein Nachfolger, und er, Weber, habe natürlich angenommen, ich sei darüber im Bilde. Es stellte sich dann bald heraus, daß Klaesi und die Fakultätskommission, die ebenfalls von dem bevorstehenden Beschluß der Regierung in Kenntnis gesetzt worden war und dazu ihre Zustimmung gegeben hatte, beschlossen hatten, diese Vorgänge auch den übrigen Fakultätsmitgliedern gegenüber geheim zu halten und vor allem dafür zu sorgen, daß ich selbst nichts davon erfahre. Erst nach erfolgter Wahl sollte ich davon hören, wobei man mich dann als Abfindung gleichzeitig zum Ordinarius ad Personam ernannt hätte.

Nun war ich nicht nur enttäuscht, sondern in erster Linie wütend über die Art und Weise, wie man mich behandelte, nachdem ich entsprechend meiner Stellung und der gesamten Situation, namentlich auch nach meiner Bitte, mich rechtzeitig zu informieren, wirklich hätte erwarten dürfen, daß man die ganze Sache mit mir bespreche. Diese Wut war es, die mich bestimmte, nun wirklich zu handeln, worin mich Walter Hadorn sehr bestärkte. Ohne seine ständige Teilnahme und sein eigenes Wirken für mich hätte ich die nun folgende Zeit kaum durchgestanden.

In Wirklichkeit stand nur ein einziger Tag zur Verfügung, an dem sich alles entscheiden mußte, nämlich der Montag, der Tag vor der Wahl. Ich ging in erster Linie zu Giovanoli, der mir einen sehr frostigen Empfang bereitete und auf nichts eingehen wollte. Kaum war ich zu Hause, rief mich Klaesi an, der offenbar sofort von Giovanoli orientiert worden war. Er hatte sichtlich ein schlechtes Gewissen, wollte mich begütigen, sprach etwas davon, die Fakultät müßte eben nach den Frühjahrsferien einen neuen Beschluß fassen – eine ganz unsinnige Behauptung, denn ich war ja von ihr an erster Stelle zur Wahl vorgeschlagen worden – und wollte mir den Ordinarius ad personam mundgerecht machen. Meine Antwort war energisch und barsch. Ich hätte mein seinerzeitiges Versprechen, nicht zu unternehmen, gehalten, halte mich aber nicht mehr daran gebunden.

Am Nachmittag wurde ich vom Erziehungsdirektor empfangen. Er war offenbar inzwischen von Klaesi und Giovanoli völlig umgestimmt worden, wenn es überhaupt wahr war, was mir der Dekan 14 Tage vorher über seine Einstellung berichtet hatte. So schien die Angelegenheit zunächst auch hier hoffnungslos. Auch er wollte mich mit der Beförderung zum Ordinarius ködern mit dem Hinweis, bisher habe in der medizinischen Fakultät einzig Albert Schüpbach diese Ehrung erfahren.

Ich erklärte ihm aber, daß ich die Art und Weise, wie man mit mir umspringe, nicht annehmen könne und daß es sich bei mir auch nicht um eine Frage des Ehrgeizes handle, sondern um die Übernahme einer neuen Aufgabe, insbesondere um die Lehrtätigkeit. Ich würde deshalb die Beförderung zum Ordinarius ad personam ablehnen und auch, was ich in meiner jetzigen Stellung ohnehin im Sinne gehabt hätte, meine Dozententätigkeit aufgeben. Regierungsrat Moine war darüber sehr betroffen. Ob diese meine Erklärung oder etwas anderes den Ausschlag gegeben hat, weiß ich nicht. Jedenfalls schlug er plötzlich um, erklärte, er werde morgen den Antrag stellen, die Wahl zu verschieben, und gab mir den Rat, vorher noch möglichst viele Regierungsräte aufzusuchen und ihnen die Situation zu schildern. Am gleichen Abend konnte ich nur noch den Baudirektor, Regierungsrat Brawand, den ich von Münsingen her einigermaßen kannte, aufsuchen. Er war restlos empört, als er meine Geschichte hörte. Von ihm erfuhr ich zum ersten Mal, was mir später von anderen Regierungsräten bestätigt wurde, daß Giovanoli in den vorangegangenen Sitzungen die Regierung glatt angelogen hatte, indem er behauptete, ich interessiere mich überhaupt nicht für die Waldau, denn ich hätte nie etwas von mir hören lassen und mich auf die Ausschreibung hin nicht gemeldet. Obwohl Parteigenosse von Giovanoli, versprach Brawand sofort seine volle Unterstützung. Dasselbe war der Fall, als ich am nächsten Morgen noch vor der entscheidenden Regierungsratssitzung den Finanzdirektor kurz sprechen konnte. Vor allem hielt er sich darüber auf, daß man mit mir nicht vorher verhandelt hatte; er schüttelte den Kopf und meinte, die Wahl sei sehr schlecht vorbereitet, was natürlich einen Hieb gegen Giovanoli bedeutete. In der Tat wurde an jenem Vormittag die Wahl verschoben. Dies war immerhin bereits ein Erfolg.

In den folgenden Tagen unternahm ich nicht mehr viel, besonders nachdem mir Walter Hadorn, der noch mit andern Regierungsräten gesprochen hatte, versicherte, meine Sache stehe nicht schlecht, und bei einem Teil der Regierung herrsche große Empörung. Rührend war das Verhalten Morgenthalers. Er schrieb ohne mein Wissen der Erziehungsdirektion in seiner Eigenschaft als „Senior der bernischen Psychotherapeuten" einen Brief, wonach weder die bernischen Psychiater noch die bernische Ärzteschaft es verstehen würden, wenn man mich nicht wählen sollte.

Wie lange nun die Angelegenheit in der Schwebe bleiben würde, blieb ungewiß. Ich machte mich auf eine längere Wartezeit gefaßt. Bereits am Freitagmorgen der gleichen Woche fiel aber die Entscheidung. Als erster meldete mir Walter Hadorn freudestrahlend meine Wahl. Er hatte die Nachricht durch seine Verbindungslinie zur Erziehungsdirektion erhalten, noch bevor die Regierungsratssitzung zu Ende war. Als zweiter meldete sich ausgerechnet Klaesi, um mir zu gratulieren. Ich blieb selbstverständlich kühl und abweisend, obwohl er sichtlich wieder gut Freund sein wollte.

Nach all dem Durchgemachten traute ich der Sache immer noch nicht ganz und war erst völlig überzeugt, als meine Ernennung in der Zeitung stand. Nun überwog aber doch das Gefühl einer ungeheuren Entspannung, der Freude über den Sieg und das Vertrauen in meine Vitalität und in meine Kräfte. Erst nachträglich erfuhr ich, daß meine Wahl unter sehr stürmischen Umständen erfolgt war und zu einem großen Krach innerhalb der Regierung geführt hatte, weil Giovanoli sich um keinen Preis geschlagen geben wollte. Unter anderem hatte er, inspiriert von Klaesi, auch die Behauptung aufgestellt, es würden alle Oberärzte und Assistenten sofort ihre Kündigung einreichen, wenn ich an die Waldau käme. Daß dann keiner ging, hat Klaesi einzelnen persönlich übelgenommen.

Ich wußte, daß ich es in der Waldau in verschiedenster Hinsicht mit zusätzlichen Schwierigkeiten zu tun haben werde. Mein erster Besuch bei Giovanoli erfolgte, wie nicht anders zu erwarten war, von seiner Seite in einer zwar korrekten, aber eisigen Atmosphäre. Es war klar, daß ich von ihm nicht die geringste Unterstützung erwarten konnte. Im Gegenteil mußte ich darauf gefaßt sein, er werde darauf lauern, daß irgend etwas schief gehe. Dabei war mir erst noch nicht in vollem Umfange bekannt, eine wie dominierende Rolle der VPOD in der Waldau spielte; daß die führenden Leute dieser Gewerkschaft von früher her in engster, z. T. Duzbeziehung zu Giovanoli standen, machte die Sache nicht besser.

Trotzdem war ich von Zuversicht und Begeisterung für meine neue Aufgabe erfüllt. Dies machte mich auch versöhnlicher Klaesi gegenüber. Als ich ihn schon wenige Tage nach der Wahl aufsuchte – die Zeit drängte, es war schon Anfang März, und ich hatte mein Amt auf 1. April anzutreten –, fand ich ihn äußerst bedrückt, beinahe demütig in der Haltung eines unterlegenen Kämpfers, der nun der Willkür des Siegers ausgeliefert ist. So fragte er mich, ob ich ihn gleich hinausschmeißen werde oder ihn über den 1. April hinaus etwas Zeit belassen werde, um die Wohnung zu räumen. Er war sichtlich erleichtert, nicht so sehr wegen meiner Zusicherung, daß ich ihn selbstverständlich nicht drängen werde, sondern weil ich nett zu ihm war.

Unter solchen Umständen begann eine neue, die zweitletzte Epoche meines Lebens.

Teil V

Kapitel 55

RUHEPAUSE

Die Schatten, die über dem Zustandekommen meiner Wahl lagen, die wachsende Einsicht in die Schwierigkeiten, die mir bevorstanden und das schlechte Gewissen Münsingen gegenüber vermochten die Beschwingtheit und das Hochgefühl in der kurzen Zwischenzeit bis zu meinem Amtsantritt nicht zu dämpfen.

Schon in den ersten Tagen traten erfreuliche und unerfreuliche Ereignisse ein, die mich in Atem hielten. Kaum war meine Wahl bekannt geworden, meldete sich Verwalter Gerber von der Waldau bei mir an. Seine Kritik den bisherigen Zuständen gegenüber ließ er nicht laut werden. Er versicherte mir aber, wie sehr er sich freue, mit mir zusammenzuarbeiten. Sein Hauptanliegen ging dahin, sofort eine Suchanlage in Auftrag zu geben. Zu meinem großen Erstaunen existierte etwas derartiges in der Waldau bisher nicht trotz den unmöglichen Zuständen, die ich dann antraf, wenn ein Arzt oder ein Oberpfleger telefonisch gesucht werden mußte, was auf dem Sekretariat eine ganze Arbeitskraft in Anspruch nahm und erst noch zu unendlichen Verzögerungen führte. In Münsingen besaßen wir ja seit etwa 20 Jahren bereits eine solche Anlage. Dann erschien Rémy, Oberarzt und de facto die zweite Figur in der Waldau. Er war bereits als Leiter der Anstalt Marsens gewählt, erbot sich aber, mit der Freiburger Regierung zu verhandeln, damit er seine Stelle erst im Herbst antreten müsse und mir bis dahin helfen könne, mich einzuarbeiten. Ich nahm sein Anerbieten dankbar an, schon nur, weil ich Zeit brauchte, um mir klar zu werden, wen ich als seinen Nachfolger und als stellvertretenden Direktor berufen könnte. Letztern Posten hatte nominell mein Schwager Arnold Weber inne. Schon aus verwandtschaftlichen Gründen war diese Kombination unmöglich; zudem betreute Weber die Kinderbeobachtungsstation, arbeitete im schulärztlichen Dienst und hatte nur einen sehr losen Kontakt mit der Klinik; auch deshalb war er fehl am Platze.

Nach der maximalen Kampfanstrengung und all den übrigen Aufregungen wollte ich in den wenigen Wochen bis zu meiner Übernahme der Klinik am

1. April noch ausruhen und Kräfte sammeln. Ich übergab die Leitung von Münsingen Kaiser, der sie dann ein volles halbes Jahr innehatte, da Walther erst im Herbst antreten konnte, und zog mich für 14 Tage mit Trudi in den Ruhren zurück. In der Ruhe erst kam mir zum Bewußtsein, einen wie entscheidenden und unwiderruflichen Schritt ich getan hatte. Manche Fragen bedrängten mich. Hatte ich mir nicht zuviel zugemutet, war es nicht Vermessenheit, mit nahezu 60 Jahren noch eine Aufgabe anzupacken, die immer riesigere Formen annahm, je mehr ich mich mit ihr auseinanderzusetzen versuchte? Wie viele hatten den Kopf darüber geschüttelt, daß ich mir in meinem Alter, wo man doch natürlicherweise an Abbauen dachte, eine solche Last aufbürdete! Hatte nicht auch Kaiser in seiner wirklich guten und warmen Abschiedsrede beim offiziellen Mahl in Münsingen voller Anerkennung, aber doch, wie mir schien, mit einem leicht maliziösen Unterton bemerkt, mein Vorgänger, Direktor Glaser, sei genauso alt gewesen wie ich, als er Münsingen abgab, um sich in der Anstalt Münchenbuchsee mehr oder weniger zur Ruhe zu setzen, während ich nun mit meinem Ungestüm etwas ganz Neues anpacken wolle.

Mochte die Frage, ob ich recht getan, auch immer wieder auftauchen: Es überwog in diesen Ferienwochen doch eindeutig die befreite Freude, der Stolz, die Lust, mich den undurchsichtigen, vielfach ja auch ganz unbekannten Mächten der Waldau zu stellen. Im Gegensatz zu der seinerzeitigen Wahl als Direktor von Münsingen trat weder Mutlosigkeit noch eine eigentliche Depression ein; im Gegenteil, ich fühlte mich erfüllt von einer unbändigen Vitalität und Schaffensfreude.

Bei diesen Überlegungen über das Bevorstehende beschäftigte mich freilich auch noch die Vergangenheit. Mit der Waldau war mein Vater in doppelter Beziehung eng verbunden, und vieles, was er mir erzählte und was ich teilweise als Kind noch miterlebte, hatte damit zu tun.

Während seiner Ausbildung hatte mein Vater von 1884 an, während ungefähr zwei Jahren, teilweise zusammen mit dem damals noch jungen Eugen Bleuler, in der Waldau unter Direktor Schaerer – von dem noch die Rede sein wird – als Assistent gearbeitet. Schon von dieser Zeit besaß er vielerlei Erinnerungen. Dazu kam dann eine viel wichtigere, romantisch-tragische Geschichte. Er hatte sich in eine der jüngeren Töchter seines Chefs verliebt, ein 17jähriges Mädchen. Nach seinem Weggang, während seiner Assistentenzeit am Ziegler-Spital entwickelte sich daraus eine idyllische Romanze. Die aus jener Zeit erhaltenen Briefe schildern in einer dem Zeitstil entsprechenden rührenden Weise sentimental, überschwenglich, sorglos, naiv Werbung, Erhörung, ersten Kuß, Einverständnis der Eltern, Verlobung. Verständlich, daß nun die Beziehung zur Waldau auf ganz anderer Ebene und noch intensiver fortgeführt wurde. Der Glücksrausch schlug aber nach kaum einem halben Jahr in schwerstes Leid um. Die Braut erkrankte an einem juvenilen Oberschenkelsarkom, und im Frühling, nachdem im Herbst zuvor die Verlobung stattgefunden hatte, mußte ihr das Bein amputiert werden. Täglich wanderte mein Vater in die Waldau, und seine Briefe enthalten ergreifende Schilderungen, wie er das Mädchen aus der Direktorswohnung hinuntertrug in den Garten, aus eben jener Wohnung in eben jenen Garten, in die wir nun bald einziehen sollten. Im darauffolgenden November starb die Braut nach qualvollen Leidenswochen. Diese Tragödie erregte viel Aufsehen – ich erinnere nur an meinen 40 Jahre später erfolgten Antrittsbesuch bei Bleuler!

Auch nach der Verheiratung blieben meine Eltern noch lange in enger Verbindung mit den Kindern Schaerers und mit der ihnen verschwägerten Familie von Bundesrat Schenk, der eine der Töchter geheiratet hatte. Manche meiner frühesten Erinnerungen beziehen sich auf gemeinsame Wanderungen mit diesem Kreis.

Bis zur Wahl Klaesis, d. h. bis in sein hohes Alter, nahm mein Vater weiterhin lebhaften Anteil an allem, was in der Waldau geschah. Sie war deshalb auch für mich von jeher nicht „irgendein Ort", sondern eine Stätte merkwürdiger und irgendwie geheimnisvoller persönlicher Bedeutung. Dies alles trat mir nun mit neuer Lebhaftigkeit vor Augen, und mit Wehmut dachte ich daran, wie sehr sich wohl mein vor wenigen Jahren verstorbener Vater mit seinen 92 Jahren über meine Wahl gefreut hätte.

Kapitel 56

ERSTE SCHRITTE IN DER WALDAU

Als dann Trudi und ich zusammen mit Klaesi zum ersten Mal unsere neue Amtswohnung besichtigten, waren wir enttäuscht. Trotz der zahlreicheren und größeren Räume, dem zweiten Bad und anderen herrschaftlichen Annehmlichkeiten
schienen wir einen ungünstigen Tausch vorzunehmen. Die Waldauräume kamen uns düster, in ihrer Größe fast unheimlich vor; wir vermißten die bisher gewohnte Helligkeit, den freien Blick in die grüne Weite. Hier nahm eine Gruppe
riesiger schwarzer Tannen uns das Licht weg und ließ nur wenig Aussicht frei.
Damals konnten wir nicht ahnen, wie lieb, vertraut und festlich die Wohnung
schon nach wenigen Jahren für uns werden sollte.

Vorher aber mußte sie renoviert werden. Gemessen an dem, was mein Nachfolger später verlangte, beschränkten sich unsere Ansprüche auf ein Minimum.
In ein paar Zimmern war der häßliche, dunkelbraune, teilweise abgebröckelte
Farbanstrich zu ändern; einige wenige Zimmer wurden neu tapeziert; die
Küche, die in all den Jahren ja kaum richtig benützt worden war, mußte erneuert
werden. Da der Verwalter alles mit seinen eigenen Leuten machen wollte, dauerte es ungefähr anderthalb Monate, bis wir einziehen konnten.

So mußte ich denn während dieser Zeit von Münsingen aus hin- und herfah-
ren, blieb mit einem Fuß noch „zu Hause" und genoß mein altes Büro, das einen
kaum zu überbietenden Kontrast bildete zu dem engen, dunklen Loch, dem un-
praktischen Schreibtisch und den zerschlissenen Prunkmöbeln, in dem ich in Zukunft zu hausen hatte. Daß ich hier keine Änderung verlangte, nicht nach einem
andern Zimmer Ausschau hielt oder wenigstens die alte Klause modern herrich-
ten ließ – es geschah dies erst viele Jahre später –, hing wie bei der Wohnung mit
der Einstellung zu meiner neuen Aufgabe zusammen. Diese Einstellung hat vieles, was ich tat oder nicht tat, beeinflußt. Ich hatte keine unbeschränkte Zeit vor
mir, und so nahm ich nie „Besitz" von der Waldau, wie dies in Münsingen der
Fall gewesen war, sondern betrachtete meine Tätigkeit als eine Art „Statthalter-

schaft". Diese Aufgabe aber wollte ich so gut wie nur immer möglich erfüllen. So gab ich denn auch sofort meine Praxis in der Stadt auf und behielt nur ganz wenige Patienten zur Beendigung ihrer Analyse.

Anzuerkennen ist, daß mir Klaesi, nachdem ich einmal gewählt war, keinerlei Schwierigkeiten mehr machte, wenigstens nicht äußerlich, sondern in seiner Abschiedsrede offenbar sehr nett von mir sprach. Ich selbst hatte keinen Grund, ihm weiterhin zu grollen. Er war nun gestraft und deprimiert genug. So suchte ich ihm den Weggang zu erleichtern und einigermaßen würdig zu gestalten, was er offensichtlich schätzte. Er ging gerne auf meine Anregung ein, am 1. April das Amt nicht formlos zu übergeben. Zum ersten Rapport gingen Trudi und ich feierlich hin, ich wurde von Klaesi empfangen und bekam Blumen, Klaesi stellte mich den Mitarbeitern vor, wir hielten beide eine kurze Rede, und er drückte mir als symbolische Geste die Schlüssel zu seinem Büro in die Hand.

In den ersten zehn Tagen, die Klaesi noch zum Packen und Räumen der Wohnung benötigte, bat er mich, das Mittagessen bei ihm einzunehmen. Obschon mir dies nicht sonderlich behagte, wollte ich ihn mit einer Absage nicht kränken. Es waren gezwungene und unfrohe Mahlzeiten – das Essen wurde von der Anstalt geliefert – in Gesellschaft der „Haushälterin" und Geliebten Klaesis, eines Fräulein Y. Z., das er zu sich genommen hatte, nachdem sie als Lernschwester in der Waldau eingetreten war. Sie war eine eher ordinäre Person, die beiden stritten sich ständig, wobei es fast ausschließlich ums Geld ging. Klaesi jammerte, er habe die Möbel, die er nicht mit nach Knonau nehmen wolle, zu billig verkauft, sie wiederum warf ihm vor, er habe die kostbareren verschleudert und die unechten behalten. Jedenfalls war ich froh, wenn ich jeweils wieder an die Arbeit gehen konnte.

Als die beiden schließlich definitiv abreisten, kam Trudi extra von Münsingen, um ihn mitzuverabschieden, und Evi überreichte ihm noch am Wagen einen großen Blumenstrauß. Klaesi war darüber sichtlich gerührt und meinte, er habe gar nicht gewußt, daß ich soviel Sinn für ein nobles Zeremoniell hätte.

In der Anstalt erfuhr ich gleich in den ersten Tagen mancherlei, das mich mit größter Sorge und Bedenken erfüllte. Es betraf dies zunächst nicht die Ärzte. Im Gegenteil: ich ließ sie schon am ersten Tag einen nach dem andern zu mir kommen, um Kontakt zu gewinnen und ihre weitern Pläne mit ihnen zu besprechen. Sie schienen mir vielleicht alle noch etwas mißtrauisch und unsicher, was nach der ganzen Vorgeschichte verständlich war, aber doch sichtlich gewillt, sich positiv einzustellen und mitzuarbeiten. Dies traf auch für das Triumvirat Grünthal, Heimann, Spoerri zu, freilich mit der deutlichen Reserve, daß an der „alten Waldau", an der sie mit heftigem Affekt hingen, grundsätzlich nichts geändert werde; ihre Änderungswünsche bezogen sich auf eher nebensächliche Dinge. Ich nahm mir auch vor, ein paar Monate lang alles beim Alten zu belassen, um mich einzuleben und den ganzen Apparat in Griff zu bekommen. So traten denn Konflikte in dieser Hinsicht erst auf, als ich meine Gedanken für eine Neuorganisation in die Tat umzusetzen begann. In welch eigentümlichem Verhältnis diese Leute noch zu Klaesi standen, wurde mir klar, als ich in den ersten Tagen eines Morgens nach dem Rapport mit den Oberärzten irgendeine Frage besprach; plötzlich erschien Klaesi im Büro, was bis zu seiner Abreise gelegentlich noch der Fall war und mich weiter nicht störte. Die Ärzte aber fuhren bei seinem Erscheinen zusammen, wie wenn sie bei etwas Unerlaubtem ertappt worden wären, verstummten und gaben mir mit Gesten zu verstehen, ich solle aufpassen, der ehemalige Chef sei ja da. Diese merkwürdige Abhängigkeit machte mir einen starken Eindruck. Ich setzte ihnen nachher ganz ruhig auseinander, sie müßten sich eben daran gewöhnen, daß ich nun ihr Vorgesetzter sei und es nichts auf sich habe, wenn Klaesi uns bei einem Gespräch überrasche. Erst später erfuhr ich, daß Klaesi vielerorts verbreitet hatte, alle seine ärztlichen Mitarbeiter würden demissionieren, wenn ich gewählt würde.

Viel schlimmer schien manches andere. Da war z. B. die scharfe Trennung zwischen dem Neubau und der Heilanstalt im Hauptgebäude, seinerzeit, wie ich schon bemerkt habe, eine gute Idee Klaesis, deren Nachteile nun aber im Laufe der Jahre immer deutlicher zutage traten. Dadurch, daß beide Komplexe je einen gleichgestellten Oberpfleger und eine gleichgestellte Oberschwester hatten, waren sie zu fast völlig unabhängigen Organismen geworden, die einander befehdeten. Der Neubau betrachtete sich als höherrangig. Jede Versetzung einer Schwester oder eines Pflegers in die übrigen Abteilungen wurde als Deklassierung empfunden, so daß es die größten Schwierigkeiten gab, wenn man aus noch so triftigen Gründen einen Tausch vornehmen wollte. Diese Wertverminderung der Heil- und der Pflegeabteilungen in den Augen des Personals wirkte sich naturgemäß auch auf die Patienten aus, so daß auch sie die Verlegung in das Hauptgebäude als Trauma erlebten, sich dagegen bis zum äußersten wehrten und der Neubau als Aufnahmeabteilung, auch abgesehen vom Platzmangel auf den andern Abteilungen, deshalb eine unmöglich hohe Zahl von chronisch Kranken beherbergte.

Gleichzeitig wurde mir vom Oberpflegepersonal noch über ganz andere Dinge geklagt. Mit dem Nachwuchs, namentlich den Schwestern, war es ganz bös bestellt, sehr viel schlimmer als in Münsingen, wo auch damals schon Rekrutierungsschwierigkeiten bestanden. Man erklärte mir dies als Folge des uneingeschränkten Externats und der völlig auf Sympathien und Antipathien beruhenden Haltung Klaesis dem Personal gegenüber. Die Lernschwestern waren fast alle Ausländerinnen, hatten ihre Zimmer völlig unkontrolliert und zum größten Teil in den Randquartieren der Stadt, wo diese 20jährigen Mädchen durch ihren Lebenswandel bei der Bevölkerung Anstoß erregten und die Schwesterntätigkeit in der Waldau in Mißkredit brachten. Eine meiner ersten Anordnungen bestand denn auch in der Wiedereinführung des Internats für die beiden ersten Lehrjahre, was freilich nicht ohne weiteres durchzuführen war, da es an Zimmern fehlte. Später, als wir dann Patientenräume freibekamen, ließ sich die Unterbringung des internen Personals besser bewerkstelligen.

Diese war aber immer noch prekär genug, denn Klaesi hatte sich zusammen mit Giovanoli bisher konsequent gegen ein Schwesternhaus gewehrt, angeblich mit der Unterstützung des Personals. Nun aber tönte es von dieser Seite plötzlich ganz anders, man sprach von einem absolut dringenden Bedürfnis, und als ich dann selbst die im Dach des Hauptgebäudes provisorisch eingerichteten Verschläge inspizierte, in denen zwei bis drei Lernschwestern zusammen schliefen, unter Kälte litten und keine einigermaßen entsprechende Waschmöglichkeit, von einem Bad ganz zu schweigen, besaßen, war mir klar, daß etwas geschehen mußte. Obschon ich seine Gegeneinstellung und überhaupt seine Haltung mir gegenüber zur Genüge kannte, ging ich doch mit meinem Anliegen zu Giovanoli, schilderte ihm ganz offen, was für mißliche Zustände bei den Schwestern vorlagen, und sagte ihm, daß ich keine andere Möglichkeit sähe als den sofortigen Bau eines Schwesternhauses. Er sprang wütend von seinem Sessel auf, erklärte, solange er Sanitätsdirektor sei, werde er dazu nie seine Zustimmung geben, und im übrigen höre er zum ersten Mal, daß das Personal, ja die Lernschwestern, nicht qualifiziert seien. Er glaubte mir sichtlich ganz einfach nicht. In diesem wie in andern Zusammenhängen – ich erfuhr darüber manches im Laufe der ersten Wochen von den Ärzten wie vom Oberpflegepersonal und dem Verwalter – wurde mir bewußt, wie verheerend Klaesis Einstellung auf die Waldau eingewirkt hatte. Jedermann, vor allem aber die Regierung, hatte ihm geglaubt, daß die Waldau die modernste, am besten eingerichtete und organisierte Anstalt von ganz Europa sei. Jede Kritik am Bestehenden wurde deshalb beinahe als Sakrileg empfunden und meiner „Feindschaft" Klaesi gegenüber zugeschrieben.

Hier übertreibe ich vielleicht etwas, denn natürlich war, wie ich eben ausführte, doch mancher mit den Verhältnissen unzufrieden. So vor allem Rémy, dann auch der Oberpfleger. Trotzdem zeigte sich noch lange Zeit ein heftiges Mißtrauen, ja Abwehr, wenn grundsätzlich an der Struktur der Anstalt etwas geändert werden sollte. Gerade dies aber war unbedingt notwendig, wenn ich die Klinik nicht einfach im Klaesischen Geiste weiterführen, sondern ihr meine eigene Prägung geben wollte.

Diese eigentümliche Haltung meiner neuen Umwelt war sicherlich zum großen Teil der weiter vorhandenen Faszination von Klaesi zuzuschreiben. Dazu kam aber noch, wie mir schien, eine Arztinzucht. Mit Ausnahme wiederum von Rémy war keiner der z. T. schon viele Jahre hier arbeitenden Ärzte je in einer anderen Anstalt tätig gewesen. Es fehlten somit alle Vergleichsmöglichkeiten und damit auch die Beschäftigung mit Problemen, wie zum Beispiel Überlegungen zu einer Neugestaltung der Anstaltspsychiatrie, Probleme mit denen ich in Münsingen schon seit langer Zeit gerungen hatte. Sie hatten auch sonst kaum je über die Mauern der Waldau hinausgeblickt; weil Klaesi selbst immer nur verächtlich von der SGP gesprochen hatte und selbst kaum je zu einer Tagung kam, blieben auch seine Schüler fern, geschweige denn, daß sie sich etwa für ausländische Kongresse interessiert hätten. Die Klaesische Losung lautete eben, etwas überspitzt formuliert, in der Waldau könne man alles lernen, man habe es nicht nötig, sich sonst noch umzutun.

In den Gesprächen mit dem Oberpflegepersonal und in der Haltung der Pfleger insbesondere sah ich bald eine neue Schwierigkeit, mit der ich nicht gerechnet hatte: die überragende Rolle, die der VPOD hier spielte, beinahe als Staat im Staate. So erschreckte mich auch die Feststellung, daß Giovanoli als ehemaliger Gewerkschaftssekretär mit manchem Pfleger per Du stand.

Die Macht des VPOD zeigte sich nicht nur darin, daß er sich überall einzumischen versuchte und bei jeder Anordnung, die ich traf, gleich auch der Präsident der Gruppe erschien, um in aufgeregtem, oft direkt arrogantem Ton von mir Rechenschaft zu heischen, was da wieder „gespielt" werde. Am eindrücklichsten enthüllte sich die Situation, als ich nach einigen Wochen dem Oberpfleger sagte, ich möchte mich mit einem Vortrag dem gesamten Personal vorstellen, damit jeder sehe, mit wem er es zu tun habe. Dabei wollte ich über allgemeine Anstaltsfragen sprechen, von denen ich annahm, sie würden auch die Handwerker und das Ökonomiepersonal interessieren. Offenbar gab es darüber lange Beratungen im Schoße des VPOD. Kurz vor dem von mir bestimmten Termin erschien dann eines Morgens der Oberpfleger etwas verlegen, um mir mitzuteilen, der VPOD gedächte, zum Empfang von Trudi und mir einen großen bunten Abend zu veranstalten. In diesen Rahmen würde dann mein Vortrag kaum hineinpassen.

Ich war zunächst völlig perplex. Dann bedankte ich mich für die gute Absicht, erklärte aber mit aller Bestimmtheit, bei einem in dieser Form veranstalteten Abend nicht mitmachen zu können. Es sei nach meinem Dafürhalten nicht Sache der Gewerkschaft, den neuen Direktor zu einem derartigen Fest einzuladen und zu begrüßen, sondern einzig und allein der Direktion und der Verwaltung. Wenn also ein solcher Anlaß stattfinden solle, an dem ich mit Freuden mitmachen würde, müsse er von Vizedirektor Rémy[180] zusammen mit dem Verwalter Gerber organisiert werden. Nun war das Erstaunen auf der andern Seite groß. Bisher habe der VPOD alles derartige in den Händen gehabt. Wäre er nicht gewesen, so hieß es, hätte beispielsweise Klaesi nie seinen Abschiedsabend bekommen. Immerhin schienen die Leute doch meine Einstellung zu verstehen. Jedenfalls entstand deshalb keine Prestigefrage. Im Gegenteil: Während vorher der VPOD beim Verwalter bei solchen Anlässen betteln mußte, um von der Anstalt etwas Eß- und Trinkbares geliefert zu bekommen, war dieser nun äußerst großzügig, nachdem er und Rémy die Einladenden waren. Es wurde auch ein sehr netter Abend mit einem Theaterstück und einer ganzen Reihe von Produktionen. Trudi und mir fiel sofort auf, wieviel städtischer und infolgedessen gewandter und gekonnter, im Vergleich zu der eher schwerfälligen Art unserer Münsinger Leute, alles dargeboten wurde. Freilich fehlte dabei, vielleicht schien es uns nur so, ein Teil der gewohnten Herzlichkeit und Vertrautheit.

Als weitere Kalamität erwies sich rasch das ärztliche Sekretariat. Da waren eine Reihe recht merkwürdiger Damen beisammen. Die Chefsekretärin, ein blasses, verschlossenes Mädchen, war ihrer Funktion in keiner Weise gewachsen. Als ich mich einmal bei Rémy erkundigte, was dieses Mädchen bei ihrer Anstellung eigentlich für Zeugnisse und Referenzen vorgewiesen hätte, meinte er mit maliziösem Lächeln, Klaesi habe überhaupt nie so etwas verlangt, sich bei Bewerbungen auch nirgends erkundigt, sondern die Anstellung lediglich auf Grund seiner „psychologischen Intuition" vorgenommen. Kompliziert wurde die Arbeit des Sekretariats noch dadurch, daß fast jede Sekretärin eine der Kassen der verschiedenen dem Direktor zur alleinigen Verfügung stehenden Stiftungen und Fonds zu verwalten hatte und die eingehenden Gelder irgendwo in Schubladen aufbewahrte. Nach wenigen Monaten fand dieses System ein trauriges Ende. Es fehlte an mehreren Orten Geld, es konnte nichts anderes als Diebstahl angenommen werden. Ich ließ die Polizei kommen, die dann sehr rasch die Chefsekretärin verhaftete. Sie legte dann auch ein Geständnis ab. Auf diesen Vorfall hin räumte ich mit der ganzen Kassen- und unzulänglichen Buchhaltungswirtschaft auf und übertrug alles dem Verwalter.

Auch die übrigen Mädchen mußten nach und nach ausgewechselt werden. Einzelne kündigten freiwillig, weil sie merkten, daß sie dem neuen Tempo nicht gewachsen waren. Andern mußte ich mit sanftem Druck nachhelfen. Als dann eine neue Equipe beisammen war, zeigte sich, daß gar nicht genug Arbeit für alle vorhanden war, obschon eine, die einzige, die vom alten Stab noch übriggeblieben war, neu als Sekretärin der Poliklinik eingesetzt wurde. So konnte ich die Zahl der Stellen um eine reduzieren, was mir natürlich beim Personalamt gutgeschrieben wurde.

Zu den Spannungsfelder der Rivalität zwischen Neubau und der übrigen Anstalt, zwischen dem Regiment des VPOD und den legitimen Ansprüchen der Direktion, zwischen einer Atmosphäre, die beim Personal wie bei einem Großteil der Ärzte fast ausschließlich affektiv bedingt war und meiner Einstellung, der es nicht um Personen, sondern nur um die Sache ging, zwischen dem zähen Festhalten am Alten und meinem Erneuerungsprogramm kam noch die schwere Reibung zwischen der Verwaltung und dem ärztlichen Dienst. Es herrschte ein erbitterter Kleinkrieg, der offenbar schon seit ewigen Zeiten bestanden hatte und manchmal die groteskesten Formen annahm. Es ging um Kleinigkeiten, war aber insofern ärgerlich, als die Sekretärinnen, der Buchhalter etc. doch immer wieder zu mir kamen, um sich übereinander zu beklagen.

Schwerer wog die persönliche Einstellung des Verwalters zum medizinischen Betrieb. Es wurde mir bald klar, daß hier die verbitterte Feindseligkeit eines sich bisher unterdrückt fühlenden Menschen im Spiele war. Die Ärzte sagten mir unisono, wie schlecht und unwürdig er ihnen gegenüber auftrete, wenn sie mit irgendeinem Anliegen kämen, ja wie er sie sogar anbrülle. Groß war auch mein Erstaunen, als ich merkte, wie schlecht im Vergleich zu Münsingen die Anstalt mit medizinischen Hilfsapparaten dotiert war. Eine Röntgenanlage war nicht vorhanden, der Durchleuchtungsapparat kümmerlich in einem kleinen Zimmer des Neubaus untergebracht, wo bei Seriendurchleuchtungen die unmöglichsten Zustände herrschten; ein EKG-Apparat fehlte. Bei allem hieß es, der Verwalter habe die Kredite verweigert, wenn man etwas verlangte, oder sich höchstens eine sehr knausrige Lösung abringen lassen.

Bald zeigte sich auch, daß Verwalter Gerber die Arbeitstherapie in der Anstalt, aber auch, was von den Patienten in den Außenkolonien, besonders in Schönbrunn und im Laas, geleistet wurde, lediglich vom ökonomischen Gewinn für die Anstalt aus betrachtete. Auch das Personal war ganz in diesem Geiste erzogen worden. Taschengelder oder irgendwelche andere Entschädigungen an die Patienten waren unbekannt. So kam es, daß während des Krieges, als in Schönbrunn noch Torf gestochen wurde und die Gemüsepflanzerei sich gut rentierte, ganz erhebliche Summen auf die Seite gelegt werden konnten. Der Anna-Müller-Fonds, das Legat einer ehemaligen Oberschwester von Fr. 20 000, mit dem Klaesi seinerzeit die Kolonie gegründet hatte, war in diesen Jahren auf das Zehnfache angestiegen, ohne daß die Patienten etwas von diesen doch sehr beträchtlichen Einnahmen erhielten und ohne daß für die Verbesserung ihrer wirklich mehr als bescheidenen Unterkunft in Schönbrunn irgendwelche Mittel aufgewendet worden wären. Ähnliches galt für die sog. Gurnigel-Stiftung; über sie wurde von der Ökonomie Buch geführt, und Jahr für Jahr wurden die nicht unerheblichen Überschüsse wiederum an einen Fond abgeliefert. In meinen Augen war dies Sklavenarbeit, an der sich die Anstalt bzw. die dem Direktor unterstellten Stiftungen bereichert hatten. Es war, wie wenn es nie eine Ära Simon gegeben hätte. Nur mit Mühe konnte ich langsam diese Einstellung ändern und das Prinzip, daß bei jeder Arbeit der Patienten das therapeutische Prinzip das Primat besitze, in die Köpfe einhämmern.

In erster Linie galt es jedoch, den Verwalter zu gewinnen. Dies war nicht schwer. Ich forderte ihn auf, beim Rapport dabeizusein, was bisher nicht denkbar gewesen wäre, nun aber von ihm mit großer Freude angenommen wurde. Alle wichtigen Probleme der Anstalt besprach ich mit ihm unter vier Augen und zog ihn auch zu den Personalkonferenzen bei, die ich nach dem Vorbild von Münsingen bald einmal einberief. Der Effekt meiner Bemühungen war überraschend. Gegen Herbst erschien er plötzlich bei mir, um sich, beinahe mit Tränen in den Augen, dafür zu bedanken, daß ich ihn derart heranziehe und mitreden lasse und damit auch seine Stellung dem Personal gegenüber aufgewertet habe. Von da an bis zu meinem Weggang aus der Waldau bestand immer ein gutes, ja herzliches Verhältnis zwischen uns beiden. Von den Ärzten, die ihn länger kannten, wurde mir versichert, er habe sich erstaunlich gewandelt.

In recht bedenklichem Zustand fand ich schließlich auch die Ärztebibliothek. Sie war seit vielen Jahren von Grünthal ganz selbständig betreut worden. Nicht daß es an Ordnung fehlte. Wohl aber war sie, entsprechend den Interessen Grünthals, sehr einseitig auf neurologische und hirnpathologische Literatur ausgerichtet. Dabei bildete sie immerhin das Rückgrat jeder wissenschaftlichen Tätigkeit. Wie mir auch Gruhle, der nun wiederum wochenlang bei uns weilte und fleißig arbeitete, abschätzig erklärte, hielt sie den Vergleich mit den Münsinger Beständen für das, was psychiatrisch und psychologisch wichtig war, in keiner Weise aus, so daß er sich öfters nach Münsingen zurückzog, weil die für ihn wichtigen Werke nur dort vorhanden waren. In der Tat fehlten eine ganze Reihe unbedingt notwendiger Zeitschriften, ganz abgesehen von Büchern. Mir blieb nichts anderes übrig, als rasch zuzugreifen, trotz des Kopfschüttelns von Grünthal sechs neue Zeitschriftenabonnemente zu bestellen und anzuordnen, daß ich in letzter Instanz für Neuanschaffungen zuständig sei. Grünthal die Bibliothek einfach wegnehmen, was wohl das beste gewesen wäre, wollte ich weder damals noch später; es hätte ihn zu sehr gekränkt.

Auch heute noch halte ich es für richtig, daß ich in diesem ersten halben Jahr all die Widerstände und Schwierigkeiten nicht übers Knie zu brechen versuchte, sondern sie sachte anpackte und das Hauptgewicht darauf legte, langsam den ganzen Geist zu ändern und die Dinge reifen zu lassen. Einen großen Fehler habe ich freilich in diesen Anfangszeiten begangen. Meine Enttäuschung über das, was ich in der Waldau vorfand, nicht zuletzt über den Rückstand in so vielen Dingen (ich werde später noch wiederholt darauf zurückkommen müssen) war derart, daß sie mich hinriß, viel zu unverhohlen und viel zu oft darauf hinzuweisen und Vergleiche mit Münsingen zu ziehen. Dabei mag ein gewisser Stolz darüber, was mir in Münsingen gelungen war, mitgeklungen haben. Dadurch entstand aber unvermeidlich der Eindruck, ich kritisiere nur, sei mit allem unzufrieden, und die Waldau sei in meinen Augen überhaupt nichts wert.

Trotz dieser Enttäuschung und obschon ich voraussah, wieviele Kämpfe ich noch zu führen haben würde, um auch nur meiner „Statthalterschaft" einigermaßen gerecht zu werden, fühlte ich mich in diesem Sommer 1954 keineswegs unglücklich. Im Gegenteil: ich vertraute auf meine Kräfte, war optimistisch; und dann kam vor allem etwas hinzu, das mir ja von Anfang an die Hauptsache war: die Lehrtätigkeit, die mir schon im ersten Semester unerwartet viel Erfolg und Befriedigung gab. Davon jedoch später.

Höchst vergnügt fand Ende Mai unser Umzug statt, der erste wirkliche in unserem Leben. Ich hatte die Planung und das ganze Packen freilich fast gänzlich Trudi überlassen müssen. Es ging aber alles reibungslos, und unsere Überraschung war nicht klein, als die Wagen ankamen und sich das Dutzend Träger samt und sonders als wohlvertraute Münsinger Pfleger entpuppte. Wohl wußte ich, daß viele von ihnen bei der Münsinger Transportfirma Kunz in ihrer Freizeit schwarz arbeiteten. Nun hatten sie aber offenbar alle ihre Freitage so eingerichtet, daß sie bei unserm Zügel dabeisein konnten, sicherlich z. T. aus Neugier, wohl aber auch als freundlicher Abschiedsgruß. So gab es denn ein großes Hallo, ein fröhliches Fest mir Bier und Würsten und tausend Ratschlägen, wohin wir unsere Möbel stellen sollten.

Dies war übrigens leichter, als wir geglaubt hatten. Die schönen Spätempireräume mit dem Täfer und den beiden Cheminées bildeten den richtigen Rahmen für unsere alten Möbel. Einzig die Tapete im großen Zimmer machte uns Sorgen. Es handelte sich um ein goldenes Rokokomuster, tadellos erhalten, eine sicher sehr kostbare Tapete, die aber gar nicht in den Stil paßte und auf die man auch keine Bilder hängen konnte, da das Eigenleben der Tapete viel zu aufdringlich war. Ich konnte mich nicht entschließen, vom Verwalter zu verlangen, sie herunterzureißen; vielleicht würde einst mein Nachfolger Freude daran haben. Der Ausweg fand sich darin, daß ich auf eigene Kosten einen neutralen, aber als Hintergrund für die Bilder ausgezeichneten Stoff darüber ziehen ließ.

Kapitel 57

DIE NEUORGANISATION

Bald einmal sah ich, wo die bisherigen Mängel des ärztlichen Dienstes in der Klinik lagen und wo ich deshalb in erster Linie anzusetzen hatte. Da war einmal der Mangel an Ärzten, von dem ich schon gesprochen habe und den ich bereits in den ersten Monaten zur Not kompensieren konnte. Wichtiger aber erschien mir die Verteilung der Funktionen. Ich traf folgende Situation an: Im Neubau, dessen Sonderstellung bereits betont wurde, herrschte wie vorher schon Wyrsch, nun Hans Heimann[181], der sämtliche Neuaufnahmen zu betreuen hatte. Ihm unterstand auch die Mehrzahl der Assistenten. Er war damit aufs schwerste überlastet und mußte es noch mehr werden, wenn, wie ich annahm, die Patienteneintritte wieder ansteigen würden.

Die übrige Anstalt war, was die ärztliche Verantwortung anbetrifft, nicht sehr glücklich und vor allem gänzlich uneinheitlich betreut. Von den sog. Pflegeabteilungen unterstand das Althaus Grünthal, das Pfrundhaus und die sog. Kolonien meinem Schwager Weber. Bei beiden lagen die Hauptinteressen naturgemäß anderswo, bei Grünthal in seinem hirnanatomischen Institut, bei Weber in der immer größeren Umfang annehmenden Kinderpsychiatrie mit zunehmender Sprechstundenzahl im schulpsychiatrischen Dienst. Die Heilanstalt, d.h. das Hauptgebäude, betreute Rémy. Dabei war er aber damals gleichzeitig Arzt der Privatabteilung. Das eigentliche Regiment lag aber bei den Abteilungspflegern und ganz besonders bei den Abteilungspflegerinnen. Die letzteren waren zum größten Teil schon recht alt, gänzlich in ihrem Geleise festgefahren und ließen sich nicht dreinreden; die Oberschwester, ebenfalls nahe an der Pensionsgrenze oder schon darüber hinaus, ließ die Dinge gehen und besaß weder die Autorität noch den Willen, irgend etwas zu ändern. So kam es denn, daß die Patienten ohne ärztliche Verordnung willkürlich, je nachdem ob sie sich gut oder schlecht aufführten, von einer Abteilung zur andern verschoben wurden. Vor allem zeigte sich aber, und zwar bei den Visiten, die ich dort machte, daß es ähnlich wie

20 Jahre früher in Münsingen viele Fälle gab, die anderswo untergebracht werden konnten, wenn man nur einmal energisch dahinterging, sie durchzukämmen. Eine Teilursache der chronischen Verstopfung, die in den letzten Jahren in der Waldau wiederholt zu einem Aufnahmestopp genötigt hatte, schien mir hier zu liegen; eine andere darin, daß die Neueintritte viel zu wenig speditiv untersucht und behandelt wurden und deshalb auch eine viel zu lange Hospitalisationsdauer aufwiesen.

Meine Pläne, hier Abhilfe zu schaffen, schienen mir einfach und klar. Es mußte je ein Oberarzt für die Frauen- und die Männerseite eingesetzt werden, der sich wohl in erster Linie mit den Neuaufnahmen seiner Seite zu beschäftigen hatte, daneben aber die Verantwortung für die männlichen und weiblichen Patienten der gesamten Anstalt tragen sollte. Damit konnte auch die Kluft zwischen Neubau und Altgebäude gemildert werden. Ein weiterer Oberarzt hatte ausschließlich der Poliklinik zur Verfügung zu stehen, damit diese entsprechend entwickelt werden konnte. Ich selbst wollte mich mehr, als Klaesi dies getan hatte, der Privatabteilung widmen. Hier blieb ein kleines, für mich noch überschaubares Feld, wo der direkte Kontakt mit den Patienten aufrechterhalten werden konnte.

Diese Umstellung mußte in zwei Phasen geschehen. Zunächst war Rémy zu ersetzen. Es lag nahe, einen meiner vertrauten Mitarbeiter von Münsingen her wählen zu lassen, und von diesen kam als einziger Rudolf Wyss[182] in Betracht. Er hatte zudem noch den Vorzug, daß er die Waldau von seiner vierjährigen Assistentenzeit unter Klaesi sehr gut kannte und von da her beim Personal äußerst beliebt war. Ich habe die Wahl nie bereut. Wyss hat mir in den folgenden Jahren unersetzliche Dienste geleistet, und was mir in der Waldauer Zeit gelang, wäre kaum möglich gewesen, wenn er mir nicht so vieles und Entscheidendes abgenommen hätte.

In zweiter Linie galt es, für die Schaffung einer neuen Oberarztstelle besorgt zu sein. Giovanoli hatte nichts dagegen. Hier sei ein Wort über meine Haltung ihm gegenüber eingeflochten. Er selbst blieb weiterhin äußerst reserviert, kalt, mißtrauisch. Sein Hauptanliegen, das er gelegentlich mit unverhüllten Drohungen vorbrachte, betraf Walther, für den ich mich bei der Fakultät für einen Lehrauftrag und für ein Extraordinariat einzusetzen habe. Darüber später. Mir dagegen ging es mit ihm wie mit Klaesi. Nachdem ich mich einmal durchgesetzt hatte, lag mir nichts daran, weiter zu grollen und gekränkt zu sein. Im Interesse der Sache mußte ich im Gegenteil bestrebt sein, nicht nur in ein leidliches, sondern in ein gutes Verhältnis mit ihm zu gelangen, denn sonst wären meine Tätigkeit in der Waldau und meine Umgestaltungspläne mit der Zeit auf derartige Schwierigkeiten gestoßen, daß ich damit kaum fertig geworden wäre. Wieweit mir diese Änderung des Klimas gelang, ist beinahe grotesk: Wenige Jahre später hielt Giovanoli in einer Plenarsitzung der Aufsichtskommission eine überschwängliche Lobrede auf mich und bot mir anschließend unter Berufung darauf, daß er in diesem Jahre Regierungspräsident sei und deshalb, obwohl jünger, diesen Schritt tun dürfe, das freundschaftliche Du an.

An innern Reorganisationen ging es zunächst, wie bereits erwähnt, um eine schrittweise Lockerung der noch ganz in dem Geiste der 20er Jahre, als Klaesi Oberarzt des Burghölzli war, befangenen Haltung den Patienten gegenüber. Die „Einsperrung" der Kranken, die übertriebenen Sicherungsmaßnahmen, die Gewohnheit, Gewalt mit Gewalt zu beantworten, die „schwarze" Apomorphinspritze, der Strafcharakter vieler Maßnahmen mußten abgeschafft werden. Ich begann damit, daß ich zwei Abteilungen der Klinik, je eine der Frauen und der Männer, als offen erklärte, etwas für die Waldau völlig Neues und Unerhörtes. Für die Liberalisierung im Betrieb der geschlossenen Abteilungen sorgte in erster Linie Wyss. Alles, was wir in dieser Beziehung unternahmen, stieß aber auf einen erbitterten Widerstand des Personals, namentlich des männlichen, aber selbstverständlich auch der Abteilungspflegerinnen des Hauptgebäudes. Nur wenige ließen sich von vornherein für die Neuerungen gewinnen. Es ging nicht allzu lange, bis ich erkannte, wo der Hauptgrund für diese Ablehnung zu finden war: Das Personal fürchtete ganz einfach, zur Rechenschaft gezogen und haftbar gemacht zu werden, wenn es bei diesem neuen Regime zu Suiziden, vermehrten Entweichungen und gefährlichen Gewaltakten der Patienten kommen würde, wie von allen Seiten prophezeit wurde. Es witterte überall ihm gestellte Fallen und hatte Angst, den Kopf herhalten zu müssen, wenn etwas schiefging. Es gab endlose Diskussionen darüber, so z. B. mit allen Schwestern und Pflegern des Neubaus, die sich über die geplante Öffnung der Abteilungen aufregten, mit dem Oberpflegepersonal, mit Abteilungspflegern, mit dem Vorstand des VPOD etc. Alle diese Leute schienen einfach nicht zu glauben, daß niemand von ihnen verantwortlich gemacht würde für einen Zwischenfall, der die Folge einer vom Arzt angeordneten Maßnahme sei. Offenbar war bisher immer nach einem Schuldigen gesucht worden, und der Präsident des VPOD erklärte mir einmal recht launig, die Beziehungen des Verbandes zu Klaesi hätten zu einem großen Teil darin bestanden, daß Klaesi Sanktionen verhängt oder Entlassungen vorgenommen habe, gegen die der VPOD protestieren und intervenieren konnte und die dann auch meistens zurückgezogen wurden. Es war dies anscheinend eine Art Spiel, das der VPOD meistens gewann, womit der Vorstand sich selbst und den Mitgliedern stets aufs neue seine Unersetzlichkeit dokumentieren konnte.

Nur nach und nach, auf Grund der gemachten eigenen Erfahrungen, konnte sich das Personal davon überzeugen, daß das neue System zu funktionieren vermochte und beträchtliche Fortschritte brachte. Die Zahl der Suizide stieg keineswegs an, die Entweichungen wurden vielleicht etwas häufiger, hatten aber keine schlimmen Folgen, und auf den unruhigen Abteilungen erkannte man, daß Druck nur Gegendruck erzeugt; die schweren handgreiflichen Auseinandersetzungen zwischen dem Personal und den Patienten fielen so gut wie weg. Vor allem aber blieben die befürchteten Bestrafungen aus, sofern nicht ein ganz schwerer und offenkundiger Fehler vorlag.

Kapitel 58

DIE JAHRHUNDERTFEIER

Schon bei meinem Amtsantritt wußte ich, daß für das nächste Jahr Anstrengungen unternommen werden mußten, um das hundertjährige Jubiläum der Waldau zu feiern. Klaesi hatte dafür nichts mehr vorbereitet. Genau genommen war die psychiatrische Tradition an diesem Ort viel älter; schon seit Mitte des 18. Jahrhunderts bestand das „Tollhaus" mit zwölf Zellen am Platz des heutigen Althauses. Die Gründung einer eigentlichen Anstalt für Geisteskranke mit dem Bau des Hauptgebäudes, einer eigenen ärztlichen Leitung und dem Namen „Waldau" erfolgte jedoch erst ca. 100 Jahre später. Sie wurde 1855 eröffnet und sollte, wie man damals annahm, auf Jahrzehnte hinaus den Bedürfnissen genügen können. Es war dies jene Zeit, wo nicht nur überall in Europa, sondern speziell auch in der Schweiz innerhalb von etwa 20 Jahren eine ganze Reihe von Irrenanstalten aus dem Boden schossen.

Natürlich mußte zu diesem Anlaß eine Festschrift mit einem historischen Abriß herausgegeben werden. Giovanoli war ohne weiteres damit einverstanden und sicherte einen beträchtlichen Kostenbeitrag der Regierung zu. Persönlich konnte ich bei meiner übrigen Belastung nicht daran denken, diese Geschichte selbst zu schreiben, setzte sie doch umfangreiche Quellenstudien voraus. Ich dachte an Wyrsch als den geeigneten Verfasser. Giovanoli war sehr damit einverstanden – er wollte nur um keinen Preis Morgenthaler mit dieser Aufgabe betraut wissen, wohl wegen dessen feindseliger Einstellung Klaesi gegenüber, nicht ahnend, welche Komplikationen sich später aus dieser Wahl ergeben sollten.

Dies hinderte nicht, daß ich mich auch selbst noch intensiv mit der Vergangenheit der Waldau beschäftigte, hatte ich doch bei vier verschiedenen Gelegenheiten größere Ansprachen zu halten, die jede wieder einen andern Aspekt ergeben mußte, da z. T. jedesmal die gleichen Leute dabei waren. Mein Material konnte ich aber nicht einfach bei Wyrsch abschreiben. So las ich denn mit viel Vergnügen die alten Jahresberichte und andere Quellen.

Schon bei meinem Einzug in das Klaesische Büro war mir aufgefallen, daß einer der großen Wandschränke sich nicht öffnen ließ, weil der Schlüssel dazu fehlte. Für meine Forschungen ließ ich diese Türe öffnen in der Hoffnung, hier noch alte Akten zu finden. Meine Erwartungen wurden nicht enttäuscht; augenscheinlich war der Schlüssel schon zu von Speyrs Zeiten verlorengegangen, und Klaesi hatte sich während seines über 20jährigen Wohnens in diesem Raum nicht um die verschlossene Schranktüre gekümmert. Jedenfalls schien beim Öffnen alles seit Jahrzehnten unberührt; es kamen eine Menge alter Dokumente zum Vorschein, u.a. auch eine Schachtel mit Briefbogen der Waldau aus der Gründungszeit, geschmückt mit fünf verschiedenen reizenden Vignetten, einzelnen Veduten, etwa des neu entstandenen Hauptgebäudes, der Kirche, des Kurhauses etc., die sich bei besonderen Gelegenheiten dann ausgezeichnet für Tischkarten eigneten.

Diese Studien brachten mancherlei zutage, was Wyrsch nicht kannte oder in seiner Festschrift nicht aufgenommen hatte, so daß mir genügend eigenes Material für meine Ansprachen zur Verfügung stand. Die erste, gleichsam die Hauptprobe war, wie es sich eigentlich auch gehörte, den Patienten gewidmet. Die „Sichlete" gegen Sommerende, eine alte Tradition, wurde in erweitertem Rahmen, mit Transparenten „100 Jahre Waldau", einem reichlichen Festessen und opulentem Feuerwerk gefeiert. Hier erzählte ich einiges aus der Waldau-Geschichte, das mir für den Anlaß geeignet schien – genaueres weiß ich nicht mehr; höchstens, daß, wie so oft, meine Stimme im Freien nicht genügte, um mich verständlich zu machen.

Die offiziellen Waldau-Feierlichkeiten fielen dann auf den Spätherbst 1955. Sie bildeten für mich eine Druckperiode, wie ich sie weder früher noch später je erlebte. Den Hauptanlaß bildete ein Festakt im Rathaus mit nachfolgendem Bankett im Festsaal der Waldau; zu beidem waren die vollzählige Regierung mit ihren Damen, die übrigen Spitzen von Kanton und Stadt, die gesamte Fakultät und weitere Prominenz eingeladen.

Der erste Akt im Rathaussaal verlief sehr gut. Es war eine festliche Gemeinde versammelt, die Tribünen voll von Gästen, die als nicht eingeladene Zuhörer erschienen waren. Klaesi kam und ließ sich zunächst nicht viel anmerken. Seiner Schwerhörigkeit wegen saß er in der vordersten Reihe, dicht unter dem Rednerpult, und starrte mich unablässig an; beim Warten auf meinen Auftritt grübelte ich darüber nach, was wohl in ihm vorgehe.

Giovanoli eröffnete als Sanitätsdirektor den Reigen der Ansprachen; ich erinnere mich überhaupt nicht mehr an das, was es sagte, was wohl dafür spricht, daß es nichts Besonderes war; angenehm ist mir lediglich in Erinnerung geblieben, daß er mit den Verdiensten Klaesis einen mäßigeren Kult trieb, als ich befürchtet hatte. Dann kam Hintzsche, der für die Fakultät sprach und einen kurzen historischen Abriß über den Berner psychiatrischen Lehrstuhl brachte. Zwischen den Reden spielte sehr schön das Reist-Quartett. Ich war der letzte in der Reihe der Redner. Als Thema hatte ich mir die sozialpsychiatrische Entwicklung der bernischen Anstalten gewählt, ein Gegenstand, der sich recht dramatisch gestalten ließ. Ich erzählte von den über Jahrzehnte hindurch immer wieder erhobenen Klagen über den Platzmangel, über die Unmöglichkeit akute Fälle unterzubringen und den ständig wiederholten Ruf nach einer vierten Anstalt, um dann zu zeigen, wie in den 30er Jahren das Wunder eintrat, indem durch die Neuorganisation des Anstaltsbetriebes und die Änderung der Aufnahmepraxis stets eine genügende Bettenreserve vorhanden war, die jährlichen Aufnahmezahlen auf beinahe das Zehnfache anstiegen und ein weiterer Anstaltsbau gar nicht mehr in Frage kam. Dies mag auch die zahlreich anwesenden Politiker interessiert haben. Jedenfalls erntete ich großen Applaus und wurde nachher von allen Seiten beglückwünscht.

Nun kam das Bankett. Die Tischordnung hatte ich noch vor der Rathausfeier am frühen Morgen anhand der endlich angelangten Rangliste der Staatskanzlei mit Trudi zusammen vorgenommen. Die Liste umfaßte aber nur die Behördenmitglieder. Für alle übrigen Gäste mußte ich selber schlüssig werden, wohin ich sie setzen wollte, was bei den im ganzen ungefähr zweihundert Anwesenden keine leichte Angelegenheit war. Neben meinem Gedeck lag ein Zettel mit den namentlich zu Begrüßenden, und das Protokoll hatte sich nun darauf geeinigt, daß der Großratspräsident vor dem Regierungspräsidenten und der Stadtpräsident vor dem Burgerratspräsidenten komme. Auf einem andern Zettel standen die Anmeldungen für die kommenden Reden. Es war selbstverständlich, daß ich als Hausherr dem Ganzen vorzustehen und auch den Rednern das Wort zu erteilen hatte.

So hielt ich denn gleich bei der Vorspeise meine Begrüßungsansprache und erwähnte getreulich alle; von den Behörden über den Rektor, die Fakultät, den Präsidenten der Schweizerischen Gesellschaft für Psychiatrie, den Vertreter der Ärztegesellschaft des Kantons Bern bis zu den Mitarbeitern, den Personalvertretern und der Presse; nur einen erwähnte ich nicht: Klaesi. Wie mir meine Freunde nachher sagten, saß bei dieser Aufzählung jedermann auf Kohlen, weil man nichts anderes annahm, als daß mir eine Fehlhandlung passiert sei und ich Klaesi einfach vergessen hätte. Dem war jedoch keineswegs so; es steckte Absicht dahinter. Indem ich ihn erst nach allen andern nannte und ihm einen besonderen Kranz widmete, wollte ich ihm eine besondere Ehre erweisen.

Während des Essens wurde ich von meinen Nachbarn verschiedentlich gedrängt, nun doch das Zeichen für die weiteren Redner zu geben, wobei mehrfach auf Klaesi hingewiesen wurde. Nicht nur, weil mir beim Gedanken an ihn unheimlich wurde, wehrte ich ab – Klaesi hatte sich überhaupt noch nicht gemeldet –, sondern ich folgte dabei auch der französischen Sitte und meiner langjährigen Maxime, die Redner erst nach Abschluß des Essens zu Worte kommen zu lassen.

Wer alles sprach, weiß ich nicht mehr. Dann aber stand Klaesi auf – unter allgemeiner Spannung. Was nun folgte, war eine haßerfüllte Suada heftigster Angriffe gegen Wyrsch mit Zitaten aus seiner Schrift, mehrfacher Wiederholung der völlig harmlosen Stelle, Klaesi sei bei seiner Übernahme der Waldau wie ein

Föhnsturm dahergebraust, unzusammenhängend, ohne Bezugnahme auf den Anlaß. Die Festgesellschaft reagierte mit Verstörtheit, Ratlosigkeit, zum Teil mit Empörung. Wyrsch, den ich von meinem Platz aus sehen konnte, wurde während der Rede Klaesis blaß und blässer. Er stand nachher gleich auf und verließ mit einigen andern den Saal. Da sich kein weiterer Redner mehr meldete, brach auch der Rest bald auf. Beim Hinausgehen flüsterte mir Hintzsche zu, für ihn sei es nun endgültig erwiesen, was er bisher nur halbwegs geglaubt habe, nämlich daß Klaesi kein „großer Mann" sei. Der Delegierte der Ärztegesellschaft zeigte mir sein Manuskript, das er aus Protest nicht mehr vorgetragen, sondern in die Tasche gesteckt hatte.

So endete das Fest mit einem grellen Mißklang. Bei mir löste er eine seltsame Mischung von Schmunzeln und einer gewissen Niedergeschlagenheit aus. In erster Linie war ich aber froh, alles hinter mir zu haben.

Am nächsten Tag waren die Zeitungen voll von Berichten über den Anlaß, langen Auszügen aus meiner Rede, illustrierten Schilderungen des Banketts. Der Fauxpas Klaesis wurde diskret verschwiegen. Nur ein naiver Reporter erwähnte ihn am Rande mit der Bemerkung, er habe überhaupt nicht begriffen, um was es sich handle.

Die nächste Jahrhundertfestlichkeit fand im Rahmen der Schweizerischen Gesellschaft für Psychiatrie statt, die zu diesem Anlaß in Bern tagte. Von der Regierung hatte ich erwirkt, daß sie das Bankett im Bellevue stiftete. Diesmal überließ ich es Trudi, die Gäste am Ehrentisch im mit Blumen überreich dekorierten roten Saal zu placieren; sie erntete dabei ein Lob des Oberkellners, der fand, wieviel einfacher es hier zugehe als bei einem Diplomatendiner. Im letzten Augenblick stellten sich dann doch noch komische Komplikationen ein. Neben Gruhle war eine Reihe weiterer deutscher Professoren eingetroffen, darunter auch Kolle; selbstverständlich gehörten sie alle an den Ehrentisch, aber nun wollte niemand neben Kolle sitzen. So mußte im letzten Moment umdisponiert und neben Kolle und seiner Frau je ein Platz leergelassen werden, eine höchst peinliche Angelegenheit.

Für meine wiederum fällige Rede hatte ich mir die Lebensbilder meiner Vorgänger und ihr Wirken in der schweizerischen Psychiatrie ausgewählt. Es war dies kein schlechtes Thema. Sieht man ab vom ersten Direktor, Tribolet, der infolge undurchsichtiger Schwierigkeiten mit der Verwaltung und der Regierung schon nach kurzer Zeit ausschied – Vorkommnisse, die auch Wyrsch auf Grund der Akten nicht klären konnte –, war ich in diesen hundert Jahren erst der vierte, eben angetretene Lehrstuhlinhaber. Meine Vorgänger waren jeweils jahrzehntelang im Amt geblieben. Am interessantesten erschien mir Schaerer.

Da keiner dieser Männer wissenschaftlich etwas Besonderes geleistet hatte – mit Ausnahme höchstens von Klaesi –, lag es nahe, sich auf die Schilderung der Persönlichkeiten zu beschränken und dabei mancherlei nur Anekdotisches einzuflechten. Es entsprach dies auch eher dem mehr heitern Charakter, den eine Bankettrede tragen sollte.

Dafür bot Schaerer nun reichlich Stoff. Ich erzählte, wie er mit seiner kraftvollen und überschäumenden Natur in jungen Jahren als radikaler Politiker hervorgetreten war, ein eifriger Schwinger und Turner, noch als Waldau-Direktor eine „Anleitung zum Schwingen und Ringen" herausgegeben hatte, und zitierte nach Wyrsch seine Rolle bei der Fünfzigjahrfeier der Hochschule im Jahre 1884. Die Behörden hielten im Kasino ein Festmahl, abends marschierten die Studenten in einem Fackelzug vor dem Gebäude auf, ein Student hielt die Brandrede, ihm

„antwortete vom Balkon des Hauses Prof. Schaerer, ein Meister der volkstümlichen Rede, eine frohmütige Erscheinung an manchem Landesfest. Sein starkes Wort preist das unvergängliche Recht der Jugend und beherrscht den weiten Platz – das Haus, die Studenten, das Volk von Fackelgut umwogt, ganz Bern in eines atmend und fühlend, das erstemal, daß Stadt und Hochschule einander nahekamen".

Ich berichtete weiter, wie sein Freund, der berühmte Griesinger, damals vorübergehend Professor in Zürich, ihn in der Waldau besuchte und vom Balkon seiner Wohnung aus – jenem Balkon, der wir später dann so oft benutzen konnten – auf die breit daliegende Allmend hinwies und meinte, dies sei ein ausgezeichneter Platz für die Gründung einer Irrenkolonie. Eine Anekdote ließ ich mir auch nicht entgehen, die ich von Morgenthaler hatte: Für eine freigewordene Sekundärarztstelle meldete sich von Monakow, der später als Hirnpathologe weltberühmt wurde. Dieser glaubte, sich dem eher vierschrötig wirkenden Schaerer in seinem Benehmen anpassen zu müssen, zog den Kittel aus, setzte sich rittlings auf einen Stuhl und zündete einen Stumpen an. Dieses Benehmen hatte aber die gegenteilige Wirkung. Schaerer war verstimmt, wies den Bewerber ab und zog ihm ausgerechnet den kühlen und verschlossenen Basler Aristokraten von Speyr vor.

Über diesen zweiten Direktor der Waldau war wiederum mancherlei zu berichten: seine morgendlichen Ausritte mit den Assistenten, seine Liebe zur Musik, sein glänzendes Klavierspiel und vieles andere, das in diesen Erinnerungen ja schon öfters erwähnt wurde.

Klaesi, der bei diesem Anlaß nicht zugegen war, widmete ich ohne Animosität, sogar mit einer gewissen Eleganz, freundliche Worte, die einige Teilnehmer vielleicht enttäuschten, weil sie eine Sensation erwartet hatten, die von der Mehrheit aber mit Wohlwollen verstanden wurden.

Eine letzte Rede hielt ich dann an einem zum Jubiläum veranstalteten Personalabend. Auch sie mußte wiederum dem Anlaß angepaßt werden. Manches, was speziell Schwestern und Pfleger, aber auch die übrigen Angestellten interessieren konnte, fand ich wiederum in den alten Akten und Dokumenten.

Im übrigen verlief der Anlaß in einer sehr freundlich-fröhlichen Atmosphäre mit mancherlei Reden und einem recht witzigen, kabarettistischen Schwank unter dem Motto „Tausend Jahre Waldau".

Kapitel 59

DER AUFBAU DER POLIKLINIK[183]

Der Betrieb der Poliklinik befand sich bei meinem Stellenantritt, wie ja so vieles andere, in einem mißlichen Zustand. Die Sprechstunden wurden von Grünthal – dem Hirnpathologen und Neurologen! – zusammen mit einem Waldau-Assistenten an drei Nachmittagen pro Woche abgehalten. Von einer richtigen Psychotherapie, wie ich sie verstand, konnte unter diesen Umständen keine Rede sein. Es entfielen denn auch auf den einzelnen Patienten durchschnittlich nicht mehr als 2, 3 Konsultationen. Es standen auch nur zwei, höchst dürftig eingerichtete Sprechzimmer zur Verfügung. die poliklinische Vorlesung wurde in einem Raum abgehalten, der höchstens 20 Studenten fassen konnte und dazwischen als Wartezimmer diente. In den letzten Jahren hatte sie Klaesi, wohl aus Mangel an Hörern, nur noch im Wintersemester abgehalten.

Als Zukunftsbild schwebte mir vor, die Poliklinik zu dem zu machen, was sie schon längst hätte sein sollen, ähnlich wie in Zürich, Basel und Lausanne: Zu einem Institut, in welchem wirklich Psychotherapie, und zwar vorwiegend analytische, getrieben wurde, so daß auch Leute, die sich keinen privaten Psychotherapeuten leisten konnten, dort behandelt werden sollten. Gleichzeitig hätte sie, so dachte ich mir, der Ausbildung zukünftiger Therapeuten zu dienen, wie ich es meinen Assistenten versprochen hatte. Dies war nur möglich, wenn die Poliklinik zu einer selbständigen Institution umgestaltet wurde, mit einem Oberarzt, mehreren Assistenten, einer eigenen Sekretärin und Fürsorgerin, wobei die Ärzte keinerlei Aufgaben in der Waldau mehr zu erfüllen hatten. Auch mußten irgendwie neue Behandlungsräume herbeigezaubert werden, was um so schwieriger war, als sich das Haus Murtenstraße 11 in Privatbesitz befand und nur das Parterre der Poliklinik zur Verfügung stand. Es waren dies kühne Pläne, die sich aber sehr viel rascher verwirklichten, als ich je zu hoffen gewagt hatte.

Auch die poliklinische Vorlesung sollte ganz neu aufgezogen werden, denn sie schien mir im Grunde wichtiger zu sein als die Hauptvorlesung. Dort handelte es sich ja zur Hauptsache um „große Psychiatrie", d. h. um Geisterkrankheiten, die der angehende Arzt wohl kennen, mit denen er aber später wenig mehr direkt zu tun haben würde. Viel wichtiger waren für ihn Neurosen, reaktive Entwicklungen, Hypochondrien, Sexual- und Suchtprobleme, Psychosomatik, Fälle also, die später in seiner Praxis als Hausarzt oder als Internist bekanntlich beinahe die Hälfte der Patienten ausmachen würden.

Diese poliklinische Vorlesung lag mir so sehr am Herzen, daß ich schon in meinem ersten Semester damit begann. Ich war so sehr erfüllt von meiner Sendung, daß ich sie kühn gleich in den großen Hörsaal der medizinischen Poliklinik verlegte; er lag so nahe, daß man mit den Patienten gut hingelangen konnte. Dies hat sich später gelohnt, denn in den guten Zeiten fanden sich über hundert Studenten ein, eine beträchtliche Zahl, wenn man den damaligen Tiefstand der in Ausbildung begriffenen Mediziner in Rechnung stellt. Unterdessen konnte auch gleich mit dem Ausbau der Räumlichkeiten in der Poliklinik begonnen werden, indem der ehemalige Hörsaal mit Zwischenwänden in ein kleines Wartezimmer und zwei ebenso kleine Behandlungszimmer aufgeteilt wurde. Die letzteren mußten freilich schon nach wenigen Jahren wieder aufgegeben werden, weil der Lärm von der Murtenstraße her zu groß war; sie dienten dann als Archiv und als Ausweichgelegenheit für die Sekretärin.

Die zweistündige Vorlesung teilte ich in zwei Abschnitte. Im ersten wurden Fälle gezeigt und darüber eine allgemeine Diskussion eröffnet, denn gerade hier wollte ich die Form des Kolloquiums noch mehr pflegen als dies in der Hauptvorlesung möglich war. Die zweite Stunde war dann meistens ganz der Diskussion gewidmet. Diese in Gang zu bringen, war freilich nicht ganz einfach. Fragen zu stellen oder eine eigene Meinung zu äußern, war für die Studenten derart ungewohnt, daß sich zunächst niemand getraute, damit herauszurücken. Charakteristischerweise waren es am Anfang immer die Ausländer, und unter ihnen wiederum die Amerikaner, die den Bann brachen; sie hatten offenbar weniger Hemmungen. Die Schweizer folgten aber bald nach, und meistens war ungefähr von der Mitte des Semesters an die Beteiligung so lebhaft, namentlich wenn es sich um sexuelle Probleme handelte, daß der Stoff nie ausging. War dies ausnahmsweise doch der Fall, so benützte ich den zweiten Teil der Vorlesung, um irgendein Kapitel der Neurosenlehre oder der Psychotherapie vorzutragen.

Die Vorbereitung dieses ganzen Betriebes erforderte freilich restlose Konzentration. Es standen mir dafür höchstens ein bis zwei Stunden zur Verfügung. In dieser Zeit mußte ich die Krankengeschichten jener Patienten lesen, die mir die Assistenten ausgesucht hatten, schlüssig werden, wer sich eignete – meist handelte es sich nur um zwei bis drei –, mit ihnen verhandeln, ob sie überhaupt bereit waren, sich vorstellen zu lassen, und mir schließlich überlegen, wie ich die Vorlesung und den zweiten Teil etwa aufbauen wollte.

Rückblickend habe ich den Eindruck, mit dieser Vorlesung mehr für das Ansehen der Psychiatrie unter den Medizinstudenten geleistet zu haben als mit meiner ganzen übrigen didaktischen Tätigkeit. Der beste Beweis dafür mag sein, daß die Hörerzahl sich in keiner Weise änderte bzw. größer wurde, als später auf mein Betreiben hin die poliklinische Vorlesung von der Fakultät als obligatorisch erklärt wurde.

Tatsächlich ging es dann mit der Verwirklichung meiner Pläne für den weitern Ausbau sehr rasch. Schon im nächsten Jahr – 1955 – standen ein Oberarzt und zwei erfahrene Waldau-Assistenten zur Verfügung, die Sprechstunden wurden jeden Nachmittag und an zwei Vormittagen abgehalten, die Zahl der Konsultationen stieg damit ganz erheblich an. 1956 kam ein weiterer Assistent dazu, und die Konsultationen wurden ganztägig abgehalten, eine Sekretärin und eine Fürsorgerin angestellt. Als erster Oberarzt amtete während eines Jahres Spoerri, der dann sein Jahr in innerer Medizin nachholen mußte; an seine Stelle trat der neugewählte Oberarzt Solms, der sich sehr intensiv für die von Anfang an geplante konsiliarische Beratung an den übrigen Kliniken der Insel einsetzte und neu eine Beratungsstelle für Alkoholkranke einführte. Er war es auch, der mit seiner geschickten Verhandlungstaktik dafür sorgte, daß der auf 1. Mai 1957 freiwerdende erste Stock an der Murtenstraße 11 für die Poliklinik gemietet, entsprechend ausgebaut und neu möbliert werden konnte. Wiederum ein Jahr später gelang mir der Abschluß meines Programms. Ich fragte meinen alten Freund Ernst Blum und meinen früheren Oberarzt von Münsingen, Hans Schneider, beide Privatdozenten, ob sie bereit wären, an der Poliklinik die Funktion von Kontrollanalytikern zu übernehmen. Sie sollten je einen halben Tag pro Woche der Überwachung der laufenden Behandlungen widmen und dazu noch wöchentlich an einem Abend ein Seminar für die Ausbildungskandidaten abhalten. Beide sagten zu, und auch die Finanzdirektion war bereit, sie entsprechend zu entschädigen. Diese vertiefte Ausbildungsmöglichkeit erhöhte natürlich die Attraktivität der Poliklinik für die Assistenten, und ich war deshalb gezwungen, eine streng innezuhaltende Regelung einzuführen. Ein Assistent mußte zuerst seine drei Jahre klinische Ausbildung vollendet haben, bevor er an die Poliklinik übertreten konnte; dann mußte auch dafür gesorgt werden, daß die Leute nicht allzulange blieben und die Plätze versperrten.

Nachdem wir genügend Erfahrungen gesammelt hatten, lud ich im folgenden Jahre die Kontrollanalytiker bzw. Leiter der übrigen schweizerischen Polikliniken in die Waldau ein, um das zum Teil sehr verschiedenartige Vorgehen zu besprechen und wenn möglich gemeinsame Richtlinien aufzustellen. Es kamen von Zürich Bally und Boss, von Basel Benedetti, von Lausanne P. B. Schneider. Es zeigten sich aber rasch unüberbrückbare Gegensätze; Bally und Boss hielten daran fest, die Kontrollfälle in der Gruppe sämtlicher Ausbildungskandidaten zu besprechen; es hatte dies gewiß den Vorteil, daß damit nicht nur ein einzelner, sondern alle davon profitierten. Wir dagegen, insbesondere vehement Blum, hielten daran fest, die Einzelbesprechung sei vorzuziehen, weil der Kandidat sich durch die Gegenwart der andern Kollegen gehemmt fühle und es auch schwierig sei, ihn vor allen zu kritisieren. Blum meinte sogar, die Kontrolle sei ja nur eine Fortsetzung der eigenen Analyse. In der Tat waren inzwischen die meisten Assistenten der Poliklinik, aber auch etliche der Waldau, in Analyse gegangen, ohne daß ich ihnen dies nahegelegt oder es gar gefordert hätte. Zu einer Einigung gelangte diese Konferenz nicht.

Auch die Entwicklung der Poliklinik mag dazu beigetragen haben, daß der Andrang zu den freiwerdenden Assistentenstellen groß war und ich immer wieder Leute, die ich gerne genommen hätte, abweisen oder nach Münsingen weiterleiten mußte. Edgar Heim[184] erzählte mir einmal später, daß von achtzehn Kollegen, die mit ihm zusammen das Staatsexamen bestanden hätten, später zwölf in der Psychiatrie gelandet seien, in erster Linie aufgrund meiner Vorlesungen und dann der Ausstrahlung wegen, die die Waldau damals hatte. Ähnlich stand es mit den inzwischen auf sechs angewachsenen Gastarztstellen für Ausländer; auch bei diesen konnte ich mich des Andrangs kaum erwehren. Manche von ihnen sind jetzt Lehrstuhlinhaber in Deutschland.

Kapitel 60

DIE LETZTEN LEBENSJAHRE GRUHLES

Wie ich schon sagte, sah Gruhle meine Übersiedlung in die Waldau nicht gerne. Dabei war es sicherlich weniger die Sorge um mich, die ihn bedrückte, als der Verlust des ihm in den langen Vor- und Nachkriegsjahren so heimatlich und vertraut gewordenen Münsinger Bodens. Dieses leichte Mißbehagen drückte sich auch in seinem zwar wie immer herzlichen, aber doch etwas gezwungenen und formellen Glückwunschbrief zu meiner Wahl aus. Es kam darin direkt zum Ausdruck, so wenn er schreibt: „Ich freue mich, daß Sie sich freuen und alle Widerstände überwunden sind." Oder etwas später: „Diese unsere dankbare Zuneigung gilt nun freilich Ihnen im Rahmen der Münsinger Anstalt, und es fällt uns nicht ganz leicht, Sie nun in der Waldau zu sehen." Dazu kam noch ein eher komisches, für Gruhle aber charakteristisches Intermezzo: Er hatte, mit seiner Frau zusammen, im Vorfrühling eine Griechenlandreise unternommen, die ihm finanziell freilich nur möglich wurde durch eine Einladung seines Heidelberger Freundes Stringaris in Athen. Nun hätte Gruhle gerne anschließend seinen gewohnten Frühlingsbesuch bei uns abgestattet. Zum ersten und einzigen Male mußten wir ihm jedoch absagen, da es in dem Trubel meines Hin- und Herreisens zwischen Münsingen und der Waldau und des bevorstehenden Umzugs ganz unmöglich gewesen wäre, ihn noch zu beherbergen und ihm eine einigermaßen gemütliche Atmosphäre zu bieten. Was tut aber Gruhle? Er fährt heimlich, ohne ein Wort verlauten zu lassen, auf der Rückreise doch nach Bern, um sich dort mit einer deutschen Münsinger Gastärztin zu treffen – ich wies ja schon öfters darauf hin, wie leicht er sich für einzelne meiner weiblichen Mitarbeiter entflammte – und dann unerwartet in der Stadt auf Evi und ihren damaligen Freund (jetzigen Mann) stieß, was uns sofort als große Neuigkeit rapportiert wurde – eine Episode, über die wir später oft gelacht haben.

Diese Griechenlandreise bedeutete übrigens für Gruhle eines der großen positiven Erlebnisse seiner letzten Jahre. Auch bei seinen Schilderungen, brieflichen und mündlichen, mußte man immer wieder staunen nicht nur über die unerschöpfliche Aufnahmebereitschaft, die Fähigkeit zum Natur- und Kunsterleben des nun doch schon alten Mannes, sondern auch über das stupende historische und archäologische Wissen, das er besaß oder sich bei dieser Gelegenheit neu erwarb. Wie nicht anders zu erwarten war, wurde Gruhle trotz allem auch in der Waldau sehr bald heimisch. Wohl zog es ihn noch öfters nach Münsingen, namentlich der Bibliothek wegen. Im übrigen aber gliederte er sich bei seinen zahlreichen Besuchen still und vergnügt in die neue Umgebung und in den neuen Mitarbeiterkreis ein, machte wie eh und je bei allen wissenschaftlichen Veranstaltungen, den gemeinsamen Patientenvorstellungen, den Referierabenden mit und hielt dort immer wieder seine geschätzten Vorträge. Besonders freute es mich, daß er keine einzige meiner Vorlesungen ausließ, dabei unauffällig auf einem Stühlchen im Hintergrund saß und namentlich am poliklinischen Kolleg besonderen Gefallen zu finden schien. Über das, was ich jeweils von mir gab, wurde nachher kaum je gesprochen oder gar diskutiert. Es schien mir aber doch, die frühere unausgesprochene und im Gespräch sorgsam umgangene Kluft unserer in manchen Dingen gegensätzlichen wissenschaftlichen Auffassungen habe sich in jenen Jahren gelockert. Damals fiel auch der bereits zitierte Ausspruch Gruhles, er würde sich heute nicht mehr trauen, eine Vorlesung über Schizophrenie zu halten.

Neben dem sichtlich behaglichen Mitmachen im klinischen Betrieb bildete der Ruhren einen immer stärkeren Anziehungspunkt. Wie hat Gruhle dort gewerkt, umgestochen, gejätet, große Spaziergänge gemacht und sich in den primitiven Wohnverhältnissen offensichtlich wohlgefühlt! So schrieb er einmal:

„Ich gedenke sehr gern der schönen Tage bei Ihnen und im reizvollen Ruhren. Es war das einzige Mal in dem ganzen Jahr, daß ich – so wie die Philosophen sagen ‚unmittelbar zu Gott' – unmittelbar zur Natur stand."

Unsere Zusammengehörigkeit dokumentierte sich überdies auch nach außen. An den Baden-Badener Kongressen galten wir beide als unzertrennlich und wurden deshalb wohl öfters heimlich belächelt. Konnte der eine oder andere einmal nicht dabeisein, so gab es ein großes Lamento. Als ich 1956 wegen der Kraepelin-Feier in München fernbleiben mußte, kam gleich ein empörter Brief mit dem Ausdruck der Enttäuschung, mich nicht getroffen zu haben. Um so reizvoller waren dann wieder gemeinsame Erlebnisse, wie etwa jene ostdeutsche Psychiatertagung in Jena – für mich mit vielen Abenteuern verbunden –, wo schon nur das gemeinsame Eintauchen in eine fremde Welt, eine Welt, die bis in Einzelheiten unheimlich und bedrohlich erschien, uns beide fesselte.

Öfters habe ich mich in jener Zeit gefragt, ob die Anhänglichkeit Gruhles an mich und meine Familie nicht auch etwas mit seiner sonstigen, bis zur Menschenscheu gehenden Schüchternheit zu tun hatte, von der er in unserem Hause befreit schien. Als er, etwa 1956, zu einer Expertenwoche der OMS nach Genf eingeladen wurde, geriet er sichtlich in Panik. Dahinter steckte eine eigentümliche Ambivalenz. Am liebsten hätte er wohl abgesagt. Anderseits mochte ihn, wie stets, das Neue und Ungewohnte locken. Jedenfalls kamen aber vorher Briefe voller Ängste und Befürchtungen, die sich mündlich – er hielt sich vor der Fahrt nach Genf einige Tage bei uns auf – noch deutlicher kundtaten! Was er anziehen müsse, wie er sich mit den Kollegen aus aller Welt sprachlich verständigen könne, was er in den Diskussionen überhaupt beizutragen wüßte – das damals behandelte Thema ist mir nicht mehr erinnerlich –, kurz, er ließ sich nur beruhigen durch die Zusicherung, mein Freund Lundquist aus Stockholm werde sich seiner annehmen. Dies geschah dann auch getreulich, und die beiden Herren kamen auf der Rückreise noch einmal bei uns vorbei, Gruhle erleichtert und befriedigt, Lundquist mir zuflüsternd, er habe seinen Schützling wie ein Kindermädchen umhegen müssen.

All dies spielte sich freilich für Gruhle vor einem sich verdüsternden Hintergrund ab. Schon nur seine Situation an der Bonner Klinik bedrückte ihn zunehmend, trotz der Befriedigung, die seine Lehrtätigkeit ihm bot. 1952 war Pohlisch, der ihn seinerzeit durch die Nazis verdrängt hatte, wieder auf den Lehrstuhl zurückgekehrt. Nach dessen frühem Tode 1955 mußte Gruhle, zum dritten Male, bis zur Berufung Weitbrechts auf Anfang 1957, die Klinik leiten. Stets hat er diese Leitung aber nur kommissarisch innegehabt. Vergeblich hat er sich von 1946 an bemüht, eine richtige Anstellung als Ordinarius zu bekommen. Nun blieb ihm nur seine kärgliche Pension als württembergischer Obermedizinalrat, die ihm niemals für einen anständigen Lebensunterhalt genügen konnte. So hatte er schon 1953 ein Wiedergutmachungsverfahren beantragt mit der Begründung, ohne das Regime des „Dritten Reiches" wäre er längst vollamtlicher Ordinarius gewesen und hätte deshalb Anspruch auf ein entsprechendes Ruhegehalt. Dieser Prozeß zog sich unter unwürdigen Umständen jahrelang hin. Ende 1953 berichtete er mir, er sei im Stuttgarter Ministerium freundlich aufgenommen worden, man hätte ihm aber keine Hoffnungen gemacht. Es gebe jetzt so viele Dozenten, wurde ihm bedeutet, die behaupteten, durch das „Dritte Reich" an ihrem Fortkommen gehindert worden zu sein. „In was für eine seltsame Gruppe man da hineingerät! Daran hatte ich gar nicht gedacht." Noch Anfang 1958 – seinem Todesjahr – schreibt mir Gruhle:

„Ende 1957 habe ich meinen lange vertagten Wiedergutmachungsprozeß in erster Instanz verloren. Mein Anwalt redet mir dringend zur Berufung zu. Er würde es aber vorziehen, wenn einige Fachkollegen meine Befähigung zum akademischen Lehramt in der Form bestätigen würden, daß ich ohne das Dazwischenkommen der nationalsozialistischen Partei und ohne den Einspruch Rüdin's mit großer Wahrscheinlichkeit Ordinarius einer deutschen Universität geworden wäre, wie auch die Wünsche von Bonn 1934 und 1946, von Halle im Krieg und Berlin nach dem Krieg beweisen! Ich richte die Bitte um eine solche Bestätigung an Mayer-Gross, Jaspers und Sie selbst. Es ist schon kurios, daß man mit 77 Jahren eine solche Bitte aussprechen muß. Aber bei Ihnen fällt sie mir am wenigsten schwer, da ich schon so viele Zeichen Ihrer freundschaftlichen Gesinnung empfangen habe."

Es gibt kaum ein erschütternderes Dokument als diesen Brief, wenn man bedenkt, welch überragendes Ansehen Gruhle all die Jahrzehnte hindurch in der Fachwelt besaß und wie kein Mensch einen Augenblick an der Berechtigung seiner Ansprüche zweifeln konnte. Neben allem menschlichen Mitgefühl für den Freund und die eindeutige Empörung über das ihm widerfahrene Unrecht wurde die Angelegenheit für mich durch ein Nebenerlebnis noch verschärft. Zur selben Zeit war meinem früheren Mitarbeiter Alfred Storch als Jude auf den gleichen Anspruch hin eine ganz erhebliche Rente bewilligt worden, obwohl für mich kein Zweifel bestand, daß er bei allen seinen wissenschaftlichen Qualitäten kaum fähig gewesen wäre und Aussicht gehabt hätte, eine Klinik zu leiten.

Neben dieser schmerzlichen Kränkung bestanden für Gruhle in diesen letzten Jahren tatsächliche finanzielle Sorgen, obwohl unterdessen die Kinder ihr Studium beendet hatten und er nach seiner Emeritierung in ein kleines eigenes Haus in der Umgebung von Bonn ziehen konnte; dies trotz seiner ausgedehnten Gutachtertätigkeit, die ihm manche Nebeneinahme verschaffte. So kamen denn auch immer wieder Klagen, daß er sich dies und jenes nicht leisten könne. Daher glaubte er auch, den zweiten internationalen Psychiatriekongreß in Zürich (September 1957) nicht besuchen zu können:

„Ich hatte bestimmt vor, den Zürcher Kongreß zu meiden, da er an meinen Geldbeutel zu hohe Forderungen stellt. Nun sprach mich dieser Tage aber unsere Magnifizenz an und bot mir – ohne Antrag – an, die Kosten der Zürcher Woche und Reise zu tragen. Da glaubte ich doch, nicht nein sagen zu sollen."

Diese Tagung in Zürich und der anschließende Aufenthalt bei uns waren dann auch die letzte Gelegenheit, bei der ich Gruhle in seiner alten Fröhlichkeit und Frische, Lebendigkeit und Spritzigkeit erlebte. Dann senkte sich schon der Schatten der Krankheit über ihn.

Auch familiäre Sorgen mögen ihn bedrückt haben, obwohl er sich nie direkt darüber äußerte. Von seinen beiden Kindern, ihrem Studiengang, der Verheiratung seines Sohnes sprach er oft, kaum je dagegen von seiner Frau. Dieses Thema blieb tabu. Wir wußten nur, daß nach dem verunglückten Aufenthalt Barbaras bei uns ein Bruch eingetreten war, daß Frau Gruhle die häufigen Aufenthalte ihres Mannes bei uns nicht gerne sah und uns nie grüßen ließ, und bei irgendeiner Gelegenheit ließ Gruhle durchblicken, es bestünde so etwas wie ein Übereinkommen, daß er weiterhin bei uns seine zweite Heimat habe und dafür die häufigen und langen Abwesenheiten seiner Frau im internationalen Zivildienst, für den sie schwärmte, in Kauf nahm.

So kam das Jahr 1958 heran. In seinen Briefen schien mir Gruhle nicht mehr so präsent wie früher, er wiederholte sich öfters, inhaltlich waren sie dürftiger geworden. Schon vorher war auffällig gewesen, wie er als Mitherausgeber der „Psychiatrie der Gegenwart" (siehe später) unklare und unrealistische Vorschläge gemacht hatte und nicht mehr wußte, daß wichtige Dokumente bei ihm liegengeblieben waren, die er nur auf Drängen hin und mit Mühe wieder finden konnte. Der übliche Frühlingsbesuch fiel zudem infolge eines unglücklichen

Mißverständnisses ins Wasser, was mich angesichts der nachfolgenden Entwicklung belastete. Noch im Februar hatte ich Gruhle geschrieben:

„Wir können uns unter diesen Umständen dieses Frühjahr besonders gut einrichten für Ihren gewohnten Besuch, und würden uns alle herzlich freuen, wenn Sie irgend einmal von Ostern an für ein paar Wochen hierherkommen."

Ob er dies vergaß und warum ich später meine Einladung nicht nochmals dringlich wiederholte, weiß ich nicht. Jedenfalls schrieb er mir im April recht traurig:

„Zu Ostern erwartete ich eine Entscheidung, ob ich für einige Zeit zu Ihrer Frau und Ihnen kommen dürfte . . . , aber als dann nichts kam, vermutete ich, daß ich irgend etwas mißverstanden hatte."

Zum ersten Mal berichtete er nun auch von seiner Krankheit. „Zur Zeit bin ich sowieso gesundheitlich nicht auf der Höhe. Ich hatte immer schon leichte Bruchbeschwerden, ohne darauf Acht zu geben." In der Tat litt Gruhle schon seit Jahren an einem immer zunehmenden Hodenbruch, der auch durch die Kleider deutlich sichtbar war und ihm zweifellos starke Beschwerden verursachte. Sichtlich aus Scheu vor jeder Beschäftigung mit seiner eigenen Leiblichkeit konnte er sich nie zu einer Untersuchung, geschweige denn einer rechtzeitigen Operation, entschließen. Nun schreibt er weiter:

„Jetzt kamen Magenbeschwerden dazu, und der Röntgenologe stellte fest, daß sich durch den mechanischen Zug eine Art Sanduhrmagen gebildet habe: Die Hälfte oben an normaler Stelle, die andere unten an sehr ungehöriger Stelle. Der Magen ist nun sehr empfindlich, so daß ich nicht reisen will . . . Ich bin nicht etwa bettlägerig, muß aber zur Zeit auf Diät und allerlei aufpassen. Die Laune ist leidlich. Erzählen Sie bitte möglichst wenig von meiner Misere."

Am Baden-Badener Kongreß trafen wir uns zum ersten Mal wieder. Gruhle war so auffällig abgemagert, blaß, hinfällig geworden, daß sich rasch das Gerücht verbreitete, er leide an Krebs. Wir wurden nur dadurch etwas getröstet, daß er uns bat, im Sommer für längere Zeit zu uns kommen zu dürfen.

So erschien er dann Anfang August in der Waldau, wie ein gehetztes Wild, das eine letzte Zufluchtstätte sucht, müde, deprimiert, und doch noch voller Pläne, in uns quälender Weise versuchend, seine Schwäche, seine Gebrechlichkeit, seinen Kummer zu verbergen. Immerhin sprach er nun doch ausführlicher von seinem Leiden: Im Frühjahr hätten die Chirurgen eine Operation abgelehnt, da die Gewebe schon zu morsch seien. Er hielt auch eine merkwürdige Diät ein, die ich nicht verstand und die auch nichts an seinen Beschwerden änderte, vor allem nichts an den immer wieder auftretenden Schmerzattacken, sobald er sich körperlich etwas anstrengte. Ebensosehr plagten ihn die psychischen Ausfälle, Wortfindungsstörungen, aber auch öfters merkwürdige zeitliche Desorientiertheiten. Sie quälten ihn besonders im Hinblick auf seine Vorlesungen, die er ja unbedingt weiter halten wollte.

Zudem gab es gleich noch eine Enttäuschung für ihn, als wir ihm erklärten, noch für eine Woche nach Holland fahren zu müssen. Er war ungehalten, es ließ sich dies aber nicht ändern, da es sich um eine feste Abmachung mit unsern Kindern handelte. So wollte er nun unbedingt für diese Zeit nochmals in seinen geliebten Tessin, sicherlich im Gedanken, dies sei das letzte Mal, und wir mußten ihm eine möglichst billige Pension in Intragna ausfindig machen. Wie früher hätte er eine finanzielle Hilfe von uns niemals angenommen. Noch vor unserer Rückkehr tauchte er aber vorzeitig wieder in der Waldau auf, wo er von Evi, die allein zurückgeblieben war, in Empfang genommen wurde. Er war unbefriedigt und klagte über die schlechte Unterkunft; in Wirklichkeit war es aber wohl sein körperliches Elend, die Einsicht in das Erlahmen seiner Kräfte, was ihn zurückgetrieben hatte. Den September verbrachten wir mit ihm im Ruhren. Hier lebte er nochmals etwas auf, versuchte wieder zu wandern, kehrte aber jedesmal völlig erschöpft zurück. Einmal blieb er so lange aus, daß wir in ernstliche Sorge gerieten und uns überlegten, wo man ihn suchen könnte – ein unmögliches Unterfangen, man wußte ja nicht, in welcher Richtung er gegangen war.

Dann kam der Abschied. Vergeblich versuchten wir ihn zu bewegen, seinen Aufenthalt zu verlängern. Sichtlich wäre er noch gerne geblieben; der Gedanke aber, daß seine Frau, die die ganze Zeit hindurch wieder im Zivildienst gewesen war, in diesen Tagen in Bonn eintreffe, ließ ihm keine Ruhe. Unbedingt wollte er vor seiner Rückkehr auch noch wie gewohnt in Basel bei Jaspers vorsprechen. Auch davon versuchten wir ihn vergeblich abzuhalten. Dann ergab freilich ein Telephon von Trudi mit Frau Jaspers, daß er nicht empfangen werden könne, da der „Meister" in 14 Tagen einen Vortrag zu halten habe und bis dahin nicht gestört werden dürfe. Diese Absage kränkte Gruhle sehr. Freilich konnte Jaspers ja nicht wissen, daß es um den Abschied fürs Leben ging.

So begleiteten wir ihn, nachdem er nun beinahe zwei Monate mit uns zusammengelebt hatte, betrübt ins Tal. Die Tradition gewordene Forelle in einem Gasthof in Boltigen schien ihm wie immer zu schmecken; unser Gespräch freilich war wehmütig genug, im geheimen Einverständnis war auch keine Rede von dem nächsten Wiedersehen. Und wie Gruhle dann am kleinen Bahnhof mit feuchten Augen in den Zug stieg, wußten wir alle, daß wir uns nicht mehr wiedersehen würden.

Acht Tage später starb Gruhle plötzlich, wie es zunächst hieß, an einer Embolie, nachdem er noch einige Tage in der chirurgischen Klinik gelegen hatte. Die Nachricht wurde uns in freundlicher Weise von seinem Nachfolger, Weitbrecht, zugeschickt. Er sei noch vor wenigen Tagen bei Gruhle gewesen: „Er hat trotz seinem Wissen, wie es um ihn stand, diesen schönen letzten Sommer so sehr genossen, den Ihre Freundschaft im bereitet hatte!" Von Frau Gruhle kam nichts, keine Todesanzeige, keine Antwort auf ein sehr eingehendes Beileidsschreiben. Weder von ihr noch von den Kindern haben wir seither ein Wort gehört.

In der internationalen Fachwelt wurde der Tod Gruhles als schwerer Verlust empfunden. Zahlreiche ehrenvolle Nachrufe bewiesen es. Für uns ging damit eine jahrzehntealte, herzliche und treugewohnte Beziehung zu Ende, die eine schmerzliche Lücke hinterließ. Obschon Gruhle in der Herausgeberschaft der „Psychiatrie der Gegenwart" keine große Hilfe mehr gewesen war, so waren ihm doch auch die andern Herausgeber freundschaftlich verbunden. Mayer-Gross war dann der einzige, mit dem Frau Gruhle Kontakt aufnahm. Sie schrieb ihm einen ausführlichen Brief, den er mir zur vertraulichen Einsicht zustellte. Es stand darin manches über die Beziehungen des Ehepaares. An Einzelheiten erinnere ich mich nicht mehr, bezeichnend mag aber doch der Passus im Begleitbrief von Mayer-Gross sein: „Alles hat sich doch sehr glücklich gefügt." – Erstaunlich war dann freilich die in diesem Brief enthaltene neue Diagnose der Todesursache: Die Sektion ergab den Durchbruch eines sehr ausgedehnten Aortenaneurysmas, merkwürdig, daß diese Diagnose nicht früher gestellt worden war. Es bleibt aber doch wahr, was ich damals Mayer-Gross antwortete: „Die Hauptsache ist ja aber wohl, daß unser Freund damit einen leichten Tod gehabt hat."

Kapitel 61

LEHRTÄTIGKEIT

Meiner ersten Vorlesung sah ich recht beklommen entgegen. Wie würde ich bestehen, würde ich bei den Patientendemonstrationen denselben Kontakt mit den Hörern finden wie seinerzeit bei meinen theoretischen Vorlesungen, würde es mir gelingen, das zu vermitteln, was mir am Herzen lag: nicht nur die Darbietung eines elementaren Wissensstoffes, sondern die ganz andere Begegnung mit dem Menschen im Kranken als sie bisher von den Studenten in den übrigen Kliniken erlebt worden waren, den Einblick in menschliche Hintergründe und psychologische Zusammenhänge, die dem naturwissenschaftlichen Denken des Durchschnittsmediziners so völlig fremd waren? Ich stellte mir vor, wie verwirrend es sein mußte, wenn man wie Klaesi einfach gerade vorhandene, interessante oder sensationelle Fälle herauspickte und sie vorstellte, ohne daß die Leute eine Ahnung von der Nosologie hatten. Es lag auch sicherlich mehr in meiner Natur, systematisch vorzugehen, als der zufälligen Intuition zu folgen. So nahm ich mir von vornherein vor, thematisch innerhalb der zwei obligatorischen Semester die gesamte Psychiatrie durchzunehmen, jeweils ein Thema, z. B. die Schizophrenie, möglichst erschöpfend zu behandeln, dabei aber wichtige, nicht immer greifbare Zustandsbilder, wie z. B. ein Delirium tremens, eine Folie à deux, eine hochakute Katatonie auch außerhalb der Reihe vorzustellen. Meine Angstgefühle hingen auch damit zusammen, daß ich wußte, wie kritisch meine neuen Mitarbeiter diese meine ersten Schritte verfolgen, kommentieren und immer wieder mit den berühmten Vorlesungen Klaesis vergleichen würden.

Es ging dann aber alles sehr viel besser, als ich befürchtet hatte. Der Hörsaal war bei jeder Vorlesung stärker besetzt, bald meldete man mir, die größte Hörerzahl, die Klaesi jemals gehabt hätte, sei schon längst überschritten. Am Fluidum des Kontaktes, an der angespannten Aufmerksamkeit merkte ich, wie meine Hörer mitgingen. Von verschiedenen Seiten trug man mir zu, wie sehr meine Vorlesungen geschätzt würden. Die Institution des Praktizierens, die ich in den ersten paar Stunden noch beibehalten hatte, schaffte ich sehr rasch ab. Es hatte keinen Sinn und bedeutete nur einen Zeitverlust, die Praktikanten, die im Grunde ja noch gar nichts verstanden, vor dem ganzen Publikum die Patienten explorieren zu lassen. Dafür ließ ich sie dann in der ersten Bank sitzen und stellte nicht nur, aber doch in erster Linie an sie Fragen zu den einzelnen Fällen; aber auch sonst versuchte ich, die Hörer zum Mitreden zu bringen und Diskussionen zu entfachen. Wie ich schon erzählte, gelang mir dann die Kontaktnahme mit den Studenten noch viel besser in der Poliklinik. Beide Vorlesungen dienten aber, wie mir schien mit Erfolg, meinem Hauptstreben, die Psychiatrie zu einem vollwertigen Glied der medizinischen Ausbildung werden zu lassen – nachdem die Vorlesung Klaesi's von manchen kritischen Köpfen, die es neben den vielen begeisterten Hörern auch gab, als „Zirkus" lächerlich gemacht worden war.

Um die Achtung vor dem Fach noch zu erhöhen, bediente ich mich eines weiteren Mittels, das freilich nicht ganz unanfechtbar war. Bei den ersten Staatsexamen, die ich im Herbst 1954 abnahm, war ich entsetzt über die Unwissenheit der Kandidaten. Sie beherrschten kaum die Hälfte dessen, was in einem ganz gewöhnlichen Schwesternexamen in Psychiatrie verlangt wird. Augenscheinlich hatte man bisher diese Examensvorbereitung als völlig nebensächlich betrachtet und sich lediglich die paar Sprüche, die Klaesi gerne hörte, gemerkt. Damit räumte ich nun gründlich auf. Die erste Serie von Examenskandidaten ließ ich noch einigermaßen ungeschoren passieren, da sie noch von Klaesi ausgebildet worden waren. Dann aber scheute ich mich nicht mehr, strenge Noten zu geben, namentlich wenn sich einer durchschwindeln wollte, bei dem man deutlich merkte, daß er im Grunde nichts gelernt hatte; so wurden die Leute aufgerüttelt. Wenn ich dann bei einem Weihnachtskommers der Kliniker dafür hochgenommen wurde und man mir z. B. vorhielt, ich hätte in der Schule nur bis 3 zählen gelernt, so focht mich dies wenig an. Auch wenn selbstverständlich der Wert eines Faches nicht davon abhängt, ob strenge Anforderungen im Examen gestellt werden, so schien es mir ebenso selbstverständlich, daß man die Beschäftigung mit Psychiatrie ernst nehmen sollte.

Ebenso wichtig war mir die Aufgabe, die bei mir arbeitenden Assistenten für das Fach zu begeistern und sie zu fördern. Dies war, wie mir schien, bisher nur in sehr einseitiger Weise geschehen.

Wie in Münsingen, verzichtete ich auch weiter auf die Abhaltung der großen Chefvisite. Ich hielt sie nach wie vor für sinnlos. Da ich auch sonst nicht allzuoft auf die Abteilungen kam, kannte ich viele der Neuaufnahmen nicht, sondern gab nur allgemeine Direktiven für die Erhebung der Anamnese und die Behandlung, mit besonderem Gewicht auf sofortige Untersuchung und Einleitung der Therapie, und überließ alles weitere den Oberärzten. Dafür verlangte ich, daß alle Assistenten – soweit es der Dienst erlaubte – bei meinen Vorlesungen anwesend zu sein hatten. So gab ich mir besondere Mühe, die gemeinsamen Besprechungen der Fälle fruchtbar zu gestalten und wie zuletzt in Münsingen wöchentliche Konferenzen einzuberufen, an denen über wissenschaftliche Arbeiten referiert oder kleinere Vorträge gehalten wurden; dann erhöhte ich auch die Zahl der etwas eingeschlafenen großen Referierabende, die mindestens einmal pro Monat stattfanden und vorwiegend von ausländischen Gastdozenten bestritten wurden. Hier kamen mir meine guten Beziehungen zu den Lehrstuhlinhabern aus ganz Westdeutschland zugute, so daß mit der Zeit die meisten von ihnen einmal bei uns erschienen.

Überdeutlich erinnere ich mich an die erste „Gemeinsame", die ich abhielt. Ich verlegte sie gleich aus dem Nebenraum des Ärztebüros im Neubau, wo jeweils unter Klaesi ein schrecklicher Platzmangel herrschte, in die Bibliothek; dort konnte man sich breitmachen. Bei diesem ersten Mal wurde mir klar, wie groß die Kluft zwischen dem, was ich unter Untersuchung eines Kranken, Stellung einer Diagnose, Auffassung eines Falles verstand, und all dem war, was bisher an der Waldau gelehrt worden war. Der erste Fall wurde vom Rémy vorgestellt. Es handelte sich um ein verwahrlostes Mädchen, über dessen Verhalten in der Anstalt und den Eindruck, den der Untersucher erhalten hatte, mit wenigen Sätzen referiert wurde, worauf der Fall kurzerhand mit der Etikette „moralisch defekt" erledigt war. Zum größten Erstaunen der Anwesenden gab ich mich damit nicht zufrieden, ganz abgesehen davon, daß ich den in der Waldau sehr häufig verwendeten Begriff „moralischer Defekt" ablehnte, sondern verlangte genauere Angaben über die Anamnese und sprach, wie ich dies gewohnt war, sehr lange mit der Patientin selbst. Ich erklärte dann, daß ich die Diagnose nicht anerkennen könne, sondern daß in der Kindheits- und spätern Entwicklung derartige psychotraumatische Erlebnisse vorlägen, daß man an eine reaktive Entwicklung oder eine Neurose zum mindesten denken müsse. Ähnliches wiederholte sich beim zweiten Fall, an den ich mich nicht mehr genau erinnere. Sicher war aber damit der erste Schritt getan zu einer völlig andern Auffassung des seelischen Krankseins. Einer der Oberärzte formulierte es am Schluß dieser ersten Besprechung recht zutreffend damit, bei mir spiele offenbar die Lebensgeschichte und die Herausarbeitung einer Entwicklung eine entscheidende Rolle, während man bisher nur auf das Zustandsbild und den unmittelbaren Eindruck geachtet habe.

Obschon man sich meine Auffassung der Fälle auch in der Folge mit sichtlichem Interesse anhörte, brauchte es doch eine geraume Zeit, im Grunde sogar den Eintritt einer Generation neuer Assistenten, die bereits bei mir die Vorlesungen gehört hatten, um sie zur Selbstverständlichkeit werden zu lassen.

Manchmal gab es in diesem Zusammenhang auch recht komische Zwischenfälle. Es kam natürlich immer wieder vor, daß ich bei einer Fallbesprechung darauf hinwies, hier wäre nun eine Psychotherapie am Platze. Schließlich platzte einem der jüngeren Assistenten, der noch längere Zeit bei Klaesi gearbeitet hatte, der Kragen. Wo man denn überhaupt Psychotherapie lernen könne, meinte er ganz verzweifelt. Ich konnte es mir nicht verkneifen zu bemerken, es habe doch bisher immer geheißen, jeder werde bei Klaesi zum ausgezeichneten Psychotherapeuten ausgebildet. Der Assistent schüttelte nur traurig den Kopf, und es blieb mir nichts anders übrig, als ihn und andere darauf hinzuweisen, es liege ja in meinen Plänen, an der Poliklinik eine Institution für systematische Ausbildung in Psychotherapie aufzubauen.

Kapitel 62

PSYCHIATRIE DER GEGENWART

Anläßlich der Neuauflage dieses „Handbuches" (was es eigentlich gar nicht sein sollte) stellte ich zu meinem Erstaunen fest, daß die frisch dazu gekommenen – immerhin prominenten – Herausgeber keine Ahnung von seiner Entstehung hatten. Da mich die Leidensgeschichte dieses Werkes über viele Jahre hindurch – noch weit über meinen Rücktritt hinaus – stark beschäftigt und in Anspruch genommen hat, fand ich es richtig, sie eingehend darzustellen. Es entstand daraus ein Manuskript von über 35 Seiten, das den Rahmen dieser Erinnerungen völlig sprengte. Ich beschränke mich deshalb auf eine Kurzfassung. Das ursprüngliche Manuskript behalte ich auf die Annahme, daß vielleicht später für einen Medizinhistoriker die darin enthaltenen Fakten von Wert sein könnten.

Initiant war Dr. h. c. Ferdinand Springer, der Chef des bekannten Verlagshauses. Über ihn sei eine kleine Episode eingeflochten. Ich traf ihn ein einziges Mal anläßlich eines für die Herausgeber und ihre Frauen in Heidelberg vom Verlag veranstalteten Banketts. Durch einen schweren Parkinson war er körperlich stark behindert, geistig jedoch klar, voll Leben, eine imponierende Führergestalt. Bei der Begrüßung sagte er mir, er kenne Bern sehr gut. Ich dachte bei mir, ich wüßte sehr wohl warum, erwiderte aber nichts darauf. Er war nämlich in erster Ehe mit der Schwester meines Jugendfreundes Hartmuth Vetter verheiratet gewesen, deshalb die nahe Beziehung zu Bern. Wie er, kannte ich deshalb das Milieu des Hauses Vetter sehr gut, Frau Prof. Vetter hatte enge Beziehungen zu Widmann und dem sie anschwärmenden Spitteler und damit auch zu Brahms und Clara Schumann unterhalten. Als große Jugendliebe Spittelers war sie die Hauptfigur seiner Novelle „Imago", die wiederum von Sigmund Freud sehr geschätzt wurde und von der der Titel seiner bekannten Zeitschrift herstammte.

Bei diesem Bankett saß ich neben seiner zweiten Frau, einer noch jungen Ungarin, die mir sehr interessant über ihr Schicksal während des Krieges berichtete: Da ihre Villa in Berlin dicht neben der Residenz Görings lag, wurde ihre Situa-

466

tion mit den zunehmenden Bombardierungen immer unheimlicher. Sie siedelten deshalb mit ihrer großen Bildersammlung und vielen übrigen Kunstschätzen in ein Schloß nach Schlesien über, wo sie sich in Sicherheit wähnten. Sehr drastisch schilderte Frau Springer, wie mit dem Vormarsch der Russen die Lage auch dort immer schwieriger wurde; zuerst trafen die Massen der Flüchtlinge ein, die das Schloß bis zum Dachgeschoß besetzten. Dann kamen die russischen Soldaten, steckten das Schloß in Brand, Springer wurde verhaftet, und sie selbst warf alle Bilder, vorwiegend Impressionisten, zum Fenster hinaus in den Garten. Mit einer Altdorfer Madonna unter dem Arm flüchtete sie auf abenteuerlichen Wegen nach Berlin. Was aus den Bildern geworden ist, weiß sie nicht.

Auch nach dem Zusammenbruch Deutschlands gingen die Schwierigkeiten weiter. Die Besatzungsmächte hielten Springer vor, wenn er als Jude bis zum Schluß unter den Nazis habe bleiben und weiterarbeiten können, müsse er offenbar ein Kollaborateur gewesen sein. Sie verweigerten ihm die Wiederaufnahme seiner Verlagstätigkeit. Doch nun setzte sich nach ihrer Erzählung der damalige Papst Pius XII für sie ein (er war als Kardinal Pacelli und Nuntius in Berlin Nachbar und Bekannter Springers gewesen), mit dem Erfolg, daß das Verlagshaus doch wieder neu aufgebaut werden konnte.

Dieser Ferdinand Springer also plante schon bald nach Kriegsende die Herausgabe von Ergänzungsbänden zu dem 1934–37 in seinem Verlag erschienenen Bumkeschen „Handbuch der Psychiatrie".[185] Er verhandelte darüber mit Beringer und Bumke, wobei auch Richard Jung zugezogen wurde. Als dann Beringer und Bumke bald darauf starben, verschwand das Projekt in den Verlagsschubladen. Erst 1956 trat Springer damit wieder an Jung heran. Dieser, seit Jahren der Psychiatrie entfremdet und ausschließlich mit Neurologie und Neurophysiologie beschäftigt, schlug als Mitherausgeber Mayer-Groß und mich vor.

Die im Sommer 1956 erfolgte Anfrage schmeichelte mir natürlich, und ich sagte trotz mancherlei Bedenken, die sich später als nur allzu gerechtfertigt erweisen sollten, zu. Diese Bedenken bezogen sich auf meine ohnehin schon allzu große Arbeitsbelastung durch den Wiederaufbau der Waldau, mehr aber noch auf die Zusammensetzung des Herausgebergremiums und auf die bereits vorliegenden Pläne für die Gestaltung des Werks. Die Zusammensetzung der Herausgeberschaft mit einem Nichtpsychiater, einem in England lebenden deutschen Emigranten und einem Ausländer schien mir grotesk. Sie mußte unweigerlich den Protest der übergangenen deutschen psychiatrischen Lehrstuhlinhaber hervorrufen. Nach Bekanntwerden des Planes war dies dann auch ausgiebig der Fall. Ich erhielt mündlich und schriftlich bösartige Klagen, die sich nicht etwa gegen meine Mitwirkung richteten, sondern gegen die beiden andern Herausgeber; eine ganze Reihe von bekannten Leuten, mit denen wir für die Übernahme der einzelnen Kapitel schon fest gerechnet hatten, sagten aus diesem Grunde ab. Vergeblich suchte ich Jung und Mayer-Gross zu bewegen, wenigstens noch einen der bekanntesten deutschen Ordinarien in die Herausgeberschaft aufzunehmen, zum Beispiel Zutt, von Baeyer, Ruffin etc. Sie lehnten kategorisch ab und waren schließlich nur damit einverstanden, noch den alten Gruhle beizuziehen. Von der Gegenseite wurde diese Nomination freilich nur als Manöver, als Aushängeschild betrachtet, übrigens mit einem gewissen Recht; denn Gruhle war infolge seiner Erkrankung nicht mehr in der Lage, richtig mitzuarbeiten und starb ja zwei Jahre später.

Ebensowenig gefiel mir die Planung des Werkes. Sie entsprach in keiner Weise meiner Vorstellung, was die Entwicklung der Psychiatrie in den letzten 20 Jahren betraf. So sollten die somatischen Behandlungsmethoden sehr stark hervorgehoben und in eigenen Kapiteln behandelt werden, es sollte der Psychotherapie ein großer Raum gewährt werden, ebenso den psychoanalytischen Schulen, den modernen theoretischen Konzeptionen der Psychosen und Neurosen, der Ausrichtung auf die Pychodynamik in der Psychiatrie ganz allgemein. Auch mit diesen Auffassungen stieß ich auf heftigen Widerstand meiner Mitherausgeber. Ich merkte bald, daß Jung als reinem Naturwissenschaftler all dies fremd war und daß Mayer-Gross, der früher so bedeutende psychopathologische Arbeiten verfaßt hatte, inzwischen zum reinen Organiker geworden war. So wollten die beiden in ihrem ursprünglichen Projekt z. B. die endogenen Psychosen völlig weglassen, weil auf diesem Gebiet ja doch nichts Neues zu melden sei. Mayer-Gross war zudem, wohl in Zusammenhang mit seinem Emigrantenschicksal, grundsätzlich gegen die deutsche Psychiatrie eingestellt, die er als völlig rückständig bezeichnete, um nur die anglo-amerikanische gelten zu lassen.

Wenn ich dann einen eigenen neuen Entwurf, mit einem Programm, das restlos meinen Auffassungen entsprach, schließlich doch durchsetzen konnte, so war dies, neben den eigenen beigesteuerten Beiträgen, wohl meine wichtigste Leistung für die „Psychiatrie der Gegenwart". Anlaß zu Bedenken gab schließlich auch die übergroße Zahl von vorgesehenen ausländischen Mitarbeitern, wohl wiederum eine Folge der ablehnenden Haltung Mayer-Gross allen Deutschen gegenüber. Dieses Ungleichgewicht, gleichzeitig aber auch meine nun angenommene Konzeption des Ganzen, führte mich dann dazu, die dem Unternehmen zugrunde liegende Verknüpfung mit dem alten Bumkeschen Handbuch, für das nur Ergänzungsbände herausgegeben werden sollten, aufzugeben. Es sollte nach meiner Ansicht etwas völlig Eigenständiges entstehen. Auch damit drang ich beim Verlag und meinen Mitherausgebern durch.

So konnte nun mit der eigentlichen Arbeit begonnen werden, wobei uns die langjährige Erfahrung Jung's in der Herausgabe von Handbüchern sehr zustatten kam. Es wurden drei Bände vorgesehen, als Band 1 die „Grundlagenforschung", als Band 2 die „Klinische Psychiatrie" und Band 3 die „Soziale Psychiatrie" (inkl. der Kriegspsychiatrie). Unser Optimismus in bezug auf die Erscheinungstermine der drei Bände führte zu einem kapitalen Fehler, der sich nachher schwer rächen sollte. Wir schrieben nämlich an *sämtliche* vorgesehenen Autoren für die einzelnen Kapitel, stellten ihnen bei Zusage die Verlagsverträge mit der vorgesehenen approximativen Seitenzahl ihrer Manuskripte zu und setzten als Ablieferungstermin Anfang 1958 ein. Unter uns vereinbarten wir, daß jede Korrespondenz mit den Mitarbeitern oder dem Verlag, ebenso die eintreffenden Manuskripte, von uns allen gelesen werden müßten. Dieses Vorgehen führte zu einer unabsehbaren Flut von Schreibereien mit meistens täglichem Briefwechsel. Kompliziert wurde die Arbeit noch dadurch, daß Mayer-Gross über keine deutschsprachige Sekretärin verfügte.

Im Januar 1961 starb Mayer-Gross, eben im Begriff, in sein altes Haus nach Heidelberg zurückzuziehen, unerwartet an einem Herzinfarkt. Nun waren Jung und ich allein, und warum wir damals nicht daran dachten, einen weiteren Herausgeber beizuziehen, verstehe ich heute nicht recht. Offenbar fühlten wir uns damals so gut eingearbeitet, und alles weitere schien so gesichert, daß wir eine Ergänzung nicht für nötig erachteten. Es war freilich Jung, der vor allem optimistisch blieb; ich selber fing an, erst so richtig den kapitalen Fehler einzusehen, den wir nun schon vier Jahre zuvor mit unserer Einladung an die Mitarbeiter aller Bände begangen hatten. Bereits seit einiger Zeit nämlich, und dies immer häufiger, begannen die Verfasser von Beiträgen, die schon seit Jahren in der ersten Korrektur vorlagen, anzufragen, ob diese nicht endlich veröffentlicht würden. So schrieb mir z. B. Bleuler, er habe seinen Beitrag über endokrine Psychiatrie seinerzeit fristgerecht abgeliefert; inzwischen sei er völlig veraltet, er habe deshalb einen Urlaub benutzt, um ihn völlig neu zu schreiben. Ein drittes Mal wolle er dies aber nicht tun, er bitte uns deshalb, ihn aus seinem Vertrag zu entlassen, sofern wir ihm nicht einen kurzfristigen Termin für das Erscheinen versprechen könnten. Jung wollte vom Vorschlag Bleulers nichts wissen und meinte völlig unrealistisch, wir würden auch Band 1 noch in diesem Jahr (1961) herausbringen können.

Im Juni 1963 wurde Jung, als er in Paris bei Rotlicht auf die Straße trat, von einem Auto angefahren und lag drei Tage bewußtlos in einem Spital mit schweren Knochenbrüchen im linken Oberarm und im linken Bein sowie einer erst später in Deutschland festgestellten Hirnprellung. Er blieb zwölf Wochen in der Klinik, mußte mehrfach operiert werden und war während längerer Zeit psychisch deutlich alteriert. Seine ungeheure Vitalität und Aktivität, die ihm später erlaubten, die erheblichen bleibenden Nachteile seiner vielen Verletzungen in relativ rascher und vollständiger Weise zu überwinden, führten damals dazu, daß er in der Klinik, zwischen den verschiedenen Operationen, bei sicherlich noch nicht klarem Bewußtsein oder zumindest fehlender Kritik, weiter an seiner Arbeit diktierte und alles gleich in die Druckerei sandte. In dieser Notlage, die auch den Verlag schwer bedrückte, da er damit „sein Gesicht verliere", machte ich im November Springer den Vorschlag, mit oder ohne Zustimmung Jungs den Band I; 1 nochmals zu teilen und in einem Band I; 1, b alle jene Arbeiten zu bringen, die dringlich waren. Ich wies namentlich darauf hin, der Beitrag Jungs würde derart umfangreich, daß eine Fertigstellung noch in weiter Ferne liege. Wie zutreffend meine Voraussage war, ergab sich später: dieser letzte (und zugleich erste) Band erschien erst vier Jahre später, 1967.

Trotz vieler Mängel, nicht zuletzt des Umstandes wegen, daß die Einleitung

mit der Zielsetzung und der Begründung des Gesamtwerkes erst sieben Jahre
nach dem ersten Band erschien, fand unsere Arbeit große Anerkennung. Das
von den ursprünglich geplanten drei nun auf fünf Bände angewachsene Handbuch sollte italienisch herausgebracht werden, ein Unternehmen, das freilich in
den Anfängen steckenblieb. Für seine Anerkennung und Beliebtheit spricht
auch, daß von Springer nach wenigen Jahren eine Neuauflage verlangt wurde.

Kapitel 63

WISSENSCHAFTLICHE TÄTIGKEIT

Zur Not mag die Mitarbeit an der „Psychiatrie der Gegenwart" mit meinen Originalbeiträgen und dem Verfassen von Vorworten und Einleitungen zu einzelnen Abschnitten noch als wissenschaftliche Arbeit betrachtet werden. Darüber hinaus muß aber meine Tätigkeit während meines neunjährigen Ordinariats in der Waldau in dieser Hinsicht mit dem Prädikat „überaus dürftig" gekennzeichnet werden. Erschienen sind nur zwei kleine Beiträge in den Hadornschen Lehrbüchern. Ich habe mich oft gefragt, warum meine Produktivität derart erlahmte; noch bis zuletzt war sie in Münsingen doch sehr rege gewesen – das Insulinbuch war ja erst im Winter 1953/54 erschienen.

Gewiß: ich habe noch mancherlei Vorträge gehalten, auf Einladung hin in Lund, Uppsala, Stockholm und Göteborg, wie ein Handlungsreisender mit den zwei gleichen Manuskripten in meiner Mappe; das eine Thema betraf wie gewohnt die „Somatische Therapie in der Psychiatrie", das andere „Konstitution und Umwelt". Ich hielt anläßlich einer Jahrhundertfeier der Universität Freiburg i. Br. einen Festvortrag, ich sprach in Jena, hatte ein Hauptreferat auf dem Zweiten Internationalen Psychiatrischen Kongreß in Zürich, ebenso an der Jahresversammlung der Schweizerischen Gesellschaft für Innere Medizin, trug im medizinischen Bezirksverein Bern, anläßlich der von der kantonalen Ärztegesellschaft aber aus der ganzen Schweiz besuchten „Berner Tage der Klinik", an unseren eigenen Vortragsabenden und auch an den Referieranlässen der Fakultät mancherlei vor, was zum Teil mühsam erarbeitet war und auch öfters eigene, und wie mir schien nicht unwichtige Gedanken enthielt. Von alledem ist nichts im Druck erschienen, ja es existieren nicht einmal mehr die Manuskripte. Warum?

Gewiß kann ich mich mit meiner Arbeitsüberlastung entschuldigen. Denn obwohl ich mich bis in die letzten Jahre hinein vital und voll unerschöpflicher Arbeitsfähigkeit fühlte, ging die geistige (und auch körperliche) Beanspruchung über ein Normalmaß weit hinaus. Es war eine dauernde Hetze: die Vorbereitungen der Vorlesungen, diese selbst, die Visiten, die Beschäftigung mit der Privatabteilung, die ewigen Scherereien mit dem Personal, meine Bemühungen, den Mitarbeitern möglichst viel zu bieten (sie kamen oft auch mit ihren persönlichen Angelegenheiten zu mir) und dann vor allem die Mitarbeit an der „Psychiatrie der Gegenwart" ließen mich nie zur Ruhe kommen.

Dazu kam eine weitere Aufgabe, die man vielleicht auch als wissenschaftlich bezeichnen kann: die Übernahme der Herausgeberschaft an den Springerschen Monographien. Nach dem Tode Gruhles, der bisher diese Funktion innegehabt hatte, wurde ich vom Springer-Verlag angefragt, ob ich an seine Stelle treten würde. Diese Schriftenreihe stand damals ihres hohen Niveaus wegen an der Spitze aller entsprechenden deutschen Publikationsorgane; es galt als eine besondere Ehre, darin ein Buch veröffentlichen zu dürfen. Mich lockte die Aufgabe, nachdem man mir versichert hatte, sie würde keine besondere Mehrbelastung bringen, da im Jahr nur etwa vier bis fünf Manuskripte zu beurteilen seien. Da Neurologie und Psychiatrie nicht wie später getrennt waren, hieß der Titel „Monographien aus dem Gesamtgebiete der Neurologie und Psychiatrie"; in der Redaktion saßen noch der Altmeister der deutschen Hirnanatomie Spatz in Gießen und der Neurologe Vogel aus Heidelberg. So sagte ich zu, unter anderem mit der Begründung, an die ich (1959) wirklich glaubte, die Arbeit an der „Psychiatrie der Gegenwart" gehe ihrem Ende entgegen, so daß ich dann entlastet sei. Ich täuschte mich in doppelter Hinsicht. In den ersten zwei Monaten des Jahres 1959 waren schon vier psychiatrische Manuskripte eingegangen, und wie bereits berichtet, war die Arbeit an der „Psychiatrie der Gegenwart" auf Jahre hinaus nicht zu Ende, sondern nahm mit dem Ausscheiden von Mayer-Gross eher noch zu.

Ich war nun gezwungen, meine Unlust, Fachliteratur zu lesen, zu überwinden und blieb auch so (absehen von der Mitarbeit an der „Psychiatrie der Gegenwart") mit der modernen Entwicklung der Psychiatrie in engem Kontakt und in enger Fühlung mit den jeweiligen Autoren. Ich machte mir in der Tat meine Aufgabe nicht leicht und suchte zu raten und zu verbessern, wenn mir der Gesamtaufbau einer Arbeit nicht gefiel oder ich Einzelheiten zu beanstanden hatte. Eine Ablehnung brauchte ich glücklicherweise nicht zu begründen; sie wurde vom Verlag aus direkt mitgeteilt. Trotzdem wußte jedermann, daß ich der Urheber war, und so kam es zu mancherlei Kontroversen mit den jeweiligen Chefs der Autoren wie auch zu Feindschaften, die ich mir dadurch zuzog. War eine Arbeit an sich gut, mußte aber in wesentlichen Punkten noch geändert werden, ließ ich den Verfasser gelegentlich auch zu mir zu einer eingehenden Besprechung kommen. So erinnere ich mich, daß die beiden jetzigen Lehrstuhlinhaber am Burghölzli, Angst und Ernst, mir ihre Habilitationsschriften mit einem Empfehlungsschreiben von Manfred Bleuler einreichten, jeweils einen ganzen Tag bei mir saßen, wobei wir anhand meiner Notizen über das Manuskript eingehende Diskussionen pflogen und beide nachher für meine Ratschläge sehr dankbar waren.

In Anspruch genommen wurde ich weiterhin, und zeitweilig sehr lebhaft, durch die Vorbereitungen für den Zweiten Internationalen Psychiatrischen Kongreß, der 1957 in Zürich stattfand. Schon vor meiner Wahl in die Waldau war die Rede davon gewesen, daß ich das Präsidium übernehmen sollte. Es lag dann aber auf der Hand, daß Bleuler damit betraut wurde, da der Kongreß aus Gründen der Unterkunftsmöglichkeiten in Zürich stattfinden sollte. Selbstverständlich wurde ich aber in das Organisationskomitee gewählt, in erster Linie wohl meiner vielen internationalen Beziehungen wegen. So mußte ich denn an zahlreichen Sitzungen teilnehmen, an denen die gesamte Organisation, die Themata, die Wahl der Hauptreferenten und nicht zuletzt die finanzielle Seite der Angelegenheit festgelegt wurden.

Es wäre noch mancherlei Interessantes, auch in fachlicher Hinsicht, aber auch Amüsantes über diesen von über zweitausend Psychiatern besuchten Anlaß zu berichten, was ich hier übergehen muß. Eindrücklich war die Abgeschlossenheit, in der die Delegationen aus den Ostblockstaaten, kontrolliert von ihren Kommissaren, leben mußten; sie traten bei den Vorträgen immer in geschlossenen Gruppen auf und lebten im übrigen streng überwacht in ihren Hotels, die sie einzeln kaum zu verlassen wagten. Trotzdem konnten Gruhle und ich den Chef der Jenenser Klinik, Lemke, der im Jahr zuvor in Jena unser fürsorglicher und kunstbeflissener Gastgeber (er malte selbst recht gute Bilder) gewesen war, bewegen, für ein paar Tage noch in die Waldau zu kommen. In unserem Kreise lebte er auf, genoß die Klee-Sammlung des Kunstmuseums, interessierte sich für die Bilder von Wölfli, wurde aber ständig von der Furcht geplagt, was geschehen werde, wenn er als Einzelgänger in die Ostzone zurückkehre. Kurz nach seiner Abreise erhielten wir von seiner Frau die Nachricht seines Todes. Unser erster Gedanke ging natürlich dahin, er sei umgebracht worden. Später stellte sich dann freilich heraus, daß er eines Magenulcus' wegen gleich nach seiner Heimkehr hospitalisiert werden mußte und an der nachfolgenden Operation starb.

Kehren wir zum Ausgangspunkt dieses Kapitels zurück: meiner fehlenden wissenschaftlichen Produktivität in der Waldau-Zeit. Überlege ich mir dieses Versagen gründlicher, so muß ich eingestehen, daß meine Arbeitsüberlastung zur Begründung nicht ausreicht. Es gibt noch andere, vielleicht wichtigere Motive. Da wäre einmal meine Abneigung gegen die Vielschreiberei zu nennen, meine Kritik an jenen Karrieristen, die jeden Einfall, jeden etwas außergewöhnlichen Krankheitsfall gleich in einer Publikation ausmünzen müssen. Dafür hatte ich seinerzeit an der Wiener Klinik klassische Beispiele genug erlebt, und auch an einige meiner jetzigen Mitarbeiter richteten sich ähnliche Vorwürfe. Dann waren bisher meine größeren Arbeiten regelmäßig um einige Längen zu spät herausgekommen. Ich erinnere daran, wie meine Eisenarbeit ganz früh schon durch die Monographie von Spatz überholt gewesen war. Mein Buch über „Prognose und Therapie" erschien in einem Augenblick, als die darin noch nicht erwähnten Insulin- und Krampfbehandlungen die Gemüter beschäftigten. Erst viele Jahre später, nach dem Krieg, konnte ich in der 2. Auflage diese Lücke schließen. Das Buch über die Insulinbehandlung, von Bleuler in einer wohlwollenden Bespre-

chung als Krönung meines Lebenswerkes bezeichnet, kam heraus, als bereits die
Ära der Psychopharmakotherapie eingesetzt hatte und fand deshalb wenig Interesse mehr. Dies alles hinterließ einen faden, zumindest wenig lustvollen Geschmack.

Schließlich hat zweifellos das Folgende eine zentrale Rolle gespielt: In Münsingen konnte ich noch unbekümmert drauflos produzieren, meine wissenschaftlichen Publikationen und diejenigen meiner Schüler bildeten einen Ausnahmefall für eine Landanstalt, sie waren unverpflichtend, eine ganz ungewöhnliche Zusatzleistung, erregten schon aus diesem Grund in der Fachwelt Aufsehen, erhoben Münsingen in den Rang einer Universitätsklinik, ja übertrafen auf schweizerischem Boden diese gelegentlich an wissenschaftlichem Elan und Produktivität. Als Ordinarius dagegen war ich zur wissenschaftlichen Leistung verpflichtet, ich stellte viel höhere Maßstäbe. Wenn ich schon publizierte, mußte es nun etwas besonderes und in meinen Augen Wertvolles sein. Anstelle der früheren Unbefangenheit traten Zögern und Hemmung. Dies war wohl der wesentliche Grund, warum so vieles in Reden und Vorträgen bekannt Gegebenes ungedruckt blieb.

Kapitel 64

KONSOLIDIERUNG

Die stürmischen und schwierigen Anfangszeiten gingen vorüber. Dies bezog sich zunächst besonders auf das Verhältnis zu meinen engen Mitarbeitern.

Wie erwähnt, hatte ich den Entschluß Heimanns, die Poliklinik zu übernehmen, sehr bedauert. Kurz vor Ablauf der Frist teilte er mir dann schriftlich mit, er habe seine Meinung geändert und ziehe es vor, auch unter der neuen Regelung (der Teilung der gesamten Männer- und Frauenseite auf zwei Oberärzte) die weitere Mitarbeit in der Waldau zu akzeptieren. Von da an war sein Verhältnis zu mir nicht nur loyal, sondern ausgesprochen freundschaftlich, und ich konnte kurz vor meinem Rücktritt noch bei Fakultät und Regierung seine Ernennung zum außerordentlichen Professor durchsetzen.

Spoerri beschloß, nach seinem Jahr innerer Medizin noch das schweizerische Staatsexamen nachzuholen, das ihm bisher fehlte. Er tat dies mit bewundernswürdiger Energie. Dann aber trat er mit dem für ihn selbstverständlichen Anspruch an mich heran, wieder in der Waldau zu arbeiten, und zwar nicht mehr als Assistent, sondern als Oberarzt. Ich erwiderte ihm, es seien alle Oberarztstellen besetzt, und ich sehe keine Möglichkeit, eine solche für ihn ad personam zu beantragen, wenn keine sachliche Begründung dafür vorhanden sei. Dafür machte ich ihm das Angebot, ihm durch meine zahlreichen Verbindungen zu deutschen Kliniken dort eine seiner wissenschaftlichen Bedeutung entsprechende Stellung zu vermitteln. Voraussehend hatte ich bereits sondiert; in der Tat hätte für ihn in Mainz eine außerordentliche Professur mit ausgedehnter Lehrtätigkeit offengestanden. Er aber lehnte schroff ab und war tief beleidigt. Er wird wohl auch gespürt haben, daß ich ihn im Grunde gar nicht mehr haben wollte. Wyss lehnte ihn völlig ab, und zwischen Spoerri und Heimann hatten sich inzwischen erhebliche Spannungen entwickelt. Unter diesen Umständen wäre es niemals zu einer ersprießlichen Zusammenarbeit gekommen. Spoerri nahm dann eine freigewordene Oberarztstelle in Münsingen an. Er arbeitete aber zunächst weiter mit Heimann in dem neuen, vorzüglich eingerichteten psychopathologischen Labor, bis es zwischen den beiden zum offenen Krach kam.

Auch die veränderte Beziehung zu Giovanoli wirkte sich auf das ganze Klima und damit auf meine Arbeit günstig aus. Er unterstützte nun alles, was ich etwa zu beantragen hatte, und er war sogar bereit, den Bau eines Schwesternhauses zu billigen. Darüber hinaus bat er mich immer häufiger selbst um Rat und Hilfe.

Auch auf einer anderen personellen Ebene stand nun alles zum besten. Meine Beziehungen zu den Assistenten schienen mir im ganzen gesehen immer ausgezeichnet; die Anhänglichkeit vieler von ihnen weit über meinen Rücktritt hinaus mag als Beweis dafür gelten, daß ich mich nicht täuschte. Das Überangebot für freiwerdende Assistenten- oder Gastarztstellen erlaubte es mir, nicht genehme Bewerber von vornherein abzuweisen und Querschläger oder Versager bald wieder zu entlassen.

Nicht so ganz einfach ging es mit dem Pflegepersonal, insbesondere dem männlichen. Die schon zu Anfang erwähnten Schwierigkeiten mit der Gewerkschaft milderten sich zwar, heimisch wie mit den Leuten in Münsingen wurde ich aber nie. Mit den Jahren hob ich sogar die von mir eingeführten Personalkonferenzen auf, da sie doch nur zu endlosen, unfruchtbaren Diskussionen und Streitereien führten, bei denen nichts herausschaute. In schwierigen Situationen war mir der Sekretär des VPOD, Nyffeler, eine wertvolle Hilfe, indem er sich nicht mit seinen Leuten identifizierte, sondern sehr häufig auf meiner Seite stand. Er wurde es auch nicht müde, bei mancher Gelegenheit auf meine früheren Verdienste um die Personalausbildung hinzuweisen. Als Beispiel für seine Intervention sei seine Haltung im Kampf um die Abschaffung ständiger Nachtwachen erwähnt. Es ging darum, daß diese Posten über viele Jahre, ja Jahrzehnte hindurch von den gleichen Personen betreut wurden, die sie als Privileg betrachteten und jahraus jahrein Nacht für Nacht mehr oder weniger gut ihren Dienst versahen, um tagsüber irgendeiner Schwarzarbeit nachgehen zu können. Als das System geändert werden sollte, fühlten sie sich naturgemäß in ihren vermeintlichen Rechten verletzt und scheuten davor zurück, wieder in den gewöhnlichen Pflegedienst versetzt zu werden, zu dem sie den Kontakt längst verloren hatten, ganz abgesehen davon, daß manche unter ihnen infolge einer gewissen Arbeitsdeformation nicht mehr recht dafür geeignet waren. Die Gewerkschaftsgruppe der Waldau stellte sich solidarisch hinter sie, obwohl wahrscheinlich die Mehrzahl einsah, daß eine Neuerung unumgänglich war. Ich bat Nyffeler um Intervention. Er hielt seinen Leuten eine Standpauke und wies sie darauf hin, es sei schon seit langem Ziel des schweizerischen Gewerkschaftsbundes, diese Form von Nachtarbeit abzuschaffen. Damit war der Fall erledigt und die Umstellung gelang, wenn auch mit einigen Schwierigkeiten, ohne weitere Einmischung der Verbandsgruppe. Zur Verbesserung des Klimas mag auch beigetragen haben, daß ich die sehr im argen liegende Ausbildung der Schwestern und Pfleger völlig reorganisierte und nach Kräften förderte.

In dieser beruhigten Atmosphäre konnte ich nun auch drangehen, mich mit

Plänen für eine Neugestaltung von Klinik und Anstalt zu befassen. Beides befand sich ja betriebsmäßig und baulich in einem in jeder Beziehung veralteten, modernen Auffassungen Hohn sprechenden Zustand. Die Zellenabteilungen etwa konnten als abstoßendes Beispiel für die Zustände in einer Irrenanstalt des letzten Jahrhunderts dienen. Besucher wurden denn auch dort nie hingeführt, außer staatliche Repräsentanten, denen man damit vor Augen führen wollte, nun müsse endlich etwas Durchgreifendes geschehen. Ich erkannte sehr rasch, daß man es niemals mit bloßen Renovationen und Einzelverbesserungen bewenden lassen könne. Eine neue Gesamtkonzeption mußte her. Hier stieß ich aber auf innere Widerstände im Zusammenhang mit meiner „Statthalterschaft". Mich hemmte die Vorstellung, daß ich es ja niemals mehr erleben würde, eine solche völlige Umgestaltung mit Neubauten etc. noch leiten zu können. Würde es aber mein Nachfolger nicht ganz anders angepackt haben und mit dem nun Vorgefundenen nicht einverstanden sein? Eine Bestätigung fand diese Überlegung später, als Christian den eben fertiggestellten Neubau der Lausanner Klinik übernahm und daran mancherlei auszusetzen hatte. Trotzdem führte ich meine Überlegungen weiter und reichte der Regierung schon 1956 ein Memorandum ein, in dem ich Vorschläge vorbrachte, ohne freilich auf ihre Verwirklichung zu dringen. Der „Neubau" hatte ausgedient und genügte seinem Zweck als Aufnahmeklinik in keiner Weise mehr. Er mußte durch einen modernen Bau ersetzt werden. Dagegen eignete sich dieses Gebäude vorzüglich für die im „Althaus" und „Pfrundhaus", einem unter Denkmalschutz stehenden Barockbau, untergebrachten Pflegefälle, vorwiegend Alterskranke. Beide Häuser, die ältesten des gesamten Waldau-Komplexes, hätten zu einem Schwesternhaus bzw. zu Ärztewohnungen umgebaut werden können. Gewiß war dies nur eine vorläufige Idee. Auch ohne die schon erwähnten Hemmungen im Hinblick auf meine Nachfolgerschaft war ich mir ja selbst noch nicht im klaren, wie das ideale Konzept für zukünftige bernische Anstalten aussehen sollte. Ich beschäftigte mich innerlich mit dem „Hôpital village" von Sivadon, mit der Verminderung der Hospitalisierungen durch extramurale Institutionen, wie sie Querido in Amsterdam eingerichtet hatte, und mit der Regionalisierung. In meinem letzten Jahresbericht über das Jahr 1962 entwickelte ich Gedanken, die ich mir bis dahin für die Zukunft der bernischen Psychiatrie gebildet hatte: Reduktion der Bettenzahl auf 400 bis höchstens 600 pro Anstalt, entsprechend den Empfehlungen der OMS, Errichtung von Spezialkliniken, insbesondere für Alterskranke, von Tages- und Nachtkliniken sowie Ausbau der poliklinischen Tätigkeit in der Richtung vermehrter Mitarbeit an Kliniken anderer Fachgebiete für die psychosomatischen Fälle oder der Schaffung überwachter Werkstätten in der Industrie für entlassene Patienten. All dies, zum größten Teil nicht meinem eigenen Hirn entstammend, sondern Extrakt der modernen Strömungen, blieb Zukunftsmusik.

Dagegen ließ sich etwas anderes, Neutrales, die zukünftige Planung nicht Beeinträchtigendes schon jetzt an die Hand nehmen: ein Mehrzweckgebäude für die Unterbringung der Laboratorien, der EEG-Station, der Röntgeninstallation, der Apotheke, von Räumen für die körperlichen Spezialuntersuchungen und schließlich von Schulgelegenheiten für die Ausbildung des Pflegepersonals. Für dies alles bestand ein ausgesprochenes und dringliches Bedürfnis. Alle diese Funktionen wurden, verteilt auf Neubau und Hauptgebäude, in vollkommen ungenügenden Provisorien ausgeübt, die nicht nur eine zweckmäßige und kontrollierte Arbeit verunmöglichten, sondern auch zu unrationellen, zeitraubenden Gängen des Personals und Transporten von Patienten führten.

Hier konnte ich sehr rasch einen Neubau planen, der von Regierung und Großem Rat ohne weiteres genehmigt und mit dessen Bau bereits 1956 begonnen wurde. Als Standort wählte ich einen Platz zwischen Neubau und Hauptgebäude. Der Standort der zukünftigen neuen Klinik lag ebenfalls ganz nahe dabei, so daß für die Zukunft nichts präjudiziert war. Es gab dann allerdings mancherlei Verzögerungen, indem während des Baues noch weitere Wünsche auftauchten, so daß die Eröffnung erst 1958 stattfinden konnte. Was dabei herauskam, befriedigte mich im ganzen sehr. Die große Apotheke und eine Sterilisationsanlage, vornehmlich gebraucht für den täglichen Anfall an unsauberen Spritzen (Wegwerfspritzen gab es damals noch nicht) lagen beiderseits des Haupteingangs und waren durch Schalter zugänglich, so daß die Räume selbst nicht betreten werden mußten.

Bei diesem im übrigen so geglückten Bau darf freilich ein schwerwiegender Fehler nicht unerwähnt bleiben: Ich hatte zu allem andern in Anlehnung an Münsingen noch einen großen Operationssaal einrichten lassen, in der Annahme, wie dort weiter Leukotomien durchführen zu lassen, aber auch chirurgische Eingriffe in Notfällen. Diese beiden Verwendungszwecke erwiesen sich als obsolet. Die Leukotomiewelle war abgeebbt, die erwarteten operativen Notfälle blieben aus. So erfüllte dieser Raum samt Operationstisch und sehr teurer Operationslampe seinen geplanten Zweck nicht und diente nur noch als räumliche Erweiterung für die spezialärztlichen Untersuchungen.

Es ist schon angeklungen, daß ich mich intensiv der Ausbildung des Pflegepersonals zuwandte. Dafür war nun ein idealer äußerer Rahmen geschaffen. Es wurde eine Schulschwester angestellt, der das ganze Ausbildungswesen und auch die persönliche Betreuung der Lernschwestern und -pfleger unterstand. Mit großem Erfolg wurden jährliche drei- bis viertägige Fortbildungskurse für das diplomierte Personal eingeführt mit Vorträgen und Kursen. Obwohl der Besuch freiwillig war, überstieg er alle Erwartungen. Diese Bemühungen trugen ihre Früchte. Das berufliche Niveau erhöhte sich, die Anmeldungen von Schweizerinnen für die Ausbildung als Psychiatrieschwester stiegen von Jahr zu Jahr gegenüber dem Tiefstand, den ich bei meinem Antritt angetroffen hatte. Schließlich wurde 1961 die Baudirektion mit der Ausarbeitung eines Projektes für ein Schwesternhaus beauftragt; seinen Bau erlebte ich allerdings nicht mehr.

Auch die Patientenfluktuation wies erfreuliche Tendenzen auf. Die Zahl der Patientenaufnahmen stieg sprunghaft an, noch mehr aber diejenige der Entlassungen. Einer der Gründe dieser Entwicklung lag sicherlich darin, daß ich verlangte, jeder Patient müsse so rasch wie möglich untersucht und der Behandlung zugeführt werden, statt daß er zunächst tagelang liegenblieb. Dadurch konnte die Hospitalisationsdauer erheblich verkürzt werden. Es war dies möglich dank der nun in genügender Zahl zur Verfügung stehenden Ärzte. Einiges dazu mag auch eine Neuerung beigetragen haben, die ich mit der Zeit einführte: Jener Assistent oder Gastarzt, der den Patienten nach seiner Aufnahme durchuntersucht, die Anamnese aufgenommen und die Verbindung mit seinen Angehörigen hergestellt, ihn schließlich in der „Gemeinsamen" vorgestellt hatte und somit den Kranken durch und durch kannte und in vielen Fällen bereits sein Vertrauen besaß, sollte ihn weiter betreuen, auch wenn er inzwischen auf eine andere Abteilung versetzt wurde und damit formell einem andern Arzt unterstand. Soweit mir bekannt ist, bestand eine solche Einrichtung damals noch in keiner andern Klinik oder Anstalt. Das Überwiegen der Austritte hatte zur Folge, daß mit Ausnahme der Abteilung für Unruhige, die stets voll besetzt war, Jahr für Jahr die Zahl der leeren Betten zunahm, eine aus ärztlicher Sicht sehr erfreuliche Erscheinung; nicht nur waren wir stets aufnahmefähig; es konnten ganze Schlafsäle geschlossen und in Räume für die Arbeitstherapie umgewandelt werden. Weniger geschätzt wurde diese Entwicklung von der Verwaltung und den Behörden. Mit der Abnahme des Gesamtbestandes an Kranken sank die Zahl der Pflegetage und damit sanken auch die Kostgeldeinnahmen. Das ohnehin vom Staate zu tragende Defizit der Betriebsrechnung nahm zu.

Schließlich hatte sich auch mein Verhältnis zur Fakultät völlig normalisiert. Mit meinen Voten, vor allem aber meinen Vorträgen bei Fakultätsanlässen genoß ich Ansehen und eine gewichtige Stimme.

Kapitel 65

DIE PRIVATABTEILUNG

Bei seiner Übernahme der Waldau hatte Klaesi die bisher nicht bestehenden Abteilungen für Privatpatienten gegründet, eine Neuerung, die viel zu reden gab. Sie waren nicht ohne Geschmack eingerichtet, wenngleich etwas altmodisch und pompös. Der Finanzdirektion gegenüber hatte er die hohen Installationskosten damit begründet, daß sich diese durch die zu erwartenden Mehreinnahmen infolge hoher Pensionspreise in kurzer Zeit amortisieren würden.

Bei meinem Antritt fand ich beide Abteilungen (Männer und Frauen) in einem kümmerlichen und vernachlässigten Zustand. Sie waren halbleer und zum Teil auch zweckentfremdet. Offenbar hatte sich Klaesi in den letzten Jahren persönlich kaum mehr um seine Privatpatienten gekümmert, sondern sie einem der Oberärzte überlassen. Es hieß auch, er hätte reiche Leute von vornherein in sein Privatsanatorium Schloß Knonau eingewiesen oder nach wenigen Tagen dorthin bringen lassen, weil er so mehr an ihnen verdiente.

Ich beschloß sofort, diesen Zustand zu ändern und die Betreuung der Privatabteilung wieder selbst in die Hand zu nehmen. Es mag dies paradox erscheinen, nachdem ich in Münsingen konsequent daran festgehalten hatte – auch während der Insulinzeit mit den vielen reichen Ausländern –, nie ein Honorar zu verlangen, um dadurch jedem Verdacht zu begegnen, daß meine Zuwendung zu den Kranken irgendetwas mit ihrem sozialen Status zu tun habe. Wenn ich nun diesem Prinzip untreu wurde, so hatte dies verschiedene Gründe: Ich fand eine Institution vor, die bei der Verwaltung und den Behörden zur Selbstverständlichkeit geworden war und der Regelung in allen übrigen medizinischen Kliniken mit den Privatbetten der Chefärzte und der entsprechenden Honorierung entsprach. Es wäre höchst merkwürdig gewesen, hier aus der Reihe zu tanzen und auf eine Bezahlung zu verzichten. Auf eine solche war ich zudem angewiesen, da ich ja nun meine Privatpraxis in der Stadt aufgegeben hatte und infolgedessen finanziell schlechter dastand als vorher in Münsingen.

Als letztes kam dazu noch ein ganz persönliches Moment. Ich erkannte sehr rasch, daß es mir in dem Riesenbetrieb und im ständigen Wechsel der akuten Patienten unmöglich sein würde, mich mit einzelnen Kranken persönlich eingehender zu befassen und sie selbst zu behandeln. All dies mußte delegiert werden. Dieser Verzicht war für mich kaum tragbar, und hier bot sich mir mit der Privatabteilung ein vollwertiger Ersatz an, den ich unbedingt nötig hatte. Dort besaß ich mein kleines, leicht überblickbares eigenes Reich und die Möglichkeit des täglichen persönlichen Kontaktes. Selbstverständlich machte ich nicht alles allein, sondern Wyss als stellvertretender Direktor und eine Assistentin halfen mit, beide mit einem monatlichen Fixum, das von meinen Honoraren abgezweigt wurde.

Der Erfolg meines Einsatzes ließ nicht auf sich warten. Schon nach wenigen Monaten waren beide Abteilungen voll besetzt, die zu andern Zwecken benutzten Zimmer integriert, und nach einigen Jahren mußten den modernen Bedürfnissen entsprechend Bäder eingebaut und neu möbliert werden. Damit waren beide Abteilungen für die Aufnahme auch sehr anspruchsvoller Patienten gerüstet.

Diese Prominenzen rekrutierten sich zur Hauptsache aus Ausländern. Darüber wäre manche ergötzliche Geschichte zu berichten. Es fing damit an, daß mir Zutt, Chef der Frankfurter Klinik, Angehörige des deutschen Hochadels schickte – damals gab es offenbar noch keine entsprechenden Privatsanatorien in Deutschland. So erschien eines Tages ein Prinz, ein etwa neunzehnjähriger debiler, verwahrloster Junge, der nichts gelernt hatte und mit dem man nichts anzufangen wußte. Der Vater war von den Russen umgebracht worden, die Mutter, eine Amerikanerin, hatte sich wohl nie richtig um den Buben gekümmert. Was nun ich mit ihm anfangen sollte, war schleierhaft. Als erstes gab ich die Weisung, daß er nur mit „Herr A." angeredet und in keiner Weise anders als irgendein gewöhnlicher Patient behandelt werden solle. Dies hinderte freilich seinen Zimmernachbarn, einen netten deutschen Arzt, der sich sehr seiner annahm, nicht daran, mir zu erklären, er könne als Deutscher nicht anders, als den Buben mit „Königliche Hoheit" anreden. Ich erwiderte, er habe sich wie alle andern an meine Weisungen zu halten, und im übrigen scheine er mir ein schöner Republikaner zu sein! Wir versuchten es mit dem Patienten in den verschiedenen Zweigen unserer Arbeitstherapie, wo er überall passiven Widerstand leistete, und schickten ihn schließlich als Volontär in eine Garage, weil er für eine solche Arbeit noch am ehesten Interesse zeigte. Auch dies selbstverständlich ohne Erfolg. Er wurde dann von seiner Mutter abgeholt. Was aus ihm geworden ist, habe ich nie erfahren.

Was weiterhin an solchen Leuten bei mir eintraf, war weder charakterlich viel besser noch therapeutisch aussichtsreicher. Da war zum Beispiel ein völlig versoffener und heruntergekommener Fürst, der mir stets aufs neue beweisen wollte, daß nach dem Gotha seine Familie direkt von den Karolingern abstamme.

Immer wieder fragte ich mich, woher diese Abkömmlinge alter Familien das viele Geld herhatten, mit dem sie nur so um sich warfen, war doch der ganze Reichtum Deutschlands mit dem Kriegsende und der Währungsreform dahingeschmolzen! Eines Tages löste mir dann ein Graf sowieso, der selbst mehrere Schlösser besaß, dieses Rätsel. Beim Wiederaufbau Deutschlands war der Grundbesitz nicht angetastet worden. So verfügten diese Leute neben viel Land über zum Teil immense Wälder, denen weder Inflation noch Währungsreform etwas hatten anhaben können. Deshalb führten sie ihren feudalen Lebensstil ungeschmälert weiter, ohne je daran zu denken, selbst etwas zu arbeiten. Ich fand dies eine soziale Ungeheuerlichkeit und war nicht unglücklich, als nach einigen Jahren diese Art von Kundschaft ausblieb.

Anläßlich meiner Vortragsreise in Schweden wurde ich gleich zweimal zu einem Konsilium gebeten, mit dem Erfolg, daß die beiden Patienten in meine Privatabteilung aufgenommen zu werden wünschten.

Eine andere interessante Figur war ein jüdischer Bankier, der stolz auf seine Abstammung war. Seine Vorfahren waren bei den Judenverfolgungen aus Spanien nach Rumänien ausgewandert, seine Ehe mit einer Ostjüdin betrachtete er stets als eine Mesalliance. Beim Hitler-Einmarsch war er, angeblich völlig mittellos, von Wien geflohen und hatte innerhalb weniger Jahre durch Finanztransaktionen wieder ein Vermögen von über 9 Millionen Franken erworben (damals noch eine wirklich beträchtliche Summe), am Schreibtisch sitzend, ohne im Grunde mehr zu tun, als zu telephonieren. Nun war er zu uns gekommen, in einem sonderbaren Mischzustand von hypochondrischer Depression, Mißtrauen, paranoiden Ideen, apathisch, mit starken Ressentiments seiner Familie gegenüber. Seine in Wertschriften bei der Bankgesellschaft liegenden Millionen hatte er kurz vorher auf Kontokorrent überschreiben lassen, wo er selbstverständlich nur einen minimalen Zins erhielt; eine Begründung dafür konnte er nie geben. Obschon er sich zu nichts, auch nicht zu einem kleinen Spaziergang, aufraffen konnte, studierte er weiterhin eifrig die Finanzzeitungen. Gelegentlich erklärte er mir dann bei der Morgenvisite lächelnd, er hätte gerade wieder eine Million verdienen können, es falle ihm aber nicht ein, dafür auch nur einen Finger zu rühren. Es sei doch alles egal. Daß es sich dabei nicht um Wahn oder Bluff handelte, erfuhr ich von den Generaldirektoren der Bankgesellschaft, die regelmäßig wunderbare Blumenarrangements schickten, sich telephonisch nach ihm erkundigten und ihn auch öfters besuchten: Er besitze ein außergewöhnliches Flair, einen zweiten Sinn für finanzielle Dinge, und es sei nur bedauerlich, daß ein solches Genie brachliege.

Eine klare Diagnose konnte ich nie stellen, wobei ich mich immer wieder fragte, wieweit manch Unverständliches mit seinem Judentum zusammenhing. Im übrigen kam ich sehr gut mit ihm aus, er schien auch bis zu einem gewissen Grade an mir zu hängen und wollte unbedingt dableiben, obschon er noch ein Appartement in Paris und eine Villa an der Riviera besaß. Nach einigen Jahren holte ihn dann seine Frau plötzlich weg und brachte ihn nach Prangins, ohne daß mir die Gründe dafür klar wurden.

Mit der Zeit trat dann eine merkwürdige Konzentrierung eines Großteils meiner ausländischen Patienten auf zwei etwas ausgefallene Länder ein, nämlich auf Luxemburg und Libanon. Diese Erscheinung ist wohl nicht allzu schwer zu erklären: Aus Luxemburg schickte mir ein dortiger Nervenarzt einen Patienten, der mit dem Erfolg derart zufrieden war, daß uns der dortige Kollege mit immer wieder neuen Leuten belieferte. Komplizierter ging es dagegen mit Beirut zu. Es fing damit an, daß mir der libanesische Botschafter in Bern einen Freund zuwies, mit dem ich mich, freilich vergeblich, sehr intensiv abgab. Im Zusammenhang damit entwickelte sich eine oberflächliche, aber doch recht freundschaftliche Beziehung zum Botschafter-Ehepaar selbst, namentlich aber zu seinem Attaché und dessen Frau. Man lud sich gegenseitig ein, und wir gewannen damit mindestens einen interessanten Einblick in die herrschende, superreiche Oberschicht Beiruts, der sie alle angehörten. Bald danach wurde der Botschafter versetzt, und der Attaché quittierte den diplomatischen Dienst, um sich ganz seinen „Geschäften" zu widmen.

Neben manchen andern libanesischen Geschichten wäre noch der Fall eines Arabers zu erwähnen, der nicht aus der Oberschicht stammte, nur arabisch sprach und verstand, während seine Frau, die mitkam, sich, wenn auch sehr mühsam, auf französisch mit uns verständigen konnte. Der Beiruter Arzt, der uns den Mann geschickt hatte, stellte seine Diagnose auf einen langjährigen Hochdruck und auf eine seit zwei Jahren bestehende schwere Depression. Der Hochdruck stimmte, ein depressiver Gesichtsausdruck ebenfalls, mehr war aber bei der Verständigungsunmöglichkeit nicht zu erfahren. Wir leiteten eine Elektroschockbehandlung ein mit durchschlagendem Erfolg: Der Patient wirkte entspannt, lebhaft, konnte lachen, seine Frau erklärte, er sei geheilt. Gleichzeitig sauste aber der Blutdruck derart herunter, daß es mir unheimlich wurde. Ich ließ Prof. Hadorn zu einem Konsilium kommen. Nach der Untersuchung des Patienten erklärte er lachend, ich hätte den Mann nicht nur von seiner Depression, sondern gleichzeitig von dem dadurch bedingten Hochdruck befreit. Ein eklatanter Erfolg also bei einem Patienten, mit dem ich nie ein Wort hatte sprechen können!

Zum Schluß noch eine kleine eindrucksvolle Episode mit einer indischen Prinzessin: Sie war kaum zwanzigjährig mit ihrem Mann frisch verheiratet nach Bern gekommen; nun wurde sie in einem schweren Erregungszustand, völlig verwirrt, wahrscheinlich auch halluzinierend, bei uns eingeliefert und verweigerte jede Nahrung. Es blieb nichts anderes übrig, als sie medikamentös zu dämpfen und mit der Nasensonde künstlich zu ernähren. Dies freilich stieß auf Schwierigkeiten. Das linke Nasenloch war undurchgängig; am rechten aber trug sie einen großen Goldring mit einem riesigen Diamanten. Wir mußten infolgedessen diesen Ring durchschneiden und entfernen.

Was lag vor? Ein akuter katatoner Schub? Nachdem uns der Mann die Vorgeschichte erzählt hatte, schien eine andere Erklärung einleuchtender: Die Patientin hatte bis zu ihrer vor kurzem erfolgten Heirat im Palaste ihres Vaters, des Maharadscha, gelebt, in einer für unsere Begriffe unvorstellbaren Verwöhntheit.

Dauernd von ihren Dienerinnen umgeben, durfte sie keinen Schritt allein tun, nicht einmal aufs WC, und hatte nie gelernt, sich selbständig um irgend etwas zu kümmern. Aus dieser luxuriösen Unselbständigkeit und Ahnungslosigkeit war sie herausgerissen worden und kam direkt nach Bern mit ihrem Mann, der hierher versetzt worden war, ein übrigens sehr feiner, sympathischer und bescheidener Mensch. Das einzige Bindeglied zu ihrem bisherigen Leben bildete die mitgebrachte Amme, die übrigens auch während des Klinikaufenthaltes täglich stundenlang stumm an ihrem Bett saß. In Bern lebte das Ehepaar in einer Vierzimmerwohnung und hatte ein schweizerisches Dienstmädchen, mit dem sich die junge Frau, die nur gebrochen englisch sprach, nicht verständigen konnte, ebensowenig natürlich die Amme, die überhaupt nur indisch konnte. Eine Entwurzelung und Isolierung also, wie man sie sich einschneidender kaum ausdenken kann! Der Erregungszustand klang übrigens sehr rasch, innerhalb von etwa zehn Tagen, völlig ab, der Ehemann erklärte, seine Frau sei genau wie vorher. Nachdem die Patientin wieder zu sich gekommen war, bemerkte sie als erstes mit Schrecken das Fehlen des Nasenrings, als zweites den verblaßten roten Kastenfleck auf der Stirn. Beidem konnte rasch abgeholfen werden. Wir behielten die Patientin noch einige Tage. Wirklich wie eine wunderschöne Märchenprinzessin wandelte sie zum Entzücken der andern Patienten in ihrem Sari, schön zurechtgemacht, im Korridor auf und ab.

Kapitel 66

ABSCHLUSS

Ich kann es nicht ändern, aber dieser allerletzte Teil meiner Erinnerungen ist unerfreulich. Die letzten Jahre meiner Waldau-Tätigkeit waren überschattet durch
die ständig zunehmenden Herzbeschwerden. Die schon seit sehr langer Zeit gelegentlich auftretenden Anfälle von tachykardem Vorhofflimmern häuften sich;
erst nachträglich ist mir bewußt geworden, daß sie mit coronaren Schmerzen ein-
hergingen, verbunden mit dem bekannten, angstvollen Vernichtungsgefühl. Ich
erinnere mich noch deutlich, wie qualvoll es war, in diesem Zustand, der oft einen halben Tag oder noch länger anhielt, Vorlesungen zu halten oder an Sitzungen teilzunehmen. Das ganze Jahr 1961 hindurch wurde es immer schlimmer.
Damals wäre ich an der Reihe gewesen, Dekan der medizinischen Fakultät zu
werden. Obwohl ich im übrigen weiterkämpfte, nach außen kaum etwas merken
ließ und mein ohnehin überreichliches Arbeitspensum zu bewältigen versuchte,
lehnte ich die Übernahme dieses Amtes mit seiner zusätzlichen Belastung ab.
Mein Freund Walther Hadorn beruhigte mich zwar immer wieder und versicherte – womit er übrigens recht behalten sollte –, sobald einmal die Anfälle in ein
Dauerflimmern übergegangen seien, würde ich Ruhe haben: Für mich waren sie
trotzdem eine akute Lebensbedrohung. Es konnte auf die Dauer nicht so weitergehen. So entschloß ich mich im Frühling 1962, zu Giovanoli zu gehen und ihm
meine Demission auf 1. April 1963 mitzuteilen. Es war üblich, daß man als Lehrstuhlinhaber seinen Rücktritt ein Jahr zuvor bekanntgab, damit Fakultät und Regierung genügend Zeit hatten, die Nachfolge zu regeln. Unter normalen Umständen hätte ich noch ein Jahr länger im Amt bleiben können.

Bald darauf ereigneten sich aber zwei Vorfälle, die mir zeigten, daß es schon
jetzt nicht mehr weiterging: Auf einer Reise nach Liestal, wo ich als Gutachter
den ganzen Tag bei Zeugenbefragungen mitwirken mußte, fühlte ich mich so
elend und von Schmerzen geplagt, daß ich mich überhaupt nicht mehr erinnere,
wie ich wieder nach Hause gelangt bin. Überdeutlich kann ich aber noch eine

bange Zeitspanne auf der Hinfahrt im Zug wiedererleben, während der ich mich dauernd mit dem Gedanken beschäftigte, was geschehen würde, wenn ich nun einen Infarkt bekäme – in welches Spital man mich dann wohl unterwegs einliefern würde. Das zweite, noch entscheidendere Ereignis erfolgte kurze Zeit später: Rossi hatte mich gebeten, in seiner Klinik eine Gastvorlesung des bekannten Genfer Psychiaters Ajuriaguerra an seiner Stelle zu leiten. Warum ich diese Aufgabe überhaupt noch übernahm, weiß ich nicht mehr, wahrscheinlich war es mein Durchhaltewille. Der ganze Abend war schrecklich, ich mußte alle meine Kräfte zusammenraffen, um die Eröffnungsansprache zu halten, die Diskussion zu leiten und anschließend mit dem Gast zusammen noch im „Schweizerhof" zu Abend zu essen. Ich sehe noch sehr deutlich, wie ich mit ihm nachher auf dem kalten Perron stand und hoffte, der Zug würde bald abfahren.

Nun konnte ich nicht mehr und gab auf. Am nächsten Tag erklärte ich Wyss, ich würde einen Krankheitsurlaub antreten und bat ihn, die eben beginnenden Vorlesungen zu übernehmen. Sechs Wochen lang machte ich eine Ruhekur, kümmerte mich um nichts mehr, lag entweder im Bett oder im Liegestuhl im Garten, hatte immer noch meine Anfälle, fühlte mich aber doch besser. Mitte Juni schien es mir an der Zeit, wieder langsam mit der Arbeit anzufangen, freilich ohne die Vorlesungen. Zwischen den weiterhin einsetzenden Attacken fühlte ich mich eigentlich ganz wohl. Am zweiten Tag nach Wiederbeginn kam aber dann doch der Infarkt.

Kollegen haben mich aufgefordert, darüber ausführlich zu berichten, da es für sie interessant sei, wenn ein Mediziner und erst noch ein Psychiater über das subjektive Erleben in einer solchen Situation berichte. Mir scheint aber der wissenschaftliche Wert einer detaillierten Darstellung sehr zweifelhaft; zudem mag ich mich mit den Details der Erlebnisse – sie waren schlimm genug – nach so langer Zeit nicht mehr beschäftigen. So begnüge ich mich mit einer kurzen Zusammenfassung.

Nachdem ich mich am Morgen noch völlig wohlgefühlt und eine lange Unterredung mit einem Privatpatienten gehabt hatte, saß ich nach dem Mittagessen mit Trudi beim schwarzen Kaffee. Nun setzte wieder ein heftiger Anfall ein, und ich wurde schließlich bewußtlos. Inzwischen hatte Trudi vergeblich Cornu zu erreichen versucht, der mich neben Walter Hadorn seit Jahren ärztlich betreute, und schließlich nur den Tagesarzt erreichen können, Preibisch, der zum Glück eine ausgezeichnete medizinische Vorbildung besaß. Als ich aus der Bewußtlosigkeit erwachte, stand er schon im Zimmer, untersuchte mich und rief auf meine Bitte sofort Walter Hadorn an; ich hörte nur, wie er ihm sagte, der Blutdruck sei sehr niedrig und der Puls 30. Hadorn brach sofort seine Sprechstunde ab, alarmierte seine berühmt-berüchtigte Oberschwester Amelie und raste mit ihr zusammen in die Waldau. An ein Detail erinnere ich mich lebhaft: Preibisch wollte mich aus dem Fauteuil, in dem ich zusammengesunken war, durch zwei Pfleger auf die im gleichen Zimmer befindliche Couch tragen lassen. Ich wehrte mich entschieden dagegen, mit den Pflegern in diesem Zustand konfrontiert zu werden; als ich nicht nachgab, schob Preibisch den Fauteuil an die Couch heran, und ich legte mich selbst hin. Viel später erklärte er mir, dies sei einer der schrecklichsten Momente seines Lebens gewesen – der Zwiespalt zwischen seiner ärztlichen Pflicht, mir jede Bewegung zu verbieten, und anderseits der Pflicht, mir als Chef zu gehorchen.

Von da an blieb ich bei vollem Bewußtsein. Nach dem Eintreffen von Hadorn und seiner Equipe ging der übliche Rummel los mit Sauerstoffbeatmung, Morphiumspritzen, heißen Umschlägen auf die Brust etc. Die von mir selbst gestellte Diagnose bestätigte Hadorn. Auf die Frage, ob ich lieber in die Klinik gehen oder zu Hause bleiben wolle, entschied ich mich für das Letztere. So mußte ich denn auch einwilligen, von den Pflegern ins Schlafzimmer getragen und dort von Schwester Amelie ausgezogen zu werden. Die nun folgende Nacht brachte keineswegs eine Entspannung, wie man mir beruhigend gesagt hatte, sondern im Gegenteil eine merkwürdige euphorische Erregung bei völliger Schlaflosigkeit – vielleicht eine Folge der sehr reichlichen Morphiumspritzen. So schickte ich z. B. die Nachtschwester in ein Nebenzimmer, weil ich fand, es habe keinen Sinn, wenn sie neben mir sitze, vielmehr müsse sie jetzt schlafen. Schon um 5 Uhr früh erschien Hadorn wieder, in Begleitung seines treuen Oberarztes Gurtner, der ihn von da an täglich zu mir begleitete. Weil ich dann noch eine Reihe von heftigem Erbrechen hatte, wozu ich mich natürlich aufrichten mußte, während mir strenges Liegenbleiben anbefohlen war, wurde das Befinden noch verschlechtert. Daß der Zustand sehr ernst war, erkannte ich schon daran, daß Hadorn in aller Frühe Christian aus Lausanne kommen ließ und Trudi sagte, man müsse von Stunde zu Stunde weitersehen. Später hat mich lange noch beschäftigt, daß ich damals trotz meines genauen Wissens um die Lage nicht die geringste Angst vor dem Tode hatte. Ich erklärte sogar allen, die um mich waren, der Gedanke ans Sterben mache mir gar nichts aus. Heute frage ich mich, ob eine solche Gelassenheit bei vollem Bewußtsein wohl eine allgemeine Erscheinung vor dem Tode sei, vielleicht infolge toxischer Einflüsse, oder ob ich damit einen Einzelfall darstellte. Daß ich psychisch verändert war, ergab sich in den nächsten Tagen, indem ich, namentlich nachts, halluzinierte, Wahnideen bildete und in einem doch etwas dämmrigen Zustand lebte, aber sehr bewußt unter heftigen Bauchschmerzen infolge einer kompletten Magen- und Darmlähmung litt.

Die Rekonvaleszenz ging sehr langsam vor sich. Auf Weisung von Hadorn mußte ich über zwei Monate lang im Bett liegenbleiben, konnte aber immerhin mit meiner Sekretärin die Post erledigen und das liegengebliebene Gutachten von Liestal diktieren. Als ich dann mit dem Aufstehen beginnen durfte, war ich sehr schwach. Ich mußte wieder lernen, auf eigenen Füßen zu stehen und mich zu bewegen, wobei ich aber noch wochenlang nur die paar Schritte zum Eßzimmer tun konnte, und nur wenn dich mich auf eine Schwester stützte. Auch die Flimmeranfälle und die begleitenden Herzschmerzen kehrten wieder zurück; als ich im Spätherbst mit Trudi meine ersten Spaziergänge im Freien machte, ging es mühsam und langsam, und ich war jeweils froh, mich wieder zu Bett legen zu können. So blieb ich auch weiterhin nur ein Halbmensch – Hadorn hatte mir von Anfang an gesagt, nach einem derart schweren Infarkt müsse man mit einem Jahr Arbeitsunfähigkeit rechnen –, mußte auf das Wintersemester die mir so sehr am Herzen liegende Vorlesung weiterhin Wyss überlassen und meine übrige klinische Tätigkeit weitgehend einschränken. Während der ganzen Zeit empfing ich sehr viel Freundliches, ja Herzliches, von meinen Freunden und auch von der Fakultät.

Eine ganz andere Sorge als die meinem Temperament so widersprüchliche Verzögerung der Genesung verdüsterte freilich mein letztes Waldau-Jahr. Es war dies die Frage meiner Nachfolge. Seit der Wahl Christians an die Lausanner Klinik hatte ich stets schon dumpf geahnt, daß sich ein Unheil zusammenbraute. Es lag auf der Hand, daß er sich für die Waldau interessieren werde. Jedermann rechnete damit. Anderseits wurde immer wieder gemunkelt, Giovanoli habe seinerzeit bei der Regierung durchgesetzt, Walther meine Nachfolge zu versprechen. Ohne daß man etwas Sicheres wußte, ging auch aus dem ganzen Verhalten Walthers hervor, daß er fest damit rechnete. Eine Vorahnung dessen, was sich nun abspielen würde, erhielt ich schon im April, als ich Giovanoli meine Demission einreichte. Sein bisher stets so freundschaftliches, ja herzliches Verhalten mir gegenüber schlug augenblicklich in eisige Kälte um. Die Kommission wurde gebildet mit dem damals noch recht jungen Dekan Aebi als Präsidenten ex officio.

In der ersten Hälfte des Wintersemesters gab die Kommission der Fakultät ihre Liste bekannt. An erster Stelle stand Christian, an zweiter Spoerri, an dritter Heimann. Walther fehlte. Dabei hatte die Kommission eine Menge Gutachten über die Kandidaten eingeholt, sich also wohl dokumentiert, allerdings nicht aus dem Ausland. Hätte sie das getan, so wäre Christian noch besser weggekommen, denn er war schon damals international recht bekannt, und alle meine deutschen Freunde rechneten unbedingt mit ihm als meinem Nachfolger.

Natürlich gab diese Liste unter Weglassung Walthers Anlaß zu einer erheblichen Sensation. Immerhin: Walther wurde bei der Abstimmung in der Fakultät auf die Liste genommen, freilich nur im dritten Rang. Daß Walther seine bald darauf prompt erfolgte Wahl weitgehend mir verdankte, hat er nie realisiert, obwohl ein Blick in das objektiv gehaltene Protokoll jener Sitzung ihn ohne weiteres hätte ins Bild setzen müssen. Die vorherige Ablehnung durch die Kommission, die er mir zuschrieb, hatte ihn derart gekränkt, daß er jeder Kontaktnahme wegen der Übernahme der Klinik auswich. Wie erwartet, wurde Wyss zu seinem Nachfolger in Münsingen gewählt.

Es war ein trüber Ausklang. Auf die übliche Abschiedsvorlesung verzichtete ich. Nachdem ich ein ganzes Jahr lang mit den Studenten keinen Kontakt mehr gehabt hatte, schien sie mir nicht am Platze zu sein. Sie wurde unter den gegebenen Umständen wohl auch von niemandem erwartet, und in meiner Verfassung fühlte ich nicht die geringste Lust dazu. Im übrigen wurden die äußeren Formen einigermaßen gewahrt. Giovanoli schenkte mir im Namen der Regierung ein

Bild, es fand ein Abschiedsessen statt mit vielen freundlichen Worten, aber auch einigen Mißtönen. Giovanoli hielt eine miserable Tischrede, und ein Brief des Erziehungsdirektors ging verloren, bevor ich ihn gesehen hatte und er vorgelesen worden war. Die Wahl Walthers wurde von der Regierung offiziell bekanntgegeben, nicht aber meine Entlassung. Der stereotype Satz „mit der Verdankung der geleisteten Dienste", wie er jedem mittleren oder höheren Beamten zusteht, erschien nie.

Zum Schluß mußte ich peinlicherweise Walther noch bitten, mir die Wohnung für einen weiteren Monat zu überlassen, da unser Haus in Rüfenacht noch nicht bezugsbereit war. Dann ging es ans Zusammenräumen, Packen, an das Organisieren des Umzugs. Dabei merkte ich, wie krank ich im Grunde doch noch war; ich konnte kaum mithelfen und mußte alles Trudi überlassen. Eines Morgens war es dann soweit. Wir stiegen in den Wagen, zum Abschied erschien außer dem Verwalter niemand.

Die Waldau habe ich seit diesem Tage nie mehr betreten.

Anmerkungen

1 Der Vater des Verfassers, Max Müller, war zuerst Allgemeinpraktiker, später Nervenarzt in Bern. Er wurde durch den Psychotherapeuten Paul Dubois maßgeblich beeinflußt.

2 von Speyr: ord. Prof. für Psychiatrie in Bern. Leiter der psychiatrischen Universitätsklinik Waldau-Bern.

3 August Forel: Vorgänger Eugen Bleulers auf dem Lehrstuhl für Psychiatrie in Zürich.

4 Schweizerisches Irrengesetz: Forel versuchte mit Gleichgesinnten den kantonalen Gesetzgebungen ein gesamtschweizerisches Gesetz überzuordnen, was indessen mißlang. Noch heute besteht in der Schweiz auf Bundesebene keine Gesetzgebung, da das Gesundheitswesen in der ausschließlichen Kompetenz der Kantone liegt.

5 Hermann Sahli: Prof. für innere Medizin, international bekannt durch die Erfindung des Hämometers.

6 Kocher: Prof. für Chirurgie in Bern, Pionier der Kropfoperation.

7 de Quervain: Prof. für Chirurgie in Bern.

8 Anstalt Münsingen: Eine der drei psychiatrischen Anstalten des Kantons Bern, entspricht einem deutschen Landeskrankenhaus; heißt heute Psychiatrische Klinik Münsingen. Gegenwärtiger Leiter: Prof. R. Wyss.

9 Prof. Wegelin: Leiter des pathologisch-anatomischen Instituts, Bern (s. auch später).

10 Waldau: Eine der drei bernischen psychiatrischen Anstalten, zugleich psychiatrische Universitätsklinik. In der Schweiz haben bis heute die psychiatrischen Universitätskliniken Landeskrankenhausfunktion mit Aufnahmezwang.

11 Schärer: Prof. für Psychiatrie in Bern, Direktor der Waldau-Universitätsklinik, Vorgänger von v. Speyr. Über seine Beziehung zum Vater des Verfassers s. S. 432.

12 Bellelay: Eine der drei bernischen psychiatrischen Anstalten, für den französisch sprechenden Teil des Kantons bestimmt; in einem alten Barockkloster untergebracht in der Nähe von St. Imier, Jura.

13 Meiringen: Private psychiatrische Institution, die aber zur psychiatrischen Versorgung der bernischen Bevölkerung beiträgt.

14 Walter Morgenthaler, P.D.: Führte eine nervenärztliche Praxis in Bern. Neben Prinzhorn einer der Pioniere der Beschäftigung mit der Bildnerei der Geisteskranken (Wölfli), setzte sich für die Ausbildung des Pflegepersonals ein (Lehrbuch).

15 Rheinau: kantonales psychiatrisches Spital, erste Wirkungsstätte Eugen Bleulers als Direktor.

16 Eugen Bleuler: ord. Prof. für Psychiatrie in Zürich, Leiter der Universitätsklinik Burghölzli, weltweit bekannt dank seiner Forschung zur Schizophrenie.

17 Münsterlingen: psychiatrisches Spital des Kantons Thurgau, am Bodensee gelegen.

18 Hermann Rorschach: Schweizer Psychiater, Schöpfer des Rorschach-Tests.

19 Münchenbuchsee: heute noch private psychiatrische Klinik in der Nähe von Bern.

20 Jakob Klaesi: ehem. Oberarzt Eugen Bleulers, später ord. Prof. für Psychiatrie und Leiter der Universitätsklinik in Bern. Schöpfer der „Schlafkur". Über die verwickelt-dramatischen Beziehungen des Verfassers mit Klaesi s. S. 404.

21 Rorschach H (1921) Psychodiagnostik. Bircher, Bern Leipzig.

22 Arnold Weber: Prof. für Kinderpsychiatrie in Bern, Psychoanalytiker. Über die Zusammenarbeit mit dem Verfasser s. S. 443.

23 Cloetta: Prof. für Pharmakologie in Zürich, Erfinder des „Cloettals" (Mischung von Barbituraten).

24 Schiller: Direktor der psychiatrischen Klinik Wil, Kanton St. Gallen.

25 Gottlieb Burckhardt: führte schon 1890 in der privaten Klinik Préfargier bei Neuenburg mit primitiven Mitteln Rindenexzisionen bei Schizophrenen durch. Gilt seither als Vorläufer der Leukotomiebehandlung.

26 André Repond: Leiter des psychiatrischen Spitals des Kantons Wallis. Vorkämpfer der „Mental-hygien"-Bewegung. Psychoanalytiker, Präsident der internationalen Gesellschaft für seelische Hygiene.

27 Spatz: deutscher Forscher auf dem Gebiet der Neuropathologie.

28 Jass: typisch schweizerisches Kartenspiel, das zu viert gespielt wird.

29 Eugen Bleuler (1911) Dementia praecox oder Gruppe der Schizophrenien. In: Aschaffenburg G (Hrsg) Handbuch der Psychiatrie. Deutike, Leipzig Wien.

30 C. G. Jung: weltweit bekannter Psychiater und Psychologe, nach mehrjähriger Tätigkeit als Oberarzt bei Bleuler in privater Praxis in Zürich; zahlreiche Publikationen.

31 Ludwig Binswanger: später Leiter der privaten Klinik Bellevue in Kreuzlingen. Schöpfer der Daseinsanalyse, befruchtete die Psychiatrie durch die Verbindung mit der Existentialphilosophie.

32 Hans Steck: später Prof. für Psychiatrie in Lausanne, Leiter der psychiatrischen Universitätsklinik Lausanne (Cery). Beschäftigte sich schon vor Sakel mit der Insulintherapie, entdeckte die extrapyramidale Wirkung der Neuroleptika.

33 Jakob Wyrsch: später a. o. Prof. für Psychiatrie in Bern, Mitarbeiter von J. Klaesi (weiteres s. S. 304).

34 Hans W. Maier: Prof. für Psychiatrie in Zürich, Nachfolger von Eugen Bleuler. Arbeitete über Kokainabusus (weiteres s. S. 299).

35 Vera Strasser, Mira Oberholzer (s. Kap. 36).

36 Alfred Glaus: später Oberarzt am Burghölzli unter M. Bleuler, a. o. Prof., leitete mehrere Jahre die Ambulanz in Zürich.

37 John Staehlin: später ord. Prof. für Psychiatrie in Basel, Leiter der psychiatrischen Universitätsklinik Basel.

38 Bezzola: einer der frühesten Anhänger Freuds in der Schweiz. Die Publikation eines Briefwechsels Bezzola – Freud ist in Vorbereitung.

39 Jörg Zutt: später ord. Prof. für Psychiatrie in Frankfurt (s. auch Kap. 45).

40 Ernst Kretschmer: später ord. Prof. für Psychiatrie in Tübingen.

41 H. C. Rümke: später ord. Prof. für Psychiatrie in Utrecht / Holland.

42 Alfred Storch: damals in Gießen, später Mitarbeiter des Verfassers in Münsingen (s. auch Kap. 240).

43 H. W. Gruhle: später ord. Prof. für Psychiatrie in Bonn, enger Freund des Verfassers

44 H. Prinzhorn: später bekannt durch sein Standardwerk über die Bildnerei der Geisteskranken. Psychotherapeutische Praxis in Deutschland.

45 E. Minkowski: später in Paris, führte den Schizophreniebegriff in Frankreich ein (s. auch Kap. 7).

46 M. Minkowski: später ord. Prof. für Neurologie in Zürich.

47 Kretschmer E (1977) Körperbau und Charakter, 26. Aufl. Springer-Verlag, Berlin Heidelberg New York.

48 K. Abraham: Psychoanalytiker, Schüler von Freud, emigrierte nach USA.

49 E. Nunberg: Psychoanalytiker, emigrierte nach USA.

50 K. Schilder: Psychoanalytiker, emigrierte nach USA.

51 Wagner-Jauregg: Prof. für Psychiatrie in Wien, Nobelpreisträger.

52 Prinzhorn (1968) Bildnerei der Geisteskranken, Neudruck der 2. Aufl. Springer-Verlag, Berlin Heidelberg New York.

53 Karl Wilmans: ord. Prof. für Psychiatrie in Heidelberg.

54 Bürger-Prinz: später ord. Prof. für Psychiatrie in Hamburg.

55 K. Beringer: später ord. Prof. für Psychiatrie in Freiburg i. Br.

56 W. Mayer-Gross: emigrierte nach England, gab später zusammen mit dem Verfasser die „Psychiatrie der Gegenwart" im Springer-Verlag heraus (s. auch Kap. 62).

57 Karl Jaspers: zuletzt Prof. für Philosophie in Basel.

58 K. von Monakow: Neurologe und Neuropathologe in Zürich.

59 E. Oberholzer: Psychoanalytiker in Zürich, emigrierte später nach USA (s. Kap. 5).

60 O. Pfister: Theologe und Psychoanalytiker in Zürich, mit S. Freud befreundet, der ihn lebhaft förderte.

61 E. Kielholz: Psychoanalytiker, später Direktor der psychiatrischen Klinik des Kantons Aargau in Königsfelden.

62 A. Maeder: Psychotherapeut in Zürich. Zahlreiche Publikationen zu verschiedenen Problemen der Psychotherapie.

63 Aus dem Nachlaß des Verfassers ergab sich, daß er zu diesem Zeitpunkt schriftlich auch mit S. Rado und K. Abraham in Berlin über eine mögliche Lehranalyse verhandelte. Ein längerer Aufenthalt in Berlin kam offenbar aus finanziellen Gründen nicht in Frage.

64 Helene Deutsch: bekannte Psychoanalytikerin in Wien, emigrierte später nach USA.

65 G. Bally: Psychoanalytiker. Nach seiner Ausbildung jahrelang analytische Privatpraxis in Zürich (s. Kap. 6).

66 Bad Weissenburg: altrenommiertes Kurhaus im Berner Oberland, wo u. a. die holländische Königin regelmäßig abstieg.

67 H. Adrian: Dr. phil., Geologe; arbeitete jahrelang für die Shell Co. in Mexiko, später Lehrer in Bern.

68, 69, 70 F. Alexander, K. Horney, G. Simmel: Berliner Psychoanalytiker, die später nach USA emigrierten.

71 H. Schultz-Henke: begründete in Deutschland die neopsychoanalytische Schule.

72 W. Hadorn: später ord. Prof. für innere Medizin in Bern, Verwandter und Freund des Verfassers, betreute ihn bis zu seinem Tod (s. Kap. 66).

73 s. Literaturverzeichnis.

74 Behn-Eschenburg: Psychiater in Zürich, Schöpfer des Behn-Eschenburg-Tests.

75 K. Bonnhöffer: ord. Prof. für Psychiatrie in Berlin.

76 H. Berze: Prof. für Psychiatrie in Wien. Schizophrenieforscher.

77 E. Blum: später Psychoanalytiker in Bern, blieb mit dem Verfasser befreundet (s. Kap. 7).

78 E. Zulliger: Lehrer und Psychoanalytiker, befaßte sich mit Kinderpsychologie, Erziehungsfragen, Tests, lebte in Bern.

79 Sarasin: später langjähriger Präsident der Schweizerischen Gesellschaft für Psychoanalyse.

80 R. de Saussure: zeitweilig in USA, später psychoanalytische Praxis in Genf, Präsident der Schweizerischen Gesellschaft für Psychoanalyse.

81 H. Flournoy: Sohn von Th. Flournoy, Psychoanalytiker in Genf.

82 Jones E (1960–1962) Das Leben und Werk von Sigmund Freud, 3 Bde. Bern.

83 SGP: Schweizerische Gesellschaft für Psychiatrie.

84 Forel: Oscar Forel, Sohn von A. Forel, leitete private psychiatrische Klinik in Prangins, Waadt.

85 Häberlin: Prof. für Psychologie in Basel.

86 Cery: Hôpital de Cery, psychiatrische Universitätsklinik Lausanne.

87 Familienpflege: Unterbringung chronisch Kranker in Familien gegen Kostgeld, in den meisten europäischen Ländern seit Ende des 19. Jh. eingeführt.

88 Albert Schüpbach: Prof. für innere Medizin in Bern, Verwandter des Verfassers (s. auch Kap. 54).

89 Sanitätsdirektion: Direktion des Gesundheitswesens im Kanton, entspricht in Deutschland dem Gesundheitsministerium eines Landes. Regierungsrat: entspricht in Deutschland einem Minister auf Landesebene.

90 Sommer: ord. Prof. für Psychiatrie in Gießen.

91 F. Glauser: schweizerischer Schriftsteller, dessen Werk heute erneut Beachtung findet. Da in den bisher veröffentlichten Schriften zur Biographie Glausers die Tatsache seiner psychischen Störung und seiner psychiatrischen Behandlung durch Max Müller bekannt wurde, ergeben sich keine ethischen Bedenken, hier die Schilderung der Beziehung zu Glauser ungekürzt wiederzugeben.

92 Witzwil: kantonal-bernische Strafvollzugsanstalt, in der Nähe des Murtensees gelegen.

93 Matto: „Matto regiert", Roman von F. Glauser.

94 Hugo Marti: Schriftsteller in Bern, Redakteur der Zeitschrift „Bund".

95 Adolf Guggenbühl: Schriftsteller und Redakteur des „Schweizer Spiegels" in Zürich.

96 s. Literaturverzeichnis.

97 F. Dettling: ord. Prof. für Gerichtsmedizin in Bern.

98 Habilitationsschrift: Max Müller (1930) Über Heilungsmechanismen in der Schizophrenie. Karger, Berlin.

99 Hunzikengut: zur Anstalt Münsingen gehörender Gutsbetrieb, auf welchem Patienten im Sinne der Arbeitstherapie beschäftigt wurden.

100 Pfarrer Henzi: Anstaltsgeistlicher.

101 H. Simon: Leiter der psychiatrischen Anstalt Gütersloh, Pionier der Arbeitstherapie.

102 Simon H (1929) Aktive Behandlung in der Irrenanstalt. Berlin Leipzig.

103 Anstalt Wil: Psychiatrisches Spital des Kantons St. Gallen.

104 s. Literaturverzeichnis.

105 VPOD: Verband des Personals öffentlicher Dienste, d. h. Gewerkschaft der Staatsangestellten.

106 H. Oprecht: führender sozialdemokratischer Politiker, Parlamentarier und Gewerkschaftssekretär.

107 Morgenthaler W (1930) Die Pflege der Gemüts- und Geisteskranken. Huber, Bern.

108 Inseldirektor: Direktor des „Inselspitals", d. h. des allgemeinen Krankenhauses mit Universitätskliniken in Bern.

109, 110, 111 Klaesi, Steck, A. Schüpbach: s. Kap. 54.

112 J. Zutt: s. S. 35.

113 van der Lubbe: angeblicher Urheber des Reichstagsbrandes.

494

114 Bumke O (1928–1930) Handbuch der Geisteskrankheiten, 11 Bde. Berlin.

115 Minkowski: s. S.27.

116 Lucie Jessner: Psychoanalytikerin, emigrierte aus Deutschland in die Schweiz, wo sie bei Max Müller eine Lehranalyse absolvierte, später in USA (ausführlich in späteren Kapiteln erwähnt).

117 O. Poetzl: ord. Prof. für Psychiatrie in Wien, Nachfolger von Wagner-Jauregg.

118 Hans Hoff: emigrierte später nach USA, kehrte nach dem Krieg nach Wien zurück, wo er den Lehrstuhl für Psychiatrie und Neurologie erhielt (über ihn ausführlich später).

119 Helene Deutsch: s. S.131.

120, 121, 122 Wälder, Sterba, Hartmann: Psychoanalytiker, die später nach USA emigriert sind.

123 E.Stengel: emigrierte nach England, wo er einen der ersten psychiatrischen Lehrstühle erhielt (weiteres s. später).

124 M.Sakel: später berühmt durch seine Insulintherapie bei Schizophrenen. Emigrierte nach USA (über ihn s. Kap.21).

125 Max Müller (1936) Prognose und Therapie der Geisteskranken. Thieme, Leipzig.

126 Manfred Sakel (1935) Neue Behandlung der Schizophrenie. Wien.

127 F.Georgi: als Schweizer in Deutschland tätig, kehrte nach Hitlers Machtübernahme in die Schweiz zurück, leitete private Klinik Bellevue in Yverdon, später Professor für Neurologie in Basel.

128 A.Kronfeld: Psychoanalytiker in Berlin, emigrierte zuerst in die Schweiz, erhielt dann Lehrstuhl für Psychiatrie in Moskau (über ihn ausführlich später).

129 H.W.Maier: s. S.299.

130 Kalinowsky LB, Hoch HP (1946) Shock treatments and other somatic procedures in psychiatry. New York.

131 von Meduna: Erfinder der Cardiazolkrampftherapie, ungarischer Psychiater.

132 U.Cerletti: Prof. für Psychiatrie in Rom. Zusammen mit Bini Erfinder der Elektroschocktherapie.

133 Max Müller (1960) in: Psychiatrie der Gegenwart. Springer, Berlin Göttingen Heidelberg.

134 F.Glauser: s. S.60.

135 Manfred Bleuler (1941) Krankheitsverlauf, Persönlichkeit und Familienbild Schizophrener. Thieme, Leipzig.

136 A.von Muralt: ord. Prof. für Physiologie in Bern, später Präsident des Schweizerischen Nationalfonds für wissenschaftliche Forschung.

137 W.Frei: ord. Prof. für innere Medizin in Bern, Vorgänger von W.Hadorn (s. früher).

138 s. Literaturverzechnis.

139 H.Flournoy: s. S.50.

140 Rümke: s. S.251.

141 Nijinski: berühmter russischer Tänzer. Da seine Krankengeschichte in den biographischen Schriften ausführlich erwähnt wird, bestehen keine Bedenken, die nachfolgenden Ausführungen ungekürzt wiederzugeben.

142 E.Straus: emigrierte nach USA.

143 V. von Gebsattel: erhielt einen Lehrstuhl für Psychotherapie in Würzburg.

144 Theodor Lidz: Prof. für Psychiatrie an der Yale University Newhaven, heute im Ruhestand.

145 L. Kalinowsky: Prof. für Psychiatrie in New York, heute im Ruhestand.

146 Tauber: Nervenarzt in Bern, leitete eine kleine private Klinik.

147 von Braunmühl: Leiter des Landeskrankenhauses Haar bei München, interessierte sich früh für die Schockbehandlung.

148 W. von Baeyer: ord. Prof. für Psychiatrie in Heidelberg, heute im Ruhestand.

149 Rütlirapport: angesichts der gefährlichen Situation versammelte der damalige Oberbefehlshaber der Schweizer Armee, General Guisan, die höheren Offiziere auf der „Rütliwiese", der historischen Gründungsstätte der schweizerischen Eidgenossenschaft (Rütlischwur, s. „Wilhelm Tell" von Schiller).

150 Bundesrat M. Pilet-Golaz: damals Leiter der schweizerischen Außenpolitik, schätzte die Lage und die Zukunft der Westmächte pessimistisch ein, wurde während des Krieges zum Rücktritt gezwungen.

151 „Ruhren": Name des kleinen, auf 1300 m Höhe gelegenen Bauernhauses, das der Verfasser von 1939 bis zu seinem Tod besaß. Ohne fließendes Wasser im Haus und ohne Elektrizität wurde es in seinem ursprünglichen Zustand belassen. Heute noch im Besitz der Nachkommen.

152 Fröntler: schweizerische Nazi-Partei.

153 Manfred Bleuler: ord. Prof. für Psychiatrie in Zürich, Nachfolger von H. W. Maier in der Leitung des „Burghölzli"; heute im Ruhestand.

154 Hans Binder: a. o. Prof. für Psychiatrie in Basel, langjähriger Leiter des psychiatrischen Spitals Rheinau (Zürich); heute im Ruhestand.

155 H. Steck: s. S. 24.

156 J. Wyrsch: s. S. 304.

157 Bluntschli: ord. Prof. für Anatomie in Bern.

158 Wegelin: s. S. 5.

159 Der „Beobachter": volkstümliches schweizerisches Wochenblatt, das sich durch seinen Kampf gegen Mißstände und seine polemischen Artikel einen bekannten Namen geschaffen hat.

160 Roland Kuhn: a. o. Prof. für Psychiatrie, zuletzt Direktor der Klinik Münsterlingen, Thurgau; heute im Ruhestand.

161 Henri Ey: seit Kriegsende einer der führenden Psychiater Frankreichs, Leiter des psychiatrischen Spitals Bonneval; organisierte den ersten Weltkongreß für Psychiatrie in Paris.

162 Jean Delay: ord. Prof. für Psychiatrie in Paris, Leiter der Universitätsklinik.

163 Baruk: später Leiter der psychiatrischen Klinik Charenton bei Paris.

164 H. Ruffin: später ord. Prof. für Psychiatrie in Freiburg i. Br.

165 Kaspar Kulenkampff: später ord. Prof. für Psychiatrie in Düsseldorf, heute Landesrat Rheinland-Westfalen.

166 K. Schneider: ord. Prof. für Psychiatrie in Heidelberg.

167 R. Jung: später ord. Prof. für Neurologie in Freiburg i. Br.

168 O. Bumke: ord. Prof. für Psychiatrie in München.

169 Supraorbitaler Eingriff: psychochirugische Methode, bei der – ohne Trepanation oberhalb des Augapfels eindringend – der vordere Teil des Stirnhirns vom übrigen Hirn getrennt wird.

170 W. Freeman und J. W. Watts (1942) Psychosurgery. Springfield Edition.

171 Klaus Conrad: ord. Prof. für Psychiatrie in Göttingen; früh verstorben.

172 Kleist: ord. Prof. für Psychiatrie in Frankfurt.

173 Leonhard: ord. Prof. für Psychiatrie in Berlin.

174 M. Boss: a. o. Prof. für Psychotherapie in Zürich.

175 G. Benedetti: a. o. Prof. für Psychotherapie in Basel.

176 E. Grünthal: Neuropathologe. Emigrierte aus Deutschland in die Schweiz, jahrelanger Mitarbeiter von J. Klaesi, leitete das hirnanatomische Institut in Bern.

177 Lundquist: Prof. für Psychiatrie in Stockholm.

178 P. Sivadon: gründete die Modellinstitution „Les Verrières" in Paris, später Prof. für Psychiatrie in Brüssel; heute im Ruhestand.

179 Großer Rat: kantonales Parlament.
180 M. Rémy: später Direktor der Klinik Marsens bei Freiburg, a. o. Prof. in Freiburg i. U.
181 H. Heimann: später wissenschaftlicher Mitarbeiter in Lausanne, heute ord. Prof. für Psychiatrie in Tübingen.
182 R. Wyss: Oberarzt in Münsingen und in der Waldau, heute Direktor der Klinik Münsingen, a. o. Prof. in Bern.
183 Poliklinik: in der schweizerischen Psychiatrie wird die psychiatrische Ambulanz, sei sie einem Spital angeschlossen oder autonom, durchweg „Poliklinik" genannt.
184 C. Heim: später ord. Prof. für Psychiatrie in Bern, Leiter der Poliklinik.
185 Bumke'sches Handbuch: s. S. 126.

Literaturverzeichnis Max Müller

Müller M (1919) Untersuchungen über Kleinhirn und Labyrinth des Meerschweinchens. Z Biol 70: 287–332
- (1922) Über physiologisches Vorkommen von Eisen im Zentralnervensystem. Z Gesamte Neurol Psychiatr 77: 519–535
- (1925) Die Dauernarkose mit Somnifen in der Psychiatrie. Ein Überblick. Z Gesamte Neurol Psychiatr 96: 653–682
- (1925) Zur Psychoologie eines Mordversuches. Schweiz Z Strafrecht 38: 153–178
- (1925) Die Senkungsreaktion der roten Blutkörperchen bei schizophrenen Endzuständen. Monatsschr Psychiatr Neurol 59: 186–199
- (1927) Die Dauernarkose mit flüssigem Dial bei Psychosen, speziell bei manisch-depressivem Irresein. Z Gesamte Neurol Psychiatr 107: 522–543
- (1929) Der Roschachsche Formdeutversuch, seine Schwierigkeiten und Ergebnisse. Z Gesamte Neurol Psychiatr 118: 598–620
- (1930) Über Heilungsmechanismen in der Schizophrenie. Karger Berlin
- (1931) Aktivere Therapie und Massenpsychologie. Z Gesamte Neurol Psychiatr 131: 706–718
- (1934) Quelques mécanismes de guérison dans la schizophrénie. Evol Psychiatr 2: 1–17
- (1935) Neurose und Kriminalität. Schweiz Arch Neurol Psychiatr 36: 112–130
- (1935) Therapie der Geisteskrankheiten. III. Die körperlichen Behandlungsmethoden. Fortschr Neurol Psychiatr 7: 363–381
- (1935) Individuelle Psychotherapie. Fortschr Neurol Psychiatr 7: 282–294
- (1936) Die Insulinschocktherapie der Schizophrenie. Schweiz Med Wochenschr 66: 929–936
- (1936) Le traitement de la schizophrénie par l'insuline. Ann Méd-Psychol 94 (II): 649–657
- (1936) Die Insulinschockbehandlung der Schizophrenie. Nervenarzt 9: 569–580
- (1936) Prognose und Therapie der Geisteskrankheiten. Thieme, Leipzig
- (1936) Über Insulinschocktherapie bei Schizophrenen. Einleitendes Referat. Schweiz Arch Neurol Psychiatr 38: 310–311
- (1937) Risultati del trattamento della schizofrenia con lo shock insuinico nella Svizzera. Milano. (Estratto degli Atti del Convegno sulla terapia moderna della schizofrenia ...)
- (1938) Insulinbehandlung und Heilungsverlauf der Schizophrenie (auf Grund katamnestischer Erhebungen). Psychiatr Neurol Bladen (Amsterdam) 42: 804–835

- (1939) Die Insulin- und Cardiazolbehandlung in der Psychiatrie. 1. Insulintherapie. Fortschr Neurol Psychiatr 11: 361–401
2. Die Konvulsionstherapie. Fortschr Neurol Psychiatr 11: 417–486
- (1940) Die Elektroschocktherapie in der Psychiatrie. Vorläufige Mitteilung. Schweiz Med Wochenschr 21: 323–326
- (1941) Die Elektrokrampfbehandlung (Cerletti). Fortschr Neurol Psychiatr 13: 203–227
- (1946) Der heutige Stand der Insulin- und Krampfbehandlung in der Psychiatrie. Ärztl Monatsheft 2: 437–463
- (1948) Über die präfrontale Leukotomie. Nervenarzt 19: 97–107
- (1949) Prognose und Therapie der Geisteskrankheiten. 2. neu bearb. Aufl. Thieme, Leipzig
- , Marthaler F (1949) Medikamentöse Methoden zur Behandlung des chronischen Alkoholismus. Nervenarzt 20: 337–344
- (1950) Die Bedeutung der Maßnahmen des schweizerischen Strafgesetzes für den Psychiater. Nervenarzt 21: 483–486
- (1951) Die Stellung der medikamentösen Behandlung im Rahmen der allgemeinen Therapie des chronischen Alkoholismus. Schweiz Med Wochenschr 81: 531–534
- (1951) Die Klinik der Leukotomie. Schweiz Arch Neurol Psychiatr 67: 338–355
- (1951) Die somatischen Behandlungsmethoden in der Psychiatrie. Fortschr Neurol Psychiatr 19: 195–245
- (1952) Behandlung depressiver Zustände durch den Allgemeinpraktiker. Praxis 41: 21–22
- (1952) Walter Morgenthaler als Pionier der Pflegerausbildung. Schweiz Z Psychol 11: 5–10
- (1953) Die körperlichen Behandlungsverfahren in der Psychiatrie Bd 1: Die Insulinbehandlung. Thieme, Stuttgart
- (1953) Psychotherapie und Somatotherapie der Schizophrenie. Monatsschr Neurol Psychiatr 125: 628–640
- (1954) Internationale Richtlinien für die Erfassung und Behandlung des Alkoholismus. Wiener Z Nervenheilkd 54–60
- (1958) Die medikamentöse Behandlung des Alkoholismus und der praktische Arzt. Praxis 47: 194–196
- (1960) Die Therapie der Schizophrenie. In: Kisker KP, Meyer J-E, Müller M, Strömgren E (Hrsg) Psychiatrie der Gegenwart, Bd II. Springer, Berlin Göttingen Heidelberg, S 27–72
- (1961) Klinik der Psychopharmaka. Helv Med Acta 28/4: 367–374
- (1961) Neue Strömungen in der praktischen Psychiatrie. In: Kisker KP, Meyer J-E, Müller M, Strömgren E (Hrsg) Psychiatrie der Gegenwart, Bd III. Springer, Berlin Göttingen Heidelberg, S. 1–8
- (1962) Insulinbehandlung. In: Kisker KP, Meyer J-E, Müller M, Strömgren E (Hrsg) Psychiatrie der Gegenwart, Bd 1/2. Springer, Berlin Göttingen Heidelberg, S 388–414
- (1962) Grundlagen und Methodik der somatischen Behandlungsverfahren in der Psychiatrie. Einleitung. In: Kisker KP, Meyer J-E, Müller M. Strömgren E (Hrsg) Psychiatrie der Gegenwart, Bd 1/2. Springer, Berlin Göttingen Heidelberg, S 384–387
- (1968) Psychische Störungen. In: Hadorn W (Hrsg) Lehrbuch der Therapie, 3. Aufl. Huber, Bern, S 179–203
- (1969) Psychosomatik. In: Hadorn, W (Hrsg) Vom Symptom zur Diagnose, 6. Aufl. Karger, Basel, S 383–387

Namenverzeichnis